周围型肺癌
诊断与鉴别诊断

主　编　李成州
副主编　袁　正　刘　靖
主　审　肖湘生

上海科学技术出版社

图书在版编目（CIP）数据

周围型肺癌诊断与鉴别诊断 / 李成州主编. -- 上海：
上海科学技术出版社，2024.3
ISBN 978-7-5478-6398-5

Ⅰ. ①周… Ⅱ. ①李… Ⅲ. ①肺癌－诊疗 Ⅳ.
①R734.2

中国国家版本馆CIP数据核字（2023）第210310号

周围型肺癌诊断与鉴别诊断

主　编　李成州
副主编　袁　正　刘　靖
主　审　肖湘生

上海世纪出版（集团）有限公司
上海科学技术出版社　　出版、发行
（上海市闵行区号景路159弄A座9F-10F）
邮政编码201101　www.sstp.cn
徐州绪权印刷有限公司印刷
开本 787×1092　1/16　印张 31
字数 750千字
2024年3月第1版　2024年3月第1次印刷
ISBN 978-7-5478-6398-5/R·2878
定价：228.00元

本书如有缺页、错装或坏损等严重质量问题，请向印刷厂联系调换

内容提要

本书结合800余幅影像图片，阐述了肺上皮性肿瘤、肺/胸间叶性肿瘤、肺淋巴组织细胞肿瘤、肺异位组织肿瘤等周围型肺癌的诊断，以及与其他疾病如肺感染性病变、气道和吸入性病变、肺血管畸形和血管性病变等的鉴别诊断。每个疾病均从发病机制、病理特征、临床表现、影像学表现和鉴别诊断等角度进行介绍。

本书是编者们多年临床实践经验的结晶，可帮助各级医院放射科医生、呼吸内科医生、胸外科医生和肿瘤科医生提高对周围型肺癌的诊断和鉴别诊断能力。

主编简介

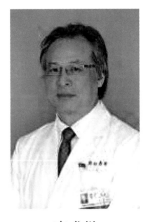

李成州

主任医师,医学博士,上海交通大学医学院附属同仁医院核医学科主任。

中国医学装备协会核医学装备与技术专业委员会委员,中国医学装备协会PET/MR团体标准委员会委员,吴阶平医学基金会核医学专家委员会委员,中国医药生物技术协会转化医学分会委员,中国非公立医疗机构协会核医学与分子影像专业委员会委员,上海市社会医疗机构协会第三届影像医学分会委员,上海市医学会核医学分会委员,上海市医师协会核医学医师分会第一届委员。

从业以来,一直致力于肺癌影像学诊断的临床工作,擅长小结节和磨玻璃结节的诊断和鉴别诊断。在肖湘生教授带领下取得的有关肺癌的研究成果曾获得中华医学科技奖三等奖、中国人民解放军科学技术进步奖二等奖、上海市科学技术进步奖二等奖。以第一作者及通讯作者发表论著30余篇。参编专著9部。

副主编简介

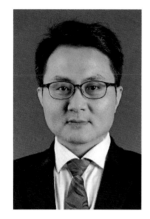

袁　正

医学博士，博士后，硕士研究生导师，上海交通大学医学院附属第九人民医院放射科副主任医师。兼任中华医学会放射学分会分子影像学组委员、上海市抗癌协会实体瘤聚焦诊疗专业委员会常委、国际肝胆胰协会中国分会微创介入专业委员会委员。从事临床肿瘤放射诊疗工作20余年，主要研究领域为肺癌的影像诊断及微创介入诊疗研究。相关研究先后获得国家自然科学基金委面上项目（编号：82271989）、青年项目（编号：81301262）及上海市科学技术委员会科研课题（20Y11911900）资助，研究成果获中国人民解放军医疗成果奖二等奖（2015-2-15-1）、中国抗癌协会科学技术奖三等奖（K-1502-3-14-3）和上海市抗癌协会科学技术奖三等奖（SACA-2016-2A）。

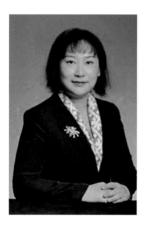

刘　靖

医学博士，副主任医师，上海市静安区闸北中心医院医学影像科主任。毕业于第二军医大学（现中国人民解放军海军军医大学），从事影像学诊断工作20余年。兼任中华放射学会对比剂专业委员会委员、中国医师协会放射学分会呼吸学组委员、中国抗癌协会放射学分会心胸学组副组长、上海市中西医结合学会医学影像专业委员会委员、上海市中西医结合学会医学影像专业青年委员会副组长、上海市社会医疗机构协会肿瘤医学分会委员。曾担任中国国防部第八批援助柬埔寨医疗队副队长，被柬埔寨国防部授予"和平骑士勋章""中柬和平友谊勋章"，荣立军队个人三等功1次。主要研究方向为胸部疾病的影像学诊断，主持国家自然基金面上项目1项，参与多项国家自然科学基金项目，申请专利5项，发表SCI及核心期刊论文30余篇，参编专著1部。

编委会

主　编 李成州

副主编 袁　正　刘　靖

主　审 肖湘生

编　者（按姓氏笔画排序）

刘　靖　上海市静安区闸北中心医院

许远帆　杭州全景医学影像诊断中心

李成州　上海交通大学医学院附属同仁医院

杨　静　上海交通大学医学院附属同仁医院

肖湘生　中国人民解放军海军军医大学第二附属医院（上海长征医院）

张　霞　上海和睦家医院

张晓莹　同济大学附属第十人民医院

陈　聪　浙江省宁波明州医院

袁　正　上海交通大学医学院附属第九人民医院

黄文涛　上海交通大学医学院附属同仁医院

致　谢

　　本书编撰工作任务繁重，参考资料浩如烟海，在各个环节得到了各编者及其单位同事、肖湘生教授及其遍及全国各地的学生，以及国内同行的大力支持，在此一并表示感谢！没有你们的帮助，拙作很难完成。

　　感谢上海科学技术出版社对本书的顺利出版所提供的帮助！感谢原第二军医大学出版社胡加飞主任给予的无私帮助！正是你们的努力和付出，才使拙作能顺利面世。

李成州

前　言

在我国,肺癌的发病率和死亡率占恶性肿瘤的第一位,5 年生存率不到 20%。近年来,随着免疫组织化学、分子遗传学技术的进步,肺癌的诊断和治疗亦飞速发展,从以往外科手术、常规化疗和放疗,向以外科手术为基础、综合靶向治疗和免疫治疗的方向发展。周围型肺癌是临床日常工作中最常遇到的肺部肿瘤,其诊断和鉴别也常常困扰着患者、放射科医生和临床医生。很多研究结果表明,早期诊断是提高肺癌 5 年生存率的关键,而包括 X 线摄片、CT、MRI 和 PET/CT 在内的影像学技术是肺癌诊断的主要手段。如何正确选择检查方法、合理运用各种技术,显示肺部结节或肿块的征象,继而结合临床做出正确的诊断,除了需要团队持之以恒的基础研究和临床积累,更迫切需要诊断经验的分享和技术指导。

近年来,分子病理学和基因组学发展迅速,肺部肿瘤的分类、命名和诊断标准不断更新,与 2004 年出版的 *WHO Classification of Tumours, Pathology and Genetics of Tumours of the Lung, Pleura, Thymus and Heart*(正文中以 "2004 年版 WHO 肺肿瘤分类" 表示)相比,2015 年出版的 *WHO Classification of Tumours of the Lung, Pleura, Thymus and Heart*(*4th, Edition*)(正文中以 "2015 年版 WHO 肺肿瘤分类" 表示)变动很大,不但改了书名,删除了病理学和遗传学字样,还对主要章节的框架进行了变更,新增和调整了部分疾病的命名和分类,并充实了流行病学、病因学、组织病理学和分子遗传学等相关内容。国际癌症研究机构(International Agency for Research on Cancer, IARC)于 2021 年 5 月出版了最新版 *WHO Classification of Tumours: Thoracic Tumours* (*5th Edition*)(正文中以 "2021 年版 WHO 肺肿瘤分类" 表示),书名更为简洁,其在 2015 年版的基础上,主要对部分肿瘤的分类和归属作了调整,并增加了个别新的肿瘤种类。本书也与时俱进,结合 2021 年版 WHO 肺肿瘤分类,在个体肿瘤的诊断和鉴别诊断中,严格参照其肿瘤分类和病种序列排列。每一病种,除影像学表现外,重点强调免疫组织化学和分子遗传学方面的最新研究进展。同时,为兼顾各版本的连续性,尽量加入新旧版本的对照,方便读者对照和理解。本书在内容上展示了从常规影像(CT 为主)、PET/CT,到最新的 PET/MRI 影像学表现;从形态学、定量分析、代谢评估,到免疫组织化学和分子生物学特点。

在病种范围上，本书包含了从先天性变异、感染性病变、非感染性（炎症性）病变、血管性病变、吸入性病变、肿瘤性病变，到特发性或原因不明疾病等，可拓展读者思路，帮助读者提高鉴别诊断水平。

数十年磨一剑！本书是笔者与导师肖湘生教授多年临床工作的经验总结，书中收集了各个时期典型的、少见的甚至是罕见的病例，经典图像逾800幅。同时也博采众长，征集到全国各地许多同行提供的优秀病例，集腋成裘，以飨读者，希望本书能成为相关学科各级医生的参考书。

由于编者水平和经验有限，本书难免存在缺点和不足，恳请广大读者批评、指正，以利再版时修正。

李成州

2023年10月

目　录

第三部分 · 需与周围型肺癌鉴别的其他肺部疾病

379

第一部分

周围型肺癌的诊断概论

第一章

概 述

　　原发性支气管肺癌（简称肺癌）是最常见的恶性肿瘤，总的发病率和病死率均占据恶性肿瘤的首位。根据原发肿瘤生长的部位，可分为中央型肺癌和周围型肺癌。周围型肺癌指的是发生于肺段支气管以下的原发性肺癌，发病率远高于中央型者，因肿瘤不在支气管腔内，而在肺野甚至肺边缘，在胸片或者CT上表现为肺外周的斑片、结节或者肿块阴影。临床上，早期周围型肺癌的症状常不明显，而到症状明显时，则通常已经进入晚期。确诊时，70%～80%的患者已经失去根治性切除的时机，总的5年生存率不到20%。

　　随着多排螺旋CT和低剂量CT技术的广泛应用，一次屏气即可完成全肺扫描，分辨率也大大提高，可检出肺内最大径＜5 mm的微小结节，能更加清楚地观察结节的瘤肺界面、内部结构、周围特征及血供情况。同时，通过对容积扫描数据的处理，可获得高质量的多平面重建和三维重建等图像，有助于确定肿瘤的性质。利用CT、MRI、PET/CT甚至PET/MRI等设备，结合能谱纯化技术、核素代谢，以及影像组学、纹理分析等技术，可多维度、多层次判断肺结节或肿块的性质和恶性程度。

　　近年来，免疫组织化学、分子生物学技术的发展突飞猛进，特别是基因检测技术，使靶向治疗成为全新的鼓舞人心的治疗方向。新的分子靶点的不断发现和靶向制剂的迭代创新，为肺癌的诊断和治疗打开了新的篇章，同时，也对肺癌的诊断，特别是早期诊断和鉴别诊断，提出了新的挑战，即不仅要判断是否是肺癌，还要考虑可能是哪种类型的肺癌。技术的发展推动肺癌的诊断和分类，从单纯病理学诊断和分类，走向病理学、影像学、肿瘤学、内科学、外科学和遗传学等多学科综合诊治的新时代。

　　在肺癌的临床诊断、治疗和预后判断上，需要既能反映组织发生，又能显示组织形态特征、生物学行为和遗传学特征的与时俱进的新分类。

　　1967年、1981年、1999年和2004年世界卫生组织（World Health Orgnization, WHO）旗下的国际癌症研究机构（International Agency for Research on Cancer, IARC），曾4次对肺肿瘤的组织学做了分类和修改，如果说前3版主要是针对病理科医生的指南，那么从2004年版开始，该分类全面结合了病理学、影像学、分子生物学及临床诸学科的肺肿瘤的综合诊断标准，统一了诊断分类和术语，成为所有肺部肿瘤诊断和治疗相关医生的指南，对肺肿瘤的诊断和治疗有着重大的影响[1-4]。

　　IARC于2015年出版了由 William D. Travis, Elisabeth Brambilla, Allen P. Burke, Alexander Marx, Andrew G. Nicholson 编写的 *WHO Classification of Tumours of the Lung, Pleura, Thymus and Heart*（4th, Edition）（以下简称2015年版WHO分类），与2004年版WHO分类相比，该版肿瘤分类在书名上也发生了变化，2004年版为 *WHO Classification of Tumours, Pathology and Genetics of Tumours of the Lung, Pleura, Thymus and Heart*，2015年版删除了病理学和遗传学字样，说明这个分类不仅仅是病理学和遗传学的分类。该分类以病理学分类为主要内容（包括切除标本、活

检和细胞学分类），同时涵盖了内科治疗、分子生物学、影像学和外科学方面的进展[4,5]。而且还体现了自2004年第3版分类出版11年来，肺肿瘤领域的最新研究进展，分类更简洁，内容更加详实。对每一位从事相关肺、胸膜、纵隔和心脏肿瘤诊断和治疗的工作者，都起到了很好的指导作用[6]。2021年又再一次对肺肿瘤的分类做了修改，该版肺肿瘤分类目录（节选），见表1-0-1。

表1-0-1　2021年版WHO肺肿瘤分类目录（节选）

上皮性肿瘤（epithelial tumours）
  乳头状瘤（papillomas）
    支气管乳头状瘤（bronchial papillomas）
  腺瘤（adenomas）
    硬化性肺细胞瘤（sclerosing pneumocytoma）
    肺泡腺瘤（alveolar adenoma）
    细支气管腺瘤/纤毛黏液结节乳头状肿瘤（bronchial adenoma/ciliated muconodular papillary tumor）
    黏液性囊腺瘤（mucinous cystadenoma）
    黏液腺腺瘤（mucinous gland adenoma）
  前驱腺体病变（precursor glandular lesions）
    不典型腺瘤样增生（atypical adenomatous hyperplasia）
    原位腺癌（adenocarcinoma in situ）
  腺癌（adenocarcinomas）
    微浸润性腺癌（microinvasive adenocarcinoma）
    浸润性非黏液腺癌（invasive non-mucinous adenocarcinoma）
    浸润性黏液腺癌（invasive mucinous adenocarcinoma）
    胶样腺癌（colloid adenocarcinoma）
    胎儿型腺癌（fetal adenocarcinoma）
    肠型腺癌（enteric-type adenocarcinoma）
  鳞状细胞前驱病变（squamous precursor lesions）
    鳞状细胞不典型增生和原位鳞癌（squamous dysplasia and carcinoma in situ）
  鳞状细胞癌（squamous cell carcinomas）
    鳞状细胞癌（squamous cell carcinoma）
    淋巴上皮样癌（lymphoepithelial carcinoma）
  大细胞癌（large cell carcinomas）
    大细胞癌（large cell carcinoma）
  腺鳞癌（adenosquamous carcinomas）
    腺鳞癌（adenosquamous carcinoma）
  肉瘤样癌（sarcomatoid carcinomas）
    多形性癌（pleomorphic carcinoma）
    肺母细胞瘤（pulmonary blastoma）
    癌肉瘤（carcinosarcoma）
  其他上皮肿瘤（other epithelial tumours）
    肺部NUT癌（NUT carcinoma of lung）
    胸部*SMARCA4*缺失的未分化肿瘤（thoracic *SMARCA4*-deficient undifferentiated tumor）
  涎腺型肿瘤（salivary gland-type tumors）
    多形性腺瘤（pleomorphic adenoma）
    腺样囊性癌（adenoid cystic carcinoma）
    上皮-肌上皮癌（epithelium-myoepithelial carcinoma）
    黏液表皮样癌（mucoepidermoid carcinoma）
    玻璃样变透明细胞癌（hyalinizing clear cell carcinoma）
    肌上皮瘤和肌上皮癌（myoepithelioma and myoepithelial carcinoma）

肺神经内分泌肿瘤（lung neuroendocrine neoplasms）
前驱病变（precursor lesion）
弥漫性特发性肺神经内分泌细胞增生（diffuse idiopathic pulmonary neuroendocrine cell hyperplasia）
神经内分泌肿瘤（neuroendocrine tumors）
类癌/神经内分泌瘤（carcinoid/neuroendocrine tumor）
神经内分泌癌（neuroendocrine carcinomas）
小细胞肺癌（small cell lung carcinoma）
大细胞神经内分泌癌（large cell neuroendocrine carcinoma）
异位组织肿瘤（tumours of ectopic tissues）
黑色素瘤（melanoma）
脑膜瘤（meningioma）
肺间叶性肿瘤（mesenchymal tumours specific to the lung）
肺错构瘤（pulmonary hamartoma）
肺软骨瘤（pulmonary chondroma）
弥漫性肺淋巴管瘤病（diffuse pulmonary lymphangiomatosis）
胸膜肺母细胞瘤（pleuropneumonary blastoma）
肺动脉内膜肉瘤（pulmonary artery intimal sarcoma）
先天性支气管周肌纤维母细胞瘤（congenital peribronchial myofibroblastic tumour）
EWSR1-CREB1 融合的原发性肺黏液样肉瘤（primary pulmonary myxoid sarcoma with *EWSR1-CREB1* fusion）
血管周上皮样细胞肿瘤（PEComatous tumours）
淋巴管平滑肌瘤病（lymphangioleiomyomatosis）
PEComa（PEComa）
淋巴造血系统肿瘤（haematolymphoid tumors）
黏膜相关淋巴组织结外边缘区淋巴瘤（MALT lymphoma）
弥漫性大B细胞淋巴瘤（diffuse large B-cell lymphoma）
淋巴瘤样肉芽肿病（lymphomatoid granulomatosis）
血管内大B细胞淋巴瘤（intravascular large B-cell lymphoma）
肺朗格汉斯细胞组织细胞增生症（pulmonary Langerhans cell histiocytosis）
Erdheim-Chester病（Erdheim-Chester disease）

目前，我国民众的肺癌发病率和病死率均居恶性肿瘤之首，5年生存率仅为19.7%[7]。要想提高肺癌的生存率，关键需要进一步推广和完善肺癌的筛查及早诊、早治策略。中国肺癌防治联盟、中华医学会呼吸病学分会肺癌学组携手国内呼吸科、胸外科和影像学科等相关领域知名专家在《肺结节诊治中国专家共识（2018年版）》基础上，参考了国内外最新研究成果和各学科相关指南及共识，于2019年12月制定了新的《肺癌筛查与管理中国专家共识（2019年版）》[8]。在传统"4P"[即预防性（preventability）、预测性（predictability）、个体化（personalized medicine）、参与性（property of participation）]疾病诊治模式的基础上，新共识增加了精准医学及液体活检（precision medicine and liquid biopsy）的内容，成为"5P"，旨在更好地体现基于遗传背景与环境差异的个体化肺癌筛查特点[8]。

第一节　周围型肺癌的病理学、免疫组织化学和分子生物学进展

近年来，表观遗传学、液体活检和生物标志物等肺癌检测技术的进步，以及物联网医学等

技术的应用,为实施"5P"筛查模式奠定了基础。为达到"5P"医学要求,需要动态跟踪肿瘤细胞的变化,以便监测其随病程或治疗发生的高度异质性,进而配合筛查和诊断,并制订精准个体化治疗方案[6,9,10]。

一、病理学诊断

病理检查依旧是肺癌诊断的金标准。2015年版和2021年版WHO肺肿瘤分类仍以形态学为基础,对肺腺癌活检和细胞学小标本的病理诊断要求更加明确。因此,取得合格的病理组织对肺癌,尤其是肺腺癌的早期诊断非常重要。大多数非小细胞肺癌(non-small cell lung cancer, NSCLC)可通过组织形态学检查,使用苏木精-伊红染色(HE染色)进行亚型分类[11,12]。由于某些小活检标本制备中存在人为因素,通过上述染色法难以准确分型,这种情况下免疫组织化学(immunohistochemistry, IHC)技术发挥了关键性的作用。临床证实,应用IHC技术可以有效地提高小活检标本的诊断准确率,已经成为分子靶向检测和治疗前后的有效辅助检查手段。目前IHC中常用于肺腺癌诊断的染色标志物有甲状腺转录因子1(TTF-1)、新天冬氨酸蛋白酶A(Napsin A)和细胞角蛋白7(CK7)等[13]。

对于鳞状分化,p40被认为是特异性和敏感性最高的鳞状细胞癌标志物。其他推荐使用的抗体包括角蛋白5/6(CK5/6)和p63。合理的建议是,当必须要借助免疫组织化学技术时,在每个病例的首次诊断时,对鳞状上皮和腺上皮分化需要至少各1个,但不多于2个的抗体(例如,TTF-1、Napsin A和p40或p63)[14]。

1. 痰液细胞学检查 痰液细胞学检查是肺癌诊断中较为便捷、经济的方法,且因患者易接受、特异性较高等优势而广泛应用于肺癌的筛查。

除了传统的直接涂片法以外,新的检查方法还包括液基薄层细胞学检测(TCT)和痰沉渣琼脂石蜡双包埋切片(APSM)。液基薄层细胞学检测技术对肺癌诊断及分型的准确率均高于直接涂片法。

痰液细胞学检查是一种特异性很高而敏感性较差的手段,使用分子生物标志物可增强肺癌检测的敏感性,包括羧基苯基卟啉标记的痰液细胞、痰液甲基化基因检测等可用于肺癌的早期筛查和辅助检测。

痰液检查仍存在一定的局限性,主要是阳性率低,因此,只能对肺癌诊断起提示作用,而不能作为主要筛查手段。建议将痰液检查与其他方法联合使用,可提高阳性诊断率[15]。

2. 纤维支气管镜检查 影像学等非创伤性检查技术不能做定性诊断,同时也很难可靠实现对长期大量吸烟、易患中央型鳞状细胞癌的高危人群的筛查,特别是对于影像学检查阴性,而反复痰中带血的患者;也难以及时诊断痰脱落细胞阳性的早期中央型肺癌。

纤维支气管镜检查是一种理想的技术,较适合于中央型病灶,可用于支气管灌洗和经支气管活检,诊断率为65%～88%[16]。

(1)自荧光支气管镜:自荧光支气管镜(AFB)检查技术具备灵敏度高、特异性好、有预测性及可个体化操作等优点,对于早期中央型肺癌,特别是CT难以显示的支气管腔内小病灶优势明显。因为常规白光支气管镜(WLB)难以发现一些黏膜和黏膜下早期病变,对于痰液发现恶性细胞而WLB检查未看到病变的患者,需要AFB检查。

对长期大量吸烟的中央型鳞状细胞癌高危人群,特别是影像学检查阴性,而反复痰中带血的患者,AFB检查具有重要意义[17]。

(2)荧光共聚焦显微镜:荧光共聚焦显微镜(FCFM)是近年成功研发的技术,可与AFB

结合用于肺癌早期诊断。在癌前病变中存在基底膜网状板纤维结构的变化,可使用FCFM联合支气管镜早期发现支气管壁内的肿瘤。需要操作者有一定的气管镜使用经验,不作为常规推荐,有条件的医院可酌情开展。

3. **经皮穿刺肺活检术** 当上述常规方法不能确诊时,应考虑侵入性的手术方法,如经皮穿刺肺活检术、纵隔镜、纵隔切开术、电视胸腔镜外科手术(VATS)等。

对孤立性肺结节而言,多位于周围肺实质内,支气管镜检查阳性率较低,CT或彩超引导下的经皮穿刺肺活检术的诊断准确性高,李成州等[19,20]总结522例CT引导下经皮穿刺肺活检术,准确率约为88%,敏感性为90%,假阴性率为22%[18,19],是首选的病理学诊断方法。气胸是最主要的并发症,发生率为17%～50%。

对于胸腔积液患者,胸腔微导管引流术,作为姑息治疗手段,同样可以提供早期诊断依据。如胸腔积液细胞学检查呈阴性,应进行影像学引导下的胸膜活检,甚至胸腔镜手术。

获取病理活检标本时,术者力求活检出血少、创伤小,但病理基于"经验法则(rule of thumb)"讲究证据,既要满足形态学诊断,又要进行分子分型,还可能为标本库留存样本,需要平衡,为此产生矛盾,但学科间统筹管理、资源共享的前提是必须优先保证病理诊断,组织库留取不可影响pTNM分期,而且操作必须标准化,如正常组织(normal, N)需距肿瘤组织(tumor, T)5 cm以外、癌旁组织(around the tumor, A)被定义为距肿瘤组织1 cm以内。

如同骨肿瘤的诊断一样,肺癌的诊断也需要临床、影像及病理三者结合,尤其对于微浸润性腺癌(MIA)这样的特殊病例,需临床病理讨论(clinical pathological conference, CPC)或多学科会诊(MDT),由临床医生提供患者的第一手信息,根据肺癌的症状与体征,结合影像学所见,综合判断[21,22]。如果说病理像树叶,那么影像学则如同森林,其最大的优势是可以观察肿瘤全貌,并与生长方式相对应,而这一点恰恰弥补了病理取样不足的缺陷。

4. **肺肿瘤活检组织学、细胞学标本及分子检测规范和要求** 2004年版之前的IARC肺肿瘤组织学分类,肺腺癌或鳞状细胞癌的组织学诊断亚型区分并没有治疗的含义,小细胞以外的肺癌被一些病理学家笼统地归纳为非小细胞癌(NSCC),甚至不再做进一步的组织分型。然而,近年来,肺癌的治疗有了重大进展,对肺癌的组织学分类,甚至亚型,均提出了更高的要求,病理诊断也包含了更加丰富的含义和分子病理检测内容。目前,有70%的进展期肺癌是无法手术切除的,需通过纤维支气管镜或经皮穿刺肺活检术等获取小组织样本来确诊,同时,也只能通过手术之外的方法治疗,由于针对不同肿瘤的分子靶向化疗药物的作用、副作用不同,以及表皮生长因子受体(epidermal growth factor receptor, EGFR)酪氨酸激酶抑制剂、间变性淋巴瘤激酶(anaplastic lymphoma kinase, ALK)抑制剂等分子靶向药物的应用,临床对肺癌活检或细胞学标本的病理诊断内容要求更加详细。因此,2015年版WHO肺肿瘤分类,首次规范了肺癌活检和细胞学病理诊断内容和要点[11,23],具体如下。

(1)非小细胞癌(NSCC)应该尽可能细分类型,如腺癌、鳞状细胞癌;强调使用免疫组织化学(IHC)确定组织分型(推荐使用CK5/6、CK7、TTF-1、Napsin A、p40和p63区分腺癌和鳞状细胞癌)。

(2)随着分子靶向治疗对组织学分型的更高要求,"非小细胞肺癌-非特殊类型"的诊断名词应尽可能少用,只用在不可能具体分型时。

(3)不使用非鳞状细胞癌的病理诊断。

(4)规范腺癌(ADC)等肺癌的分类,将肿瘤按生长方式,细分为不同的亚型。

(5)明确提出,在活检或细胞学标本中,不诊断原位腺癌和微浸润性腺癌。

（6）同时有活检和细胞学标本时，两者应相互参考，以便做出最特异和一致的诊断。

（7）大细胞癌实际临床上非常罕见，在活检和细胞学标本中不诊断大细胞癌。只有在手术切除标本充分取材时，并且排除了其他分化成分后，才能诊断。

（8）有神经内分泌形态特征的肿瘤需再做神经内分泌免疫标记[24]。

（9）在活检标本中存在肉瘤样特征（如显著的核多形性、恶性巨细胞或梭形细胞）时，如果肿瘤中含有腺癌（ADC）/非小细胞癌（NSCC），倾向腺癌（ADC）/鳞状细胞癌（SQCC）或非小细胞癌（NSCC），倾向鳞状细胞癌（SQCC）成分时，应先报告这些成分，以便于治疗，之后再写上这些巨细胞或梭形细胞特征。如果没有，应先诊断"非小细胞癌-非特殊类型（NSCC-NOS）"，再写上肉瘤样特征。

（10）在研究工作中，如果用到肺癌活检和细胞学的小标本，应该注明该病理诊断不仅仅在光学显微镜下做出，还做了其他染色（包括免疫组织化学染色）。另外，对于晚期肺癌，提出组织学和分子诊断并进，肺癌活检和细胞学标本应保证提供尽量多的组织或细胞块，用于分子靶向检测。分子检测可用于选择性地治疗肺癌患者，目前与临床治疗相关的原癌基因突变和重排靶点，主要是肺腺癌中的*EGFR*、*KRAS*突变或*ALK*重排，在腺癌中*EGFR*突变或*ALK*重排，主要出现在非吸烟患者的周围型肺癌中，*KRAS*突变主要在吸烟患者的中央型肺癌中。组织活检/细胞学小标本相对切除的大体标本对肺腺癌、鳞癌、NSCC-NOS的标准和术语对照，请参照表1-1-1。

表1-1-1　组织活检/细胞学小标本相对切除的大体标本对肺腺癌、鳞癌、NSCC-NOS的标准和术语差异

2015年版中WHO对组织活检/细胞学小标本的分类	2015年版WHO对切除标本的分类	形态学/染色
腺癌（描述存在的可识别形式）	肺腺癌主要类型：伏壁型、腺泡型、乳头型、实体型及微乳头型	腺癌形态学类型清晰地呈现
伏壁型腺癌（如果是纯伏壁型，需要添加：浸润成分不能排除）	有伏壁成分的微浸润性腺癌、原位腺癌及浸润性腺癌	
浸润性黏液腺癌（描述现有类型；如果是有伏壁型，使用术语伏壁型黏液腺癌）	浸润性黏液腺癌	
有胶质特征的腺癌	胶样腺癌	
有胎儿型特征的腺癌	胎儿型腺癌	
NSCC，支持肺腺癌	肺腺癌（实体型可能只是肿瘤的其中一种成分）	没有典型的肺腺癌形态学结构，但特殊染色支持（例如TTF-1阳性）
鳞状细胞癌	鳞状细胞癌	鳞状细胞的形态清晰呈现
NSCC，支持肺鳞癌	鳞状细胞癌（非角质化成分可能只是肿瘤的其中一种成分）	没有典型的肺鳞状细胞癌形态学结构但特殊染色支持（例如p40阳性）
NSCC-NOS	大细胞癌	没有明确的鳞状细胞癌、腺癌或神经内分泌瘤形态学或者染色的类型

美国国家综合癌症网络（National Comprehensive Cancer Network, NCCN）指南中也同样强调，在活检和细胞学小标本中，应尽量保证取材标本的量，以便在病理诊断的同时，有足够标

本做分子靶向检测,这些变化是肺癌治疗进入精准医学分子靶向治疗时代的必然要求。

另外,在活检标本中,不能诊断早期病变,如原位腺癌、微浸润性腺癌,以及恶性度较高的病变,如大细胞癌、腺鳞癌,仅作描述性诊断(如伏壁样生长方式的腺癌),因为这些病变均需在手术切除标本充分取材并结合免疫组织化学分析后,才能明确诊断,否则可能引起错误分型,继而误导临床治疗[7,11,23,24]。

二、血清肿瘤标志物的研究进展

目前,血清肿瘤标志物检测无创、快速、方便、价廉、无辐射、可重复,且具有较高的敏感性和特异性,广泛应用于肿瘤的早期诊断[25],部分肿瘤标志物还可作为判断疗效和评估预后的监测指标。

1. 常规肿瘤标志物 传统的分子标志物通常只能有效检测肺癌晚期患者,而对Ⅰ期肺癌诊断的阳性率低于10%,故应用时需要斟酌其利弊。

目前常用的肿瘤标志物主要为:① 癌胚抗原(CEA),主要用于判断肺腺癌复发、预后及肺癌治疗过程中的疗效观察。② 神经元特异性烯醇化酶(NSE),用于小细胞肺癌(SCLC)的诊断和治疗反应监测。③ 促胃液素释放肽(GRP),可作为小细胞肺癌诊断和鉴别诊断的首选标志物。④ 细胞角蛋白19片段抗原21-1(CYFRA21-1),对肺鳞状细胞癌诊断有参考意义。⑤ 鳞状细胞癌抗原(SCC),对肺鳞癌疗效监测和预后判断有一定价值。

癌胚抗原(CEA)是一种依附于肿瘤细胞膜上的酸性糖蛋白,在健康成年人的正常组织中也有少量存在。CEA于1965年从结肠癌和胚胎组织中提取而出,早期曾作为结肠癌和乳腺癌的特异性标志物,后经临床证实,在胃癌、乳腺癌、肺癌等恶性肿瘤患者的血清中,均有较高水平的表达。有研究表明CEA的表达水平与癌症组织学分型相关,在进展期腺癌中,具有相当高的灵敏度,甚至可以结合CT来判断肿瘤的大小及浸润程度。CYFRA21-1是细胞角蛋白的19片段,在肺部表达显著,在肺癌(尤其是肺鳞状细胞癌)的诊断方面具有较高灵敏度。越来越多的证据表明CYFRA21-1数值变化与肺癌患者的TNM分期相关,并且可独立或与其他肿瘤标志物(如CA-125)联合评估非小细胞肺癌(NSCLC)患者预后。

因此,在鉴别诊断和监测肺腺癌、肺鳞状细胞癌时,CEA与CYFRA21-1联合诊断价值最大,使血清肿瘤标志物检测的特异性和灵敏度得到有效提升,对临床早期鉴别诊断肺腺癌、肺鳞状细胞癌及优化治疗方案具有重要指导意义[12,25]。

2. 液体活检和新型标志物 ① 液体活检是目前最具发展潜力的肿瘤无创诊断和实时疗效监测手段,对于较难取得肿瘤组织的患者,可以选择液体活检,不同于传统的临床诊断手段,该方法具有简便、安全、无创、实时等特点。广义而言,肿瘤液体活检主要是指以外周血液为主的体液标本中细胞及核酸的检测,通常包括循环肿瘤细胞(circulating tumor cell, CTC)、循环肿瘤DNA(circulating tumor DNA, ctDNA)和血小板肿瘤RNA(platelet tumor RNA, ptRNA)三种成分的检测技术,是目前精准医疗的最前沿领域之一,在肿瘤的诊疗领域具有良好的应用前景。CTC技术在非小细胞肺癌(NSCLC)方面应用价值有限,而在小细胞肺癌领域,有研究发现85%的肿瘤患者可以检出CTC,具有提示预后的作用。ptRNA技术现在仍处在研发、完善阶段,有望成为更有潜力的液体活检技术。② 新型标志物对亚临床期肺癌的筛查意义重大,由于多数处于研发阶段,且价格昂贵,不作为常规筛查手段。目前仅有肿瘤相关抗原自身抗体经中华人民共和国国家食品药品监督管理总局(CFDA)批准应用,敏感性及特异性较高,可根据具体情况酌情应用。

（1）肿瘤相关抗原自身抗体：免疫系统识别肿瘤细胞上的特异性抗原，而产生的免疫球蛋白，被称为肿瘤自身抗体。只有肿瘤细胞才能激发肿瘤免疫应答，体内正常细胞并不产生肿瘤自身抗体。所以，我们通过检测血液中的抗体，可以间接判断是否有癌细胞存在。目前常用的包括抑癌基因53抗体（p53）、蛋白基因产物PGP9.5抗体（PGP9.5）、转录因子SOX2抗体（SOX2）、肿瘤相关基因GAGE7抗体（GAGE7）、RNA解旋酶4-5抗体（GBU4-5）、黑色素瘤抗原A1抗体（MAGE A1）、肿瘤相关基因CAGE抗体（CAGE）。肺癌的7种自身抗体血液检测技术的特异性较高，要高于敏感性，这些指标在Ⅰ期和Ⅱ期肺癌患者中具有一定的敏感性（62%和59%），是我国首个批准的肺小结节血液辅助检测指标。抗体检测的技术核心是肿瘤免疫应答机制，与传统的抗原类标志物相比，有高特异性和免疫生物信号放大等独特优势。

敏感性虽然没特异性那么高，但多中心研究表明，肺癌血清抗体在早期肺癌中的敏感性，显著高于血浆蛋白肿瘤标志物，如CEA、NSE、CYFRA21-1，比如Ⅰ/Ⅱ期小细胞肺癌敏感性可达60%左右。美国梅奥诊所（Mayo Clinic）的循证医学研究显示，肿瘤自身抗体可在影像学证实肺癌前4～5年预警，是肺癌独立高危因子。现阶段的主要意义在于对肺结节进行分层管理。如果CT判断为低风险肺结节（恶性风险＜10%），但肺癌血清抗体阳性的话，那么结节风险要提高到中危。对于一个中危结节，如果肺癌血清抗体阳性，则结节风险要提高到高危并随访。而对于高危结节（恶性风险＞65%），如果肺癌血清抗体阳性，则应该尽快明确病理或者手术治疗。

肿瘤免疫应答信号反映的是肿瘤生物活性侵袭或惰性趋势，免疫功能标志物具有简便、易行、价廉、易掌握、损伤少、患者参与性高等特点，结合影像学，可对肺小结节的评估与早期肺癌的诊断提供重要线索。自身抗体谱检测可能是一项有价值的早期肺癌筛查技术，但仍需结合国人的实际情况，探索最有效的诊断组合并经大样本的科学验证。

（2）循环肿瘤细胞（circulating tumor cell, CTC）：CTC是指从实体瘤或转移灶释放或脱落，通过血管或淋巴系统进入血液循环的细胞，它能够反映肿瘤组织的情况。大多数CTC进入血液后发生凋亡或被吞噬，少数具有干细胞特征的循环肿瘤细胞形成微转移灶，可能会导致肿瘤患者出现术后复发或远处转移。已有研究证实，CTC与肺癌分期有关，且可能预测患者靶向治疗的疗效[26]。大约每100万个血细胞（约1 mL血液）中才混杂着1～10个肿瘤细胞，因此，从血液中捕获CTC技术难度极高。CTC作为一个完整的细胞，并不只是个体肿瘤生物标志物的简单载体，还代表活的肿瘤细胞，包含其完整的生物学信息，可作为判断肿瘤患者预后的一个指标，其数量和水平可作为监测肿瘤患者的无进展生存率、总体生存率和判断预后的独立预测方式。

我国一项多中心大规模临床试验结果表明，通过叶酸受体靶向PCR的CTC检测技术，肺癌检测的灵敏度和特异性分别为80.2%和88.2%，其中Ⅰ期非小细胞肺癌（NSCLC）患者的诊断灵敏度达到67.2%。该技术是目前国内唯一、也是首个经我国国家食品药品监督管理总局批准应用于临床肺癌CTC检测的试剂盒。此外，CTC检测联合影像学检查可以大大提高肺结节诊断的特异性，但仍需要大样本、多中心和更具说服力的研究。

（3）循环肿瘤DNA（ctDNA）及其他血液组分-游离DNA（circulating cell-free DNA, cfDNA）：cfDNA即血浆中游离存在的DNA，是血液的组成成分之一，起源于所有细胞，主要来源于正常细胞、异常细胞（如肿瘤细胞）和外部细胞（如病毒DNA）；循环肿瘤DNA（ctDNA）则是cfDNA中来源于肿瘤细胞的那一部分DNA，由肿瘤细胞释放入血，占cfDNA的0.01%～93%不等。ctDNA主要来源于凋亡的肿瘤细胞、坏死的肿瘤细胞和肿瘤细胞分泌的外排体,是肿瘤的特异性标志物。ctDNA并不是一整条或者随机地进入血液,它通过搭载核小体,再以单个、双联或三联的形式进入血液并逐步分解。半衰期短,仅有15分钟至数小时不等,故检测难度大,也更能反映患者的即时状态。

ctDNA是一类应用广泛的肿瘤标志物,可用于肿瘤发展过程监测、预后判断及个性化用药指导。在一定程度上,ctDNA能够克服肿瘤异质性的问题,为肿瘤的治疗提供更加精准的指导。与传统的肿瘤标志物相比,具有假阳性率低、灵敏度高、准确度高等特点,能够更早地应用于肿瘤诊断。目前NCCN指南已批准,可通过ctDNA检测 *EGFR* 等基因突变,指导非小细胞肺癌(NSCLC)临床用药。但广泛推广这一技术进行基因突变检测仍需更多的有效性证据。

(4)表观遗传学检测:表观遗传学是研究基因的核苷酸序列不发生改变的情况下,可遗传基因表达的变化的一门遗传学分支学科,包括DNA甲基化、组蛋白乙酰化和染色质构象变化等。

随着环境医学研究的不断深入,表观遗传的重要作用得以凸显,表观遗传的改变不仅可以解释某些疾病的发病机制,而且还可以作为疾病早期诊断和预防的标志。基因组印迹是表观遗传学中基因调控的一种方式。肿瘤发生早期,印迹基因中沉默状态的等位基因发生去甲基化而被激活,呈现双等位基因表达(印迹缺失),甚至出现多等位基因表达(拷贝数异常)。印迹基因在肿瘤生长过程中会出现变化,故对于高风险患者,筛查时应该动态观察其表达水平。

其中DNA甲基化被视为是最有可能的表观遗传学记忆储存途径,是一种非常有潜在价值的标志物。研究发现,在肺癌组织及痰液标本中,多种基因甲基化水平均明显高于肺良性和健康对照组,如 *SHOX2* 基因的超甲基化可以区别肺癌及肺脓肿、感染、阻塞性肺疾病等其他良性肺部疾病,敏感性和特异性分别达到68%和95%,提示 *SHOX2* 基因超甲基化可作为辅助肺癌诊断的标志物之一。

以液体活检为基础的检测技术,可以在无法获得病理活检样本时,在细胞水平及分子水平诊断早期肺癌,且具备简便、易行、易掌握、无损伤,以及预测性、个体化和患者参与性高等优点,更适合肺癌筛查和指导预防,尤其是亚临床阶段的筛查。

三、肺癌的分子生物学和主要基因研究进展

10年前,非小细胞肺癌(NSCLC)的不同亚型治疗方案无明显差异,所以,在组织样本中很少区分腺癌和鳞状细胞癌。但在证实某些药物只针对特殊病理类型的患者后,情况发生了巨大改变。表皮生长因子受体(EGFR)酪氨酸激酶抑制剂和间变性淋巴瘤激酶(ALK)抑制剂能靶向治疗晚期 *EGFR* 基因突变和 *ALK* 基因重排的肺癌患者,该发现不仅导致治疗策略的革命性改变,也改变了病理学家的临床使命[27,28]。

目前发现,*EGFR* 基因突变和 *ALK*、*ROS1* 基因重排主要存在于腺癌中;培美曲塞在晚期腺癌患者中有效,而非鳞状细胞癌;鳞状细胞癌是贝伐单抗禁忌证;Nivolumab[一种程序性死亡受体(PDL)抗体]最近被美国FDA证实在晚期鳞状细胞癌中有效,这些再次强调病理学家区分腺癌和鳞状细胞癌的重要性[29]。因为,基于检测结果影响治疗方案的选择,所以,多个主要的临床和病理学会推荐腺癌做 *EGFR* 基因突变和 *ALK* 基因重排的分子检测,含有腺癌成分的肿瘤,也需要行基因检测[30]。

驱动基因的发现,使得肺腺癌的治疗得到突破性进展,已知的驱动基因有 *EGFR*、*KRAS*、*BRAF* 等,*EGFR* 基因是最常见的肺癌驱动基因之一,在亚裔不吸烟女性肺腺癌患者中,*EGFR* 基因突变比例高达60%[30]。

近年来,肺腺癌的治疗策略从传统的以肿瘤分期为基础的方法,转变为组织形态学和基因

突变引导的靶向治疗。表皮生长因子受体（EGFR）、间变性淋巴瘤激酶（ALK）、c-ros肉瘤致癌因子-受体酪氨酸激酶（ROS1）等作为重要的肺癌基因靶点，已经得到当今医学界的一致认同[31]。其中EGFR基因突变的发现，以及使用酪氨酸激酶抑制剂对肺腺癌进行靶向治疗的成功，凸显了分子生物学检测在肺腺癌诊治中的关键作用。

肺癌的主要基因改变见表1-1-2。

表1-1-2　肺癌的主要基因变化[4]

基因改变	小细胞癌（%）	腺癌（%）	鳞状细胞癌（%）
基因突变			
BRAF	0	<5	0
EGFR			
高加索人	<1	10～20	<1
亚洲人	<5	35～45	<5
ERBB2/HER2	0	<5	0
KRAS			
高加索人	<1	15～35	<5
亚洲人	<1	5～10	<5
PIK3CA	<5	<5	5～10
RB	>90	5～15	5～15
TP53	>90	30～40	50～80
基因扩增			
EGFR	<1	5～15	10
ERBB2/HER2	<1	<5	<1
MET	<1	<5	<5
MYC	20～30	10～15	10～15
FGFR1	<1	<5	15～25
基因重排			
ALK	0	5	<1
RET	0	1～2	0
ROS1	0	1～2	0
NTRK1	0	<1	0
NRG1	0	<1	0

EGFR突变在肿瘤细胞增殖、血管生成、肿瘤侵袭、肿瘤转移及细胞凋亡的过程中发挥着重要的作用。EGFR突变作为肺腺癌基因分型中最具代表性的一种，在青年女性和东亚种族的患者中具有较高的突变率。虽然EGFR突变中外显子19的丢失及外显子21的密码子858（L858R）替代突变最为常见，但基因检测时仍建议完全覆盖外显子18～21[30]。有实验证明，EGFR突变与肺腺癌2021年版WHO分类方法密切相关，可在原位腺癌、微浸润性腺癌、乳头状和微乳头状等肺腺癌亚型中高发[30,31]。因此，EGFR基因检测不仅有助于早期诊断肺腺癌患者，也可以为肺腺癌的基因靶向治疗及预后评价提供依据[32]。

此外，相关文献报道，肺癌与血浆中的miRNA变化密切相关，miRNA表达谱可以用来区分肺癌类型,尤其是针对Ⅰ期或Ⅱ期非小细胞肺癌(NSCLC)患者,其区分的敏感度可达82%,特异度也可达77%[31]。这表明miRNA的检测未来有可能成为一种新型的生物标志物,对肺癌的早期诊断及分期有一定的临床价值。

表1-1-2列举了肺癌的主要基因变化,从中可以看出,女性、无吸烟患者及伴黏液产生的实体型腺癌,常伴ALK融合基因突变[31]。对伏壁型腺癌、乳头型腺癌及微乳头型腺癌,若TTF-1阳性,可能存在EGFR基因突变[33];在TTF-1阴性的浸润性黏液腺癌和胶样腺癌中,可能存在KRAS基因突变;ALK、EGFR及KRAS均无突变者,又称为三阴性病例(triple negative cases),可出现RET、ROS1突变[33],后者主要发生在非吸烟人群,无人种差异,发病年纪较轻,患者以腺癌为主,晚期克唑替尼治疗有效且较安全。

2021年版WHO肺肿瘤分类着重介绍了肺腺癌EGFR突变的特点及肺癌ALK融合基因的特性。EGFR突变发生在酪氨酸激酶受体激酶结构域,导致组成性激活下游信号没有配体。女性和不吸烟者首当其冲,但与之相关的生物学基础尚不明了。尽管文献中报道了许多其他突变,如密码子G719及外显子20框内插入突变,但最常见的突变为密码子858(L858R)的点突变和外显子19框内缺失,约占所有病例的90%以上,其中EGFR突变与肺腺癌具有高度特异性。EGFR突变在伏壁样和乳头状生长方式的腺癌中频繁检测到,并与TTF-1阳性有关[34]。其他主要肺癌驱动基因如KRAS、ALK、ROS1、BRAF、RET和ERBB2遗传改变,与EGFR突变相互排斥,大概与它们共聚于同一细胞内信号通路,通路中单一损伤足以驱动肿瘤形成有关[35,36]。

罕见的家族胚系突变,尤其是EGFR的T790M点突变,形成肺腺癌的风险较高,可为多灶性。EGFR突变的肺腺癌显示种族差异,患者中高加索人(白种人)占10%~15%,亚洲人占30%~40%(见表1-1-2)。EGFR突变,除了预测表皮生长因子受体酪氨酸激酶抑制剂的治疗反应,还是重要的预后因子。EGFR外显子20框内插入突变和罕见的T790M点突变,与表皮生长因子受体酪氨酸激酶抑制剂原发性抵抗有关,而T790M点突变,是继发性表皮生长因子受体酪氨酸激酶抑制剂抵抗最常见的原因。

ALK是一种跨膜受体酪氨酸激酶,在健康人组织中几乎没有表达。ALK与ALK-1不同,虽然ALK-1融合多见于间变性大细胞淋巴瘤和炎性肌纤维母细胞肿瘤,但特异性EML4-ALK融合几乎只发现于肺癌。肺癌的ALK重排强烈提示与腺癌组织学类型有关,特别是出现砂粒体的腺泡和(或)实体型腺癌、实性印戒细胞样腺癌、黏液性筛状腺癌及富于印戒细胞的肠型腺癌。EML4-ALK融合基因占肺腺癌ALK重排的90%以上,其他较少见的ALK融合基因成员包括KIF5B、LKC1、TFG,与EGFR突变不同,肺腺癌的ALK基因重排好发于无吸烟史的年轻患者,ALK阳性的肺腺癌占非小细胞肺癌(NSCLC)的4%~5%,与女性相关性不大[37],尚未见种族差异的报道。ALK阳性肺癌患者中位数年龄比ALK阴性患者年轻约10岁,ALK基因异常相关性肿瘤统称为ALKoma[37,38]。与EGFR突变不同的是,ALK重排可预测ALK抑制剂治疗反应,但并不是一个预后因素。

ALK检测需要借助免疫组织化学,对阳性细胞的判读没有量的要求,任何百分比的肿瘤细胞呈明显的颗粒状胞质染色,即可视为阳性,用一个加号(+)表示即可,而并非乳腺癌HER-2基因检测那样,需要判定1个加号(+),2个加号(++)或3个加号(+++),也无需使用程度副词(强或弱),但需除外巨噬细胞及淋巴细胞、神经和神经节细胞、黏膜上皮或残存的正常肺泡上皮及坏死组织背景着色。若仅出现数量较少、胞质弱的表达,可判断为可疑阳性,用(+/-)表示,就像乳腺癌HER-2基因检测2个加号(++)一样,应采用FISH法,进一步甄别[38-40]。

与ALK相似,ROS1基因也编码了一种受体酪氨酸激酶,同样好发于无吸烟史的年轻患者,检出率为2%～3%。两者突变率虽不及*EGFR*突变,但在肺腺癌患者的早期分子生物学检测和靶向治疗中,同样必不可少,目前已广泛应用于临床[41]。

· 参考文献 ·

［1］Travis W D, Brambilla E, Muller-Hermelink H K, et al. WHO classification of pathology and genetics of tumours of the lung, pleura, thymus and heart[M]. 3rd. Lyon: IARC Press, 2004: 125–144.

［2］Travis W D, Brambilla E, Noguchi M, et al. International association for the study of lung cancer/american thoracic society/european respiratory society international multidisciplinary classification of lung adenocarcinoma[J]. J Thorac Oncol, 2011, 6(2): 244–285.

［3］Travis W D, Brambilla E, Burke A P, et al. WHO classification of tumours of the lung, pleura, thymus and heart[M]. 4th. Lyon: IARC Press, 2015: 153–181.

［4］方三高,许春伟,肖华亮,等.解读2015年WHO肺、胸膜、胸腺及心脏肿瘤分类(肺)[J].重庆医学,2017,46(1):4–23.

［5］Travis W D, Brambilla E, Nicholson A G, et al. The 2015 World Health Organization classification of lung tumors: impact of genetic, clinical and radiologic advances since the 2004 classification[J]. J Thorac Oncol, 2015, 10(9): 1243–1260.

［6］Tsao M S, Travis W D, Brambilla E, et al. Forty years of the international association for study of lung cancer pathology committee[J]. J Thorac Oncol, 2014, 9(12): 1740–1749.

［7］Cao M, Chen W. Epidemiology of lung cancer in China[J]. Thoracic Cancer, 2019, 10(1): 3–7.

［8］中国肺癌防治联盟,中华医学会呼吸病学分会肺癌学组,中国医师协会呼吸医师分会,等.肺癌筛查与管理中国专家共识[J].国际呼吸杂志,2019,39(21):1604–1615.

［9］付丹阳,张捷.肺腺癌诊断的研究进展[J].中国实验诊断学,2019,23(1):176–178.

［10］Buder A, Tomuta C, Filipits M. The potential of liquid biopsies[J]. Curr Opin Oncol, 2016, 28(2): 130–134.

［11］Travis W D, Brambilla E, Noguchi M, et al. Diagnosis of lung cancer in small biopsies and cytology: implications of the 2011 International Association for the Study of Lung Cancer/American Thoracic Society/European Respiratory Society classification[J]. Arch Pathol Lab Med, 2013, 137(5): 668–684.

［12］Van Allen E M, Wagle N, Stojanov P, et al. Whole-exome sequencing and clinical interpretation of formalin-fixed, paraffin-embedded tumor samples to guide precision cancer medicine[J]. Nat Med, 2014, 20(6): 682–688.

［13］Detterbeck F C, Boffa D J, Tanoue L T. The new lung cancer staging system[J]. Chest, 2009, 136(1): 260–271.

［14］Yousem S A. Peripheral squamous cell carcinoma of lung: patterns of growth with particular focus on airspace filling [J]. Hum Pathol, 2009, 40(6): 861–867.

［15］Knight S B, Crosbie P A, Balata H, et al. Progress and prospects of early detection in lung cancer[J]. Open Biology, 2017, 7(9): 170070.

［16］Eom J S, Mok J H, Lee M K, et al. Efficacy of TB-PCR using EBUS-TBNA samples in patients with intrathoracic granulomatous lymphadenopathy[J]. BMC Pulm Med, 2015, 15(1): 166–167.

［17］Mountain C F, Dresler C M. Regional lymph node classification for lung cancer staging[J]. Chest, 1997, 111(6): 1718–1723.

［18］Rusch V W, Asamura H, Watanabe H, et al. The IASLC lung cancer staging project: aproposal for a new international lymph node map in the forthcoming seventh edition of the TNM classification for lung cancer[J]. J Thorac Oncol, 2009, 4(5): 568–577.

［19］李成州,贾宁阳,姜庆军,等.522例肺部病变切割针穿刺活检总结[J].介入放射学杂志,2008,17(10):716–721.

［20］李成州,刚宪祯,张电波,等.CT引导经皮胸部穿刺的并发症及影响因素(附250例分析)[M]//牛广明,袁德启.临床放射学理论与实践.呼和浩特:远方出版社,2002,249–252.

［21］Kidane B, Toyooka S, Yasufuku K. MDT lung cancer care: input from the surgical oncologist[J]. Respirology, 2015, 20(7): 1023–1033.

［22］Fletcher C D M, Bridge J A, Hogendoorn P C W, et al. WHO classification of tumours of soft tissue and bone[M]. Lyon: IARC Press, 2013: 239–394.

［23］Travis W D, Brambilla E, Burke A P, et al. Introduction to The 2015 World Health Organization classification of tumors of the lung, pleura, thymus and heart[J]. J Thorac Oncol, 2015, 10(9): 1240–1242.

［24］Schnabel P A, Junker K. Pulmonary neuroendocrine tumors in the new WHO 2015 classification: start of breaking new grounds[J]. Pathologe, 2015, 36(3): 283–292.

［25］Sholl L M. Biomarkers in lung adenocarcinoma: a decade of progress[J]. Arch Pathol Leb Med, 2015, 139(4): 469–480.

［26］Plaks V, Koopman C D, Werb Z. Cancer. Circulating tumor cells[J]. Science, 2013, 341(6151): 1186–1188.

［27］B N L, Natasha R, A W B, et al. Molecular testing for selection of patients with lung cancer for epidermal growth factor receptor and anaplastic lymphoma kinase tyrosine kinase inhibitors: American Society of Clinical Oncology endorsement of the College of American Pathologists/International Association for the study of lung cancer/association for molecular pathology guideline[J]. Journal of clinical oncology: official journal of the American Society of Clinical Oncology, 2014, 32(32): 3673–3679.

［28］Hyojin K, Jin-Haeng C. Overview of clinicopathologic features of ALK-rearranged lung adenocarcinoma and current diagnostic testing for ALK rearrangement[J]. Transl Lung Cancer Res, 2015, 4(2): 149–155.

［29］Borczuk A C, Allen T C. PD–L1 and lung cancer: the era of precisionish medicine[J]. Arch Pathol Lab Med, 2016, 140(4): 351–354.

［30］Yatabe Y. EGFR mutations and the terminal respiratory unit[J]. Cancer Metastasis Rev, 2010, 29(1): 23–36.

［31］Masters G A, Temin S, Azzoli C G, et al. Systemic therapy for stage Ⅳ non-small-cell lung cancer: American Society of Clinical Oncology clinical practice guideline update[J]. J Clin Oncol, 2015, 33(30): 3488–3515.

［32］Pan Y, Zhang Y, Li Y, et al. ALK, ROS1 and RET fusions in 1139 lung adenocarcinomas: a comprehensive study of common and fusion pattern-specific clinicopathologic, histologic and cytologic features[J]. Lung Cancer, 2014, 84(2): 121–126.

［33］ Swanton C, Govindan R. Clinical implications of genomic discoveries in lung cancer[J]. N Engl J Med, 2016, 374(19): 1864–1873.

［34］ Kadota K, Nitadori J, Sarkaria I S, et al. Thyroid transcription factor–1 expression is an independent predictor of recurrence and correlates with the IASLC/ATS/ERS histologic classification in patients with stage Ⅰ lung adenocarcinoma cancer[J]. Cancer, 2013, 119(5): 931–938.

［35］ Westcott P M, Halliwill K D, To M D, et al. The mutational of genetic and chemical models of Kras-driven lung cancer[J]. Nature, 2015, 517(7535): 489–492.

［36］ Awad M M, Oxnard G R, Jackman D M, et al. MET exon14 mutations in non-small-cell lung cancer are associated with advanced age and stage-dependent MET genomic amplification and c-MET overexpression[J]. J Clin Oncol, 2016, 34(7): 721–730.

［37］ 李成州, 王石峰, 王佳, 等. ALK阳性肺癌的^{18}F–FDG PET/CT影像学特点及相关因素分析[J]. 临床放射学杂志, 2018, 37(11): 1830–1834.

［38］ Wang W, Tang Y, Li J, et al. Detection of ALK rearrangements in malignant pleural effusion cell blocks from patients with advanced non-small cell lung cancer: a comparison of ventana immunohistochemistry and fluorescence in situ hybridization[J]. Cancer Cytopathol, 2015, 123(2): 117–122.

［39］ Desai T J, Brownfield D G, Krasnow M A. Alveolar progenitor and stem cells in lung development, renewal and cancer[J]. Nature, 2014, 507(7491): 190–194.

［40］ Swanton C, Govindan R. Clinical implications of genomic discoveries in lung cancer[J]. N Engl J Med, 2016, 374(19): 1864–1873.

［41］ Koh F, Marie M, Mirei K, et al. Expression of C-terminal ALK, RET, or ROS1 in lung cancer cells with or without fusion[J]. BMC cancer, 2019, 19(1): 301.

第二节　2021年版WHO肺肿瘤分类及解读

2015年版WHO肺肿瘤分类方法中融入了更多肺癌的遗传学信息，愈加强调免疫组织化学和分子诊断对肺癌分类的重要性；从多学科角度重新分类，整合了外科、病理学、肿瘤学、分子生物学和影像学等各个领域的集体智慧[1]。

2015年版WHO肿瘤分类，在原2004年版的基础上，肺腺癌分类吸收了2011年国际肺腺癌多学科分类，并做了修改[2-5]。主要表现在以下方面：① 不仅对基本框架做了调整，在内容上也有增加和修改。② 强调用免疫组织化学确定肺癌的组织分型；基因学研究成为新的重点，特别是利用一体化分子检测，以帮助晚期肺癌患者制订个体化治疗方案。③ 2015年版WHO肺肿瘤分类对小活检和细胞学分类，与2011年国际肺癌研究协会（IASLC）/美国胸科学会（ATS）/欧洲呼吸学会（ERS）提出的分类大同小异。④ 腺癌的分类较2011年IASLC/ATS/ERS的分类改动内容较多。2015年版腺癌分类详细介绍了浸润的诊断标准，还增加了一种腺癌的亚型，即肠型腺癌。⑤ 重新将鳞状细胞癌分为角化型、非角化型和基底细胞样3个亚型，非角化型肿瘤需要免疫组织化学证实存在鳞状分化。⑥ 明确大细胞癌的诊断限定于手术切除，且缺乏明确形态学或免疫组织化学分化的肿瘤，将原大细胞癌的亚型重新分为其他类型。⑦ 根据细胞起源，将神经内分泌肿瘤统归于一类。⑧ 新增加了"NUT癌"。⑨ 将"硬化性血管瘤"更名为"硬化性肺泡细胞瘤"。⑩ 将"错构瘤"更名为"肺错构瘤"。⑪ 间叶来源肿瘤分类中，新增"血管周围上皮样肿瘤，PEComatous tumors"，包括3个亚型：淋巴管平滑肌瘤病；PEComa，良性（即透明细胞肿瘤）；PEComa，恶性。⑫ 新增加了"肺黏液样肉瘤伴*EWSR1-CREB1*重排"新病种。⑬ 新增加了"肌上皮瘤和肌上皮癌伴*EWSR1*重排"病种。⑭ 强调*WWTR1-CAMTAL*融合基因，有助于诊断上皮样血管内皮细胞瘤。⑮ "淋巴来源肿瘤"分类中，新增了Erdheim-Chester综合征。⑯ 2015年版肿瘤分类中，删除了"混杂性肿瘤"这一名称，启用"异位起源肿瘤"这一新名称，在保留原有3个肿瘤的基础上，新增了"脑膜瘤，非特异型"的病种。将肺生殖细胞瘤、肺内畸胎瘤、黑色素瘤、脑膜瘤归为异位来源肿瘤[1,6,7]。

在本书即将完稿之际，国际癌症研究机构（International Agency for Research on Cancer, IARC）于2021年5月出版了 *WHO Classification of Tumours: Thoracic Tumours*（5th Edition）（以下简称2021年版WHO分类）[8]。与2015年版WHO分类[9]相比，2021年版对主要章节的框架进行了变更，调整和新增了部分疾病的命名和分类，并充实了流行病学、病因学、组织病理学和分子遗传学等相关内容[10]。为了便于读者理解的连贯性,在相应病种的章节加以注明外,这里还对2021年版总的变化做了简介。

一、2021年版WHO肺肿瘤分类中更新的内容

增加了一些系统性的更新内容:① 2021年版中除保留原ICD-O编码外,同时引入了ICD-11编码,ICD-11编码由WHO于2018年6月18日最新发布,替代了原ICD-10编码。② TNM分期更新为2017年国际抗癌联盟(Union for International Cancer Control, UICC)颁布的第8版肺肿瘤TNM分期[11]。③ 每个章节增加了基本的诊断标准和理想的诊断标准,便于读者更好地掌握诊断要点。④ 更加强调多学科诊疗模式,并更新了临床、影像、分子病理学诊断及治疗方面的内容。⑤ 新增加了肺肿瘤类型:"腺瘤"分类中,新增"细支气管腺瘤/纤毛黏液结节性乳头状肿瘤"这一病种;"其他上皮性肿瘤"分类中,新增"胸部SMARCA4缺失的未分化肿瘤","涎腺肿瘤"分类中,新增"玻璃样变透明细胞癌"[10]。

二、2021年版WHO肺肿瘤分类目录的调整

具体目录详见表1-0-1。主要体现在以下几个方面:① 目录编排上,2021年版肺肿瘤分类按照组织来源的前驱病变–恶性肿瘤的顺序,例如,2015年版"肺腺癌"目录下的"不典型腺瘤样增生/原位腺癌"、"肺鳞状细胞癌"目录下的"鳞状上皮不典型增生/原位鳞状细胞癌"、"肺神经内分泌肿瘤"目录下的"弥漫性特发性肺神经内分泌细胞增生",2021年版中,均调整至对应肿瘤分类目录中的"前驱病变"处,体现了同一组织来源的肿瘤,从异型增生–原位–浸润性病变的发展过程,而在该版中,关于前驱病变的诊断标准及ICD-O编码均无变化[10]。② 良性肿瘤置于最前面介绍,"腺瘤"分类中,新增"细支气管腺瘤/纤毛黏液结节乳头状肿瘤"。③ 将2015年版腺癌分类目录下的"浸润前病变",从"肺腺癌"分类中移出,单独归为"腺体前驱病变(包括不典型腺瘤样增生和原位腺癌)",并与"腺癌"并列分类,其用意大家将在今后的临床工作中体会,可能是为了更严谨地处理和对待浸润前病变,避免过度诊断和治疗。但值得注意的是,这两者的ICD-O编码并未改变。④ 将"神经内分泌肿瘤"从"上皮性肿瘤"分类中移出,与"上皮性肿瘤"并列,单独分类。⑤ 2021年版目录中部分肿瘤的归属和位置有所调整,例如,2015年版中归入"其他或未分化癌"目录下的"淋巴上皮瘤样癌",2021年版更改为"淋巴上皮癌",归入"鳞状细胞癌";"其他上皮性肿瘤"目录下,新增加了"胸部SMARCA4缺失的未分化肿瘤"。2015年版"肺间叶性肿瘤"目录下的"肌上皮瘤/肌上皮癌",在2021年版中,归入"肺原发涎腺肿瘤",并新增加了"玻璃样变透明细胞癌";"异位肿瘤"目录下,2021年版删除了"生殖细胞肿瘤"和"肺内胸腺瘤";2015年版"肺间叶性肿瘤"目录下的"炎性肌成纤维细胞瘤"和"滑膜肉瘤",在2021年版中,均归入"胸部间叶性肿瘤"章节[12]。详见后述。

三、肺癌活检小标本和细胞学检查诊断流程及诊断术语

在局部晚期或转移性肺癌中,约有70%的病例是通过活检小标本(以下简称小活检)和细胞学检查确诊的,是非常重要的确诊手段,2015年版对小活检和细胞学诊断做了一些规定。常用免疫组织化学抗体是TTF-1、Napsin A、p63、p40及CK5/6,表1-2-1归纳总结了肺肿瘤切除标本和活检标本组织学类型的诊断与免疫组织化学特征,这一总结为在临床工作中不典型类型,如大细胞癌与实体型腺癌、鳞状细胞癌的鉴别诊断提供了不少帮助[6]。

表1-2-1 肺肿瘤切除标本和活检标本组织学类型的诊断与免疫组织化学特征[6]

TTF-1[a]	p63	p40	CK5/6	诊断（手术切除标本）	诊断（活检/细胞学）
阳性（局灶/弥漫）[b]	阴性	阴性	阴性	腺癌[c]	非小细胞肺癌，支持腺癌
阳性（局灶/弥漫）	阳性（局灶/弥漫）	阴性	阴性	腺癌	非小细胞肺癌，支持腺癌
阳性（局灶/弥漫）	阳性（局灶/弥漫）	阳性（局灶）	阴性	腺癌	非小细胞肺癌，支持腺癌
阳性（局灶/弥漫）	阴性	阴性	阳性（局灶）	腺癌	非小细胞肺癌，支持腺癌
阴性	p63、p40、CK5/6任何一项角蛋白弥漫阳性			鳞状细胞癌	非小细胞肺癌，支持鳞状细胞癌
阴性	p63、p40、CK5/6任何一项角蛋白局灶阳性			大细胞癌-表达不确定[d]	非小细胞肺癌，非特异性
阴性	阴性	阴性	阴性	大细胞癌-无表达[e]	非小细胞肺癌，非特异性
无染色	无染色	无染色	无染色	大细胞癌-无染色	非小细胞肺癌，非特异性

注：a. Napsin A可替代TTF-1，因CK7特异性差，不推荐作为腺癌分化的标志物。b. 局灶阳性：1%～10%的肿瘤细胞染色阳性；弥漫阳性：＞10%的肿瘤细胞染色阳性。c. 切除标本中，2个高倍镜下≥5个肿瘤细胞质内黏液小滴；活检或细胞学标本中，≥2个肿瘤细胞质内黏液小滴。阳性即为黏液染色阳性；低于上述阳性细胞数的，则为阴性。d. 排除神经内分泌肿瘤，角蛋白局灶阳性表达，TTF-1、黏液染色阴性，其他免疫组织化学表型表达不确定。e. 角蛋白阳性，其他谱系特异性标志物和黏液染色阴性；排除肉瘤样癌和神经内分泌肿瘤（即无梭形/巨细胞成分的未分化形态表现）。

除原有小活检标本诊断流程及术语外，2021年版中新增了"类癌，非特指型"和"神经内分泌癌，非特指型"的诊断术语。由于肺癌分子病理学诊断及靶向治疗药物的进展，肺癌小活检标本除必要的H-E染色切片及免疫组织化学染色外，应尽可能地将标本组织保留给分子病理学诊断，并对分子病理学诊断需要的组织内存活肿瘤百分比进行记录。细胞学诊断中强调细胞块的重要性，如大量胸腔积液时，应将满足诊断外的标本制成细胞块，以便进行免疫组织化学及分子学检测[10]。

四、肺上皮性肿瘤分类的变化

1. 腺癌 腺癌中，除原有的硬化性肺细胞瘤、肺泡腺瘤、乳头状腺瘤、黏液性囊腺瘤、黏液腺腺瘤外，新增了"细支气管腺瘤/纤毛黏液结节乳头状肿瘤"。细支气管腺瘤/纤毛黏液结节乳头状肿瘤是一种肺外周良性肿瘤，由双层细支气管亚型上皮组成，伴连续的基底细胞层。肿瘤发生于周围细支气管，与近端支气管无关。BRAF突变为其最常见的驱动基因，偶见EGFR、KRAS、HRAS和ALK突变。肿瘤最大径为2～45 mm，但通常为5～15 mm。组织学上肿瘤呈乳头状或扁平（腺性）结构，其由腔面细胞和基底细胞构成，腔面细胞由黏液细胞、纤毛细胞（近端型细支气管腺瘤/经典型纤毛黏液结节乳头状肿瘤）或类似于Ⅱ型肺泡上皮、Clara细胞（远端型细支气管腺瘤/非经典型纤毛黏液结节乳头状肿瘤）构成。肿瘤中可见微乳头簇状结构和轻微的跳跃性播散，不应作为恶性的判定标准。近端型和远端型形态学特征可有重叠过渡。远端型腔内细胞可表达TTF-1，而近端型则为阴性或弱阳性。基底细胞p40和（或）CK5/6可呈阳性。冰冻切片和小活检中诊断具有挑战性，特别当远端型支气管腺瘤的腔面细胞缺乏纤毛时，诊断将变得更为困难，此时p40和CK5/6免疫染色可帮助诊断。鉴别诊断包括支气管乳头状瘤、细支气管化生等。

2. 前驱腺体病变　前驱腺体病变包括不典型腺瘤样增生和原位腺癌，由于WHO分类目录的整体调整，不典型腺瘤样增生和原位腺癌的目录位置由"浸润前病变"调整为"前驱腺体病变"，2021年版对其的诊断标准及ICD编码均未改变。

3. 腺癌　2021年版主要对肺腺癌进行了以下内容的更新。

（1）浸润性非黏液腺癌以5%为比例标尺，记录不同亚型，不再要求归类为某亚型为主的腺癌。

（2）腺泡型腺癌的诊断中，对筛状腺癌进行了更为详细的描述，筛状腺体被描述为缺乏间质且具有背对背相互融合的肿瘤性腺体。筛状腺体预后更差，并与腺癌分级系统相关。

（3）乳头型腺癌的诊断中，强调应与由手术造成的伏壁型腺癌肺泡间隔断裂及肺实质塌陷造成的假乳头状结构相鉴别。

（4）微乳头型腺癌除延续2015年版诊断标准外，2021年版纳入了一种新的丝状微乳头生长模式，该模式呈纤细、蕾丝样，至少堆积有3个瘤细胞高度的狭长肿瘤细胞，肿瘤内缺乏纤维血管轴心。在计算百分比时，当微乳头周围围绕腺管、乳头状、伏壁样形态时，该区域应计入微乳头型，不再纳入其他亚型。

（5）强调了浸润性腺癌中浸润的定义：① 除伏壁样成分以外的亚型（包括常见的腺泡样、乳头状、微乳头状、实体性腺癌，以及少见的浸润性黏液腺癌、胶样腺癌、胎儿型和肠型腺癌）。② 伴有纤维母细胞聚集灶。③ 血管、胸膜侵犯。④ 气腔播散。强调浸润性腺癌中浸润与非浸润的区别，这与第8版TNM分期仅将肿瘤浸润区域纳入T分期的计算法有关。

（6）2021年版进一步肯定了气腔播散的预后价值，同时也强调应与人工假象进行鉴别，人工假象具有的特点包括：① 随机或边缘杂乱的肿瘤细胞簇通常分布于组织切片边缘或切片外。② 肿瘤边缘及远处的气腔内缺乏连续性的肿瘤细胞分布。③ 肿瘤细胞簇呈锯齿状边缘分布。④ 播散的细胞具有肺泡细胞或支气管细胞等良性细胞学特点。⑤ 从肺泡壁上剥落的线条状细胞。

（7）在肺癌的免疫组织化学分析中，强调TTF-1 SPT24克隆号具有更强的敏感性，而8G7G3/1克隆号具有更强的特异性，同时强调CK7在腺癌的诊断中不具有特异性。

（8）更新了根治性手术切除肺标本浸润性非黏液腺癌的IASLC新分级系统。2015年版分类中，依据主要亚型，浸润性腺癌分为良好预后的伏壁样为主的腺癌，中等预后的腺泡样及乳头状为主的腺癌，差预后的微乳头状及实体性为主的腺癌。2021年版分类中，根据主要亚型及高于20%的高级别成分[包括实体性、微乳头状、筛状或复杂腺体成分（融合腺体及促结缔组织增生性间质内浸润的单个细胞）]将腺癌分为3组（表1-2-2），通过此三级分层系统，其预后预测价值不但优于主要组织学亚型的分级系统，并且较纳入核分裂、核分级、细胞学分级、气腔播散和坏死的训练模型更优。但IASLC新分级系统不适用于浸润性黏液腺癌。

（9）鉴别多原发或肺内转移性腺癌可根据是否含有伏壁样成分加以鉴别。这也为影像学诊断提供了依据。

表1-2-2　浸润性非黏液腺癌手术切除标本的IASLC分级系统[10]

级别（grading）	分化（differentiation）	组织学（patterns）
1	高分化（well-differentiation）	伏壁亚型为主且高级别成分*＜20%
2	中分化（moderate-differentiation）	腺泡或乳头亚型为主且高级别成分＜20%
3	低分化（poor-differentiation）	任何亚型且高级别成分≥20%

注：*.高级别成分包括实体性、微乳头状、筛状或复杂腺体模式（融合腺体或单个细胞浸润在促结缔组织增生的基质内）。

（10）随着近年来分子检测及治疗药物的进展，除2015年版分类中的*EGFR*、*ALK*、*KRAS*基因外，2021年版增加了*ROS1/RET*重排、*MET14*跳跃突变、*BRAF*基因V600E点突变、程序性死亡［蛋白］配体-1（programmed death ligand-1, PD-L1）表达及肿瘤突变负荷等治疗反应相关检测项目。

（11）黏液腺癌的免疫组织化学诊断方面新增了GATA6，该标志物可在黏液腺癌中表达，但尚缺乏特异性。在分期方面，黏液腺癌无需像非黏液腺癌一样去除伏壁样非浸润区域，而需要将肿瘤的整体直径计算在内。

（12）肠型腺癌的英文名由"enteric adenocarcinoma"调整为"enteric-type adenocarcinoma"，鉴别诊断中，除原有的CK7、CK20、CDX-2和villin等几个指标外，新增MUC2和HNF4a。值得注意的是，STAB2和cadherin 17等肠癌标志物很少在肺肠型腺癌中表达。

4. 鳞状细胞前驱性病变　鳞状细胞前驱性病变包含鳞状上皮不典型增生和原位鳞状细胞癌，2021年版对其诊断标准无任何改变，但由于WHO分类目录的调整，其目录位置由原来"鳞状细胞癌"子目录下的"浸润前病变"，调整为单独目录的"鳞状细胞前驱病变"。

5. 鳞状细胞癌　2021年版中鳞状细胞癌分为角化型鳞状细胞癌、非角化型鳞状细胞癌及基底细胞鳞状细胞癌3个亚型。另一个重要更新为"淋巴上皮癌"（原名"淋巴上皮瘤样癌"，2015年版中归入"其他或未分化癌"目录下），2021年版中归入"鳞状细胞癌"，并认为＞90%的亚洲病例与EB病毒有关，而在欧美人群中，其与EB病毒的相关性较低。在分子病理学上，发现鳞状细胞癌也有*EGFR*基因突变及*ALK*基因融合的可能性。肺鳞状细胞癌需要与肺原发性涎腺肿瘤、*SMARCA4*缺失的未分化肿瘤、NUT癌、转移性尿路上皮癌及胸腺癌等肿瘤鉴别。

6. 大细胞癌　大细胞癌为未分化非小细胞癌，诊断时，形态学上必须先排除鳞状细胞癌、腺癌和小细胞癌，免疫组织化学分析及黏液染色不支持鳞样及腺样分化。大细胞癌需要手术切除标本充分取材后才能诊断，非手术切除标本及细胞学标本不足以诊断大细胞癌。2021年版中，诊断大细胞癌依然需要进行充分的鉴别诊断，且需进一步排除*SMARCA4*缺失的未分化肿瘤。大细胞癌预测因素和预后方面与腺癌相似，2021年版中强调靶向治疗相关基因突变及PD-L1表达的检测。

7. 肉瘤样癌　肉瘤样癌中的多形性癌、梭形细胞癌、巨细胞癌、癌肉瘤及肺母细胞瘤在2021年版中作为独立疾病单独列出，而肉瘤样癌只是一个总称。在多形性癌的鉴别诊断中，GATA3弥漫性强阳性表达更支持肉瘤样间皮瘤/促结缔组织增生型间皮瘤的诊断，含有*MET14*跳跃突变的患者可能从相应靶向治疗中获益。

8. 其他上皮性肿瘤　其他上皮性肿瘤包括"NUT癌"，肺NUT癌与纵隔NUT癌无法鉴别。另外，增加了"胸部*SMARCA4*缺失的未分化肿瘤"，*SMARCA4*（BRG1）是SWI/SNF染色体重塑复合体的一个亚单位。该肿瘤具有高度恶性生物学行为（中位生存时间仅4～7个月），患者通常为年轻至中年男性吸烟者。组织学上该类肿瘤由弥漫、失黏附性、大而圆的上皮细胞组成，肿瘤细胞的胞质丰富，空泡状核，核仁明显。细胞核相对一致，偶有轻-中度异型性，肿瘤中可局灶性出现横纹肌样细胞，小标本中不常见，同时较易出现核分裂象及坏死。罕见表现包括梭形、黏液变、硬化、肺泡样、透明细胞变。大部分患者无明确上皮样分化特征（如腺体、乳头状、角化），但约5%的患者可出现普通的非小细胞肺癌（NSCLC）组织学特征。免疫组织化学检测大部分典型病理学表现为 *SMARCA4*（BRG1）表达完全缺失，约25%的病理学表现为 *SMARCA4* 染色弥漫性的染色减弱，而非完全缺失。*SMARCA2*（BRM）染色常伴随缺失，SMARCB1（INI-1）染色未缺失。许多病例可伴有 CD34、SOX2、SALL4 和 Syn 阳性，p53常高表达，肿瘤细胞 CK 表达局灶或弱阳性，通常不会弥漫性表达 Claudin4、p63、TTF-1、p40 和 WT-1。由于肿瘤分化较差，需要与淋巴瘤、NUT 癌、生殖细胞肿瘤、神经内分泌癌、大细胞癌、恶性黑色素瘤及恶性间叶源性肿瘤等相鉴别，同时，在非小细胞肺癌患者中，约有5%的患者可出现 *SMARCA4* 缺失，可通过其典型的上皮样结构（如腺体形成）及免疫组织化学表达情况加以鉴别。另外，胸外其他脏器亦可发生 *SMARCA4* 缺失的肿瘤，需注意与其他部位的转移肿瘤相鉴别。

9. 涎腺型肿瘤　2021年版肺的"涎腺型肿瘤"除原有的多形性腺瘤、黏液表皮样癌、腺样囊性癌、上皮-肌上皮癌外，新增"肺涎腺型玻璃样变透明细胞癌"，该肿瘤是一种极为少见的涎腺型低度恶性肿瘤，起源于气管、支气管黏膜下小涎腺，临床常引起阻塞性症状，肿瘤呈惰性生长，几乎不复发。该肿瘤与涎腺发生的玻璃样变透明细胞癌的组织病理学形态及分子遗传学改变相似。组织学表现为黏液、玻璃样变纤维间质的背景下浸润的瘤细胞排列成索条状、小梁状、巢状，瘤细胞的胞质常呈透明或嗜酸性。瘤细胞表达上皮标志物（AE1/AE3、EMA、CK7、p63 和 p40 等），一般不表达肌上皮标志物（S-100 和 SMA），亦不表达 TTF-1 和 Napsin A。分子遗传学上主要为 *EWSR1-ATF1* 融合，少数为 *EWSR1-CREM*。

五、肺神经内分泌肿瘤

肺神经内分泌肿瘤是一个独特的肿瘤亚群，具有特定的组织学形态、超微结构、免疫组织化学和分子遗传学特征。相比2015年版，2021年版中肺神经内分泌肿瘤的病理学诊断标准无明显变化，根据核分裂象数及 Ki-67 指数可对肿瘤进行分类诊断。低级别的典型类癌和中等级别的非典型类癌一般分别对应胰腺神经内分泌肿瘤1级（G1）和2级（G2）。值得注意的是，存在灰区神经内分泌肿瘤的病例，组织学形态类似于非典型类癌，但核分裂象数 > 10/2 mm^2 和（或）Ki-67 指数 > 30%，且分子遗传学特征更接近于类癌（*MEN1* 突变），而不同于大细胞神经内分泌癌/小细胞癌（*TP53*、*RB1* 共突变）。该类灰区病例常出现在转移灶中，而肺原发灶极为罕见，按目前的诊断标准，应纳入大细胞神经内分泌癌的诊断，但其预后却不同于经典的大细胞神经内分泌癌。由于该类灰区病例尚待更多的研究证实，建议诊断灰区神经内分泌肿瘤时，应对其组织形态学进行描述，并记录 Ki-67 指数及核分裂象数。DAXX/ATRX 蛋白缺失有助于胰腺神经内分泌肿瘤的诊断，但在肺类癌的诊断中没有意义。由于类癌的分级诊断需要对肺原发肿瘤切除后的完整评估，所以，在小活检标本、转移瘤标本和切除肿瘤未提供完整肿瘤切片标本中，应使用"类癌，非特指型"的诊断术语。在小或挤压的活检标本中，Ki-67 指数有助于区分类癌与高级别神经内分泌癌，而当无法区分时，可使用"神经内分泌癌，非特指型"的诊断术语，但应尽可能少使用。2021年版中增加了肺神经内分泌肿瘤的分子分型，其中肺类癌根据基因突变、基因表达、CpG 甲基化及临床特征，分为 LC1、LC2 及 LC3 型。

小细胞癌根据不同的基因表达及甲基化状态，分为ASCL1型、NEUROD1型、POU2F3及YAP1型。临床前研究[13]显示，不同分子分型可采用不同的治疗方式。大细胞神经内分泌癌主要分为小细胞肺癌（small cell lung cancer, SCLC）-like型和NSCLC-like型。研究[14]显示，SCLC-like型大细胞神经内分泌癌可以从EP方案治疗中获益，但敏感性仍然差于经典SCLC。总体上，大细胞神经内分泌癌治疗效果差，仍需探索并期待更佳的治疗方案。

六、间叶性肿瘤

2021年版对间叶性肿瘤目录中部分肿瘤的位置进行了调整，如2015年版中"肺间叶性肿瘤"目录下的"炎性肌成纤维细胞瘤"和"滑膜肉瘤"，在2021年版中，均归入"胸部间叶性肿瘤"章节；2015年版中"肺间叶性肿瘤"目录下的"肌上皮瘤/肌上皮癌"，在2021年版中，则归入"肺原发涎腺肿瘤"[10]。

七、异位肿瘤

"异位肿瘤"目录中，2021年版删除了2015年版中的"生殖细胞肿瘤"和"肺内胸腺瘤"[10]。

· 参考文献 ·

[1] Travis W D, Brambilla E, Burke A P, et al. WHO classification of tumours of the lung, pleura, thymus and heart[M]. 4th. Lyon: IARC Press, 2015: 153–181.

[2] Travis W D, Brambilla E, Muller-Hermelink H K, et al. WHO classification of pathology and genetics of tumours of the lung, pleura, thymus and heart[M]. 3rd. Lyon: IARC Press, 2004: 125–144.

[3] Travis W D, Brambilla E, Noguchi M, et al. International association for the study of lung cancer/American thoracic society/European respiratory society international multidisciplinary classification of lung adenocarcinoma[J]. J Thorac Oncol, 2011, 6(2): 244–285.

[4] Tsao M S, Travis W D, Brambilla E, et al. Forty years of the international association for study of lung cancer pathology committee[J]. J Thorac Oncol, 2014, 9(12): 1740–1749.

[5] 方三高, 许春伟, 肖华亮, 等. 解读2015年WHO肺、胸膜、胸腺及心脏肿瘤分类（肺）[J]. 重庆医学, 2017, 46(1): 4–23.

[6] 陈真伟, 滕晓东. 2015版WHO肺肿瘤组织学分类解读[J]. 中华肿瘤防治杂志, 2016, 23(1): 60–64.

[7] 张杰, 邵晋晨, 朱蕾, 等. 2015版WHO肺肿瘤分类解读[J]. 中华病理学杂志, 2015, 44: 619–624.

[8] WHO Classification of Tumours Editorial Board. WHO classification of tumours: thoracic tumours[M]. 5th ed. Lyon: IARC Press, 2021.

[9] Travis W D, Brambilla E, Nicholson A G, et al. The 2015 World Health Organization Classification of lung tumors: impact of genetic, clinical and radiologic advances since the 2004 classification[J]. J Thorac Oncol, 2015, 10(9): 1243–1260.

[10] 李媛, 谢惠康, 武春燕. WHO胸部肿瘤分类（第5版）中肺肿瘤部分解读[J]. 中国癌症杂志, 2021, 31(7): 574–580.

[11] Goldstraw P, Chansky K, Crowley J, et al. The IASLC lung cancer staging project: proposals for revision of the TNM stage groupings in the forthcoming (eighth) edition of the TNM classification for lung cancer[J]. J Thorac Oncol, 2016, 11(1): 39–51.

[12] 张杰. 肺肿瘤诊断病理学若干问题的认识和思考[J]. 中华病理学杂志, 2021, 50(5): 431–436.

[13] George J, Lim J S, Jang S J, et al. Comprehensive genomic profiles of small cell lung cancer[J]. Nature, 2015, 524(7563): 47–53.

[14] Rekhtman N, Pietanza M C, Hellmann M D, et al. Next-generation sequencing of pulmonary large cell neuroendocrine carcinoma reveals small cell carcinoma-like and non-small cell carcinoma-like subset[J]. Clin Cancer Res, 2016, 22(14): 3618–3629.

第二章

周围型肺癌的影像学表现

第一节　实性周围型肺癌的影像学表现

约1/3～1/2的肺癌，影像学上表现为孤立性肺结节（solitary pulmonary nodule, SPN）或肿块[1,2]。孤立性肺结节通常定义为胸片或CT上表现为局灶性的密度增高影，并且边界相对清楚，至少部分被肺组织环绕，呈圆形或类圆形，最大径≤3 cm。

对于除磨玻璃密度结节以外的大多数肺癌病例而言，普通胸片无论对影像学诊断还是临床处置都已足够。构成肺部孤立性结节或肿块的病因有多种，具体详见表2-1-1。尽管肺癌可有多种不同临床表现，但常见的胸片异常往往只有以下几种类型，包括肺结节、支气管阻塞所致的肺不张和肺实变，肺门和纵隔淋巴结肿大及良性或恶性胸腔积液[3]。反映了肺癌的生长部位、生长方式和转移途径。其中，孤立性肺结节是肺癌最主要的表现形式，也是临床误诊率最高的病变[4,5]。

病灶最大径超过3 cm，通常称为肿块，这个大小，同样也是区分TNM分期中T1期和T2期的标准[6,7]。

近年来肺腺癌的发病率逐渐上升，在所有孤立性肺结节或肿块中，原发性肺癌的病理类型以腺癌为最多见[8,9]。同时，依据2015年版WHO肺肿瘤分类的诊断标准，肺神经内分泌肿瘤已经上升到第二位，但其中的小细胞癌表现为孤立性结节者，并不常见。

上海交通大学医学院附属胸科医院（以下简称上海市胸科医院）统计自2000年至2009年所有肺手术病例，其中腺癌排第一位，占49.8%[9]。许春伟等[10]回顾了军事医学科学院附属医院（中国人民解放军第三〇七医院）自2010年11月1日至2015年3月31日2 771例肺肿瘤的病理诊断，复习其临床资料、HE切片及免疫组织化学切片，按2015年版WHO分类标准进行病理诊断及分类。2 771例肺肿瘤中，原发肺肿瘤占2 672例，其中腺癌1 622例，占60.70%（1 622/2 672），位居第一；神经内分泌肿瘤465例，占17.40%（465/2 672），位居第二；鳞状细胞癌424例，占15.87%（424/2 672），位居第三；间叶性肿瘤55例，占2.06%（55/2 771）；腺鳞癌32例，占1.20%（32/2 771）；大细胞癌19例，占0.71%（19/2 771）；癌肉瘤17例，占0.64%（17/2 672）；异位起源性肿瘤13例，占0.49%（13/2 672）；腺瘤11例，占0.41%（11/2 672）；淋巴瘤7例，占0.26%（7/2 771）；涎腺型肿瘤4例，占0.15%（4/2 771）；梭形细胞癌1例，占0.04%（1/2 672）；巨细胞癌1例，占0.04%（1/2 672）；淋巴上皮样癌1例，占0.04%（1/2 672）；转移性肿瘤99例，占3.57%（99/2 771）。

影像学是SPN最重要的诊断技术。如果结合影像学、临床和实验室检查，90%以上患者的恶性结节可确诊。

表2-1-1　孤立性肺结节或肿块病种

先天性病变或正常变异 支气管囊肿 先天性囊性腺瘤样畸形 肺隔离症 黏液嵌塞（支气管闭塞） 肺静脉曲张	隐球菌病 肺曲霉球 非结核性分枝杆菌病 球孢子菌病 组织胞浆菌病 肺坏疽 脓毒栓子 梅毒性树胶肿 肺吸虫病 肺包虫病
良性肿瘤或瘤样变 肺错构瘤、软骨瘤、纤维瘤、脂肪瘤等 良性转移性平滑肌瘤 其他良性肿瘤	
腺瘤 硬化性肺细胞瘤 乳头状瘤、乳头状腺瘤、肺泡腺瘤	**炎性病变（非感染性）** 局灶性机化性肺炎 结节病 风湿性结节 变应性肉芽肿性血管炎（Churg-Strauss综合征） 肉芽肿性多血管炎（韦格纳肉芽肿）
恶性肿瘤 上皮源性：前驱腺体病变、癌 间叶源性：肉瘤（平滑肌肉瘤、恶性纤维组织细胞瘤、脂肪肉瘤、纤维肉瘤等） 神经内分泌肿瘤 淋巴瘤 转移性肿瘤 其他未分类肿瘤：如NUT癌 淋巴增殖性病变	**气道和吸入性病变** 变应性支气管肺曲霉病 硅肺等职业病 支气管黏液嵌塞
异位起源肿瘤 黑色素瘤 肺绒毛膜癌、子宫内膜异位症 脑膜瘤 甲状腺瘤	**血管性病变** 血管瘤：海绵状血管瘤、毛细胞血管瘤 动静脉瘘 肺血肿 肺梗死 肺动脉瘤 脓毒性栓塞
感染性疾病和寄生虫 球形肺炎 肺脓肿 炎性肉芽肿 结核性肉芽肿 肺曲霉病，血管侵袭性	**特发性及其他病变** 肺内淋巴结 含液体肺大疱 圆形肺不张 Castleman病 结节性淀粉样变性

摘录并修改自：Webb W R, Higgins C B. Thoracic Imaging[M]. Philadelphia (PA): Lippincott Williams &Wilkins, 2005: 272.

一、临床病史对周围型肺癌的诊断价值

对肺结节而言，临床和病史资料对鉴别诊断是有帮助的。与肺癌有相关性的包括吸烟史、年龄超过40岁、职业暴露史（如接触石棉）、肺纤维化，并有慢性阻塞性肺疾病（chronic obstructive pulmonary disease, COPD）和肺气肿（emphysema），以及家族肺癌史等。

如果患者最近有旅行史、皮肤结核和真菌试验阳性，或有其他系统性疾病，如风湿性关节炎等，则增加了肺部良性SPN的可能性。30岁以下年轻患者，肺癌并不是其SPN的常见病种。在很多情况下，我们需要初步判断所见肺结节可能是什么性质，就像一个陌生英文单词，你并

没有时间查字典，或者查了也不一定是你要的确切意思[2]。

许多周围型肺癌早期无明显特殊症状，也可以有咳嗽、痰中带血、胸闷等非特异性症状，很容易被忽略。近年来，肺腺癌在女性、非吸烟者或从不吸烟者，甚至是青壮年中，发病率增多，常无任何临床症状，而在体检或常规筛查时发现，更易漏诊和误诊。中晚期者，可有肿瘤压迫引起的胸痛、气急、声音嘶哑、颜面水肿等局部症状，也可有低热、疼痛、消瘦、乏力、恶液质等全身症状，甚至以远处转移引起的包块、头痛、一侧肢体活动障碍、骨转移等为首发症状。少数患者早期还可有肺外表现（如皮下结节、皮肤红斑、骨关节疼痛、腰背痛），以及副肿瘤综合征等临床表现。作者统计海军军医大学第二附属医院（上海长征医院）485例肺癌的首发症状，详见表2-1-2。

表2-1-2　上海长征医院485例肺癌的首发症状统计

症　状	例　数	百分比（%）	症　状	例　数	百分比（%）
咳嗽、咳痰	300	61.9	纳差	7	1.4
痰中带血	145	29.9	盗汗	7	1.4
胸痛	94	19.4	言语不清、迟缓	6	1.2
气急、胸闷	65	13.4	吞咽困难	5	1.0
发热	59	12.2	全身或关节痛	4	0.8
肢体乏力或麻木	20	4.1	颈部包块	3	0.6
无症状	15	3.1	颜面水肿	3	0.6
头痛	14	2.9	畏寒	3	0.6
乏力	14	2.9	皮肤红斑	3	0.6
肩背痛	13	2.7	皮下结节	2	0.4
消瘦	11	2.3	晕厥	2	0.4
声音嘶哑	10	2.1	下肢截瘫	2	0.4
腰痛	10	2.1	下肢水肿	2	0.4
右上腹痛	9	1.9	情感异常	1	0.2
恶心、呕吐	7	1.4	尿崩症	1	0.2

对于一个有肺外恶性肿瘤病史的患者来说，其孤立性肺结节可能是转移、原发性肺癌或无关紧要的良性病灶[11]。诚然，肿瘤可转移至肺部，形成一个孤立性结节，然而，也很有可能是一个原发性肺癌，他们的治疗方案、分期和预后评估完全不同[12,13]。其鉴别诊断因素包括患者的性别、年龄、职业暴露史、吸烟史、肺外肿瘤的部位、病理类型和分期、与肺内新发SPN的时间间隔、肺内SPN的形态学特征（如分叶和毛刺）、CT增强的强化程度和方式、PET/CT的FDG糖代谢摄取程度、SPN的生长速度及有无第三部位的转移等。黑色素瘤、肉瘤、睾丸癌患者的SPN，其转移瘤的可能性是原发性肺癌的2倍。相反，头颈部肿瘤、膀胱、乳腺、宫颈、胆管、食管、卵巢、前列腺和胃的恶性肿瘤患者，其肺内SPN为原发性肺癌的可能性是转移癌的3倍[2,14-16]。

二、影像学评价

在CT扫描中，偶然发现一个甚至多个结节是很常见的，绝大多数属于肉芽肿或肺内淋巴结等良性病灶。CT随访是唯一可行的处置手段。

肺部SPN包含各种各样的病变和异常。对于一个SPN，胸部X线片和CT主要针对3个方面进行评价：① 结节形态学特征；② 密度（含钙化、脂肪，或对比增强）；③ 生长速度。形态学上，表现为孤立性肺结节的肺癌，有一定的特征性的影像学表现，详见表2-1-3。

表2-1-3　孤立结节型肺癌的影像学特征

评 价 指 标	评 价 指 标
最大径常＞2 cm	无液平空洞
最常见位于上叶	无卫星病灶
边界清楚而不光整，或有毛刺	无钙化或非典型良性钙化
分叶状或形态不规则	强化程度≥15 Hu
有支气管充气征或空泡征	倍增时间30～200天
厚壁空洞（＞15 mm）和壁结节	PET/CT显像常呈高代谢

摘录并修改自：Webb W R, Higgins C B. Thoracic Imaging[M]. Philadelphia (PA): Lippincott Williams & Wilkins, 2005: 76.

（一）CT对周围型肺癌的诊断价值

胸部平片或CT上，根据特征性的表现，有时SPN可诊断为特异性的病变，如黏液栓（mucous plug）、动静脉瘘、圆形肺不张，曲霉球或局灶性胸膜病变。但大多数情况下，影像学发现的形态学表现特征性较少，特别是X线片，只能提示SPN可能是良性或可能是恶性的（图2-1-1）。

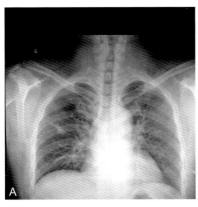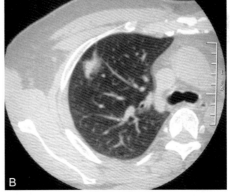

图2-1-1　男性，42岁。后前位胸片（A）显示右中肺野条状阴影，三维形态和密度显示不清。CT（B）结合薄层扫描技术，显示右肺上叶前段不规则混杂密度结节，边界清楚而不光整，有分叶和毛刺，边缘可见磨玻璃成分，内部有支气管充气，为典型肺腺癌表现

1. 部位　文献报道周围型肺癌发生于上肺较多，当然也跟肺叶的大小和体积占比有关。总的发病部位，无论男女，右肺均多于左肺。许春伟等[10]总结2 771例肺肿瘤手术病例，包括原发性肺癌和99例转移性肿瘤，其中左肺为1 286例，占46.41%；右肺共1 456例，占52.54%。腺癌发生于左肺的有763例、右肺846例、双肺13例；神经内分泌肿瘤发生于左肺的有217例、右肺246例、双肺2例；鳞状细胞癌发生于左肺的有173例、右肺247例、双肺4例。大约1/2的

肺癌发生在两肺上叶,尤以右上叶最多。据刘红宇等[17]统计分析,右肺上叶为28.33%,高于其他部位;左肺上叶为20.83%,左肺下叶为19.17%,右肺中叶为16.67%,右肺下叶为15.00%。60%的胸片上表现孤立性肺结节的肺癌,位于肺的周围。而在肺的内1/3区域,只有10%的胸片可显示。对于肺后部胸膜下病灶,因血液坠积效应,建议俯卧位屏气CT扫描,以提高图像清晰度(图2-1-2)。

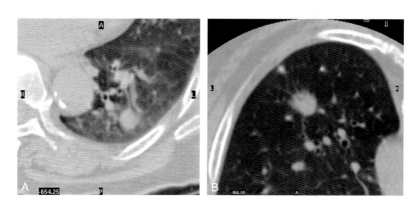

图2-1-2 女性,66岁。常规CT扫描(A)示左肺下叶结节,边界较光整,因血液坠积效应,病灶细节显示欠清晰,俯卧位扫描并薄层重建后(B),清楚显示结节的瘤-肺界面,大小约1.1 cm×1.4 cm,有短毛刺,且内部有稍低密度空泡,诊断为周围型肺癌,随后手术病理证实为肺腺癌

孤立性肺转移瘤倾向于位于胸膜下或肺的外1/3,且2/3的转移灶位于下叶。肺结核好发于上叶的尖段、后段和下叶背段;而上肺野的下部和中肺野的上部,又常常是肺脓肿和硅肺融合结节的好发部位[2]。

2. 形态 对孤立性肺结节良恶性的明确诊断,有赖于准确显示并识别其恶性影像学征象,包括类圆形的形态、清楚而不光滑的瘤-肺界面、分叶、毛刺、胸膜凹陷征及血管集束征的存在等[18-20]。

周围型肺癌表现为类圆形,可略呈不规则形,分叶状或有切迹。肉芽肿常常是圆的,或形态很不规则;肺错构瘤或转移瘤常为圆形、椭圆形或分叶状。肺不张或瘢痕常呈线形或尖角状。

某些炎症,如球形肺炎或隐球菌性肺炎,近胸膜的病变可见"方形征"(图2-1-3),可资鉴别。需要CT常规横断面图像,结合多平面重建(MPR),连续仔细分析各平面的形态,以及与

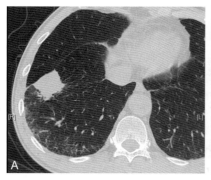
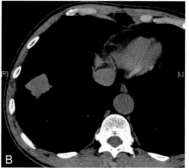

图2-1-3 男性,68岁。体检发现右肺下叶前基底段实变阴影,形态大致呈方形,前缘平直,邻近斜裂胸膜无牵拉凹陷(A:纵隔窗,B:肺窗)。手术病理:结核性肉芽肿

近端支气管的关系[21]。

　　对于实质性周围型肺癌，从形状来看，有研究显示不规则形占61.67%，高于类圆形(38.33%)[17]。

　　因为肺内病灶形态是三维的，如果单纯依赖横断面图像及常规的冠状位、矢状位重建来判断，存在很大的局限性，会造成影像学征象一定程度的遗漏和误判，从而影响诊断。应常规用多平面重建(MPR)和最大密度投影(MIP)等后处理技术(图2-1-4)。按照支气管和血管走行方向行MPR，可以观察到肺内肿瘤与血管和支气管的关系；以肺内SPN为中心行MPR，可以更好地观察SPN的完整形态、边缘、内部结构，以及其与支气管和胸膜的多方面的关系。此外，MIP可将处于相邻层面的解剖结构，通过投影的方法同时显示出来，从而多方位观察肺内肿瘤与邻近支气管、血管和毗邻结构的关系[22,23]。

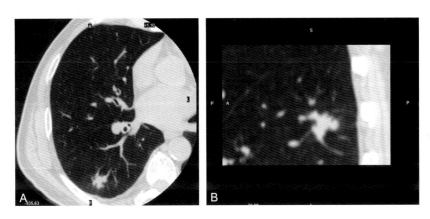

　　图2-1-4　男性，76岁。右肺下叶背段结节，形态不规则，边界清楚而不光整(A：横断面)，矢状位重建也示形态欠规则(B)，有明显分叶，内部可见支气管充气征。手术病理：鳞状细胞癌

　　MPR对分叶征、毛刺征、支气管充气征、血管集束征的显示率，高于横断面图像。分叶征和血管集束征是与扫描成像角度关系最为密切的影像征象，如肺结节表面的凹凸改变与扫描层面相切，在横断面图像中可能表现为浅分叶，病变周围与扫描层面垂直或斜行相交走向的支气管血管束，在单一的横断面上难以判断，尤其是病变上下垂直走行的血管。因此，仅采用轴位图像观察，易导致分叶征、毛刺征、血管集束征等征象的假阴性[20-22]。轴位基础上，综合分析MPR正交重组切面，并结合MIP，能提高周围型孤立性肺结节的诊断准确率(图2-1-5)。

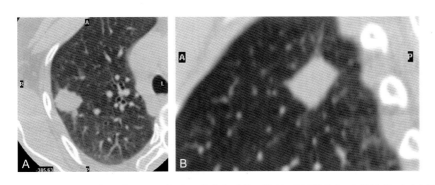

　　图2-1-5　女性，62岁。常规检查发现右肺上叶尖段肿块，横断面呈类圆形，边界清楚而不光整(A)，酷似周围型肺癌。薄层CT扫描，多平面(MPR)矢状位重建(B)，示病灶呈方形，提示感染性病变。手术病理：结核性肉芽肿

表2-1-4　结节大小与恶性的相关性

最　大　径	恶性比例
＜1 cm	35%
1～2 cm	50%
2～3 cm	80%
＞3 cm	97%

摘自：Webb W R, Higgins C B. Thoracic Imaging[M]. Philadelphia (PA): Lippincott Williams & Wilkins, 2005: 273.

分叶征指病灶边缘的轮廓呈凹凸不平的弧形或花瓣分叶样表现[20]。肿瘤边缘细胞分化程度差别大或受到邻近肺小叶间隔的阻挡，造成肿瘤边缘各部分生长的速度不一致，易形成深、浅分叶，而深分叶对肺腺癌的诊断具有重要价值[2,7,19-22]。适当平面的MPR显示更为清晰。

3. 大小　研究结果表明，结节或肿块的良恶性直接与其大小有关（表2-1-4）。一个最大径为5～10 mm的实质性肺结节，其肺癌的可能性仅为35%；最大径为1～2 cm，则可能性为50%；而最大径一旦＞2 cm，则肺癌的可能性高达85%。当然，对于某一个具体的病例来说，即使是一个很小的结节，也可能是恶性的[2]。

4. 边缘　由于癌组织不规则生长或受周围肺小叶间隔阻挡所致，从而表现出清楚的瘤-肺界面，表面凹凸不平且深浅不一。如果肺内结节或肿块边界清楚，呈分叶状（图2-1-6）或一侧边缘凹陷（图2-1-7），如再合并有毛刺征时，提示周围型肺癌的可能性大。

最大径＜3 cm的肺癌，表现为边界清楚的小结节影，形状类圆形或不规则。边缘常有多发棘状突起或毛刺征象，表明肿瘤呈浸润性生长，与肺癌内细胞分化程度、肿瘤周围环境、肿瘤细胞增殖方式、淋巴转移等相关，肿瘤分叶、毛刺程度越大，肿瘤恶性程度越高，诊断意义越大。

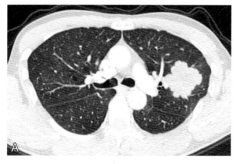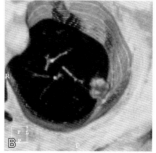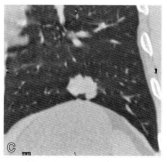

图2-1-6　A：男性，55岁。左肺上叶小结节，呈明显分叶状，边界清楚而不光整，内部密度大致均匀，无卫星病灶。诊断：周围型肺癌，手术病理：浸润性腺癌。B：女性，52岁。左肺上叶尖后段胸膜下小结节，呈类圆形，边界清楚，呈浅分叶，VR重建显示分叶更清楚。手术病理：腺癌。C：男性，45岁。左肺下叶内前基底段结节，边界清楚而不光整，有明显深分叶切迹。诊断：周围型肺癌，手术病理：鳞状细胞癌

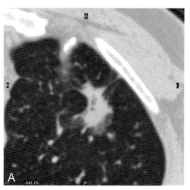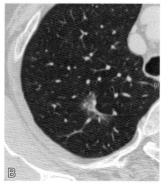

图2-1-7　A：男性，71岁。左肺上叶浸润性腺癌，结节呈类圆形，边界清楚，其内侧可见明显的弧形凹陷，内部密度不均匀，边缘可见磨玻璃密度。B：女性，74岁。右肺上叶混杂磨玻璃密度结节，形态欠规则，大部分为磨玻璃成分，内侧可见明显弧形凹陷，手术病理：浸润型腺癌

虽然平片对病灶边缘的显示不如CT精确,但因良好的空间分辨率,仍可显示肺癌的边界不光整,不规则轮廓、分叶和毛刺等特征。

毛刺征指从瘤体边缘向周围不同程度放射状伸展、基底部略粗、向外逐渐变细的线样阴影。毛刺征为肿瘤细胞沿支气管血管束向外浸润生长,并伴有肿瘤周围结缔组织增生反应所致。典型毛刺征表现为细短毛刺且多发,表面欠光整,粗细不均匀,是肺癌较具特征性的影像学征象(图2-1-8、图2-1-9)。毛刺征为病理性脉管浸润的独立危险因素之一[22]。

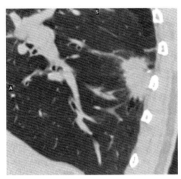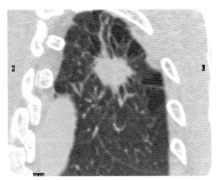

图2-1-8 男性,66岁。右肺下叶胸膜下肿块,边界清楚,呈锯齿状改变,并可见多发细短毛刺,经皮穿刺肺活检确诊腺癌

图2-1-9 男性,66岁。CT示左肺上叶尖后段肿块,呈类圆形,边缘可见明显长毛刺,内部呈软组织密度,诊断周围型肺癌。另外,第2颈椎骨质破坏,考虑转移

CT上,肺癌常表现为不光整边界、不规则形态、分叶和毛刺边缘。良性病灶倾向于光整、锐利的边界(图2-1-10)。约90%的不规则或毛刺边界的结节是恶性的;只有约20%的边界光整和锐利的结节是恶性的,边界光整的恶性结节主要有低分化癌、肉瘤样癌、转移瘤和类癌等。

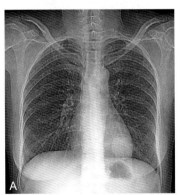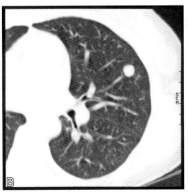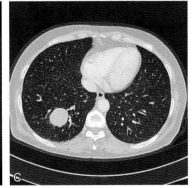

图2-1-10 A:女性,50岁。左肺下叶硬化性肺细胞瘤,胸片示左下叶心影后肿块,边界光整。B:女性,29岁。左肺上叶舌段小结节,边界光整,无分叶和毛刺。手术病理:硬化性肺细胞瘤。C:男性,60岁。右肺下叶背段小结节,呈圆形,边界光整,无分叶和毛刺。手术病理:肺小细胞肺癌

术语"放射冠"(图2-1-11)曾被用来描写结节的毛刷状边缘,主要见于腺癌和伏壁型肺腺癌(LPA),虽然可能也有邻近侵犯,但主要代表了肿瘤周围纤维组织牵拉。这种纤维成分主要是促纤维组织生成的,而不是业已存在的肺纤维化。对于表现为结节或肿块的小细胞癌和大细胞癌来说,与其他类型相比,毛刺不常见,但也可表现为典型毛刺(图2-1-12)。

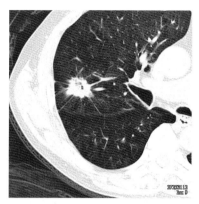 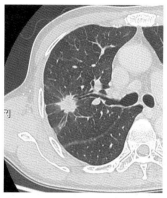

图2-1-11 男性,55岁。右肺上叶后段结节,呈类圆形,边界清楚而不光整,可见明显"放射冠"状毛刺,长短不一,结节内部可见空泡。病理:周围型肺腺癌,低分化

图2-1-12 男性,60岁。右肺上叶后段结节,呈类圆形,边界清楚而不光整,可见明显毛刺,呈实质性密度。于术切除后病理诊断为大细胞癌

另外,部分周围型肺癌可见到胸膜凹陷征(pleural indentation)或胸膜尾征(pleural tail),呈线样或喇叭口样,自结节或肿块表面直达脏层胸膜,长度数毫米至数厘米不等[24],可以从CT轴位、MPR、VR等多种不同技术重建显示,尤其是切线位显示更清楚(图2-1-13)。常伴有结节边缘的毛刺,其病理基础是瘤体内的纤维化牵拉无粘连的脏层胸膜,使之呈喇叭口样

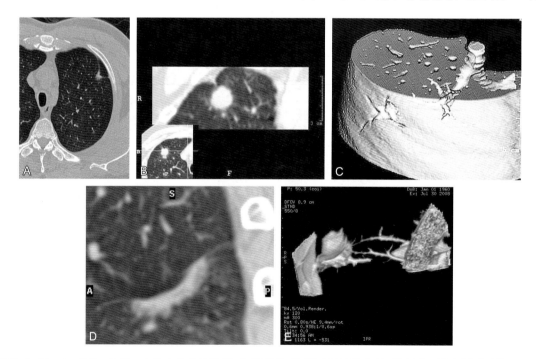

图2-1-13 A:男性,67岁。右肺上叶尖段结节,边界清楚,胸膜面可见长毛刺,呈喇叭口样向周围延伸,VR重建可见局部胸膜有凹陷。手术病理:周围型肺腺癌。B:女性,51岁。右肺上叶结节,大致呈圆形,边界清楚而不光整,边缘可见长毛刺,邻近胸膜有牵拉凹陷。VR重建清晰显示局部胸膜皱缩。C:右肺上叶肺尖部腺癌,邻近胸膜有凹陷,VR重建示局部脏层胸膜牵拉内凹。D:右肺下叶斜裂旁浸润性腺癌,呈混杂磨玻璃密度。E:同图D病例,VR重建示胸膜面光滑凹陷

凹陷,多见于肺腺癌或混杂磨玻璃密度的浸润性腺癌。因为,胸膜凹陷的窝内是游离的水,故MRI,特别是T2WI序列,对其显示也很清楚,呈高信号(图2-1-14),典型者有助于周围型肺癌的诊断。

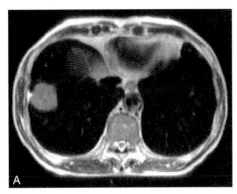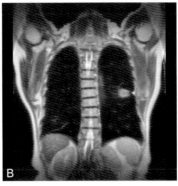

图2-1-14 A:男性,65岁,右肺下叶肿块,呈类圆形,边界清楚,有浅分叶,MRI横断面远端T2WI可清晰显示喇叭口样凹陷,内容物为高信号的水。B:女性,71岁。左肺下叶周围肺腺癌,MRI冠状位T2WI序列,清晰显示胸膜端凹陷,内容物为高信号的水

然而,胸膜凹陷征也可见于伴有纤维化的良性结节,包括结核和各种肉芽肿性疾病(图2-1-15),属非特异性征象,除了凹陷的形态外,还要关注有无胸膜增厚和粘连。关键是要在切线位,显示其是否为典型的胸膜凹陷,否则,其诊断特异性价值降低。

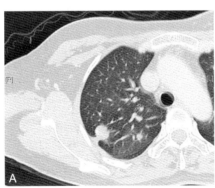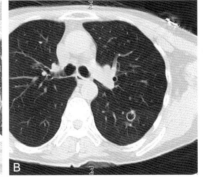

图2-1-15 A:女性,49岁。右肺上叶后段胸膜下见一枚结节,长径约2.2 cm,呈圆形,边界光整,远端可见胸膜凹陷。结节内部可见钙化灶,内侧纵隔旁可见卫星病灶。诊断为结核球。B:女性,52岁。左肺下叶背段薄壁空洞,邻近斜裂胸膜有凹陷。手术后病理证实为结核

晕征("halo" sign)指结节周围的磨玻璃样密度影的光晕,在某些肺结节的周围可见到。最常见于侵袭性曲霉病(aspergillosis)的患者(图2-1-16A),也可见于其他感染性疾病,如结核性肉芽肿的周围(图2-1-16B);还可见于某些肿瘤,尤其是肺腺癌和以往所谓的细支气管肺泡细胞癌(图2-1-17A)。既往曾有学者认为晕征多见于细支气管肺泡细胞癌为主的恶性肿瘤中,主要系病灶边缘的磨玻璃密度成分构成,作者在临床中很少有类似的发现,与主要病理基础为渗出和出血的晕征有所不同。如果是曲霉病,则病理提示系病灶周边的出血和渗出;而如若是肿瘤,则系肿瘤向周围的侵袭性生长。偶尔,肺转移瘤,包括直肠腺癌和骨肉瘤

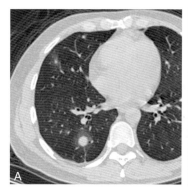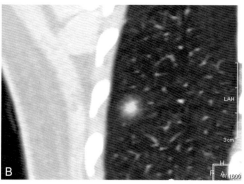

图2-1-16 A：男性，37岁。鼻咽部"淋巴瘤"化疗后，局部仍具有肿瘤活性。两肺内可见多发结节和磨玻璃影，较大的结节长径约2.1 cm，结节周围可见晕征。B：女性，40岁。右肺下叶胸膜下小结节，类圆形，边界清楚，周围可见低密度晕征，手术病理证实为结核性肉芽肿（感谢浙江省杭州市肿瘤医院叶建明医生提供病例）

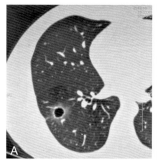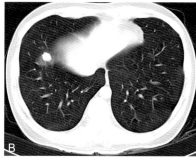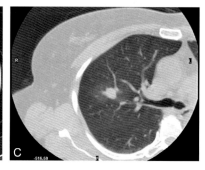

图2-1-17 A：右肺下叶浸润性腺癌，呈囊腔样改变，周围可见晕征，边界欠清楚。B：男性，28岁。左股骨骨肉瘤术后肺转移，右肺下叶见一枚实性结节，边缘可见明显稍低密度的晕征。C：女性，58岁。右肺上叶后段实性小结节，边界清楚，有浅分叶，CT引导下经皮穿刺肺活检确诊肺腺癌，周围可见浅淡磨玻璃密度的晕征，边界不清，系穿刺后周围肺组织出血

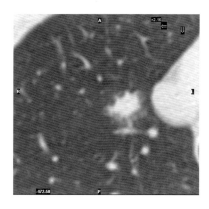

图2-1-18 女性，56岁。右肺上叶尖段纵隔旁SPN，边缘可见磨玻璃样密度晕征，外缘边界清楚，内侧可见边缘凹陷。手术病理：腺癌

的肺部转移结节，边缘可有明显的晕征（图2-1-17B）。肺结节经皮穿刺肺活检后，针道和结节周围的出血（图2-1-17C），也可表现为"晕征"，此时需要结合病史。

所以，明确什么是晕征是重要的，通常是指结节状病灶内部有软组织密度，周围有一圈磨玻璃影（ground-glass opacity, GGO）者，而不是整个病灶都呈GGO，那就不是结节周围的晕征，而是斑片状GGO，对定性诊断肯定会有影响，同时，要注意磨玻璃密度外缘的边缘是否清楚，这对定性诊断同样至关重要，肿瘤所致的晕征，常外缘清楚（图2-1-18）。

表现为"晕征"的SPN，主要和真菌性肺炎、孤立性转移瘤（SPM）或球形肺炎相鉴别（表2-1-5），球形肺炎有肺部感染的临床症状，抗炎治疗病灶可明显缩小，近胸膜的病变可见"方形"征。

表2-1-5　晕征的常见病因

真菌：侵袭性肺曲霉病,念珠菌病,球孢子菌病	伏壁型腺癌（原细支气管肺泡癌）
细菌：结核,放线菌	转移性肿瘤
病毒：巨细胞病毒,疱疹	硬化性肺细胞瘤
卡氏肺囊虫肺炎	肺血管肉瘤、卡波西肉瘤
阻塞性细支气管炎并机化性肺炎	肺梗死
肉芽肿性多血管炎（韦格纳肉芽肿）	肺挫裂伤

摘录并修改自：Webb W R, Higgins C B. Thoracic Imaging[M]. Philadelphia (PA): Lippincott Williams & Wilkins, 2005: 275.

　　如果内部有较小的实性成分,则表现为所谓的"荷包蛋"征,周围的晕征在短时间内会吸收,仅留下中央实性成分（图2-1-19）。相对应的,文献还有"反晕征"的报道,是一种特殊的胸部CT征象,影像学显示中心低密度磨玻璃影,外周为高密度实变影环绕（图2-1-20）。最早由Voloudaki等于1996年首先用于描述2例隐源性机化性肺炎（COP）（当时称为闭塞性细支气管炎伴机化性肺炎）的CT影像表现。由于反晕征与包绕潟湖的环状珊瑚礁相似,1999年,Zompatori等[25]用"环礁征"来描述COP患者的"反晕"征象。2003年,Kim等[26]首先将该征象命名为"反晕征",并提出可作为COP的特异诊断征象,但随后的研究发现,反晕征亦可见于多种感染及非感染性疾病、肿瘤及非肿瘤疾病中,如侵袭性肺真菌感染、肺结核、肺孢子菌病、肺炎链球菌肺炎、军团菌肺炎、肺癌、类风湿关节炎、血管炎、肺栓塞等。

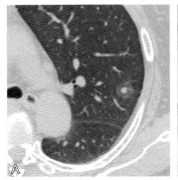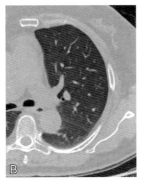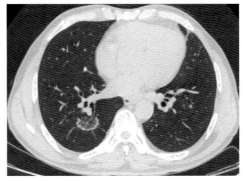

图2-1-19　A：女性、60岁。左肺上叶尖后段可见一枚磨玻璃密度结节,外周呈磨玻璃样密度,中央见一枚呈软组织密度的实质性成分,类似荷包蛋形外观。B：8个月后复查,发现外周磨玻璃成分吸收,只留下中央实质性部分

图2-1-20　男性、55岁。因咳嗽、咳痰1周,胸部CT摄示示右肺下叶阴影,主体呈磨玻璃样密度,边缘密度较高,呈环形,中央密度稍低,呈所谓"反晕"征。临床和实验室检查证实为肺隐球菌感染

　　为避免歧义,2008年,美国Fleischner学会将这一征象统一称为反晕征[27]。需要指出的是,反晕征与"仙女环征"既有联系又有区别,后者由Marlow等[28]描述结节病患者中央为正常肺组织,外周环绕病变组织的影像征象,其病理基础为病变中央肉芽肿性病变,通过自行修复恢复了正常组织结构,而外周为新发的炎性肉芽肿。最常见于肺结核和结节病,结节病是非干酪肉芽肿炎症导致的全身性疾病,典型表现为肺门对称性淋巴结肿大、纵隔淋巴结肿大,肺实质受累时,多表现为双肺多发沿淋巴管分布的结节,形成"反晕征"的病理基础也是多

发分布、疏密不一的结节,结节分布以淋巴管为主,所以,与存在淋巴管播散的肺结核很难鉴别[29,30]。影像上出现以小结节为主的反晕征,符合肺结核分布特点时,结节多为小叶中心结节,沿支气管或淋巴管播散[31,32]。

5. 支气管充气征(air bronchograms and pseudocavitation) 高分辨率CT(HRCT)上,支气管充气征在周围型肺癌中是常见的,有25%～65%的病例可见,是腺癌的特征性征象(图2-1-21)。然而,周围型肺癌,包括腺癌和鳞状细胞癌、淋巴瘤和炎症等,都可出现支气管充气征(表2-1-6)。连接肺癌的细支气管常显示有异常、狭窄、阻塞或轮廓不规则。良性结节中虽不常见,但却可以见于多种病变。类似的表现可见于进展期的真菌性肺炎(图2-1-22),代表真菌团

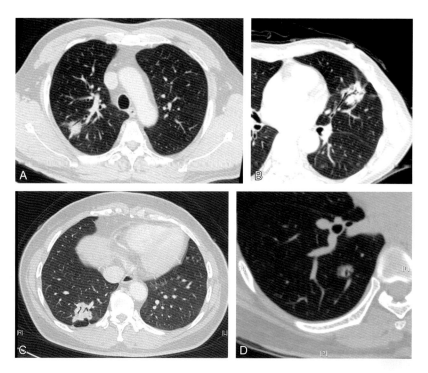

图2-1-21 A:男性。62岁。右肺上叶浸润性腺癌,形态欠规则,内可见明显支气管充气征。B:女性,58岁。左肺上叶舌段浸润性腺癌,腺泡和乳头状亚型。类圆形肿块,边界清楚。内可见多发支气管充气征并可见小囊状扩张。C:女性,43岁。右肺下叶后基底段肿块,呈类圆形,边界清楚,有分叶和毛刺,内部密度不均匀,可见明显短棒状充气支气管。手术病理:浸润性肺腺癌。D:女性,37岁。右下叶混杂磨玻璃密度结节,内可见支气管充气征手术病理:浸润性腺癌,腺泡为主

表2-1-6　孤立性肺结节可出现支气管充气征的常见疾病

肺腺癌(主要是伏壁生长型、腺泡型腺癌)	隐源性机化性肺炎
浸润性黏液腺癌	淋巴组织增生性疾病,淋巴瘤样肉芽肿
局灶性肺炎、机化性肺炎	圆形肺不张
干酪性肺炎	肺梗死
真菌性肺炎	堆积性肿块,如硅肺
黏膜相关淋巴组织结外边缘区B细胞淋巴瘤	

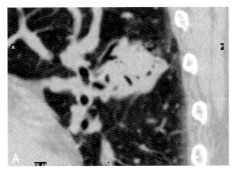
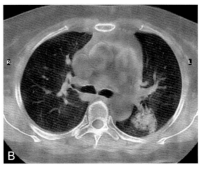

图2-1-22 女性，64岁。左肺上叶尖后段斜裂旁实变，形态大致呈三角形，内部可见多发支气管充气征，轮廓较僵硬，呈鸡爪样改变（A），PET/CT检查病灶FDG代谢无摄取（B）。手术病理：真菌感染

片间的气腔。

支气管充气征表现为肿瘤内条状或分支状的低密度影，其病理基础为肿瘤细胞沿细支气管表面生长，管腔仍通畅[33]。有作者认为肺浸润性黏液腺癌细胞分泌大量黏液，填充在肺泡及周围细小支气管内并阻塞气道，可形成支气管充气征。当分泌的黏液量较大、黏度较高时，小的支气管被黏液完全填充且很难随气道排出，而较大支气管内黏液可随气道排出，故在CT上表现为分支减少的充气支气管影[34]。由于肿瘤细胞沿支气管壁浸润生长可导致支气管壁僵硬、厚薄不均，可形成分支减少或中断的"枯树枝"征，需与良性支气管充气征鉴别，后者走行比较自然，管壁无明显增厚[35,36]。

除支气管充气征外，肺癌结节内还可见到小空泡（图2-1-23），可能代表支气管充气征、瘤体内小的含气的囊变区或小空洞。空泡征表现为圆点状低密度区，长径＜5 mm，以1～2 mm居多，常常多个，其病理基础主要为肿瘤细胞阻塞终末细支气管并形成活瓣作用，使肺泡过度充气破裂融合形成空泡。另外，未被肿瘤组织破坏、占据的肺组织，也可形成空泡样改变，其主要发生在病灶边缘或周围磨玻璃影内，这与支气管充气征有同样重要的诊断价值[2,36-38]。

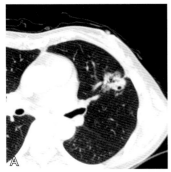
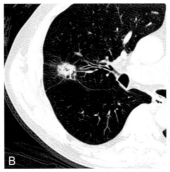
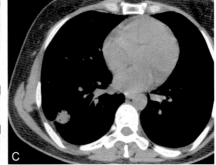

图2-1-23 A：女性，45岁。左肺上叶舌段肿块，呈类圆形，分叶状，内部密度不均匀，可见多发支气管充气和低密度空泡，远端可见胸膜凹陷。手术病理：左肺上叶周围肺腺癌。B：男性，55岁。右肺上叶腺癌。右肺上中后段近水平裂和斜裂结节，边缘可见明显毛刺，内部密度不均，可见多发低密度空泡。C：右肺下叶结节，边界清楚，内部边缘可见数枚空泡，经临床和实验室检查诊断为曲霉感染

6. 空洞和空腔（cavitation） 通常认为壁光滑或均匀的、厚度在3 mm或以下的含气液平叫囊腔[39]。而空洞习惯上用来描写厚壁或不规则的壁或有空洞的病灶。所以，一个薄壁的含

气灶,可以是空腔,也可以是空洞,但一个厚壁者或壁不规则者,则常常是空洞。有个例外是感染性空腔,如肺大疱并感染,周围肺组织的炎症可导致厚壁的假象[40]。

肺癌空洞的发生率约为10%,多见于鳞状细胞癌,约占所有空洞的80%,大细胞癌和腺癌也可产生空洞,而小细胞癌则鲜有空洞[39]。

尽管有很多种病变或异常可产生空洞或空腔(详见表2-1-7)(图2-1-24),但影像学对判断其恶性倾向是决定性的。恶性空洞通常为厚壁,壁呈结节状改变,而良性者通常为薄壁和光滑的壁。壁的厚度是重要的良恶性指征。壁的最厚部分超过15 mm者,约85%是恶性的;壁的最厚部分在5~15 mm者,则75%的为良性;而若最厚部分不到5 mm,则95%的空洞是良性的;如最厚部分在1 mm或以下,则恶性罕见[39,41]。然而,少数情况下,腺癌(图2-1-25)和转移瘤也可表现为薄壁空洞(图2-1-26)。

支气管肺癌阻塞支气管可引起远端肺组织的脓肿形成,而酷似一个空洞性肺癌。另外,肺癌有时可产生于肺大疱、囊肿或与原已存在的空洞并存,就是所谓的肺大疱相关性肺癌[42,43]。这种情况下,诊断困难,局部壁增厚、壁结节或腔内出现液平等,可能是恶性变的唯一征象[44,45]。

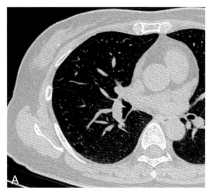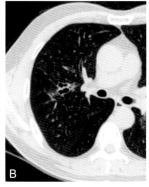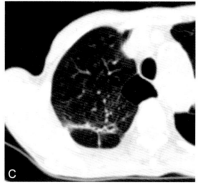

图2-1-24 A:肺囊肿。女性,56岁。体检发现右下叶背段胸膜下单发气囊,边界光整,可见菲薄均匀囊壁。B:支气管扩张。男性,59岁。支气管右肺上叶后段肺门旁局部支气管呈不规则柱状扩张,壁大致光整,形成空腔。C:肺大疱。男性,66岁。右肺上叶气管后方纵隔胸膜下见透亮含气肺大疱,形态略不规则,向内凸入纵隔。右肺上叶另见纤维索条伴轻微扩张支气管影

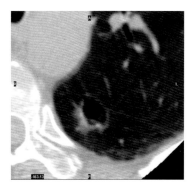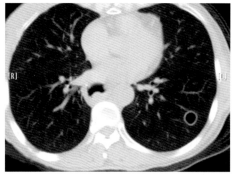

图2-1-25 男性,51岁。左肺下叶背段斜裂旁发现一空洞,壁薄,大致均匀,内外缘欠光整,邻近斜裂胸膜稍有牵拉,手术病理:肺腺癌

图2-1-26 女性,63岁。食管癌术后4年,定期随访复查,发现左肺下叶一枚空洞,壁薄,呈环形,周围无卫星病灶,内部无液平。手术病理:转移性食管癌

表2-1-7　肺空洞或囊腔的病因（单发或多发）

癌 carcinoma（单发）

肉瘤 sarcoma（单发）

淋巴瘤 lymphoma（单发或多发）

转移瘤 metastatic neoplasma（常多发）

乳头状瘤病 papillomatosis（常多发）

先天性囊性腺瘤样变 congenital cystic adenomatoid malformation（单发，但常呈多叶状）

叶内型肺段隔离症 intralobar sequestration（可含气，囊性或多囊性）

肺大疱 bulla（单发或多发）

囊状支气管扩张 cystic bronchiectasis（常多发）

囊性肺疾病（如：组织细胞增多病，淋巴血管平滑肌瘤病）cystic lung disease（e.g., histiocytosis, lymphangio-myoomatosis）（多发）

肺气囊 pnuematocele（单发或多发）

支气管囊肿 bronchogenic cyst（常单发）

肺脓肿 lung abscess（单发或多发）

脓毒性栓塞 septic embolism（常多发）

曲霉病，半侵袭 aspergillosis, semi-invasive（常单发）

曲霉病，血管侵袭性 aspergillosis, angioinvasive（常多发）

真菌球-曲霉球 mycetoma（单发或多发）

感染性肉芽肿 granulomatous infection
　　结核 tuberculosis
　　非结核性分枝杆菌病 nontuberculous mycobacteria
　　球孢子菌病 coccidioidomycosis
　　组织胞浆菌病 histoplasmosis
　　隐球菌病 cryptococcus

包虫病 echinococcus（单发或多发）

肺吸虫病 paragonimiasis

肺坏疽 pulmonary gangrene（常单发）

血肿 hematoma（单发或多发）

肺撕裂 pulmonary laceration（创伤性）

结节病 sarcoidosis（常多发）

风湿性结节（常多发）

淀粉样变性 amyloidosis（单发或多发）

肉芽肿性多血管炎 granulomatosis polyangitis（常多发）

堆积性肿块或进行性肿块状纤维化 conglomerate mass or progressive massive fibrosis（常双侧）

子宫内膜瘤 endometrioma（单发）

摘录并修改自：Webb W R, Higgins C B. Thoracic Imaging[M]. Philadelphia (PA): Lippincott Williams & Wilkins, 2005: 277.

7. 空气-新月征（air-crescent sign） 某些空洞性肺结节或肺囊肿，在空洞内可见到结节或肿块，在其上部可出现空气帽，叫air-crescent sign，最常引起此征的是寄生性曲霉球（图2-1-27），但鉴别诊断也应包括其他疾病。腔内容物随体位而改变，则强烈提示为曲霉球（图2-1-28），可排除肺癌。

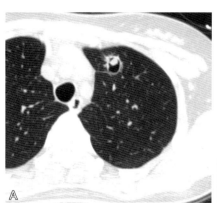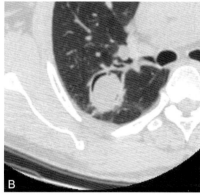

图2-1-27　A：女性，32岁。左肺上叶前段空腔影，外缘稍不光整，内壁光整，前缘并可见壁结节，与壁有气体裂隙。B：右肺上叶段寄生性曲霉感染，可见腔内大部分为软组织密度，前方可见"新月"形气体影

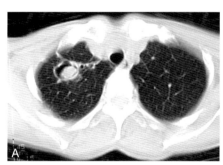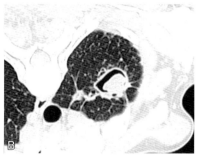

图2-1-28　女性，49岁。右肺上叶尖段见空腔影，腔内可见内容物，与壁间可见裂隙样空气环（A），改变体位俯卧位扫描（B），示内容物随体位变动，是为寄生性曲霉感染的典型表现

8. 卫星病灶（satellite nodules） 是指一个较大结节或肿块周围散在的较小的结节。通常是提示该结节为良性的征象，最常见于感染性病变，如结核、真菌性肺炎和肉芽肿性病变。只有很少的肺癌可伴有卫星病灶（图2-1-29），这可能是多中心起源的子灶，也可能是肺癌沿支气管播散的征象。在结节病患者，所谓的"卫星"结节，被称为"仙女环征"或"星系征"（galaxy征）。

9. 密度（density） 通常在常规或HRCT扫描的纵隔窗图像上，来测量肺结节的增强前后的密度，因容积效应的关系，应尽量选择层厚在5 mm以下，除非是明显钙化的结节。绝大多数肺癌结节表现为软组织密度。值得注意的是，在不同重建模式的CT图像上，同一个病灶的CT值是不同的，测量比较时，要注意扫描条件和模式（包括设备型号、管电压、电流、层厚和重建模式等），以及测量部位和兴趣区大小等前后的一致性。像素密度测定法，可对整个结节的所有像素行CT值测定，可轻易发现结节的最大和最小CT值（图2-1-30）。

图2-1-29 A：男性，52岁。左肺上叶尖后段结核性空洞，内壁光整，空洞壁可见支气管充气。空洞的周围，尤其是近肺门方向，矢状位重建清晰显示结节状"卫星病灶"。B：女性，53岁。右侧乳腺癌根治术后5年。左肺上叶舌段孤立性肿块，呈类圆形，边界清楚，有浅分叶，周围可见明显小结节分布，是为"卫星病灶"，手术病理：左肺上叶腺癌，结合免疫组织化学分析，考虑原发性周围型肺癌

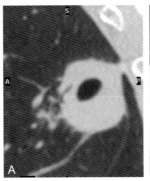
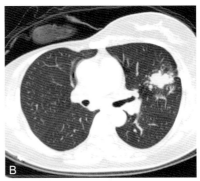

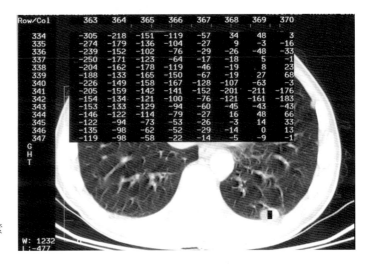

图2-1-30 左肺下叶小结节的CT像素测量

（1）磨玻璃样密度（ground-glass opacity）：在薄层扫描中，少数肺部病灶可表现为磨玻璃样密度，如系炎性病变，则在随访中可见其吸收。然而，不典型腺瘤样增生（atypical adenomatous hyperplasia，AAH）、原位腺癌（adenocarcinoma in situ，AIS）、微浸润性腺癌（minimally invasive adenocarcinoma，MIA）和伏壁型浸润性腺癌（lepedic prodomiante adenocarcinoma，LPA）主要表现为磨玻璃样密度的结节，此时应高度怀疑，密切的动态随访是最好的方法。研究表明，含有磨玻璃成分的肺结节，恶性可能性增大（详细内容见下节）。

（2）钙化和高密度（calcification or high attenuation）：孤立性肺结节内显示钙化，增加了该结节的良性可能性，既往认为是可靠的良性征象，在平片上诊断一个结节是否含钙化，多少有点主观，所以，容易出错。当然，一个数毫米的结节，在胸片上如可清楚显示，那么它可能是一个钙化结节。钙化的定性价值，主要在于钙化的量，而与其分布关系不大，除非是环形或"蛋壳样"钙化。对于一个较小的结节，内部出现钙化，常常是良性的征象；而对于一个较大的结节或肿块，内部出现钙化，并不能排除恶性的诊断[2,46]。

CT对钙化更敏感也更准确，25%的平片未见钙化的良性结节，CT上可见钙化。随着薄层CT和HRCT的应用，原发性支气管肺癌结节内的钙化显示率大大增加。为寻找钙化，通常需要对一个结节自上而下的容积HRCT扫描。

鉴于CT发现肺癌内部钙化的概率在增加，故对结节内部的钙化的量和分布行进一步的评价，对其定性诊断显然是重要的[47]。钙化的模式对诊断也是重要的，包括"蛋壳样"钙化、弥

漫性钙化、弥漫性沙粒样钙化、"爆米花样"钙化、同心圆状钙化、单发或多发斑点状钙化等[2]，详见线图2-1-1。

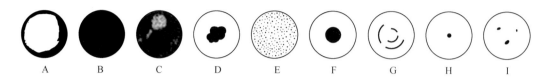

线图2-1-1　9种模式钙化

A. 环形钙化（"蛋壳样"钙化）；B. 弥漫性均匀钙化；C. 弥漫性不均匀钙化；D. 堆积性钙化（"爆米花样"钙化）；E. 弥漫性沙粒样钙化；F. "靶心状"钙化；G. "同心圆状"钙化；H. 斑点状钙化（单发）；I. 斑点状钙化（多发）

　　瘤内钙化可能系营养不良性钙化（产生于瘤体内部坏死的区域），也可能是肿瘤进行性生长，吞噬附近原已存在的肉芽肿，或肿瘤本身的钙化（如黏液腺癌、类癌和骨肉瘤等）。CT评估SPN钙化的分布模式和量，对鉴别诊断有重要价值，可以用来预测结节的良性特征。环形"蛋壳样"钙化、弥漫性均匀钙化和"爆米花样"钙化通常是良性结节的特征性钙化，后一种则是错构瘤的典型钙化（图2-1-31），另外，"同心圆状"钙化，通常也是良性的征象。大多数认为属良性的钙化病灶，仍需影像学随访，除非系无恶性肿瘤病史者的弥漫性钙化或"蛋壳样"钙化。

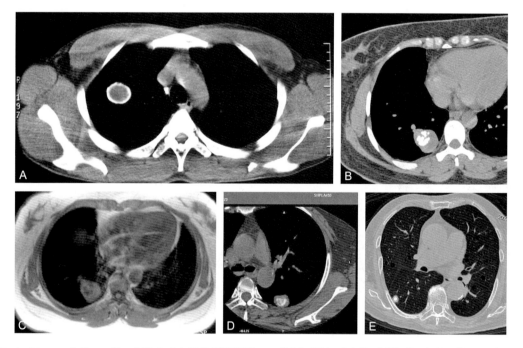

图2-1-31　A：女性，23岁。右肺上叶尖段类圆形阴影，CT横断面平扫示边缘环形钙化，内部呈软组织密度，系包虫病感染机化后改变。B、C：女性，44岁。右肺下叶后基底段结节，呈类圆形，边界清楚，内部密度不均匀，CT平扫（B）可见明显"爆米花样"钙化，MR的T1WI像上，钙化呈低信号（C）。手术病理：错构瘤。D：女性，46岁。左肺下叶背段结节，CT示结节呈类圆形，有浅分叶，内部可见"同心圆状"分布的钙化，伴有少许脂肪成分，诊断为错构瘤。E：女性，82岁。右肺下叶背段胸膜下见一枚结节，呈类圆形，边界光整，内部中央可见明显钙化，呈"靶心"征，系典型良性结节的钙化征象

　　点状或偏心性钙化灶可见于良性病灶,但多达10%～15%的肺癌也可见到。这两种类型可认为属中间型,良恶性结节均可见。

　　所谓的良性钙化模式,偶尔也可在恶性病灶中见到,类癌和黏液腺癌可有致密中心性的钙化;消化道恶性肿瘤的肺转移结节,可表现为弥漫泥沙样钙化(图2-1-32),骨肉瘤或软骨肉瘤的转移性肺结节,可有弥漫均匀性的钙化或大斑块样钙化(图2-1-33),但通常都有明确的原发肿瘤史,可助诊断。

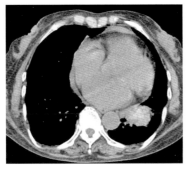 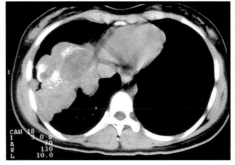

图2-1-32　女性,72岁。直肠癌术后6年,发现左肺下叶孤立性肿块,进行性增大,CT平扫内部可见弥漫泥沙样钙化。手术证实为转移性腺癌,符合直肠癌转移

图2-1-33　左胫骨骨肉瘤孤立性肺转移。女性,23岁。左胫骨术后5年,发现右肺巨大肿块,形态不规则,与周围结构有粘连,内部可见多发大斑块状钙化,手术病理证实:转移性骨肉瘤

　　除了分布之外,更重要的是钙化的量。由于有毛刺的结节和长径超过2 cm的结节,恶性可能性很大,在这样的结节内见到钙化,不能认为它是良性结节,除非钙化是弥漫或致密的。较大结节或肿块内的一枚或多枚小斑点状的钙化(图2-1-34),并不足以诊断其为良性结节,也就是说并不能排除恶性,要看钙化的量与相应横断面面积的占比。越小的结节内出现钙化,提示良性的可能性越大[47]。

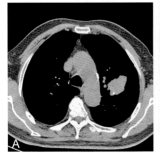 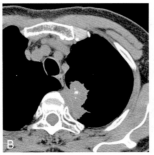 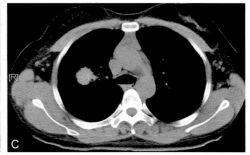

图2-1-34　A:男性,73岁。左肺上叶尖后段鳞状细胞癌,肿块后缘见一枚钙化,边界清楚。B:男性,78岁。左肺上叶尖后段脊柱旁见一肿块,呈分叶状,边界清楚而不光整,内侧侵犯邻近胸壁,肿块中央可见较粗大的斑点状钙化。经皮穿刺肺活检,病理证实:鳞状细胞癌。C:女性,46岁。右肺上叶后段结节,呈类圆形,有分叶,CT平扫纵隔窗示结节内数枚小斑点状肉眼可见的钙化灶,肿块余内部密度均匀。手术病理:腺泡型浸润性肺腺癌

　　通常情况下,肉眼观察HRCT片,便足以能发现钙化。然而,CT值的测量有助于发现不能清楚显示的钙化,这项技术叫CT结节密度测量法(CT nodule densitometry),像素密度高于

100 Hu者,代表存在钙化。有时候CT上无钙化的结节,也可呈现高密度,如甲状腺癌的肺转移瘤,氨碘酮(Amiodarone)中毒所致的机化性肺炎,因药物含碘,碘分子的分子量较大,故表现为高密度。由于滑石粉的缘故,石棉沉着病的堆积性肿块,也可呈高密度。

(3)脂肪(fat):SPN内部的脂肪可能只有在薄层CT或HRCT上才能准确显示。在薄层CT或HRCT上如果CT值在−120～−40 Hu,则可明确诊断为脂肪,并且提示很可能是肺错构瘤、脂肪瘤或脂肪类肺炎。偶尔,组织胞浆菌病也可见到脂肪成分存在。很多肺部结节内部可有脂肪,详见表2-1-8。

在大多数情况下,内部有脂肪的结节,提示脂肪瘤,尽管其他病灶可伴有不同程度的脂肪。大约65%的肺错构瘤,薄层CT或HRCT上可显示脂肪(图2-1-35A),有时伴有"爆米花样"的钙化或斑点状(flecks)钙化。MRI上肺结节内的脂肪也可表现为特征性的短T1长T2信号(图2-1-35B)。尽管也需要随访,但肺部孤立性结节内含有脂肪,则足以证明它属良性结节。

(4)水样密度(water density):可出现水样密度的肺部孤立性结节多种多样,除少许肺癌合并感染(图2-1-36),或内部液化坏死外,更多见于良性病变(表2-1-9)。良性囊性病灶,如支气管肺囊肿、肺段隔离症(图2-1-37)、先天性囊性腺瘤样畸形(congenital cystic adenomatoid malformation,

表2-1-8 含脂肪成分的肺部结节

| 脂肪瘤(lipoma) |
| 肺错构瘤(hamartoma) |
| 畸胎瘤(teratoma) |
| 脂肪肉瘤(liposarcoma)(原发和转移) |
| 脂质性肺炎(lipoid pneumonia) |
| 组织胞浆菌病(histoplasmosis) |

摘自:Webb W R, Higgins C B. Thoracic Imaging[M]. Philadelphia (PA): Lippincott Williams &Wilkins, 2005: 281.

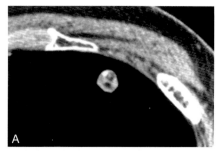
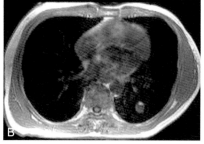

图2-1-35 A:肺错构瘤。左肺上叶前段胸膜下结节,内部可见高密度的钙化和低密度脂肪。B:肺错构瘤。左肺下叶基底段结节类圆形结节,MRI平扫T1WI内可见高信号脂肪

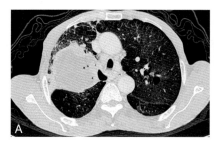
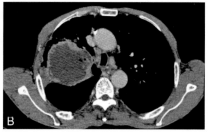

图2-1-36 男性,69岁。右肺上叶巨大肿块,边界清楚而不光整,内部可见大部分呈液体密度,增强后无强化;壁厚薄不均,增强后有强化,腔内可见游离气泡影,近端右上叶支气管狭窄闭塞。系右上叶中央型肺癌肿块内坏死合并感染所致

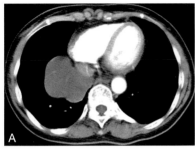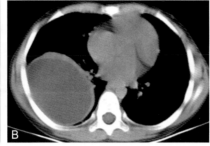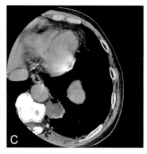

图2-1-37 A：女性，55岁。右下纵隔旁囊肿。边界光整，内部呈液体密度，增强后无强化。手术病理为支气管肺囊肿。B：男性，4岁。包虫囊肿。右下胸腔见巨大囊性密度灶，边界光整，外周有较均匀的壁包绕。C：男性，74岁。左肺下叶后基底段脊柱旁类圆形阴影，边界清楚，且较光整，增强后可见有较厚且均匀的壁，内部可见分隔，大部分呈水样密度，增强后无强化。手术证实为肺隔离症，叶外型

表2-1-9 可出现水样密度的肺部孤立性结节

含液平或感染性肺大疱、支气管扩张	淋巴瘤（坏死）
支气管肺囊肿	堆积式肿块（坏死）
肺脓肿（细菌或真菌性）	先天性囊性腺瘤样畸形
肺包虫病	黏液栓塞
支气管肺癌（坏死或合并感染）	肺段隔离症
转移性肿瘤（坏死）	血肿
肺肉瘤（坏死）	

摘录并修改自：Webb W R, Higgins C B. Thoracic Imaging[M]. Philadelphia (PA): Lippincott Williams & Wilkins, 2005: 281.

CCAM）、肺包虫病、含液平囊肿或肺大疱，偶尔，CT上也可见到，常为很薄的壁或无壁。黏液栓塞同样也可呈低密度。另一方面，支气管囊肿或其他囊性病灶，因内部含蛋白质成分，可表现为较高密度。血肿则可为血液密度（CT值约50 Hu）或液体密度，取决于其存在时间。

肿瘤坏死或堆集式肿块、肺脓肿或肺梗死，CT上也均可表现为中心低密度灶，但这些病灶都有一厚的、看得出的壁（图2-1-38）。

10. 对比增强 对于形态学不典型的SPN，单纯依靠结节的形态学征象较难准确诊断，需要进一步借助增强扫描来帮助鉴别诊断。CT增强扫描技术是临床诊断肺部病变时，最常用和有效的手段之一，它不但能提供形态学信息，还能提供病灶的血供特征，特异性的对比增强技术有助于恶性病灶的诊断[2,48]。

（1）强化程度和模式：病灶强化值可用于肺部病灶的良恶性鉴别诊断。注射造影剂后数分钟内，包括病灶中心的连续动态薄层扫描是必须的。目前后64排，甚至更快速CT广泛应用的情况下，层厚均不宜超过5 mm，理

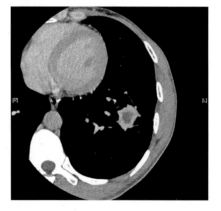

图2-1-38 男性，33岁。左肺下叶不规则肿块，边缘模糊，伴有渗出。内部CT平扫密度均匀，增强后中央型低密度灶，延迟扫描内部有液化坏死，呈低密度，增强后无强化，内缘清楚

论上层厚不应超过病灶最大径的1/3。对长径＜1 cm的小结节，则层厚以1～2 mm为宜，且平扫必须也有相同层厚和其他条件的扫描[49]。大多数SPN在3分钟或4分钟达增强峰值。张敏鸣等[50]研究中曾将动态增强扫描时间延续至300秒，结果发现注射对比剂后100秒内的组织密度变化特征，最能反映组织的血流特点。目前推荐的方案为以速率2～3 mL/s的速度，注射造影剂420 mg/kg（75～125 mL），注射后，每隔1分钟，行结节局部小螺旋动态扫描，直至4分钟。然后，测量包括结节长径约60%大小的兴趣区，测量其CT值，评价其强化程度。我们认为适当时间的延迟扫描是必须的，尤其对结节或肿块内部有坏死的，以判断强化模式和坏死区域的范围和边界（图2-1-39）。

很多SPN增强后有强化，如表2-1-10所示。Swensen等[51]所做的一项多中心研究结论为，在CT上没有明显强化的肺结节强烈提示为良性。他们研究了356例肺结节，用增强15 Hu，作为恶性肿瘤的阈值，则敏感性达98%，特异性为58%，准确性为77%。张敏鸣等[52]的研究中，如果将15 Hu作为标准，即高于15 Hu认为是恶性，恶性结节增强14～165 Hu（平均38 Hu）；良性病灶因病理性质不同，CT值离散较大，为−20～96 Hu（平均10 Hu），恶性结节的强化往往显著高于良性结节，敏感性为96.15%，特异性为57.14%，准确性为82.50%，阳性预测值为76.92%，阴性预测值为88.89%（图2-1-39）。

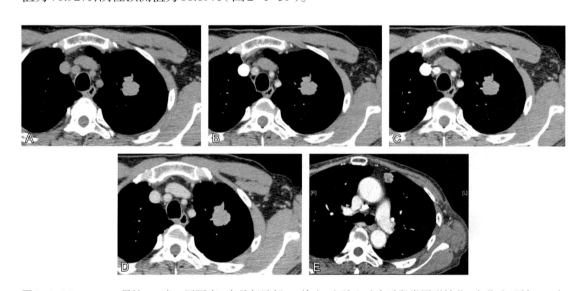

图2-1-39　A～D：男性，49岁。因腰痛3个月行肺部CT检查，左肺上叶尖后段类圆形结节，有分叶，平扫CT内部密度均匀，增强动脉期和延迟CT扫描均呈均匀显著强化。经皮穿刺肺活检，病理提示：腺癌，低分化。E：女性，69岁。左肺上叶前段纵隔旁小结节，类圆形，分叶状，平扫CT密度均匀，增强后延迟扫描呈不均匀强化，内部可见明显灶性液化坏死。因腰椎转移，行肺部结节穿刺，病理提示：腺癌，低分化

表2-1-10　常见增强后有强化的孤立性肺结节

支气管肺癌及其他原发恶性肿瘤	转移瘤（富血供）
肉芽肿（活动性）	硬化性肺细胞瘤
局灶性肺炎	Castleman病
圆形肺不张	平滑肌瘤等良性肿瘤
真菌性肺炎	肺错构瘤（部分）

　　研究表明，肺癌的CT强化值明显高于肺错构瘤和结核球，其主要原因在于，乏血管性的良性结节中进入的对比剂少于恶性结节，而且良性结节中，对比剂的扩散也是一个缓慢的过程，部分良性病变，如结核球，则为包膜轻微强化（图2-1-40）；无包膜形成结核性肉芽肿或肺囊肿，则无强化（图2-1-41）。以强化值20 Hu为界，诊断的特异性较高，＞20 Hu者，以恶性常见，具有一定的鉴别诊断价值[3,51]。与多数良性结节相比，注射造影剂对比增强后，肺癌倾向明显强化。

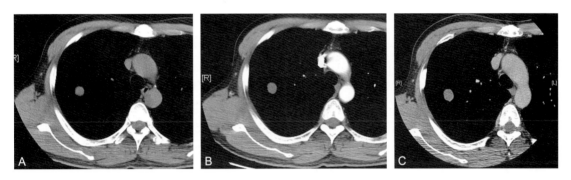

图2-1-40　A～C：男性，33岁。右肺上叶圆形小结节，边界光整，无明显分叶和毛刺，内部无钙化。对比平扫CT值，增强后内部无明显强化，延迟扫描并标准模式重建，可见薄层包膜强化，内部无强化。手术病理：结核性肉芽肿

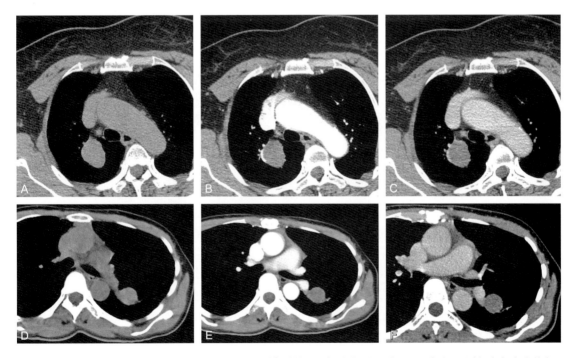

图2-1-41　A～C：女性，61岁。右肺上叶尖段纵隔旁肿块，呈类圆形，边界光整，无分叶和毛刺，内部密度均匀，呈液体密度，平扫（A）密度均匀，增强动脉期（B）可见"血管抱球"，延迟（C）扫描无强化，密度均匀。CT诊断囊性占位，手术病理：支气管囊肿。　D～F：女性，50岁。左肺上叶尖后段结节，呈类圆形，边界清楚，且较光整，无明显分叶和毛刺，平扫（D）CT值8 Hu，增强后动脉期（E）平均CT值10 Hu，延迟（F）平均CT值9 Hu，无明显强化。手术病理：结核性肉芽肿

然而，Swensen等[51]发现，具有活动性炎性改变的早期肉芽肿的增强通常超过15 Hu。对部分分化较好的肺癌、部分良性肿瘤和活动性炎症，良恶性间多有重叠，CT增强强化程度的诊断敏感性、特异性和准确性均有待提高。由于活动性炎性结节内分布有丰富的扩张毛细血管，增强扫描结节也多呈明显强化（图2-1-42），其强化方式及强化程度与肺癌存在交叉、重叠，给两者的鉴别带来一定困难（表2-1-11）。

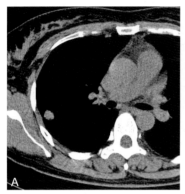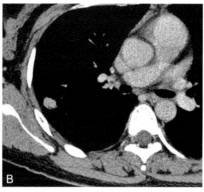

图2-1-42　女性，39岁。右肺上叶后段胸膜下小结节，呈类圆形，边界清楚，边缘似有晕征，下缘可见一枚钙化灶，平扫CT值35.5 Hu（A），增强后67.4 Hu，延迟扫描55.3 Hu（B），有明显强化。手术病理：炎性结节

表2-1-11　常见增强后明显强化的孤立性肺结节

肺神经内分泌肿瘤（高级别）	局灶性肺炎
海绵状血管瘤，动静脉畸形	圆形肺不张
血管肉瘤	转移瘤（富血供）
硬化性肺细胞瘤	Castleman病
低分化癌	炎性肌纤维母细胞瘤
肉瘤样癌或淋巴上皮癌	其他少见、罕见肿瘤，如副神经节瘤
肉芽肿（活动性）	

有明显强化的特异性的良性病灶，除了活动性肉芽肿、局灶性肺炎、真菌性肺炎等炎性病灶外，圆形肺不张与其他的肺不张一样，也均为显著增强；某些良性肿瘤，如硬化性肺细胞瘤（图2-1-43）、海绵状血管瘤、副神经节瘤可有明显强化，甚至超过肺癌的显著强化；部分错构瘤也可强化（图2-1-44）。

尽管结节强化的特异性相对比较低，诊断价值并不是决定性的，尚有待于进一步研究，但一个结节如果没有典型的形态学恶性征象，如分叶、毛刺、空洞或进行性生长，或典型的特异性良性征象，则增强扫描是需要的。在这些患者中，该技术可帮助决定哪些结节需进一步PET/CT扫描、活组织检查、手术（如果有强化），哪些结节只需要密切随访（如果无强化）。

（2）强化时间-密度曲线：由于恶性肿瘤的血管生成过程，恶性结节的血供与良性结节有着显著差别[48]，这种差别为利用影像学技术鉴别肺结节的良恶性提供了可能性。基于注射对比剂后组织密度的变化，动态CT可用于评估对比剂在组织和器官中的药物动力学特点，恶性、良性和炎性结节显示出了不同的时间-密度曲线（T-DC）类型。恶性结节通常在对比剂出现在胸主动脉时，即有一个中等的增强，并逐渐达到峰值，然后保持在一个稳定水平（图2-1-45）。

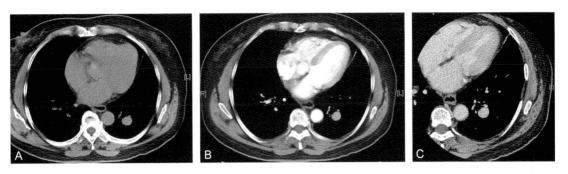

图2-1-43 女性，61岁。左肺下叶硬化性肺细胞瘤。左肺下叶结节，类圆形，边界光整，平扫CT值52.7 Hu（A），增强动脉期82.8 Hu（B），延迟扫描CT值104.7 Hu（C），呈明显均匀强化

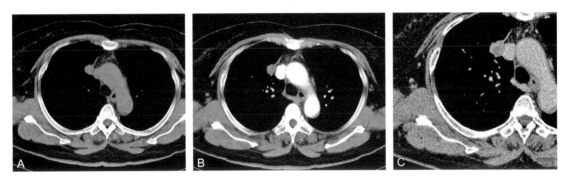

图2-1-44 A～C：女性，60岁。右肺上叶纵隔旁可见一结节，类圆形，有浅分叶，无毛刺，平扫CT内部密度均匀，无钙化和脂肪密度，增强后延迟扫描呈不均匀强化，内部可见低密度影，边缘强化稍明显。手术病理：肺错构瘤，软骨型

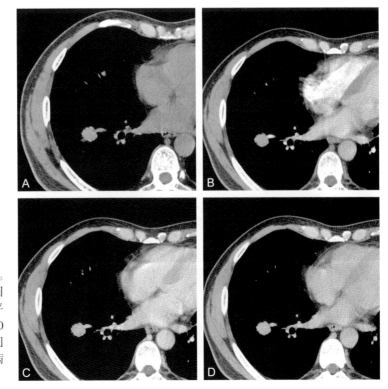

图2-1-45 A～D：男性，53岁。右肺下叶外基底段小结节，呈类圆形，边界清楚而不光整，有分叶，平扫CT内部均匀，动态增强10～40秒、70～100秒、240～540秒时间段，可见均匀持续强化。手术病理：周围型鳞状细胞癌

良性结节则在注射对比剂后，仅有少量增强，或者没有增强。而炎性结节，在注射对比剂后，即出现一个快速的升高，曲线到达峰值后，即开始下降，随后又有一定的升高[48,49]。

注射对比剂后，SPN的T-DC显示了良恶性结节之间微血管含量及类型的明显差异，这与有关学者先前用动态增强MRI所做的研究结果相符合[52]。

（3）CT灌注与肿瘤的血管生成：肿瘤血管生成是新生血管在肿瘤现有血管上形成的过程，是指从微血管前期到毛细血管生长，形成新的血管结构的过程。血管生成是肿瘤生长的一个基本过程，肿瘤一旦形成自身的血管系统，就得到了充分的供血和供氧，从而迅速生长。

这些新生血管引起血容积、灌注值和毛细血管通透性的变化，从而引起血液模式的变化，这构成了CT强化和异常灌注的基础。肿瘤新生血管的发展，决定了它们在增强CT上的表现。

因此，基于血管生成的肿瘤对比剂增强形式，提供了病灶伴随肿瘤血管生成及与之相对应的病理组织学信息，为肿瘤患者的诊断、治疗（抗血管生长）和预后评估，提供参考[53]。

目前血管生成量化的标准是微血管密度（microvascular density, MVD）计数，用以研究肺腺癌血管生成的定量CT参数主要有灌注值、强化值、平均通过时间。

灌注值等于时间-密度曲线最大斜率除以大动脉增强峰值。有作者研究认为，以单位体积计，恶性结节的平均灌注值为0.7 mL/（min·mL）。SPN增强的峰值（peak HU value，PH值）可作为半定量测量其灌注。使用定量灌注分析和功能成像方法评估肿瘤的对比剂增强模式，可提高影像学对诸多肿瘤的评价[54]。

研究结果表明，恶性结节的灌注值明显高于良性结节，动态功能CT提供了一种能无创评价SPN的方法。SPN如果具有高增强峰值（PH值）或S/A比值（SPN的T-DC峰值与主动脉的T-DC峰值之比），以及高灌注的特征，在排除其他病变之前，应高度怀疑为恶性。同时，可通过研究病灶强化前密度、增强模式及T-DC，以排除活动性炎性结节的可能性。更重要的是，低PH值、S/A值和低灌注的病灶，往往提示良性（图2-1-46）。有学者探讨周围型肺癌微

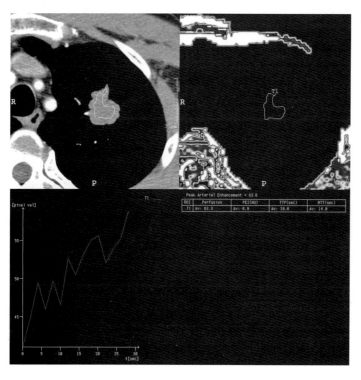

图2-1-46　男性，49岁。左肺上叶尖后段周围型肺腺癌（灌注图）

血管密度与肿瘤预后及CT增强程度的相关性,研究结果发现,周围型肺癌MVD与CT增强程度以及肺癌转移、预后密切相关[54]。

良、恶性结节间的灌注值也有重叠。急性炎性结节血管相对较直,且有正常分支,血流较快,故灌注值较大,甚至高于恶性结节。有作者认为,恶性肺结节常表现为高增强峰值、较大动脉增强峰值比和高灌注值。若以增强峰值>20 Hu、结节-动脉峰值比6%~15%及灌注值10~35 mL/(min·100 g)为阈值,用来鉴别结节的良、恶性,可显著降低假阴性[55]。

因此,定量的血流动力学研究,不仅有助于鉴别诊断,而且在判断肿瘤的分期、预后及监测肿瘤的治疗等方面,尤其是在分子影像技术快速发展的今天,将提供有用的信息。

(二)MRI对周围型肺癌的诊断价值

一般认为,由于CT有更高的空间分辨率,对于肺部病变的显示能力优于MRI。以往对肺部病变的影像学研究,以CT为检测手段的研究报道较多,有大量文献报道过动态增强CT评价孤立性肺结节的研究[2,48-52]。

近年来,随着MRI软、硬件的发展和快速成像序列的应用,MRI技术在肺癌的诊断、鉴别诊断、分期和治疗后评价等方面,显示了潜在的应用价值。利用快速序列、结合心电门控方法,患者无需屏气,即可得到较高的时间分辨率和空间分辨率,对评估SPN性质,提供了技术上的有力保证[56,57]。

但常规序列,因MRI密度和空间分辨率的原因,对分叶、毛刺等瘤-肺界面,以及钙化等特征性征象显示能力较差,良、恶性SPN多有重叠,鉴别诊断能力有限[57-59]。

弥散加权成像(DWI)因对水分子敏感,在肺癌筛查中也具有一定价值。DWI-MRI对肿瘤的筛查和诊断比PET/CT起步晚,但具有无放射污染和核素污染的优势。有研究表明,DWI-MRI对于6~7 mm的肺结节筛查的敏感性和特异性,可分别达95.2%和99.6%,而8~14 mm的肺结节的敏感性和特异性可达100%和99.6%,提示DWI-MRI可用作肺癌筛查的替代检查手段。越来越多的证据表明,对于最大径>5 mm的肺部实性结节,且难以接受放射性检查的患者,DWI-MRI可作为LDCT或PET/CT的替代检查手段[60-63]。

与CT一样,增强强化程度良恶性间有较大的重叠[64]。而强化模式,已有研究表明,主要是在结核球的强化模式方面。李成州等[65]和安宁豫等[66]在研究肺癌与结核球增强MRI的表现和病理基础时,发现部分结核球GD-DTPA对比增强后,表现为特征性的包膜强化(thin-rim)(图2-1-47),这与CT的有关研究结果相似,Yamashita K等[67]发现,在CT增强上,约80%的结核球有边缘环状强化征象。结核球组的MRI平均增强也明显低于肺癌组(图2-1-48),两者的时间-信号强度曲线也不同,有助于鉴别肺癌与结核球。

然而,在SPN的动态增强MRI检查中,SPN增强的模式,除了这种特征性包膜强化模式对结核球有诊断价值外,其余强化模式均无特异性。恶性结节与炎症性结节具有相似的对比剂增强模式,已为许多CT、MRI研究所证实[68,69],尽管如此,MR多平面成像、多模态技术、动态增强和信号强化特征等优势,较CT能提供更多、更全面的信息[69,70]。而相较良性肺肿瘤,大量的研究表明,恶性肿瘤具有更早

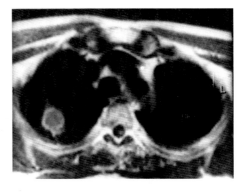

图2-1-47 男性,46岁。右肺上叶尖段结核球。MRI GD-DTPA增强扫描T1WI示结节边缘呈明显包膜强化,呈高信号,而内部无明显强化

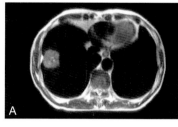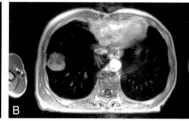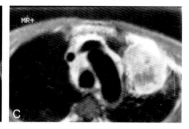

图2-1-48 A、B：男性，65岁。右肺下叶基底段周围型腺癌。MRI的T2WI呈中等信号（A），内部可见斑点状高信号，外侧可见胸膜凹陷，内可见少许高信号的游离水；GD-DTPA增强后T1WI轴位（B）示肿块明显稍不均匀强化。C：男性，47岁。左肺上叶前段肿块，类圆形，边界清楚，MRI增强后TIWI示肿块内部不均匀强化，且可见前缘明显侵入前胸壁（C），局部胸壁信号异常。经皮穿刺肺活检，病理提示：腺癌

期、更高水平的强化[68-70]。Gückel等[71]曾用梯度回波序列观察SPN的动态增强MRI表现，研究结果显示，动态增强MRI扫描检查SPN，既能获得病灶的组织学特性、大体增强表现，又可根据病灶强化峰值、增强-时间曲线，来分析SPN的血管生成状态及分布等组织学特征，从而判断其良、恶性（图2-1-49）。可作为一种无创、快捷、有效的SPN常规检查方法。

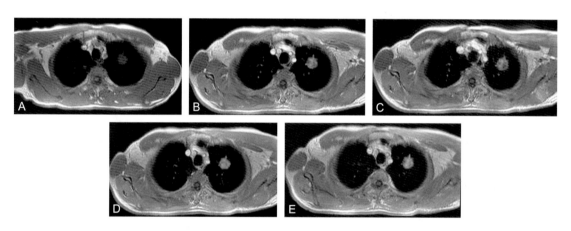

图2-1-49 男性，49岁。左肺上叶结节，呈类圆形，边界清楚而不光整，有浅分叶，平扫T1WI呈等信号（A），T2WI呈稍高信号，GD-DTPA动态增强，示病灶进行性强化（B～E）。经皮穿刺肺活检，病理提示：左肺上叶腺癌，低分化

  肺癌动态增强MRI（dynamic contrast-enhanced MRI，DCE-MRI）还能评估肺癌的病理分级与肿瘤微血管密度（microvascular density，MVD）的关系。研究结果提示，肺癌的病理分级与MVD和最大增强线性斜率（steepest slope，SS）均呈负相关，表明功能性的动态增强MRI技术可为描述肺癌的血流模式提供无创、快速的影像学手段，从而，反映肺癌的肿瘤血管生成这一生物学特性，并最终有助于评估肺癌的预后[72,73]。

（三）PET/CT对周围型肺癌的诊断价值

  正电子发射计算机体层显像仪（positron emission tomography and computed tomography，PET/CT），通过注射同位素示踪剂来实现显影，目前临床最常用的是^{18}F-FDG[2-（fluorine-18）-fluoro-2-deoxy-D-glucose，^{18}F-FDG]，FDG是D-glucose的同构体，标记着发射正电子的^{18}F，通过细胞膜与磷酸结合，利用正常糖代谢（glycolytic）旁路。扫描后获得的正电子发射计算机断层扫描（PET/CT）图像，可用来帮助肺部结节的诊断、鉴别诊断和TNM分期[74-76]。

  PET/CT实现了解剖结构与功能两者图像的融合，不仅提供组织的解剖，还反映组织和器

官的代谢，是分子影像技术的重要工具。用标化吸收值（ standardized uptake value, SUV ）来测定组织FDG的积聚程度，以此来显示病灶，鉴别SPN的可能良恶性，并评估淋巴结转移、远处转移等，从而有助于对肿瘤做出精准诊断和分期[77,78]。

　　肿瘤细胞糖代谢增高，增加吸收或积聚FDG，恶性肿瘤的SUV_{max}较高（图2-1-50）是由于其高表达的葡萄糖转运、高水平的己糖激酶和低水平的葡萄糖-6-磷酸化酶等因素，导致FDG聚集并滞留在肿瘤细胞内，FDG摄取量明显高于正常组织和结核性肉芽肿等良性病变[79,80]（图2-1-51）。

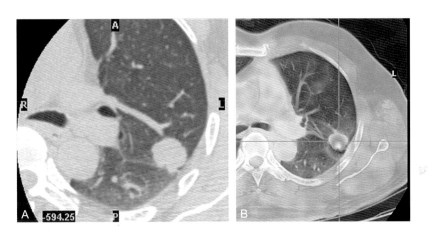

图2-1-50　男性，58岁。左肺上叶尖后段结节，呈类圆形，大小约2.1 cm×2.3 cm，边界清楚，且较光整，有浅分叶，无毛刺，邻近斜裂胸膜牵拉凹陷，内部密度不均匀，无明显钙化，PET/CT扫描病灶FDG摄取增高，平均SUV=5.1，最大SUV=6.0。两肺门和纵隔未见明显肿大和FDG代谢增高的淋巴结，诊断周围型肺癌，手术病理：鳞状细胞癌

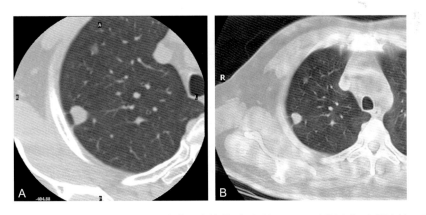

图2-1-51　男性，46岁。右肺上叶后段胸膜下小结节，长径约1.4 cm，呈类圆形，边界清楚且较光整，无明显分叶，远端可见长索条与胸膜相连，内部无明显钙化，PET/CT示结节FDG代谢无增高，提示良性病变。手术病理：结核性肉芽肿

　　SUV_{max}可以半定量病灶的葡萄糖代谢情况，虽然并非特征性，但也有较好的诊断价值。目前PET/CT在胸部主要的应用在于肺癌的N、M分期和疗效评估方面[81,82]。

　　同时，由于PET/CT融合了PET的功能显像和CT的高分辨率的优点，使两者在肺癌原发灶的诊断方面相互印证。因此，理论上，PET/CT在肺癌诊断的敏感性、准确性及阴性预测值方面

更有价值,有助于提高SPN诊断的准确性。对于SPN的鉴别诊断的研究,也日渐增多[83]。特别是对不典型SPN,如边缘光整肺癌的诊断,无钙化和无脂肪肺错构瘤的鉴别诊断等(图2-1-52),有重要价值[79-81]。

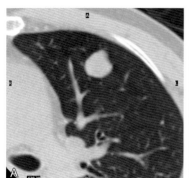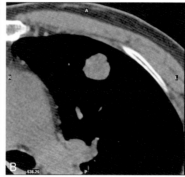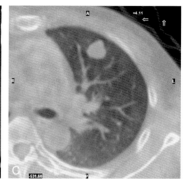

图2-1-52　男性,52岁。左肺上叶前段小结节,呈类圆形,边界清楚且较光整,无明显分叶和毛刺,内部无明显脂肪和钙化密度。PET/CT扫描结节FDG无异常摄取,提示良性病变。手术病理:肺错构瘤

早期实性结节样肺癌的[18]F-FDG PET/CT研究报道较多[84],尽管不同病理类型和分化的肺癌糖代谢程度不同(具体代谢情况,见表2-1-12),一般认为肺癌的SUV相对较高,对肺SPN的诊断有较高的敏感性[76,78,79,82],孙志超等[85]的研究报道,[18]F-FDG PET/CT肺部良性病灶的SUV_{max}为3.01±3.62;恶性病灶SUV_{max}为9.62±5.44,SUV_{max}在良性、恶性病变组间有显著差异。对最大径≥1 cm的恶性肺结节,[18]F-FDG PET/CT的敏感性约为95%,特异性约为80%。

PET/CT对肺转移瘤的研究也有报道。Fortes等[85]报道了PET/CT诊断肺转移瘤的灵敏度达到了65.7%,与大小和病理类型有相关性,对于那些结节最大径>1 cm的肺转移瘤,灵敏度达到87.8%,而对于最大径<1 cm的肺转移瘤,灵敏度仅为29.6%。Fortes等还发现,不同的原发肿瘤的肺转移瘤灵敏度也不同,对鳞状细胞癌的肺转移瘤,敏感性达到93%,而对于肉瘤的肺转移瘤的敏感性,仅为44%[85]。

大家已经知道,CT增强扫描技术对部分分化较好的肺癌、部分良性肿瘤和活动性炎症的鉴别诊断有困难,良性、恶性病灶间的强化程度多有重叠,强化程度用以定性诊断的特异性和准确性均有待提高[50]。由于活动性炎性结节内分布有丰富的扩张毛细血管,增强扫描结节多呈高度强化,其强化方式及强化程度与肺癌存在交叉、重叠,给两者的鉴别带来一定困难。现有的研究结果表明,PET/CT的SUV_{max}诊断肺癌的敏感性、准确性及阴性预测值,高于增强CT。然而,PET/CT对孤立性肺结节的研究,还有待于更多样本的总结,对不同组织类型和亚型间的代谢情况,也有待深入研究[84]。

PET/CT假阳性和假阴性也同样存在。很多病变糖代谢也增高,而且FDG并非肿瘤特异性显像剂,在诊断肺癌时,常出现假阳性和假阴性[84,85]。假阳性主要见于肺结核、活动性炎性结节、肺隐球菌病(图2-1-53)、肺曲霉病、硬化性肺细胞瘤、硅肺进行性肿块样纤维化、肺血吸虫病、肺内淋巴结等。

假阴性主要见于伏壁型浸润性腺癌等中高分化腺癌(图2-1-54)、低度恶性肿瘤、部分转移瘤、黏膜相关组织淋巴结外边缘区淋巴瘤(MALT),甚至周围型小细胞癌,FDG代谢均可不

表2-1-12 不同性质SPN的PET/CT代谢情况

代谢情况	先天性、特发性病变	感染性病变	非感染性病变	肺腺瘤	上皮性肿瘤	间叶源性肿瘤	淋巴组织细胞病变	转移瘤	异位组织肿瘤
无代谢	支气管囊肿，肺隔离症（叶外型），圆形肺不张	结核球（成熟），增殖灶，纤维灶，钙化结节，曲霉球（寄生性），黏液栓	机化性肺炎，结节病（肺），类风湿湿性结节，PGA，海绵状血管瘤，肺血肿	硬化性肺细胞瘤，乳头状瘤，乳头状腺瘤	AAH，AIS，MIA，伏壁型IAC	错构瘤，软骨瘤，平滑肌瘤，脂肪瘤，胸膜肺母细胞瘤（I型），神经鞘瘤等	肺内淋巴结	良性转移性平滑肌瘤，转移瘤（部分，如肝癌）	甲状腺，胸腺瘤
低代谢	肺隔离症，肺大疱感染	结核性肉芽肿	机化性肺炎，肉芽肿性多血管炎	硬化性肺细胞瘤，肺涎腺肿瘤	低级别IAC，类癌	孤立性纤维瘤，肉瘤（单相），上皮样血管内皮瘤	MALT淋巴瘤，淋巴瘤样肉芽肿，Castleman病，肺内淋巴结（少数）	高分化癌，黏液腺癌，印戒细胞癌	黑色素瘤，脑膜瘤
高代谢	肺隔离症（叶内型）	球形肺炎，肺脓肿，结核肉芽肿，真菌性肺炎	结节病，肺梗死，硅肺结节，肺手术不止血胶	—	高级别IAC（实体型、微乳头型），鳞状细胞癌，神经内分泌癌（小、大细胞），肉瘤样癌	肉瘤（双相），胸膜肺母细胞瘤（II、III型），炎性肌纤维母细胞瘤	MALT淋巴瘤，Castleman病	大多数转移瘤	黑色素瘤，肺级腺癌，子宫内膜异位
极高代谢	—	—	—	—	低分化鳞状细胞癌，淋巴上皮癌	—	弥漫大B细胞淋巴瘤，血管内弥漫B细胞，大红肺	—	—

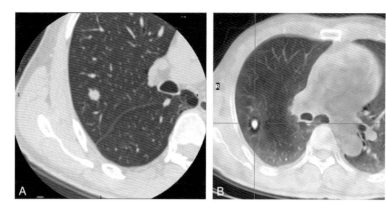

图2-1-53 男性,61岁。右肺上叶后段孤立性小结节,呈类圆形,边界清楚,有浅分叶和毛刺,内部呈软组织密度,PET/CT示结节FDG代谢明显增高,诊断周围型肺癌可能,手术病理:隐球菌性肉芽肿,系PET/CT假阳性

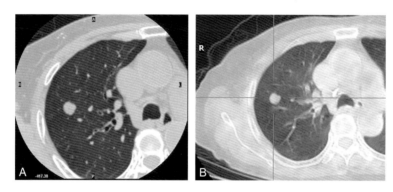

图2-1-54 女性,74岁。CT轴位(A)示右肺上叶小结节,类圆形,边界清楚,且较光整,有浅分叶。PET/CT扫描(B)结节FDG代谢无异常摄取增高,手术病理:肺浸润性腺癌

增高或增高不明显等。表现为磨玻璃密度的亚实性肺结节,FDG代谢也常常不增高。另外,SPN最大径<1 cm者,也常可出现假阴性[85]。

因此,在使用SUV鉴别肺部病灶的良恶性时,需紧密结合肺结节的其他形态学特征,如分叶征、细毛刺征、空泡征、胸膜凹陷征、血管集束征、CT的强化值和生长速度等。在PET/CT检查时,除了代谢方面检查到位,还需要做好CT扫描,尽量屏气薄层扫描,兴趣区局部靶扫描或靶重建,以提高分辨率和各种征象显示率。两者联合并结合形态学特征,在肺癌的诊断中的准确性,要显著高于PET/CT的SUV_{max}及增强CT的强化值的单一指标诊断[85,86]。PET的标准化摄取值、增强CT的强化值及CT的形态学的综合分析,有助于进一步提高肺癌诊断的准确性。^{18}F-FDG PET/CT的SUV_{max}及HRCT相结合的综合分析法,比增强CT强化值在诊断SPN方面具有更高的敏感性、特异性和准确性,也明显高于单独CT平扫加增强扫描和PET/CT[11,85,86]。

鉴于有创性肺结节评估技术的风险,应用整合的^{18}F-FDG PET/CT检测手段,可有效地替代创伤性检测方法,特别是在PET检测未发现FDG摄取增高,从而提示良性病变的情况下,可减少对有创性肺结节检查方法的应用[87,88]。

PET/CT检查在肺癌的诊断、分期、治疗评价中均有较高的敏感性和特异性。对于LDCT

筛查中发现的可疑外周肺结节,PET/CT检查是良好的补充。当然,PET/CT在中央型肺癌的早期诊断中,亦有一定作用。

由于,配置PET/CT设备的医疗单位较少,加之检查费用昂贵,可能会影响患者参与性,因此,不建议作为常规肺癌初筛手段,仅在胸部CT结果异常及有特殊要求的患者中应用。2019年版肺癌筛查与管理中国专家指南和NCCN《肿瘤临床实践指南:肺癌筛查(2020)》均给出了明确的意见[89]:① 胸部LDCT提示最大径≤8 mm的纯磨玻璃结节,一般不推荐应用;② 最大径>8 mm的实性肺结节,推荐PET/CT扫描区分良、恶性;③ 最大径>8 mm的不能定性的亚实性肺结节,建议除PET/CT常规扫描外,加做延迟扫描,以帮助提高阳性率。

(四)PET/MR对周围型肺癌的诊断价值

PET/MR作为最新、最先进的影像设备,临床应用始于2013年,时间不长,肺部的应用尚处于起步阶段,有研究表明,对肺部微小实性结节的鉴别诊断有意义(图2-1-55),因其辐射剂量低、软组织分辨率高的特点,结合MR多序列成像及弥散加权成像技术等,对肺小结节的定性诊断、肺门和纵隔淋巴结的评估,以及放疗靶区勾画、疗效评估方面,与PET/CT大致相仿,甚至敏感性更高[90]。

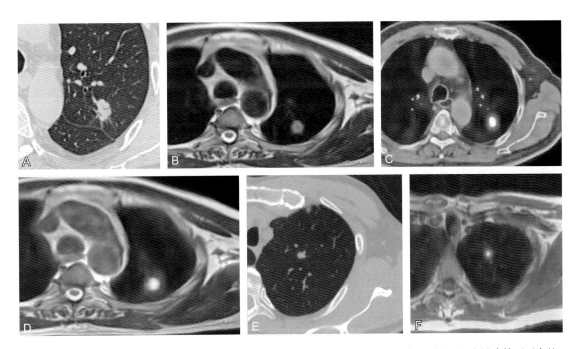

图2-1-55 A~D:男性,55岁。左肺上叶尖后段小结节,长径约1.5 cm,CT呈类圆形(A),边界清楚而不光整,有分叶和毛刺,内部密度不均匀,可见空泡,MR像T1WI呈等信号,T2WI呈高信号(B),DWI弥散受限,呈高信号。PET/CT(C)、PET/MR(D)FDG代谢均明显增高。手术病理:左肺上叶周围型肺癌,腺泡为主型腺癌。E、F:男性,58岁。确诊鼻咽癌(非角化型鳞癌)1年余,常规复查示左肺上叶尖后段小结节,CT呈实性,边界较光整(E),^{18}F-FDG PET/MR扫描示FDG代谢明显增高(F),考虑转移,随后经穿刺病理证实

肺结节检查的技术方法选择,很大程度上,取决于肺部可疑病灶的大小。在没有恶性肿瘤危险因素的患者中,不超过6 mm的肺结节被认为是非特异性的[2,91]。CT检查通常是针对含气肺实质内不超过5 mm的小结节,而PET和MRI检查,则用于检测那些≥7 mm的肺结节病灶更合理[92]。CT检查对良性结节的诊断指征,主要包括病变内的钙化,密度值≤10 Hu,并且

超过2年病灶大小没有变化。正如Fleischner Society所述,有关肺结节的进一步定性需要,取决于结节最大径和患者的风险因素[90]。该风险因素的存在,可能需要对比增强CT检查、PET检查或活组织检查等。

就PET/CT而言,最近的文献认为,PET成像对于超过7 mm的肺结节检测的敏感性和特异性在90%～95%[92-95]。通过对1 474名和344名患者[96,97]的大数据统计分析,证实了^{18}F-FDG PET/CT在对所有直径肺结节的分类方面,要优于常规CT。根据以上提到的meta分析,使用^{18}F-FDG PET/CT可以减少不清楚的成像效果。由于新一代PET/CT扫描仪运用呼吸触发机制,可以克服肺部小结节的运动模糊效应,因而,可用于检测最大径≥3 mm的肺部小结节[98]。对于一些FDG可疑的病例,在放射性药物给药后2～3小时,进行再次的双时间点PET扫描,可能有意义[99]。根据肿瘤的生物学特性,与病变周围正常组织相比,恶性组织表现为随时间延长而增加的葡萄糖代谢,并可于FDG注射后的首个8小时内测得。在给药1小时后的首次扫描后,延迟扫描SUV_{max}增长超过30%,可被视为恶性肿瘤的指标,而SUV_{max}下降＞10%,则提示良性,两者的敏感性均为95%～99%。

尽管PET/CT具有上述优势,但在生长缓慢的伏壁型腺癌和神经内分泌肿瘤中,存在SUV_{max}不增高的情况,这可能潜在导致^{18}F-FDG PET/CT的假阴性结果。特别是在那些表面高表达生长抑素受体的高分化神经内分泌肿瘤中,使用生长抑素类似物^{99m}Tc地普奥肽(Depreotide)行闪烁扫描,或具有更高空间分辨率的DOTATOC-PET/CT,可以帮助完成TNM分期[100]。最近的报道指出^{99m}Tc地普奥肽闪烁扫描法的敏感性和特异性高达85%～90%,因此,认为该项检测阳性,可推荐作为恶性肿瘤的独立标准。由于在大多数未分化肿瘤病例中,地普奥肽SPECT和DOTATOC-PET/CT呈假阴性,这两种方法应该互补使用,以显示真正定性不明确的肺部病变[94,101,102]。

MRI和PET/MRI检查技术,也正在进行肺部应用的研究。如最近报道,MRI可以检测到≥3～4 mm的结节,灵敏度为80%～90%[103]。特别是在新一代PET/MRI中,运用短反转时间反转恢复序列(STIR),扩散加权序列(DWI)和肝脏加速度采集(LAVA)图像,将可以提高良性和恶性肺结节之间的鉴别率[104,105]。最近公布的数据还建议在全身PET/MRI中使用基于3D-Dixon的双回波GRE脉冲序列,结合PET检测肺结节,该方法与低剂量CT相比,具有类似的敏感性和特异性。在集成PET/MRI中,使用对比增强的VIBE序列,显著提高了肺结节的检出率,但是,总的来说,对于小结节,PET/MRI的检出率,仍然低于PET/CT扫描中肺部的CT扫描[106,107]。

此外,还有一些研究报道指出,在Pancoast肿瘤病例患者,检测其胸膜(图2-1-56)、胸壁或骨质浸润(图2-1-57)[108]情况方面,MRI和PET/MRI要优于CT和PET/CT。针对一组77名NSCLC患者,运用PET/CT和PET/MRI,可得出较有价值的治疗决策[109]。另一方面,一项针对42名NSCLC患者的前瞻性分期研究指出,相较于PET/CT,拥有快速MR扫描序列的PET/MRI并没有提高NSCLC分期的诊断准确性[110]。在一项针对45名NSCLC患者术前分期的前瞻性试验中,将PET/MRI和PET/CT结果比较,对于原发肿瘤评估和淋巴结分期方面,其结果是相近的,而在M分期方面,则存在细微差异。因此,作者得出结论,PET/CT和PET/MRI在NSCLC术前分期方面效用相似,而PET/MRI放射剂量明显减少(−31.1%)[111]。在一组123名患有不同类型原发癌症的患者中,PET/MRI被认为是可行的全身影像学检测方法,其与PET/CT相比,具有脑转移方面的检测优势[112],PET/MRI有可能在早期小淋巴结转移、早期肝转移和早期骨转移等方面有敏感性优势。因此,在肺癌分期方面,与PET/CT相比,PET/MRI的潜在价值尚待进一步研究[113-118]。

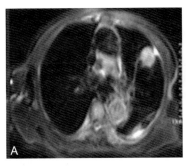
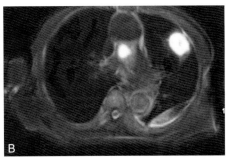

图2-1-56 男性,64岁。左肺上叶前段肿块,呈类圆形,边缘清楚而不光整,有分叶,内部信号大致均匀,远端胸膜有凹陷,呈高信号;T2WI(A)呈稍高信号,PET/MRI(B)示病灶明显代谢增高,远端胸膜凹陷和胸壁FDG代谢无增高,提示没有明确胸壁侵犯。手术病理:左肺上叶腺癌。另见纵隔隆突前方肿大淋巴结,FDG代谢明显增高,系转移

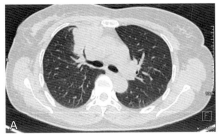
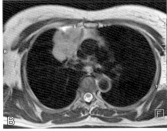
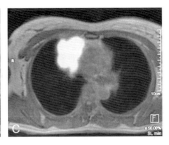

图2-1-57 女性,49岁。因胸痛3周,CT示右肺上叶前段纵隔旁肿块,近端右上叶前段支气管截断(A);非压脂MRI T1WI(B)示肿块呈中等信号,内侧凸入纵隔,但前方清楚显示肿块与前胸壁残存的高信号脂肪间隙,内后方可见上腔静脉内移,但与肿块之间存在间隙,提示无血管侵犯。一体化PET/MRI(C)扫描示肿块为均匀高代谢,可同时评估肺门和纵隔的淋巴结转移情况,明确肿瘤诊断和分期,精准指导治疗方案。手术病理:浸润性腺癌

(五)影像组学和纹理分析技术对周围型肺癌的诊断价值

纹理分析(texture analysis,TA)是指表征图像中像素强度的空间变化并通过纹理特征描述图像属性的特征。TA是一种定量方法,用于分析生物医学图像"纹理"的变化,这些变化是由病理变化引起的,太微小而无法直观检测。因此,TA可以作为肿瘤诊断、预后及治疗的非侵入性工具。在应用TA之前,生物医学成像通常是通过滤波预处理以去除噪声和体素值离散化后的图像增强。

TA的方法可以分为4个主要方面:结构法、模型法、统计法和变换法[119]。TA的结构法表征图像潜在分层结构[120]。模型法基于使用复杂的数学模型来表示图像的概念[121,122]。统计法使用像素强度值分布的纯数值分析来描述图像;在这个方法里,Haralick提出的灰度共生矩阵(GLCM)[123]和灰度级游程矩阵(GLRLM)[124]是常用的统计数据。基于变换的TA方法,如傅立叶[125],Gabor[126]和小波[127,128]变换,代表了图像坐标系具有与之密切相关的插值的空间特征。这里简要回顾一下TA在肺病变和胸部恶性肿瘤的诊断、预后方面的应用。大多数TA的研究是在CT或^{18}F-FDG PET/CT图像上进行的,因为这些检测方法在肺癌成像中较MRI更为常用[129]。

Petkovska等[130]针对某些不明确的肺结节,使用增强CT成像中的对比增强图(contrast enhancement maps,CEM)分析GLCM特征,以鉴别良、恶性肺结节。增强前后的序列相剪影,在覆盖肺结节的3D区域(region of interest,ROI)中减去的体素被量化为7个颜色编码的区域

而形成CEM。对14个纹理特征进行统计分析，得出一个单一因子作为恶性肿瘤的指标，受者的运作特征（receiver operating characteristic, ROC）曲线分析［曲线下面积（area under curve, AUC）0.84］对良、恶性病变有很好的鉴别。

特别是用TA来鉴别磨玻璃密度结节的腺体前驱病变与浸润性腺癌，结果是有意义的。Son等[131]分析了病理诊断分别为原位腺癌（adenocarcinoma in situ, AIS）、微浸润性腺癌（minimally invasive adenocarcinoma, MIA）和浸润性腺癌的磨玻璃结节（ground-glass nodule, GGN）的CT表现，用于研究定量CT参数，评估是否能够鉴别浸润性腺癌与浸润前或微浸润性腺癌。通过对178名患者总共191个磨玻璃结节（GGN）进行CT平扫，在肺窗/纵隔窗评估肿瘤的大小、密度、体积和质量。对肿瘤ROI内的CT衰减值进行直方图分析，通过计算纹理参数的均一性和熵（entropy, E）来量化肿瘤的异质性。两个重要因素，第75百分位CT衰减值（≥2 470 Hu）和熵（≥7.90），显示出统计学意义，独立地预测浸润性腺癌，并且联合ROC分析产生的AUC为0.78。Chae等[132]回顾性研究了三维纹理特征应用于部分实性的混杂磨玻璃结节，在鉴别浸润前病变与浸润性肺腺癌（invasive pulmonary adenocarcinoma, IPA）方面的价值。IPA和浸润前病变在直方图和体积参数上都有着显著的差异，如质量、峰度和熵（$P < 0.001$）。

在一项回顾性试点研究中，Ganeshan等[133]通过研究测量非小细胞肺癌（NSCLC）细到粗纹理的CT图像模式，比较各项测量参数–平均灰度（mean grey intensity, MGI）、熵、有肿瘤FDG摄取（SUV）的肿瘤ROI区的均质性（uniformity, U）、PET/CT临床报告的肿瘤分期。粗纹理特征与肿瘤SUV相关，而细纹理特征与肿瘤分期相关。在另一项研究中，Ganeshan等[134]研究了NSCLC中CT TA量化的肿瘤异质性的价值，以建立患者存活的独立标志物。一组共54例原发性肺部病变的患者接受了[18]F-FDG PET/CT检查，用于分期和监测随访最少30个月的随访期，以获取存活时间资料。处理CT图像，获取并且评估细小到粗糙的纹理和肿瘤ROI的均匀性。CT纹理特征和PET分期在独立预测患者存活期方面具有统计学意义。纹理特征提取的相同方法被应用于另一项29例疑似肺癌患者的研究[135]以辨别纵隔淋巴结的良、恶性。Ravanelli等[136]通过对53例晚期NSCLC患者的增强CT图像运用高斯型拉普拉斯算法，评估其纹理特征，从而预测患者对化疗的反应。根据实体瘤疗效评价标准（response evaluation criteria in solid tumors, RECIST）1.1评估对化疗的反应[137]。腺癌组病变的均质性和增强后的平均灰度水平与其治疗反应有良好的相关性，而在非腺癌组则发现纹理特征和化疗反应之间没有关联性。

Wu等[138]在202例孤立性肺结节（solitary pulmonary nodule, SPN）患者的CT图像中，运用一种基于人工神经网络（artificial neural network, ANN）的模型实现了良、恶性的分类（116例恶性和86例良性）。该鉴别模型中，结合了12个主观放射学、13个定量GLCM纹理特征。应用逻辑回归框架来选择预测特征。在Lasso型正则化程序之后获得8个放射学和2个纹理特征。虽然只有放射学特征，在鉴别良、恶性病变方面达到0.84的AUC，但模型选择的特征组合起来将AUC提高到0.91。Dhara等[139]在肺结节的3D体积数据中提取了GLCM纹理特征。确定了最佳纹理特征，且应用ANN框架就可对孤立性肺结节（SPN）和磨玻璃结节（GGN）进行鉴别。他们使用3D纹理特征和2D纹理特征对分类进行了比较，发现3D纹理特征的准确率高达97.17%，而2D纹理特征的准确率为89.1%。

Ramalho等[140]提出了一种新的肺部疾病检测方法，使用由Haralick特征提取法启示的共现统计框架进行特征提取。该实验使用极端学习机器神经网络（extreme learning machine neural network, ELMNN），结果显示，在鉴别正常肺和肺部疾病，如慢性阻塞性肺病（chronic obstructive pulmonary disease, COPD）及肺纤维化方面，达到了96%的准确率。Liu等[141]研究了298例周围型肺腺癌患者的CT放射学特征，以预测其表皮生长因子受体（epidermal growth factor receptor, EGFR）突变状态。将从每个肿瘤的分段体积中提取出的，总共219个定量3D特征，分为八大类，包括肿瘤大小、形状、位置、空间、像素强度直方图、长径和共生、劳斯（Laws'）纹理、微波。他们发现11个CT放射学特征与EGFR突变有显著相关性。Dennie等[142]在一项回顾性研究中，对55例原发性肺癌和肉芽肿性肺结节患者的增强（contrast-enhanced, CE）和平扫（non-contrast-enhanced, NCE）CT图像，进行了GLCM纹理特征的评估。他们得出的结论是，平扫CT较之^{18}F-FDG PET/CT，在鉴别原发性肺癌和肉芽肿性病变方面，TA更敏感、更具特异性、更准确。

有报道指出，运用几何分形来研究基于模型的TA，以评估肺肿瘤的几何复杂性和病变形状的不规则性，从而鉴别肺结节[143]。Kido等[144]对70例不同类型支气管肺癌患者的周围型肺小结节和47例良性肺结节患者，测量分形维数（fractal dimension, FD），包括二维图像的2D分形维数和3D灰阶图像的3D分形维数。分形维数反映周围型肺小结节的交界鉴别特征。支气管肺癌具有更高的FD值，表明其结构更复杂。在Al-Kadi和Watson的类似研究中[145]，使用增强CT图像时间序列的分形分析来评估肺肿瘤的侵袭性。他们发现肺肿瘤组织的FD高于正常肺组织，肿瘤FD与^{18}F-FDG PET/CT的SUV值有显著相关性。他们得出结论，侵袭性更高的肿瘤（Ⅲ～Ⅳ期）与非侵袭性肿瘤（Ⅰ期）相比，具有更高的FD。在FD分析的基础上，去鉴别早晚期肿瘤，其准确率达83.3%。Miwa等[146]报道指出，PET图像中FDG摄取的FD分析，可用于鉴别良、恶性肺结节。他们报道称，恶性非小细胞肺癌结节FDG摄取的异质性显著低于良性结节（$P < 0.05$）。

Parmar等[147]从患者治疗前的CT图像上获取直方图、GLCM、GLRLM、形状和微波特征信息，从而提取出放射学特征，并用疾病特异性聚类分析，去识别与患者生存和肿瘤分期相关的特征。在另一项预测腺癌复发的研究中，将101例Ⅰ期腺癌手术切除患者的术前CT图像，使用基于微波的纹理信息研究评估。此推导预测模型用于区分复发组和非复发组，AUC=0.8[148]。

某些涉及CAD系统设计的研究，试图将临床信息与评估的定量图像纹理特征进行映射，这对检测和诊断肺结节以及医学影像检索都有帮助[149-152]。McNitt-Gray等[153]用结节的大小、形态和GLCM纹理特征来鉴别良、恶性结节。Wang等[154]应用多级二项式逻辑预测模型为基础的CAD方法去检测185例患者的孤立性肺结节（SPN），在14个GLCM特征中，包括惯性、熵、相关性、差异均值和总熵在内的5种纹理特征，对于鉴别良、恶性SPN存在统计学差异（$P < 0.05$）。Raicu等[155]针对29例胸部CT扫描中的肺结节，研究其语义要素（肿瘤形态和密度）与图像特征之间的相关性，评估其预测诊断肺结节的能力。在图像特征中，用GLCM和Gabor筛选提取出35个纹理特征。不同语义项之间，有着高度的关联性，并发现从图像特征到特定语义项的映射。Lam等[156]得出结论，无论结节大小、检索项目数量或者相似度量比，Gabor纹理特征与基于内容的GLCM或Markov纹理特征图像检索（content-based image retrieval, CBIR）系统相比，前者的检索结果最好。

目前，肺癌图像的纹理分析（TA）已成功应用于^{18}F-FDG PET/CT扫描。对肺癌的研究表明，TA可能在表征肿瘤和预期疗效方面有一定作用[157]。然而，目前涉及TA的研究，在方法标准化和数据整合方面，仍存在缺陷和不足。医学影像分析中的TA还需要统一性、可重复性和临床的成功验证。

三、生长速度对周围型肺癌的诊断价值

多排螺旋CT薄层重建技术在临床中的广泛应用,使肺结节的检出率,尤其是最大径≤10 mm的微小结节检出率明显提高,但体积较小时,仅根据小结节的形态学特征进行诊断,定性则非常困难[87-91,158],大多先选择抗炎治疗,并动态观察其大小的变化及病灶的形态学改变。在这种情况下,动态观察肺结节体积变化,并精确计算其体积增长率和倍增时间(doubling time, DT),已成为判断肺结节良、恶性的最有效的方法之一[159,160]。

SPN的生长速度用来评价肺部结节的可能良、恶性。倍增时间,指病灶的体积增大一倍所需的时间(注意,是病灶的体积,而不是直径),用来评价结节的生长速度。球形体的体积计算公式为

$$V = 4/3(\pi R^3)$$

简单地说,只要一枚球形肺结节的直径增加26%,其体积即增加一倍,达到原来的2倍。如果其直径增加了一倍,则体积增加到原来的8倍,这在实际临床测量中,应注意。而准确地测定肺结节的体积,是正确计算倍增时间的前提。

在X线胸片上,即有传统的二维测量方法,先测出结节的直径,再利用公式计算体积,但手工测量误差大,其准确性和重复性均较差,且并非所有结节都呈圆形,故这种局限性极大限制了该方法在临床中的应用。

在自动软件出现之前,肺结节在CT扫描图像上的体积测量,通常是计算在横断面图像上肺结节面积与扫描层厚的乘积。此方法需在多个连续横断面图像上,手工勾勒结节面积,不仅操作繁琐,而且测量的主观误差较大,不同的扫描层厚,使体积计算的误差进一步增大[161,162]。然而,并不是所有的肿瘤都呈离心性生长而呈类圆形,研究[163,164]发现肺结节是在一定的三维空间内增长,且多为不对称、不规则,向周围空间不同方向的生长,二维测量体积不仅困难,而且确实无法具体反映出结节这种生长状态,从而存在一定的误诊。因为阅片者自身因素,以及阅片者间的个体差异,通过二维测量获得的倍增时间结果并不准确[165]。

采用体积倍增时间(volume doubling time, VDT)方法来计算肿瘤倍增时间,计算公式为

$$V_{DT} = (t \times \log 2) / \log(V_t / V_0)$$

这里的V_t和V_0分别是对于一个给定的结节术前和初次发现CT扫描的体积,t是两个CT扫描的时间间隔,体积的计算公式为

$$V = \pi/6 \times ab2$$

其中,a是GGN的最大径,b是垂直于a的径[166]。

三维体积测量基础上的高级肺结节分析软件(advanced lung analysis, ALA)可自动测定肺结节体积,能精准评估结节的生长速度,并计算其倍增时间,且可分析结节内部磨玻璃密度和实性成分,及其各自比例(图2-1-58)。对于实性肺结节,软件法测量的准确性及重复性均很高,但对部分实性及非实性肺结节,软件法测量误差较大,不仅受域值影响,还受呼吸深浅的影响[167]。

病灶定位后,软件会对该结节范围进行划分分割,自动识别结节内部的实性成分体积、三维最大径及Hu均值等数据,避免了人工测量误差。因此,通过CT后处理自动分割软件,在相

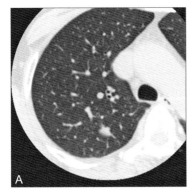
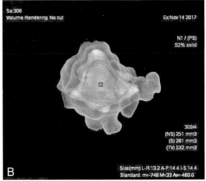

图2-1-58 女性,52岁。右肺上叶后段小结节,呈类圆形,边界清楚而不光整,内部呈实性密度,仅边缘少许磨玻璃成分(A),VR小结节软件(B)后处理示结节呈混杂性磨玻璃密度,自动计算磨玻璃、实性成分和总体积,手术病理:腺泡型肺浸润性腺癌

同扫描条件下,可解决测量不够准确的限制,使结果更加可靠并具有可重复性。

复查时,与首次扫描条件一致,所有图像传入工作站,采用ALA软件中的ALA single软件进行后处理,获得肺结节的三维容积重建图像、多平面重建图像、体积及病灶的CT值。然后,采用ALA软件中的ALA multi软件,进行后处理,自动分析测量其体积,计算得到倍增时间,并提供恶性概率的诊断[168](图2-1-59)。

利用专用容积定量软件,能够通过间隔时间不太长的两次扫描,得出肺结节的体积倍增时间,测量结果的准确性和重复性均较高[168]。不仅能

Nodule 1		
Lobe: Right Upper		
Exam Date	2005-03-11	2005-06-03
Slice Index	184	196
Calcification	No	No
Density	Solid	Solid
Shape	Round	Round
Severity	Possibly suspicious	Possibly suspicious
L-R / A-P / I-S	9.4 mm / 7.4 mm / 6.0 mm	9.5 mm / 8.1 mm / 7.8 mm
Volume	104 mm3	134 mm3
Days Growth		84 d
% Growth		28 %
Doubling Time		234 days
HU (Min / Avg / Max / Std)	-626 / -262 / 16 / 155.0	-618 / -225 / 22 / 133.9
Image Capture	Axial 3D 3D	Axial 3D 3D

图2-1-59 肺小结节人工智能软件分析:通过前后两次肺结节的形态、体积的分析,评估结节的生长速度和倍增时间,据此推算结节良恶性的可能性

为鉴别肺结节良恶性和监测肿瘤对治疗的反应提供重要依据和信息,也能为研究不同性质肺结节的生长特性,提供研究方法和途径。

为提高重建和测量精确度,我们建议,最大径<10 mm的结节,均应该采用0.625 mm,甚至更薄层厚重建,并且最好用骨算法重建。

生长速度评估SPN性质时,首要的问题是明确是实性还是亚实性结节,因这两种性质的疾病谱、致病机制、病理类型、生长速度、临床处置、预后,均有很大的不同。

实性良性肺结节的倍增时间,可以非常短,如肺炎或者其他的炎症,仅约1个月,或者相当长(平均约16个月)。肺结节的倍增时间<1个月或>200天者,很有可能是良性的。慢性病灶常常是良性肿瘤或肉芽肿,而快速生长者,则常系炎性病灶。偶尔,患者的某些急性病变,如局灶性肺炎、肺栓塞、肺血肿或其他炎性病变,也可在CT上表现为孤立性结节,应建议1~2周的短期随访(图2-1-60),尤其是有急性临床症状者。如果病灶缩小,则说明它是良性的,

虽然肺癌由于坏死,有时可短暂缩小,但发生率相当低。对每一个肺部微小结节(3 mm或更小),时间间隔为1年就足够了,这些结节通常是良性的,包括炎性肉芽肿、局灶肺纤维化、肺内淋巴结、机化性肺炎、炭末沉着症、肺梗死等[2]。而且由于病灶太小,间隔期太短的随访,即使是薄层CT或HRCT,也不能判断它有无生长。如果怀疑肿瘤,应该在时间段分别为3个月、6个月、1年和2年重复扫描。也有炎性结节,前后长达2年,方才吸收的(图2-1-61),这时,无论医生抑或患者,需要很大的信心。

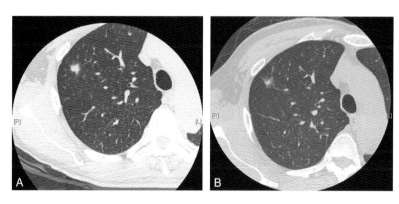

图2-1-60 男性,57岁。因咳嗽1周,CT检查发现右肺上叶前段实性小结节,边界清楚(A)。3周后,复查示病灶明显吸收(B)

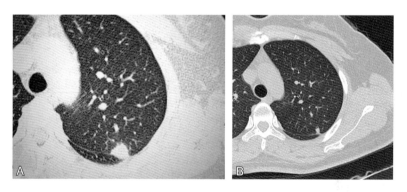

图2-1-61 女性,32岁。左肺上叶结节,呈类圆形(A),边界清楚而不光整,边界似有少许渗出,诊断为炎性结节。动态随访2年后,病灶明显吸收变小(B)

周科峰等[158]的研究结果发现炎性结节的生长速度两极分化。非常快者,倍增时间小于30天;或生长速度非常缓慢,倍增时间超过180天以上,甚至病灶变小,呈负生长,为负值。而恶性肺结节的倍增时间平均为118天左右,分别为腺癌136±12天,鳞状细胞癌89±7天,大细胞癌118±9天,小细胞癌35±4天,转移癌61±5天。尽管文献报道分歧很大,不同病理类型的肺癌,其平均倍增时间也不同,小细胞癌约为30天,鳞状细胞癌和大细胞癌约为100天,腺癌约为180天。但总的来说,支气管肺癌的倍增时间的范围在1个月至16个月,而大多数肺癌的倍增时间在1个月至200天,有学者认为,如以倍增时间30~180天为标准,那么,诊断恶性结节的准确性几乎可达100%。并且,倍增时间越长的恶性结节,预后越好[169]。

通常认为结节体积在30天内明显增大,或2年内没有明显变化,则提示良性(图2-1-62);而若结节的倍增时间在3个月至2年,说明体积增大较明显,则预后不良(图2-1-63)。

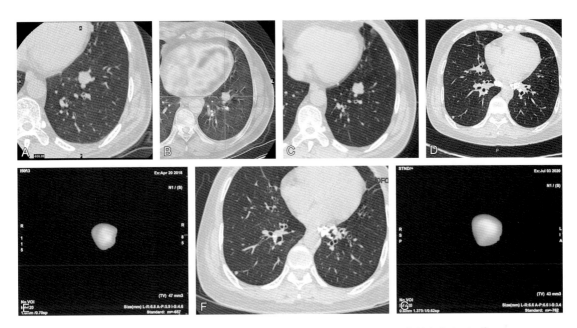

图2-1-62　A～C：男性，57岁。体检发现左肺下叶实性结节（2010-11-09），边界光整（A）；^{18}F-FDG PET/CT检查示结节无异常代谢（B），考虑良性结节。1年多后（2012-02-02）CT复查，示结节无变化（C）。D～G：女性，60岁。右肺下叶基底段胸膜下实性小结节，基线（2018-04-20）CT扫描并VR重建体积为47 mm³，约2年后复查（2020-07-03），体积为43 mm³，无增大，提示为良性结节

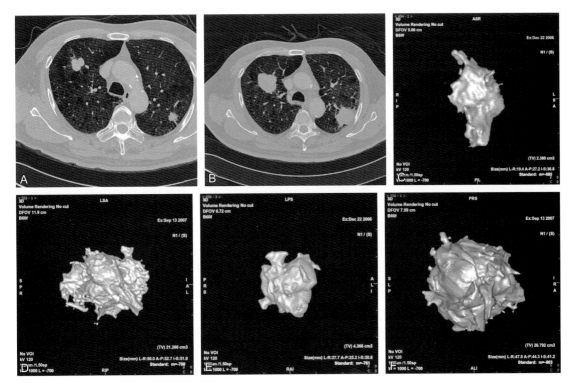

图2-1-63　男性，72岁。左肺上叶尖后段和右肺上叶前段分别可见一枚实性结节，最大径分别为1.8 cm和3.1 cm（A），265天后CT复查，示两个结节均明显增大，大小分别为5.2 cm和4.8 cm（B）。左肺上叶尖后段结节体积由2.380 cm³（C）增大至21.260 cm³（D），倍增时间约为83.9天；右肺上叶前段结节，体积则由4.366 cm³（E）增大至26.792 cm³（F），倍增时间为101.2天，均属生长速度较快的肺癌

对实性肺结节,如果随访时间超过2年,那么,几乎所有的肺癌都有增大。文献报道,一个典型的肺癌,从影像学上显像开始,至长到最大径1 cm,期间大约经过近30次的体积倍增。但是,部分实性SPN,如典型类癌、腺泡型腺癌、乳头状腺癌生长速度较慢,可能2年内,甚至更长时间内,体积保持稳定。文献有肺癌生长缓慢,倍增时间超过1 000天的报道,作者也遇到过类似案例,实性结节随访达5年,没有明显增大或仅仅稍增大(图2-1-64),这时需要软件测量,以精确评估其倍增时间和生长速度,以免误诊。

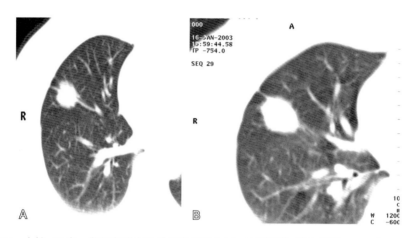

图2-1-64 女性,53岁。发现右肺中叶外侧段病灶(A),呈类圆形,最大径约2.4 cm(1998-11-21),边界清楚,纤维支气管镜检查未见明显异常,定期随访。1 516天后,病灶稍增大(B),最大径为3.1 cm(2003-01-16)。手术病理为高分化腺癌

表现为磨玻璃密度的浸润前病变、微浸润性腺癌或伏壁样生长为主的浸润性腺癌,则生长速度更慢。生长缓慢的GGN的倍增时间可能超过10年。有研究报道GGN,5年内病灶最大径增大2 mm的,仅占14%。详见下节。

然而,良恶性结节的生长速度多有重叠,尤其是快速生长的结节,使得倍增时间不能准确作为绝对的良性指征。通常认为一个肺结节超过2年不生长,则很有可能是良性的,很少有例外,不需要手术切除。但是,如果结节稳定时间只有2年,那么,上策是继续随访,以确定结节确实是稳定的,因为,部分肺癌可表现为稳定后再生长。对于肺部小结节,CT通常用于精确随访。

如果没有以前的检查资料,或检查资料时间不够长,不能证明其超过2年不生长,诊断则需要结合患者的年龄、高危风险、肺结节的影像学表现[170,171]。如果患者小于30岁,并且肺结节表现良性,如直径<1 cm、圆形、边界光滑等,则随访就足够了,实性结节的肺癌很少见于30岁以下者。然而,如果患者>30岁,或有胸外恶性肿瘤病史(有孤立性转移的可能)[172-175],或结节并不表现为良性,如较大、不规则、边界不光整或有毛刺,则需进一步采用其他诊断手段,大多数情况下,CT是最佳选择,包括增强扫描,也可选择PET/CT检查[50,79,84,89,176,177]。

通过对SPN的随访复查,一方面有利于早期发现恶性病变,另一方面,可避免良性结节患者做不必要的手术[170]。随访的间隔时间,可根据结节的大小和密度而定(具体指南可参照表2-1-13),一般来说,结节越大,随访间隔时间应当越短;如是亚实性结节,则结节中实性密度成分越多,随访时间应越短。5 mm以下的结节可以间隔半年复查,5~10 mm的结节可以3个月复查1次,10 mm以上的结节,则最好1个月左右复查1次[89],并且最好借助自动分析软件(见图2-1-59),精确评估实性、亚实性和体积变化,避免误差。

表2-1-13　NCCN、Fleischner、中国和ACCP实性肺结节随访指南

NCCN（2020年版）		Fleischner（2017年版）			中国指南（2016年版）		美国胸科医师学会ACCP（2013年版）		
			低危人群	高危人群				无危险因素	有危险因素
≤5 mm	12个月	<6 mm	无需随访	12个月	<5 mm	12个月	<4 mm	无需随访	
6~7 mm	6个月	6~8 mm	6~8个月		5~15 mm 无恶性征象	3个月	4~6 mm	12个月	6~12个月
8~14 mm	3个月或PET	>8 mm	3个月或PET、经皮穿刺肺活检		>15 mm或8~15 mm 有恶性征象	MDT/增强、纤支镜、PET、穿刺	6~8 mm	6~12个月	3~6个月
≥15 mm	CT增强或（和）PET；可疑者活检或手术						≥8 mm	3个月，可CT增强、PET或经皮穿刺肺活检	

注：NCCN, National Comprehensive Cancer Network；ACCP, American College of Chest Physician.

参考文献

［1］Travis W D, Brambilla E, Burke A P, et al. WHO classification of tumours of the lung, pleura, thymus and heart[M]. 4th. Lyon: IARC Press, 2015: 153–181.

［2］Webb W R, Higgins C B. Thoracic imaging[M]. Philadelphia(PA): Lippincott Williams &Wilkins, 2005: 117–119.

［3］Sobin L H, Gospdarowizc M, Wittekind C. TNM classification of malignant tumours[M]. 7th. Hoboken(NJ): Willy-blackwell, 2002: 136–147.

［4］Asamura H, Chansky K, Crowley J, et al. The International Association for the study of lung cancer staging project: proposals for the revision of the N descriptors in the forthcoming 8th edition of the TNM classification for lung cancer[J]. J Thorac Oncol, 2015, 10(12): 1675–1684.

［5］Eberhardt W E, Mitchell A, Crowley J, et al. The IASLC lung cancer staging project: proposals for the revision of the M descriptors in the forthcoming eighth edition of the TNM classification of lung cancer[J]. J Thorac Oncol, 2015, 10(11): 1515–1522.

［6］Rami-Porta R, Bolejack V, Crowley J, et al. The IASLC lung cancer staging project: proposals for the revisions of the T descriptors in the forthcoming eighth edition of the TNM classification for lung cancer[J]. J Thorac Oncol, 2015, 10(7): 990–1003.

［7］Goldstraw P, Chansky K, Crowley J, et al. The IASLC lung cancer staging project: proposals for revision of the TNM stage groupings in the forthcoming(eighth) edition of the TNM classification for lung cancer[J]. J Thorac Oncol, 2016, 11(1): 39–51.

［8］方三高，许春伟，肖华亮，等. 解读2015年WHO肺、胸膜、胸腺及心脏肿瘤分类（肺）[J]. 重庆医学，2017,46(1)：4–23.

［9］李娜，赵珩，张杰，等. 2056例手术切除肺腺癌的临床病理分析[J]. 中华胸心血管外科杂志，2014,30(12)：715–718.

［10］许春伟，王海艳，吴永芳，等. 2771例肺肿瘤临床病理特征分析[J]. 临床与病理杂志，2016,36(2)：173–184.

［11］李成洲，肖湘生，朱珠华，等. 原发抑或转移：恶性肿瘤患者孤立性肺病灶的鉴别诊断[J]. 放射学实践，2007,22(12)：1293–1296.

［12］李成洲，肖湘生，刘会敏，等. 肺外恶性肿瘤患者肺内孤立性病灶的鉴别诊断(附103例报告)[J]. 第二军医大学学报，2004,25(9)：1001–1004.

［13］Li C Z, Xiao X S, Liu S Y, et al. Differential diagnoses of solitary pulmonary nodule in patients with extrathoracic malignant tumor: CT and pathologic correlation[J]. China Journal of Clinical Oncology, 2005, 2(2): 575–582.

［14］李成洲，肖湘生，李玉莉，等. 肺外恶性肿瘤的部位和病理类型与其肺内孤立性病灶性质的相关性研究[J]. 临床放射学杂志，2005, 24(2)：121–126.

［15］李成洲，肖湘生，刘会敏，等. 肺外恶性肿瘤患者肺内孤立性结节的CT–病理对照研究[J]. 中华放射学杂志，2004,38(8)：824–830.

［16］李成州. 肺外恶性肿瘤的部位和病理类型与其肺内孤立性病灶性质的相关性研究[J]. 中华现代临床医学杂志，2004,2(10B)：1633–1637.

［17］刘红宇，谭恺，吴海鸽，等. 120例周围型肺癌CT扫描影像学诊断及临床特征统计分析[J]. 中国医院统计，2013,20(3)：174–176.

［18］沈敏,林江,陈宁.多层螺旋CT对血管集束征显示及对周围型肺癌的诊断[J].中国临床医学,2008,15(2)：247-248.

［19］刘国荣,黄尧生,钟兰生,等.多层螺旋CT二维(2D)及三维(SSD)在周围型肺癌的临床应用[J].实用放射学杂志,2004,20(10)：895-897.

［20］王学廷,潘为领,毕玉波.多层螺旋CT 2D及3D重组对周围型小肺癌基本形态特征的对比研究[J].医学影像学杂志,2006,16(12)：1267-1270.

［21］高樱,王霁朏,周旭辉,等.多层螺旋CT分析周围型肺癌形态学特征-MPR正交重组切面结合MIP[J].中山大学学报(医学科学版),2016,37(6)：925-929.

［22］乔鹏岗,李珊珊,周娟,等.螺旋CT多平面重建诊断周围型肺癌的价值[J].中国医学影像学杂志,2009,17(1)：24-26.

［23］李成州,金莉卿.螺旋CT曲面重建技术对气管支气管异常的评价[J].中国医学影像技术,2002,18(增刊)：59-60.

［24］严金岗,王善军,张永奎.胸膜凹陷征在磨玻璃密度结节诊断中的价值及病理基础[J].实用放射学杂志,2016,32(11)：1685-1687.

［25］何慕芝,王继业,钟南山,等.反晕征的病因谱及临床意义研究进展[J].国际呼吸杂志,2018,38(19)：1516-1519.

［26］Zhan X, Zhang L, Wang Z, et al. Reversed halo sign: presents in different pulmonary diseases[J]. PLoS One, 2015, 10(6): e0128153.

［27］Hansell D M, Bankier A A, MacMahon H, et al. Fleischner society: glossary of terms for thoracic imaging [J]. Radiology, 2008, 246(3): 697-722.

［28］Edson M, Gláucia Z, Bruno H, et al. Reversed halo sign[J]. J Bras Pneumol, 2015, 41(6): 564.

［29］Marchiori E, Zanetti G, Escuissato D L, et al. Reversed halo sign: high-resolution CT scan findings in 79 patients[J]. Chest, 2012, 141(5): 1260-1266.

［30］刘佳,黄勇,李文武,等.胸部CT中的反晕征的研究进展[J].实用放射学杂志,2014,30(3)：508-510.

［31］陈春华,樊敏,刘侃,等.肺结核"反晕征"的HRCT分析[J].江西医药,2020,55(2)：213-214.

［32］何彦侠,薛兵,赵淑敏,等.以反晕征为主要CT表现的肺结核患者8例临床分析[J].疑难病杂志,2018,14(6)：638-640.

［33］郑晓涛,李新春,雷永霞,等.肺浸润性黏液腺癌的影像表现与病理对照[J].临床放射学杂志,2017,36(9)：1252-1256.

［34］聂凯,于红,刘士远,等.原发性肺浸润性黏液腺癌CT征象及病理特点[J].实用放射学杂志,2018,34(9)：1335-1338.

［35］王晓梅,王靖红,吴重重,等.原发性肺浸润型黏液腺癌的多层螺旋CT表现[J].中国医学影像学杂志,2015,23(9)：691-694.

［36］Oda S, Awai K, Liu D, et al. Ground-glass opacities on thinsection helical CT: differentiation between bronchioloalveolar carcinoma and atypical adenomatous hyperplasia [J]. Am J Roentgenol, 2008, 190(5): 1363-1368.

［37］吴婧,王兆宇,潘军平,等.肺炎型黏液腺癌的CT诊断价值[J].临床与病理杂志,2017,37(10)：2137-2143.

［38］涂灿,邓生德,汪建华,等.原发性肺黏液腺癌的影像学表现[J].中国全科医学,2015,18(15)：1849-1853.

［39］马大庆.肺部空洞影像的鉴别诊断[J].中华放射学杂志,2004,38(1)：7-9,14.

［40］Honda O, Tsubamoto M, Inoue A, et al. Pulmonary cavitary nodules on computed tomography: differentiation of malignancy and benignancy[J]. J Comput Assist Tomogr, 2007, 31(6): 943-949.

［41］吕岩,谢汝明,徐金萍,等.肺部孤立团块伴空洞的CT诊断及鉴别诊断[J].中国医学影像技术,2009,25(3)：445-448.

［42］周旭辉,李子平,谭国胜,等.高分辨率CT征象概率判别法在肺结节鉴别诊断中的应用研究[J].中华放射学杂志,2005,39(1)：29-33.

［43］杨政.孤立性肺空洞性病变的CT诊断与鉴别诊断［D］.上海：第二军医大学,2005.

［44］王海军.孤立性肺空洞性病变的CT诊断与鉴别效果分析[J].世界最新医学信息文摘(电子版),2016,16(86)：56-57.

［45］李五路.肺部孤立团块伴空洞的CT诊断及鉴别诊断分析[J].影像研究与医学应用,2018,2(13)：143-144.

［46］李成州,肖湘生.原发性支气管肺癌的钙化多为偏心分布吗[J].中国医学影像技术,2001,17(8)：739-740.

［47］李成州,肖湘生,郭舜明.原发性支气管肺癌钙化的CT表现特征[J].中国医学影像学杂志,2000,8(3)：178.

［48］Blomley M, T sushima Y, Dawson P, et al. Ideal contrast medium bolus for perfusion measurement in dynamic lung CT[J]. Radiology, 1998, 209: 583-585.

［49］李月河,赵志梅,全松石,等.多层螺旋CT同层动态增强扫描对孤立性肺结节的诊断意义[J].临床放射学杂志,2007,26(3)：260-262.

［50］张敏鸣,周华,邹煜.动态增强CT对孤立性肺结节的定量研究[J].中华放射学杂志,2004,38(3)：39-43.

［51］Swensen S J, Viggiano R W, Midthun D E, et al. Lung nodule enhancement at CT: multicenter study[J]. Radiology, 2000, 214: 73-80.

［52］Zhang M, Kono M. Solitary pulmonary nodules: evaluation of blood flow patterns with dynamic CT[J]. Radiology, 1997, 205: 471-478.

［53］Miles K A. Functional computed tomography in oncology[J]. Eur J Cancer, 2002, 38: 2079-2084.

［54］李慎江,肖湘生,李惠民,等.多层螺旋CT评估肺腺癌血管生成可行性的初步研究[J].中华放射学杂志,2003,37(7)：609-611.

［55］李慎江,肖湘生,刘士远,等.孤立性肺腺癌血液模式定量CT参数相互关系的初步研究[J].放射学实践,2003,18(4)：283-285.

［56］中国肺癌防治联盟,中华医学会呼吸病学分会肺癌学组,中国医师协会呼吸医师分会,等.肺癌筛查与管理中国专家共识[J].国际呼吸杂志,2019,39(21)：1604-1615.

［57］陈爱萍,李惠民,刘士远,等.扩散加权成像区分肺良恶性病变的价值[J].中国医学计算机成像杂志,2010,16(3)：28-32.

［58］洪琴,江建芹,崔磊,等.单、双指数模型DWI在良恶性结节鉴别诊断中的应用[J].放射学实践,2018,33(12)：34-38.

［59］任进军,赵宝宏,迟红卫,等.磁共振DWI对肺内孤立性病变鉴别诊断价值[J].临床放射学杂志,2019,38(4)：626-629.

［60］王慧星.磁共振弥散加权成像在肺癌诊断与鉴别诊断中的应用［D］.石家庄：河北医科大学,2013.

［61］周舒畅,夏黎明,王玉锦,等.弥散加权成像单指数模型和体素内不相干运动(IVIM)模型对肺结节的诊断初探[J].华中科技大学学报(医学版),2016,45(6)：650-655.

［62］杨柯.孤立性肺结节体素内不相干运动扩散加权磁共振成像研究[J].现代肿瘤医学,2018,(3)：452-456.

［63］周舒畅,王玉锦,黄璐,等.扩散峰度成像与扩散加权成像在难鉴别孤立性肺结节良恶性判定价值的比较研究[J].中华放射学杂志,2019,53(3)：200-204.

［64］李成州,肖湘生,刘士远.Gd-DTPA增强MRI胸部组织序列信号变化的临床研究[J].实用放射学杂志,1997,13(6)：336.

［65］李成洲,肖湘生,刘士远,等.MRI增强薄层环状强化模式对结核瘤的诊断价值[J].放射学实践,2005,20(6)：471-473.

［66］安宁豫,高元桂,梁燕,等.肺癌与结核球的MRI增强研究[J].中华放射学杂志,1997,31：442-445.

［67］Yamashita K, Matsunobe S, Tsuda T, et al. Solitary pulmonary nodule: preliminary study of evaluation with incremental dynamic CT[J]. Radiology, 1995, 194: 399-405.

［68］李成州,肖湘生,刘士远,等.增强MRI对周围性肺结节的诊断价值[J].中国医学计算机影像杂志,1996,2(3)：170.

［69］任进军,赵宝宏,訾学荣,等.磁共振DCE和DWI联合评价孤立性肺结节的临床意义[J].中国临床医学影像杂志,2015,26(8)：48-50,54.

［70］杨春山,肖湘生.MR动态增强在孤立性肺结节鉴别诊断中的应用价值[J].实用放射学杂志,2005,21(4)：423-425.

［71］Gückel C, Schnabel K, Deimling M, et al. Solitary pulmonary nodules: MR evaluation of enhancement patterns with contrast-enhanced dynamic snapshot gradient-echo imaging[J]. Radiology, 1996, 200: 681-686.

［72］张敏鸣,邹煜,商德胜,等.孤立性肺结节动态增强MRI的定量研究[J].中华放射学杂志,2002,36(7)：592-597.

［73］邹煜,张敏鸣,王丽君,等.肺癌MRI动态增强模式与肿瘤血管生成的相关性研究[J].中华放射学杂志,2003,37(12)：94-99.

［74］Ost D, Fein A M, Feinsilver S H. The solitary pulmonary nodule[J]. N Engl J Med, 2003, 348: 2535-2542.

［75］Bastarrika G, Garcia-Velloso M J, Lozano M D, et al. Early lung cancer detection using spiral computed tomography and positron emission tomography[J]. Am J Respir Crit Care Med, 2005, 171: 1378-1783.

［76］Gould M K, Maclean C C, Kuschner W G, et al. Accuracy of positron emission tomography for diagnosis of pulmonary nodules and mass lesions: a meta-analysis[J]. JAMA, 2001, 285: 914-924.

［77］Fischer B, Lassen U, Mortensen J, et al. Preoperative staging of lung cancer with combined PET/CT[J]. N Engl J Med, 2009, 361: 32-39.

［78］Xu G, Zhao L, He Z. Performance of whole-body PET/CT for the detection of distant malignancies in various cancers: a systematic review and meta-analysis[J]. J Nucl Med, 2012, 53: 1847-1854.

［79］Sathekge M M, Maes A, Pottel H, et al. Dual time-point FDG PET/CT for differentiating benign from malignant solitary pulmonary nodules in a TB endemic area[J]. Afr Med J, 2010, 100(9): 598-601.

［80］吴红娟,金琳羚,何梦钰,等.18F-FDG PET/CT扫描对肺结节病诊断价值的研究[J].南京医科大学学报(自然科学版),2019,39(10)：1521-1524.

［81］Uehara H, Tsutani Y, Okumura S, et al. Prognostic role of positron emission tomography and high-resolution computed tomography in clinical stage IA lung adenocarcinoma[J]. Ann Thorac Surg, 2013, 96(6): 1958-1965.

［82］Ishibashi T, Kaji M, Kato T, et al. 18F-FDG uptake in primary lungcancer as a predictor of intratumoral vessel invasion[J]. Ann Nucl Med, 2011, 25: 547-553.

［83］Nawara C, Rendl G, Wurstbauer K, et al. The impact of PET and PET/CT on treatment planning and prognosis of patients with NSCLC treated with radiation therapy[J]. J Nucl Med Mol Imaging, 2012, 56: 191-201.

［84］曹亚英,文庆莲.18F-FDG PET/CT在肺癌诊断中的假阳性与假阴性及主要原因[J].肿瘤预防与治疗,2013,3：171-174.

［85］孙志超,吴仪仪,余仲飞,等.增强CT与PET/CT在诊断肺癌及其淋巴结转移中的价值[J].医学研究杂志,2014,43(10)：42-45.

［86］汪世存,方雷,潘博,等.PET/CT和MSCT联合应用在孤立性肺结节诊断中的价值[J].安徽医学,2009,13(7)：760-762.

［87］Shin H R, Carlos M C, Varghese C. Cancer control in the Asia Pacific region: current status and concerns[J]. Jpn J Clin Oncol, 2012, 42: 867-881.

［88］Molina J R, Yang P, Cassivi S D, et al. Non-small cell lung cancer: epidemiology, risk factors, treatment and survivorship[J]. Mayo Clin Proc, 2008, 83: 584-594.

［89］董懂,黄意恒,张亚英,等.《中华医学会肺癌临床诊疗指南(2023版)》解读[J].中国胸心血管外科临床杂志,2023,30(11)：1533-1538.

［90］MacMahon H, Austin J H M, Gamsu G, et al. Fleischner society guidelines for management of small pulmonary nodules detected on CT scans: a statement from the Fleischner society[J]. Radiology, 2005, 237: 395-400.

［91］Khan A. ACR appropriateness criteria on solitary pulmonary nodule[J]. J Am Coll Radiol, 2007, 4: 152-155.

［92］Matsuguma H, Nakahara R, Kondo T, et al. Risk of pleural recurrence after needle biopsy in patients with resected early stage lung cancer[J]. Ann Thorac Surg, 2005, 80: 2026-2031.

［93］Christensen J A, Nathan M A, Mullan B P, et al. Characterization of the solitary pulmonary nodule: 18F-FDG PET versus nodule-enhancement CT[J]. AJR Am J Roentgenol, 2006, 187: 1361-1367.

［94］Naalsund A, Maublant J. The solitary pulmonary nodule — is it malignant or benign Diagnostic performance of Tc-depreotide SPECT[J]. Respiration, 2006, 73: 634-641.

［95］Orlacchio A, Schillaci O, Antonelli L, et al. Solitary pulmonary nodules: morphological and metabolic characterisation by FDG-PET-MDCT[J]. Radiol Med, 2007, 112: 157-173.

［96］Gould M K, Maclean C C, Kuschner W G, et al. Accuracy of positron emission tomography for diagnosis of pulmonary nodules and mass lesions: a meta-analysis[J]. JAMA, 2001, 285: 914-924.

［97］Fletcher J W, Kymes S M, Gould M, et al. VA SNAP cooperative studies group a comparison of the diagnostic accuracy of 18F-FDG PET and CT in the characterization of solitary pulmonary nodules[J]. J Nucl Med, 2008, 49: 179-185.

［98］Werner M K, Parker J A, Kolodny G M, et al. Respiratory gating enhances imaging of pulmonary nodules and measurement of tracer uptake in FDG PET/CT[J]. AJR Am J Roentgenol, 2009, 193: 1640-1645.

［99］Lan X L, Zhang Y X, Wu Z J, et al. The value of dual time point 18F-FDG PET imaging for the differentiation between malignant and benign lesions[J]. Clin Radiol, 2008, 63: 756-764.

［100］Dimitrakopoulou-Strauss A, Georgoulias V, Eisenhut M, et al. Quantitative assessment of SSTR2 expression in patients with non-small cell lung cancer using (68) Ga-DOTATOC PET and comparison with 18F-FDG PET[J]. Eur J Nucl Med Mol Imaging, 2006, 33: 823-830.

［101］Halley A, Hugentobler A, Icard P, et al. Efficiency of 18F-FDG and 99mTc-depreotide SPECT in the diagnosis of malignancy of solitary pulmonary nodules[J]. Eur J Nucl Med Mol Imaging, 2005, 32: 1026-1032.

［102］ Menda Y, Kahn D. Somatostatin receptor imaging of non-small cell lung cancer with ^{99m}Tc depreotide[J]. Semin Nucl Med, 2002, 32: 92–96.

［103］ Wielpütz M, Kauczor H U. MRI of the lung: state of the art[J]. Diagn Interv Radiol, 2012, 18: 344–353.

［104］ Kim H S, Lee K S, Ohno Y, et al. PET/CT versus MRI for diagnosis, staging, and follow-up of lung cancer[J]. J Magn Reson Imaging, 2015, 42: 247–260.

［105］ Huellner M W, Appenzeller P, Kuhn F P, et al. Whole-body nonenhanced PET/MR versus PET/CT in the staging and restaging of cancers: preliminary observations[J]. Radiology, 2014, 273: 859–869.

［106］ Stolzmann P, Veit-Haibach P, Chuck N, et al. Detection rate, location, and size of pulmonary nodules in trimodality PET/CT–MR: comparison of low-dose CT and Dixon-based MR imaging[J]. Investig Radiol, 2013, 48: 241–246.

［107］ Rauscher I, Eiber M, Fürst S, et al. PET/MR imaging in the detection and characterization of pulmonary lesions: technical and diagnostic evaluation in comparison to PET/CT[J]. J Nucl Med, 2014, 55: 724–729.

［108］ Flechsig P, Mehndiratta A, Haberkorn U, et al. PET/MRI and PET/CT in lung lesions and thoracic malignancies[J]. Semin Nucl Med, 2015, 45: 268–281.

［109］ Schaarschmidt B M, Grueneisen J, Metzenmacher M, et al. Thoracic staging with ^{18}F–FDG PET/MR in non-small cell lung cancer — does it change therapeutic decisions in comparison to ^{18}F–FDG PET/CT[J]. Eur Radiol, 2017, 27: 681–688.

［110］ Huellner M W, de Galiza Barbosa F, Husmann L, et al. TNM staging of non-small cell lung cancer: comparison of PET/MR and PET/CT[J]. J Nucl Med, 2016, 57: 21–26.

［111］ Lee S M, Goo J M, Park C M, et al. Preoperative staging of non-small cell lung cancer: prospective comparison of PET/MR and PET/CT[J]. Eur Radiol, 2016, 26: 3850–3857.

［112］ Ishii S, Shimao D, Hara T, et al. Comparison of integrated whole-body PET/MR and PET/CT: is PET/MR alternative to PET/CT in routine clinical oncology[J]. Ann Nucl Med, 2016, 30: 225–233.

［113］ Iagaru A, Hope T, Veit-Haibach P. PET/MR in Oncology: current clinical applications[M]. Cham: Springer, 2018: 249–260.

［114］ Flechsig P, Kunz J, Heussel C P, et al. Invasive lung cancer staging: influence of CT-guided core needle biopsy on onset of pleural carcinomatosis[J]. Clin Imaging, 2015, 39: 56–61.

［115］ Inoue M, Honda O, Tomiyama N, et al. Risk of pleural recurrence after computed tomographic-guided percutaneous needle biopsy in stage I lung cancer patients[J]. Ann Thorac Surg, 2011, 91: 1066–1071.

［116］ Asakura K, Izumi Y, Yamauchi Y, et al. Incidence of pleural recurrence after computed tomography-guided needle biopsy in stage I lung cancer[J]. PLoS One, 2012, 7: e42043.

［117］ Wisnivesky J P, Henschke C I, Yankelevitz D F. Diagnostic percutaneous transthoracic needle biopsy does not affect survival in stage I lung cancer[J]. Am J Respir Crit Care Med, 2006, 174: 684–688.

［118］ Kwee T C, Torigian D A, Alavi A. Oncological applications of positron emission tomography for evaluation of the thorax[J]. J Thorac Imaging, 2013, 28: 11–24.

［119］ Nailon W H. Texture analysis methods for medical image characterisation[M]. Rijeka: In Tech, 2004.

［120］ Haralick R M. Statistical and structural approaches to texture[M]. Proc. IEEE, 1979.

［121］ Benoit B. Mandelbrot fractals: form, chance and dimension[M]. New York: W. H. Freeman & Company, 1977.

［122］ Turcotte D L. Fractals and chaos in geology and geophysics[M]. 2nd ed. New York: Cambridge university press, 1997.

［123］ Haralick R M, Shanmugam K, Dinstein I. Texture features for image classification[J]. IEEE Trans Syst Man Cybern, 1973, SMC–3: 610–621.

［124］ Galloway M M. Texture analysis using grey-level run lengths[J]. Comput Graphics Image Process, 1975, 4: 172–179.

［125］ Rosenfeld A, Weszka J. In: Fu K, editor. Picture recognition in digital pattern recognition[M]. Berlin: Springer-Verlag, 1980.

［126］ Bovik A C, Clark M, Geisler W S. Multichannel texture analysis using localized spatial filters[J]. IEEE Trans Pattern Anal Mach Intell, 1990, 12: 55–73.

［127］ Mallat S G. Multifrequency Channel decomposition of images and wavelet models[J]. IEEE Trans Acoust Speech Signal Process, 1989, 37: 2091–2110.

［128］ Laine A, Jian F. Texture classification by wavelet packet signatures[J]. IEEE Trans Pattern Anal Mach Intell, 1993, 15: 1186–1191.

［129］ Sahiner I, Vural G U. Positron emission tomography/computerized tomography in lung cancer[J]. Quant Imaging Med Surg, 2014, 4: 195–206.

［130］ Petkovska I, Shah S K, McNitt-Gray M F, et al. Pulmonary nodule characterization: a comparison of conventional with quantitative and visual semi-quantitative analyses using contrast enhancement maps original research[J]. Eur J Radiol, 2006, 59: 244–252.

［131］ Son J Y, Lee H Y, Lee K S, et al. Quantitative CT analysis of pulmonary ground-glass opacity nodules for the distinction of invasive adenocarcinoma from pre-invasive or minimally invasive adenocarcinoma[J]. PLoS One, 2014, 9: e104066.

［132］ Adenocarcinomas P, Park C M, Lee S M. Computerized texture analysis of persistent part-solid ground- glass Nodules: differentiation of Preinvasive lesions from invasive pulmonary adenocarcinomas[J]. Radiology, 2014, 273: 285–293.

［133］ Ganeshan B, Abaleke S, Young R C D, et al. Texture analysis of non-small cell lung cancer on unenhanced computed tomography: initial evidence for a relationship with tumour glucose metabolism and stage[J]. Cancer Imaging, 2010, 10: 137–143.

［134］ Ganeshan B, Panayiotou E, Burnand K, et al. Tumour heterogeneity in non-small cell lung carcinoma assessed by CT texture analysis: a potential marker of survival[J]. Eur Radiol, 2011, 22(4): 796–802.

［135］ Andersen M B, Harders S W, Ganeshan B, et al. CT texture analysis can help differentiate between malignant and benign lymph nodes in the mediastinum in patients suspected for lung cancer[J]. Acta Radiol, 2016, 57: 669–676.

［136］ Ravanelli M, Farina D, Morassi M, et al. Texture analysis of advanced non-small cell lung cancer (NSCLC) on contrast-enhanced computed tomography: prediction of the response to the first-line chemotherapy[J]. Eur Radiol, 2013, 23: 3450–3455.

［137］ Eisenhauer E A, Therasse P, Bogaerts J, et al. New response evaluation criteria in solid tumours: revised RECIST guideline (version 1.1) [J]. Eur J Cancer, 2008, 45: 228–247.

［138］ Wu H, Sun T, Wang J, et al. Combination of radiological and gray level co-occurrence matrix textural features used to distinguish solitary pulmonary nodules by computed tomography[J]. J Digit Imaging, 2013, 26: 797–802.

［139］ Dhara A K, Mukhopadhyay S, Khandelwal N. 3D texture analysis of solitary pulmonary nodules using co-occurrence matrix from volumetric lung CT images[J]. Indian Institutes of Technology Kharagpur (Indian); Postgraduate Institute of Medical Education Research (Indian); Siemens Corporate Research Technology (United States); Kitware, Inc. (United States), 2013, 8670: 39.

［140］ Ramalho G L B, Filho P P R, De F N S, et al. Lung disease detection using feature extraction and extreme learning machine[J]. Braz J Biomed Eng, 2014, 30: 207–214.

［141］ Liu Y, Kim J, Balagurunathan Y, et al. Radiomic features are associated with EGFR mutation status in lung adenocarcinomas[J]. Clin Lung Cancer, 2016, 17: 441–448.

［142］ Dennie C, Thornhill R, Sethi-virmani V, et al. Role of quantitative computed tomography texture analysis in the differentiation of primary lung cancer and granulomatous nodules[J]. Quant Imaging Med Surg, 2016, 6: 6–15.

［143］ Lennon F E, Cianci G C, Cipriani N A, et al. Lung cancer — a fractal viewpoint[J]. Nat Publ Group, 2015, 12: 664–675.

［144］ Kido S, Kuriyama K, Higashiyama M, et al. Fractal analysis of small peripheral pulmonary nodules in thin-section CT evaluation of the lung-nodule interfaces[J]. J Comput Assist Tomogr, 2002, 26: 573–578.

［145］ Al-kadi O S, Watson D. Texture analysis of aggressive and nonaggressive lung tumor CE CT images[J]. IEEE Trans Biomed Eng, 2008, 55: 1822–1830.

［146］ Miwa K, Inubushi M, Wagatsuma K, et al. FDG uptake heterogeneity evaluated by fractal analysis improves the differential diagnosis of pulmonary nodules[J]. Eur J Radiol, 2014, 83: 715–719.

［147］ Parmar C, Leijenaar R T H, Grossmann P, et al. Radiomic feature clusters and prognostic signatures specific for lung and head & neck cancer[J]. Sci Rep Nat Publ Group, 2015, 5: 1–10.

［148］ Leung A N, Rubin D L. Predicting adenocarcinoma recurrence using computational texture models of nodule components in lung CT[J]. Med Phys, 2015, 42: 2054–2063.

［149］ Bagci U, Bray M, Caban J, et al. Computer-assisted detection of infectious lung diseases: a review[J]. Comput Med Imaging Graph, 2012, 36: 72–84.

［150］ El-baz A, Beache G M, Gimel G, et al. Computer-aided diagnosis systems for lung cancer: challenges and methodologies[J]. Int J Biomed Imaging, 2013, 2013: 1–46.

［151］ Yan P, Suzuki K, Wang F, et al. Machine learning in medical imaging. In: Machine vision and applications[M]. Berlin Heidelberg: Springer, 2013: 1327–1329.

［152］ Firmino M, Angelo G, Morais H, et al. Computer-aided detection (CADe) and diagnosis (CADx) system for lung cancer with likelihood of malignancy[J]. Biomed Eng Online, 2016, 15: 2.

［153］ McNitt-Gray M F, Wyckoff N, Sayre J W, et al. The effects of co-occurrence matrix based texture parameters on the classification of solitary pulmonary nodules imaged on computed tomography[J]. Comput Med Imaging Graph, 1999, 23: 339–348.

［154］ Wang H, Guo X, Jia Z, et al. Multilevel binomial logistic prediction model for malignant pulmonary nodules based on texture features of CT image[J]. Eur J Radiol, 2010, 74: 124–129.

［155］ Raicu D S, Varutbangkul E, Cisneros J G, et al. Semantics and image content integration for pulmonary nodule interpretation in thoracic computed tomography[J]. In: Proceedings of the SPIE, vol. 6512. SPIE — The International Society for Optical Engineering, 2007.

［156］ Lam M, Disney T, Pham M, et al. Content-based image retrieval for pulmonary computed tomography nodule images[J]. In: Medical imaging 2007: PACS and imaging informatics, SPIE proceedings, vol. 6516, 2007.

［157］ Bashir U, Siddique M M, Mclean E, et al. Imaging heterogeneity in lung cancer: techniques, applications, and challenges[J]. AJR, 2016, 207(3): 534–543.

［158］ 周科峰,朱斌,秦国初,等. 倍增时间的测定在肺小结节随访中的应用价值[J]. 中国CT和MRI杂志,2012,10(6)：45–47.

［159］ Sluimer I, Schilham A, Prokop M, et al. Computer analysis of computed tomography scans of the lung: a survey [J]. IEEE Transactions on Medical Imaging, 2006, 25(4): 385–405.

［160］ Yankelevitz D F, Reeves A P, Kostis W J, et al. Small pulmonary nodules: volumetric determined growth rates based on CT evaluation[J]. Radiology, 2000, 217(1): 251–256.

［161］ Winer-Muram H T, Jennings S G, Meyer C A, et al. Effects of varying CT section width on volumetric measurement of lung tumors and application of compensatory equations[J]. Radiology, 2003, 229(11): 184–194.

［162］ 王彪山,袁东升,阙永盛,等. CT窗技术化对模拟肺结节大小测量的影响[J]. 中国CT和MRI杂志,2012,8(1)：39–42.

［163］ 孙海宁,于铁链,李东. 重建算法和层厚对肺结节容积定量的影响[J]. 中国医学影像技术,2010,26(5)：947–950.

［164］ Liu X G, Zhang Z Q, Wang Y, et al. CT volume measurement for pulmonary nodules with different densities: observation on three different methods[J]. Chin Radiol, 2005, 19(1): 21–22.

［165］ Volterrani L, Mazzei M A, Scialpi M, et al. Three-dimensional analysis of pulmonary nodules by MSCT with Advanced Lung Analysis (ALA1) software[J]. Radiol Med (Torino), 2006, 111(3): 343–354.

［166］ Hasegawa M, Sone S, Takashima S, et al. Growth rate of small lung cancers detected on mass CT screening[J]. Br J Radiol, 2000, 73: 1252–1259.

［167］ 孙海林,张晓鹏,曹崑. 阈值法三维体积测量肺结节的64排CT实验研究[J]. 中国医学影像技术,2008,8(24)：1157–1161.

［168］ 王华斌,李苏建,王中秋,等. 双源CT的Lung Care评估孤立性肺结节的应用价值研究[J]. 医疗卫生装备,2009,30(9)：70–72.

［169］ Piyavisetpat N, Aquino S L, Hahn P E, et al. Small incidental pulmonary nodules how useful is short-term interval CT follow-up[J]. Thorac Imaging, 2005, 20(1): 5–9.

[170] Patz E F, Pinsky P, Gatsonis C, et al. Overdiagnosis in low-dose computed tomography screening for lung cancer[J]. JAMA Intern Med, 2014, 174(2): 269–274.
[171] 吴宁, 石木兰. 结直肠癌术后孤立性肺转移[J]. 临床放射学杂志, 1997, 16(5): 274–276.
[172] 姜雪娇. 次发癌为肺癌的多原发癌的临床特征与远期预后相关性的回顾性分析[D]. 北京: 北京中医药大学, 2021.
[173] 崔庆鹏, 罗钰辉, 刘孝东. 前列腺癌患者第二原发癌的研究进展[J]. 肿瘤防治研究, 2019, 46(6): 567–569.
[174] 李成州. 肺外恶性肿瘤患者肺内孤立性结节的CT–病理对照研究[D]. 上海: 第二军医大学, 2003.
[175] 陈克能. 非小细胞肺癌肺转移？抑或第二(多)原发肺癌–影响诊疗策略的重要概念[J]. 中国肺癌杂志, 2014, 17(7): 523–526.
[176] 刘红宇, 谭恺, 吴海鸽, 等. 120例周围型肺癌CT扫描影像学诊断及临床特征统计分析[J]. 中国医院统计, 2013, 20(3): 174–176.
[177] 谭理连, 李扬彬, 李树欣, 等. 螺旋CT动态增强扫描对直径≤3 cm周围型肺癌血流动力学定量研究[J]. 中国CT和MRI杂志, 2006, 4(1): 17–29.

第二节　亚实性周围型肺癌的影像学表现

亚实性结节（subsolid nodule）近年作为一个新的影像学名词被引入临床工作中，是磨玻璃密度结节和部分实性结节的总称，是一类病理类型主要为腺癌的肺结节的影像学名词。

2011年2月国际肺癌研究协会（the International Association for the Study of Lung Cancer, IASLC）、美国胸科学会（American Thoracic Cancer Society, ATS）及欧洲呼吸学会（European Respiratory Society, ERS）联合推出了新版的肺腺癌分类标准[1]，增加了影像学在肺腺癌分类中的作用，如原位腺癌（adenocarcinoma in situ, AIS）和微浸润性腺癌（minimally invasive adenocarcinoma, MIA）的病变最大径应≤3 cm，而且只有手术切除标本才能诊断。肺腺癌这个分类给外科肺实质切除范围带来了个体化手术策略，也对影像学诊断提出了新的要求，术前准确区分浸润性肺腺癌与微浸润性腺癌、微浸润性腺癌与前驱腺体病变是有临床意义的[2]。

WHO肺肿瘤分类采纳了2011年IASLC、ATS和ERS联合发布的肺腺癌多学科分类（表1-0-1）[3]。2021年版WHO的最新分类，则将2015年版归于浸润前病变的不典型腺瘤样增生（atypical adenomatous hyperplasia, AAH）和原位腺癌（adenocarcinoma in situ, AIS），从腺癌分类中分离出来，归为"前驱腺体病变"[4]，其用意显然是试图避免对此类病变的过度诊断和治疗。

一、亚实性结节的定义和病理基础

Fleischner学会胸部影像学词汇表中，将CT图像中的结节定义为"圆形或不规则的病变，边界清楚或不清楚，在任何截面上最大径都≤3 cm"[5]。如果病变的任何最大径＞3 cm，则定义为肿块[5]。IASLC、ATS、ERS联合发布的2011年肺腺癌组织学新分类中，≤3 cm亦作为病理学上诊断AIS和MIA的最大径限值。

肺腺癌的CT影像学术语，主要来自2008年Fleischner学会胸部影像学词汇表[5]，以及最近Godoy和Naidich所推荐的肺不同性质小结节的定义[6]，肺磨玻璃结节（ground-glass opacity nodule, GGN）是指在CT肺窗图像上表现为局灶性云雾状密度增高影，病灶内血管和支气管影仍清晰可辨，而在纵隔窗图像上不能显示或仅能显示病灶的实性成分[1,3,11]。根据内部是否含实性成分，又可分为纯磨玻璃密度结节和混杂磨玻璃密度结节，这两者，更专业化一些，又统称为亚实性结节或部分实性结节（图2-2-1）[5,6]。

实性结节定义为肺内均一的软组织密度灶，在此病灶内，肺的血管、支气管均不能显示。在亚实性结节的评价中，建议使用薄层CT扫描（层厚≤2 mm），以确定结节中的实性成分和磨玻璃密度成分[6,7]。

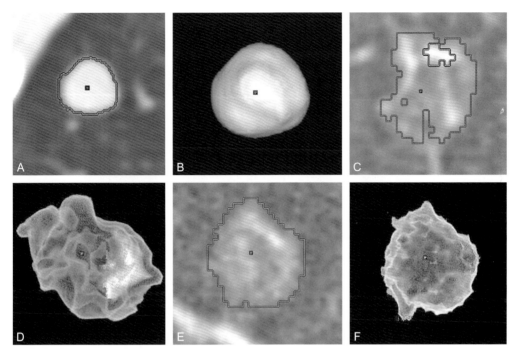

图2-2-1　A：实性结节CT；B：实性结节VR；C：部分实性结节CT；D：部分实性结节VR；E：非实性结节CT；F：非实性结节VR

随着低剂量螺旋CT被广泛应用于肺癌筛查，肺GGN的检出大大增加[15-22]。有一些特点：发病年纪轻，女性和不吸烟者好发，多发病灶常见[8-12]。多数为无症状者，在常规检查中发现，有研究表明，GGN的恶性肿瘤发生率高于实性结节[13]。甚至在肺外恶性肿瘤患者中，出现持续存在的肺GGN时，其原发性肺肿瘤的可能性，也大于胸外恶性肿瘤导致的肺转移[14]。

GGN的病理基础为肺泡内气体减少，细胞数量增多，肺泡上皮细胞增生，肺泡间隔增厚和终末气囊内部分液体填充，且肺泡尚未完全塌陷[23-25]。根据是否含有掩盖肺内结构的实性成分，影像学分为两类，即无实性成分的纯磨玻璃结节（pure GGN, pGGN）（图2-2-2）和伴有部分实性成分的混杂磨玻璃结节（mixed GGN, mGGN）（图2-2-3）。肺GGN是一种非特异性

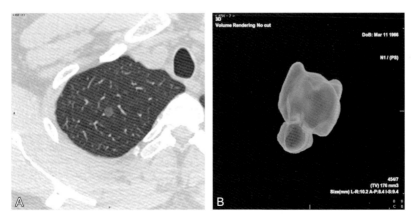

图2-2-2　男性，55岁。右肺上叶尖段纯磨玻璃密度结节，长径约6 mm，边界清楚，无分叶，内部密度均匀，无实性成分，平均CT值为−688 Hu，体积176 mm³

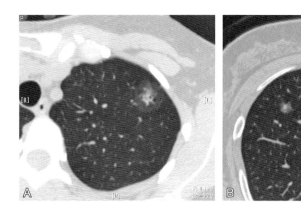

图2-2-3　A：女性，43岁。左肺上叶尖后段混杂磨玻璃密度结节，呈类圆形，边界清楚，有浅分叶，内部密度不均匀，可见实性成分。手术病理：伏壁型浸润性腺癌。B：女性，54岁。右肺上叶前段混杂磨玻璃结节，呈类圆形，边界清楚，前缘可见切迹，内部可见实性成分。手术病理：微浸润性腺癌，非黏液性

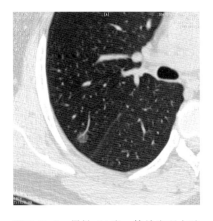

图2-2-4　男性，31岁。体检发现右肺阴影，无特殊病史，无临床症状。右肺上叶后段磨玻璃密度结节，呈类圆形，边界清楚，拟诊微浸润性腺癌，手术切除后病理为肺泡腔出血

的影像学表现，病理上，GGN可由多种病因所致，如肺泡腔内液体潴留或出血（图2-2-4）、局灶性炎症（图2-2-5）、水肿、纤维化或肿瘤细胞增生等。当GGN持续存在（一般认为存在至少1个月而无变化）时，病理上，通常更多的属于AAH、AIS、MIA或部分亚型的浸润性腺癌（invasive adenocarcinomas，IAC）[25-29]。

　　以往，CT表现为磨玻璃密度的结节或肿块，常诊断为细支气管肺泡细胞癌（BAC），事实上，它包含了多种不同病理成分。2011年肺腺癌的多学科分类，取消了BAC这个名词。亚实性结节的病理亚型可能包括AAH、AIS、MIA或IAC[1,3,13]，后者主要为伏壁型浸润性腺癌和腺泡型浸润性腺癌。黏液性BAC这个名词亦不再出现于诊断中，若具有典型的影像学特征，应考虑浸润性黏液腺癌[1,3]。

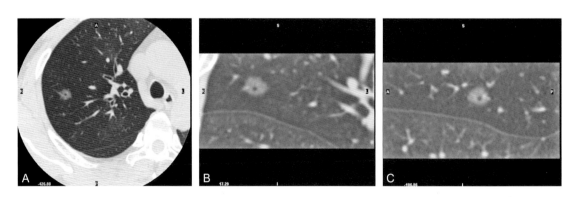

图2-2-5　男性，42岁。少数磨玻璃结节，伴空泡，并可见小血管进入，常诊断为恶性，但也有可能是良性的。右肺上叶后段见一磨玻璃密度结节，最大径约1.2 cm，边界清楚而不光整，内部见空泡征，FDG未见异常摄取。手术病理：纤维化伴炭末沉着

二、亚实性结节的CT扫描及后处理技术

在厚层CT影像上，由于容积效应等因素的影响，容易把较小的实性结节误认为GGN，而在1 mm或更薄的薄层影像上，被证实为实性结节。因此，为了准确评估GGN的大小、形态特点，推荐层厚1 mm或0.625 mm的薄层扫描。HRCT为薄层（1～2 mm）扫描及高分辨率算法重建图像的检查技术，可以清楚显示GGN，64排以上的CT，常规能做薄层重建，操作者仅需选择所需重建模式，无须重新扫描，不额外增加辐射剂量，目前临床上已普遍采用。靶扫描是一种小准直和小视野相结合的扫描技术，使空间分辨率增加，对于清楚显示结节形态表现、内部性质、邻近结构，具有明显优势（图2-2-6），由于其需要重新扫描，增加了辐射剂量。更实用的方法是在常规扫描、原始数据的基础上，做靶区或兴趣区的薄层小FOV重建，不需要重新扫描，同时可以根据需要，做任意模式的重建。为了降低图像的背景噪声，不增加结节边缘强化效应，建议用标准模式重建。有作者研究表明，对影像进行后处理重组，可以改善影像质量，提高征象的显示率，继而帮助诊断。有研究结果表明，在辐射剂量相同的情况下，与传统滤过反投影法（filtered-back projection, FBP）比较，运用迭代重组（iterative reconstruction, IR）技术，可以明显降低噪声，从而提高影像质量[30]。

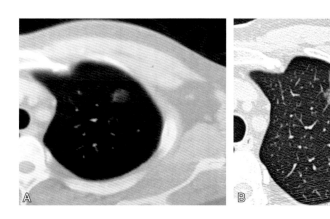

图2-2-6　男性，44岁。左肺上叶尖段磨玻璃密度结节，常规3.75 mm层厚和标准模式扫描病灶。形态和密度显示欠清晰（A）。局部小FOV靶扫描，0.625 mm层厚及高分辨率算法重建（B），显示病灶形态、密度和内部结构更清楚（感谢上海交通大学附属胸科医院陈群慧医生提供病例）

低剂量CT（low dose CT, LDCT）目前已广泛应用于肺结节的筛查，其优点是可减少被检人员的辐射，但代价是图像噪声增加，影像质量下降，不利于GGN细节的显示[31]。因此，对于低剂量CT，推荐适当降低扫描管电流，同时结合薄层扫描等参数，并且主要用于筛查，并不推荐用于病灶随访。

三、亚实性肺结节的CT征象及其浸润性评估

GGN的影像学特征与病理亚型、预后有关[3,19]。MIA与AIS的5年生存率几乎相同[17]，但是浸润性腺癌的5年生存率明显降低[22]，因此，判断GGN的可能性质及是否存在浸润性，将对手术方式、预后评估具有重要价值。2017年，Fleischner协会[32]推出的实性肺结节随访指南（表2-1-13），给出了较为详细的处理建议，但是，大部分的GGN并不会生长和进展为临床疾病，过度诊断及长时间的随访，会给患者带来沉重的心理及经济负担[33]，如果医生能尽早对GGN的性质做出较为准确的判断，将很大程度减轻患者的心理和经济负担。目前主要从GGN

的大小、密度、形态、倍增时间等做综合分析,最近的研究认为,影像学或纹理分析对预测GGN的病理亚型及侵袭性,亦具有价值。

(一) GGN的大小

作者总结890例经病理证实的GGN的随访结果见表2-2-1,对于GGN大小的测量,大多数研究采用测量结节最大层面最大长径的方法。多项研究认为,GGN的大小与其是否为侵袭性存在一定的相关性。吴芳等[34]报道分析97个最大径≤1 cm的pGGN患者的CT、病理及临床资料,得出AAH、AIS、MIA和IAC病变平均大小分别为(0.72±0.19)、(0.82±0.14)、(0.84±0.11)和(0.85±0.16)cm;Jin等[31,35]通过分析表现为pGGN肺腺癌的CT特征和病理分型,ROC曲线显示,病变最大径>10.5 mm时,侵袭性病变的可能性为88.73%。Lee等[18]通过回顾性多因素分析253例患者272个pGGN的CT特征与是否浸润性的关系,得出病灶大小是作为区别浸润前病变和浸润性肺腺癌的独立因素,且最佳诊断阈值最大径>10 mm,敏感性为53.33%,特异性为100%;鉴别浸润前病变和浸润性病变大小的界值为8.2 mm,敏感性为61.7%,特异性为62.0%。Xiang等对最大径≤10 mm以下的结节进行了研究,表明最大径≥6.5 mm,且边界清楚,边缘毛糙的pGGN,为AIS或者MIA的可能性要大于AAH[36]。

表2-2-1　四种病理组织学类型的磨玻璃结节的影像学特征

项目	最大径（mm）	形态（类圆形：不规则）	边界（清楚：不清楚）	分叶显示率	毛刺显示率	平均密度（CT值,Hu）	有实性成分	空泡和支气管充气征
AAH	6.62	95.8%：4.2%	83.3%：16.7%	53.5%	18.9%	-628.49	34.1%	34.9%
AIS	8.05	95.4%：4.6%	99.3%：0.7%	63.7%	10.6%	-586.53	36.9%	47.9%
MIA	9.53	94.6%：5.4%	99.1%：0.9%	81.2%	18.6%	-459.76	61.1%	62.9%
IAC	12.95	86.7%：13.3%	99.2%：0.8%	86.3%	32.2%	-335.47	83.3%	65.2%

总体来说,利用肿瘤大小作为判断肿瘤侵袭性的指标时,病灶越大,浸润的程度越重。最大径约5 mm及以下的pGGN一般被认为是AAH[37-41]。

(二) GGN的内部密度和CT值

关于GGN的CT密度值和病理特征的关系,已有较多的研究报道,尽管结论不尽一致,但普遍认为,CT值与GGN的浸润程度呈正相关[18,31,33,34,42-49]。

Kitami等[50]报道了利用一维CT密度值鉴别诊断AAH和浸润性肺腺癌,并提出以-600 Hu作为鉴别诊断的阈值。秦福兵等以pGGN病灶CT密度值≥-482.5 Hu作为诊断浸润性肺腺癌的阈值[51]。然而,一维CT密度值可能受肿瘤内血管、支气管密度或空泡的影响。

Ikeda等[52]又运用三维CT的75%密度百分位数值,认为鉴别AAH和BAC(相当于2021年版肺肿瘤分类中的原位腺癌、微浸润性腺癌和部分伏壁样浸润性腺癌)的CT阈值为-584 Hu,鉴别BAC和肺腺癌的阈值为-472 Hu。Nomori等[53]运用CT像素直方图法,利用CT像素峰值和平均数,定量评价AAH和非黏液腺癌,发现AAH的平均CT值为-697±56 Hu,BAC为-541±73 Hu。

同时,CT在评估肺GGN的浸润程度方面,也已有一些报道[54-58]。pGGN大多数对应于肿瘤的伏壁样生长,这种生长模式预后较好;对于一些混合密度的结节,其中的实性成分对应于肿瘤的浸润性生长[58-62]。Matsuguma等[63]评价了GGO病灶内实性成分比例与肺癌侵袭性的相关性,发现病灶中GGO成分与病灶侵袭性呈负相关。Son等研究发现CT值的75%密度百分位数值和熵,可以作为评价浸润性肺腺癌的独立预测因子[64]。

秦福兵等通过研究肿瘤大小和CT值,用这两个CT成像定量参数,预测GGN是否为浸润性肺腺癌,发现AAH、AIS、MIA和浸润性肺腺癌,各组pGGN在大小和CT密度值方面有差异,浸润前/微浸润病变的最大径(9.5 ± 3.2)mm、CT值(-554.7 ± 84.4)Hu,均小于浸润性肺腺癌,后者分别为(20.3 ± 8.5)mm和(-412.6 ± 55.0)Hu。他们认为结节大小和CT值能有效预测病变的浸润性,相对于浸润前或微浸润GGN,浸润性肺腺癌GGN病灶更大、CT密度更高[51]。

密度也是诊断GGN亚型的有用参数,具体到单个病灶,以往的研究表明随着病灶恶性度增加,除了pGGN大小增大,pGGN的密度随之增加[38]。从AAH到IAC,CT值会逐渐增加,不同CT值的范围和阈值可以区分不同的病理亚型[39,42]。在Eguchi等[40]的报道中,AIS、MIA、IAC的平均CT值分别为(-649.8 ± 88.4)Hu、(-625.8 ± 88.4)Hu、(-560.2 ± 69.3)Hu,3组间差异具有统计学意义($P < 0.001$)。MIA及IAC组的平均CT值明显高于AIS组,ROC曲线分析结果显示,当临界值为-680 Hu,敏感度为95.8%,特异度为35.1%。Xiang等在对最大径≤10 mm的pGGN的研究中发现,CT值约-520 Hu时,其为AAH或者AIS的可能性更大[36]。AAH(-586.1 ± 113.5)Hu、AIS(-581.3 ± 101.2)Hu及MIA(-532.7 ± 101.3)Hu 3组的平均CT值相比较,MIA组明显大于其他两组。

表现为纯磨玻璃密度的微浸润性腺癌与浸润前病变之间,密度可无显著差别。Lim等[41]对最大径=10 mm且持续存在的pGGN进行了研究,AIS(-620.48 ± 94.9)Hu与MIA(-636.4 ± 59.7)Hu两组的平均CT值并没有显著统计学差异,但IAC组(-507.2 ± 109.1)Hu的平均CT值,明显较其他两组高。

不典型腺瘤样增生、原位腺癌、微浸润性腺癌和浸润性肺腺癌,代表了病程动态发展的连续过程,最大径渐增大,在CT上表现为磨玻璃密度阴影,代表肿瘤的伏壁样生长。浸润性肺腺癌由于病灶内肿瘤组织成分相对多,且肺泡间隔增厚,致使病灶内气腔减少,这是GGN CT密度渐增高的病理基础[42]。

综上所述,对于GGN而言,CT值越高,侵袭性的可能性也随之增加。准确测量是前提,但在临床工作中,GGN的平均CT值测量差异较大,往往也会将肺纹理成分,如血管及支气管包括进去,肺小结节的软件测量更精确。

(三) GGN的CT征象

结节的CT特征对于其良恶性及侵袭性的鉴别,具有一定的参考价值,CT特征包括病灶形态、边缘、瘤-肺界面、内部结构及邻近结构,如类圆形、分叶、毛刺、空泡征(图2-2-7)、支气管充气征、血管集束征、血管扩张、胸膜凹陷征等,这些征象仍然是现阶段影像科医师对肺结节定性诊断的主要依据。

Liu等[65]通过对105例有明确病理结果,持续性存在的pGGN的CT特征的研究,结果表明毛刺征和支气管扩张征有助于帮助评估浸润性腺癌和非浸润性腺癌;Jin等[31]和杨越清等[66]认为支气管充气征,有助于预测早期肺腺癌与pGGN的侵袭程度(图2-2-8)。

吴芳等[34]通过研究97个最大径≤1 cm的纯磨玻璃密度结节(pGGN)患者的CT特征、病理及临床资料,认为AAH、AIS、MIA和IAC中,出现血管改变(进入或穿过瘤体的血管在瘤体内扭曲、增粗或聚集)有差异(图2-2-9)。Ichinose等[67]报道,当pGGN出现胸膜凹陷征时(图2-2-10),表明其具有浸润性倾向,建议手术干预。

总之,尽管各项CT征象的研究结果不尽相同,诊断价值也不完全相同,影像学诊断时,还应注意多平面显示,重点留意是否存在这些征象,并综合分析。

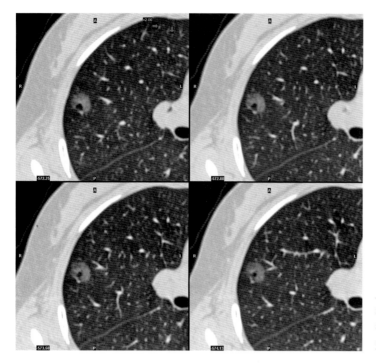

图2-2-7　女性,42岁。右肺上叶后段磨玻璃密度结节,呈类圆形,最大径约12 mm,边界清楚而不光整,内部可见一枚空泡,边界清楚。手术病理:伏壁型浸润性腺癌

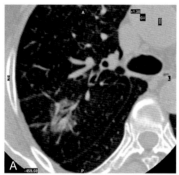
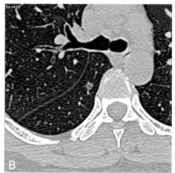

图2-2-8　A:女性,59岁。右肺上叶后段腺泡型肺癌。右肺上叶后段类圆形结节,边界清楚而不光整,内可见数根充气支气管。B:女性,42岁。右肺下叶背段斜裂旁小磨玻璃结节,最大径约7 mm,类圆形,边界清楚而不光整,内部可见明显支气管充气,邻近斜裂胸膜有牵拉和凹陷。手术病理:原位腺癌,非黏液性

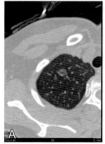
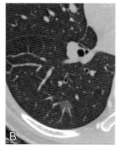
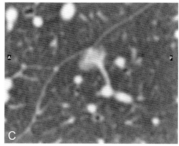
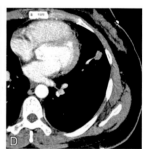

图2-2-9　A:女性,53岁。右肺上叶尖段GGN,边界清楚,可见数根小血管进入结节内。手术病理:微浸润性腺癌。B:女性,45岁。右肺下叶背段GGN,呈类圆形,边界清楚而不光整,可见明显小血管自近端进入结节,并分叉,穿出结节。手术病理:微浸润性腺癌,非黏液性。C:女性,47岁。右肺下叶背段GGN,边界清楚,有浅分叶,内部密度大致均匀,前缘可见邻近胸膜有凹陷,后缘见一小血管进入结节。手术病理:浸润性肺癌。D:女性,37岁。左肺下叶内前基底段小实性结节,有分叶,CT增强后近端可见增粗的滋养动脉进入结节。手术病理:浸润性腺癌

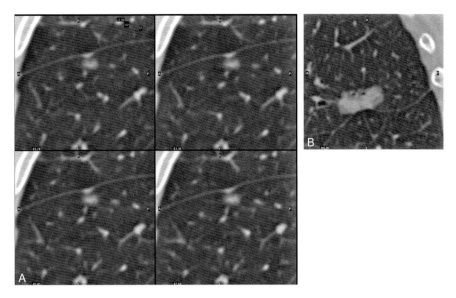

图2-2-10　A：女性，47岁。右肺下叶背段小GGN，边界清楚而不光整，邻近斜裂胸膜有凹陷，但无明显增厚和积液。手术病理：微浸润性肺癌。B：女性，59岁。右肺上叶后段mGGN，边界清楚，有浅分叶，无毛刺，内部呈混杂磨玻璃密度，邻近斜裂胸膜有明显牵拉凹陷，无增厚和粘连，术中脏层胸膜无侵犯，术后病理：浸润性腺癌

（四）GGN的纹理分析

根据CT图像大小、密度、形态、倍增时间，鉴别以磨玻璃密度结节为主要表现的AIS、MIA和IAC存在一定局限性。纹理分析方法可对影像图像进行分割，定量提取内部大量特征信息，并对所获得的特征数据进行挖掘、分析[68,69]。罗婷等[69]报道CT图像纹理分析，可有效鉴别表现为磨玻璃密度结节肺腺癌的浸润性，其诊断准确率为83.3%，敏感性和特异性分别为77.8%、91.7%。也有学者研究提示，影像组学对鉴别磨玻璃结节的浸润性有意义[70]，但由于受扫描机型、重建算法、重建层厚等影响，尚需要多中心、前瞻性研究，以利推广。

（五）GGN的自然病程和随访

通常有吸收（图2-2-11）、稳定无增大（图2-2-12）、假性缩小、稳定缓慢增大（图2-2-13）、进行性增大（图2-2-14）和快速增大（图2-2-15）等几种表现形式[71]。虽然绝大多数GGN表现为缓慢持续性生长，但也有快速生长的，因此，以基线为参照的初始CT检查，显得尤为重要，以免低估生长速度，而贻误治疗时机。对于持续存在的GGN，动态随访是需要的，肺癌筛查与管理中国专家共识、NCCN、Fleischner、ACCP等协会均提供了各自的指南。

Fleischer协会不定期会推出肺部结节的管理指南，给出了较为详细的处理建议。最新的指南建议，孤立性mGGN实性成分＜4 mm时，3个月内复查CT，如果无变化，则6个月内复查CT，如果仍无变化，则12个月内复查CT，年度复查3年；在随访过程中，病灶如果增大或实性成分增多≥5 mm时，则手术切除[32,72-75]。具体随访见表2-2-2。

至于病灶大小评判的标准，可以用手工测量最大径，但对于变化缓慢或轻微增大的病灶，误差很大，需要精确的软件测量体积倍增时间（volume doubling time, VDT）来评估[76,77]。评估公式[78]参见本书第60页。

VDT是指肿瘤体积或细胞数增加一倍所需要的时间，是反映肿瘤生长特性的重要指征[79]，也是一个独立和重要的肺癌预后因素[80]。Hesegawa等[78]研究低剂量CT筛查的肺癌，

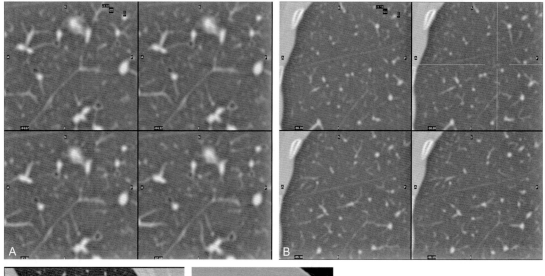

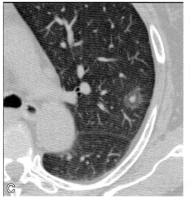

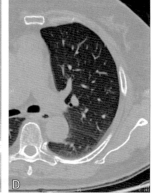

图2-2-11 A、B：女性，50岁。咳嗽1周，CT检查示右肺中叶外侧段混杂密度小结节（A），长径9 mm，伴晕征，诊断炎症可能。60天后复查，CT示病灶已吸收（B）。C、D：女性，60岁。左肺上叶尖后段混杂磨玻璃密度影，内部密度增高，呈荷包蛋改变（C）。8个月后外周磨玻璃密度吸收，仅留实质性内核（D）

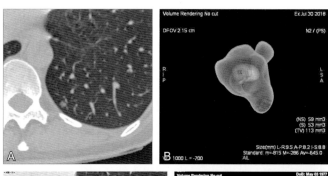

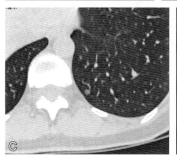

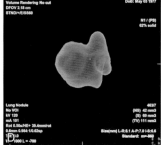

图2-2-12 A～D：女性，43岁。左肺下叶后基底段脊柱旁GGN（A），类圆形，最大径约6 mm，边界清楚，无分叶和毛刺，病灶总体积基线时为113 mm³，实性成分53 mm³（B），随访685天后，CT形态无明显变化（C），总体积为111 mm³，实性成分为69 mm³（D），无明显增大

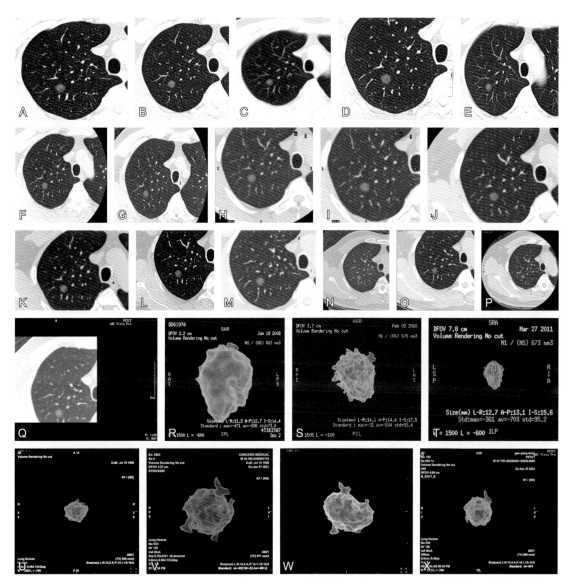

图2-2-13 男性,64岁。发现右肺上叶后段磨玻璃结节。动态随访时间长达17年10个月(A～Q),体积由最初的663 mm³,增大至948 mm³,周期长达5 428天,倍增时间长达10 520天(R～X)。VR提示内部为纯磨玻璃密度,未见明显实性成分,呈类圆形,边界清楚而不光整,内部密度大致均匀,前方可见小血管进入。继续定期密切随访中,未见明显增大或密度增高

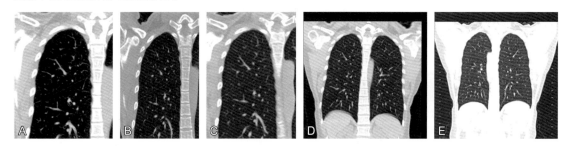

图2-2-14 女性,48岁。常规体检发现右肺上叶后段小磨玻璃密度结节,自2012年3月至2016年11月定期随访,发现结节进行性增大。手术病理证实为微浸润性腺癌,非黏液性

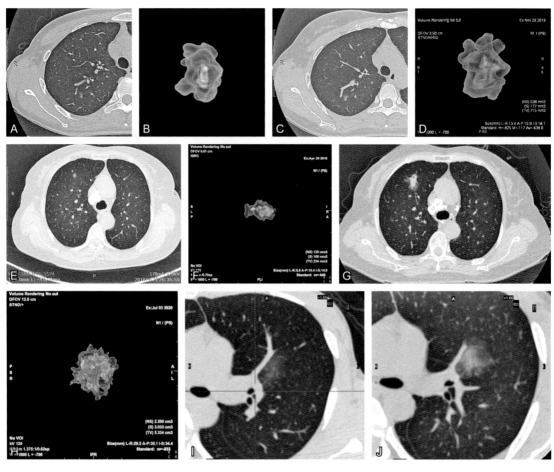

图2-2-15 A～D：女性，42岁。右肺上叶尖段GGN伴空腔（A），随访485天，发现病灶增大，病灶体积自基线270 mm³（B），增大至715 mm³（C），倍增时间为345.2天，其内实性成分也从38 mm³增大至177 mm³（D）。手术病理证实系微浸润性腺癌，非黏液性。E～H：女性，60岁。CT轴位示右肺上叶前段mGGN（E），体积为234 mm³（F），随访844天，发现结节明显增大，实性成分增多（G），体积达5 344 mm³（H），倍增时间仅为187.0天。手术病理证实系浸润性腺癌，低分化。I、J：男性，56岁。体检发现左肺上叶肺门旁磨玻璃密度影（I），PET/CT示FDG代谢无增高，随访596天后，示病灶明显增大，且密度增高（J）

表2-2-2 亚实性肺结节随访策略

NCCN（2020年版）		Fleischner（2017年版）		中国指南（2016年版）		ACCP（2013年版）	
纯磨玻璃结节（pGGN）							
≤19 mm	12个月	<6 mm	无需随访	<5 mm	12个月	<5 mm	无需随访
≥20 mm	6个月	6～8 mm	6～12个月	>5 mm	3个月	>5 mm	12个月
混杂磨玻璃结节（mGGN）							
≤5 mm	12个月	<6 mm	无需随访	≤8 mm	3个月	<5 mm	
≥6 mm伴实性≤5 mm	6个月	6～8 mm	3～6个月	>8 mm	3个月/增强/MDT/穿刺、手术	5～6 mm	3个月（不同大小者，后续间隔不同）

续 表

NCCN（2020年版）		Fleischner（2017年版）	中国指南（2016年版）	ACCP（2013年版）	
混杂磨玻璃结节（mGGN）					
≥6 mm伴实性 6～7 mm	3个月或 PET/CT	＞8 mm	3～6个月	6～8 mm	3个月（不同大小者，后续间隔不同）
实性成分 ≥8 mm	CT增强 和（或） PET/CT			8～15 mm	
				＞15 mm	PET/CT/活检、手术

发现CT上密度不同的结节，其VDT不同，pGGN为813天，mGGN为457天，而实性结节为149天。付金花等[81]的研究结果，pGGN平均VDT为845天，mGGN平均VDT为538天。

对于有增大的GGN，则需要评估倍增时间。GGN体积倍增时间（volume doubling time，VDT）对制订随访及治疗策略有重要参考作用。目前，许多文献对pGGN的倍增特点进行了报道，总的来说，GGN较实性恶性结节的VDT长很多。很多GGN属于惰性结节，数年也不增加，有一组资料中，5年内最大径增加2 mm的，仅占14%。Chang等[80]对122例影像上显示肺部pGGN的患者进行了25～140个月的随访，只有9.8%（12/122）的pGGN出现增长，VDT的中位数为769天，其中91.7%的pGGN的倍增时间约400天，且11例确诊为腺癌和原位腺癌；Song等[82]研究组pGGN的平均VDT为769～880天，可见pGGN的VDT可达2年以上。

若没有肺泡塌陷和肿瘤周围浸润，或肺泡壁增厚、肺泡腔内只含少许黏液，以及少许脱落的肿瘤细胞时，在肺CT上表现为pGGN，通常认为是不典型腺瘤样增生或者原位腺癌，进展中的pGGN往往是向MIA或者IAC发展[83-85]。不同病理类型的pGGN的VDT也不同，从非侵袭性的病变转变为侵袭性病变的大概时间，尚有待进一步研究。

Min等[86]报道了1个pGGN，从最初pGGN逐步发展成mGGN，并最终被诊断为侵袭性腺癌，随访时间超过10年。作者也遇到一例GGN，从最初发现时的pGGN，最大径为7 mm，最终发展为21 mm的浸润性腺癌，长达15年（图2-2-16）。

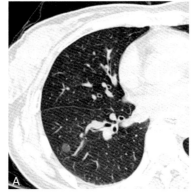
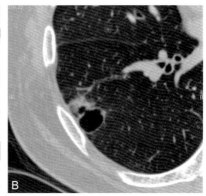

图2-2-16 女性，70岁。发现右肺下叶背段小GGN，随访15年，定期随访发现逐渐增大。手术病理：右肺下叶以腺泡状为主的浸润性腺癌，伴乳头状和伏壁状成分，大小为2.0 cm×1.5 cm×1.0 cm，T1aN0M0，Ⅰa期。倍增时间2 651天

四、MRI对亚实性肺结节的诊断价值

研究发现MRI在鉴别AIS、MIA及浸润性腺癌方面有一定的意义[87-89]。这些文献报道，MRI在鉴别AIS或LPA与浸润性腺癌的敏感性分别为86%和97%，特异性为100%和77%（图2-2-17）。另外，MRI对肺癌化疗及靶向药物疗效的评估，是目前研究的一个热点，但尚未得出一致性的研究结论。

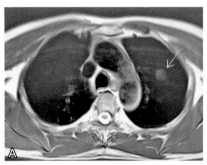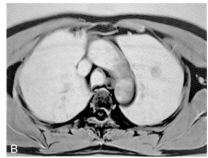

图2-2-17　左肺上叶前段GGN，类圆形，边界清楚，无明显分叶和毛刺，内部密度大致均匀，MRI T2WI呈略高信号，形态学和密度因MRI空间分辨率差，而显示欠佳

五、PET/CT对亚实性肺结节的诊断价值

目前，亚实性孤立性肺结节的PET/CT诊断价值的研究文献尚少[90,91]。早期研究结果表明，肺腺癌的SUV要低于其他类型的肺癌[92]，并且与其生存情况呈反比[93,94]。而亚实性结节，因组织疏松，FDG代谢更低。尽管如此，^{18}F-FDG PET/CT在肺磨玻璃结节的诊断中，依然有一席之地，国内外各个亚实性肺结节的随访指南均明确指出，对＞8 mm的小结节，特别是含有实性成分者，推荐PET/CT检查作为随访的手段[32,95]，详见表2-2-2，但确切的价值、相关性等尚有待进一步明确。

Tsunezuka等[96]对周围型小肺癌的^{18}F-FDG PET/CT显像进行分析，他们将最大径≤2.0 cm的周围型小肺癌分成A（局灶型）、B（局灶型伴肺泡塌陷）、C（局灶型伴活跃的纤维母细胞增生）、D（低分化腺癌）、E（管状腺癌）、F（乳头状腺癌）六型，A、B、C三型表现为伏壁样生长方式（其中A、B两型为单纯的伏壁样生长），D、E、F三型表现为破坏性生长方式，研究认为A、B型肺癌患者，术后的5年生存率为100%。

Takashima等[97]将周围型小肺癌分成四组，第一组为不典型腺瘤样增生，即A型肿瘤，第二组为B型肿瘤，第三组为C型肿瘤，第四组为D、E、F型肿瘤，从前两者的阐述中可以认为单纯型伏壁样生长，即单纯型磨玻璃病灶。研究结果显示纯磨玻璃结节组的^{18}F-FDG PET/CT阳性率仅为20%（图2-2-18），但第二组到第四组其阳性率逐渐增加（图2-2-19）。

纯磨玻璃密度结节肿瘤细胞成分较少，而且呈伏壁样生长，无实性成分，且不典型腺瘤样增生、原位腺癌所占比例较高。PET/CT对肺腺癌的诊断敏感性比较低，特别是对单纯的磨玻璃结节[92,96,98-101]，^{18}F-FDG PET/CT需双时相显像联合HRCT，可以提高肺内孤立性pGGN的诊断准确率。肺内恶性孤立性磨玻璃结节分型与PET显像SUV_{max}之间有一定的相关。对于pGGN，其内实性肿瘤成分较少，但其各个病理类型之间SUV_{max}有差异，如能深入研究，并可靠区分腺体前驱病变与微浸润性腺癌或浸润性腺癌，及时发现GGN升级，可指导手术干预的时

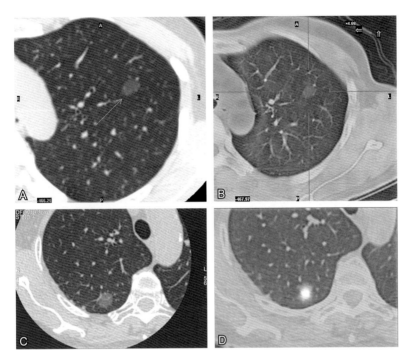

图2-2-18 A、B：女性，48岁。左肺上叶前段纯磨玻璃密度结节，呈类圆形（A），边界清楚，无明显分叶和毛刺，内部无实性成分，平均CT值−723 Hu，PET/CT（B）示结节FDG代谢无增高。手术病理：AIS。C、D：女性，73岁。右肺上叶后段混杂磨玻璃密度结节（C），最大径1.2 cm，边界清楚。PET/CT（D）扫描示结节FDG代谢增高，SUV$_{max}$为5.8，手术病理：浸润性腺癌，腺泡和伏壁生长型

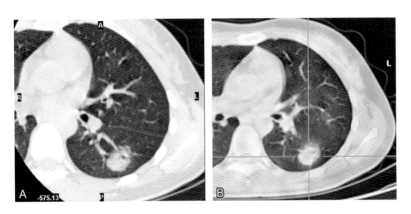

图2-2-19 女性，55岁。左肺下叶背段混杂密度磨玻璃结节，类圆形，大小约2.4 cm×1.6 cm，边界清楚，呈浅分叶状，内部密度接近实性，病灶周边可见磨玻璃密度影，其内可见空泡（A），病灶FDG摄取轻度增高（B），平均SUV为1.8，最大SUV为2.0。手术病理：浸润性腺癌

机，则有很大的临床价值[102]。

部分实性结节在磨玻璃成分＞50%时，也极少出现淋巴结转移和远处转移，亦较少发生术后复发[103]。Okada等[104]发现磨玻璃成分＞50%的部分实性结节，淋巴结转移率为6%，术后复发率为4%；当SUV$_{max}$＜1.5时，淋巴结转移率和术后复发率可降至1%（图2-2-20）。这个发现表明，对部分实性结节，特别是实性成分＞10 mm的结节，PET/CT对评估可能的淋巴结转移，有一定的价值，为及时手术干预提供指征。

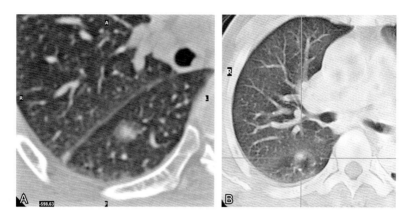

图2-2-20 男性，54岁。右肺下叶背段混杂磨玻璃密度结节（A），呈类圆形，边界清楚，内部密度不均匀，可见实性成分，邻近斜裂胸膜有凹陷。PET/CT（B）扫描，病灶FDG代谢有增高，平均SUV为2.7，最大SUV为4.0。手术病理：伏壁型浸润性腺癌

目前，^{18}F-FDG PET/CT在肺腺癌的应用方面的主要优势在于对浸润性腺癌的N分期、发现远处转移病灶的M分期，从而避免不必要的手术。^{18}F-FDG摄取程度的高低与肿瘤的生长方式、浸润程度和分化程度有相关性，即代谢程度越高，预示浸润明显，分化越差。^{18}F-FDG PET/CT在肺腺癌的应用方面的另一个优势，可能在于对化疗疗效的评估，还有待于进一步的研究证实[105-107]。

六、PET/MRI对亚实性肺结节的诊断价值

PET/MRI对亚实性结节临床应用的报道，还非常有限，因其空间分辨率的原因，对肺部亚实性结节的评估，短期内仅为辅助检查工具。近年来，特别是在新一代PET/MRI中，运用短反转时间反转恢复序列（STIR），扩散加权序列（DWI）和肝脏加速度采集（LAVA）图像，能有效提高良性和恶性肺结节之间的鉴别率[108]。最近的研究还建议在全身PET/MRI中，使用基于3D-Dixon的双回波GRE脉冲序列，结合PET检测肺结节，与低剂量CT相比，该方法具有类似的敏感性和特异性[109]。在集成PET/MRI中，使用对比增强的VIBE序列，显著提高了肺结节的检出率，但对亚实性肺结节的临床应用价值尚少，有限的肺部亚实性结节扫描，表明其临床价值可能与PET/CT相似，实际临床工作中，也遇到mGGN，PET/MRI扫描显示FDG代谢增高，提示可能与亚实性结节的浸润程度有一定的相关性（图2-2-21）。但是，总的来说，对于

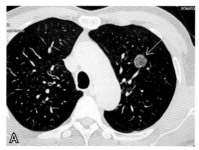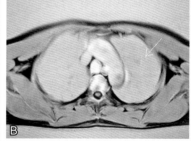

图2-2-21 男性，49岁。左肺上叶前段mGGN病灶（A），边界清楚，有浅分叶，内部密度不均匀，可见实性成分，并有小空泡。^{18}F-FDG PET/MRI（B）示FDG代谢轻微增高，提示肿瘤细胞成分增多或肺泡塌陷，手术病理：浸润性腺癌，腺泡型和伏壁生长型（感谢上海全景医学影像诊断中心高欣医生提供病例）

小结节,PET/MRI的检出率仍然低于PET/CT扫描中肺部的CT扫描[110,111]。

对某些选择性病例,如青少年患者,或需要多次接受PET检查者,如GGN定期随访中,需了解是否向浸润性发展等,可能有潜在的替代应用价值。因其辐射剂量低、软组织分辨率高的特点,结合MR多序列成像,以及弥散加权成像技术等,对肺小结节的定性诊断、肺门和纵隔淋巴结的评估方面,与PET/CT大致相仿,甚至敏感性更高[112-114]。

2021年版肺腺癌WHO分类对影像学提出了新的挑战,它要求影像学的诊断尽量向组织学分型靠拢。目前,影像学征象与其确切的病理组织学之间还有一定的差距,要求通过影像学手段对肺腺癌进行全面的组织学分型,还是一件非常困难的事。影像评估pGGN性质及浸润时,应采用薄层高分辨率和后处理技术,仔细显示病灶大小、密度、形态特征、倍增时间等,行综合分析,并合理应用影像组学、纹理特征分析等新技术,方能不断提高诊断准确率。相信随着研究的不断深入,影像学,特别是分子影像学与组织病理学、肿瘤分子生物学和临床会有更紧密的联系。

❖ 参考文献 ❖

[1] Travis W D, Brambilla E, Noguchi M, et al. International association for the study of lung cancer/american thoracicsociety/european respiratory society international multidisciplinary classification of lung adenocarcinoma[J]. J Thorac Oncol, 2011, 6(2): 244–285.

[2] Lee H Y, Lee K S. Ground-glass opacity nodules: histopathology, imaging evaluation, and clinical implications[J]. J Thorac Imaging, 2011, 26: 106–118.

[3] Travis W D, Brambilla E, Nicholson A G, et al. The 2015 World Health Organization Classification of lung tumors: impact of genetic, clinical and radiologic advances since the 2004 classification[J]. J Thorac Oncol, 2015, 10(9): 1243–1260.

[4] WHO Classification of Tumours Editorial Board. WHO classification of tumours: thoracic tumours[M]. 5th ed. Lyon: IARC Press, 2021.

[5] Hansell D M, Bankier A A, MacMahon H, et al. Fleischner Society: glossary of terms for thoracic imaging[J]. Radiology, 2008, 246(3): 697–722.

[6] Godoy M C, Naidich D P. Subsolid pulmonary nodules and the spectrum of peripheral adenocarcinomas of the lung: recommended interim guidelines for assessment and management[J]. Radiology, 2009, 253(3): 606–622.

[7] Lee H Y, Goo J M, Lee H J, et al. Usefulness of concurrent reading using thinsection and thicksection CT images in subcentimeter solitary pulmonary nodules[J]. Clin Radiol, 2009, 64(2): 127–132.

[8] Parkin D M, Bray F, Ferlay J, et al. Global cancer statistics, 2002[J]. CA Cancer J Clin, 2005, 55(2): 74–108.

[9] Ayako O. Lung cancer incidence rates in the world from the cancer incidence in five continents XI[J]. Japanese Journal of Clinical Oncology, 2018, 48(3): 300–301.

[10] Sone S, Li F, Yang Z G, et al. Results of three-year mass screening programme for lung cancer using mobile low-dose spiral computed tomography scanner[J]. Br J Cancer, 2001, 84(1): 25–32.

[11] Stang A, Schuler M, Kowall B, et al. Lung cancer screening using low dose CT scanning in Germany[J]. Dtsch Arztebl Int, 2015, 112: 637–644.

[12] Collins J, Stern E J. Ground-glass opacity at CT: the ABCs[J]. AJR, 1997, 169: 355–367.

[13] Han Y L, Shui H H. Ground glass opacity on chest CT scans from screening to treatment: a literature review[J]. Journal of the Chinese Medical Association: JCMA, 2020, 83(10): 887–890.

[14] Wiener R S, Ouellette D R, Diamond E, et al. An official American Thoracic Society/American College of Chest Physicians Policy Statement: the choosing wisely top five list in adult pulmonary medicine[J]. Chest, 2014, 145: 1383–1391.

[15] 刘光俊,杨新官. CT判断纯磨玻璃结节性质及侵袭性的研究进展[J]. 华夏医学,2019,32(1):173–177.

[16] Chang B, Hwang J H, Choi Y H, et al. Natural history of pure ground-glass opacity lung nodules detected by low-dose CT scan[J]. Chest, 2013, 143(1): 172–178.

[17] Behera M, Owonikoko T K, Gal A A, et al. Lung adenocarcinoma staging using the 2011 IASLC/ATS/ERS classification: a pooled analysis of adenocarcinoma in situ and minimally invasive adenocarcinoma[J]. Clinlung Cancer, 2016, 17(5): e57–e64.

[18] Lee S M, Park C M, Goo J M, et al. Invasive pulmonaryadenocarcinomas versus preinvasive lesions appearing as ground-glass nodules: differentiation by using CT features[J]. Radiology, 2013, 268(1): 265–273.

[19] Yoshida Y, Kokubu A, Suzuki K, et al. Molecularmarkers and changes of computed tomography appearance in lung adenocarcinoma with ground-glass opacity[J]. Jpn J Clin Oncol, 2007, 37(12): 907–912.

[20] Goldstein N S, Mani A, Chmielewski G, et al. Prognosticfactors in T1 N0M0 adenocarcinomas and bronchioloalveolar carcinomas of the lung[J]. Am J Clin Pathol, 1999, 112(3): 391–402.

[21] Riquet M, Foucault C, Berna P, et al. Prognostic value of histology in resected lung cancer with emphasis on the relevance of the adenocarcinoma subtyping[J]. Ann Thorac Surg, 2006, 81(6): 1988–1995.

［22］ Yoshizawa A, Motoi N, Riely G J, et al. Impact of proposed IASLC/ATS/ERS classification of lung adenocarcinoma: prognostic subgroups and implications for further revision of staging based on analysis of 514 stage I cases[J]. Mod Pathol, 2011, 24(5): 653–664.

［23］ Garfield D H, Cadranel J, West H L. Bronchioloalveolar carcinoma: the case for two diseases [J]. Clin Lung Cancer, 2008, 9(1): 24–29.

［24］ Casali C, Rossi G, Marchioni A, et al. A singleinstitution-based retrospective study of surgically treated bronchioloalveolar adenocarcinoma of the lung: clinicopathologic analysis, molecular features, and possible pitfalls in routine practice[J]. J Thorac Oncol, 2010, 5(6): 830–836.

［25］ Motoi N, Szoke J, Riely G J, et al. Lung adenocarcinoma: modification of the 2004 WHO mixed subtype to include themajor histologic subtype suggests correlations between papillary and micropapillary adenocarcinoma subtypes, EGFR mutations and gene expression analysis[J]. Am J Surg Pathol, 2008, 32(6): 810–827.

［26］ Travis W D, Garg K, Franklin W A, et al. Evolvingconcepts in the pathology and computed tomographyimaging of lung adenocarcinoma and bronchioloalveolar carcinoma[J]. J Clin Oncol, 2005, 23(14): 3279–3287.

［27］ Noguchi M, Morikawa A, Kawasaki M, et al. Small adenocarcinoma of the lung histologic characteristics and prognosis[J]. Cancer, 1995, 75(12): 2844–2852.

［28］ Yim J, Zhu L C, Chiriboga L, et al. Histologic features are important prognostic indicators in early stages lung adenocarcinomas[J]. Mod Pathol, 2007, 20(2): 233–241.

［29］ Thunnissen E, Beasley M B, Borczuk A C, et al. Reproducibility of histopathological subtypes and invasion in pulmonary adenocarcinoma. An international interobserver study[J]. Mod Pathol, 2012, 25(12): 1574–1583.

［30］ 李琼, 于红, 张丽, 等. 迭代重建技术对胸部低剂量CT图像质量影响的初步研究[J]. 中国医学计算机成像杂志, 2014, 20(2): 191–194.

［31］ Jin X, Zhao S H, Gao J, et al. CT characteristics and pathological implications of early stage (T1N0M0) lung adenocarcinoma with pure ground-glass opacity[J]. Eur Radiol, 2015, 25(9): 2532–2540.

［32］ Macmahon H, Naidich D P, Goo J M, et al. Guidelines for Management of incidental pulmonary nodules detected on CT images: from the fleischner society 2017[J]. Radiology, 2017, 284(1): 228–243.

［33］ Patz E F, Pinsky P, Gatsonis C, et al. Overdiagnosis in low-dose computed tomography screening for lung cancer[J]. JAMA Intern Med, 2014, 174(2): 269–274.

［34］ 吴芳, 蔡祖龙, 田树平, 等. 最大径≤1 cm的纯磨玻璃密度肺腺癌病理分类及CT征象特点分析[J]. 中华放射学杂志, 2016, 50(4): 260–264.

［35］ 金鑫, 赵绍宏, 高洁, 等. 纯磨玻璃密度肺腺癌病理分类及影像表现特点分析[J]. 中华放射学杂志, 2014, 48(4): 283–287.

［36］ Xiang W, Xing Y, Jiang S, et al. Morphological factorsdifferentiating between early lung adenocarcinomas appearing as pure ground-glass nodulesmeasuring ≤ 10 mm on thin section computed tomography[J]. Cancer Imaging, 2014, 14: 33.

［37］ Kakinuma R, Muramatsu Y, Kusumoto M, et al. Solitary pure ground-glass nodules 5 mm or smaller: frequency of growth[J]. Radiology, 2015, 276: 873–882.

［38］ Jones K D. Whence lepidic? The history of a Canadian neologism[J]. Arch Pathol Lab Med, 2013, 137(12): 1822–1824.

［39］ Lee H Y, Choi Y L, Lee K S, et al. Pure ground-glass opacity neoplastic lung nodules: histopathology, imaging, and management[J]. AJR, 2014, 202(3): 224–233.

［40］ Takashi E, Akihiko Y, Satoshi K, et al. Tumor size and computed tomography attenuation of pulmonary pure ground-glass nodules are useful for predicting pathological invasiveness[J]. PLoS One, 2014, 9(5): e97867.

［41］ Lim H J, Ahn S, Lee K S, et al. Persistent pure ground-glass opacity lung nodules > / = 10 mm in diameter at CT scan: histopathologic comparisons and prognostic implications[J]. Chest, 2013, 144(4): 1291–1299.

［42］ Jiang B, Wang J, Jia P, et al. The value of CT attenuationin distinguishing atypical adenomatous hyperplasia from adenocarcinoma in situ[J]. Zhongguo Fei Ai Za Zhi, 2013, 16(11): 579–583.

［43］ Borczuk A C, Qian F, Kazeros A, et al. Invasive size is an independent predictor of survival in pulmonary adenocarcinoma[J]. Am J Surg Pathol, 2009, 33(3): 462–469.

［44］ Kodama K, Higashiyama M, Yokouchi H, et al. Natural history of pure ground-glass opacity after long-term follow-up of more than 2 years[J]. Ann Thorac Surg, 2002, 73(2): 386–392; discussion 392–393.

［45］ Nagao M, Murase K, Yasuhara Y, et al. Measurement of localized ground-glass attenuation on thin-section computed tomography images: correlation with the progression of bronchioloalveolar carcinoma of the lung[J]. Invest Radiol, 2002, 37(12): 692–697.

［46］ Ikeda K, Awai K, Mori T, et al. Differential diagnosis of ground-glass opacity nodules: CT number analysis by three-dimensional computerized quantification[J]. Chest, 2007, 132(3): 984–990.

［47］ Yang Z G, Sone S, Takashima S, et al. High-resolution CT analysis of small peripheral lung adenocarcinomas revealed on screening helical CT[J]. AJR Am J Roentgenol, 2001, 176(6): 1399–1407.

［48］ Vazquez M, Carter D, Brambilla E, et al. Solitary and multiple resected adenocarcinomas after CT screening for lung cancer: histopathologic features and their prognostic implications[J]. Lung Cancer, 2009, 64(2): 148–154.

［49］ Koike T, Togashi K, Shirato T, et al. Limited resection for noninvasive bronchioloalveolar carcinoma diagnosed by intraoperative pathologic examination[J]. Ann Thorac Surg, 2009, 88(4): 1106–1111.

［50］ Kitami A, Kamio Y, Hayashi S, et al. One-dimensional mean computed tomography value evaluation of ground-glass opacity on high-resolution images[J]. General Thoracic and Cardiovascular Surgery, 2012, 60(7): 425–430.

［51］ 秦福兵, 陆友金. 纯磨玻璃结节定量CT鉴别肺浸润性腺癌与浸润前病变和微浸润腺癌 [J]. 中国医学计算机成像杂志, 2016, 22(1): 22–26.

［52］ Ikeda K, Awai K, Mori T, et al. Differential diagnosis of ground-glass opacity nodules: CT number analysis by three-dimensional computerized quantification[J]. Chest, 2007, 132(3): 984–990.

［53］ Nomori H, Ohtsuka T, Naruke T, et al. Differentiating between atypical adenomatous hyperplasia and bronchioloalveolar carcinoma using the computed tomography number histogram[J]. The Annals of Thoracic Surgery, 2003, 76(3): 867–871.

[54] Takashima S, Li F, Maruyama Y, et al. Discrimination of subtypes of small adenocarcinoma in the lung with thin-section CT[J]. Lung Cancer, 2002, 36: 175–182.

[55] Nambu A, Araki T, Taguchi Y, et al. Focal area of ground-glass opacity and ground-glass opacity predominance on thin-section CT: discriminationbetween neoplastic and non-neoplastic lesion[J]. Clin Radiol, 2005, 60: 1006–1017.

[56] Mori M, Rao S K, Popper H H, et al. Atypical adenomatous hyperplasia of the lung: a probable forerunner in the development of adenocarcinoma of the lung[J]. Mod Pathol, 2001, 14(2): 72–84.

[57] Noguchi M. Stepwise progression of pulmonary adenocarcinoma-clinical and molecular implications[J]. Cancer Metastasis Rev, 2010, 29(1): 15–21.

[58] Lee H J, Goo J M, Lee C H, et al. Predictive CT findings of malignancy in ground-glass nodules on thin-section chest CT: the effects on radiologist performance[J]. Eur Radiol, 2009, 19(3): 552–560.

[59] Oda S, Awai K, Liu D, et al. Ground-glass opacities on thin-section helical CT: differentiation between bronchioloalveolar carcinoma and atypical adenomatous hyperplasia[J]. AJR Am J Roentgenol, 2008, 190(5): 1363–1368.

[60] Kim T J, Goo J M, Lee K W, et al. Clinical, pathological and thinsection CT features of persistent multiple groundglass opacity nodules: comparison with solitary groundglass opacity nodule[J]. Lung Cancer, 2009, 64(2): 171–178.

[61] Godoy M C, Naidich D P. Overview and strategic management of subsolid pulmonary nodules[J]. J Thorac Imaging, 2012, 27(4): 240–248.

[62] Nagao M, Murase K, Yasuhara Y, et al. Measurement of localized ground-glass attenuation on thin-section computed tomography images: correlation with the progression of bronchioloalveolar carcinoma of the lung[J]. Invest Radiol, 2002, 37(12): 692–697.

[63] Matsuguma H, Nakahara R, Suzuki H, et al. Comparison between diameters of the whole nodule and solid area and the proportion of GGO in the tumor shadow on HRCT in predicting less-invasive lung cancer and recurrence after complete resection in patients with clinical N0 NSCLC[J]. Journal of Clinical Oncology, 2012, 30(15_suppl): 7021.

[64] Son J Y, Lee H Y, Lee K S, et al. Quantitative CT analysis of pulmonary ground-glass opacity nodules for the distinction of invasive adeno carcinoma frompre-invasive or minimally invasive adenocarcinoma[J]. PLoS One, 2014, 9: e104066.

[65] Liu L H, Liu M, Wei R, et al. CT findings of persistent pure ground glass opacity: can we predict the invasiveness[J]. Asian Pac J Cancer Pre, 2015, 16(5): 1925–1928.

[66] 杨越清,高杰,金梅,等. 纯磨玻璃密度肺癌内异常支气管充气征预测病理亚型的价值[J]. 中华放射学杂志,2017,51(7): 489–492.

[67] Ichinose J, Kohno T, Fujimo R I S, et al. Invasiveness and malignant potential of pulmonary lesions presenting as pure ground-glass opacities[J]. Ann Thorac Cardiovasc urg, 2014, 20(5): 347–352.

[68] Chae P, Park C M, Lee S M. Computerized texture analysis of persistent part-solidground- glass Nodules: differentiation of Preinvasive lesions from invasive pulmonary adenocarcinomas[J]. Radiology, 2014, 273: 285–293.

[69] 罗婷,张峥,李昕,等. CT图像纹理分析鉴别诊断磨玻璃密度肺腺癌的浸润性[J]. 中国医学影像技术,2017,33(12): 1788–1791.

[70] 范丽,方梦捷,董迪,等.影像组学对磨玻璃结节型肺腺癌病理亚型的预测效能[J]. 中华放射学杂志,2017,51(12): 912–917.

[71] Kodama K, Higashiyama M, Yokouchi H, et al. Naturalhistory of pure ground-glass opacity after long-term followup of more than 2 years[J]. Ann Thorac Surg, 2002, 73(2): 386–392; discussion 392–393.

[72] MacMahon H, Austin J H, Gamsu G, et al. Guidelines for management of small pulmonary nodules detected on CT scans: a statement from the Fleischner Society[J]. Radiology, 2005, 237(2): 395–400.

[73] Eisenberg R L, Bankier A A, Boiselle P M. Compliance with Fleischner Society guidelines for management of small lung nodules: a survey of 834 radiologists[J]. Radiology, 2010, 255(1): 218–224.

[74] MacMahon H. Compliance with Fleischner Society guidelines for management of lung nodules: lessons and opportunities[J]. Radiology, 2010, 255(1): 14–15.

[75] Naidich D P, Bankier A A, Macmahon H, et al. Recommendations for the management of subsolid pulmonary nodules detected at CT: a statement from the Fleischner Society[J]. Radiology, 2013, 266: 304–317.

[76] 周科峰,朱斌,秦国初,等. 倍增时间的测定在肺小结节随访中的应用价值[J]. 中国CT和MRI杂志,2012,10(6): 45–47.

[77] 纪斌,冀宾,郭奕龙. 多排螺旋CT辅助软件在肺微小腺癌诊断中的应用[J]. 广东医学,2018,39(24): 3649–3651,3656.

[78] Hasegawa M, Sone S, Takashima S, et al. Growth rate of small lung cancers detected on mass CT screening[J]. Br J Radiol, 2000, 73: 1252–1259.

[79] Henschke C I, Yankelevitz D F, Mirtcheva R, et al. CT screening for lung cancer: frequency and significance of part-solid and nonsolid nodules[J]. AJR, 2002, 178: 1053–1057.

[80] Chang B, Hwang J H, Choi Y H, et al. Natural history of pure ground glass opacity lung nodules detected by low-dose computed tomography[J]. Chest, 2013, 143(1): 172–178.

[81] 付金花,陈武飞,滑炎卿. 倍增时间在磨玻璃结节随访中的应用价值[J]. 临床放射学杂志,2017,36(6): 886–888.

[82] Song Y S, Park C M, Park S J, et al. Volume and mass doubling times of persistent pulmonary subsolid nodules detected in patients without known malignancy[J]. Radiology, 2014, 273(1): 276–284.

[83] Park C M, Goo J M, Lee H J, et al. Nodular ground-glass opacity at thin-section CT: histologic correlation and evaluation of change at follow-up[J]. Radiographics, 2007, 27: 391–408.

[84] Travis W D, Brambilla E, Noguchi M, et al. International Association for the Study of Lung Cancer/American Thoracic Society/European Respiratory Society: international Multidisciplinary classification of lung adenocarcinoma: executive summary[J]. Proc Am Thorac Soc, 2011, 8: 381–385.

[85] Kim H Y, Shim Y M, Lee K S, et al. Persistent pulmonary nodular ground-glass opacity at thin-section CT: histopathologic comparisons [J]. Radiology, 2007, 245: 267–275.

[86] Min J H, Lee H Y, Lee K S, et al. Stepwise evolution from a focal pure pulmonary ground-glass opacity nodule into an invasive lung

adenocarcinoma: an observation for more than 10 years[J]. Lung Cancer, 2010, 69(1): 123–126.

［87］ Tanaka R, Horikoshi H, Nakazato Y, et al. Magnetic resonance imaging in peripheral lung adenocarcinoma: correlation with histopathologic features[J]. J Thorac Imaging, 2009, 24(1): 4–9.

［88］ Ohno Y, Hatabu H, Takenaka D, et al. Dynamic MR imaging: value of differentiating subtypes of peripheral small adenocarcinoma of the lung [J]. Eur J Radiol, 2004, 52(2): 144–150.

［89］ Pauls S, Breining T, Muche R, et al. The role of dynamic, contrast-enhanced MRI in differentiating lung tumor subtypes[J]. Clin Imaging, 2011, 35(4): 259–265.

［90］ Tsushima Y, Tateishi U, Uno H, et al. Diagnostic performance of PET/CT in differentiation of malignant and benign non-solid solitary pulmonary nodules[J]. Ann Nucl Med, 2008, 22: 571–577.

［91］ 宋勇,展平. 肺部磨玻璃结节的鉴别诊断与处理 [J]. 中华结核与呼吸杂志,2009,32：808–809.

［92］ Higashi K, Ueda Y, Seki H, et al. Fluorine–18–FDG PET imaging is negative in bronchioloalveolar lung carcinoma[J]. J Nucl Med, 1998, 39(6): 1016–1020.

［93］ 中国肺癌防治联盟, 中华医学会呼吸病学分会肺癌学组, 中国医师协会呼吸医师分会, 等. 肺癌筛查与管理中国专家共识 [J]. 国际呼吸杂志,2019,39(21): 1604–1615.

［94］ Pastorino U, Landoni C, Marchiano A, et al. Fluorodeoxyglucose uptake measured by positron emission tomography and standardized uptake value predicts long-term survival of CT screening detected lung cancer in heavy smokers[J]. J Thorac Oncol, 2009, 4(11): 1352–1356.

［95］ Um S W, Kim H, Koh W J, et al. Prognostic value of ^{18}F FDG uptake on positron emission tomography in patients with pathologic stage Ⅰ non-small cell lung cancer[J]. J Thorac Oncol, 2009, 4(11): 1331–1336.

［96］ Tsunezuka Y, Shimizu Y, Tanaka N, et al. Positron emission tomography in relation to Noguchi's classification for diagnosis of peripheral non-small-cell lung cancer 2 cm or less in size[J]. World J Surg, 2007, 31(2): 314–317.

［97］ Takashima S, Maruyama Y, Hasegawa M, et al. Prognostic significance of high resolution CT findings in small peripheral adenocarcinoma of the lung: a retrospective study on 64 patients[J]. Lung Cancer, 2002, 36(3): 289–295.

［98］ Raz D J, Odisho A Y, Franc B L, et al. Tumor fluoro–2–deoxy-D-glucose avidity on positron emission tomographic scan predicts mortality in patients with early stage pure and mixed bronchioloalveolar carcinoma[J]. J Thorac Cardiovasc Surg, 2006, 132(5): 1189–1195.

［99］ Kim T J, Park C M, Goo J M, et al. Is there a role for FDG PET in the management of lung cancer manifesting predominantly as ground-glass opacity[J]. AJR Am J Roentgenol, 2012, 198(1): 83–88.

［100］ 王艳丽,房娜,曾磊,等. ^{18}F–FDG PET/CT联合同机HRCT对肺孤立性单纯性磨玻璃结节的诊断价值研究 [J]. 临床放射学杂志,2015,34(2)：212–218.

［101］ 毛伟,杜鹏,曹爱红. 胸部HRCT联合 ^{18}F–FDG PET/CT双时相显像对肺内孤立性磨玻璃结节的诊断价值 [J]. 罕少疾病杂志,2019,26(1)：26–28.

［102］ Soda H, Nakamura Y, Nakatomi K, et al. Stepwise progression from ground-glass opacity towards invasive adenocarcinoma: long-term follow-up of radiological findings[J]. Lung Cancer, 2008, 60: 298–301.

［103］ Yamamoto K, Ohsumi A, Kojima F, et al. Long-term survival after video-assisted thoracic surgery lobectomy for primary lung cancer[J]. Ann Thorac Surg, 2010, 89: 353–359.

［104］ Okada M, Nakayama H, Okumura S, et al. Multicenter analysis of high resolution computed tomography and positron emission tomography/computed tomography findings to choose therapeutic strategies for clinical stage ⅠA lung adenocarcinoma[J]. J Thorac Cardiovasc Surg, 2011, 141(6): 1384–1391.

［105］ 陶晶莹,刘雪,郭依楠,等. 磨玻璃结节型肺腺癌浸润性鉴别的形态学及定量特征研究进展 [J]. 中外医学研究,2022,20(10)：172–174.

［106］ Birchard K R, Hoang J K, Herndon J E, et al. Early changes in tumor size in patients treated for advanced stage non-small cell lung cancer do not correlate with survival[J]. Cancer, 2009, 115(3): 581–586.

［107］ Sohn H J, Yang Y J, Ryu J S, et al. ^{18}F–Fluorothymidine positron emission tomography before and 7 days after gefitinib treatment predicts response in patients with advanced adenocarcinoma of the lung[J]. Clin Cancer Res, 2008, 14(22): 7423–7429.

［108］ Rauscher I, Eiber M, Fürst S, et al. PET/MR imaging in the detection and characterization of pulmonary lesions: technical and diagnostic evaluation in comparison to PET/CT[J]. J Nucl Med, 2014, 55: 724–729.

［109］ Stolzmann P, Veit-Haibach P, Chuck N, et al. Detection rate, location, and size of pulmonary nodules in trimodality PET/CT–MR: comparison of low-dose CT and Dixon-based MR imaging[J]. Investig Radiol, 2013, 48: 241–246.

［110］ Flechsig P, Mehndiratta A, Haberkorn U, et al. PET/MRI and PET/CT in lung lesions and thoracic malignancies[J]. Semin Nucl Med, 2015, 45: 268–281.

［111］ Schaarschmidt B M, Grueneisen J, Metzenmacher M, et al. Thoracic staging with ^{18}F–FDG PET/MR in non-small cell lung cancer-does it change therapeutic decisions in comparison to ^{18}F–FDG PET/CT[J]. Eur Radiol, 2017, 27: 681–688.

［112］ Huellner M W, de Galiza Barbosa F, Husmann L, et al. TNM staging of non-small cell lung cancer: comparison of PET/MR and PET/CT[J]. J Nucl Med, 2016, 57: 21–26.

［113］ Lee S M, Goo J M, Park C M, et al. Preoperative staging of non-small cell lung cancer: prospective comparison of PET/MR and PET/CT[J]. Eur Radiol, 2016, 26: 3850–3857.

［114］ Ishii S, Shimao D, Hara T, et al. Comparison of integrated whole-body PET/MR and PET/CT: is PET/MR alternative to PET/CT in routine clinical oncology[J]. Ann Nucl Med, 2016, 30: 225–233.

第二部分

周围型肺肿瘤

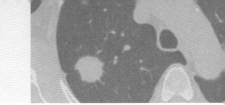

第三章

肺上皮性肿瘤

　　2015年版WHO肺肿瘤分类,上皮性肿瘤的划分更为详细,将原先的8大类肿瘤分为目前的12类,将原来的良、恶性上皮性肿瘤,统一归为上皮性肿瘤,并取消了侵袭前病变的单独分类,分别归入鳞状细胞癌、腺癌和神经内分泌肿瘤中[1]。该版分类中,取消了肉瘤样癌的表述,而改用具体名称表述,将原本属于肉瘤样癌中的多形性癌、梭形细胞癌、巨细胞癌、癌肉瘤和肺母细胞瘤单独分类;将2004年版肿瘤分类中分散的小细胞癌、类癌、大细胞神经内分泌癌,统一归类到神经内分泌肿瘤组中。原来大细胞癌中的基底细胞样癌和淋巴上皮样癌分别归为鳞状细胞癌和未分类癌中,并在未分类癌中增加了NUT中线癌[2-5]。

　　2021年WHO又再次对肺肿瘤分类进行调整(详见表1-0-1),总结2021年版WHO肺上皮性肿瘤分类的一些变化,大致有以下几点。① 良性肿瘤置于最前面介绍,腺瘤分类中新增“细支气管腺瘤/纤毛黏液结节乳头状肿瘤”。② 2021年版WHO分类将“神经内分泌肿瘤”从“上皮性肿瘤”中划出,与上皮性肿瘤并列,单独分类。③ 将腺癌分类目录下的“浸润前病变”更改为“腺癌前体病变”(包括非典型腺瘤样增生与原位腺癌),并与腺癌并列分类。④ “肠型腺癌(enteric adenocarcinoma)”的英文名称,更改为“肠型腺癌(enteric-type adenocarcinoma)”。⑤ 2015年版WHO鳞状细胞癌分类目录下的“浸润前病变”,在2021年版分类中,同样更改为“鳞状细胞癌前体病变”,并与鳞状细胞癌并列分类。鳞状细胞癌前体病变,除了包括原位鳞状细胞癌外,还增加了鳞状细胞轻、中、重度异型增生(ICD-O编码级别分别为0、0及2)。⑥ “淋巴上皮瘤样癌”名称更改为“淋巴上皮样癌”,并归类于鳞状细胞癌分类目录下。⑦ “其他上皮肿瘤”分类下新增加了“胸部SMARCA4缺失的未分化肿瘤”。⑧ “涎腺型肿瘤”中新增加了“玻璃样变透明细胞癌”,并将“肌上皮瘤和肌上皮癌”重新归类于“涎腺型肿瘤”中。⑨ “肉瘤样癌”目录稍有变动,包括多形性癌(巨细胞癌、梭形细胞癌)、肺母细胞瘤、癌肉瘤。⑩ 明确提出“浸润性非黏液腺癌”与“浸润性黏液腺癌”相对应[6-8]。肺腺癌的各期分类具体变化,详见表3-0-1。该表列举了2011年IASLC/ATS/ERS国际多学科分类、2004年版、2015年版和2021年版WHO肺腺癌分类目录,以便查询与对照。

表3-0-1　肺腺癌2011年IASLC/ATS/ERS分类与WHO新旧版分类对照

2004年版WHO分类	2011年IASLC/ATS/ERS分类	2015年版WHO分类	2021年版WHO分类
腺癌	**浸润性腺癌**	**浸润性腺癌**	**浸润性腺癌**
腺癌,混合亚型	伏壁为主型(以前的非黏液性细支气管肺泡癌,浸润灶>5 mm)	伏壁型腺癌	伏壁型腺癌
腺泡状腺癌	腺泡为主型	腺泡型腺癌	腺泡型腺癌
乳头状腺癌	乳头状为主型	乳头型腺癌	乳头型腺癌
		微乳头型腺癌	微乳头型腺癌
	实性为主型伴黏液产生	实体型腺癌	实体型腺癌

2004 年版 WHO 分类	2011 年 IASLC/ATS/ERS 分类	2015 年版 WHO 分类	2021 年版 WHO 分类
		浸润前病变	腺体前驱病变
细支气管肺泡癌	不典型腺瘤样增生	不典型腺瘤样增生	不典型腺瘤样增生
	原位腺癌（≤3 cm，以前的 BAC）	原位腺癌（AIS）	原位腺癌（AIS）
非黏液性	非黏液性	非黏液性	非黏液性
黏液性	黏液性	黏液性	黏液性
非黏液与黏液混合型或不定型	黏液/非黏液混合型		
伴有黏液的实性腺癌			
	微浸润性腺癌（≤3 cm伏壁为主型肿瘤，浸润灶≤5 mm）	微浸润性腺癌（MIA）	微浸润性腺癌（MIA）
	非黏液性	非黏液性	非黏液性
	黏液性	黏液性	黏液性
	黏液/非黏液混合型		
	浸润性腺癌变异型	浸润性腺癌变异型	浸润性腺癌变异型
	浸润性黏液腺癌（以前的黏液性细支气管肺泡癌）	浸润性黏液腺癌	浸润性黏液腺癌
		浸润性黏液/非黏液混合型腺癌	浸润性非黏液性腺癌
	胶样型	胶样腺癌	胶样腺癌
胎儿型腺癌	胎儿型腺癌（低级别和高级别）	胎儿型腺癌	胎儿型腺癌
黏液（胶样）腺癌	肠型	肠型腺癌	肠型腺癌
黏液性囊腺癌			
印戒细胞腺癌			

参考文献

[1] Travis W D, Brambilla E, Nicholson A G, et al. The 2015 World Health Organization Classification of lung tumors: impact of genetic, clinical and radiologic advances since the 2004 classification[J]. J Thorac Oncol, 2015, 10 (9): 1243–1260.

[2] Travis W D, Brambilla E, Noguchi M, et al. International association for the study of lung cancer/american thoracic society/european respiratory society international multidisciplinary classification of lung adenocarcinoma [J]. J Thorac Oncol, 2011, 6(2): 244–285.

[3] Travis W D, Garg K, Franklin W A, et al. Evolving concepts in the pathology and computed tomography imaging of lung adenocarcinoma and bronchioloalveolar carcinoma[J]. J Clin Oncol, 2005, 23(14): 3279–3287.

[4] 方三高, 许春伟, 肖华亮, 等. 解读2015年WHO肺、胸膜、胸腺及心脏肿瘤分类(肺)[J]. 重庆医学, 2017, 46(1): 4–23.

[5] 张杰. 肺腺癌IASLC/ATS/ERS国际多学科分类临床应用中的若干问题与思考[J]. 诊断病理学杂志, 2012, 6: 401–405.

[6] WHO Classification of Tumours Editorial Board. WHO classification of tumours: thoracic tumours[M]. 5th ed. Lyon: IARC Press, 2021.

[7] 张杰. 肺肿瘤诊断病理学若干问题的认识和思考[J]. 中华病理学杂志, 2021, 50(5): 431–436.

[8] 李媛, 谢惠康, 武春燕. WHO胸部肿瘤分类(第5版)中肺肿瘤部分解读[J]. 中国癌症杂志, 2021, 31(7): 574–580.

第一节　肺乳头状瘤

2021年版WHO肺肿瘤分类, 再次将良性肿瘤置于最前面介绍[1]。临床上, 气管支气管乳头状瘤分多发型、炎性型及孤立性型[2]。多发型与人乳头状瘤病毒（human papilloma virus, HPV）感染有关, 多见于儿童, 好发于纤毛柱状上皮交界处（喉）, 特别是真声带和假声带、声门下区和喉室。其特点是多发, 局部易复发。常称为复发性呼吸道乳头状瘤病（recurrent respiratory papillomatosis, RRP）[3]。

乳头状瘤可扩展至喉的其他部位。喉以外常受累的部位是口腔，其次是气管、支气管[4]。累及气管、支气管者，又称喉气管支气管乳头状瘤病[5]。炎性型常为单发，与慢性刺激有关，与HPV感染无关。与鳞状细胞型乳头状瘤不同的是，目前为止，尚无研究表明混合型乳头状瘤和HPV感染有关[3-7]。

孤立性型支气管乳头状瘤（solitary bronchial papilloma, SBP）是非常罕见的良性肿瘤，占肺肿瘤的0.12%～0.38%[8,9]，约占肺良性肿瘤的7%[10]。Spencer等[11]于1980年报道19例。鲁昌立等[12]回顾性分析四川大学华西医院病理科1990年1月至2007年12月间的肺肿瘤3 374例，其中SBP仅4例，占0.12%。而表现为周围型孤立性肺结节者更少，研究显示该肿瘤的基底部容易恶变，可以发展为鳞状细胞癌，是一种癌前病变[13]，某些亚型可能与HPV感染有关[13]。

目前，该病缺乏全球大规模流行病学调查。因病例数较少，SBP的特征及生物学行为需要更多资料的积累。作者收集资料相对较全的病例，详见表3-1-1。

表3-1-1　国内文献报道肺乳头状瘤部分病例

病例序号	作　者	报道年份	患者性别	患者年龄（岁）	病理类型	部　位	大小（cm²）	Ki-67（%）
1	曾胜明	1984	男	不详	肺乳头状瘤	不详	不详	不详
2	周燕发	1992	男	不详	乳头状瘤	右下叶支气管起始部	1.5×1.5	不详
3	刘清鉴	1997	男	60	乳头状瘤	左肺上叶下舌段支气管开口	1.2×0.8	不详
4	叶秀香	2001	男	63	混合型	右下叶内基底段	4.0×3.0	不详
5	李镇中	2002	男	37	肺乳头状瘤	右肺上叶前段周围型	3.0×2.6	不详
6	尚　宁	2004	男	52	鳞状细胞型	气管上段	2.0×1.5	不详
7	臧远胜	2005	男	55	乳头状瘤	左主支气管开口处	不详	不详
8	臧远胜	2005	男	58	1. 鳞状上皮乳头状瘤 2. 乳头状瘤伴轻度不典型增生	1. 气管上段距声门3 cm处 2. 气管下段距隆突3 cm处	1.5×1.0 1.0×0.7	不详
9	党斌温	2006	男	36	混合型	气管下段	不详	不详
10	党斌温	2006	女	46	鳞状细胞型	气管多发	不详	不详
11	鲁昌立	2010	女	25	混合型	左肺上叶	3.2×3.0	8
12	鲁昌立	2010	女	63	鳞状细胞型,灶性癌变,伴微浸润	支气管（具体不详）	1.5×1.5	15
13	鲁昌立	2010	女	63	混合型	左肺上叶舌段支气管开口	2.0×1.5	5
14	鲁昌立	2010	女	73	混合型	左肺上叶	不详	5
15	李殿明	2010	男	47	鳞状细胞型	气管胸内段多发结节	不详	不详
16	方金洲	2011	男	74	乳头状瘤	左主支气管	1.1×0.5	不详

病例序号	作　者	报道年份	患者性别	患者年龄（岁）	病理类型	部　位	大小（cm²）	Ki-67（%）
17	龚建化	2012	女	67	乳头状瘤	右上叶前段支气管	2.7×2.1	不详
18	龚建化	2012	男	38	鳞状细胞型	气管、左右主支气管	不详	不详
19	尤青海	2013	男	48	乳头状瘤	右上叶后段支气管开口	4.4×4.0	不详
20	李树奇	2013	女	63	鳞状细胞型	气管胸内段	2.0×2.0	不详
21	陈淑梅	2014	女	68	混合型	右下叶外基底段，周围型	3.0×1.5	不详
22	虞桂平	2015	女	37	混合型	左肺下叶基底段	2.8×2.3	不详
23	汤俊起	2016	男	44	黏膜乳头状瘤	右上叶支气管开口	1.0×0.6	不详
24	顾铜杰	2016	男	56	鳞状细胞型	左肺下叶基底段	0.2×0.2	不详
25	刘荣美	2018	男	11	混合型	右肺中叶支气管	1.8×1.5	1～2
26	刘荣美	2018	女	48	混合型	左肺下叶支气管	2.6×2.0	1～2
27	刘荣美	2018	男	70	混合型	左肺下叶内前基底段支气管	4.0×3.0	1～2
28	陈　沙	2020	女	63	混合型	右肺下叶背段周围型	3.0×2.0	5

截至2015年4月，顾铜杰等[14]共检索到国内成人发病的相关文献57篇，其中非重复且数据相对完整的共40篇[15-55]，报道下呼吸道乳头状瘤共60例，其中10例为多发型，50例为孤立性型。孤立性型下呼吸道乳头状瘤最早报道时间为1964年，至2007年仅报道24例，2010—2015年报道26例，呈明显上升趋势，可能与支气管镜技术广泛应用及病理诊断技术提高有关。

顾铜杰等[14]50例孤立性型下呼吸道乳头状瘤患者中，男性30例（60%），女性20例（40%）；发病年龄24～80岁，平均（52.4±12.8）岁，中位年龄50.5岁，病程1周至17年。鳞状细胞型20例，腺型8例，混合型8例。

Flieder等[56]报道的41例临床分析，样本量相对较多，提示男性易患该病（76%），发病年龄26～74岁，中位年龄57岁，鳞状细胞型27例，腺型7例，混合型7例。病灶部位在气管17例（34%），左主支气管6例（18%），右主支气管3例（6%），左上叶支气管9例（18%），左下叶支气管2例（4%），右上叶支气管6例（12%），右下叶支气管4例（8%），另有1例支气管具体不详；气管、主气管共26例（52%），上叶支气管共13例（26%）。病灶0.2～11 cm，以乳头状、菜花状、桑椹状多见，也有表现为息肉、结节、条状或球状，少数镜下仅见充血水肿或伴少许血迹。

【组织起源】孤立性型下呼吸道乳头状瘤可能起源于化生的呼吸道上皮，根据乳头状瘤被覆上皮的不同，该肿瘤被分为3种亚型：鳞状细胞型乳头状瘤（squamous cell papilloma）、腺型乳头状瘤（glandular papilloma）和混合型鳞状细胞和腺性乳头状瘤（mixed squamous cell and glandular papilloma, MSCGP）。

1. **鳞状细胞型乳头状瘤** 该肿瘤是3种亚型中最常见的,多发生在气管、支气管主干开口处,亦可发生在叶及段支气管,多呈外生性生长,阻塞管腔,偶见内翻性生长。Flieder等[56]报道27例该亚型中,男性多发,占85%,中位发病年龄54岁,男性中55%有吸烟史,多与HPV感染有关,与HPVⅡ型感染密切相关[57]。国外有文献荟萃分析89例孤立性支气管鳞状细胞乳头状瘤,38例(42.7%)检测HPV阳性[13],国内较少开展HPV检测。个别病例在鳞状上皮出现异型性的基础上可以发生癌变,甚至浸润[58]。

2. **腺型乳头状瘤** 又称柱状细胞乳头状瘤,是一种被覆纤毛或无纤毛柱状细胞的乳头状肿瘤,伴有数量不等的立方状细胞和杯状细胞[56],极少见。发病无明显的性别差异,发病年龄为26~74岁,中位年龄68岁,与吸烟关系不明显。到目前为止,尚无恶变的报道。可发生在较大支气管或外周细支气管。

3. **混合型鳞状细胞和腺性乳头状瘤** MSCGP是显示鳞状上皮和腺上皮双相分化的良性乳头状瘤,和前2种亚型相比,MSCGP更为罕见,至今仅报道23例[12,59-70]。部分肿瘤会发生恶变[71,72]。既往报道的23例中,1例恶变成浸润性多形性鳞状细胞癌,1例恶变为低分化癌,4例恶变成鳞状细胞癌(其中2例为原位癌),1例恶变成腺癌[12,13,71]。在临床和病理上很容易被误诊为各种类型的癌,例如黏液表皮样癌、腺癌等[12]。组织学分类过去曾经"非常混乱",曾被称为混合型乳头状瘤、移行细胞乳头状瘤[11]。在1995年版的AFIP肺肿瘤分类[73]及2004年版WHO肺肿瘤分类中,均有移行细胞乳头状瘤(transitional cell papilloma)这一类型,这种被覆非角化复层上皮的乳头状瘤,在组织学上似膀胱的移行细胞乳头状瘤,因而命名。实质应该是一种非角化的鳞状细胞乳头状瘤,故在此后版本的WHO肺肿瘤分类中,摒弃了这一称谓[74]。

MSCGP好发于中老年人,发病年龄25~73岁,中位年龄64岁。60%的患者有吸烟史,男性多见,男女之比为16:5[59-70]。多发生在大支气管及段支气管,呈外生性生长,阻塞管腔,少数伴内翻性生长。与HPV感染无关。

【病理特征】肺乳头状瘤(pulmonary papilloma)常发生在支气管的黏膜上,呈乳头状,表面大都覆盖分化良好的鳞状上皮,其中有些黏液细胞为呼吸上皮,较少恶变。大多为单发,亦可多发。有的呈弥漫性分布,可累及喉和整个气管、支气管树[75-77]。

肿瘤好发于一、二、三级支气管,但也可以发生于较小支气管,甚至细小支气管。多为单发,也可以多发。发生于较大支气管者,瘤体稍大即出现症状而就医,故一般较小。

发生于肺实质者少见,瘤体可较大。大体标本表面光滑,有包膜,切面呈灰白色,质软而脆,易出血。表面呈细乳头状,边界欠清楚,切面灰黄色或灰红色,质软,切之易碎,部分区域伴黏滑感,局部表面见脓性分泌物。

镜下所见:肿瘤呈乳头状结构,由上皮组织构成,表面为成熟的鳞状上皮及假复层纤毛柱状上皮覆盖,其中可混有少量杯状细胞。乳头轴心为富含毛细血管的纤维结缔组织,常伴有明显的炎症,有淋巴细胞浸润。肿瘤可有出血和坏死。

MSCGP表现为各级支气管腔内的息肉样病变,长径0.2~2.5 cm,最大径可达6 cm。切面灰红色或红色,局部可见囊性变[12,62-70]。镜下,肿瘤界限清楚,由2种上皮构成,即腺上皮和鳞状上皮。这2种上皮围绕纤维血管轴心排列成乳头状瘤。多数肿瘤呈外生性生长方式,也有呈内生性生长的报道,类似于鼻窦和膀胱的内翻性乳头状瘤。鳞状上皮细胞胞质红染,核可有轻度异型。腺上皮呈柱状,细胞胞质空泡状,可有(或无)纤毛,一般无异型性[13,55]。有时肿瘤累及周围肺组织,沿周围肺泡生长[56]。免疫组织化学显示,2种肿瘤细胞CK5/6、CK7、CAM5.2和34βE12均阳性[13]。瘤细胞均不表达HPV总、HPV16及HPV6/11。而同期对照喉气管乳头状瘤瘤细胞HPV总、HPV16及HPV6/11均呈阳性表达。MSCGP的Ki-67及p53阳性率均显著低于鳞状细胞乳头状瘤恶变的病例。MSCGP的p63阳性细胞主要集中在基底部,而柱状上皮均呈阴性反应。鳞状细胞乳头状瘤恶变的病例,p63可为弥漫阳性[78]。

不同的上皮细胞中蛋白表达相似,CK5/6、CK7、CKH、CKL在鳞状上皮和腺上皮中均弥漫强阳性,TTF-1在腺上皮中强阳性,在鳞状上皮从基底细胞到表层细胞阳性逐渐减弱,甚至消失[79]。

【临床表现】较复杂,主要和病变的部位、大小有关。初期可无任何症状,多为体检时无意发现。出现症状多为反复发作性呼吸道感染,表现为咳嗽、咳痰(痰可呈脓性或痰中带血)、咯血、发热、偶见深呼吸时出现剧咳,类似支气管结核[69,80],此外,尚可有胸痛、喘鸣、咳出瘤组织等[81-85]。

临床症状表现为咳嗽、咳痰44例(88%),咯血35例(70%),胸闷、呼吸困难22例(44%),发热15例(30%),胸痛6例(12%),咳出肉样物2例(4%)[14]。

MSCGP多为中央型,少部分为周围型。中央型常引起支气管阻塞和刺激症状,如咳嗽、呼吸困难、出血和发热[66,69,70]。许多患者无症状,常体检时偶然发现[69]。

【影像学表现】胸部X线平片大多无特殊表现,只有出现阻塞性肺炎或病变累及肺实质时可有相应改变。高分辨率CT检查显示与其组织病理学改变较为一致,除气管、支气管腔内病变表现外,亦可见多发性小叶中央密度增高影。这种病变呈多灶性和双侧分布,且普通CT无法显示。随着病变沿气道的扩散,小叶中央的密度增高影可逐渐增多,并可出现圆形结节病灶[61]。在出现结节中心性坏死后,CT检查可呈现环形空洞,感染后可出现气液平面[61]。

位于肺实质内者,表现为肺内孤立性结节,大小不一,具有良性肿瘤的形态学表现,但无特征性。瘤体为含小结节状影的多囊性空腔[86]。李镇中[87]报道1例,右肺上叶前段孤立性结节病灶,呈卵圆形,大小为16 mm×20 mm,边缘锐利,呈中等、均匀软组织密度,平扫CT值为20~55 Hu,无钙化。文献报道可有空洞形成[88]。由于瘤内富含血管,因肿瘤组织常伴有出血和坏死,CT表现为平扫时瘤体内密度不均匀,增强后CT值达70~102 Hu,呈明显不均匀强化。

腺型乳头状瘤极为罕见,可发生在较大支气管或外周细支气管。作者遇到一例左肺下叶2枚实性小结节,边界光整(图3-1-1)。

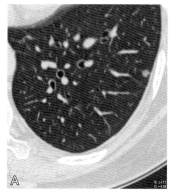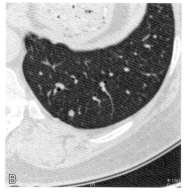

图3-1-1 女性,61岁。左肺下叶外基底段胸膜下见一枚小结节,边界清楚,内部密度稍不均匀,邻近胸膜无明显增厚和粘连。在其下方的左肺下叶后基底段另见一枚圆形实性小结节,边界较光整,病理均为腺型乳头状瘤

MSCGP在CT检查下显示界限清楚的结节,部分可有囊性变。虞桂平等[68]报道1例,左肺下叶见大小约2.8 cm×2.3 cm的结节,边界清楚,呈囊实性密度影,增强后局部中度强化,CT值约36 Hu,周围见少许索条影,系混合型乳头状瘤(图3-1-2)。

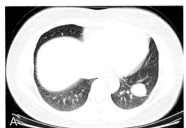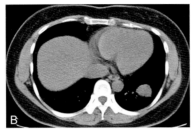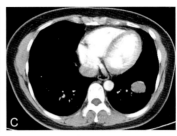

图3-1-2 女性,37岁。2012年行内窥镜下会厌部乳头状瘤切除术,术后病理提示(会厌部)鳞状上皮乳头状瘤。2014年行胸部CT检查提示左下肺结节,无胸闷、胸痛,无咳嗽、咳痰,无气促。影像学检查提示左肺下叶见大小约2.8 cm×2.3 cm的结节,CT肺窗(A)示边界清楚,呈囊实性密度影,平扫密度均匀(B),平均CT值11 Hu,增强早期(C)平均CT值12 Hu,延迟扫描平均CT值72 Hu,有明显强化。术后病理诊断为混合型乳头状瘤(感谢江苏省江阴市人民医院放射科张金华医生提供病例)

FDG-PET/CT显示有轻-高的FDG摄取,最高SUV可达9.1[63,89,90]。周围型病变可以使脏层胸膜凹陷、形成皱褶,因此,很容易误诊为癌[91]。其他类型的PET/CT对乳头状瘤的诊断应用,尚未见文献报道。

【鉴别诊断】本病由于发病率低,影像学表现无特征性,均在术后病理诊断时发现。因表现为边缘锐利,增强后强化明显,术前难与周围型肺癌、硬化性肺细胞瘤等富血供病变鉴别。MSCGP在PET/CT检查时有较高的SUV[89],周围型乳头状瘤可有脏层胸膜凹陷、皱褶,部分肿瘤可以累及周围肺组织,因此,很容易被误诊为恶性肿瘤[89,91]。

1. **鳞状细胞癌** 鳞状细胞乳头状瘤个别病例在鳞状上皮出现异型性的基础上可以发生癌变,甚至浸润。故有学者提出鳞状上皮出现异型性,可能代表癌前病变[92],此时,应广泛取材、仔细观察,排除原位癌变的可能。鳞状细胞乳头状瘤因阻塞支气管腔,在继发炎症较重的情况下,表面上皮可呈假上皮瘤样增生,向黏膜层生长,应注意与腔内乳头状早期鳞状细胞癌相鉴别,后者支气管黏膜上皮常呈原位癌表现,且癌组织常侵及管壁,并向管腔内呈乳头状生长,其细胞分化不成熟,具有多形性,且有角化珠形成,极向紊乱,核分裂象易见。

2. **肺腺癌** 腺型乳头状瘤常需将病变完整切除,全面观察以排除高分化腺癌,特别是乳头状腺癌,另外,还要与乳头状黏液腺癌、转移性乳头状癌(包括转移性甲状腺癌)等相鉴别。腺型乳头状瘤的上皮常为纤毛或无纤毛柱状上皮,缺乏实性区,乳头状结构较粗大,缺乏微乳头簇,细胞无异型性,无坏死及核分裂等有助于鉴别诊断。良性病变要与乳头状腺瘤相鉴别。乳头状腺瘤常发生在肺实质而不累及气道,纤维血管轴心表面被覆立方状至柱状上皮。大小一致,而无杯状细胞。乳头状腺瘤主要来自Ⅱ型肺泡上皮及不等量的Clara细胞,瘤细胞胞质内含有板层小体或胞质顶端见致密颗粒[64,74]。

病理上,MSCGP也需要和腺癌鉴别,肿瘤中鳞状上皮成分较少时,MSCGP易被误诊为腺癌。MSCGP中的腺上皮无异型性,不见核分裂象和坏死,不见癌性间质,不见浸润。仔细观察切片,多取材,可见到鳞状上皮成分。

3. **黏液表皮样癌** 也主要发生在各组支气管腔内。由3种肿瘤细胞构成,即黏液细胞、表皮细胞和中间型细胞。细胞有异型性，可见细胞核分裂象和坏死。肿瘤细胞排列成实性巢、囊腔或腺样结构，很少形成乳头状结构。MSCGP由鳞状上皮和腺上皮构成，没有中间型细胞。不见细胞异型性和细胞核分裂象。

4. 硬化性肺细胞瘤　多表现为边界光滑、锐利，少数内部可见"空气新月征"，是较为特征性的表现。增强后可有明显强化。典型者与乳头状瘤鉴别不难。

肺乳头状瘤是良性肿瘤，预后较好，仅少数病例发生恶变[93,94]。介入和综合治疗均有报道[95-98]，局部手术切除是主要的治疗手段，目前没有术后复发或转移的报道[99]。

参考文献

[1] 张杰. 肺肿瘤诊断病理学若干问题的认识和思考[J]. 中华病理学杂志, 2021, 50(5): 431–436.

[2] Travis W D, Brambilla E, Burke A P, et al. World Health Organization classifification of tumours of the lung, pleura, thymus and heart[J]. Lyon: IARC press, 2015: 106–110.

[3] Kari S, Stina S. Solitary bronchial squamous cell papilloma — another human papilloma virus (HPV)-associated benign tumor: systematic review and meta-analysis[J]. Contemporary Oncology, 2013, 17(5): 427–434.

[4] Kotylak T B, Barrie J R, Raymond G S, et al. Answer to case of the month #81. Tracheobronchial papillomatosis with spread to pulmonary parenchyma and the development of squamous cell carcinoma[J]. Can Assoc Radiol J, 2001, 52(2): 126–128.

[5] Bhat S P, Sundaram P, Kamble R T, et al. Recurrent respiratory papillomatosis[J]. Indian J Chest Dis Allied Sci, 2000, 42(1): 35–37.

[6] Jimenez Castro D, Diaz Nuevo G, Perez Rodriguez E. Tracheal and pulmonary papillomatosis[J]. Arch Bronconeumol, 1999, 35(6): 299.

[7] Conrad R, Baselides P, Kandyba J, et al. Pulmonary manifestation of juvenile laryngotracheal papillomatosis[J]. Rofo Fortschr Geb Rontgenstr Neuen Bildgeb Verfahr, 1998, 168(3): 299–301.

[8] McClay J. Recurrent respiratory papillmatosis[J]. Med J, 2001, 2(6): 7.

[9] Barnes L, Eveson J W, Reichart P, et al. World Health Organization classification of tumours. Pathology and genetics of head and neck tumours[M]. Lyon: IARC Press, 2005: 144 –145.

[10] Tryfon S, Dramba V, Zoglopitis F, et al. Solitary papilloman of the lower airways: epidemiological, clinical, and therapeutic data during a 22-year period and review of literatura[J]. J Thorac Oncol, 2012, 7(4): 643–648.

[11] Spencer H, Daill D H, Arneaud J. Non-invasive bronchial epithelial papillary tumors[J]. Cancer, 1980, 45(6): 1486–1497.

[12] 鲁昌立, 许霞, 张尚福, 等. 孤立性支气管乳头状瘤的临床病理特点[J]. 临床与实验病理学杂志, 2010, 26(1): 67–72.

[13] Popper H H, Wirnsberger G, Jüttner-Smolle F M, et al. The predictive value of human papilloma virus (HPV) typing in the prognosis of bronchial squamous cell papillomas[J]. Histopathology, 1992, 21: 323 –330.

[14] 顾铜杰, 黄建达, 应骏, 等. 孤立性下呼吸道乳头状瘤51例临床分析并文献复习[J]. 现代实用医学, 2016, 28(5): 581–583, 666.

[15] 李武功, 白恩瑄, 王大昌. 总气管巨大乳头状瘤一例[J]. 山西医科大学学报, 1964, 5: 123–124.

[16] 陈培桑. 成人原发性气管乳头状瘤一例[J]. 广西卫生, 1980, 1: 51.

[17] 崔金娣. 气管乳头状瘤误诊一例[J]. 江苏医药, 1980, 10: 49.

[18] 容中生. 气管乳头状瘤1例报告[J]. 新医学, 1984, 2: 80.

[19] 王俊杰, 宗金利. 气管乳头状瘤长期误诊为哮喘一例[J]. 吉林医学, 1986, 7(5): 40.

[20] 李元桂, 杨卫兵, 刘琤, 等. 气管支气管乳头状瘤5例报告[J]. 武汉医学杂志, 1988, 12(1): 43–44.

[21] 郝刚, 崔向阳. 中医辨证治愈气管下端乳头状瘤一例报道[J]. 空军医学杂志, 1990, 6(3): 186–187.

[22] 韩洁. 肺乳头状瘤1例[J]. 河南肿瘤学杂志, 1992, 5(1): 24.

[23] 付洪帆. 支气管乳头状瘤伴恶变一例[J]. 南昌大学学报(医学版), 1996, 36(3): 53.

[24] 刘清鉴, 张贵. 左肺舌叶支气管乳头状瘤一例[J]. 西北国防医学杂志, 1997, 18(1): 30.

[25] 李青, 李润明. 右主支气管乳头状瘤癌变1例[J]. 现代医用影像学, 1998, 7(4): 192.

[26] 蔡云麟, 欧阳天昭, 杨启胜. 原发性气管肿瘤1例[J]. 大理学院学报(医学版), 2000, 9(3): 81.

[27] 叶秀香, 王君, 高靖, 等. 支气管乳头状瘤一例[J]. 中华结核和呼吸杂志, 2001, 24(12): 767–768.

[28] 肖艳景, 白逸秋, 李耀泽. 长8 cm的支气管乳头状瘤一例[J]. 河南肿瘤学杂志, 2002, 15(1): 6.

[29] 韩文铭, 方道连, 班俊敏, 等. 高频圈套电切治疗支气管乳头状瘤1例[J]. 安徽医学, 2003, 24(1): 65.

[30] 尚宁, 刘英娜, 蒋德升, 等. 气管乳头状瘤一例[J]. 中华结核和呼吸杂志, 2004, 27(4): 228.

[31] 刘为舜, 任思群, 罗国仕, 等. 经纤维支气管镜介入微波治疗巨大气管鳞状细胞乳头状瘤1例[J]. 中国内镜杂志, 2004, 10(10): 111.

[32] 臧远胜, 李强, 白冲, 等. 支气管乳头状瘤病二例[J]. 中华结核和呼吸杂志, 2005, 28(8): 573–574.

[33] 杜海坚, 邓春, 黄文杰. 反复误诊为肺结核的支气管乳头状瘤1例[J]. 广东医学, 2006, 27(6): 912.

[34] 党斌温, 张杰, 张峰. 气管乳头状瘤二例[J]. 中华内科杂志, 2006, 45(2): 143–144.

[35] 宋魏, 仇晓菲, 潘彦洛. 支气管孤立性鳞状上皮乳头状瘤部分恶变1例报告[J]. 天津医科大学学报, 2007, 13(4): 603–604.

[36] 毛良平, 唐素华. 气管乳头状瘤初诊为支气管内膜结核1例[J]. 中国内镜杂志, 2009, 15(6): 669, 671.

[37] 李殿明, 李翠侠, 胡俊锋, 等. 气管多发型鳞状细胞乳头状瘤1例并文献复习[J]. 蚌埠医学院学报, 2010, 35(11): 1098–1100.

[38] 王敬萍, 丁卫民, 胡瑛, 等. 纤支镜介导治疗气道内病变6例分析[J]. 临床肺科杂志, 2010, 15(10): 1499.

[39] 鲁昌立, 许霞, 张尚福, 等. 孤立性气管支气管乳头状瘤的临床病理特点[J]. 临床与实验病理学杂志, 2010, 26(1): 67–72.

［40］冯伟,李玉萍,冯翰.左侧支气管乳头状瘤癌变[J].中外健康文摘,2010,7(5):87–88.

［41］蔡强,吴宁.气管主支气管良性肿瘤的MDCT表现[J].癌症进展,2011,9(2):182–190.

［42］张东明,单利,蔡维光,等.气管和右主支气管及中间段支气管乳头状瘤一例[J].中华结核和呼吸杂志,2011,34(6):477–478.

［43］方金洲,王晓玲,朱斌.支气管乳头状瘤一例[J].中华医学杂志,2011,91(37):2603.

［44］王承志,李莘.支气管鳞状上皮乳头状瘤的临床病理分析[J].吉林医学,2012,33(13):2715–2716.

［45］何萍,姚广裕,顾霞,等.纤支镜活检诊断气管支气管良性肿瘤11例临床病理分析[J].临床与实验病理学杂志,2012,28(4):415–418.

［46］黄晖蓉,万毅新,王晓平,等.气管镜下介入治疗气管乳头状瘤一例[J].中华结核和呼吸杂志,2012,35(8):627–628.

［47］林健,朱丽,林云,等.气管多发性乳头状瘤一例[J].中华结核和呼吸杂志,2012,35(12):937–938.

［48］龚建化,何丽,马经平,等.下呼吸道乳头状瘤二例并文献复习[J].中华临床医师杂志(电子版),2012,6(8):197–198.

［49］肖海,李伟松.气管腺性乳头状瘤一例[J].江苏医药,2013,39(1):118–119.

［50］高燕,曹祖玖.气管乳头状瘤1例[J].临床耳鼻咽喉头颈外科杂志,2013,27(1):51.

［51］尤青海,张丹,牛成成.下呼吸道乳头状瘤1例并文献复习[J].临床肺科杂志,2013,18(10):1859–1861.

［52］李树奇,薛青,焦维克,等.气管内巨大鳞状乳头状瘤1例[J].中华肺部疾病杂志(电子版),2013,6(1):70.

［53］魏海东,王淑妮,王晓平,等.气管镜下介入治疗气管多发型乳头状瘤1例并文献复习[J].国际呼吸杂志,2014,34(6):401–404.

［54］陈淑梅,曲利娟,郑智勇.肺混合性鳞状细胞和腺性乳头状瘤1例[J].临床与实验病理学杂志,2014,30(10):1193–1194.

［55］高昱,郭明,魏凌云.孤立性支气管混合型乳头状瘤恶变1例[J].中国肿瘤临床,2014,41(24):1619.

［56］Flieder D B, Koss M N, Nicholson A, et al. Solitary pulmonary papillomas in adults: a clinicopathologic and in situ hybridization study of 14 cases combined with 27 cases in the literature[J]. American Journal of Surgical Pathology, 1998, 22(11): 1328–1342.

［57］Kawaguchi T, Matumura A, Iuchi K, et al. Solitary squamous papilloma of the bronchus associated with human papilloma virus type Ⅱ [J]. Int Med, 1999, 38: 817 –819.

［58］宋魏,仇晓菲,潘彦洛.支气管孤立性鳞状上皮乳头状瘤部分恶变1例报告[J].天津医科大学学报,2007,13(4):603–604.

［59］Inamura K, Kumasaka T, Furuta R, et al. Mixed squamous cell and glandular papilloma of the lung: a case study and literature review[J]. PatholInt, 2011, 61(4): 252–258.

［60］Huang Y L, Chang Y L, Chen K C, et al. Mixed squamous cell and glandular papilloma of the lung: a case report of a novel mutation in the BRAF gene and coexistent HPV infection, possible relationship to ciliated muconodular papillary tumor[J]. Pathol Int, 2019, 69(2): 104–109.

［61］Lagana S M, Hanna R F, Borczuk A C. Pleomorphic (spindle and squamous cell) carcinoma arising in a peripheral mixed squamous and glandular papilloma in a 70-year-old man[J]. Arch Pathol Lab Med, 2011, 135(10): 1353– 1356.

［62］Yun J S, Kim D W, Choi Y D, et al. Mixed squamous cell and glandular papilloma of the lung in a 64-year-old woman[J]. Korean J Thorac Cardiovasc Surg, 2014, 47(1): 55–58.

［63］Kozu Y, Maniwa T, Ohde Y, et al. A solitary mixed squamous cell and glandular papilloma of the lung[J]. Ann Thorac Cardiovasc Surg, 2013, 20: 625–628.

［64］Lin D, Jiang Y, Wang J, et al. Pulmonary mixed squamous cell and glandular papilloma mimicking adenocarcinoma: a case study and literature review[J]. J Thorac Dis, 2013, 5(4): E129–E132.

［65］Miyoshi R, Menju T, Yoshizawa A, et al. Expression of p16^{Ink4a}in mixed squamous cell and glandular papilloma of the lung[J]. PatholInt, 2017, 67(6): 306–310.

［66］陈淑梅,曲利娟,郑智勇.肺混合性鳞状细胞和腺性乳头状瘤1例[J].临床与实验病理学杂,2014,30(10):1193–1194.

［67］Kadota K, Haba R, Katsuki N, et al. Cytological findings of mixed squamous cell and glandular papilloma in the lung[J]. Diagn Cytopathol, 2010, 38(12): 913–917.

［68］虞桂生,姜格宁,黄斌,等.左肺下叶支气管乳头状瘤1例[J].中华胸心血管外科杂志,2015,31(4):254.

［69］刘荣美,孟庆大.肺混合性鳞状细胞和腺性乳头状瘤3例报道[J].诊断病理学杂志,2018,25(7):533–534.

［70］陈沙,刘繁荣,杨高亮,等.罕见肺混合性鳞状细胞和腺性乳头状瘤1例[J].诊断病理学杂志,2020,27(4):244,249.

［71］Inoue Y, Oka M, Ishii H, et al. A solitary bronchial papilloma with malignant change[J]. Int Med, 2001, 40(1): 56 –60.

［72］宋魏,仇晓菲,潘彦洛.支气管孤立性鳞状上皮乳头状瘤部分恶变1例报告[J].天津医科大学学报,2007,13(4):603–604.

［73］Thomas V C, Michael N K, William D T, et al. Atlas of tumor pathology: tumors of the lower respiratory tract[M]. Washington DC: AFIP, 1995: 49 –57.

［74］Travis W D, Brambilla E, Müller-Hermelink H K, et al. World Health Organization classification of tumours. Pathology and genetics of tumours of the lung, pleura, thymus and heart[M]. Lyon: IARC Press, 2004: 78 –81.

［75］李殿明,李翠侠,胡俊峰,等.气管多发型鳞状细胞乳头状瘤1例并文献复习[J].蚌埠医学院学报,2010,35(11):1098–1100.

［76］刘丽娜,唐惠萍,廖松林.多发性支气管上皮乳头状瘤病一例[J].中华病理学杂志,1997,26(5):22.

［77］李龙芸.支气管乳头状瘤[M]//朱元珏,陈文彬.呼吸病学,北京:人民卫生出版社,2003:1065–1066.

［78］冯晓莉,应建明,郑闪,等.肺鳞状细胞癌和腺癌中人乳头状瘤病毒感染及p53蛋白表达的研究[J].临床与实验病理学杂志,2003,19(5):567–568.

［79］Sun J G, Wang Y, Chen Z T, et al. Detection of lymphangiogenesis in non-small cell lung cancer and its prognostic value[J]. J Exp Clin Cancer Res, 2009, 28(1): 21 –27.

［80］毛良平,唐素华.气管乳头状瘤初诊为支气管内膜结核1例[J].中国内镜杂志,2009,15(6):669–771.

［81］Katial R K, Ranlett R, Whitlock W L, et al. Human papilloma virus associated with solitary squamous papilloma complicated by bronchiectasis and bronchia stenosis[J]. Chest, 1994, 106(6): 1887–1889.

［82］顾铜杰,黄建达,应骏,等.孤立性下呼吸道乳头状瘤51例临床分析并文献复习[J].现代实用医学,2016,28(5):581–583,666.

［83］曾胜明,黄国章.肺乳头状瘤一例报告[J].中华放射学杂志,1984,18(2):143.

［84］周燕发,许有进,刘长文,等.肺良性肿瘤的临床X线特点(附42例分析)[J].临床放射学杂志,1992,11(5):234–237,34.

［85］Tryfon S, Dramba V, Zoglopitis F, et al. Solitary papilloman of the lower airways: epidemiological, clinical, and therapeutic data during a 22-year period and review of literatura[J]. J Thorac Oncol, 2012, 7(4): 643–648.

［86］Nomori H, Horio H, Naruke T, et al. A case of multiple atypical adenomatous hyperplasia of the lung detected by computed tomography[J]. Jpn J Clin Oncol, 2001, 31(10): 514–516.

［87］李镇中.肺乳头状瘤1例[J].罕少疾病杂志, 2002, 9(6): 44.

［88］Kozu Y, Maniwa T, Ohde Y, et al. A solitary mixed squamous cell and glandular papilloma of the lung[J]. Ann Thorac Cardiovasc Surg, 2013, 20 Suppl (Supplement): 625–628.

［89］Abiko T, Koizumi S, Takanami I, et al. ^{18}F–FDG–PET/CT findings in primary pulmonary mixed squamous cell and glandular papilloma[J]. Ann Nucl Med, 2011, 25(3): 227–229.

［90］Flieder D B, Nicholson A G, Travis W D, et al. WHO classification of tumours of the lung, pleura, thymus and heart[M]. Lyon: IARC Press, 2015: 108–109.

［91］Lin D, Jiang Y, Wan J, et al. Pulmonary mixed squamous cell and glandular papilloma mimicking adenocarcinoma: a case study and literature review[J]. J Thorac Dis, 2013, 5(4): E129–E132.

［92］Kadota K, Haba R, Katsuki N, et al. Cytological findings of mixed squamous cell and glandular papilloma in the lung[J]. Diagn Cytopathol, 2010, 38(12): 913–917.

［93］Tryfon S, Dramba V, Zoglopitis F, et al. Solitary papillomas of the lower airways: epidemiological, clinical, and therapeutic data during a 22-year period and review of the literature[J]. J ThoracOncol, 2012, 7(4): 643–648.

［94］Lagana S M, Hanna R F, Borczuk A C. Pleomorphic (spindle and squamous cell) carcinoma arising in a peripheral mixed squamous and glandular papilloma in a 70-year-old man [J]. Arch Pathol Lab Med, 2011, 135(10): 1353–1356.

［95］黄晖蓉,万毅新,王晓平,等.气管镜下介入治疗气管乳头状瘤一例[J].中华结核和呼吸杂志, 2012, 35(8): 627–628.

［96］程义局,朱辉,王可.电子支气管镜介导高频电刀治疗气管支气管良性肿瘤84例分析[J].重庆医学, 2012, 41(11): 1077–1078.

［97］王敬萍,丁卫民,胡瑛,等.纤支镜介导治疗气道内病变6例分析[J].临床肺科杂志, 2010, 15(10): 1499.

［98］Yildirim F, Türk M, Demircan S, et al. Tracheal papilloma treated with cryotherapy and interferon: a case report and review of the literature[J]. Case Reports in Pulmonology, 2015: 356796–356800.

［99］Dancey D R, Chamberlain D W, Krajden M, et al. Successful treatment of juvenile laryngeal papillomatosis-related multicystic lung disease with cidofovir: case report and review of the literature[J]. Chest, 2000, 118(4): 1210–1214.

第二节 肺腺瘤

肺腺瘤包括硬化性肺细胞瘤、肺泡性腺瘤、乳头状腺瘤等。2021年版WHO分类中,重新将肺腺癌排在"上皮性肿瘤"的最前面[1],并且腺瘤分类中,新增了"细支气管腺瘤/纤毛黏液结节乳头状肿瘤"。

一、硬化性肺细胞瘤

硬化性肺细胞瘤(sclerosing pneumocytoma, SP)由2004年版"肺硬化性血管瘤(sclerosing hemangioma of the lung, SHL)"演变而来,2015年版WHO分类将其归为腺瘤,并更名为硬化性肺细胞瘤[2]。因组织结构类似皮肤的硬化性血管瘤,Liebow和Hubbell于1956年首次报道并命名为SHL。随后,人们对其血管来源提出了质疑,称之为"所谓的肺硬化性血管瘤"(so-called sclerosing hemangioma of lung)。早年,我国著名呼吸病理学家李维华教授就曾提出过"肺细胞瘤(pneumocytoma)"的概念,故新命名也应归功于包括中国学者在内的许多专家的不懈努力。堪称中西合璧,实至名归[3]。

SP是肺部相对少见的良性肿瘤,仅占肺部原发肿瘤的1%不到[4]。许春伟等[5]总结军事医学科学院附属医院2010年11月1日至2015年3月31日诊治的2 771例肺肿瘤,发现硬化性肺细胞瘤6例,占0.22%。但却是常见的良性肿瘤,约占肺内良性肿瘤22%,仅次于肺错构瘤[4]。

【组织起源】SP发病机制不明,目前大多数学者认为其来源于肺泡Ⅱ型上皮细胞[6]。2004年版WHO分类将SHL排在"混杂性肿瘤"中,而2015年版开始把SP归入"肺腺瘤",定义为

"一种肺细胞起源肿瘤,由类似Ⅱ型肺泡上皮及圆形细胞2种表面细胞构成,轻微显示其形态差异"[1,7,8]。

【病理特征】组织学所见包括实性、乳头状、硬化及出血不同复合区域,4种基本结构混合存在,其间可夹杂不同程度的出血及含铁血黄素沉着,简明扼要地概括了SP的形态特征:"2种细胞,4种结构(two cell types, four patterns)"。2种细胞中一种是被覆在乳头状结构及腔隙表面增生的肺泡上皮,大部分为立方形或扁平,少部分呈卵圆形或柱状,可有异型性;另一种是位于上皮下间质中明显增生的单核样细胞,成分较单一,大小形态较一致,呈卵圆形或多角形,胞质淡染或透明,胞核呈卵圆形并可见小核仁,无核分裂及坏死,但可出现奇异性核[3]。

肿瘤细胞主要包括2种,即表面细胞(Ⅱ型肺泡细胞)和圆细胞(间质细胞),可能起源于呼吸道多潜能原始上皮细胞,具有Ⅱ型肺泡上皮的分化特征,在冰冻切片、小活检和细胞学上易被误诊为癌,但泡沫样组织细胞灶性聚集及肥大细胞散在分布对SP的诊断及鉴别诊断有重要提示意义。

4种结构为实性、乳头状、硬化区和出血区4种原发生长模式,成分复杂,大多数肿瘤至少可见其中3种。肿瘤实性区呈圆细胞片状分布,表面或小管状结构被覆表面细胞;乳头状结构表面被覆表面细胞,乳头轴心为间质细胞;出血区(所谓的血管瘤样区)可见大的出血的腔隙,腔隙可被覆表面细胞,可见含铁血黄素、泡沫样细胞、胆固醇结晶;硬化区则可见致密的透明胶原灶。

免疫组织化学具有一定的特征性,表面细胞表达CK7、TTF-1、Napsin A、EMA、CKpan、vimentin、β-catenin(常细胞膜阳性)、SPB;而间质细胞多数仅表达TTF-1、EMA、vimentin、β-catenin(细胞浆阳性),不表达或局灶弱表达CK7、CKpan、Napsin A、SPB[3,9]。

【临床表现】SP缺乏特征性的临床表现,多数患者无不适症状,于体检时偶然发现肺内孤立性结节或肿块,主要发生在中年女性,女性患者约占80%。近年来有学者发现该病可能与性激素有关,多数患者的雌激素受体与孕激素受体均为阳性[10-12]。

少数患者(23.1%)表现为咳嗽、咳痰和(或)咯血等胸部症状。目前SP尽管被公认为良性肿瘤,临床上呈良性进程,但也存在潜在侵袭性,少数病例报道SP可发生淋巴结转移、胸膜转移、胃转移[13-15]。

【影像学表现】多为肺内孤立性结节或肿块,无明显肺叶分布优势,有研究显示SP好发于胸膜下,以纵隔胸膜和叶间裂胸膜旁为多见。单发为主,少数为多发。呈圆形或类圆形,大多数病灶最大径≤3 cm。有学者认为,位于纵隔肺门旁的病灶通常较大,而位于肺叶外周的病灶,通常较小[4,10,13]。

SP瘤周常出现一些较为特征的影像学表现[15,16]。瘤体周围肺组织可出现斑片状磨玻璃阴影,即所谓"晕征",少数表现为特征性的"鸟蛋-鸟巢征"(图3-2-1),病理基础是瘤体周围肺组织伴出血,出血区中可见充满血液的腔隙及含铁血黄素沉积,肺间质急慢性炎细胞浸润;"晕征"的出现可能与肿瘤局部出血有关,有"晕征"的患者,咳血的概率高。瘤体远端还出现继发性支气管扩张征象。

多数SP病灶边缘光滑,少数病灶边缘可有浅分叶,这与SP多为膨胀性生长,病变有完整包膜或挤压周围肺组织形成假包膜有关。少许病灶边缘欠光滑,密度均匀或不均匀。少数病例瘤体边缘支气管轻度扩张形成透亮影,可能为瘤周支气管形成单向阀门,导致气道变形所致;瘤体包膜下也可见"新月"形或环形无肺纹理透亮影,即所谓的"空气新月征"[13](图3-2-2),组织病理学显示病灶包膜完整,瘤体局部凹陷,病灶包膜与瘤体间出现游离气腔,可能

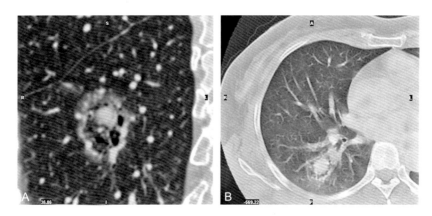

图3-2-1 女性,54岁。体检发现右肺下叶阴影。CT示右下叶混杂密度影,边界清楚,边缘呈磨玻璃样密度,内部密度不均匀,可见空泡影,中心可见实性稍高密度结节,呈"鸟蛋-鸟巢"样结构(A),PET/CT未见异常代谢增高(B)。手术切除后病理为硬化性肺细胞瘤

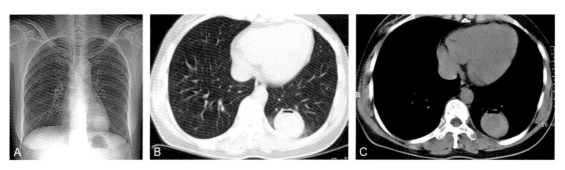

图3-2-2 女性,39岁。硬化性肺细胞瘤。胸部X线正位片(A)示心影后方圆形结节,边界光整,内部上方可见一"新月"形透亮影。CT肺窗横断面(B)示结节内"新月"形低密度影位于上方,说明系内部游离气体。平扫纵隔窗(C)示内部其他部分密度较高,CT值约65 Hu,系出血积液所致

由于瘤体的出血,及瘤体与包膜的非一致性收缩所致。瘤体血管破裂出血与支气管相通,瘤体毛细血管增生亦可使气道变形,出现游离气腔,此征象特异性较高,但阳性率较低。

SP钙化相对较少见,以点状或沙砾样钙化多见,但也可呈边缘粗大钙化,以此可与错构瘤相鉴别。SP坏死少见,个别肺部巨大肿块病例的病灶内,可出现斑片状坏死及散在粗大钙化灶(图3-2-3)。

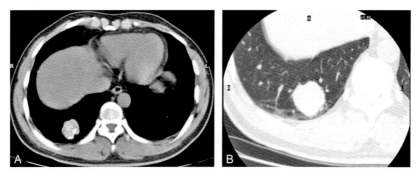

图3-2-3 男性,51岁。右肺下叶后基底段肿块,分叶状,内部可见明显粗大钙化,无明显脂肪成分。手术病理:硬化性肺细胞瘤

当肿瘤压迫周围血管，形成聚拢、包绕时，或SP组织结构中的毛细血管增生扩张，CT增强扫描时，病灶表面出现多个结节状血管断面或线样强化的血管影，即"血管贴边征"，有文献报道，约2/3的患者，在增强CT中出现此征[11,12,17]。多因肿瘤膨胀性生长、推挤，导致邻近血管聚拢、包绕。少数瘤体近肺门侧出现"尾征"，反映SP与血管关系密切，有血管趋向性，也反映了SP生长缓慢的良性生物学行为，其他肺部生长较缓慢的肿瘤，如类癌，亦可见到此征象[17,18]。因此，此类征象不能作为SP的特征性表现[19,20]。

增强CT的强化程度也为SP的诊断提供了重要的信息[21-23]。因其特殊的组织学构成，在增强CT上可以出现不同组织不均匀的强化。SP强化程度不一，大多呈轻、中度持续强化，静脉期强化程度较动脉期相似或稍增高。病理学表现以实性区及硬化区构成为主的肿瘤，为轻度强化。结节型病灶多均匀强化，肿块型病灶多不均匀强化。少数为明显强化，病理学表现以血管瘤样区、乳头状结构区为主；此时需与周围型肺癌鉴别，后者增强后，病灶常呈明显强化，增强程度＞20 Hu，但部分SP也可明显强化，甚至强化程度显著高于肺癌，这时，两者多有重叠；王宇等[24]的研究中，SP平均CT值达到（71±19.58）Hu，83.33%的患者出现高度或极高的CT增强（图3-2-4），而仅16.67%的SP，强化较为均匀。

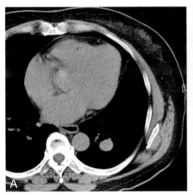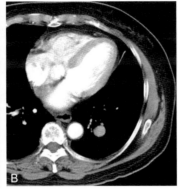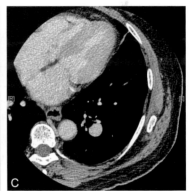

图3-2-4 女性，61岁。左肺下叶后基底段结节，呈类圆形，边界光整，无分叶和毛刺，CT平扫纵隔窗（A）示内部密度均匀，无明显钙化，平均CT值52. Hu，增强后（B）呈明显均匀强化，CT值106.2 Hu，延迟扫描（C）持续强化，CT值104.3 Hu。手术病理：硬化性肺细胞瘤

文献认为光整边缘、晕征、"空气新月征"和增强后的血管征象，是SP较为典型的CT征象，对SP的诊断价值较高。薄层CT图像、MPR、VR重建可清晰显示SP瘤体与周围肺血管、肺组织的关系[25-35]。

PET/CT是现阶段公认的、对良恶性SPN有鉴别价值的诊断技术。尽管文献报道，SP瘤体[18]F-FDG放射性摄取多为轻度增高[11]（图3-2-5），少数可呈明显增高，最高SUV达12.6。然而，最近于开明等[36]报道了87例SP病例，检查结果显示，53例（60.92%）病灶显示[18]F-FDG摄取明显增高，24例（27.59%）显示轻度放射性摄取，10例（11.49%）无明显的放射性浓聚。[18]F-FDG PET/CT联合增强CT的诊断敏感性为95.06%（77/81），特异性为66.67%（4/6），诊断准确性为93.10%（81/87）。而平扫CT的敏感性为82.72%（67/81），特异性为16.67%（1/6），诊断准确性为78.16%（68/87）；增强CT的敏感性为87.65%（71/81），特异性为16.67%（1/6），诊断准确性为82.76%（72/87）。

当瘤体[18]F-FDG摄取明显增高时，此时SP易被误诊为肺癌。组织病理学显示SP部分瘤

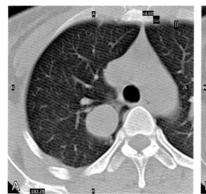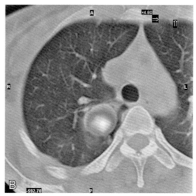

图3-2-5　女性，34岁。右肺上叶结节，CT横轴位（A）示结节大小2.8 cm×2.4 cm，圆形，边界光整，无分叶和毛刺，内部密度均匀，无明显钙化，平扫CT值25 Hu，增强动脉期70 Hu，静脉期90 Hu，持续升高。PET/CT扫描（B）结节FDG摄取增高，平均SUV为4.2，最大SUV为4.8。手术病理：硬化性肺细胞瘤

细胞有一定异型性，可见核分裂，具有潜在恶性。因此推测，尽管SP归属于肺内良性肿瘤，但其生物学行为仍具有潜在侵袭性，故对于有恶性形态学征象者，如瘤体较大、边缘浅分叶、跨叶间裂生长等，应行PET/CT进一步检查[37-39]。并且，需联合[18]F-FDG PET/CT和增强CT检查，以提高SP的诊断敏感性、特异性和准确性[40]。

综上所述，SP影像学表现具有一定的特征性：① 好发于胸膜下，以纵隔胸膜、叶间裂胸膜更常见，无明显肺叶分布优势。② 多表现为肺内单发圆形或类圆形结节，轮廓锐利，密度均匀，钙化较少见，且多表现为瘤体边缘钙化。③ 富血供肿瘤，动态增强扫描多为中度至明显强化，典型强化特征为病灶持续强化，且有渐进性强化趋势。④ 如瘤周出现"晕征""鸟蛋-鸟巢征"、肿瘤内出现"空气新月征"等特征性表现时，则高度提示SP[12-13]。

SP亦可合并其他肿瘤，包括不典型腺瘤样增生、原位腺癌、浸润性腺癌等，可能与磨玻璃结节也同样好发于女性有关。

诊断须在切除标本病理学检查的基础上进行，而非小活检，更不能由细胞学检查做出。在没有免疫组织化学标记的情况下，部分病例易被误诊为实性腺癌或类癌[33]。除非合并其他癌，有些所谓的转移性病例，很可能将乳头状腺癌或瘢痕癌误诊为SP。

【鉴别诊断】影像学上，SP需要与某些边缘光整的肺癌、转移瘤或良性病变鉴别。

1. 周围型肺癌　主要是与低分化或未分化肺癌区分，肺癌好发于老年患者，病灶常呈结节或肿块，软组织密度影，边缘不光滑，常有分叶征，可伴有纵隔淋巴结肿大，增强扫描病灶动脉期呈不均匀强化。肿瘤较大的，密度不均匀，增强扫描强化欠均匀。SP增强扫描病灶呈持续中等强化，静脉期强化程度少见减退。

2. 肺错构瘤　病灶边缘光滑，有的可见浅分叶征，无深分叶，典型者有"爆米花样"钙化或者可见脂肪成分组织[21]，病灶内检测到脂肪密度，则可确诊；增强扫描通常强化不明显，而SP钙化多呈点状、沙砾样，且钙化率常＜13%[22-24]，增强扫描呈明显持续中等强化。但如果SP内部钙化较多，且又没有明确脂肪，则与错构瘤不易鉴别，增强扫描是下一步可行的方法之一。

3. 类癌　类癌源于支气管黏膜Kulchitsky细胞[23]，中央型多见，少数表现为单发的周围型结节或肿块，此时，需与SP鉴别。极少数类癌分泌活性激素，患者常表现哮鸣样支气管痉挛、

阵发性心动过速、水样腹泻、皮肤潮红等副肿瘤综合征。类癌钙化发生率较低,量也小,多为斑点状钙化,空洞少见。虽然类癌也为富血供肿瘤,但CT增强后,病灶多呈轻至中度强化[23,24],通常强化程度不及SP。

4. 肺曲霉病 肺曲霉病(曲霉球)也可出现"晕征"和"空气新月征",可以尝试通过改变检查体位或行增强CT,对两者进行鉴别,肺曲霉球的"空气新月征"气体位于病灶上方,内容物可随体位改变而变化,增强扫描病灶无强化;SP气体呈环形,内部阴影不会因体位改变而变化,增强后有强化。

5. 转移瘤 常常有原发恶性肿瘤病史,病灶通常为多发,亦可单发,可合并纵隔和肺门淋巴结肿大。少数转移瘤可出现晕征。对于多发病灶且有原发肿瘤病史的SP,与转移瘤较难鉴别[41,42]。

6. 结核球 结核球有其相对的好发部位,通常位于上叶尖后段与下叶背段,形态多为圆形或椭圆形,最大径为2～3 cm,部分结核球内可见点状钙化灶,灶周可见增殖灶或纤维灶等卫星病灶[43]。CT或MRI增强扫描多无强化,少数可见典型的包膜强化。

二、肺泡性腺瘤

肺泡性腺瘤(alveolar adenoma of the lung, AAL)是一种非常罕见的肺部良性肿瘤[44,45],Yousem等[46]于1986年首次报道,至今国内外文献对于该病的报道尚不多见,多数是个案报道[47-50]。许春伟等[51]总结军事医学科学院附属医院2010年11月1日至2015年3月31日诊治的2 771例肺肿瘤,诊断肺泡性腺瘤4例,占0.14%,另有黏液腺瘤1例,占0.04%。到目前为止,作者仅遇见1例,该患者为女性,53岁,体检发现右上叶前段有一枚最大径约1.8 cm的小结节,边界清楚,随访1年余无明显进展,后经手术证实。

【组织起源】肺泡上皮细胞包括Ⅰ型肺泡上皮细胞和Ⅱ型肺泡上皮细胞。Ⅰ型肺泡上皮细胞被覆于肺泡的内面,与肺泡壁上的毛细血管内皮细胞仅隔一层基底膜,构成肺泡气体交换的内衬细胞,与肺泡内及肺泡间隔毛细血管间的气体分子弥散和交换有关。Ⅱ型肺泡上皮细胞的功能复杂,包括合成分泌表面活性物质、Ⅳ型胶原及一些重要的酶类物质。此外,还具有分裂增殖的能力,可以成为肿瘤的起源细胞。与Ⅱ型肺泡上皮细胞有关的肿瘤,良性肿瘤有肺泡性腺瘤、乳头状腺瘤和硬化性肺细胞瘤,恶性肿瘤有肺腺癌[52]。

肺泡性腺瘤是起源于Ⅱ型肺泡上皮细胞的良性上皮肿瘤,研究证实,它并非是细支气管肺泡癌和Ⅱ型肺泡上皮起源的恶性肿瘤的前兆和癌前病变,是一种良性肿瘤。可能与某些染色体的异位有关[53]。

【病理特征】组织病理学检查是该病确诊的唯一方式。在病理上,AAL为无包膜的边缘清晰的肿块,灰褐色,质硬。

光学显微镜下由大小不等的囊腔组成,囊腔表面覆盖钉突状或立方状细胞,囊内充满嗜酸性颗粒物质,囊腔间为厚度不等的纤维性间隔[53]。肺泡细胞增多,细胞核增大、浓染,未见明显异型性及核分裂[54]。

免疫组织化学显示囊壁内衬细胞CK、上皮膜抗原(EMA)、甲状腺转录因子-1(TTF-1)阳性,提示Ⅱ型肺泡上皮细胞来源[55]。

AAL的生物学行为多表现为良性过程,进展缓慢。李如迅等[56]报告一例,前后随访达6年,CT检查未见明显增大。手术切除为最好的治疗手段,目前尚未有术后复发及转移的相关报道。

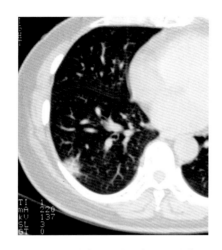

图3-2-6　女性，65岁。右肺下叶外基底段胸膜下结节，呈类圆形，边界清楚而不光整，有分叶和毛刺，内部密度欠均匀，呈混杂磨玻璃密度。术前诊断浸润性腺癌可能，手术病理诊断为肺泡性腺瘤

【临床表现】AAL常无临床症状，大多在影像学检查中偶然发现[48,49,57]。发病年龄为39~74岁，中老年女性多见，平均发病年龄为53岁。但Burke等[52]报道17例中，16例有随访结果者，女性9例，男性7例，并无显著差异。

【影像学表现】常表现为孤立性肺结节或肿块，位于肺外周实质中[49,58,59]，左肺下叶多见。多数单发，文献报道AAL仅1例为多发结节，其余均为孤立性结节[59]。通常密度较低，平片易漏诊。CT上，瘤体较小，最大径范围为0.7~6.0 cm，常为1~2 cm，平均约2.2 cm，边界清楚，常无分叶和毛刺，可伴中央空泡或边缘裂隙样空洞[58]，远端可有胸膜牵拉（图3-2-6）。

AAL也可以呈纯磨玻璃密度结节[60-62]。陈立婷等[63]报道1例，CT表现为右肺上叶前段水平裂旁不规则磨玻璃密度结节，大小约8 mm×7.5 mm×7.5 mm，深分叶状，边缘清楚，有短毛刺，内部密度均匀，呈纯磨玻璃密度，内见多支粗大血管和支气管影，走行自然、光整，结节跨水平裂生长，局部胸膜有牵拉凹陷[64-66]。

CT增强表现为结节边缘强化或不均匀实性部分强化，无强化的裂隙，有一定的特征性[59]。

MRI显示病变有囊性腔隙，并伴有中央液体信号[60]。

PET/CT对该病的检查报道尚少，目前国内外仅有2篇文献，认为该病变代谢未见异常[56]或仅见轻度葡萄糖代谢，SUV_{max}仅为1.06[62,67]。

【鉴别诊断】影像学表现并不具有特异性，需与其他更为常见的肺部外周孤立性结节进行鉴别，确诊靠病理学检查。

1. 周围型肺癌　AAL表现为实质性密度，边界清楚者，术前与早期周围型肺癌鉴别诊断困难。后者边界多清楚而不光整，可有分叶和短毛刺，内部可见空泡。

2. 肺错构瘤　边缘光整，典型者内部可有"爆米花样"钙化，如有脂肪成分，则可确诊。

3. 起源于Ⅱ型肺泡上皮细胞的其他肺良性肿瘤　如硬化性肺细胞瘤和乳头状腺瘤等鉴别。前者边缘光整，内部可有钙化，增强后强化较明显，部分可见裂隙样改变。乳头状腺瘤多呈实性结节。

4. 微浸润性腺癌和伏壁型腺癌　表现为较大磨玻璃密度者，需要与微浸润性腺癌和伏壁型腺癌鉴别。CT肺窗上，主要表现为边缘清楚的混杂磨玻璃密度结节，后者结节最大径常＞10 mm，病灶内部常有实性成分。当GGN出现实性成分、细支气管征、空泡征、边缘清楚的分界面、胸膜凹陷征及血管集束征等征象，强烈提示恶性结节[56]。增强扫描GGN内实性部分强化增幅＞20 Hu，峰值相对持续时间较长，较具有特征性意义，可能与GGN肺腺癌供血动脉分支迂曲延长及淋巴、静脉的引流结构破坏有关[62]。研究认为，如肿瘤界面清楚，提示肿瘤为恶性病变可能性大，主要为肿瘤沿肺泡壁生长致肺泡壁增厚所致。

病灶较小者，需要与AAH和AIS鉴别。AAH于HRCT表现为纯磨玻璃结节（pure ground glass nodule, pGGN），通常病变最大径≤5 mm，少有空泡或支气管充气征，无毛刺或胸膜牵拉。

5. 肺炎　边缘欠清晰或者模糊者，需要与肺炎鉴别，应行薄层CT扫描，并多平面重建，仔

细分析病灶征象,必要时给予抗感染治疗,密切动态随访是可靠手段。

三、肺乳头状腺瘤

肺乳头状腺瘤(pulmonary papillar adenoma)是一种罕见的良性肿瘤,也称Ⅱ型肺泡乳头状腺瘤、Clara细胞腺瘤、细支气管腺瘤[68,69]。

Spencer等[70]首次报道以来,截至2015年英文文献及中文文献,共报道近30例。许春伟等[71]总结军事医学科学院附属医院2010年11月1日至2015年3月31日诊治的2 771例肺肿瘤,进行回顾性分析,共发现腺瘤11例,占0.40%。其中男性8例、女性3例,年龄为31~66岁;左肺5例、右肺5例、双肺1例。其中肺泡性腺瘤4例,占0.14%,黏液腺腺瘤1例,占0.04%,未发现乳头状腺瘤。作者在多年临床工作中,也仅遇见1例。

肺乳头状腺瘤多发生于肺边缘部[70,72]。术前明确诊断困难,常误诊为硬化性肺细胞瘤、肺错构瘤、结核球、肺癌等,形态学上需与多种肿瘤鉴别。

【组织起源】肺乳头状腺瘤发病机制仍不清楚,电子显微镜下上皮细胞胞质含嗜锇酸板层小体和膜包绕的高电子密度分泌颗粒,提示向Ⅱ型肺泡上皮与Clara细胞分化[72-77],所以,又被称为Clara细胞腺瘤、细支气管腺瘤、Ⅱ型肺泡乳头状腺瘤。

电子显微镜下,其形态特点与肺Ⅱ型细胞和Clara细胞形态基本相符[72],部分研究认为起源于细支气管肺泡上皮的干细胞[78-81]。也有研究认为可能与炎症刺激有关[82]。其生物学行为认识不一,Dessy等[75]报道的2例中,1例浸润肺实质及脏层胸膜、1例侵犯包膜;Mori等[78]报道1例浸润细支气管、邻近肺组织及小静脉;Spencer等[70]报道1例肿瘤突破包膜至邻近肺泡;Knodo等[81]报道1例浸润支气管,认为具有一定恶性潜能,但这些病例术后随访2~9年,均显示无瘤生存。

【病理特征】单发多见,少数可多发。类圆形,常有完整包膜,表面粉红色,或桑椹样,切面呈灰黄色或灰白色,质中等硬度。术中冰冻确诊率低。

显微镜下所见由分化成熟的肺泡上皮细胞构成腺管,肿块由乳头状和团状结构及纤维间质构成。腺管和乳头上皮多为单层排列。细胞呈立方状,核淡染。肿瘤细胞呈腺管状、乳头状排列,腺管大小不等,乳头状结构形态各异。少数病例见实性区域,个别病例见微乳头结构[76]。

肿瘤在肺实质内边界清楚,对周围肺组织有挤压而无浸润。肿瘤具有乳头状生长形式,有时与实性的区域相混合。局灶性炎性纤维血管轴心被覆立方状至柱状的上皮细胞,其核呈圆形或卵圆形。可见纤毛细胞[75]和嗜酸性细胞[78],偶尔可见核内嗜酸性包涵体,但核异型性、核分裂罕见,甚至缺如。不出现细胞内黏蛋白。

肺乳头状腺瘤可见有Ⅱ型肺细胞和Clara细胞,CK(广谱)、Clara细胞蛋白和表面活性物结合蛋白阳性[83]。肿瘤上皮细胞表达TTF-1、CK7、SP-A、SP-B、Napsin A、EMA等,不表达TG、CgA、Syn、CD56、CK5/6、p63、desmin、actin等。CEA可阴性或阳性表达,Ki-67指数几乎均在2%左右;乳头轴心纤维表达SMA,不表达上皮标志及TTF-1等[75,79,80,83-87]。

【临床表现】患者年龄从2个月至76岁不等,平均34.7岁,男性略多于女性。一般无临床症状,多为影像学检查偶然发现,偶有胸痛、咳白痰等症状。文献有并发液气胸的报道[88]。肿瘤生长缓慢,有发现肺部阴影已13年的报道[77],说明该肿瘤具有良性肿瘤的生物学行为。临床诊断较困难,很难与其他肺良性肿瘤相鉴别,主要靠手术和病理诊断。

【影像学表现】多在体检拍摄胸片或CT检查时,偶然发现肺部阴影,多位于肺周边部。较大病灶,X线胸片可见类圆形密度增高影,边缘光滑。有限的文献资料认为左肺下叶多见,其次为右肺上叶及右下叶,左肺上叶及右肺中叶少见,但样本太小。多为单发结节,偶尔为多发结节[77,80,85]。表现为类圆形结节或肿块,肿瘤最大径为0.2～6.0 cm。边缘光滑,常无分叶和毛刺,术前常诊断为肺良性肿瘤[89-91](图3-2-7)。

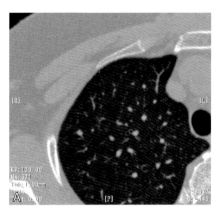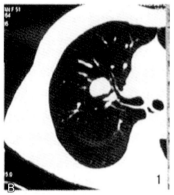

图3-2-7　A:女性,60岁。右肺上叶尖段小结节,呈类圆形,实质性密度,有浅分叶,无毛刺,内部密度大致均匀,无明显钙化。手术病理:乳头状腺瘤。B:女性,55岁。体检发现右肺上叶结节半月余。CT示右上叶后段肺门旁类圆形结节,最大径约2.5 cm,边界光整,实质性密度。手术后病理:肺泡Ⅱ型上皮乳头状腺瘤[感谢中国人民解放军海军军医大学第二附属医院(上海长征医院)胸外科王志农医生提供病例]

有报道,肺乳头状腺瘤可表现为肺炎样大片阴影,甚至合并液气胸[88]。

【鉴别诊断】肺乳头状腺瘤是一种罕见的良性肿瘤,影像学上,需与硬化性肺细胞瘤等其他肺部良性肿瘤或肿瘤样病变相鉴别,偶若合并其他肿瘤,如转移瘤时,诊断更难[92]。病理上,需与硬化性肺细胞瘤、肺泡性腺瘤、乳头状腺癌等相鉴别[93,94]。

1. 硬化性肺细胞瘤　中年女性好发,边缘光整,典型者有"空气新月征",增强后有明显强化。有圆形间质细胞和表面细胞组成,圆形细胞小,有明显边界,圆形及卵圆形核,无核仁,核分裂指数较低。有乳头状结构、硬化性结构、实性结构、出血区等4种结构组成,有时显示沙粒体样形态。免疫组织化学圆形细胞TTF-1和EMA阳性,CK(广谱)阴性;表面细胞TTF-1和EMA、CK(广谱)及表面活性物质载体蛋白A阳性。而肺乳头状腺瘤无间质圆形细胞,无出血及硬化性结构,间质无细胞,EMA为阴性。

2. 肺泡性腺瘤　界限清楚、无包膜的多囊性肿块,由充满嗜酸性颗粒状物质的扩张腔隙构成。腔隙被覆细胞学上温和的扁平样、立方状和鞋钉样的细胞。在病变中心的囊性腔隙通常较大,并可见鳞状上皮化生。黏液样和胶原性间质厚度不等,含有散在或密集的细胞学上温和的梭形细胞。免疫组织化学上皮细胞TTF-1和EMA、CK(广谱)及表面活性物质载体蛋白A阳性,间质梭形细胞对SMA、MSA呈局灶性阳性。肺乳头状腺瘤无囊性腔隙及梭形细胞,间质SMA、MSA等为阴性。

3. 腺性乳头状瘤　发生于叶或段支气管,由纤毛的柱状上皮、鳞状上皮组成,其发病部位及被覆上皮与乳头状腺瘤不同。

4. 乳头状腺癌　肺泡结构消失,由特征性的二级或三级乳头状结构取代,可出现坏死和肺侵袭。癌细胞核异型明显,Ki-67指数较高。肺乳头状腺瘤无坏死及浸润,上皮细胞无异型,乳头状结构分级为一级,Ki-67指数较低。

参考文献

[1] WHO Classification of Tumours Editorial Board. WHO classification of tumours: thoracic tumours[M]. 5th ed. Lyon: IARC Press, 2021.

[2] Travis W D, Brambilla E, Nicholson A G, et al. The 2015 World Health Organization Classification of lung tumors: impact of genetic, clinical and radiologic advances since the 2004 classification[J]. J Thorac Oncol, 2015, 10 (9): 1243–1260.

[3] 方三高,许春伟,肖华亮,等. 解读2015年WHO肺、胸膜、胸腺及心脏肿瘤分类(肺)[J]. 重庆医学,2017,46(1): 4–23.

[4] 袁永丰,曾亮,徐海,等. 52例硬化性肺细胞瘤的影像学诊断[J]. 医学研究生学报,2018,31(10): 1057–1061.

[5] 许春伟,王海艳,吴永芳,等. 2 771例肺肿瘤临床病理特征分析[J]. 临床与病理杂志,2016,36(2): 173–184.

[6] Travis W D. The 2015 WHO classification of lung tumors[J]. Pathologe, 2014, 35(Suppl 2): 188.

[7] 陈真伟,藤晓冬. 2015版WHO肺肿瘤组织学分类解读[J]. 中华肿瘤防治杂志,2016,23(1): 60–64.

[8] 刘峥璐,郑泽泽,李艳伟,等. 硬化性肺细胞瘤临床病理学特征分析及其低度潜在恶性生物学行为[J]. 临床与实验病理学杂志,2023,39(3): 291–296.

[9] Schmidt L A, Myers J L, McHugh J B. Napsin A is differentially expressed in sclerosing hemangiomas of the lung[J]. Arch Pathol Lab Med, 2012, 136(12): 1580–1584.

[10] 周涛,潘爱珍,高强,等. 肺硬化性血管瘤的临床、病理及MSCT表现[J]. 放射学实践,2015,30(1): 37–40.

[11] 曾亮,邹海华,崔灿,等. 肺少见神经内分泌癌的CT表现(附38例病例分析)[J]. 放射学实践,2017,32(12): 1266–1270.

[12] 曾亮,崔文静,崔灿,等. 肺少见神经内分泌癌的CT表现[J]. 医学研究生学报,2017,30(11): 1204–1207.

[13] Shin S Y, Kim M Y, Oh S Y, et al. Pulmonary sclerosing pneumocytoma of the lung: CT characteristics in a large series of a tertiary referral center[J]. Medicine (Baltimore), 2015, 94(4): e498.

[14] Bae Y S, Ro J Y, Shim H S, et al. Pulmonary sclerosing hemangioma with metastatic spread to stomach[J]. Histopathology, 2012, 60(7): 1162–1164.

[15] 杨晓荣,谭娜,张苏园,等. 硬化型肺泡细胞瘤52例临床病理特征回顾性分析[J]. 现代医药卫生,2016,32(12): 1880–1882.

[16] 周坦峰,张汉松,范恒. 肺硬化性血管瘤的CT诊断价值[J]. 放射学实践,2012,27(2): 173–175.

[17] 黎良山,徐甜甜,柯勤兵,等. 硬化性肺泡细胞瘤的CT表现[J]. 临床放射学杂志,2017,36(2): 227–230.

[18] 王同兴,孙晋,谢光辉,等. 肺硬化性血管瘤的MSCT诊断[J]. 中国医学计算机成像杂志,2014,20(4): 325–328.

[19] 姚红霞,张国富,李新民. 不典型硬化性肺细胞瘤的CT征象分析[J]. 中国中西医结合影像学杂志,2017,15(3): 330–332.

[20] Wang Q B, Chen Y Q, Shen J J, et al. Sixteen cases of pulmonary sclerosing hemangioma: CT findings are not definitive for preoperative diagnosis[J]. Clin Radiol, 2011, 66(8): 708–714.

[21] 李国雄,刘志军,张海捷. 硬化性肺泡细胞瘤的[18]F-FDG PET/CT显像特征[J]. 中国医学影像技术,2017,33(6): 889–892.

[22] 周清,魏学武,高欣. 中国肺癌临床研究的过去、现在和未来[J]. 医学研究生学报,2017,30(11): 1146–1150.

[23] 邹家威,缪莹莹,刘红兵,等. ^{18}F-FDG-CT对周围型肺腺癌淋巴结转移的相关性研究[J]. 医学研究生学报,2017,30(7): 746–752.

[24] 王宇. 薄层CT及增强CT在硬化性肺细胞瘤诊断中的应用研究[J]. 中国医疗设备,2019,(9): 96–98.

[25] 张枢书,张松,龚明福,等. 29例肺硬化性肺泡细胞瘤的MSCT诊断及误诊分析[J]. 中华肺部疾病杂志(电子版),2019,12(5): 555–558.

[26] 董有文,徐文贵. 硬化性肺泡细胞瘤的影像及临床特征性研究进展[J]. 天津医科大学学报,2016,22(5): 463–465.

[27] 任浩,闫呈新,刘林详. 硬化性肺泡细胞瘤CT表现与病理对照(附11例分析)[J]. 医学影像学杂志,2018,28(1): 47–50.

[28] He C, Fang H, Liu Y, et al. Pulmonary sclerosing hemangioma: report of two cases[J]. World J surg Oncol, 2012, 10(1): 182.

[29] 元昌珍,龚建平,蔡武,等. 64排螺旋CT在诊断肺硬化性血管瘤中的价值[J]. 临床放射学杂志,2013,32(3): 433–436.

[30] 陈莉军,左小娜,崔兰兰,等. 肺硬化性血管瘤的CT影像特征及鉴别诊断[J]. 兰州大学学报(医学版),2014,40(1): 58–61,65.

[31] 叶伦,方宏洋. 肺硬化性血管瘤的临床组织病理学及多层螺旋CT表现[J/CD]. 中华肺部疾病杂志(电子版),2013,6(5): 565–567.

[32] 李辉坚,姜淑霞,宋惠亮,等. 肺硬化性血管瘤的MSCT表现[J]. 中国中西医结合影像学杂志,2015,13(1): 66–68.

[33] 殷灿,虞洁,陆菲菲,等. 肺硬化性血管瘤MSCT表现特征及病理学基础[J]. 中国CT和MRI杂志,2017,15(3): 58–61.

[34] 杜敬仙,魏忠荣. 肺硬化性血管瘤的多层螺旋CT诊断[J]. 中国基层医药,2017,24(7): 1054–1056.

[35] 吕军,王洪,王星,等. 肺硬化性肺泡细胞瘤CT影像分析[J]. 中国中西医结合外科杂志,2018,24(6): 769–773.

[36] 于开明. CT、增强CT及[18]F-FDG PET/CT在硬化性肺泡细胞瘤中的诊断价值研究[J]. 中国疗养医学,2017,26(10): 1071–1072.

[37] 董有文,徐文贵,朱磊,等. CT与[18]F-FDG PET/CT影像在硬化性肺泡细胞瘤诊断中的价值[J]. 中国实验诊断学,2016,20(6): 903–906.

[38] 彭辽河,丁久荣,胡晓燕,等. ^{18}F-FDG PET/CT结合HRCT在肺炎型细支气管肺泡癌诊断中的应用[J]. 中国临床医学影像杂志,2012,23(10): 695–698.

[39] 韩萍萍,郑玉民,刘晓建,等. 肺硬化性血管瘤CT及[18]F-FDG PET/CT影像特征分析[J]. 中华核医学与分子影像杂志,2015,35(4): 251–253.

[40] 孙志超,吴仪仪,余仲飞,等. 增强CT与PET/CT在诊断肺癌及其淋巴结转移中的价值[J]. 医学研究杂志,2014,43(10): 42–45.

[41] 李正军,董宝明,蔡定萍,等. 硬化性肺泡细胞瘤的CT表现与病理对照研究[J]. 实用放射学杂志,2016,32(10): 1525–1528.

[42] 巩书磊,张曙光,李培文,等. 硬化性肺细胞瘤34例临床特点分析[J]. 山东医药,2015,55(42): 65–66.

[43] 王艳丽,张华,崔新建,等. ^{18}F-FDG PET/CT在鉴别尘肺病大阴影良恶性的应用价值[J]. 中华劳动卫生职业病杂志,2014,32(3): 186–189.

[44] 张伟,朱桂珞,方言,等. 27例硬化性肺泡细胞瘤冰冻与石蜡病理诊断对比分析[J]. 赣南医学院学报,2022,42(12): 1237–1242.

[45] 张伟伟. 硬化性肺细胞瘤1例不典型CT表现[J]. 影像研究与医学应用,2023,7(13): 179–181.

[46] Yousem S A, Hochholzer L. Alveolar adenoma[J]. Human Pathology, 1986, 17: 1066–1071.

[47] Shiota Y, Matsumoto H, Sasaki N, et al. Solitarybronchioloalveolar adenoma of the lung[J]. Respiration, 1998, 65(6): 483–485.

[48] Bohm J, Fellbaum C, Bautz W, et al. Pulmonary nodule caused by an alveolar adenoma of the lung[J]. Virchows-Arch, 1997, 430(2): 181–184.

［49］ Menet E, Etchandy Laclau K, Corbi P, et al. Alveolar adenoma: a rare peripheral pulmonary tumor[J]. Ann Pathol, 1999, 19(4): 325–328.

［50］ Haskovcova I, Povysil C, Pafko P. Alveolar adenoma of the lung (case report)[J]. Cesk Patol, 1997, 33(2): 49–52.

［51］ 周翔,梁小龙,游宾,等.1 263例肺部结节术中冰冻病理诊断分析[J/OL].中国胸心血管外科临床杂志,2023,12：1–8.

［52］ Burke L M, Rush W I, Khoor A, et al. Alveolar adenoma: a histochemical, immunohistochemical, and ultrastructural analysis of 17 cases[J]. Hum Pathol, 1999, 30(2): 158–167.

［53］ Roque L, Oliveira P, Martins C, et al. A nonbalanced translocation (10；16) demonstrated by FISH analysis in a case of alveolar adenoma of the lung[J]. Cancer Genet Cytogenet, 1996, 89(1): 34–37.

［54］ Sak S D, Koseoglu R D, Demirag F, et al. Alveolar adenoma of the lung. Immunohistochemical and flow cytometric characteristics of two new cases and a review of the literature[J]. APMIS, 2007, 115(12): 1443–1449.

［55］ Koppl H, Freudenberg N, Berwanger I, et al. Alveolar adenoma of the lung. Immunohistochemical characterization of type Ⅱ pneumocytes[J]. Pathologe, 1996, 17(2): 150–153.

［56］ 李如迅,王占东,杜煜,等.肺泡性腺瘤CT表现(1例报告)[J].中国医学影像学杂志,2010,18：371–372.

［57］ Oliveira P, Moura Nunes J F, Clode A L, et al. Alveolar adenoma of the lung: further characterization of this uncommon tumour[J]. Virchows-Arch, 1996, 429(2–3): 101–108.

［58］ Panagiotou I, Kostikas K, Sampaziotis D, et al. Alveolar adenoma: an extremely rare innocent coin lesion[J]. Interact Cardiovasc Thorac Surg, 2012, 14(3): 335–337.

［59］ Fujimoto K, Müller N L, Sadohara J, et al. Alveolar adenoma of the lung: computed tomography and magnetic resonance imaging findings[J]. Journal of Thoracic Imaging, 2002, 17: 163–166.

［60］ Infante M, Lutman R F, Imparato S, et al. Differential diagnosis and management of focal ground-glass opacities[J]. European Respiratory Journal, 2009, 33: 821–827.

［61］ 彭德昌,龚洪翰,余克涵,等.肺部局灶性磨玻璃密度结节MSCT诊断[J].实用放射学杂志,2012,28：29–32,41.

［62］ 刘晓飞,姚昊,王志忠,等.肺单纯磨玻璃影18F–FDG PET/CT影像学特点及诊断价值[J].医学影像学杂志,2013,23：697–701.

［63］ 陈立婷,彭德昌,龚洪翰,等.肺泡性腺瘤的CT表现及误诊分析一例[J].临床放射学杂志,2018,37(10)：1678–1679.

［64］ Cakan A, Samanelilar O, Nart D, et al. Alveolar adenoma: an unusual lung tumor[J]. Interact Cardiovasc Thorac Surg, 2003, 2(3): 345–347.

［65］ 王加伟,杨光钊,李百周,等.肺泡性腺瘤的影像表现一例[J].中华放射学杂志,2011,45(8)：797.

［66］ 李玲.肺泡性腺瘤不典型影像学表现一例[J].放射学实践,2016,31(11)：1112–1113.

［67］ Nosotti M, Mendogni P, Rosso L, et al. Alveolar adenoma of the lung: unusual diagnosis of a lesion positive on PET scan. A case report[J]. J Cardiothorac Surg, 2012, 7: 1.

［68］ 张曦,秦显莉,符海杰,等.硬化性肺细胞瘤的MSCT特征及18F–FDG PET/CT表现[J].中华肺部疾病杂志(电子版),2022,15(3)：300–305.

［69］ 王德元.胸部肿瘤学[M].天津：科学技术出版社,1990：104–106.

［70］ Spencer H, Dail D H, Arneaud J. Non-invasive bronchial epithial papillary tumors[J]. Cancer, 1980, 45: 1486–1497.

［71］ 叶建刚,叶郁红,代祖建,等.36例肺硬化性肺细胞瘤的临床病理及免疫表型[J].临床与病理杂志,2022,42(4)：785–792.

［72］ Fantone J C, Geisinger K R, Applman H D. Papillary adenoma of the lung with lamellar and electron dense granules. An ultrastructural study[J]. Cancer, 1982, 50: 2839–2844.

［73］ Hegg C A, Flint A, Singh G. Papillary adenoma of the lung[J]. Am J Clin Pathol, 1992, 97: 393–397.

［74］ Fukuda T, Ohnishi Y, Kanai L, et al. Papillary adenoma of the lung. Histological and ultrastuctural findings in two cases[J]. Acta Pathol, 1992, 42: 56 –61.

［75］ Dessy E, Braidotti P, Del C B, et al. Peripheral papillary tumor of type-II pneumocytes: a rare neoplasm of undetermined malignant potential[J]. Virchows Arch, 2000, 436: 289–295.

［76］ Burke L M, Rush W I, Khoor A, et al. Alveolar adenoma: a histochemical, immunohistochemical, and ultrastructural analysis of 17 cases[J]. Hum Pathol, 1999, 30: 158–167.

［77］ 许雅,刘鸿瑞,张志庸,等.肺乳头状腺瘤二例报告及文献复习[J].中华结核和呼吸杂志,1992,15(5)：296–297.

［78］ Mori M, Chiba R, Tezuka F, et al. Papillary adenoma of type II pneumocytes might have malignant potential[J]. Virchows Arch, 1996, 428: 195–200.

［79］ Kuwahara M, Nagafuchi M, Rikimaru T, et al. Pulmonary papillary adenoma[J]. Gen Thorac Cardiovasc Surg, 2010, 58(10): 542–544.

［80］ Nakano T, Yokose T, Hasegawa C, et al. Papillary adenoma of the lung with a peculiar raw macroscopic feature[J]. Pathol Int, 2011, 61: 475–480.

［81］ Kondo N, Torii I, Hashimoto M, et al. Alveolar adenoma of the lung: a case report[J]. Ann Thorac Cardiovasc Surg, 2011, 17(1): 71–73.

［82］ 陈秉文,邢程,惠雨.肺乳头状腺瘤2例报告[J].实用癌症杂志,2000,15(2)：172–173.

［83］ Cornejo K M, Shi M, Akalin A, et al. Pulmonary papillary adenoma: a case report and review of the literature[J]. J Bronchology Interv Pulmonol, 2013, 20(1): 52–57.

［84］ Choi I H, Han J, Moon J W, et al. A rare case of pulmonary papillary adenoma in old aged woman: a brief case report[J]. Korean J Pathol, 2014, 48(1): 66–68.

［85］ Kurotaki H, Kamata Y, Kimura M, et al. Multiple papillary adenomas of type II pneumocytes found in a 13-year-old boy with von Recklinghausen's disease [J]. Virchows Arch A Pathol Anat Histopathol, 1993, 423: 319–322.

［86］ Masunaga A, Nagashio R, Iwamoto S, et al. A case of pulmonary papilary adenoma: possible relationship between tumor histogenesis/ tumorigenesis and fibroblast growth factor receptor 2IIIb[J]. Pathol Int, 2012, 62(9): 640–645.

［87］ 王凤华,李宇,杨江辉.肺乳头状腺瘤临床病理观察[J].现代肿瘤医学,2011,19(1)：58–60.

［88］ 奉拉拉,李娟,蒲蓉,等.右肺上叶乳头状腺瘤一例并复习文献[J].临床心身疾病杂志,2014(s1)：58–59.

［89］ 梁飞,田辉,李林,等.肺乳头状腺瘤(附1例报道及文献复习)[J].中国医学理论与实践,2005,15(9)：1355–1356.

［90］ 张著学,龙艳丽,洪琴,等.肺乳头状腺瘤1例临床病理观察[J].贵州医药,2015,39(12)：1084–1086.

[91] 刘鸿程,徐志云,王志农,等.肺泡Ⅱ型上皮乳头状腺瘤1例[J].中华胸心血管外科杂志,2007,23(5):355.

[92] Neusuess A, Claviez A, Schroeter T, et al. Synchronous detection of a pulmonary papillary adenoma and lung metastases in a patient with osteosarcoma in relapse[J]. Med Pediatr Oncol, 2002, 38: 125–127.

[93] Fine G, Chang C H. Adenoma of type 2 pneumocytes with oncocytic features[J]. Arch Pathol Lab Med, 1991, 115: 797 –801.

[94] 石丹,刘庆猛,陈丽阳,等.肺乳头状腺瘤一例[J].中华病理学杂志,2020,49(12):1325–1327.

第三节　肺前驱腺体病变

2015年版WHO肺腺癌分类,采纳了2011年2月国际肺癌研究联合会(International Association for the Study of Lung Cancer, IASLC)、美国胸科学会(American Thoracic Society, ATS)和欧洲呼吸协会(European Respiratory Society, ERS)联合发布的肺腺癌多学科分类,以肿瘤的生长方式为基础,承上启下,将肺腺癌重新分类为:① 浸润前病变,包括不典型腺瘤样增生和原位腺癌;② 早期浸润病变,在浸润性腺癌与侵袭前病变之间设立微浸润性腺癌(minimally invasive adenocarcinoma, MIA)作为过渡,体现了分层管理。③ 浸润性腺癌[1-7]。2021年版WHO肺肿瘤分类,再次对肺腺癌分类做了调整,将原"腺癌"分类目录下的"浸润前病变"更改为"前驱腺癌病变"(precursor glandular lesion)(包括不典型腺瘤样增生和原位腺癌),并从"腺癌"中划出,单独分类[8]。

一、不典型腺瘤样增生

近年来,随着低剂量螺旋CT(LDCT)进行早期肺腺癌筛查的广泛开展,不但图像密度分辨率高,断层扫描敏感性高,肺结节检出率明显增高,辐射剂量也明显降低。但由于LDCT的高灵敏度,能够识别出很多非钙化肺结节,存在一定的假阳性率[9,10],鉴别诊断显得更加重要,这也可能是2021年版WHO肺肿瘤分类调整的初衷。近年来,高分辨CT(high resolution computed tomography, HRCT)在肺癌筛查和早期诊断中,具有更高的敏感性与特异性,可以排除其他肺部孤立性良性结节。HRCT作为随访检查,可以更准确地发现磨玻璃密度灶、气腔和间质性结节等,并提示病变是否为活动性,也可以帮助临床医师和放射科医师在具有代表性的组织处进行取材,增加活检准确性[11-13]。

【组织起源】研究发现,表皮生长因子受体(epidermal growth factor receptor, EGFR)在肺癌中高表达,并存在基因突变[14],在肺泡上皮不典型腺瘤样增生(atypical adenomatous hyperplasia, AAH)也存在类似表现,而AAH是肺癌,特别是肺腺癌及其亚型的癌前病变[15-17]。EGFR是一种对细胞生长发育起重要作用的糖蛋白,但当它异常表达时,可造成细胞的过度增殖。大量的研究证实,EGFR 和多种肿瘤的发生、发展、侵袭、转移及预后有着相当密切的关系,尤其是非小细胞肺癌(non-small cell lung cancer, NSCLC)。

AAH根据其细胞形态学特点和异型性程度,可分为高、低两个级别,检测结果显示,高级别AAH中EGFR蛋白的表达阳性率高于低级别AAH。另外,EGFR属于受体型酪氨酸激酶,在其酪氨酸激酶区域附近的ATP结合区域周围是EGFR突变的主要集中位置,其中第19号和第21号外显子的突变,是两种最主要的突变形式,占所有突变覆盖率的90%。AAH中EGFR基因第19号和第21号外显子存在突变,且高级别AAH中的突变率高于低级别AAH[18,19]。说明AAH从低级别到高级别的发展过程中,EGFR蛋白的阳性表达及其第19号和第21号外显子突变,均呈递增趋势,提示EGFR蛋白的过表达及其第19号和第21号外显子突变,与AAH的发生、发展有关。进一步分析AAH中EGFR基因第19号和第21号外显子突变,发现与EGFR蛋白阳性表达呈正相关,提示在AAH到MIA、IAC的发展过程中,*EGFR*基因第19号和第21号外显子突变,可能导致EGFR蛋白的高表达。

研究报道,EGFR在AAH到浸润性肺腺癌中,均有阳性表达,并呈递增趋势,被认为在AAH和肺腺癌的发展过程中起重要作用,可能促进AAH发展到腺癌的过程[20-22]。

【病理特征】AAH是一个病理学概念,病理显示其为一致的矮柱状或立方状细胞,沿轻度增宽的肺泡间隔生长的一类增生性病变[2]。

AAH在病理上表现为一种局灶的、最大径≤5 mm的肺泡上皮的增生,是一种癌前病变[23]。AAH与非黏液性AIS在组织形态学上的发展,是一个渐进、连续的过程[24]。

【临床表现】AAH通常无任何临床症状,除非伴随的浸润性腺癌等进展期肿瘤的症状,通常在体检时偶然发现,甚至手术切除标本中,偶然发现。AAH较多见于女性、非吸烟者或从不吸烟者,发病年龄较轻。

【影像学表现】X线胸片因密度分辨率低,不能发现密度较淡的AAH,漏诊率很高,现在LDCT是诊断AAH的主要手段[25]。CT以其强大的容积扫描,在短时间内大范围薄层扫描,三维重建功能,可从任意平面观察病灶形态大小及其浸润程度,特别是对常表现为密度较低的肺腺癌,是最佳的检查方法[26]。

CT上,病灶大小对鉴别AAH、AIS和其他肺腺癌有很重要的价值,通常AAH的最大径多≤5 mm[27,28],但也可以是较大,尚未形成统一标准[29,30]。潘小环等[31]报道93个AAH肺结节,最大径均值为(6.31±1.69)mm。作者统计的一组AAH的平均最大径,则为6.62 mm。Lim等[32]研究认为10 mm可以作为浸润前病变与浸润性pGGN病灶最大径的分界值,而Liu等[33]研究认为此分界值应为12.5 mm,但该分界值仍有争议,因为在Liu等[33]所报道的40例病灶最大径为6~10 mm的pGGN中,有14例为浸润性肺腺癌,由此可见,对于最大径较小的pGGN病灶应密切随诊。Lee等[34]曾对175例局灶性磨玻璃结节进行长期随访,发现当病灶恶性程度增加时,伴随有其体积的增大。研究结果显示,AAH的病灶平均大小,要明显小于MIA[32,35]。

病灶形态对于两者的鉴别诊断亦有重要价值,研究发现AAH病灶可单发或多发,多呈圆形或类圆形[23-24](图3-3-1),但可以呈不规则形(图3-3-2);而MIA由于肿瘤细胞增殖速度加快,在各个方向的生长速度不同、浸润程度不一,导致其病灶形态多呈不规则形[29,36]。

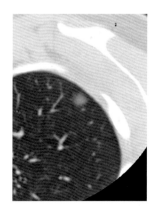

图3-3-1　女性,40岁。右肺上叶后段pGGN,呈类圆形,直径约9 mm,边界清楚而不光整,无明显分叶,内部密度均匀,呈纯磨玻璃样,未见实质性成分。手术病理:不典型腺瘤样增生(AAH)

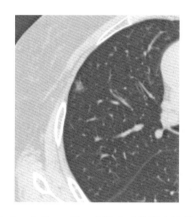

图3-3-2　女性,77岁。右肺上叶前段小结节,边界清楚而不光整,形态欠规则,内部密度稍不均匀,手术病理:不典型腺瘤样增生(AAH)

瘤-肺界面清晰与否,是AAH与MIA等鉴别的又一重要征象[29,36]。由于AAH系矮柱状或立方状细胞沿轻度增宽的肺泡间隔生长,组织内尚有未发生病变的正常肺泡间隔,影像上显示较为模糊;MIA由于癌细胞呈伏壁样生长,导致肺泡壁增厚或致密度增加,或由于恶性肿瘤浸润或堆集式生长,边缘肺泡壁厚度突然变化,导致其在CT影像上表现清晰[37]。由于AAH和MIA病灶均较小,分叶征通常不明显,但AAH也可以出现分叶和毛刺[37],但出现率低于MIA。崔灿等[38]的研究结果显示,绝大多数AAH表现为边缘较光滑的病灶,仅8.2%有分叶,而45.3%的MIA存在不同程度的分叶现象。

AAH主要表现为纯磨玻璃密度结节,密度较低,通常平均CT值低于−600 Hu(图3-3-3)[39]。潘小环报道一组93枚AAH的平均CT值为(−658.3±75.3)Hu[31],作者统计一组80枚病理证实的AAH,平均CT值为−628.49 Hu(详见表3-3-1)。pGGN的密度,对诊断有很重要的价值[38,40,41]。

表3-3-1　不同病理类型GGN的临床统计数据和CT特征

项目	性别比(男∶女)	平均年龄(岁)	平均最大径(mm)	形态(类圆形)	边界(清楚)	分叶显示率	毛刺显示率	密度(平均CT值Hu)	实性成分显示率	空泡和支气管充气征	胸膜凹陷显示率	结节数目(单发∶多发)
AAH	29.3%∶70.7%	55.20	6.62	95.8%	83.3%	53.5%	18.9%	−628.49	34.1%	34.9%	14%	100%∶0%
AIS	22.4%∶77.6%	53.04	8.05	95.4%	99.3%	63.7%	10.6%	−586.53	36.9%	47.9%	8.9	74.4%∶25.6%
MIA	17.8%∶82.2%	53.87	9.53	94.6%	99.1%	81.2%	18.6%	−459.76	61.1%	62.9%	19.7%	78.4%∶21.6%
IAC	21.7%∶78.3%	58.39	12.95	86.7%	99.2%	86.3%	32.2%	−335.47	83.3%	65.2%	32.6%	85.6%∶14.4%

在HRCT上,AAH通常密度均匀,但有时表现为部分实性结节或不均匀密度(图3-3-4),这时手术方式的选择可能是重要的。对于结节的实性部分,有学者认为,实性为主的磨玻璃结节的有限切除,是复发的独立危险因子,但该研究对象为ⅠA期肺腺癌[42],疾病谱有所不同,取决于AAH、AIS或MIA、IAC等占比,但实性成分的存在,依然是浸润性的重要提示征象。

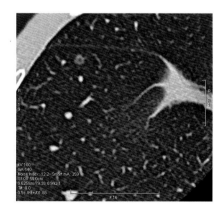

图3-3-3　男性,51岁。右肺下叶前基底段GGN,内部密度不均匀,中央可见稍低密度,动态随访进行性增大,现最大径4.7 mm,平均CT值−674 Hu。手术病理:不典型腺瘤样增生(AAH)

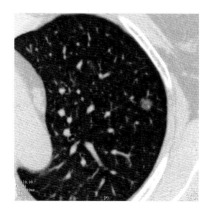

图3-3-4　女性,58岁。左肺上叶前段腋亚段GGN,呈类圆形,边界清楚而不光整,内部密度不均匀,可见稍低密度空泡,无明显实质性成分,有小血管进入。手术病理:不典型腺瘤样增生(AAH)

AAH病灶内也可以出现空泡和支气管充气征(图3 3 5)[43],甚至部分病例病理提示已经癌变(图3-3-6),是不是提示浸润的指征,尚有待于进一步研究。

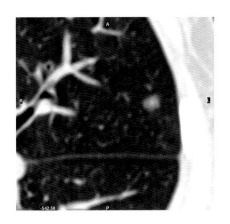

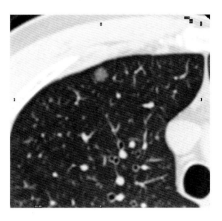

图3-3-5 女性,41岁。左肺上叶舌段小混杂磨玻璃结节,长径约6.8 mm,类圆形,边界清楚而不光整,有浅分叶,内部似有少许实质性成分。随访24个月病灶无变化。手术病理:不典型腺瘤样增生(AAH)

图3-3-6 男性,43岁。右肺上叶前段GGO,呈类圆形,边界清楚而不光整,有浅分叶,内部密度不均匀。手术病理:AAH伴癌变及局灶性浸润

有研究显示,AAH空泡征发生率低于MIA[37],但另有学者报道AAH和MIA空泡征的发生率分别为22.4%和31.5%,并无显著差别[38,44,45]。因此,确切的诊断价值也尚有待进一步证实。

HRCT的广泛应用,发现大量难定性肺部磨玻璃结节的同时,也为肺部血管的观察提供了可能。对紧靠病灶和在病灶中穿行的血管进行统计,发现MIA的血管数量往往更多、更复杂[38,46]。血管异常表现中,血管增粗和扭曲征象往往伴随出现。崔灿等[38]的研究表明AAH病例血管增粗和扭曲的发生率,要明显低于MIA。何亚奇等[47]认为肺腺体前驱病变的CT征象中,肿瘤微血管成像征具有一定特异性,CT形态学征象并不能准确鉴别不典型腺瘤样增生和原位癌。

若病灶与支气管关系密切,则需对支气管的结构形态进行观察,AAH有支气管结构异常改变者,也明显少于MIA[38],并且,后者以管腔扩张和支气管僵硬、扭曲为主。

在浸润性腺癌中,胸膜凹陷或牵拉常提示该瘤有胶原纤维生成,是重要的恶性征象。结果显示AAH中,22.4%存在胸膜牵拉现象,发生率要低于MIA[38]。

术前AAH和MIA的鉴别诊断有重要临床意义,因AAH可以长期随访而不用手术,MIA则需要及时手术切除,以防止其发展为浸润性腺癌或发生远处转移,而AAH的手术意味着经济花费、生活质量下降和术后并发症等[29]。

迄今为止,对磨玻璃结节的HRCT特征分析,是最有价值的诊断手段。病灶大小(体积、长短径平均值)、平均CT值及密度是鉴别诊断的主要因素;肿瘤微血管征、支气管结构改变、胸膜牵拉等,则是CT诊断的辅助征象[48,49]。对可疑为AAH者,应严格遵照指南,定期随访[50,51]。

【鉴别诊断】从AAH到AIS、MIA,再到IAC,被认为是肺腺癌发展的可能潜在模式[52],但具体的自然进展时间还不明确,所以,临床上有必要对病灶性质进行评估,以进行更合适的临

床干预。

1. 原位腺癌　AAH需要与另一个腺体前驱病变AIS相鉴别，影像学上，两者无明显差异，鉴别主要靠病理。AAH常≤0.5 cm，局部中央腺泡性肺泡壁增厚，立方状肺泡上皮数量增加，相邻细胞间有裂隙，呈不连续排列；而AIS的瘤细胞在肺泡壁上，呈连续排列；AIS通常体积稍大（>0.5 cm），密度略高于AAH，肿瘤细胞更丰富、拥挤，且异型性更大，肿瘤性肺泡形态与周围正常肺泡转换更加突然，而在AAH，两者可见渐进改变的过程。

2. 微浸润性腺癌和伏壁型浸润性腺癌　值得注意的是，纯磨玻璃结节病理上可以是浸润性腺癌，其中绝大多数是伏壁生长为主的腺癌，但也可以是腺泡型腺癌和乳头型腺癌，甚至微乳头型腺癌和实体型腺癌[37]，应引起高度重视。

二、原位腺癌

较2004年版WHO分类，2015年版分类增加了"原位腺癌（adenocarcinoma in situ, AIS）"和"微浸润性腺癌（minimally invasive adenocarcinoma, MIA）"。而2015年版分类，WHO则沿袭了2011年IASLC/ATS/ERS肺腺癌新分类制定的肺腺癌病理分型，最主要的亮点是废除了细支气管肺泡癌（bronchioloalveolar carcinoma, BAC）的概念，提出了AIS和MIA的概念，并进行了详细的定义。

2021年版WHO肺肿瘤分类，将AAH和AIS划为腺体前驱病变，估计还是为了指导临床治疗[1,2,8]。早期肺癌的治疗，以手术为主要手段，术前准确区分其病理亚型有助于制订个体化手术方案，从而最大程度保留肺功能，提高手术效果[53]。

【组织起源】Yatabe等[54]于2011年就推测EGFR基因突变促进肺腺癌由低级别向高级别的演变。随着肺癌靶向治疗的发展，多项研究着眼于肺癌相关的驱动基因。Kobayashi等[55]的研究纳入104例GGO患者，其中EGFR、KRAS、ALK、HER2阳性率分别为64%、4%、3%及4%，EGFR突变率在AAH、AIS、MIA、IAC中，分别占1.5%、13.4%、26.9%及58.2%，可以看出，EGFR阳性率随着病理分级升高，逐渐升高，而AAH阳性率很低，该结果提示EGFR突变，可能是肺结节生长进展的驱动基因，可作为预测肺结节向IAC发展的有效的分子生物标志物。

【AIS诊断标准】[1]对AIS和MIA制定了专门的诊断标准，AIS的诊断，必须基于完全切除的手术标本，而小活检标本不可做出诊断[62]。将肿瘤细胞以伏壁方式沿肺泡壁生长，取代了原有肺泡上皮，且没有间质、胸膜及淋巴脉管浸润的BAC，定义为AIS[1,2,56-61]。AIS通常为单发、局限性病灶，肺泡间隔可能会因纤维增生而增宽，但无肿瘤细胞浸润。组织病理学上，AIS和MIA均被定义为最大径≤3 cm的局限性病变，孤立性，肿瘤细胞完全沿固有的肺泡壁伏壁式生长，无间质、血管或胸膜浸润的腺癌，具体标准为：① 肿瘤最大径≤3 cm；② 单发结节；③ 完全沿肺泡间隔鳞屑样生长；④ 无间质、血管或胸膜浸润；⑤ 未见浸润性腺癌特征；⑥ 肺泡内肿瘤细胞缺如；⑦ 非黏液性细胞为主（即Ⅱ型肺泡上皮细胞或终末细支气管的Clara细胞），黏液性细胞少；⑧ 无明显核异常；⑨ 肺泡间隔增宽伴硬化。

亚型上，AIS可分为非黏液性和黏液性，绝大多数为非黏液性，只有极少部分为黏液性[63-65]。上海胸科医院一组2 056例手术切除肺腺癌中，原位腺癌148例，均为非黏液性[66]。镜下缺乏腺泡样、乳头状、实体性及微乳头状生长方式，肺泡内没有肿瘤细胞（intra-alveolar tumor cells）。

AIS通常<2.0 cm，但偶尔可达3.0 cm。2015年版WHO分类还指出，对于>3.0 cm的肿瘤,如形态完全符合原位腺癌的诊断标准,可做出"伏壁生长为主的腺癌,倾向(或疑为)原位腺癌"的诊断。如果>3.0 cm的肿瘤,经完整组织学采样,并无浸润成分或浸润成分≤5 mm,应归为"伏壁型腺癌,可疑AIS或MIA"。如结果显示浸润灶>5.0 mm,为了与MIA相区分,应该诊断为"伏壁为主型腺癌"[1]。

在诊断"AIS"时,最好附上2004年版WHO分类中"原来的BAC"做辅助说明或过渡。但当"AIS"的肺泡结构消失和(或)出现肌纤维母细胞性基质,就应诊断为腺泡型腺癌。

AIS的ICD-O编码为8140/2,根据定义,不会出现CTCs/DTCs。从编码可以看出,尽管原位腺癌名称里有"癌"字,2015年版也将其列为肺腺癌,但还是归类为交界性肿瘤。2021年版的名称中仍有"癌",依据其新的分类指南,归为前驱腺体病变,下一步对AIS的诊断、手术方式和预后的评估,需要时间的检验,我们拭目以待。

另一个反映肿瘤细胞增殖状态的Ki-67指数,也是临床经常用来评估肿瘤生长的指标之一,此前多项研究[67]显示,高Ki-67指数(21%~25%)和不良预后高度相关。Ishida等[68]的研究显示,AIS的Ki-67指数,明显低于MIA,并发现两者的截断点是2.76%,提出Ki-67指数2.8%可能作为区分AIS和MIA的标志。

【临床表现】与AAH一样,AIS也无特征性临床症状,多系体检时偶然发现。女性和不吸烟者发病率明显较高。

大量研究表明,AIS和MIA这两种新分型有着近乎完美的临床预后,AIS患者术后5年无复发生存率(RFS)100%,而MIA患者术后的5年RFS为100%或接近100%[69-74]。

【影像学表现】既往大量研究重点集中在两种分型的临床影像学特征差异上[67,75-79],仅有少量报道从分子生物学及影像学方面综合分析两者的不同[68]。

在CT图像上,AIS可单发或多发[80],以单发多见。多呈类圆形,大小不等,边界清楚,且较光滑,毛刺少见。平均最大径大于AAH。上海市胸科医院一组原位腺癌148例,平均最大径为9 mm[66]。潘小环等[31]的一组纯磨玻璃样AIS,最大径均值为(8.84±2.83)mm。作者统计的一组混合型磨玻璃结节(mixed ground nodule, mGGN),AIS的平均最大径为8.05 mm(详见表3-3-1)。

非黏液性AIS多表现为pGGN(图3-3-7),也可呈mGGN影,后者,通常也仅表现为以磨玻璃样成分为主伴部分实性的结节,最大径≤0.5 cm[81]。而在HRCT上,AIS比AAH的密度稍高[82,83],有时病变表现为部分实性结节或不均匀密度(图3-3-8),甚至有空泡(图3-3-9)或支气管充气征(图3-3-10),偶为实性结节。亦有研究认为,非黏液性AIS可因肺泡结构的塌陷,而呈部分实性结节[84](图3-3-11)或完全实性(图3-3-12),同时,邻近胸膜也可出现胸膜凹陷征(图3-3-13)。

黏液性AIS多表现为实性结节或实变[85]。浸润程度升高,肺结节密度渐增高,浸润性腺癌通常为实性结节,也可以是部分实性(part-solid nodule)。

AIS支气管充气征少见,实性部分最大径<5 mm,胸膜凹陷少见;而MIA组的GGO呈分叶状或不规则的更常见,毛刺及胸膜牵拉多见,实性成分部分最大径>5 mm[86-88]。CT影像中GGO的实性成分代表着肿瘤细胞的浸润性,较常用的方法是测算实性成分最大径/结节最大径(C/T),Suzuki等[89]的研究把C/T≤0.25定义为无浸润肺腺癌,该包含545名患者的多中心前瞻性研究显示,无浸润性腺癌的影像学诊断与病理侵袭性能较好吻合。同样来自日本的Katsumata等[90]的研究纳入744例患者,提出C/T≤0.5作为预测病理低侵袭性肺腺癌的新放射学标准,特异性达到99.6%。

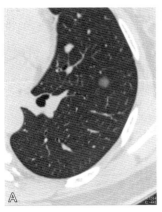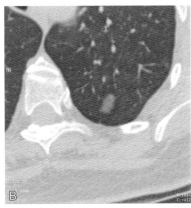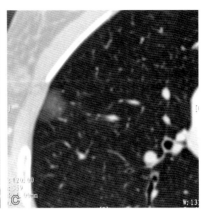

图3-3-7　A：女性，47岁。左肺上叶舌段纯磨玻璃小结节，呈类圆形，边界清楚，无分叶和毛刺，内部密度均匀，平均CT值612.42 Hu。手术病理：原位腺癌，非黏液性（AIS）。B：女性，57岁。左肺上叶尖后段纯磨玻璃结节，形态呈椭圆形，边界清楚，无明显分叶，内部密度均匀，未见实质性成分，平均CT值466.96 Hu。手术病理：原位腺癌，非黏液性（AIS）。C：女性，37岁。右肺上叶前段胸膜下较大的纯磨玻璃密度结节，边界清楚且较光整，内部密度均匀，无空泡和实性成分。手术病理：原位腺癌，非黏液性（AIS）

图3-3-8　A：女性，39岁。左肺上叶前段胸膜下小GGN，边界清楚而不光整，内部密度不均匀，可见少许实质性成分，平均CT值672.22 Hu。手术病理：原位腺癌，非黏液性（AIS）。B：女性，52岁。右肺下叶背段食管奇静脉窝见一枚混杂密度GGN，类圆形，边界清楚而不光整，内部密度不均匀，可见少许稍高密度实性成分。手术病理：原位腺癌，非黏液性（AIS）

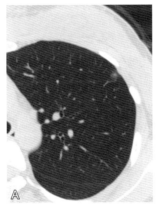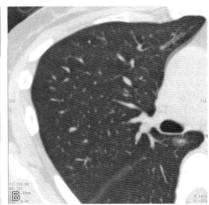

图3-3-9　A：女性，55岁。右肺叶中叶磨玻璃密度结节，类圆形，边界清楚，内部可见一空泡，内壁较光整。手术病理：原位腺癌，非黏液性（AIS）。B：女性，41岁。右肺下叶背段胸膜下磨玻璃密度结节，类圆形，边界清楚，内部可见一空泡，内壁较光整。手术病理：原位腺癌，非黏液性（AIS）

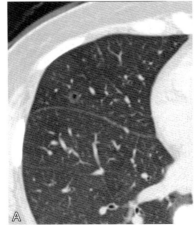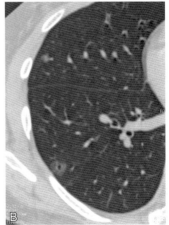

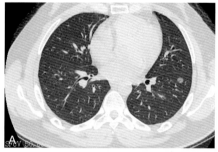
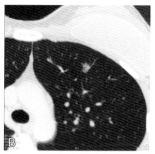

图3-3-10　A：男性，34岁。左肺下叶背段斜裂旁GGN，边界清楚，内可见条状支气管充气，手术病理：AIS。B：女性，36岁。左肺上叶前段类圆形磨玻璃密度结节，边界清楚，有浅分叶，内部密度不均匀，可见条状稍低密度支气管充气。手术病理：原位腺癌，非黏液性（AIS）

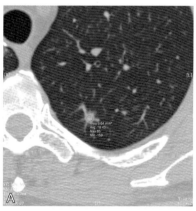
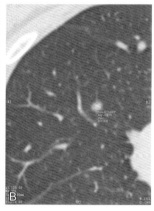
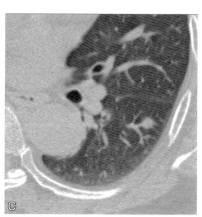

图3-3-11　A：男性，54岁。左肺上叶尖后段混杂密度结节，边界清楚而不光整，有分叶和毛刺，内部密度不均匀，大部呈实质性成分，后者最大径约6.3mm，平均CT值-18.43 Hu，边缘为磨玻璃成分。手术病理：原位腺癌，非黏液性（AIS）。B：女性，45岁。右肺中叶小结节，类圆形，有分叶，并可见毛刺，内部密度稍高，大部呈实性成分，平均CT值-163 Hu。手术：原位腺癌，非黏液性（AIS）。C：女性，67岁。左下叶背段小结节，边界清楚，大部呈实性成分，手术病理：原位腺癌，非黏液性（AIS）

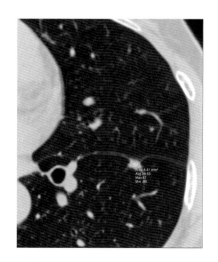

图3-3-12　女性，56岁。左肺下叶背段斜裂旁小结节，最大径约6.9mm，类圆形，边界清楚而不光整，有短毛刺，内部为软组织密度，平均CT值为38.53 Hu。手术病理：原位腺癌

【鉴别诊断】既往研究表明，不同病理亚型肺腺癌之间影像学表现存在差异[91-94]，但结论不尽相同。景瑞等[37]发现不同病理类型病变密度有所差别，浸润前病变与浸润性腺癌的病变密度不同。肺结节大小、密度、血管、分叶、毛刺等影像学征象有助于区分病变的病理阶段[93-95]。而申磊磊等[91]的研究结果显示，不同病理亚型肺癌之间，病灶数量和边缘毛刺征象存在差异，而实性成分、形状、分叶、支气管充气征等无明显差异；推测可能由于样本量不同或观察者主观因素，导致不同研究结果之间的差异[96,97]。

1. AAH　影像学上，AIS与AAH的鉴别是困难的，多数均表现为最大径＜5 mm的纯磨玻璃结节，但AAH可能更小，密度更低，两者均可以长期CT随访。

2. MIA　AIS与MIA的鉴别诊断也是困难的。有文献研究表明，出现分叶状、密度不均、内部出现空泡或有胸膜凹陷等改变时，意味着结节向浸润性方向发展，应引起重视。PET/CT分子显像方面，浸润前病变和微浸润性腺

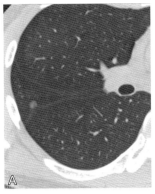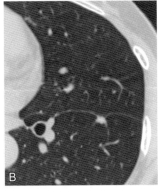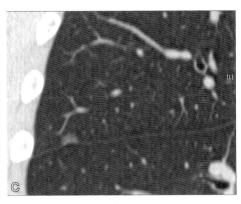

图3-3-13　男性，25岁。右肺上叶后段GGN，结节邻近水平叶间裂，呈纯磨玻璃密度（A），平均CT值−606.85 Hu，冠状位重建示水平裂稍向病灶牵拉凹陷，而无明显增厚和粘连（B）。C：同图3-3-12病例。女性，56岁。左肺下叶背段AIS，邻近斜裂胸膜可见牵拉凹陷

癌两者FDG均基本无摄取，假阴性率高，鉴别同样困难[95]。基于CT的影像组学模型，可能对预测AIS和MIA有帮助[98]。

3. 伏壁型IAC　对少数最大径≤10 mm，且呈混杂密度的AIS来说，术前易误诊为MIA，甚至IAC。个别MIA，甚至IAC也可表现为pGGN，这也增加了诊断难度。前些年，同样表现为磨玻璃密度，沿肺泡壁生长的BAC，尤其多灶性者，范围广，超出任何一个其他部位的高级别上皮内瘤变，对换气功能危害极大，预后不佳[99,100]，事实上，不完全是AIS。自从有了新名词AIS之后，许多文献都认为，经手术切除的AIS，证实有100%无病生存（disease free survival，DFS）和无复发生存（recurrence free survival，RFS），说明尽管两者组织学上有许多重叠，但内涵有很大的不同，也恰恰说明病理学的进步，对治疗和预后的评估是相当重要的[101,102]。PET/CT分子显像方面，浸润前病变与浸润性腺癌两者间代谢有差异，可帮助评估GGN的浸润性[95]。

·参考文献·

［1］　Travis W D, Brambillalla E, Nicholson A G, et al. The 2015 World Health Organization Classification of lung tumors: impact of genetic, clinical and radiologic advances since the 2004 classification[J]. J Thorac Oncol, 2015, 10(9): 1243–1260.

［2］　Travis W D, Brambilla E, Noguchi M, et al. International association for the study of lung cancer/american thoracic society/european respiratory society international multidisciplinary classification of lung adenocarcinoma[J]. J Thorac Oncol, 2011, 6(2): 244–285.

［3］　Travis W D, Garg K, Franklin W A, et al. Evolving concepts in the pathology and computed tomography imaging of lung adenocarcinoma and bronchioloalveolar carcinoma[J]. J Clin Oncol, 2005, 23(14): 3279–3287.

［4］　Hansell D M, Bankier A A, MacMahon H, et al. Fleischner Society: glossary of terms for thoracic imaging[J]. Radiology, 2008, 246(3): 697–722.

［5］　Godoy M C, Naidich D P. Subsolid pulmonary nodules and the spectrum of peripheral adenocarcinomas of the lung: recommended interim guidelines for assessment and management[J]. Radiology, 2009, 253(3): 606–622.

［6］　方三高，许春伟，肖华亮，等．解读2015年WHO肺、胸膜、胸腺及心脏肿瘤分类（肺）[J].重庆医学，2017,46(1)：4–23.

［7］　张杰.肺肿瘤IASLC/ATS/ERS国际多学科分类临床应用中的若干问题与思考[J].诊断病理学杂志，2012,6：401–405.

［8］　张杰.肺肿瘤诊断病理学若干问题的认识和思考[J].中华病理学杂志，2021,50(5)：431–436.

［9］　Kerr K M. Pulmonary adenocarcinomas: classification and reporting[J]. Histopathology, 2009, 54(1): 12–27.

［10］　Nakata M, Saeki H, Takata I, et al. Focal ground-glass opacity detected by low-dose helical CT[J]. Chest, 2002, 121(5): 1464–1467.

［11］　Suzuki K, Kusumoto M, Watanabe S, et al. Radiologic classification of small adenocarcinoma of the lung: radiologic-pathologic correlation and its prognostic impact[J]. Ann Thorac Surg, 2006, 81(2): 413–419.

［12］　Kodama K, Higashiyama M, Yokouchi H, et al. Prognostic value of ground-glass opacity found in small lung adenocarcinoma on high resolution CT scanning[J]. Lung Cancer, 2001, 33(1): 17–25.

［13］　Takashima S, Maruyama Y, Hasegawa M, et al. Prognostic significance of high resolution CT findings in small peripheral adenocarcinoma of the lung: a retrospective study on 64 patients[J]. Lung Cancer, 2002, 36(3): 289–295.

［14］　Marchetti A, Martella C, Felicioni L, et al. EGFR mutations in non-small-cell lung cancer: analysis ofa large series of cases and

development of a rapid and sensitive method for diagnostic screening with potential implications on pharmacologic treatment[J]. J Clin Oncol, 2005, 23(4): 857–865.
[15] Shewale B J, Nelson B D, Rice C D, et al. Natural history of ground glass lesions among patients with previous lung cancer[J]. The Annals of Thoracic Surgery, 2018, 105(6): 1671–1677.
[16] 王国风. 支气管肺泡上皮异型增生组织学类型及其意义[D]. 杭州：浙江大学,2006.
[17] Noguchi M. Stepwise progression of pulmonary adenocarcinoma-clinical and molecular implications[J]. Cancer Metastasis Rev, 2010, 29(1): 15–21.
[18] 盛娜,王彤. 肺癌前病变的形态学和免疫组织化学标记物研究进展[J]. 国际呼吸杂志,2009,29(18)：1105–1108.
[19] 黄谦. EGFR在肺泡上皮不典型腺瘤样增生中表达和突变的意义研究[J]. 岳阳职业技术学院学报,2020,35(5)：83–87.
[20] 赵敏,田畅,邸鑫,等. RBM5、EGFR和KRAS在非小细胞肺癌中的表达及其意义[J]. 中国实验诊学,2019,23(2)：303–308.
[21] 范苗静. EGFR基因突变与EGFR蛋白表达在非小细胞肺癌中的临床意义[D]. 广州：中山大学,2009.
[22] 霍真,刘鸿瑞,万建伟. 肺不典型腺瘤样增生临床病理学观察[J]. 中华病理学杂志,2007,36(5)：292–296.
[23] Mori M, Rao S K, Popper H H, et al. Atypical adenomatous hyperplasia of the lung: a probable forerunner in the development of adenocarcinoma of the lung[J]. Mod Pathol, 2001, 14(2): 72–84.
[24] Noguchi M. Stepwise progression of pulmonary adenocarcinoma-clinical and molecular implications[J]. Cancer Metastasis Rev, 2010, 29(1): 15–21.
[25] Sone S, Li F, Yang Z G, et al. Results of three-year mass screening programme for lung cancer using mobile low-dose spiral computed tomography scanner[J]. Br J Cancer, 2001, 84(1): 25–32.
[26] Lee H Y, Goo J M, Lee H J, et al. Usefulness of concurrent reading using thin-section and thick-section CT images in subcentimeter solitary pulmonary nodules[J]. Clin Radiol, 2009, 64(2): 127–132.
[27] 步玉兰,李云,戚元刚,等. 纯磨玻璃密度结节高分辨率CT征象与病理组织学相关性研究[J]. 临床放射学杂志,2018,37(2)：247–250.
[28] Naidich D P, Bankier A A, MacMahon H, et al. Recommendations for the management of subsolid pulmonary nodules detected at CT: a statement from the fleischner society[J]. Radiology, 2013, 266, 304–317.
[29] 左玉强, 左晓玲, 邢维明, 等. 肺纯磨玻璃密度不典型腺瘤样增生与微浸润腺癌的CT鉴别诊断[J]. 临床肺科杂志, 2017, 22(4)：586–588.
[30] Godoy M C, Naidich D P. Overview and strategic management of subsolid pulmonary nodules[J]. J Thorac Imaging, 2012, 27(4): 240–248.
[31] 潘小环. 薄层CT及影像组学鉴别表现为纯磨玻璃结节的肺腺癌不同病理亚型的研究[D]. 广州：广州医科大学,2018.
[32] Lim H J, Ahn S, Lee K S, et al. Persistent pure ground-glass opacity lung nodules ≥ 10 mm in diameter at CT scan: histopathologic comparisons and prognostic implications[J]. Chest, 2013, 144(4): 1291–1299.
[33] Liu L H, Liu M, Wei R, et al. CT findings of persistent pureground glass opacity: can we predict the invasiveness[J]. Asian Pac J Cancer Prev, 2015, 16(5): 1925–1928.
[34] Lee S W, Leem C S, Kim T J, et al. The long-term course of ground-glass opacities detected on thin-section computed tomography[J]. Respir Med, 2013, 107(6): 904–910.
[35] 肖静, 黄勇, 吴玉芬, 等. 表现为磨玻璃密度影的细支气管肺泡癌与非典型腺瘤样增生的CT鉴别诊断[J]. 临床放射学杂志, 2013, 32(9)：1276–1279.
[36] 金鑫,赵绍宏,高洁,等. 纯磨玻璃样肺腺癌病理分类及影像特点分析[J]. 中华放射学杂志,2014,48：283–287.
[37] 景瑞,赵绍宏,蔡祖龙,等. 纯磨玻璃密度浸润性肺腺癌CT表现[J]. 中国介入影像与治疗学,2014,11(6)：353–356.
[38] 崔灿,崔文静,曾亮. 肺不典型腺瘤样增生及微浸润腺癌的HRCT多征象鉴别诊断[J]. 中国临床研究,2019,32(7)：898–902.
[39] 陈聪,傅钢泽,陈永华,等. 肺腺癌浸润前病变的CT诊断评价[J]. 温州医科大学学报,2016,46(10)：738–742.
[40] 赵娇,李建华,费佳,等. 肺磨玻璃样结节：有助于预判肺腺癌浸润性的CT征象[J]. 放射学实践,2018,33(4)：383–388.
[41] 谢超,谢晓东,娄可心,等. 肺磨玻璃结节的CT VAL-plus在预测肿瘤病理侵袭性中的应用[J]. 临床放射学杂志,2018,37(2)：234–238.
[42] Su H, Dai C, Xie H, et al. Risk factors of recurrence in patients with clinical stage ⅠA adenocarcinoma presented as ground-glass nodule[J]. Clin Lung Cancer, 2018, 19(5): e609–e617.
[43] Oda S, Awai K, Liu D, et al. Ground-glass opacities on thin-section helical CT: differentiation between bronchioloalveolar carcinoma and atypical adenomatous hyperplasia[J]. AJR, 2008, 190: 1363–1368.
[44] 刘晨鹭,蔡庆,沈玉英,等. 微小磨玻璃结节样肺腺癌HRCT与病理新分类对照分析[J]. 临床放射学杂志,2018,37(5)：760.
[45] Lee S M, Park C M, Goo J M, et al. Invasive pulmonary adenocarcinomas versus preinvasive lesions appearing as ground-glass nodules: differentiation by using CT features[J]. Radiology, 2013, 268(1): 265–273.
[46] 康柳青, 黎海亮, 张孝先, 等. 磨玻璃密度肺腺癌内血管异常CT表现与病理亚型及磨玻璃分型的相关性[J]. 中国医学影像技术, 2018,34(4)：548–552.
[47] 何亚奇,唐秉航,林乐,等. 肺腺癌浸润前病变的CT诊断[J]. 放射学实践,2017,32(8)：835–838.
[48] 郭金栋,孙希文. 高分辨率CT肺纯磨玻璃结节影像特征与肺腺癌病理新分类的相关性[J]. 中国临床医学,2016,23(4)：449–453.
[49] 郝玉凤, 胡春洪. 纯磨玻璃密度肺部早期浸润性腺癌和浸润前病变的高分辨率CT特征与肺腺癌病理新分类的高分类的相关性分析[J]. 医药界,2018,(19)：137.
[50] MacMahon H, Naidich D P, Goo J M, et al. Guidelines for Management of Incidental Pulmonary Nodules Detected on CT Images: from the Fleischner Society 2017[J]. Radiology, 2017, 284(1): 228–243.
[51] 中国肺癌防治联盟,中华医学会呼吸病学分会肺癌学组,中国医师协会呼吸医师分会肺癌工作委员会. 肺癌筛查与管理中国专家共识[J]. 国际呼吸杂志,2019,39(21)：1604–1615.
[52] Kentaro I. Clinicopathological characteristics and mutations driving development of early lung adenocarcinoma: tumor initiation and progression[J]. Int J Mol Sci, 2018, 19(4): 1259.
[53] 赵扬,耿峻峰,澹台冀澂,等. 术前使用CT引导下Hook-wire定位肺部小结节的临床价值及肺小结节恶性病变的危险因素分析[J]. 中

国医学前沿杂志(电子版),2016,8(12): 130–134.
[54] Yatabe Y, Borczuk A C, Powell C A. Do all lung adenocarcinomas follow a stepwise progression[J]. Lung Cancer, 2011, 74(1): 7–11.
[55] Kobayashi Y, Mitsudomi T, Sakao Y, et al. Genetic features of pulmonary adenocarcinoma presenting with ground-glass nodules: the differences between nodules with and without growth[J]. AnnOncol, 2015, 26(1): 156–161.
[56] William D, Travis E B, Allen P B, et al. WHO classification of tumours of the lung, pleura, thymus and heart[M]. 4th ed. Lyon: IARC Press, 2015: 44–45.
[57] Cagle P T, Allen T C, Dacic S, et al. Advances in surgical pathology: lung cancer[M]. Philadelphia: LWW Press, 2010: 47.
[58] 张兵林,笪冀平. WHO(2015)肺肿瘤组织学分类解读[J].诊断病理学杂志,2016,23(6): 401–405.
[59] Blaauwgeers H, Flieder D, Warth A, et al. A prospective study of loose tissue fragments in non-small cell lung cancer resection specimens: an alternative view to"spread through airspaces"[J]. Am J Surg Pathol, 2017, 41(9): 1226–1230.
[60] Uruga H, Fujii T, Fujimori S, et al. Semiquantitative assessment of tumor spread through air spaces (STAS) in early-stage lung adenocarcinomas[J]. J Thorac Oncol, 2017, 12(7): 1046–1051.
[61] Shih A R, Mino-Kenudson M. Updates on spread through airspaces (STAS) in lung cancer[J]. Histopathology, 2020, 77(2): 173–180.
[62] Travis W D, Brambilla E, Noguchi M, et al. Diagnosis of lung adenocarcinoma in resected specimens: implications of the 2011 International Association for the Study of Lung Cancer/American Thoracic Society/European Respiratory Society classification[J]. Arch Pathol Lab Med, 2013, 137(5): 685–705.
[63] Noguchi M, Morikawa A, Kawasaki M, et al. Small adenocarcinoma of the lung. Histologic characteristics and prognosis[J]. Cancer, 1995, 75(12): 2844–2852.
[64] Yim J, Zhu L C, Chiriboga L, et al. Histologic features are important prognostic indicators in early stages lung adenocarcinomas[J]. Mod Pathol, 2007, 20(2): 233–241.
[65] Thunnissen E, Beasley M B, Borczuk A C, et al. Reproducibility of histopathological subtypes and invasion in pulmonary adenocarcinoma. An international interobserver study[J]. Mod Pathol, 2012, 25(12): 1574–1583.
[66] 李娜,赵珩,张杰,等.2 056例手术切除肺腺癌的临床病理分析[J].中华胸心血管外科杂志,2014,30(12): 715–718.
[67] Si M J, Tao X F, Du G Y, et al. Thin-section computed tomography histopathologic comparisons of pulmonary focal interstitial fibrosis, atypical adenomatous hyperplasia, adenocarcinoma in situ, and minimally invasive adenocarcinoma with pure ground-glass opacity[J]. Eur J Radiol, 2016, 85(10): 1708–1715.
[68] Ishida H, Shimizu Y, Sakaguchi H A, et al. Distinctive clinicopathological features of adenocarcinoma in situ and minimally invasive adenocarcinoma of the lung: A retrospective study[J]. Lung Cancer, 2019, 129: 16–21.
[69] Xu C H, Wang W, Wei Y, et al. Prognostic value of the new international association for the study of lung cancer/American thoracic society/ european respiratory society classification in stage Ⅰ Blung adenocarcinoma[J]. Eur J Surg Oncol, 2015, 41(10): 1430–1436.
[70] Kadota K, Villena-Vargas J, Yoshizawa A, et al. Prognostic significance of adenocarcinoma in situ, minimally invasiveadenocarcinoma, and nonmucinous lepidic predominant invasive adenocarcinoma of the lung in patients with stage I disease[J]. Am J Surg Pathol, 2014, 38(4): 448–460.
[71] Eguchi T, Kadota K, Park B J, et al. The new IASLC-ATS-ERS lungadenocarcinoma classification: what the surgeon should know[J]. Semin Thorac Cardiovasc Surg, 2014, 26(3): 210–222.
[72] Ito M, Miyata Y, Kushitani K, et al, Prediction for prognosis of resected pT1a–1bN0M0 adenocarcinoma based on tumor size and histological status: relationship of TNM and IASLC/ATS/ERS classifications[J]. Lung Cancer, 2014, 85: 270–275.
[73] Nakagiri T, Sawabata N, Morii E, et al. Evaluation of the new IASLC/ATS/ERS proposed classification of adenocarcinoma based on lepidic pattern in patients with pathological stage IA pulmonaryadenocarcinoma[J]. Gen Thorac Cardiovasc Surg, 2014, 62: 671–677.
[74] Murakami S, Ito H, Tsubokawa N, et al. Prognostic value of the newIASLC/ATS/ERS classification of clinical stage IA lung adenocarcinoma[J]. Lung Cancer, 2015, 90(2): 199–204.
[75] 李予林,陈志军,喻微,等. 肺原位腺癌和微浸润腺癌489例的临床病理与预后分析[J]. 中国胸心血管外科临床杂志,2017,24(6): 445–449.
[76] Zhang Y, Shen Y, Qiang J W, et al. HRCT features distinguishing preinvasive from invasive pulmonary adenocarcinomas appearing asground-glass nodules[J]. Eur Radiol, 2016, 26(9): 2921–2928.
[77] Yanagawa M, Johkoh T, Noguchi M, et al. Radiological prediction of tumor invasiveness of lung adenocarcinoma on thin-section CT[J]. Medicine, 2017, 96(11): 7.
[78] Suzuki K, Koike T, Asakawa T, et al. A prospective radiological study of thin-section computed tomography to predict pathological noninvasiveness in peripheral clinical IA lung cancer (Japan Clinical Oncology Group 0201)[J]. J Thorac Oncol, 2011, 6(4): 751–756.
[79] Katsumata S, Aokage K, Nakasone S, et al. Radiologic criteria inpredicting pathologic less invasive lung cancer according to TNM8th edition[J]. Clin Lung Cancer, 2019, 20(2): E163–E170.
[80] Lee H J, Goo J M, Lee C H, et al. Predictive CT findings of malignancy in ground-glass nodules on thin-section chest CT: the effects on radiologist performance[J]. Eur Radiol, 2009, 19(3): 552–560.
[81] Nagao M, Murase K, Yasuhara Y, et al. Measurement of localized ground-glass attenuation on thin-section computed tomography images: correlation with the progression of bronchioloalveolar carcinoma of the lung[J]. Invest Radiol, 2002, 37(12): 692–697.
[82] Ikeda K, Awai K, Mori T, et al. Differential diagnosis of ground-glass opacity nodules: CT number analysis by three dimensional computerized quantification[J]. Chest, 2007, 132(3): 984–990.
[83] Yang Z G, Sone S, Takashima S, et al. High resolution CT analysis of small peripheral lung adenocarcinomas revealed on screening helical CT[J]. AJR Am J Roentgenol, 2001, 176(6): 1399–1407.
[84] Wislez M, Antoine M, Baudrin L, et al. Non-mucinousand mucinous subtypes of adenocarcinoma with bronchioloalveolar carcinoma features differ by biomarker expression and in the response to gefitinib[J]. Lung Cancer, 2010, 68(2): 185–191.

［85］ Lee H Y, Lee K S, Han J, et al. Mucinous versus nonmucinous solitary pulmonary nodular bronchioloalveolar carcinoma: CT and FDG PET findings and pathologic comparisons[J]. Lung Cancer, 2009, 65(2). 170–175.

［86］ Zhang Y, Shen Y, Qiang J W, et al. HRCT features distinguishing preinvasive from invasive pulmonary adenocarcinomas appearing asground-glass nodules[J]. Eur Radiol, 2016, 26(9): 2921–2928.

［87］ Yanagawa M, Johkoh T, Noguchi M, et al. Radiological prediction of tumor invasiveness of lung adenocarcinoma on thin-section CT[J]. Medicine, 2017, 96(11): 7.

［88］ Si M J, Tao X F, Du G Y, et al. Thin-section computed tomography histopathologic comparisons of pulmonary focal interstitial fibrosis, atypical adenomatous hyperplasia, adenocarcinoma in situ, and minimally invasive adenocarcinoma with pure ground-glass opacity[J]. Eur J Radiol, 2016, 85(10): 1708–1715.

［89］ Suzuki K, Koike T, Asakawa T, et al. A prospective radiological study of thin-section computed tomography to predict pathological noninvasiveness in peripheral clinical IA lung cancer (Japan Clinical Oncology Group 0201)[J]. J Thorac Oncol, 2011, 6(4): 751–756.

［90］ Katsumata S, Tane K, Suzuki J, et al. Mediastinal lymph node dissection for the elderly with clinical stage I non-small cell lung cancer[J]. General Thoracic and Cardiovascular Surgery, 2021, 69(12):1–7.

［91］ 申磊磊, 林吉兴, 王柏霖, 等. 肺原位腺癌和微浸润性腺癌的影像学表现与临床病理学、分子基因特征及预后[J]. 南方医科大学学报, 2019,39(9): 1107 1112.

［92］ 彭燕, 何杰, 尹玉, 等. 肺微浸润性腺癌影像学特征及临床病理分析[J]. 安徽医学, 2017,38(7): 840–843.

［93］ 陈耿春, 李阳, 邱士军. 肺部小结节与浸润性腺癌的影像学相关性研究[J]. 现代诊断与治疗, 2018,29(24): 4010–4012.

［94］ 左玉强, 冯平勇, 孟庆春, 等. 肺纯磨玻璃结节微浸润腺癌与浸润性腺癌的CT鉴别诊断[J]. 临床放射学杂志, 2017,36(4): 495–498.

［95］ 王萍. 不同病理阶段肺腺癌性磨玻璃结节PET/CT表现差异对比[J]. 影像研究与医学应用, 2019,3(14): 125–126.

［96］ 李丽, 郭孟刚, 何正光, 等. 混合磨玻璃结节肺腺癌的CT表现与其病理等级的相关性分析[J]. 现代肿瘤医学, 2021,29(11): 1888–1893.

［97］ 武卫杰, 岳松伟, 王会霞, 等. 纯磨玻璃结节肺腺癌临床及影像学特征与病理分类的相关性[J]. 河南医学研究, 2020,29(4): 583–586.

［98］ 叶钉利, 姜雯, 吴佳妮, 等. 基于CT影像组学模型预测肺原位腺癌及微浸润腺癌与浸润性腺癌[J]. 中国医学影像技术, 2020, 36(9): 1345–1349.

［99］ Garfield D H, Cadranel J, West H L. Bronchioloalveolar carcinoma: the case for two diseases[J]. Clin Lung Cancer, 2008, 9(1): 24–29.

［100］ Casali C, Rossi G, Marchioni A, et al. A single institution-based retrospective study of surgically treated bronchioloalveolar adenocarcinoma of the lung: clinicopathologic analysis, molecular features, and possible pitfalls in routine practice[J]. J Thorac Oncol, 2010, 5(6): 830–836.

［101］ Vazquez M, Carter D, Brambilla E, et al. Solitary and multiple resected adenocarcinomas after CT screening for lung cancer: histopathologic features and their prognostic implications[J]. Lung Cancer, 2009, 64(2): 148–154.

［102］ Koike T, Togashi K, Shirato T, et al. Limited resection for noninvasive bronchioloalveolar carcinoma diagnosed by intraoperative pathologic examination[J]. Ann Thorac Surg, 2009, 88(4): 1106–1111.

第四节 肺微浸润性腺癌

2015年版WHO肺肿瘤分类, 以肿瘤的生长方式为基础, 该版分类承上启下, 采纳了2011年肺癌国际多学科的分类, 肺腺癌分类中, 在浸润性腺癌与侵袭前病变之间, 增加了早期浸润病变, 为了区分浸润程度＞5 mm的浸润性肺腺癌, 将浸润程度≤5 mm, 以伏壁样生长为主的腺癌, 命名为微浸润性腺癌(minimally invasive adenocarcinoma, MIA)作为过渡, 体现了分层管理[1,2]。根据定义, MIA是指那些通常以伏壁生长为主、非黏液性的、最大径≤3 cm, 且浸润范围不超过5 mm的低级别肿瘤(或者显示为非伏壁生长的肿瘤亚型, 或为肌纤维母细胞间质), 由于其缺乏血管、无肿瘤坏死或胸膜浸润[3,4], 在2021年版WHO肺肿瘤分类中, MIA仍归为肺腺癌类[2], 肿瘤ICD-O分类也仍为3。

研究结果表明, 若完全手术切除, MIA的预后和原位腺癌类似, 其5年无病生存期为100%或接近100%[5]。Yoshizawa等[6]报道514名临床Ⅰ期的肺腺癌中, AIS和MIA完全手术切除的5年疾病相关生存率为100%。目前认为, 肺非黏液性MIA患者, 楔形切除与肺叶切除术患者的预后无明显差异。无论行肺楔形切除术＋淋巴结清扫, 还是肺叶切除术＋淋巴结清扫, 淋巴结经病理检查均未见转移癌, 同样提示肺非黏液性MIA术中预防性淋巴结清扫可能无太多临床意义。但是, 文献有MIA病例术后24个月复发的报道, 复习病理, 首次手术中的微小浸润灶较大(0.4 cm), 浸润灶中可见腺泡结构及乳头状结构, 伴周围纤维间质反应, 部分癌细胞核质比例较大, 染色质粗, 可见明显核仁, 呈高级别核的形态学表现, 认为浸润灶较大和高级别核可能是复发的因素[9]。

基于2021年版WHO分类，MIA的术前影像学诊断显得更为重要，因它属腺体前驱病变向浸润过渡，是分水岭，精准诊断，对随访方案和时间间隔的把握，处理方案和预后评估等，都有重要的意义。尽管与腺体前驱病变相比，形态学上特异性并不明显，鉴别诊断不易。MIA与AIS鉴别诊断的相关数据见表3-3-1。

【组织起源】目前AAH、AIS、MIA被认定为浸润性腺癌的连续发展路径[7]，多个驱动基因，包括*EGFR*、*KRAS*、*ALK*、*HER2*等，与肺腺癌的升级呈正相关，尤其是*EGFR*的阳性率，随着病理分级升高，逐渐升高，提示*EGFR*突变，可能是肺结节生长进展的驱动基因[8]。

但是，另有研究结果显示，MIA中的浸润成分，为腺泡结构和乳头状结构或肿瘤细胞巢浸润纤维性间质，但并未见到微乳头状癌、实性腺癌、胶样癌、黏液癌、肠型腺癌，以及胎儿型腺癌等肿瘤成分，该类肺腺癌是否有新的发病机制，尚有待进一步研究[9]。另外，文献报道，不同肺腺癌类型的分子学改变，亦有较明显的差别[10-16]。

【病理特征】MIA系2015年版WHO分类中新采纳的一个组织学亚型，组织病理学上，微浸润性腺癌（MIA）被定义为孤立性，以伏壁样生长方式为主，且任一浸润灶≤0.5 cm的小腺癌（≤3.0 cm），2015年版引用了主编Travis等[1,2,4,5]的MIA诊断标准。与原位腺癌AIS一样，2015年版分类对MIA制定了专门的诊断标准，MIA的诊断必须基于完全切除的手术标本，小的穿刺活检标本不可诊断为MIA。

浸润性成分的测量不光为伏壁型，还要任何一种组织学亚型，如腺泡样、乳头状、微乳头状、实体性、胎儿型或浸润性黏液腺癌；肿瘤细胞浸润间质肌纤维母细胞，尚需除外肿瘤浸润淋巴管、血管、气体间隙或胸膜，无气道播散和肿瘤坏死[1-5,17-19]。

【MIA诊断标准】 ① 单发结节；② 肿瘤最大径≤3 cm；③ 沿肺泡间隔伏壁样生长为主；④ 病灶中任一浸润病变的最大径≤5 mm；⑤ 可测量的浸润成分定义包括：a. 除伏壁样生长以外的组织学亚型（如腺泡样、乳头状、微小乳头状和实体性）；b. 肿瘤细胞及其肌纤维母细胞基质；⑥ 若肿瘤有坏死，或侵犯淋巴系统、血管、胸膜，则排除MIA；⑦ 非黏液性细胞为主（即Ⅱ型肺泡上皮细胞或终末细支气管的Clara细胞），黏液性细胞少。

病理上，分为非黏液性和黏液性2种亚型，绝大多数MIA为非黏液性，常见细胞学类型为非黏液性（起源于Ⅱ型肺泡上皮或Clara细胞，ICD-O编码为8250/3），2021年版分类中，非黏液性MIA的ICD-O编码仍为8256/3。罕见为黏液性（癌细胞高柱状，细胞核位于基底部，胞质富含黏液，有时可类似杯状细胞。其ICD-O编码为8257/3，属于恶性）[20,21]。上海市胸科医院一组2056例手术切除肺腺癌中，微浸润性腺癌141例，其中仅3例为黏液性[22]。

浸润性结构是指腺泡样、乳头状、实体性和微乳头状腺癌成分，如存在血管淋巴管、胸膜、肺泡内肿瘤细胞，坏死和气道播散等，则不能诊断MIA，而应诊断为伏壁型腺癌。2021年版分类建议，如出现多个浸润灶，以其中最大者的长径为诊断标准[1]。

大体上，根据定义，肿瘤最大径均<3.0 cm，大体表现为灰红色肿物，质地较周围肺组织稍韧，部分可见灰白色质韧区域（基本对应微小浸润灶），边界欠清[9]。镜下均存在AIS病变基础，微小浸润灶可以是单个，也可为多个，浸润灶最大径均<5 mm。浸润性成分中，腺泡样结构最常见，小部分病例含有乳头状结构及纤维间质中出现单个、索条状、巢状排列的肿瘤细胞，无微小乳头状癌、实性腺癌、胶样癌、黏液癌、肠型腺癌及胎儿型腺癌成分。所有病例均无淋巴管、血管、STAS、胸膜侵犯及肿瘤坏死[9]。

肺非黏液性MIA的病理诊断，微小浸润灶的确诊至关重要。在临床病理实践中，当AIS伴有间质纤维性增宽及慢性炎症细胞浸润时，因间质增宽而形成不规则的腺泡样结构，这与肺非黏液性MIA中，真正的早期浸润性病灶相比，形态学上有相似之处，判读结果可能会存在差异。研究结果显示CD34和TUBB3染色有助于判断肺腺癌的微小浸润灶。CD34最常表达于血管内皮及血管源性肿瘤，肺泡壁中的气-血屏障由Ⅰ型肺泡上皮、基膜及毛细血管内皮构成。按照AIS的定义，肺泡壁结构完整，未被肿瘤细胞浸润和破坏，因此，构成肺气-血屏障的毛细血管和基膜应该存在，可以通过CD34染色显示出肺泡壁的轮廓，以辅助判断有无肿瘤细胞侵犯肺泡壁结构。刘伟等[9]一组309例肺非黏液性MIA中，88例行CD34和TUBB3免疫组织化学检测，CD34在正常肺泡及非浸润成分（AAH、AIS）的肺泡壁中，毛细血管及基膜呈阳性，勾勒出肺泡壁的基本结构，提示肺泡壁完整，未受破坏；而在浸润灶的癌巢周围CD34染色明显减少，呈间断性分布，甚至阴性，提示肺泡壁受到癌细胞浸润破坏，为浸润性表现。

TUBB3作为微管蛋白家族成员之一，是神经元特异性标志物之一，在非小细胞肺癌中，过表达同抗微管蛋白靶向药物疗效有关，它的高表达，与肺腺癌的5年复发率及低生存率相关[23, 24]。但TUBB3与肺腺癌早期浸润的相关研究目前尚少。前期临床病理实践中发现，TUBB3在正常肺泡上皮及非浸润成分（AAH、AIS）肿瘤细胞中，均阴性，而在浸润灶中，阳性率高达65.9%[9, 25, 26]。上述结果提示，CD34和TUBB3染色有助于判断肺腺癌的早期浸润。

【临床表现】刘伟等[9]报道的一组309例肺非黏液性MIA中，女性患者显著多于男性（男女比为1∶2），非吸烟患者显著高于吸烟患者（91.9% vs. 8.1%）；在103例男性患者中，非吸烟者亦显著多于吸烟者（75.7% vs. 24.3%）。其次，患者发病年龄相对较年轻，60岁以下患者显著多于60岁以上者（约2∶1）[9]。

临床症状方面，因咳嗽、咳痰、胸闷等症状就诊而发现病变者仅占15.5%；仅有2.6%的患者肿瘤指标CEA轻度升高（均<10 ng/mL）。与传统肺浸润性腺癌不同，肺非黏液性MIA更常发生于60岁以下的较年轻人群，女性多于男性，发病更为隐匿，多数患者无相关临床症状，肺部CT检查是发现肺非黏液性MIA的最佳手段，而CEA检测敏感性低，并不能作为提示肺部早癌的可靠指标。偶有术后复发的报道[9]，目前，MIA的5年生存率几乎为100%[27-30]。

【影像学表现】由于是新定义的亚型，MIA的影像学特征尚未完全阐述清楚[31-35]。所有病例CT均表现为周围型结节，位于右肺者多于左肺，少数为双肺多发病变（5.5%）；31.4%的患者为多发性病变[9]。

肿瘤最大径范围为0.5～3.0 cm。潘小环[36]报道的一组MIA的最大径均值为（10.29±4.10）mm，作者研究的一组MIA的最大径平均值为9.53 mm，上海市胸科医院一组141例MIA的研究中，平均最大径为1.1 cm[22]。

瘤体大小是区分浸润与否的重要指标。随着混杂磨玻璃肺结节的增大，病理等级也增高；进一步研究还发现，混杂磨玻璃结节大小预测浸润性腺癌的最佳截值为15.5 mm，其敏感性为79.2%，特异性为78.3%[37]。原位腺癌和微浸润性腺癌结节的整体形状多表现为圆形或类圆形，而浸润性腺癌结节的整体形状，则多为不规则形。这可能与肺腺癌浸润程度相关，当浸润程度较小时，肿瘤细胞大部分是沿着肺泡细胞壁生长，无明显外侵倾向，多呈现为类圆形；而当浸润程度增大时，肿瘤细胞向各个方向生长速度不一，并且对肿瘤周围组织有一定的牵拉，从而导致形状不规则[37]。

MIA可以是纯磨玻璃密度结节，也可以是混杂磨玻璃结节，比例大致相似，或前者居多。刘伟等[9]报道一组MIA，单纯型GGO占54.7%，混合型GGO占45.3%。潘小环[36]报道的一组MIA的平均CT值为（-575.1±110.5）Hu，李成州报道的一组MIA的平均CT值为-459.76 Hu。

研究发现,肺磨玻璃结节中,含有实性成分的混杂磨玻璃结节更具有恶性倾向,并且自然转归和预后不良[38]。

CT上,MIA表现不一,目前认为,非黏液性MIA多表现为纯磨玻璃密度(图3-4-1)或含有部分实性成分的混杂磨玻璃密度结节,后者,以磨玻璃密度成分为主,实性成分较小(≤5 mm)(图3-4-2),且常位于病灶中央[39-41];少数也可以呈完全实性(图3-4-3)[41,42]。黏液性MIA罕见,表现为实性或部分实性结节[43-50]。

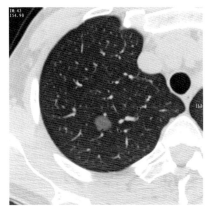 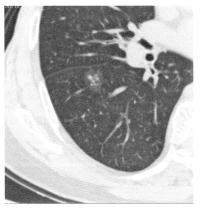 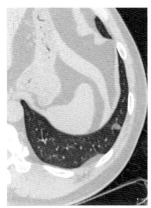

图3-4-1 女性,53岁。右肺上叶尖段pGGN,类圆形,边界清楚,呈纯磨玻璃密度,平均CT值-593.3 Hu,无空泡和实性成分。手术病理:微浸润性腺癌,非黏液性

图3-4-2 女性,61岁。右肺下叶背段mGGN,类圆形,边界清楚,无明显分叶,内部密度不均匀可见实性成分,平均CT值-537.3 Hu,邻近斜裂胸膜有牵拉凹陷。手术病理:微浸润性腺癌,非黏液性

图3-4-3 男性,57岁。左肺下叶外基底段mGGN,椭圆形,边界清楚,无明显分叶,内部密度不均匀,可见实性成分,平均CT值-292.5 Hu,邻近胸膜无明显牵拉凹陷。手术病理:微浸润性腺癌,非黏液性

混杂磨玻璃肺结节中,实性部分是评估肺腺癌病理亚型的重要指标,因此,术前对这类结节的实性部分的CT评估,对于患者的诊断和治疗方案的选择,有重要的临床意义。首要的是,确定与病理性浸润性成分相关的CT上实性成分的确切大小[51]。

相关研究显示,在CT肺窗上,实性成分部分的最大径>8 mm,或在纵隔窗上,实性成分部分的最大径>6 mm,可预测组织病理学上的侵袭性,用以鉴别上述三者[42,52]。实性成分的大小预测浸润性腺癌的最佳截值为5.5 mm,其敏感性为76.4%,特异性为81.1%[37],这与WANG等[53]的研究结果相似。预测IAC,实性成分的比例的最佳截值为38.7%,其敏感性为73.6%,特异性为93.5%。预测浸润性腺癌,实性成分CT值的最佳截值为-149.0 Hu,其敏感性为69.4%,特异性为82.6%[37]。ZHANG等[54]研究发现,AIS、MIA与IAC的实性成分的CT值差异有统计学意义,当实性成分平均CT值≥-192 Hu时,预测为IAC的敏感性为77%,特异性为62%。因此,混杂磨玻璃结节中实性成分的精确测量,有助于区分肺腺癌的病理等级。若CT表现为完全实性密度结节,而非GGN时,则基本可以排除MIA、AIS等病变[9]。

目前,关于CT上实性成分的最佳测量方法仍有争议。而且,需要指出的是,CT上的实性成分,与病理性浸润并不等同。在CT上测量病理性浸润成分的范围,可能大于实际浸润成分的尺寸,因为,CT上的实性成分,不仅包括肿瘤成分,还包括非肿瘤性成分。病理上,这些所谓实性成分,除了肿瘤细胞浸润成分外,也可以是非肿瘤性成分,如肺泡塌陷、肺泡间质纤维增

生、淋巴细胞浸润、黏液成分填充等[54-56]。另外,在病理样本上测量的浸润性成分的尺寸,也可能不一定代表实际浸润成分的尺寸,因为,体内膨胀状态的肺组织,往往不同于切除的体外缩小状态的样本,并且,不是样本所有截面都可以被评估。

　　微浸润腺癌与浸润前腺癌的影像学征象有一定的重叠性,难以准确鉴别,还需结合大小、密度外的其他征象,综合分析。文献报道,GGN出现分叶和毛刺(图3-4-4),内部空泡(图3-4-5)和支气管充气征(图3-4-6),以及胸膜凹陷的显示(图3-4-7),往往提示有可能从浸润前病变向MIA发展。但是,结论也不尽一致,李丽等[37]的研究发现,支气管充气征、血管集束征在浸润性腺癌的比例,明显高于原位腺癌、微浸润腺癌,而空泡征各组间差异不明显。多数学者认为支气管充气征、胸膜凹陷征对提示浸润的意义稍大,而分叶征、毛刺征、血管集束征的诊断意义较小[37]。周丽芬等[57]研究也表明,混杂磨玻璃肺结节的整体形状、支气管充气征、胸膜凹陷征在原位腺癌、微浸润性腺癌和浸润性腺癌中,具有一定差异。可能与样本平均结节大小、样本量的多少、样本内不同病理类型的占比,以及观察者主观性等差异有关。

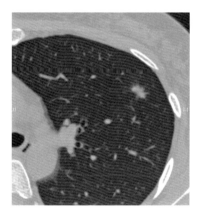

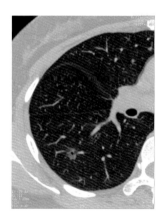

图3-4-4　女性,48岁。左肺上叶前段小结节,大致呈圆形,边界清楚而不光整,有分叶,并可见毛刺,呈实性密度,平均CT值为−137.7 Hu。手术病理:微浸润性腺癌,非黏液性

图3-4-5　女性,47岁。右肺下叶背段mGGN,类圆形,边界清楚,有浅分叶,内部密度不均匀,可见空泡,内壁光整,平均CT值为−522.6 Hu,邻近胸膜无明显牵拉凹陷。手术病理:微浸润性腺癌,非黏液性

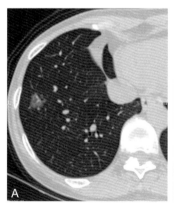
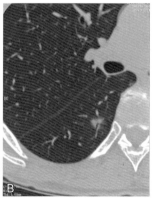
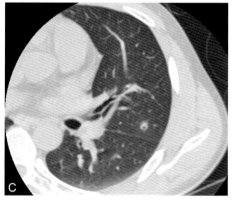

图3-4-6　A:女性,58岁。右肺下叶外基底段mGGN,类圆形,边界清楚,有浅分叶,内部密度不均匀,可见支气管充气。手术病理:微浸润性腺癌,非黏液性。B:女性,63岁。右肺下叶背段mGGN,类圆形,边界清楚,有分叶和毛刺,内部密度不均匀,平均CT值为−132.52 Hu,可见支气管充气。手术病理:微浸润性腺癌,非黏液性。C:男性,37岁。左肺上叶舌段mGGN,内可见低密度支气管充气。手术病理:微浸润性腺癌,非黏液性

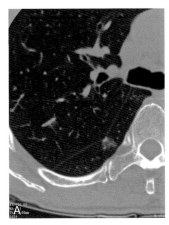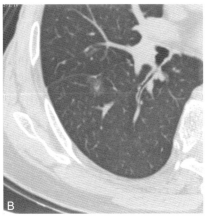

图3-4-7　A：女性，63岁。右肺下叶背段mGGN，类圆形，边界清楚，有浅分叶，内部密度不均匀，平均CT值为−435.3 Hu，前缘紧贴斜裂胸膜，局部有凹陷，并可见稍高密度影，系局限性积液。手术病理：微浸润性腺癌，非黏液性。B：女性，61岁。右肺下叶背段mGGN，内部可见实性成分，邻近斜裂胸膜有牵拉胸膜凹陷，并略有增厚。手术病理：微浸润性腺癌，非黏液性

有学者报道，15.5%的MIA在影像学上有毛刺或胸膜牵拉表现，认为出现毛刺或胸膜牵拉时，提示有浸润灶存在[9]。胸膜凹陷征在浸润性肺腺癌的发生率，高于无浸润性的原位腺癌，同时结节越靠近肺的表面，出现胸膜牵拉和胸膜凹陷征的可能性就越高[9,58]。

微浸润性腺癌病例中，几乎均未见胸膜侵犯、支气管侵犯及淋巴结转移。目前研究结果表明，与AIS一样，MIA的临床预后较好，手术切除后MIA的无瘤生存率接近100%[27-30]。

另外，PET/CT在鉴别mGGN是否浸润方面，有一定的意义。在徐丽云等[59]的研究中，有60例GGO的SUV最大值<1.0，43例GGO的FDG无摄取，表明GGO样肺癌并非无18F-FDG PET/CT代谢，但多数为18F-FDG轻度或者极低摄取，尤其是实性成分较少的GGO，18F-FDG摄取并不稳定。目前有限的资料表明，采用SUV最大值和平均值，鉴别GGO良恶性，准确性较低[59-61]，尚有待相关PET技术的突破。

但是，最近的研究表明，18F-FDG PET/CT较传统CT对于恶性GGO的诊断敏感性更高，特别是在随访过程中，更易捕捉腺体前驱病变向MIA的转变。依据GGO的影像学特点，结合SUV最大值为辅助，18F-FDG PET/CT对于恶性GGO，特别是MIA的早期诊断，有很大价值[62-65]。

无论Fleischner协会、NCCN，还是肺癌筛查与管理中国专家共识，均明确指出，PET/CT可以用来评估超过8 mm的mGGN，若代谢增高，则往往提示MIA，甚至IAC，应中止随访，并手术干预[66,67]。

【鉴别诊断】需要与以下同样表现为磨玻璃密度的结节相鉴别。

1. IAC　混杂磨玻璃肺结节，病理上可以是AIS、MIA和IAC。其CT上实性成分是具有一定特征性的影像学征象，与其病理等级有一定的相关性，通过分析结节的整体影像学表现，同时结合结节中实性成分在CT上的量，能在一定程度上反映其病理亚型，有研究表明，实性成分占比超过50%时，提示IAC的可能性大。当病理显示淋巴管、血管或胸膜侵犯，肿瘤出现坏死，浸润成分部分最大径>5.0 mm或出现STAS，结合最新的诊断标准，应诊断为伏壁型腺癌[1]。结节的大小、实性成分的大小、实性成分的比例、实性成分的CT值对其病理等级有重要的预测价值，从而为临床治疗方法的选择及预后的判断，提供参考[9,37]。

2. AIS MIA尤其需要与AIS鉴别,因为后者可能只需要随访。需要仔细测定平均CT值、内部可能存在的实性成分、支气管充气征/空泡征、血管集束征等,特别是密度和支气管充气征/空泡征有鉴别价值[68-70]。

◆ 参考文献 ◆

[1] Travis W D, Brambillalla E, Nicholson A G, et al. The 2015 World Health Organization Classification of lung tumors: impact of genetic, clinical and radiologic advances since the 2004 classification[J]. J Thorac Oncol, 2015, 10(9): 1243–1260.

[2] Travis W D, Brambilla E, Noguchi M, et al. International association for the study of lung cancer/american thoracic society/european respiratory society international multidisciplinary classification of lung adenocarcinoma[J]. J Thorac Oncol, 2011, 6(2): 244–285.

[3] Travis W D, Garg K, Franklin W A, et al. Evolving concepts in the pathology and computed tomography imaging of lung adenocarcinoma and bronchioloalveolar carcinoma[J]. J Clin Oncol, 2005, 23(14): 3279–3287.

[4] 方三高,许春伟,肖华亮,等.解读2015年WHO肺、胸膜、胸腺及心脏肿瘤分类(肺)[J].重庆医学,2017,46(1):4–23.

[5] 张杰.肺腺癌IASLC/ATS/ERS国际多学科分类临床应用中的若干问题与思考[J].诊断病理学杂志,2012,6:401–405.

[6] 张杰.肺肿瘤诊断病理学若干问题的认识和思考[J].中华病理学杂志,2021,50(5):431–436.

[7] Yatabe Y, Borczuk A C, Powell C A. Do all lung adenocarcinomas follow a stepwise progression[J]. Lung Cancer, 2011, 74(1): 7–11.

[8] Kobayashi Y, Mitsudomi T, Sakao Y, et al. Genetic features of pulmonary adenocarcinoma presenting with ground-glass nodules: the differences between nodules with and without growth[J]. Ann Oncol, 2015, 26(1): 156–161.

[9] 刘伟,王晓江,王健超,等.肺非黏液型微小浸润性腺癌309例临床病理及预后分析[J].临床与实验病理学杂志,2021,37(6):664–668.

[10] Jiang L, Mino-Kenudson M, Roden A C, et al. Association between the novel classification of lung adenocarcinoma subtypes and EGFR/KRAS mutation status: a systematic literature review and pooled-data analysis[J]. Eur J Surg Oncol, 2019, 45(5): 870–876.

[11] Inamura K. Clinicopathological characteristics and mutations driving development of early lung adenocarcinoma: tumor initiation and progression[J]. Int J Mol Sci, 2018, 19(4): 1259.

[12] Calvayrac O, Pradines A, Pons E, et al. Molecular biomarkers for lung adenocarcinoma[J]. Eur Respir J, 2017, 49(4): 1601734.

[13] 赵艳秋,刘杰,刘瑞青,等.肺腺癌组织学亚型与EGFR突变及临床特征的关系[J].西安交通大学学报(医学版),2014,35(1):94–98.

[14] Blaauwgeers H, Flieder D, Warth A, et al. A prospective study of loose tissue fragments in non-small cell lung cancer resection specimens: an alternative view to "spread through airspaces"[J]. Am J Surg Pathol, 2017, 41(9): 1226–1230.

[15] Uruga H, Fujii T, Fujimori S, et al. Semiquantitative assessment of tumor spread through air spaces (STAS) in early-stage lung adenocarcinomas[J]. J Thorac Oncol, 2017, 12(7): 1046–1051.

[16] Shih A R, Mino-Kenudson M. Updates on spread through airspaces (STAS) in lung cancer[J]. Histopathology, 2020, 77(2): 173–180.

[17] William D, Travis E B, Allen P B, et al. WHO classification of tumours of the lung, pleura, thymus and heart[M]. 4th ed. Lyon: IARC Press, 2015: 44–45.

[18] Cagle P T, Allen T C, Dacic S, et al. Advances in surgical pathology: lung cancer[M]. Philadelphia: LWW Press, 2010: 47.

[19] 张兵林,笪冀平.WHO(2015)肺肿瘤组织学分类解读[J].诊断病理学杂志,2016,23(6):401–405.

[20] Wislez M, Antoine M, Baudrin L, et al. Non-mucinous and mucinous subtypes of adenocarcinoma with bronchioloalveolar carcinoma features differ by biomarker expression and in the response to gefitinib[J]. Lung Cancer, 2010, 68(2): 185–191.

[21] Lee H Y, Lee K S, Han J, et al. Mucinous versus nonmucinous solitary pulmonary nodular bronchioloalveolar carcinoma: CT and FDG PET findings and pathologic comparisons[J]. Lung Cancer, 2009, 65(2): 170–175.

[22] 李娜,赵珩,张杰,等.2056例手术切除肺腺癌的临床病理分析[J].中华胸心血管外科杂志,2014,30(12):715–718.

[23] Sève P, La R, Ding K, et al. Class III β-tubulin expression and benefit from adjuvant cisplatin /vinorelbine chemotherapy in operable non-small cell lung cancer: analysis of NCIC JBR[J]. Clin Cancer Res, 2007, 13(3): 994–999.

[24] McCarroll J A, Gan P P, Liu M, et al. β III -tubulin is a multifunctional protein involved in drug sensitivity and tumorigenesis in non-small cell lung cancer[J]. Cancer Res, 2010, 70(12): 4995–5003.

[25] 贺锐,李建民,王跃华.EGFR基因突变与肺腺癌新分类及临床病理特征的关系[J].临床与实验病理学杂志,2013,29(12):1323–1328.

[26] 杨清海,陈惠玲,曾德华,等.非黏液型肺腺癌中β–Tubulin III 作为早期浸润灶标志物的应用[J].临床与实验病理学杂志,2016,32(7):753–756.

[27] 李锋,毛友生.病理亚型在 I 期肺腺癌手术方式选择中作用的研究进展[J].中国肿瘤杂志,2019,28(10):786–791.

[28] Borczuk A C. Prognostic considerations of the new World Health Organization classification of lung adenocarcinoma[J]. Eur Respir Rev, 2016, 25(142): 364–371.

[29] Owonikoko T K, Gal A A, Sica G L, et al. Lung adenocarcinoma staging using the 2011 IASLC/ATS/ERS Classification: a pooled analysis of adenocarcinoma in situ and minimally invasive adenocarcinoma[J]. Clin Lung Cancer, 2016, 17(5): e57–e64.

[30] Nakamura H, Takagi M. Clinical impact of the new IASLC/ATS /ERS lung adenocarcinoma classification for chest surgeons[J]. Surg Today, 2015, 45(11): 1341–1351.

[31] 付丹阳,张捷.肺腺癌诊断的研究进展[J].中国实验诊断学,2019,23(1):176–178.

[32] 郭金栋,孙希文.高分辨率CT肺纯磨玻璃结节影像特征与肺腺癌病理新分类的相关性[J].中国临床医学,2016,23(4):449–453.

[33] 郝玉凤,胡春洪.纯磨玻璃密度肺部早期浸润性腺癌和浸润前病变的高分辨率CT特征与肺腺癌病理新分类的高分类的相关性分析[J].医药界,2018,(19):137.

［34］步玉兰，李云，戚元刚，等.纯磨玻璃密度结节高分辨率CT征象与病理组织学相关性研究[J].临床放射学杂志,2018,37(2)：247–250.

［35］景瑞,赵绍宏,蔡祖龙,等.纯磨玻璃密度浸润性肺腺癌CT表现[J].中国介入影像与治疗学,2014,11(6)：353–356.

［36］潘小环.薄层CT及影像组学鉴别表现为纯磨玻璃结节的肺腺癌不同病理亚型的研究[D].广州：广州医科大学,2018.

［37］李丽,郭孟刚,何正光,等.混合磨玻璃结节肺腺癌的CT表现与其病理等级的相关性分析[J].现代肿瘤医学,2021,29(11)：1888–1893.

［38］Cohen J G, Goo J M, Yoo R E, et al. Software performance in segmenting ground-glass and solid components of subsolid nodules in pulmonary adenocarcinomas[J]. Eur Radiol, 2016, 26(12): 4465– 4474.

［39］符浩男,王芬,樊树峰,等.CT检查磨玻璃结节最大径、实性成分比例及CT值与肺腺癌分型的关系研究[J].浙江医学,2021,43(9)：999–1002.

［40］Oda S, Awai K, Liu D, et al. Ground-glass opacities on thin section helical CT: differentiation between bronchioloalveolar carcinoma and atypical adenomatous hyperplasia[J]. Am J Roentgenol, 2008, 190(5): 1363–1368.

［41］李云,靳永峰,鲍山,等.周围型浸润肺腺癌MSCT表现与病理亚型相关性[J].青岛大学学报(医学版),2018,54(6)：695–698,702.

［42］张丽,李蒙,吴宁,等.临床Ⅰ期浸润肺腺癌不同组织学亚型的三维CT值定量分析[J].中华放射学杂志,2015,49(4)：268–273.

［43］Wislez M, Antoine M, Baudrin L, et al. Non-mucinous and mucinous subtypes of adenocarcinoma with bronchioloalveolar carcinoma features differ by biomarker expression and in the response to gefitinib[J]. Lung Cancer, 2010, 68(2): 185–191.

［44］Lee H Y, Lee K S, Han J, et al. Mucinous versus nonmucinous solitary pulmonary nodular bronchioloalveolar carcinoma: CT and FDG PET findings and pathologic comparisons[J]. Lung Cancer, 2009, 65(2): 170–175.

［45］聂凯,于红,刘士远,等.原发性肺浸润性黏液癌CT征象及病理特点[J].实用放射学杂志,2018,34(9)：1335–1338.

［46］王晓梅,王靖红,吴重重,等.原发性肺浸润型黏液腺癌的多层螺旋CT表现[J].中国医学影像学杂志,2015,23(9)：691–694.

［47］吴婧,王兆宇,潘军平,等.肺炎型黏液腺癌的CT诊断价值[J].临床与病理杂志,2017,37(10)：2137–2143.

［48］涂灿,邓生德,汪建华,等.原发性肺黏液腺癌的影像学表现[J].中国全科医学,2015,18(15)：1849–1853.

［49］郑晓涛,李新春,雷永霞,等.肺浸润性黏液腺癌的影像表现与病理对照[J].临床放射学杂志,2017,36(9)：1252–1256.

［50］Liu Y, Zhang H L, Mei J Z, et al. Primary mucinous adenocarcinoma of the lung: a case report and review of the literature[J]. Oncol Lett, 2017, 14(3): 3701–3704.

［51］刘宝东.肺磨玻璃结节的诊治策略[J].中国肺癌杂志,2019,22(7)：449–456.

［52］Yanagawa M, Kusumoto M, Johkoh T, et al. Radiologic-pathologic correlation of solid portions on thin-section CT images in lung adenocarcinoma: a multicenter study[J]. Clinical Lung Cancer, 2017, 19(3): e303–e312.

［53］Wang H, Yu W, Pan H Y, et al. Differentiating preinvasive from invasive lung adenocarcinoma appearing as part-solid ground-glass nodule using CT value and solid-part diameter[J]. Iranian Journal of Radiolog, 2018, 15(1): e61846.

［54］Zhang Y, Shen Y, Qiang J W, et al. HRCT features distinguishing pre-invasive from invasive pulmonary adenocarcinomas appearing as ground-glass nodules[J]. European Radiology, 2016, 26(9): 2921– 2928.

［55］Park C M, Goo J M, Lee H J, et al. Nodular ground-glass opacity at thin-section CT: histologic correlation and evaluation of change at follow-up[J]. Radiographics, 2007, 27(2): 391–408.

［56］曹捍波,张永奎,王善军,等.肺部混合磨玻璃结节实性成分的CT表现[J].中国医学影像学杂志,2015,23(8)：587–590,595.

［57］周丽芬,李小虎,张为,等.混合磨玻璃结节肺腺癌CT表现与病理对照研究[J].安徽医科大学学报,2019,54(1)：124–130.

［58］严金岗,王善军,张永奎.胸膜凹陷征在磨玻璃密度结节诊断中的价值及病理基础[J].实用放射学杂志,2016,32(11)：1685–1687.

［59］徐丽云,褚海青,李冰,等.18F-PET/CT在肺磨玻璃结节诊断中的应用[J].同济大学学报(医学版),2015,36(5)：61–65.

［60］王淑侠,徐卫平,李东江,等.从标准摄取值预测肿瘤的侵袭性：206例肺癌PET分析[J].中国医学影像技术,2006,22(5)：770–772.

［61］Kim H K, Choi Y S, Kim K, et al. Management of ground glass opacity lesions detected in patients with otherwise operable non-small cell lung cancer[J]. J Thorac Oncol, 2009, 4(10): 1242–1246.

［62］刘晓飞,姚捷,王志忠,等.18F-FDG PET/CT对磨玻璃结节样肺癌的临床应用价值[J].现代肿瘤医学,2014,22(5)：1090–1093.

［63］邵小南.18F-FDG PET/CT预测早期肺腺癌病理亚型和生长模式的临床研究[D].苏州：苏州大学,2020.

［64］陈洁.18F-FDG PET/CT联合高分辨率CT预测肺恶性磨玻璃结节侵袭性的临床研究[D].长春：吉林大学,2019.

［65］姜雯雯.18F-FDG代谢参数联合MSCT对孤立性磨玻璃样改变肺腺癌的诊断价值研究[D].青岛：青岛大学,2020.

［66］MacMahon H, Naidich D P, Goo J M, et al. Guidelines for management of incidental pulmonary nodules detected on CT Images: from the fleischner society 2017[J]. Radiology, 2017, 284(1): 228–243.

［67］中国肺癌防治联盟,中华医学会呼吸病学分会肺癌学组,中国医师协会呼吸医师分会肺癌工作委员会.肺癌筛查与管理中国专家共识[J].国际呼吸杂志,2019,39(21)：1604–1615.

［68］Guo J, Liang C, Sun Y, et al. Lung cancer presenting as thin-walled cysts: an analysis of 15 cases and review of literature[J]. Asia Pac J Clin Oncol, 2016, 12(1): e105–e112.

［69］蔡楚逸,顾浩,何广友,等.MSCT对伴周围磨玻璃影的空腔型肺癌的诊断价值[J].实用放射学杂志,2018,34(2)：203–206.

［70］Qi Y, Zhang Q, Huang J, et al. Manifestations and pathological features of solitary thin-walled cavity lung cancer observed by CT and PET/CT imaging[J]. Oncol Lett, 2014, 8(1): 285–290.

第五节　肺浸润性腺癌

近年来，全球范围内的肺腺癌发病率逐渐上升[1]，我国的肺腺癌发病率也早已居第一位。张杰等[2]总结上海市胸科医院2000年至2009年间手术切除的9345例肺癌中，肺腺癌已占全部肺癌手术标本的49.8%。许春伟等[3]收集2010年11月1日至2015年3月31日之间,军事医学科学院附属医院手术切除病理诊断的2 771例肺肿瘤,根据2015年版WHO肺肿瘤组织学的诊断和分类标准,确诊原发性肺肿瘤2 672例,其中腺癌为1 622例(60.70%),居首位。

2015年版的WHO肺肿瘤分类[4],采纳了2011年2月IASLCA/ATS/ERS联合发布的肺腺癌多学科新分类[5],浸润性腺癌分为伏壁型、腺泡型、乳头型、微乳头型、实体型,并且按照主要病理类型,将2004年版笼统地归为所谓的"腺癌混合亚型",进一步划分为浸润性黏液腺癌、浸润性非黏液腺癌、胶样型、胎儿型、肠型腺癌5个常见变异型[6-8]。

2021年WHO再次对肺腺癌分类做了部分调整[9-11]。2021年版分类大体延续了2015年版分类,该分类根据"推荐等级评估、制订与评价(grades of recommendation, assessment, development, and evaluation, GRADE)"体系,由内科(肿瘤)医师、放射科医师、胸外科医师、病理学家及分子生物学家共同参与,成立核心专家组,相当于多学科会诊(MDT),对关键问题提出推荐意见,通过证据强度与质量进行分级,使用统一的专业术语及诊断标准,采用全面组织学分型(comprehensive histologic subtyping, CHS),用半定量分析法评估所有≥5%的组织学亚型,更精确,而非2015年版所称的"≥10%"[4,5]。

肺腺癌是一类异质性较大的肿瘤,每个肺腺癌标本中,通常混合有多种形态的腺癌细胞。80%~90%的肺腺癌均为混合性腺癌,单纯性腺癌较少见,2011年国际多学科分类规定病理组织中组织成分>30%定为优势亚型;2015年版WHO分类摒弃了国际多学科分类诊断的描述性用语,如"浸润性腺癌伏壁样生长为主"不再采用,代之以定量描述(以"%"表示),若任意成分所占比例超过5%,应在病理诊断中进行详细报告,这样能够避免遗漏某些所占比例少,但对患者预后影响较大的组织类型,如微乳头状和实性组织成分[5,12,13]。将各种腺癌成分进行定量,将有助于今后更好地开展不同亚型腺癌的预后研究[14]。

结论采用WHO惯用的平铺方式,分节叙述,以最多、最典型成分排头,直接诊断,比如,将肺腺癌国际多学科分类的"伏壁为主型腺癌(lepidic predominanted adenocarcinomas, LPA)"改称为"伏壁型腺癌(lepidic adenocarcinomas)",但在具体定义及叙述时,仍沿用2011年IASLCA/ATS/ERS联合发布的术语,如变异型下的各型,只是称之为变异型(variant),本次未做修正。事实上,作为具有独立ICD-O编码的病种或实体(entity),应称之为类型(type),这也体现了个中困惑,有待与时俱进的改变。

【组织起源】肺腺癌的发生主要由机体内正常肺泡上皮细胞,在众多内因(包括遗传、内分泌、癌基因激活和抑癌基因失活等)和众多外因(物理、化学、生物等)的作用下,发生转化获得过度增殖能力。

驱动基因的发现,使得肺腺癌的治疗得到突破性发展,已知的驱动基因有*EGFR*、*KRAS*、*BRAF*等,*EGFR*基因是最常见的肺癌驱动基因之一,在肿瘤细胞增殖、血管生成、肿瘤侵袭、肿瘤转移及细胞凋亡的过程中,起了重要作用[24]。尽管也有不同结论[24,25],但多数认为,肺腺癌*EGFR*突变更多发生在非吸烟人群或女性中[21,22],在不吸烟亚裔女性肺腺癌患者中,*EGFR*基因突变比例可高达50%~60%[23,26]。Shigematsu等[27]报道的一组日本肺腺癌患者的*EGFR*突变率约为30%。

研究发现,*EGFR*突变率还与肺腺癌的亚型有相关性,*EGFR*突变更多出现在伏壁状亚型中[22,28-31]。伏壁状亚型或存在伏壁组织成分的腺癌具有较高的*EGFR*突变率,明显高于缺乏伏壁组织成分的腺癌[24]。不同分期的肺腺癌,各亚型占比不同,*EGFR*突变率也不同。纪雯川等[24]报道100例Ⅰ期肺腺癌的*EGFR*突变率为49%,而Zhang等[32]和Russell等[33]分别报道了349例（Ⅰ～Ⅳ期）和69例（Ⅲ期）肺腺癌患者,发现EGFR突变更多出现在腺泡状亚型中。

　　EGFR突变率还与存在乳头状组织成分、腺泡样成分和微乳头状成分的腺癌[29,32,34-36,38]有关,也有其他亚型EGFR突变率更高的报道。有研究结果显示,EGFR的突变率以乳头状腺癌亚型所占比例较高[22,34],比浸润性黏液腺癌和实体型腺癌高。Sun等[35]报道了294例（Ⅰ～Ⅳ期）韩国男性肺腺癌患者,EGFR突变更多出现在乳头状为主的亚型中。Song等[34]、Shim等[36]和Sun等[37]的研究则发现,EGFR突变更多出现在微乳头状为主的亚型中。在一项仅涉及Ⅰ期肺腺癌的研究中,也发现EGFR突变更多出现在微乳头状为主的亚型中[28]。仅Isaka等[39]报道的一组日本患者,与微乳头状亚型无关。而存在实性/黏液组织成分的腺癌中,EGFR突变率明显低于缺乏实性/黏液组织成分的腺癌[21,22,28,29,32-36]。纪雯川等[24]的研究结果,实性或黏液腺癌中,没有发现EGFR突变。研究结果的差异,提示我们在分析EGFR突变与肺腺癌亚型间的关系时,不仅要看占优势比例的组织亚型,同时也要注意肺腺癌样本中,超过5%比例的非优势组织学成分。

　　EGFR突变率可能与伏壁组织成分有较大的相关性,影像上,伏壁组织成分与磨玻璃密度相关,这些病例确诊时,分期往往较早;中晚期者,微乳头状、实性等低分化的亚型占比高;与性别有关,亚洲女性GGN发病率较高;简言之,EGFR突变率可能与性别、样本（男女占比）、人种,以及亚实性结节的占比等有关[37,40,41]。

　　随着近年来分子检测技术的进展,除了EGFR、ALK、KRAS基因外,还发现ROS1/RET重排、MET14跳跃突变、BRAF基因V600E点突变、程序性死亡［蛋白］配体-1（programmed death ligand-1,PD-L1）表达及肿瘤突变负荷等,与肺腺癌的致病和治疗反应相关[9,42]。

　　【分类变化】2015年版分类摒弃了"细支气管肺泡癌（bronchioloalveolar carcinoma,BAC）"的名称。在2004年版WHO分类中,BAC被定义为肿瘤细胞沿着尚残存的肺泡结构生长,无间质、血管和胸膜的浸润。但是,"BAC"这一名词代表了一大类以伏壁样生长为主的病变,包括了2011年IASLC/ATS/ERS肺腺癌新分类中的5类病变:原位腺癌、微浸润性腺癌、伏壁为主型浸润性腺癌（非黏液性）、其他类型浸润性腺癌含有伏壁样生长成分、浸润性黏液腺癌[15-20]。这些从腺体前驱病变、低度到高度恶性的肿瘤都归为BAC,对治疗和预后评估都不利。事实上,大多数腺癌,同一肿瘤的不同区域,可观察到AAH-AIS-MIA到浸润性腺癌的谱系性病变,其中相当一部分具有伏壁状生长方式（lepidic pattern）,而恶性程度迥然不同。

　　2015年版分类删除了"印戒细胞癌"和"透明细胞癌",认为两者为细胞学特征而非组织学亚型,既可发生于肺腺癌实性成分内,也可见于其他类型,如腺泡样、乳头状及微乳头状腺癌,不应当纳入"某某为主"亚型或按百分比综合归为组织学亚型。但是,尽管比例很小,也应在诊断中按其细胞学特征提及,如腺泡型腺癌伴印戒细胞特征或伴透明细胞特征[4]。

　　2021年5月,WHO再次对肺肿瘤进行分类,2021年版主要对肺腺癌进行了以下内容的更新（本节仅对改变做描述,除与影像学关系密切外,后文将不再阐述）[9,10]。

　　（1）浸润性非黏液腺癌以5%为界限,记录不同亚型,不再要求归类为某亚型为主的腺癌。

　　（2）腺泡型腺癌的诊断中,对筛状腺癌进行了更为详细的描述,筛状腺体被描述为缺乏间质,且具有背对背相互融合的肿瘤性腺体。筛状腺体预后更差并与腺癌分级系统相关[43]。

　　（3）乳头型腺癌的诊断中,强调应与由手术造成的伏壁型腺癌肺泡间隔断裂及肺实质塌陷造成的假乳头状结构相鉴别。

　　（4）强调了浸润性腺癌中,浸润的定义:① 除伏壁成分以外的亚型（包括常见的腺泡型、乳头型、微乳头型、实体型腺癌及少见的浸润性黏液腺癌、胶样腺癌、胎儿型腺癌、肠型腺癌）;

② 伴有纤维母细胞灶；③ 血管、胸膜侵犯；④ 气腔播散；强调浸润性腺癌中，浸润与非浸润的区别，这与第8版TNM分期中，仅将肿瘤浸润区域纳入T分期的计算方法有关。

（5）微乳头型腺癌除延续2015年版诊断标准外，2021年版纳入了一种新的丝状微乳头生长模式。

（6）2021年版进一步肯定了气腔播散对预后评估的价值。

（7）在肺癌的免疫组织化学分析中，强调TTF-1 SPT24克隆号具有更强的敏感性，而8G7G3/1克隆号具有更强的特异性，同时强调，CK7在腺癌的诊断中，不具有特异性。

（8）更新了根治性手术切除肺标本浸润性非黏液肺腺癌的IASLC新分级系统。2015年版分类中，依据主要亚型，浸润性腺癌分为良好预后的伏壁型为主腺癌，中等预后的腺泡及乳头型为主腺癌，差预后的微乳头及实体型为主腺癌。2021年版分类中，根据主要亚型及高于20%的高级别成分［包括实性、微乳头状、筛状或复杂腺体成分（融合腺体及促结缔组织增生性间质内浸润的单个细胞）］，将腺癌分为3组（表3-5-1），通过此分级系统，其预后预测价值，不但优于主要组织学亚型的分级系统，并且较纳入核分裂、核分级、细胞学分级、气腔播散和坏死的训练模型更优。但IASLC新分级系统不适用于浸润性黏液腺癌。

表3-5-1　浸润性非黏液肺腺癌（手术切除标本）的IASLC分级系统

级别（grading）	分化（differentiation）	组织学（patterns）
1	高分化 （well-differentiated）	伏壁亚型为主且高级别成分*＜20%（lepidic-predominant with no or ＜20% high-grade pattern）
2	中分化 （moderately differentiated）	腺泡或乳头亚型为主且高级别成分＜20%（acinar or papillary-predominant with no or ＜20% high-grade pattern）
3	低分化 （poorly differentiated）	任何亚型且高级别成分≥20%（any tumour with ≥20% high-grade pattern）

注：*.高级别成分包括实性、微乳头、筛状或复杂腺体（融合腺体或促结缔组织增生基质内的单个细胞浸润）。

（9）鉴别多原发或肺内转移性腺癌，可根据是否含有伏壁样成分，加以鉴别。

（10）黏液腺癌的免疫组织化学诊断方面，新增了GATA6。

（11）肠型腺癌的英文名由"enteric adenocarcinoma"调整为"enteric-type adenocarcinoma"，并新增MUC2和HNF4a为诊断指标。

2004年版、2015年版、2021年版WHO分类和2011年IASLCA/ATS/ERS国际多学科有关浸润性腺癌的分类和对照详见表3-0-1。

【病理特征】虽然目前AAH、AIS、MIA被认定为浸润性腺癌的特定发展路径，但有研究结果显示，MIA中的浸润成分为腺泡样结构和乳头状结构或肿瘤细胞巢浸润纤维性间质，但并未见到微乳头状癌、实性腺癌、胶样癌、黏液腺癌、肠型腺癌，以及胎儿型腺癌等肿瘤成分。另外，形态学上，胎儿型腺癌与MIA截然不同，临床上尚未发现其与AIS共存的情况，微浸润性腺癌组亦未见到胎儿型腺癌的浸润成分[44]，那么，浸润性腺癌是否由MIA发展而来，后者又是否有新的发病机制？不同肺腺癌类型的分子学改变，亦有较明显的差别[45-47]，体现了肺腺癌的异质性，也说明其组织起源和发病机制有待进一步的研究[44]。

在临床病理中，发现微乳头状癌、实性腺癌的肿瘤与正常肺组织交界处，往往会出现气腔播散（spread through air space, STAS）；胶样腺癌、黏液性腺癌和肠型腺癌中，产生的黏液成分和游离的腺癌上皮成分，也极易进入肺泡腔而出现STAS；2021年版WHO分类进一步肯定了气腔播散对预后评估的价值，同时也强调，应与人工假象进行鉴别，人工假象具有的特点包括：① 随机或边缘杂乱的肿瘤细胞簇，通常分布于组织切片边缘或切片外；② 肿瘤边缘及远处的气腔内缺乏连续性的肿瘤细胞分布；③ 肿瘤细胞簇呈锯齿状边缘分布；④ 播散的细胞具有肺泡细胞或支气管细胞等良性细胞学特点；⑤ 从肺泡壁上剥落的线条状细胞[9,10]。

除2015年版WHO分类中的*EGFR*、*ALK*、*KRAS*基因外，2021年版增加了*ROS1/RET*重排、*MET14*跳跃突变、*BRAF*基因V600E点突变、程序性死亡［蛋白］配体-1（programmed death ligand-1，PD-L1）表达及肿瘤突变负荷等治疗反应相关的检测项目[9]。

【临床表现】肺腺癌多为周围型，早期无明显特殊症状，一般以发热、咯血、胸痛、气急等呼吸系统症状为主，多数为非特异性症状，或无症状，故很容易被忽略。中晚期，可有肿瘤压迫引起的胸痛、胸闷、气急、声音嘶哑，远处转移引起的头痛、一侧肢体活动障碍、骨痛、消瘦、乏力、恶液质等。少数患者早期可有肺外表现（骨关节疼痛、腰背痛），甚至脑、骨骼远处转移等相关症状。晚期者，症状则因患者体质不一，存在差异，常见症状有疼痛、声音嘶哑、头颈部水肿、胸腔积液等（具体可参见表2-1-2）。

近年来，肺腺癌在女性、非吸烟者或从不吸烟者，甚至是年轻的成年人中，发病率增多。表现为磨玻璃密度者，具有发病年纪轻、女性多见、不吸烟者多见的特点，常无任何临床症状，而在体检或常规筛查时发现。

【影像学表现】肺浸润性腺癌多表现为肺外周的孤立性结节或肿块，影像学上，将单个、球形或钱币形、直径≤3.0 cm，无肺不张和肺门异常的肺内占位性病变，称为孤立性肺结节，其中＜2.0 cm的，称为小结节，≤1.0 cm者，称为微结节，而最大径＞3.0 cm的，称为肿块[48]。

1. X线　普通X线胸片检查是筛查早期肺癌的重要手段，可及时发现大多数的肺内异常病变。肺腺癌的发病率逐年增高，好发于外周细小支气管，周围型显著多于中央型，其X线表现复杂多样，除一般肺癌的征象，如分叶征、毛刺征、空泡征、支气管充气征，切线位尚可显示胸膜凹陷征，早期也可呈现斑片和小片状磨玻璃样密度阴影等特征性表现[48]。但因密度分辨率低，仅能显示最大径约1.3 cm以上的实性结节，对微小病变或密度较低的病灶，如伴有伏壁生长成分的亚实性结节，则敏感性低，不易显示，漏诊率高；每一张胸片只能显示一个方位，由于系二维摄片，组织结构重叠成像，故而容易漏诊隐匿部位的病灶，如肺尖、心影后、膈肌后、纵隔旁等[49,50]（图3-5-1）。

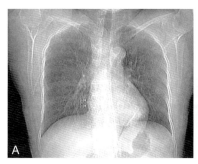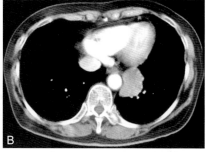

图3-5-1　女性，65岁。胸部正位X线片（A），左肺下叶肿块阴影受心影遮挡，并紧贴内侧降主动脉，故显示不清楚，易漏诊。CT横轴位扫描（B），因无重叠，能三维显示胸腔内（包括所谓隐蔽部位）的病变，不易漏诊，且能明确肿块与周围结构的关系

在X线片上，浸润性腺癌和鳞状细胞癌（SQC）通常表现为肺外周孤立性结节或肿块。肺外周较大的肿块，最常见的是浸润性腺癌，其次是SQC和神经内分泌癌。空洞常见于SQC，但几乎不出现在小细胞癌。钙化在中央型支气管典型类癌中较常见。肺门体积大的癌性肿块，可以是任何细胞类型，最常见的是SQC或小细胞癌，浸润性腺癌相对少见。肺炎样的实变阴影可见于浸润性黏液腺癌和SQC伴阻塞性肺炎[51-53]。

随着低剂量螺旋CT（LDCT）的广泛应用，DR胸片正逐渐淡出肺癌的早期筛查。

2. CT　CT以其强大的快速容积扫描，大范围薄层扫描和三维重建等功能，可从任意平面观察病灶形态大小及其浸润程度，特别是对常表现为密度较低的肺腺癌，是最佳的检查方法[54,55]。

采用LDCT进行早期肺腺癌筛查，不但图像密度分辨率高，断层扫描敏感性高（检出率约为X线胸片的10倍），辐射剂量也明显降低。但由于LDCT的高灵敏度，能够识别出很多非钙化肺结节，存在一定的假阳性率[56]。近年来，高分辨率CT（HRCT）在肺癌筛查和早期诊断中，应用逐渐增多，具有较高的敏感性和特异性，可以帮助排除肺部其他孤立性良性结节[57]。HRCT作为随访检查，可以更准确地发现磨玻璃密度灶、气腔和间质性结节等，并提示病变是否为活动性，也可以帮助临床医师和放射科医师在具有代表性的组织处进行取材，提高活检准确率。

肺腺癌CT平扫下肿瘤多呈类圆形，大小不等，密度不均，边缘常有特征性的分叶、毛刺，远端可有胸膜凹陷等改变，这些征象在与肺鳞状细胞癌的鉴别诊断时，具有重要意义。值得注意的是，近年来，肺腺癌的某些影像学表现，如形态不规则、单发实变型（图3-5-2）、长毛刺（图3-5-3）、支气管充气征、多结节征（图3-5-4），以及卫星病灶（图3-5-5）等，时有文献报道，应引起放射科诊断医师和影像学家的重视。

同时，应注意有无胸膜反应（pleural reaction）和（或）胸膜凹陷征（pleural indentation）。充分利用多平面重建和容积呈现等技术，显示胸膜凹陷的形态，以及有无胸膜增厚和粘连。

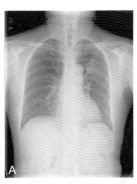
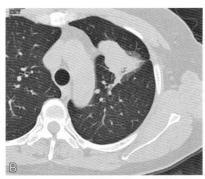
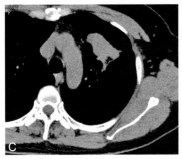
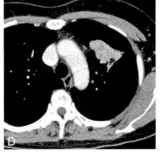

图3-5-2　女性，59岁。胸部正位X片（A）示左肺上叶实变，形态不规则，边界欠清楚；CT肺窗（B）示左上叶不规则实变影，边界清楚，内缘似有分叶，部分层面凸出，内部密度不均匀，外后侧见磨玻璃密度影，近端有支气管充气，实变部分无支气管充气，CT平扫（C）示实变部分密度均匀，无支气管充气，增强（D）实变部分不均匀强化，内部有少许液化坏死。手术病理：低分化腺癌

CT灌注法（CTp）在肺腺癌早期诊断方面也具有重要意义，因为CTp提供了高的空间和时间分辨率，并从分析时间集中曲线（TCCs）中计算灌注参数，可以显示出肺腺癌的缺氧程度明显低于肺鳞状细胞癌，肺腺癌的血流量（BF）比肺鳞状细胞癌更丰富[58,59]。肿瘤灌注特征的非侵入性分析，已成为一个独立的、特征性的检测手段，尤其是有助于肺腺癌的早期鉴别诊断。

3. PET/CT分子显像 不同组织学亚型的肺癌，平均标准摄取值（SUV_{ave}）和SUV最大值（SUV_{max}）也不同，一般来说，肺腺癌的SUV_{ave}和SUV_{max}要普遍低于肺鳞状细胞癌[60-62]，而腺体前驱病变和微浸润型腺癌，FDG基本无摄取；低级别的浸润性腺癌，如伏壁状、腺泡状腺癌，通常FDG的SUV不高，甚至FDG可以不摄取（图3-5-6），因此，假阴性率高，容易误诊[63-66]。

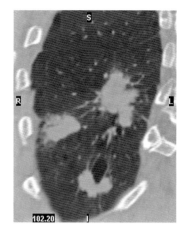

图3-5-3 男性，66岁。右肺下叶多发结节，大小不等，有分叶和毛刺，肺腺癌表现为多发结节，且结节间可有长索条相连，呈所谓的"水葫芦"征象。经皮穿刺肺活检，确诊为腺癌

有研究用代谢肿瘤体积（metabolic tumor volume，MTV）评估，发现腺癌恶性程度越低，延迟后MTV减低越多；恶性程度越高，延迟后MTV减低越不明显。可能由于细胞恶性程度越高，其持续摄取FDG的能力越强，表现为MTV不减低或轻微减低[99]。瘦体重标准化（standard uptake value of lean body mass，SULpeak）代谢参数，对诊断肺浸润性腺癌的不同亚型，有参考价值[99]。林栋等[100]对195例最大径≤2 cm的周围型肺腺癌进行了分析，同样将患者分为亚型分组1（伏壁亚型、腺泡亚型、乳头状亚型为主的肿瘤）和亚型分组2（实体性亚型、微乳头状亚型为主的肿瘤）两组，认为基线[18]F-FDG PET/CT的SUV_{max}，对预测最大径≤2 cm的早期周围型肺腺癌组织学亚型有一定的参考价值。同时，PET可以评估全身有无远处转移。

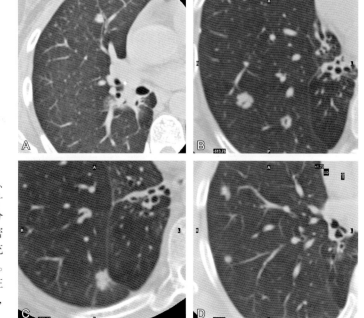

图3-5-4 女性，52岁。右肺门（A）、右肺上叶（B）、右下叶（C）和右肺中叶（D）共见7枚结节，大小不等，散在分布，大者位于右肺门，呈混杂磨玻璃密度，边缘有磨玻璃密度，内有支气管充气，部分小结节内也可见支气管充气。附见右下叶发育不良，叶间裂移位。左肺未见结节。手术病理证实均为腺癌，考虑多原发腺癌

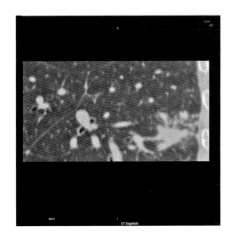

图3-5-5 女性,56岁。右肺下叶结节,呈类圆形,分叶状,有毛刺,病灶边缘可见多发小结节,类似于卫星病灶,边界欠光整。这种情况可能为肺癌经气道播散(STAS),或血行播散,或者多中心起源的病灶。手术病理:腺癌

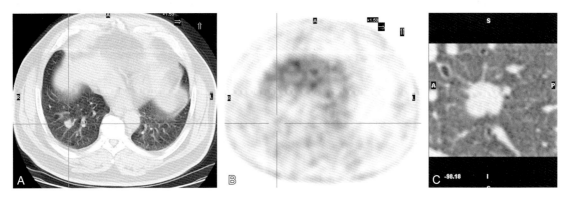

图3-5-6 男性,66岁。常规CT扫描(A)示右肺下叶小结节,呈类圆形,实质性密度;PET/CT扫描示病灶FDG代谢无异常增高(B),系假阴性。屏气薄层扫描(C)显示为典型肺癌征象,分叶状,有短毛刺。手术病理:浸润性腺癌

4. MRI MRI可以补充或提高 ^{18}F-FDG PET/CT成像的诊断分期准确性,特别是在评估局部胸壁、纵隔、血管或椎体浸润方面,对淋巴结和远处转移性病灶的鉴别也有效。随着软件技术和硬件技术的不断发展,比如超快速序列的开发,动态增强等技术,MRI能够更敏感地检查肺小结节,更加准确地诊断和鉴别双肺尖区、纵隔旁及肺门区结节和肿块的性质[67-69](图3-5-7)。

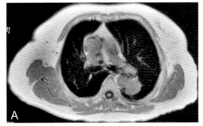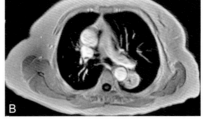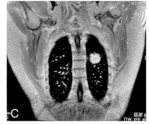

图3-5-7 女性,69岁。左肺上叶后段肺门部肿块,呈类圆形,分叶状,边界欠光整。MRI平扫T1WI呈中等较均匀信号(A),且可清楚显示与大血管的关系;GD-DTPA增强后明显强化,内部密度欠均匀(B),冠状位示内部无强化的低信号影(C)。手术病理:腺癌

肺腺癌是转移至颅脑的最常见的肿瘤类型，因此，对中晚期的浸润性肺腺癌，应进行头部MRI检查。

5. PET/MRI 临床应用不久的一体化PET/MRI，则利用MRI多模态技术，如DWI技术，结合^{18}F-FDG等示踪剂，对不典型肺内孤立性结节行鉴别诊断（图3-5-8），帮助肺癌肿块的TNM分期，如对胸壁和纵隔侵犯的评估、淋巴结转移的分期。有研究表明PET/MRI对淋巴结转移的敏感性优于PET/CT[70,71]；对远处转移，如中枢神经系统的评价，明显优于PET/CT[72]。

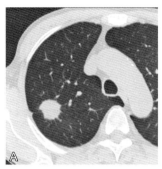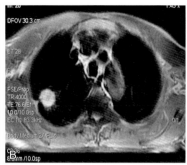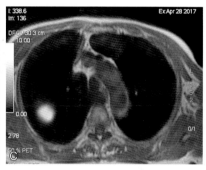

图3-5-8 男性，65岁。发现右肺上叶结节3年余，进行性增大。CT示右肺上叶后段类圆形结节，大小约2.8 cm×2.6 cm，边界清楚而不光整，可见短毛刺，内部呈软组织密度，平均CT值为34 Hu，外侧可见胸膜凹陷。DWI MRI弥散受限，呈高信号，T2WI呈高信号，^{18}F-FDG PET/MRI扫描示结节代谢明显增高，平均SUV为7.06，最大SUV为8.45。手术病理：右肺上叶肺腺癌，T2aN1M0

【浸润性肺腺癌各亚型和特点】 浸润性肺腺癌各亚型中，以腺泡型腺癌的占比最高。李娜等[73]总结上海市胸科医院2 056例手术切除的肺腺癌，浸润型腺癌中，以腺泡型腺癌（760/2 056，37.0%）最常见，其次是乳头型腺癌（598/2 056，29.1%）和实体型腺癌（224/2 056，10.90%），再次是伏壁型腺癌（80/2 056，3.9%），浸润性黏液腺癌（53/2 056，2.6%），微乳头型腺癌（40/2 056，1.9%），肠型腺癌（6/2 056，0.29%），胶样腺癌（3/2 056，0.15%），胎儿型腺癌（3/2 056，0.15%）。

许春林等[3]报道的一组247例手术证实浸润性腺癌病例中，腺泡型腺癌106例（42.9%），乳头型腺癌63例（25.5%），伏壁型腺癌50例（20.2%），实体型腺癌9例（3.6%），微乳头型腺癌7例（2.8%），浸润性黏液腺癌8例（3.2%），肠型腺癌3例（1.2%），胎儿型腺癌1例（0.4%）。李云等[74]总结370例浸润性肺腺癌患者中，腺泡型腺癌202例（54.6%），伏壁型腺癌57例（15.4%），乳头型腺癌44例（11.9%），微乳头型腺癌34例（9.2%），实体型腺癌33例（8.9%）。

区分不同的亚型，对处理和预后评估均有意义。然而，肺腺癌异质性强，不同亚型表现各异，鉴别诊断困难。复习文献资料，空泡征、胸膜凹陷征和血管集束征在不同的浸润性肺腺癌病理亚型间，差异并不显著。研究表明，毛刺征为病理性脉管浸润的独立危险因素之一。李云等[74]研究的结果也显示，在浸润性肺腺癌中，毛刺征的检出率较高，但是，毛刺征在不同的病理亚型间差异并不显著。这说明该征象对浸润性肺腺癌的诊断可能有提示作用，但对浸润性肺腺癌5种病理亚型鉴别诊断的意义，尚有待进一步研究。

1. 伏壁型腺癌 也就是2011年国际肺腺癌多学科分类的伏壁为主型腺癌（lepidic predominant adenocarcinoma, LPA），占浸润性腺癌的15%～30%。该变异型腺癌典型者由形态温和的Ⅱ型肺泡上皮或Clara细胞组成，沿肺泡壁表面生长，形态类似MIA和AIS，但浸润性成

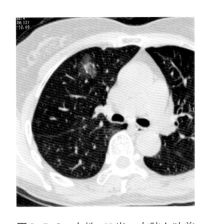

图3-5-9 女性,58岁。右肺上叶前段mGGN,类圆形,边界清楚,有浅分叶,内部密度不均匀,可见实性成分。手术病理:伏壁型浸润性腺癌

分至少为局灶型,最大径>5.0 mm。如果浸润灶呈多点分布或难以测量,可将浸润成分所占百分数乘以所有肿瘤长径,>5.0 mm,即可诊断。

伏壁型也可表述为贴壁型,寓意像鞋钉样细胞(hobnail)一样,伏壁只是一种生长方式或排列模式,诊断中,可结合高分辨率CT,肺结节实性成分和磨玻璃成分的量及其比例,通常与浸润和伏壁成分比例相一致[38](图3-5-9)。既然2021年版将原来的10%的浸润成分诊断标准改成5%,从重原则,形态学诊断应仔细寻找非伏壁成分。浸润被定义为除伏壁样生长方式外,还含有腺泡样、乳头状、微乳头状、实体性等其他组织学亚型成分,肿瘤细胞浸润到肌纤维母细胞间质、血管或胸膜侵犯及通过气道播散。但应注意,尽管有时转移性黏液腺癌呈现伏壁样成分,但不可误认为伏壁型腺癌。当肿瘤>3.0 cm,又没有充分取材,即使没有发现任何浸润成分,也不要诊断AIS或MIA,而应诊断为"伏壁样生长为主的腺癌,浸润不能除外"。

若活检小标本中显示伏壁型,而CT显示为磨玻璃样结节,就倾向于AIS或MIA;但如果一个GGN中含有最大径>5.0 mm的实性成分,就倾向于LPA[4]。如果最大径>3.0 cm的肿瘤,经完整组织学采样,并无浸润成分或浸润成分≤0.5 cm,应归为"伏壁型腺癌,可疑AIS或MIA"。

文献研究结果显示,大部分伏壁型腺癌的瘤体要小于其他4种浸润性肺腺癌亚型。这可能与伏壁型腺癌的恶性程度较其他4种病理亚型低,生长速度相对缓慢,故发现时,瘤体较小。伏壁型肺腺癌具有分叶征者,所占比例少于其他4种病理亚型。

与其他浸润性腺癌相比,伏壁型浸润性腺癌手术切除后的预后较好,生存率高,5年无复发生存率达95%~100%[75-77]。Yoshizawa等[78]对514例Ⅰ期肺腺癌进行回顾性分析后发现,伏壁型浸润性腺癌进行楔形切除或肺段切除后,5年无肿瘤复发生存率可达90%。由于伏壁型浸润性腺癌的预后好,而且研究发现,对于单纯磨玻璃结节或磨玻璃成分>50%的部分实性结节,淋巴结转移的可能性较小[79],临床上,倾向微创手术下楔形切除或肺段切除,而不建议肺叶切除[80-82]。

与原位腺癌和MIA不同,少数伏壁型非黏液腺癌的患者,可有胸膜侵犯和(或)支气管侵犯及淋巴结转移,但远低于伏壁型黏液腺癌,后者在CT上通常表现为部分实性结节,较少表现为单纯磨玻璃密度结节[83]。磨玻璃密度成分代表肿瘤的伏壁生长成分,而实性部分,则代表肿瘤浸润成分[84]。研究表明,无论肿瘤的最大径是多少,磨玻璃成分占整个肿瘤成分越多,预后越好[79,85-87]。

2.腺泡型腺癌 占浸润性腺癌的比例最高,为45%~55%。纪雯川等[24]报道,Ⅰ期肺腺癌患者中,腺泡型所占比例为45.0%。李云等[74]总结370例浸润性肺腺癌患者中,腺泡型占55%。

CT影像上,多表现为以实性为主的混杂磨玻璃密度,支气管充气征出现率高(图3-5-10),后者主要存在于伏壁样生长的肿瘤中。具有该征象的肿瘤,侵袭能力相对较弱,其生物学行为通常表现为低度恶性[48,88-91]。李云等[74]的研究中,腺泡型浸润性肺腺癌的支气管充气征显示率与其他病理亚型间差异有统计学意义,这与其具有相对较低的恶性生物学行为相符合。腺

泡型腺癌伴有分叶、毛刺、脐凹征、胸膜凹陷征、空泡征、支气管充气征等恶性征象的概率较高[92]。该型患者预后较好,5年生存率约为84%[78]。

3. 乳头型腺癌　乳头型浸润性腺癌的发病率仅次于腺泡型和伏壁型,居第三位,占浸润性腺癌的10%～15%[3,73]。

何小群等[93]通过分析422例单发浸润性肺腺癌患者的CT图像,发现不同病理亚型浸润性肺腺癌患者具有不同的临床病理及影像学特征,特征性CT表现有助于鉴别浸润性肺腺癌的不同病理亚型,但是,确切的术前鉴别诊断依然是困难的。

乳头型腺癌病灶最大径通常＞1 cm,多表现为mGGN、实性结节或实变影,如果是mGGN,也以实性成分占主体,CT值一般在－300 Hu左右,甚至更高,实性成分可位于中心,周围可见磨玻璃晕征,可伴有分叶、毛刺、脐凹征、胸膜凹陷征、空泡征、支气管充气征等恶性征象(图3-5-11)。增强扫描时,实性成分有强化[92,94]。

表现为mGGN的乳头型腺癌,多伴有侵袭性CT影像学征象,其PET SUV$_{max}$显著高于AIS和MIA。另外,腺泡型和乳头型肺腺癌的SUV$_{max}$也显著高于伏壁型IAC。联合HRCT可显著提高它与MIA区分的准确性[95,96]。

既往的研究结果显示,腺泡型腺癌与Ⅰ期乳头型腺癌患者预后较好,5年生存率为84%和83%,Ⅰa期乳头型腺癌与腺泡型腺癌5年总的生存率(overall survival, OS)相近。

与腺泡型腺癌相比,乳头型腺癌不易发生胸膜侵犯,其淋巴结转移率和TNM分期也相对较低。

4. 微乳头型腺癌　系2015年版WHO分类的新增亚型。以微乳头状成分为主的腺癌具有较强的侵袭行为,易发生淋巴结转移,预后差,故2011年国际多学科新分类将微乳头提升为一个新的亚型[5],而2015年版WHO肺肿瘤分类,则将其单独列为变异型[4]。

2021年版WHO分类中,微乳头型腺癌除延续2015年版诊断标准外,还纳入了一种新的丝状微乳头生长模式,该模式呈纤细、蕾丝样,至少堆积有3个瘤细胞高度的狭长肿瘤细胞,肿瘤内缺乏纤维血管轴心。在计算百分比时,当微乳头周围围绕腺管、乳头状、伏壁状形态时,该区域应计入微乳头亚型,不再纳入其他亚型[9,10]。此种变异型的肿瘤,细胞成分以乳头簇(papillary tufts)生长为主,缺乏纤维血管轴心,形如花蕾(florets),与肺泡壁相连或分离,肿瘤细胞小而呈立方形,具有不同程度的核异型,常由于乳头状结构折断或游离,形成类似甲状腺乳头状癌或卵巢浆液性癌那样的沙粒体,较为特别。有时,肺泡间隙可见环状(ring-like)腺样结构,"漂浮"在肺泡间隙内,血管及间质浸润常见。

组织学发现,多数Ⅲ期患者,显微镜下表现为实体性、微乳头为主型或伴有高级别的组织

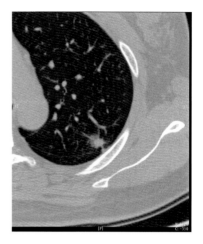

图3-5-10　女性,48岁。左肺上叶尖后段斜裂旁mGGN,类圆形,边界清楚而不光整,有分叶,并可见毛刺,内部密度不均匀,实性成分为主,并有支气管充气,邻近斜裂胸膜有牵拉凹陷。手术病理:腺泡型浸润性腺癌

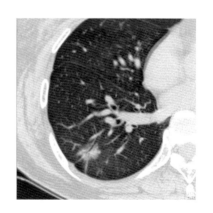

图3-5-11　女性,57岁。右肺下叶mGGN,类圆形,边界清楚而不光整,有浅分叶,并有明显毛刺,内部密度不均匀,呈混杂磨玻璃密度,实性成分为主,有支气管充气和空泡征。手术病理:乳头型浸润性腺癌

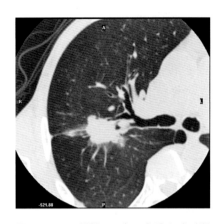

图3-5-12 男性,66岁。右肺上叶后段肺门部肿块,类圆形,有分叶和毛刺,内部密度不均匀,可见多发小空泡。手术病理:微乳头型浸润性腺癌,伴腺泡样成分

结构——微乳头成分。微乳头成分为肺腺癌预后不良的危险因素[97]。

与乳头状腺癌不同之处,在于后者,腺样肿瘤细胞沿中央纤维血管束生长,无需间质浸润,便可诊断。部分表现为腺泡型或伏壁型腺癌,而肺泡腔内有微乳头存在,也应诊断为微乳头型。

影像学上,主要表现为实性结节或肿块,也可以呈混杂磨玻璃密度,肺腺癌的异质性高,故微乳头型腺癌常与其他亚型的腺癌合并存在(图3-5-12),因此,特征性的影像学表现,尚有待进一步的总结。

有文献报道微乳头型腺癌患者早期即可出现转移,因此,肺部结节或肿块若是以实性或亚实性为主,伴分叶、毛刺、血管集束征、胸膜凹陷征等浸润性征象,应考虑本病的可能性,建议术前尽可能行PET/CT检查[98],以帮助评估肿瘤的恶性程度。

微乳头成分分化差,是影响肺腺癌预后的重要因素。可能与其独特的"由内而外"的生长方式("inside-out growth" pattern),使肿瘤细胞反向生长,破坏血管基膜和间质金属蛋白酶,导致肿瘤细胞簇向四周扩散,发生脉管转移有关。微乳头型腺癌恶性程度高,在所有肺腺癌亚型中,预后最差,5年无进展生存率,仅为50.0%~67.0%[77,78]。即使早期诊断,仍然预后不良。甚至有报道,Ⅰa期微乳头型腺癌的5年DFS,也仅为40%[101-103]。

5. 实体型腺癌 非新增。有研究认为,实体型/微乳头型腺癌患者中的吸烟者占比更高,实体型肺腺癌较非实体型肺腺癌EGFR突变率低,分化程度更低[99,104-106]。实体成分是预后的独立因素。与其他各组织学亚型相比,实体型腺癌与微乳头型腺癌的临床病理学特点较为一致。

实体型腺癌平均最大径相对较大,在CT上主要表现为实性或实性为主的结节或肿块(图3-5-13),病灶较大,分叶状,或边缘有毛刺[107]。研究表明,中高分化与低分化患者病灶的CT值进行比较,发现CT平扫及CT增强动、静脉期的CT值均存在明显差异[107,108]。

实体型腺癌与微乳头型腺癌的淋巴结转移和胸膜侵犯更常见,表现出更强的侵袭性,预后差[5,104,105]。文献报道实体型腺癌的5年生存率为61.5%[77]~70%[78]。一组Ⅰa期实体型腺癌的5年DFS,也仅为66.7%[101-103]。

6. 浸润性黏液腺癌 2004年版WHO肺肿瘤分类中称之为黏液性细支气管肺泡癌。根据2011年肺腺癌国际多学科分类新标准,浸润性黏液腺癌(pulmonary invasive mucinous adenocarcinoma, PIMA)取代原来的黏液性细支气管肺泡癌,与2015年版分类中的黏液性原位腺癌(mucinous adenocarcinoma in situ, m-AIS)和黏液性微浸润腺癌(mucinous minimally invasive adenocarcinoma, m-MIA)

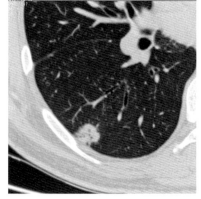

图3-5-13 男性,46岁。右肺下叶背段结节,类圆形,边界清楚而不光整,有分叶,内部密度不均匀,可见多发小空泡,邻近斜裂胸膜有粘连。手术病理:实体型浸润性腺癌

统称为黏液腺癌[5]。临床较少见,约占肺腺癌的5%[5]。

PIMA与*KRAS*突变密切相关,而非黏液性腺癌更多出现*EGFR*突变,偶见*KRAS*突变。

病理上,大体呈胶样,边界不清,质软。镜下杯状或柱状肿瘤细胞以形成丰富的细胞外黏液为特征,核定向排列于细胞基底部,核的非典型通常不明显,甚至缺乏,肿瘤周围的肺泡间隙常充满黏液,有的表现为弥漫扩散的结节或肺炎样实性小叶。缺乏中央促结缔组织增生、炭末沉着或胸膜皱缩(pleural puckering)。

PIMA具有独特的细胞学特征,细胞外黏液背景中形成所谓的"朦胧的蜂窝(drunken honey comb)"伴核间距不均。除了伴黏液产生的实体型腺癌外,伏壁型(最多)、腺泡型、乳头型、微乳头型均可见。

PIMA的ICD-O编码除了8253/3外,尚有另一个ICD-O编码8254/3,代表浸润性黏液/非黏液混合型腺癌,诊断标准是两种成分都超过10%。2021年版WHO分类未做更改。如果肿瘤中混有伏壁型、腺泡型、乳头型和微乳头型等非黏液腺癌成分,非黏液腺癌成分≥10%时,则诊断为混合型浸润性黏液腺癌和非黏液腺癌,病理诊断需注明非黏液腺癌成分的组织类型[4]。尽管浸润性非黏液腺癌可产生黏液,但缺少富有黏液的杯状细胞和柱状细胞。

浸润性黏液腺癌需要与伴有黏液产生的、形态学缺乏杯状或柱状细胞的腺癌相鉴别,当光学显微镜下或黏液染色证实黏液产生,但比例又达不到上述诊断标准时,仍然按照2015年版分类中浸润性腺癌的标准进行分类,同时注明有黏液产生,可以描述为"伴黏液产生"或者"伴黏液样特征",如实体型腺癌伴黏液产生。

黏液腺癌的免疫组织化学诊断方面,肿瘤细胞表达CK7、CK20,常不表达TTF-1、Napsin A。2021年版分类新增了指标GATA6,该标志物可在黏液腺癌中表达,但尚缺乏特异性。在分期方面,黏液腺癌无需像非黏液腺癌一样去除伏壁型非浸润区域,而需要将肿瘤的整体最大径计算在内[9,10]。黏液腺癌较非黏液腺癌*EGFR*基因突变率低。

临床表现上,PIMA患者大多无明显症状,少部分可出现咳大量白色泡沫样黏液痰,多见于实变型或混合型PIMA患者。

影像学特征方面,浸润性黏液腺癌(PIMA,原"黏液性BAC")多分布在双肺下叶,在CT图像上表现多种多样,可表现为单纯磨玻璃结节、部分实性结节或实变[109,110]。影像上,PIMA可分为结节肿块型、实变型和混合型3种类型,以孤立性结节肿块型多见。典型病变常为实性伴支气管充气征,呈"枯树枝"样改变[111,112]。可分布于单个小叶或呈多小叶分布,黏液成分常表现为比肌肉密度稍低的软组织样密度,增强扫描后,可观察其内走行的血管,即CT血管征(图3-5-14)[109-112]。

结节肿块型PIMA周围磨玻璃密度影边界常不清楚,这与早期肺浸润性非黏液腺癌不同,后者常为边界清楚的磨玻璃结节。CT上,PIMA较其他类型肺癌出现分叶征、空泡征及支气管充气征的概率高[113-115]。Oda等[116]认为肿瘤细胞分泌大量黏液,填充在肺泡及周围细小支气管内并阻塞气道,可形成支气管充气征。而毛刺征、胸膜凹陷征等比较少见,这可能因为肺浸润性非黏液腺癌以浸润性结构为主,比如腺泡状、乳头状、实性和微乳头状成分,侵袭性较高,容易向外浸润生长及收缩牵拉周围肺结构,而PIMA以黏液成分为主,肿瘤细胞呈鳞屑样生长为主,瘤内较少出现纤维化、瘢痕并产生收缩拉力[109]。

平扫密度常低于肌肉,增强扫描实性成分呈轻度或中度强化,而黏液成分不强化。当病灶增大,黏液成分增多,平扫密度降低,增强后强化幅度也降低,是PIMA特征性的表现[117-119]。

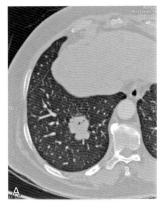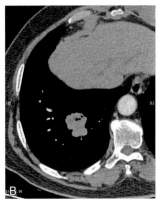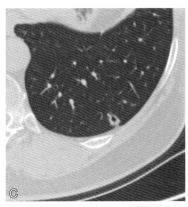

图3-5-14 女性，64岁。右肺下叶后基底段肿块，呈类圆形，边界清楚，有分叶（A），内部可见多枚空泡，余密度大致均匀，增强后明显强化（B）。手术病理：浸润性黏液腺癌，免疫组织化学分析*ALK*融合基因（＋）。C：女性，62岁。左肺下叶后基底段混杂密度小结节，边界清楚而不光整，内部密度不均匀，可见较明显的空泡，邻近胸膜有牵拉（C）。手术病理：浸润性黏液腺癌

有关PIMA的PET检查的报道较少。^{18}F-FDG PET/CT代谢常常仅轻微摄取增高，以实变部分增高稍明显，是其特点[120]。不像霉菌性肺炎的大片实变样表现，且FDG代谢显著均匀增高。

PIMA的CT表现复杂多样，误诊率较高。多发结节或肿块型，需与来自胰腺、卵巢、结肠等的转移性黏液腺癌鉴别，需借助于临床及影像学查找原发灶。胰腺黏液腺癌更易表达CK20及MUC2，转移性结直肠癌常表达CDX2与CK20，而不表达CK7[121]。实变型或混合型PIMA，误诊率更高，可长期误诊达数年。需与细菌性肺炎、霉菌性肺炎、肺结核、肺原发性淋巴瘤等病相鉴别。

7. 胶样腺癌 胶样腺癌（colloid adenocarcinoma, CA）是一种罕见肿瘤[122]，占所有原发肺癌的0.13%～0.24%[123, 124]。李娜等[73]报道上海市胸科医院2 056例手术切除肺癌，仅见3例，占0.15%。该肿瘤被认为是腺癌的一种变异型，伴有丰富黏液，黏液充满肺泡腔，且破坏肺泡壁[125]。胶样腺癌是一种丰富的黏液池取代气道间隙的腺癌，曾称为交界恶性黏液性囊性肿瘤、黏液性囊腺癌等[126]。2017年，Sonzogni等[127]的研究提出，肺CA和浸润性黏液腺癌是一大类肿瘤，两者可能起源于沿细支气管分布的不同区域的干细胞或祖细胞。

病理检查，肿瘤呈灰白色，质软，局部胶冻状，肿瘤富含大量黏液，通常黏液含量50%～90%，黏液湖充填肺泡腔，且破坏肺泡壁，肿瘤由两种细胞构成，一种为杯状细胞；一种为低柱状上皮细胞，细胞轻度异型[128]。

镜下大量的细胞外黏液形成黏液池，使肺泡腔扩大，肺泡壁破坏，呈明显浸润性生长，凸入肺泡间隙，沉积的黏液致肺实质扩大并分割，产生富含基质的黏液池，而灶性或高柱状伴杯状细胞特征的肿瘤成分，呈伏壁样生长，肿瘤腺体可"漂浮"在黏液性物质当中，典型者，黏液性肿瘤细胞不完全沿肺泡生长，且分化极好，上皮呈假复层排列，核轻度异型，核分裂较少，坏死罕见，小标本或术中冰冻时，诊断不易。

免疫组织化学染色分析，肿瘤细胞除了表达MUC-2、CDX2及CK20，可局灶或弱表达TTF-1、CK7和Napsin A[129]，也有CK7、MUC2和CK20均强阳性表达[128]。

患者年龄为32.0～81.5岁，平均年龄较大，约60岁左右；男女比例不等，部分患者有吸烟史[128,130]。各个肺叶均可发生，右肺较左肺多见。

肺CA在CT影像上,呈孤立性实性结节或肿块[122,123](图3-5-15),肿瘤最大径为0.5～15.0 cm[122-124,127,131-133]。而较小的病灶,则可呈孤立性囊实性结节,边界清楚[128],孤立性囊实性结节可能是其早期特征。影像学上,胶样腺癌很难与肺浸润性腺癌的其他组织学亚型相鉴别。

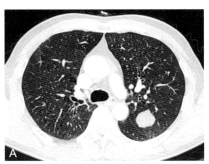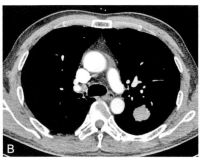

图3-5-15 男性,47岁。左肺上叶尖后段斜裂旁结节,呈类圆形,边界清楚,且较光整,无明显分叶,无毛刺,内部密度不均匀,但无明显钙化,增强后病灶内部轻至中度强化,无明显坏死。手术病理:浸润性腺癌(胶样型)

研究显示,在产生黏液的肺癌中,PET/CT的诊断价值不确切。CA肿瘤的FDG摄取值与肿瘤含黏液量呈负相关,尤其是含有丰富黏液成分的肿瘤,PET/CT检查结果假阴性率较高[134,135]。所报道的6例肺CA患者中,4例PET/CT检查的结果提示代谢增高,可能是由于其含有30%～50%不等的非胶样成分;而2例代谢不高的病例,胶样成分占90%。许海敏等[130]报道2例行PET/CT检查,结果均显示代谢轻度增高,但2例中并不含非胶样成分,因此,具体原理尚有待进一步研究。

组织学上,肺CA以破坏肺泡壁的大量黏液蛋白为特征,故肺CA常被误诊为肺原发或转移性含黏液的肿瘤。首先需与肺PIMA区分,最大区别在于,PIMA肿瘤常呈多灶性、跳跃性生长,边界不清,CA常有较清晰的边界;PIMA肿瘤细胞主要为杯状细胞,以伏壁样生长为主,肺泡结构仍存在,细胞分泌黏液扩散至周边肺泡内,而CA组织学特点为丰富的细胞外黏液破坏肺泡结构,形成黏液池,黏液池中可见"漂浮"的瘤细胞、断裂的肺泡壁和纤维间隔穿过。细胞为杯状细胞或印戒样细胞,呈单个、簇状、微乳头状以及伏壁样生长等多种排列方式。肺CA的黏液含量为50%～90%不等,一般要求＞50%,而PIMA的黏液含量通常＜50%。PIMA可沿着肺泡壁呈跳跃式播散,CT表现与肺炎相似,边界不清,而肺CA边界相对清楚。早期的肺CA的CT表现为孤立性囊实性结节,这可能有助于区分肺CA与PIMA,因为PIMA的CT表现可为边界欠清楚的肺炎型阴影。PIMA的CT通常表现为孤立型和肺炎型两种类型[136],肺炎型预后不良。

其次是与实性为主伴黏液分泌型腺癌鉴别,其以肿瘤细胞构成的实性癌巢为主,仅部分或少数细胞分泌黏液,黏液成分较少。

再者,肺CA需与胃肠道转移性黏液腺癌鉴别。两者免疫组织化学标志物CDX-2、CK20、villin均阳性。紧密结合临床病史,有助于与转移性黏液腺癌区别。女性肺CA还需与乳腺、卵巢转移性黏液腺癌鉴别,乳腺黏液腺癌中GATA-3、ER、PR常阳性,CK20、CDX-2、villin等阴性;卵巢黏液腺癌中PAX8、ER、PR及CA125常阳性,通常CK20阴性,因此,通过免疫组织化学,将上述两种黏液腺癌与CA进行鉴别并不困难。男性患者还需与胰腺转移性黏液腺癌鉴别,当然,我们不能单纯通过免疫组织化学,区分肺CA与胰腺转移的黏液腺癌,但胰腺癌常有腹痛、腰背痛、黄疸等临床症状,结合B超和CT检查,两者不难鉴别[128]。

文献报道肺CA可复发或转移,但复发或转移率明显低于原发性肺浸润性黏液腺癌[135,137]。大部分肺CA患者预后较好,但出现微乳头状结构时,提示预后不佳[122,131]。

8. 胎儿型腺癌 胎儿型肺腺癌(fetal adenocarcinoma of the lung, FLAC)是极其罕见的肺恶性肿瘤,文献报道其发病率占所有肺部肿瘤的0.1%~0.5%[138]。李娜等[73]报道上海市胸科医院2056例手术切除肺癌,仅见3例,占0.15%。因其肿瘤性腺体在组织学上与胚胎10~16周肺气道上皮相似,而称之为胎儿型肺腺癌(FLAC)。该类肿瘤较普通的肺腺癌预后较好,通常可分为低级别(L-FLAC)和高级别(H-FLAC)两个类型,后者多见。两者临床病理特点和生物学行为不尽相同。其中L-FLAC预后好,5年生存率可超过80%,H-FLAC的预后较差,确诊时通常已为进展期,需要术后辅助化疗[139]。

在组织学分型上,其最早被划分为肺母细胞瘤范畴。2011年,国际肺腺癌多学科分类,首次将FLAC归类为浸润性肺腺癌的一种变异型[140],而非肺母细胞瘤的一种上皮性亚型。2015年版WHO肺肿瘤分类中,将其作为肺腺癌的一种独立亚型列出[141]。

FLAC的分子机制尚不完全明确,*KRAS*、*EGFR*和*PIK3CA*的突变率均非常低,可伴*β-catenin*基因突变,但也有病例*β-catenin*核阴性[142]。Zhang等[143]在中国人群中通过突变分析,发现H-FLAC以*EGFR*基因L858R点突变为主,L-FLAC以*EGFR*基因T790M点突变为主,两者存在明显差异。Fu等[144]通过二代测序发现,在一例H-FLAC中,同时带有两个突变基因,除*β-catenin*外,*BRCA2*和*TSC2*可能在Wnt信号通路的上调中,起重要作用。

病理组织学上,肿瘤由典型的类似胎儿肾小管的腺样结构组成,瘤细胞呈假复层排列,胞质透明或颗粒状,可见核下及核上空泡,分化好的腺腔内可见到桑椹体[145]。

"桑椹体"是L-FLAC病理上的特征性表现,即在腺体基底部或腔面发现由鳞状细胞样细胞形成的实性球体,肿瘤的间质成分少,可侵犯邻近的肺实质,在肺实质内形成小结,与周围组织分界较清楚[146]。显微镜下仅见恶性上皮成分,缺乏明显肉瘤成分。癌细胞通过表达,如GATA-6等免疫组织化学标志物,形成超微及组织学构造,如同初生胎儿肺泡表面上皮[147]。免疫组织化学上,*β-catenin*基因突变及相关蛋白质的异常性表达,对诊断有一定价值。Zhang等[143]通过对8例FLAC对比分析发现,L-FLAC主要是细胞核和细胞质定位的β-catenin表达。相反,H-FLAC往往不存在桑椹体,Nakatani等[148]认为这是桑椹体的双相模式,可能与上皮-间质转化有关。β-catenin表达以膜定位为主。另外,H-FLAC中,p53蛋白过度表达,而L-FLAC中则表现为p53(-)。这提示L-FLAC和H-FLAC可能具有独特的临床病理、免疫表型和分子特征。两者可能为两种独立的组织学亚型,H-FLAC似乎更接近常规肺腺癌。

本病无特异性临床表现,以咳嗽、胸痛及呼吸困难多见。发病年龄高峰在30~50岁,性别差异无统计学意义,偶见于儿童。相较于H-FLAC多见于有吸烟史的老年男性患者,L-FLAC则倾向于发生在年轻非吸烟女性中,发现时通常为Ⅰ~Ⅱ期。张同梅等[149]回顾1991年至2007年国内外的肺高分化胎儿型腺癌(well-differentiated fetal adenocarcinoma of lung, WDFA)文献,男女发病无明显差异,发病年龄6~56岁,平均发病年龄33岁,以青壮年多见。

影像学上,本病亦无明显特异性,与其他亚型肺腺癌不能区分。有报道好发于右肺上叶[150],但两肺各叶均有发生。CT及PET/CT检查时,呈肺部类圆形肿块,最大径为2.5~7.0 cm。文献报道,高分化者的肿瘤最大径为1~10 cm[149]。常呈膨胀性肿块,边界较光整,有分叶,很少累及周围肺实质,边缘可有毛刺,内部液化、坏死较明显,无明显支气管充气征[151-156]。增强后中度不均匀强化[157](图3-5-16)。

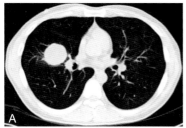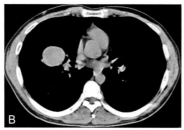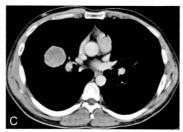

图3-5-16 男性,41岁。右肺中叶肺门旁近水平裂肿块,呈类圆形,边界光整,无分叶,无毛刺,内部密度不均匀(A),但无明显钙化(B),增强后病灶内部中度强化,可见明显坏死(C)。手术病理:胎儿型浸润性腺癌

PET/CT扫描,示肿块中等程度以上糖代谢摄取增高,SUV最大值可达6.74[158]。有学者认为对于边界光整的膨胀性肿块,建议术前行PET/CT检查,必要时可经皮穿刺肺活检,进一步明确肿瘤性质和分化,有助于手术等治疗策略的制订和进行,对于术中淋巴结的处理也有预判[159]。有时很难通过小活检标本明确诊断,如果形态学表现为腺癌伴有多形性特征,应该在诊断中加以注明,如"NSCLC,倾向于腺癌伴巨细胞和(或)梭形细胞特征"。

影像和病理均需与腺泡型腺癌、腺鳞癌、肺母细胞瘤、神经内分泌癌、转移性子宫内膜腺癌等肿瘤相鉴别[145]。

该病总体预后较好,分化好的患者的病死率低于15%[160]。手术治疗依旧是FLAC,特别是L-FLAC的标准治疗方式,通常以根治性肺叶切除加淋巴结清扫为主[161,162]。Suzuki等[163]认为H-FLAC成分是肺腺癌的重要预后指标,往往提示预后较差,而且比以微乳头状成分为主的腺癌预后差。

尽管文献报道FLAC恶性程度不高,但L-FLAC和H-FLAC之间的分子机制、临床表现、治疗及预后,均存在较大差异,因此术前仍需要对患者进行充分、全面的评估,术后可考虑行基因检测,并需要定期随访复查。L-FLAC和H-FLAC发生、发展的分子机制,尚有待进一步研究;两者的组织学分型、TNM分期和治疗方案,应当尽量加以区分。因世界范围内,样本数量并不大,相关研究仍有待深入[159]。

9. 肠型腺癌 Tsao等[164]于1991年首次提出肺的原发性肠型腺癌的诊断。在国际肺癌研究协会、美国胸科学会和欧洲呼吸学会提出的2011年国际多学科肺腺癌分类中,肠型腺癌作为浸润性腺癌被独立分出[165]。2021年版WHO肺肿瘤分类,肠型腺癌的英文名,由"enteric adenocarcinoma"调整为"enteric-type adenocarcinoma"[9,10]。对于形态学与结直肠腺癌相似,但免疫组织化学不表达肠型分化标志的原发性肺腺癌,2021年版分类推荐使用"肺腺癌伴肠形态学特征",而非"肺腺癌伴肠型分化"。

肺肠型腺癌(pulmonary enteric-type adenoacarcinoma,PEAC)是一种少见的浸润性肺腺癌的组织学变异类型,发病率低。李娜等[73]统计上海市胸科医院2 056例手术切除的肺腺癌,其中肠型腺癌6例,仅占0.29%。

形态上和免疫组织化学上与结直肠癌类似,是出现肠型分化或肠型形态的原发性肺腺癌。当这种成分超过肿瘤的50%,同时排除消化道来源的腺癌时,可诊断为肺肠型腺癌[154]。

原发性肺肠型腺癌的驱动基因阳性率亦和肺腺癌不同。在肺肠型腺癌中,驱动基因*EGFR*突变阳性率为4.7%,而*KRAS*突变阳性率为46.6%[166]。在CK20和CDX2阳性的原发性肺肠型腺癌中,出现*KRAS*突变的概率较大[167]。*KRAS*基因是非小细胞肺癌的一个重要驱动基因,编码G蛋白,起调控细胞周期的作用。由于其突变类型多,下游信号通路复杂,目前尚无

推荐的靶向药物,靶向治疗的有效性尚需要大规模研究结果的支持。

镜检肿瘤组织呈中到高分化的腺样和(或)乳头样排列,有时形成筛状结构,分化差时,可呈实性结构。肿瘤细胞常为高柱状,具有刷状缘,有时假复层排列,核呈空泡状,偶见中央瘢痕及胸膜凹陷。胞质丰富红染,有时,管腔内可见粉尘样坏死和明显的核碎裂[168]。肺肠型腺癌常显示组织学的异质性,常混合其他常见的肺腺癌组织学类型。形态学特征与结直肠原发性腺癌相似,由具有结直肠腺癌某些形态学和免疫表型特点的成分所组成,且肠分化成分占肿瘤的50%以上。有学者认为肠型腺癌的血清癌胚抗原和CA199水平,显著高于普通病理类型的肺腺癌[169]。

免疫组织化学方面,该瘤可阳性表达结肠癌特异的CDX2、CD20和绒毛蛋白(villin),至少可表达一种结直肠癌的标志物,如CDX2、CK20或MUC2,半数病例可表达肺腺癌相对特异的CK7、TTF-1和Napsin A[170]。王彩霞等[171]报道的免疫组织化学显示,5例肺肠型腺癌的肿瘤细胞均表达CK7,其中3例TTF-1、CK7呈一致性表达,4例表达Napsin A,4例表达SP-B,4例表达MUC2,3例表达CDX-2,此外,所有病例均不表达CK20。

CDX2是肺肠型腺癌敏感性和特异性较好的标志物,有研究显示其在原发性肺腺癌中,呈阳性表达[172]。CK7在乳腺、子宫内膜、胰腺、胆道和肺均可表达,而在胃肠道一般不表达。原发性肺腺癌TTF-1呈阳性表达,肺转移性胃肠道腺癌则表达阴性。Nottegar等[173]回顾性分析了46例肠型腺癌,其中CDX2、CK20、villin阳性表达率分别为100%、32.6%、76.1%。也有肺癌特异性免疫表型全阴性的肺肠型腺癌病例的报道[174]。

2021年版WHO分类的鉴别诊断中,除原有的CK7、CK20、CDX-2和villin等几个指标外,新增MUC2和HNF4a。值得注意的是,STAB2和cadherin 17等肠癌标志物很少在肺肠型腺癌中表达[174]。有35%~45%的亚洲人有*KRAS*基因突变,多见于肠型腺癌及其变异型(见表1-1-2)[175]。*KRAS*突变是肺肠型腺癌最常见的基因突变,这种突变特征对肺肠型腺癌的靶向治疗有一定提示意义。

另有研究表明,肺癌的*ALK*重排,强烈提示与腺癌组织学类型有关,特别是出现砂粒体的腺泡和(或)实性腺癌及富于印戒细胞的肠型腺癌[171]。检索国内外有关PEAC的文献报道并总结,发现*KRAS*在PEAC中的突变率,远远高于*EGFR*及*ALK*的突变率[176]。

原发性肺肠型腺癌无特异性临床症状。Gu等[166]分析了23例原发性和继发性肺肠型腺癌患者的临床症状,包括咳嗽、咳痰、咯血、胸闷、发热、盗汗、咽部不适、头痛、疲乏和锁骨上淋巴结肿大。Zhao等[167]总结了28例确诊为原发性肺肠型腺癌患者的临床症状,42.9%的患者初始表现为咳嗽,其中咳嗽伴咯血的患者有3例,咳嗽、发热伴胸背痛1例,咳嗽伴发热1例,持续胸背疼痛1例。李美玲等[177]检索了截至2018年2月的国内外文献,统计资料完备者67例患者,首发症状以咳嗽、咳痰、咯血等呼吸系统症状多见。有限的资料表明,该病的男女发病率大致相仿。高歌等[176]统计的19例患者中,男性10例,女性9例,平均年龄58岁(33~71岁)。王彩霞等[171]报道5例肺肠型腺癌,男3例,女2例,年龄56~74岁,平均63.3岁。

肺肠型腺癌影像学多表现为周围型结节或肿块,李美玲等[177]统计的资料中发病部位以右肺多见(43/67例),几乎全部位于肺外周(图3-5-17)。一项回顾性研究[167]总结了肺肠型腺癌患者的影像学特点,结果显示,60.7%的患者肺部CT表现为实性肿块,39.3%的患者表现为实性结节,大部分患者有胸膜牵拉。极少数表现为多发斑片、实变,甚至磨玻璃密度影[170],内可伴有空泡影。谷雷等[178]报道1例原发性肺肠型腺癌患者,影像学表现为双肺弥漫性多发斑片影及小叶间隔增厚。Prokobkit等[179]报道1例以大咯血起病的原发性肺肠型腺癌患者,影

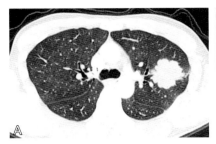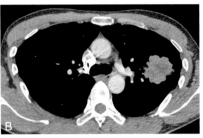

图3-5-17　男性,58岁。左肺上叶肺门旁肿块,呈类圆形,边界清楚,有明显分叶,无毛刺,平扫内部密度不均匀,无明显钙化(A),增强后周围明显强化,中央可见低密度坏死区(B)。手术病理:浸润性腺癌(肠型腺癌)(感谢同济大学附属上海市肺科医院放射科史景云医生提供病例)

像学表现为多发斑片影及磨玻璃病变。

　　肠型腺癌的PET/CT影像学特征,资料有限。有学者统计22例患者行肺部代谢检查,病灶主要表现为病变区葡萄糖代谢不均匀增高,最大标准摄取值(SUV$_{max}$)可达9.6[170]。偶有病例葡萄糖代谢未见增高[177]。

　　原发性肺肠型腺癌临床表现及影像学特征无特异性,影像学表现易与肺炎、肺脓肿及转移瘤混淆[170]。少数影像学表现为双下肺斑片影及实变,伴有咳痰时,易误诊为肺炎,对症治疗无效时,要想到该病可能,并及时行经皮穿刺或手术活检。组织形态学和免疫组织化学与肺转移性结直肠癌极为相似[165],临床难以鉴别。确诊需依赖病理形态学特征及免疫表型,并排除胃肠道肿瘤[9,10,165,170,177]。结直肠腺癌转移癌边界清楚,无纤维化特征,脉管内瘤栓多见。详细的病史、组织学异质性、CK7+/villin+的免疫组合及KRAS基因突变率高,是诊断的要点[176]。

　　迄今为止,有关肺肠型腺癌的文献多为个案报道和小规模回顾性研究,还有待大样本量的总结和分析。

· 参考文献 ·

[1] Freddie B, Jacques F, Isabelle S, et al. Global cancer statistics 2018: GLOBOCAN estimates of incidence and mortality worldwide for 36 cancersin 185 countries[J]. CA: A Cancer Journal For Clinicians, 2018, 68(6): 394–424.

[2] 张杰. 9345例手术切除非小细胞肺癌病理学回顾性分析[A]//中华医学会, 中华医学会病理学分会中华医学会病理学分会2010年学术年会日程及论文汇编, 2010: 247–248.

[3] 许春伟, 王海艳, 吴永芳, 等. 2771例肺肿瘤临床病理特征分析[J]. 临床与病理杂志, 2016, 36(2): 173–184.

[4] Travis W D, Brambillalla E, Nicholson A G, et al. The 2015 World Health Organization Classification of lung tumors: impact of genetic, clinical and radiologic advances since the 2004 classification[J]. J Thorac Oncol, 2015, 10(9): 1243–1260.

[5] Travis W D, Brambilla E, Noguchi M, et al. International association for the study of lung cancer/american thoracic society/european respiratory society international multidisciplinary classification of lung adenocarcinoma[J]. J Thorac Oncol, 2011, 6(2): 244–285.

[6] Travis W D, Garg K, Franklin W A, et al. Evolving concepts in the pathology and computed tomography imaging of lung cancer and bronchioloalveolar carcinoma[J]. J Clin Oncol, 2005, 23(14): 3279–3287.

[7] 方三高, 许春伟, 肖华亮, 等. 解读2015年WHO肺、胸膜、胸腺及心脏肿瘤分类(肺)[J]. 重庆医学, 2017, 46(1): 4–23.

[8] 张杰. 肺腺癌IASLC/ATS/ERS国际多学科分类临床应用中的若干问题与思考[J]. 诊断病理学杂志, 2012, 6: 401–405.

[9] WHO Classification of Tumours Editorial Board. WHO classification of tumours: thoracic tumours[M]. 5th ed. Lyon: IARC Press, 2021.

[10] 李媛, 谢惠康, 武春燕.WHO胸部肿瘤分类(第5版)中肺肿瘤部分解读[J]. 中国癌症杂志, 2021, 31(7): 574–580.

[11] 张杰. 肺肿瘤诊断病理学若干问题的认识和思考[J]. 中华病理学杂志, 2021, 50(5): 431–436.

[12] Travis W D, Brambilla E, Noguchi M, et al . Diagnosis of lung adenocarcinoma inresected specimens: implications of the 2011 International Association for the Study of Lung Cancer/American Thoracic Society/European Respiratory Society classification[J]. Arch Pathol Lab Med, 2013, 137(5): 685–705.

[13] Motoi N, Szoke J, Riely G J, et al. Lung adenocarcinoma: modification ofthe 2004 WHO mixed subtype to includethe major histologic subtype suggests correlations between papillary and micropapillary adenocarcinoma subtypes, EGFR mutations and gene expression analysis[J]. Am J Surg Pathol, 2008, 32: 810–827.

[14] Park S, Lee S M, Kim S, et al. Volume doubling times of lung adenocarcinomas: correlation with predominant histologic subtypes and

prognosis[J]. Radiology, 2020, 295(3): 703–712.

［15］ Noguchi M, Morikawa A, Kawasaki M, et al. Small adenocarcinoma of the lung. Histologic characteristics and prognosis[J]. Cancer, 1995, 75(12): 2844–2852.

［16］ Yim J, Zhu L C, Chiriboga L, et al. Histologic features are important prognostic indicators in early stages lung adenocarcinomas[J]. Mod Pathol, 2007, 20(2): 233–241.

［17］ Thunnissen E, Beasley M B, Borczuk A C, et al. Reproducibility of histopathological subtypes and invasion in pulmonary adenocarcinoma. An international interobserver study[J]. Mod Pathol, 2012, 25(12): 1574–1583.

［18］ Goldstein N S, Mani A, Chmielewski G, et al. Prognostic factors in T1N0M0 adenocarcinomas and bronchioloalveolar carcinomas of the lung[J]. Am J Clin Pathol, 1999, 112(3): 391–402.

［19］ Riquet M, Foucault C, Berna P, et al. Prognostic value of histology in resected lung cancer with emphasis on the relevance of the adenocarcinoma subtyping[J]. Ann Thorac Surg, 2006, 81(6): 1988–1995.

［20］ Garfield D H, Cadranel J, West H L. Bronchioloalveolar carcinoma: the case for two diseases[J]. Clin Lung Cancer, 2008, 9(1): 24–29.

［21］ Nakamura H, Saji H, Shinmyo T, et al. Association of IASLC/ATS/ERS histologic subtypes of lung adenocarcinoma with epidermal growth factor receptor mutations in 320 resected cases[J]. Clin Lung Cancer, 2015, 16(3): 209–215.

［22］ Yoshizawa A, Sumiyoshi S, Sonobe M, et al. Validation of the IASLC/ATS/ERS lung adenocarcinoma classification for prognosis and association with EGFR and KRAS gene mutations: analysis of 440 Japanese patients[J]. Thorac Oncol, 2013, 8(1): 52–61.

［23］ 王斌,张雨洁.肺腺癌的治疗现状[J].世界最新医学信息文摘,2018,18(45): 113–115.

［24］ 纪雯川,周悦,梁珊,等. Ⅰ期肺腺癌新分类组织亚型与EGFR突变的关系[J].肿瘤,2017,37(1): 65–71.

［25］ Lin M W, Wu C T, Shih J Y, et al. Clinicopathologic characteristics and prognostic significance of EGFR and p53 mutations in surgically resected lung adenocarcinomas ≤ 2 cm in maximal dimension[J]. J Surg Oncol, 2014, 110(2): 99–106.

［26］ 董强刚,黄进肃,杨立民,等.中国肺腺癌患者上皮生长因子受体基因突变的研究[J].肿瘤,2005,26(3): 271–275.

［27］ Shigematsu H, Lin L, Takahashi T, et al. Clinical and biological features associated with epidermal growth factor receptor gene mutations in lung cancers[J]. J Natl Cancer Inst, 2005, 97: 339–346.

［28］ Villa C, Cagle P T, Johnson M, et al. Correlation of EGFR mutation status with predominant histologic subtype of adenocarcinoma according to the new lung adenocarcinoma classification of the International Association for the Study of Lung Cancer/American Thoracic Society/European Respiratory Society[J]. Arch Pathol Lab Med, 2014, 138(10): 1353–1357.

［29］ Yanagawa N, Shiono S, Abiko M, et al. The correlation of the International Association for the Study of Lung Cancer (IASLC)/American Thoracic Society (ATS)/European Respiratory Society (ERS) classification with prognosis and EGFR mutation in lung adenocarcinoma[J]. Ann Thorac Surg, 2014, 98(2): 453–458.

［30］ Kadota K, Yeh Y C, D'Angelo S P, et al. Associations between mutations and histologic patterns of mucin in lung adenocarcinoma: invasive mucinous pattern and extracellular mucin areassociated with KRAS mutation[J]. Am JSurg Pathol, 2014, 38(8): 1118–1127.

［31］ Tsuta K, Kawago M, Inoue E, et al. The utility of the proposed IASLC/ATS/ERS lung adenocarcinoma subtypes for disease prognosis and correlation of driver gene alterations[J]. Lung Cancer, 2013, 81(3): 371–376.

［32］ Zhang Y, Sun Y, Pan Y, et al. Frequency of driver mutations in lung adenocarcinoma from female never smokers varies with histologic subtypes and age at diagnosis[J]. Clin Cancer Res, 2012, 18(7): 1947–1953.

［33］ Russell P A, Barnett S A, Walkiewicz M, et al. Correlation of mutation status and survival with predominant histologic subtype according to the new IASLC/ATS/ERS lung adenocarcinoma classificationin stage Ⅲ (N2) patients[J]. J Thorac Oncol, 2013, 8(4): 461–468.

［34］ Song Z, Zhu H, Guo Z, et al. Prognostic value of the IASLC/ATS/ERS classification in stage Ⅰ lung adenocarcinoma patients—based on a hospital study in China[J]. Eur J SurgOncol, 2013, 39(11): 1262–1268.

［35］ Sun P L, Seol H, Yoo S B, et al. High incidence of EGFR mutations in Korean men smokers with no intratumoral heterogeneity of lung adenocarcinomas: correlation with histologic subtypes, EGFR/TTF–1 expressions, and clinical features[J]. J Thorac Oncol, 2012, 7(2): 323–330.

［36］ Shim H S, Lee D H, Park E J, et al. Histopathologic characteristics of lung adenocarcinomas with epidermal growth factor receptor mutations in the International Association for the Study of lung Cancer/American Thoracic Society/European Respiratory Society lung adenocarcinoma classification[J]. Arch Pathol Lab Meb, 2011, 135(10): 1329–1334.

［37］ Sun Y, Yu X, Shi X, et al. Correlation of survival and EGFR mutation with predominant histologic subtype according to the new lung adenocarcinoma classification in stage Ⅰ B patients[J]. World J Surg Oncol, 2014, 12: 148.

［38］ Chen Z, Liu X, Zhao J, et al. Correlation of EGFR mutation and histological subtype according to the IASLC/ATS/ERS classification of lung adenocarcinoma[J]. Int J Clin Exp Pathol, 2014, 7(11): 8039–8045.

［39］ Isaka T, Yokose T, Ito H, et al. Correlations between the EGFR mutation status and clinicopathological features of clinical stage I lung adenocarcinoma[J]. Medicine (Baltimore), 2015, 94(42): e1784.

［40］ Lee H J, Kim Y T, Kang C H, et al. Epidermal growth factor receptor mutation in lung adenocarcinomas: relationship with CT characteristics and histologic subtypes[J]. Radiology, 2013, 268(1): 254–264.

［41］ Gu J, Lu C, Guo J, et al. Prognostic significance of the IASLC/ATS/ERS classification in Chinese patients — A single institution retrospective study of 292 lung adenocarcinoma[J]. J Surg Oncol, 2013, 107(5): 474–480.

［42］ Kashima H, Noma K, Ohara T, et al. Cancer-associated fibroblasts (CAFs) promote the lymph node metastasis of esophageal squamous cell carcinoma[J]. International Journal of Cancer, 2019, 144(4): 828–840.

［43］ 黄海建,江秋菊.肺筛状腺癌20例临床病理分析[J].临床与实验病理学杂志,2017,33(8): 890–895.

［44］ 刘伟,王晓江,王健超,等.肺非黏液型微小浸润性腺癌309例临床病理及预后分析[J].临床与实验病理学杂志,2021,37(6): 664–668.

［45］ Jiang L, Mino-Kenudson M, Roden A C, et al. Association between the novel classification of lung adenocarcinoma subtypes and EGFR/

KRAS mutation status: a systematic literature review and pooled-data analysis[J]. Eur J Surg Oncol, 2019, 45(5): 870 –876.

［46］Inamura K. Clinicopathological characteristics and mutations driving development of early lung adenocarcinoma: tumor initiation and progression[J]. Int J Mol Sci, 2018, 19(4): 1259.

［47］Calvayrac O, Pradines A, Pons E, et al. Molecular biomarkers for lung adenocarcinoma[J]. Eur Respir J, 2017, 49(4): 1601734.

［48］Hansell D M, Bankier A A, MacMahon H, et al. Fleischner society: glossary of terms for thoracic imaging[J]. Radiology, 2008, 246(3): 697–722.

［49］Lee H Y, Lee K S. Ground-glass opacity nodules: histopathology, imaging evaluation, and clinical implications[J]. J Thorac Imaging, 2011, 26: 106–118.

［50］Hasegawa M, Sone S, Takashima S, et al. Growth rate of small lung cancers detected on mass CT screening[J]. Br J Radiol, 2000, 73: 1252–1259.

［51］Wislez M, Antoine M, Baudrin L, et al. Non-mucinous and mucinous subtypes of adenocarcinoma with bronchioloalveolar carcinoma features differ by biomarker expression and in the response to gefitinib［J］. Lung Cancer, 2010, 68(2): 185–191.

［52］Lee H Y, Lee K S, Han J, et al. Mucinous versus nonmucinous solitary pulmonary nodular bronchioloalveolar carcinoma: CT and FDG PET findings and pathologic comparisons[J]. Lung Cancer, 2009, 65(2): 170–175.

［53］聂凯,于红,刘士远,等.原发性肺浸润性黏液腺癌CT征象及病理特点[J].实用放射学杂志,2018,34(9)：1335–1338.

［54］Henschke C I, Yankelevitz D F, Mirtcheva R, et al. CT screening for lung cancer: frequency and significance of part-solid and nonsolid nodules[J]. AJR, 2002, 178: 1053–1057.

［55］MacMahon H, Naidich D P, Goo J M, et al. Guidelines for management of incidental pulmonary nodules detected on CT Images: from the fleischner society 2017[J]. Radiology, 2017, 284(1): 228–243.

［56］Patz E F, Pinsky P, Gatsonis C, et al. Overdiagnosis in low-dose computed tomography screening for lung cancer[J]. JAMA Intern Med, 2014, 174(2): 269–274.

［57］Naidich D P, Bankier A A, MacMahon H, et al. Recommendations for the management of subsolid pulmonary nodules detected at CT: a statement from the fleischner society[J]. Radiology, 2013, 266: 304–317.

［58］李慎江,肖湘生,李惠民,等.多层螺旋CT评估肺腺癌血管生成可行性的初步研究[J].中华放射学杂志,2003,37(7)：609–611.

［59］李慎江,肖湘生,刘士远,等.孤立性肺腺癌血液模式定量CT参数相互关系的初步研究[J].放射学实践,2003,18(4)：283–285.

［60］Pastorino U, Landoni C, Marchiano A, et al. Fluorodeoxy glucose uptake measured by positron emission tomography and standardized uptake value predicts long-term survival of CT screening detected lung cancer in heavy smokers[J]. J Thorac Oncol, 2009, 4(11): 1352–1356.

［61］Um S W, Kim H, Koh W J, et al. Prognostic value of ^{18}F–FDG uptake on positron emission tomography in patients with pathologic stage Ⅰ nonsmall cell lung cancer[J]. J Thorac Oncol, 2009, 4(11): 1331–1336.

［62］Okada M, Nakayama H, Okumura S, et al. Multicenter analysis of high resolution computed tomography and positron emission tomography/computed tomographyfindings to choose therapeutic strategies for clinical stage Ⅰ A lung adenocarcinoma[J]. J Thorac Cardiovasc Surg, 2011, 141(6): 1384–1391.

［63］Tsunezuka Y, Shimizu Y, Tanaka N, et al. Positron emission tomography in relation to Noguchi's classification for diagnosis of peripheral nonsmall-cell lung cancer 2 cm or less in size[J]. World J Surg, 2007, 31(2): 314–317.

［64］Higashi K, Ueda Y, Seki H, et al. Fluorine–18–FDG PET imaging is negative in bronchioloalveolar lung carcinoma[J]. J Nucl Med, 1998, 39(6): 1016–1020.

［65］Raz D J, Odisho A Y, Franc B L, et al. Tumor fluoro-2-deoxy-D-glucose avidity on positron emission tomographicscan predicts mortality in patients with earlystage pure and mixed bronchioloalveolar carcinoma[J]. J Thorac Cardiovasc Surg, 2006, 132(5): 1189–1195.

［66］Kim T J, Park C M, Goo J M, et al. Is there a role for FDG PET in the management of lung cancer manifesting predominantly as ground-glass opacity[J]. AJR Am J Roentgenol, 2012, 198(1): 83–88.

［67］Tanaka R, Horikoshi H, Nakazato Y, et al. Magnetic resonance imaging in peripheral lung adenocarcinoma: correlation with histopathologic features[J]. J Thorac Imaging, 2009, 24(1): 4–9.

［68］Ohno Y, Hatabu H, Takenaka D, et al. Dynamic MR imaging: value of differentiating subtypes of peripheral small adenocarcinoma of the lung[J]. Eur J Radiol, 2004, 52(2): 144–150.

［69］Pauls S, Breining T, Muche R, et al. The role of dynamic, contrast-enhanced MRI in differentiating lung tumor subtypes[J]. Clin Imaging, 2011, 35(4): 259–265.

［70］Iagaru A, Hope T, Veit-Haibach P. PET/MRI in oncology: current clinical applications[J]. Springer, 2018: 249–260.

［71］Flechsig P, Kunz J, Heussel C P, et al. Invasive lung cancer staging: influence of CT-guided core needle biopsy on onset of pleural carcinomatosis[J]. Clin Imaging. 2015, 39(1): 56–61.

［72］Ishii S, Shimao D, Hara T, et al. Comparison of integrated whole-body PET/MR and PET/CT: Is PET/MR alternative to PET/CT in routine clinical oncology[J]. Ann Nucl Med, 2016, 30(3): 225–233.

［73］李娜,赵珩,张杰,等.2056例手术切除肺腺癌的临床病理分析[J].中华胸心血管外科杂志,2014,30(12)：715–718.

［74］李云,靳永峰,鲍山,等.周围型浸润肺腺癌MSCT表现与其病理亚型相关性[J].青岛大学学报(医学版),2018,54(6)：695–698, 702.

［75］Sakurai H, Dobashi Y, Mizutani E, et al. Bronchioloalveolar carcinoma of the lung 3 centimeters or less in diameter: a prognostic assessment[J]. Ann Thorac Surg, 2004, 78(5): 1728–1733.

［76］Borczuk A C, Qian F, Kazeros A, et al. Invasive size is an independent predictor of survival in pulmonary adenocarcinoma[J]. Am J Surg Pathol, 2009, 33(3): 462–469.

［77］朱萌,孙武刚.不同病理类型Ⅰ期肺腺癌患者的生存状况研究[J].中国医药科学,2018,8(9)：200–203.

［78］Yoshizawa A, Motoi N, Riely G J, et al. Impact of proposed IASLC/ATS/ERS classification of lung adenocarcinoma: prognostic subgroups and implications for further revision of staging based on analysis of 514 stage I cases[J]. Mod Pathol, 2011, 24(5): 653–664.

［79］ Suzuki K, Kusumoto M, Watanabe S, et al. Radiologic classification of small adenocarcinoma of the lung: radiologic-pathologic correlation and its prognostic impact[J]. Ann Thorac Surg, 2006, 81(2): 413–419.

［80］ Kohno T, Fujimori S, Kishi K, et al. Safe and effective minimally invasive approaches for small ground glass opacity[J]. Ann Thorac Surg, 2010, 89(6): S2114–S2117.

［81］ Mun M, Kohno T. Efficacy of thoracoscopic resection for multifocal bronchioloalveolar carcinoma showing pure ground-glass opacities of 20 mm or less in diameter[J]. J Thorac Cardiovasc Surg, 2007, 134(4): 877–882.

［82］ Koike T, Togashi K, Shirato T, et al. Limited resection for noninvasive bronchioloalveolar carcinoma diagnosed by intraoperative pathologic examination[J]. Ann Thorac Surg, 2009, 88(4): 1106–1111.

［83］ Nakata M, Saeki H, Takata I, et al. Focal ground-glass opacity detected by low-dose helical CT[J]. Chest, 2002, 121(5): 1464–1467.

［84］ Vazquez M, Carter D, Brambilla E, et al. Solitary and multiple resected adenocarcinomas after CT screening for lung cancer: histopathologic features and their prognostic implications[J]. Lung Cancer, 2009, 64(2): 148–154.

［85］ Yang Z G, Sone S, Takashima S, et al. High resolution CT analysis of small peripheral lung adenocarcinomas revealed on screening helical CT[J]. AJR Am J Roentgenol, 2001, 176(6): 1399–1407.

［86］ Kodama K, Higashiyama M, Yokouchi H, et al. Prognostic value of ground-glass opacity found in small lung adenocarcinoma on highresolution CT scanning[J]. Lung Cancer, 2001, 33(1): 17–25.

［87］ Takashima S, Maruyama Y, Hasegawa M, et al. Prognostic significance of highresolution CT findings in small peripheral adenocarcinoma of the lung: a retrospective study on 64 patients[J]. Lung Cancer, 2002, 36(3): 289–295.

［88］ Godoy M C, Naidich D P. Subsolid pulmonary nodules and the spectrum of peripheral adenocarcinomas of the lung: recommended interim guidelines for assessment and management[J]. Radiology, 2009, 253(3): 606–622.

［89］ Lee H Y, Goo J M, Lee H J, et al. Usefulness of concurrent reading using thin-section and thick-section CT images in subcentimeter solitary pulmonary nodules[J]. Clin Radiol, 2009, 64(2): 127–132.

［90］ Mori M, Rao S K, Popper H H, et al. Atypical adenomatous hyperplasia of the lung: a probable forerunner in the development of adenocarcinoma of the lung[J]. Mod Pathol, 2001, 14(2): 72–84.

［91］ Noguchi M. Stepwise progression of pulmonary adenocarcinoma-clinical and molecular implications[J]. Cancer Metastasis Rev, 2010, 29(1): 15–21.

［92］ Tsutani Y, Miyata Y, Nakayama H, et al. Oncologic outcomes of segmentectomy compared with lobectomy for clinical stageIA lung adenocarcinoma: propensity score matched analysis in a multicenter study[J]. JThorac Cardiovasc Surg, 2013, 146(2): 358–364.

［93］ 何小群, 罗天友, 李琦, 等. 浸润性肺腺癌不同病理亚型的临床病理及CT特征分析[J]. 第三军医大学学报, 2020, 42(19): 1950–1956.

［94］ 刘洋, 曹跃龙, 吕燕, 等. 肺腺癌新分类与低剂量螺旋CT诊断价值[J]. 中国数字医学, 2019, 14(11): 62–64, 44.

［95］ 邵小南. 18F-FDG PET/CT预测早期肺腺癌病理亚型和生长模式的临床研究[D]. 苏州: 苏州大学, 2020.

［96］ Shao X L, Niu R, Jiang Z X, et al. Role of PET/CT in Management of Early Lung Adenocarcinoma[J]. American Journal of Roentgenology, 2019, 214(2): 1–9.

［97］ 张静, 冯瑞娥, 梁智勇. 直径≤3 cm的肺腺癌临床病理特点分析及临床实践[J]. 中华肺部疾病杂志(电子版), 2016, 9(6): 596–599.

［98］ 任剑飞, 周建娅, 丁伟, 等. 伴微乳头结构肺腺癌的临床病理特征及影像学特点[J]. 中华肿瘤杂志, 2014, 36(4): 282–286.

［99］ 张利卜, 朱磊, 朱湘, 等. 肺浸润性腺癌不同预后病理亚型的18F-FDG PET/CT双时相显像特点的比较[J]. 癌症, 2020, 39(12): 571–578.

［100］ 林栋, 王帅, 陈晓桑, 等. 基线PET/CT参数与≤2 cm临床早期周围型肺腺癌组织学亚型的关系[J]. 中国胸心血管外科临床杂志, 2020, 27(10): 1182–1186.

［101］ 李燕菊, 叶兆祥, 宋茜. 微乳头型肺腺癌为主的MSCT特征初探[J]. 中国肿瘤临床, 2015, 42(18): 912–915.

［102］ 董宇杰, 张莉, 周立娟, 等. 伴微乳头结构肺腺癌的临床病理特征及预后分析[J]. 诊断病理学杂志, 2017, 24(6): 445–449.

［103］ 刘丽, 于婷, 乔红艳, 等. 肺浸润性腺癌各病理亚型的临床资料及CT征象分析[J]. 东南大学学报(医学版), 2020, 39(6): 759–763.

［104］ Qian F, Yang W, Wang R, et al. Prognostic significance and adjuvant chemotherapy survival benefits of a solid or micropapillary pattern in patients with resected stage IB lung adenocarcinoma[J]. J Thorac Cardiovasc Surg, 2018, 155(3): 1227–1235. e2.

［105］ Pyo J S, Kim J H. Clinicopathological significance of micropapillary pattern in lung adenocarcinoma[J]. Pathol Oncol Res, 2018, 24(3): 547–555.

［106］ Matsuzawa R, Kirita K, Kuwata T, et al. Factors influencing the concordance of histological subtype diagnosis from biopsy and resected specimens of lung adenocarcinoma[J]. Lung Cancer, 2016, 94: 1–6.

［107］ 王敏可, 杨海, 张敏鸽, 等. 肺浸润性腺癌不同病理分类的临床及CT特征比较[J]. 浙江医学, 2021, 43(12): 1337–1340.

［108］ Linning E, Lu L, Li L, et al. Radiomics for classifying histological subtypes of lung cancer based on multiphasic contrast-enhanced computed tomography[J]. J Comput Assist Tomogr, 2019, 43(2): 300–306.

［109］ Lee H Y, Lee K S, Han J, et al. Mucinous versus nonmucinous solitary pulmonary nodular bronchioloalveolar carcinoma: CT and FDG PET findings and pathologic comparisons[J]. Lung Cancer, 2009, 65(2): 170–175.

［110］ Gaeta M, Vinci S, Minutoli F, et al. CT and MRI findings of mucin-containing tumors and pseudotumors of the thorax: pictorial review[J]. Eur Radiol, 2002, 12(1): 181–189.

［111］ Miyake H, Matsumoto A, Terada A, et al. Mucinproducing tumor of the lung: CT findings[J]. J Thorac Imaging, 1995, 10(2): 96–98.

［112］ Im J G, Han M C, Yu E J, et al. Lobar bronchioloalveolar carcinoma: "angiogram sign" on CT scans[J]. Radiology, 1990, 176(3): 749–753.

［113］ 吴婧, 王兆宇, 潘军平, 等. 肺炎型黏液腺癌的CT诊断价值[J]. 临床与病理杂志, 2017, 37(10): 2137–2143.

［114］ 涂灿, 邓生德, 汪建华, 等. 原发性肺黏液腺癌的影像学表现[J]. 中国全科医学, 2015, 18(15): 1849–1853.

［115］ 郑晓涛, 李新春, 雷永霞, 等. 肺浸润性黏液腺癌的影像表现与病理对照[J]. 临床放射学杂志, 2017, 36(9): 1252–1256.

［116］ Oda S, Awai K, Liu D, et al. Ground-glass opacities on thin-section helical CT: differentiation between bronchioloalveolar carcinoma and atypical adenomatous hyperplasia[J]. Am J Roentgenol, 2008, 190(5): 1363−1368.

［117］聂凯，于红，刘士远，等. 原发性肺浸润性黏液腺癌CT征象及病理特点[J]. 实用放射学杂志，2018,34(9)：1335−1338.

［118］王晓梅，王靖红，吴重重，等. 原发性肺浸润性黏液腺癌的多层螺旋CT表现[J]. 中国医学影像学杂志，2015,23(9)：691−694.

［119］Liu Y, Zhang H L, Mei J Z, et al. Primary mucinous adenocarcinoma of the lung: a case report and review of the literature[J]. Oncol Lett, 2017, 14(3): 3701−3704.

［120］Sawada E, Nambu A, Motosugi U, et al. Localized mucinous bronchioloalveolar carcinoma of the lung: thin-section computed tomography and fluorodeoxy glucose positron emission tomography findings[J]. Jpn J Radiol, 2010, 28(4): 251−258.

［121］Wislez M, Antoine M, Baudrin L, et al. Non-mucinous and mucinous subtypes of adenocarcinoma with bronchioloalveolar carcinoma features differ by biomarker expression and in the response to gefitinib[J]. Lung Cancer, 2010, 68(2): 185−191.

［122］Zenali M J, Weissferdt A, Solis L M, et al. An update on clinico-pathological, immunohistochemical, and molecular pro-files ofcolloid carcinoma of the lung[J]. Hum Pathol, 2015, 46(7): 836−842.

［123］Masai K, Sakurai H, Suzuki S, et al. Clinicopathological features of colloid adenocarcinoma of the lung: A report of six cases[J]. J Surg Oncol, 2016, 114(2): 211−215.

［124］Rossi G, Murer B, Cavazza A, et al. Primary mucinous (so-called colloid) carcinomas of the lung: a clinicopathologic and immuno-histochemical study with special reference to CDX−2 homeobox gene and MUC2 expression[J]. Am J Surg Pathol, 2004, 28(6): 442−452.

［125］Travis W D, Brambilla E, Burke A P, et al. WHO Classification of tumours of the lung, pleura, thymus and heart[M]. Lyon: IARC Press, 2015: 40−41.

［126］杨清海，陈惠玲，郑志勇. 肺腺癌临床病理研究新进展[J]. 临床与实验病理学杂志，2014,133(1)：53−55.

［127］Sonzogni A, Bianchi F, Fabbri A, et al. Pulmonary adenocarcinoma with mucin production modulates phenotype according to common genetic traits: a reappraisal of mucinous adenocarcinoma and colloid adenocarcinoma[J]. J Pathol Clin Res, 2017, 3(2): 139−152.

［128］陈金平，周新成，葛荣，等. 肺胶样腺癌4例临床病理分析[J]. 临床与实验病理学杂志，2020,36(2)：209−211.

［129］Chu P G, Chung L, Weiss L M, et al. Determining the site of origin of mucinous adenocarcinoma: an immunohistochemical study of 175 cases[J]. Am J Surg Pathol, 2011, 35(4): 1830−1836.

［130］许海敏，陈晓炎，张静，等. 肺胶样腺癌4例临床病理分析及文献复习[J]. 诊断学理论与实践，2019,18(6)：649−654.

［131］Cha Y J, Shim H S, Han J, et al. Clinicopathologic analysis of 10 cases of pulmonary colloid adenocarcinoma and prognostic implication of invasive micropapillary component[J]. Pathol Res Pract, 2018, 214(12): 2093−2098.

［132］Graeme-Cook F, Mark E J. Pulmonary mucinous cystic tumors of border line malignancy[J]. Hum Pathol, 1991, 22(2): 185−190.

［133］Moran C A, Hochholzer L, Fishback N, et al. Mucinous (so-called colloid) carcinomas of lung[J]. Mod Pathol, 1992, 5(6): 634−638.

［134］Berger K L, Nicholson S A, Dehdashti F, et al. FDG PET evaluation of mucinous neoplasms: correlation of FDG uptake with histopathologic features[J]. Am J Roentgenol, 2000, 174(4): 1005−1008.

［135］Shim S S, Han J. FDG−PET/CT imaging in assessing mucin-producing non-small cell lung cancer with pathologic correlation[J]. Ann Nucl Med, 2010, 24(5): 357−362.

［136］Murakami S, Saito H, Karino F, et al. [18]F−fluorodeoxy glucose uptake on positron emission tomography in mucinous adenocarcinoma[J]. Eur J Radiol, 2013, 82(8): 721−725.

［137］Masai K, Sakurai H, Suzuki S, et al. Clinicopathological features of colloid adenocarcinoma of the lung: a report of six cases[J]. J Thorac Oncol, 2016, 24(6): 211−215.

［138］Ou S H, Kawaguchi T, Soo R A, et al. Rare subtypes of adenocarcinoma of the lung[J]. Expert Rev Anticancer Ther, 2011, 11(10): 1535−1542.

［139］Nakatani Y, Kitamura H, Inayama Y, et al. Pulmonary adenocarcinomas of the fetal lung type: a clinicopathologic study indicating differences in histology, epidemiology, and natural history of low-grade and high-grade forms[J]. Am J Surg Pathol, 1998, 22(4): 399−411.

［140］Travis W D, Brambilla E, Noguchi M, et al. International Association for the Study of Lung Cancer/American Thoracic Society/European Respiratory Society: international multidisciplinary classification of lung adenocarcinoma: executive summary[J]. Proc Am Thorac Soc, 2011, 8(5): 381−385.

［141］Travis W D, Brambilla E, Nicholson A G, et al. The 2015 World Health Organization Classification of Lung Tumors: Impact of Genetic, Clinical and Radiologic Advances Since the 2004 Classification[J]. J Thorac Oncol, 2015, 10(9): 1243−1260.

［142］周发忱，陈丹，张丽芝，等. β−catenin核阴性低级别肺胎儿型腺癌1例[J]. 大连医科大学学报，2020,42(4)：372−374.

［143］Zhang J, Sun J, Liang X L, et al. Differences between low and high grade fetal adenocarcinoma of the lung: a clinicopathological and molecular study[J]. J Thorac Dis, 2017, 9(7): 2071−2078.

［144］Fu Y, Wu Q, Su F, et al. Novel gene mutations in well-differentiated fetal adenocarcinoma of the lung in the next generation sequencing era[J]. Lung Cancer, 2018, 124: 1−5.

［145］黄海建，陈小岩. 肺胎儿型腺癌六例临床病理特征分析[J]. 中华病理学杂志，2016,45(9)：617−621.

［146］Ricaurte L M, Arrieta O, Zatarain-Barrón Z L, et al. Comprehensive review of fetal adenocarcinoma of the lung[J]. Lung Cancer (Auckl), 2018, 9: 57−63.

［147］Yamazaki K. Pulmonary well-differentiated fetal adenocarcinoma expressing lineage-specific transcription factors(TTF−1 and GATA−6) to respiratory epithelial differentiation: animmunohistochemical and ultrastructural study[J]. Virchows Arch, 2003, 442(4): 393−399.

［148］Nakatani Y, Miyagi Y, Takemura T, et al. Aberrant nuclear/cytoplasmic localization and gene mutation of beta-catenin in classic pulmonary blastoma: beta-catenin immunostaining is useful for distinguishing between classic pulmonary blastoma and a blastomatoid variant of carcinosarcoma[J]. Am J SurgPathol, 2004, 28(7): 921−927.

［149］张同梅，秦娜，李宝兰. 肺高分化胎儿型腺癌1例报告并14例文献复习[J]. 中国肺癌杂志，2010,13(8)：838−840.

［150］Sato S, Koike T, Yamato Y, et al. Resected well-differentiated fetal pulmonary adenocarcinoma and summary of 25 cases reported in

Japan[J]. Jpn J Thorac Cardiovasc Surg, 2006, 54(12): 539–542.

［151］黄川, 马超, 吴青峻, 等. 高级别胎儿型肺腺癌1例[J]. 中国肺癌杂志, 2019, 22(3): 183–186.

［152］王艳芬, 刘标, 徐艳, 等. 肺低级别胎儿型腺癌3例临床病理观察[J]. 诊断病理学杂志, 2014(1): 19–22.

［153］刘松鸽, 郜静. 胎儿型肺腺癌临床病理观察[J]. 中国实用医药, 2014(9): 203–204.

［154］樊佳奇, 田锋, 龚民, 等. 高分化胎儿型肺腺癌1例[J]. 中华胸心血管外科杂志, 2012, 28(12): 759.

［155］周萍, 蒋宇阳, 朱正龙. 分化好的胎儿型肺腺癌一例[J]. 临床外科杂志, 2019, 27(2): 180.

［156］刘益飞, 刘颖. 胎儿型肺腺癌2例临床病理特征并文献复习[J]. 交通医学, 2015, (4): 90–92.

［157］孙晓苑, 于台飞, 李平, 等. 胎儿型肺腺癌影像表现一例[J]. 中华放射学杂志, 2017, 51(8): 627–628.

［158］刘蓉, 王煦. 高级别胎儿型肺腺癌1例[J]. 中国医学影像技术, 2016, 32(8): 1312.

［159］袁光达, 李明, 朱栋麟, 等. 低级别胎儿型肺腺癌1例并文献复习[J]. 中华胸部外科电子杂志, 2021, 8(2): 113–116.

［160］Hakiri S, Fukui T, Tsubouchi H, et al. Well-differentiated fetal adenocarcinoma of the lung: positron emission tomography features and diagnostic difficulties in frozen section analysis-a case report[J]. Surg Case Rep, 2020, 6(1): 152.

［161］Atoini F, Ouarssani A, Elmejereb C, et al. A well-differentiated fetal adenocarcinoma of the lung with early local recurrence after limited resection[J]. Thorac Cancer, 2011, 2(3): 123–127.

［162］Lkhoyaali S, Boutayeb S, Ismaili N, et al. Neoadjuvant chemotherapy in well-differentiated fetal adenocarcinoma: a case report[J]. BMC Res Notes, 2014, 7: 283.

［163］Suzuki M, Nakatani Y, Ito H, et al. Pulmonary adenocarcinoma with high-grade fetal adenocarcinoma component has a poor prognosis, comparable to that of micropapillary adenocarcinoma[J]. Mod Pathol, 2018, 31(9): 1404–1417.

［164］Tsao M S, Fraser R S. Primary pulmonary adenocarcinoma with enteric differentiation[J]. Cancer, 1991, 68(8): 1754–1757.

［165］Travis W D, Brambilla E, Noguchi M, et al. International Association for the Study of Lung Cancer/American Thoracic Society/European Respiratory Society: International multidisciplinary classification of lung adenocarcinoma: Executive summary[J]. Proc Am Thorac Soc, 2011, 8(5): 381–385.

［166］Gu L, Wang X Z, Wen W, et al. Clinical analysis of 23 patients pathologically diagnosed with primary and secondary pulmonary enteric adenocarcinoma[J]. Chin Med J, 2019, 132(11): 1368–1369.

［167］Zhao L, Huang S, Liu J, et al. Clinicopathological, radiographic, and oncogenic features of primary pulmonary enteric adenocarcinoma in comparison with invasion adenocarcinoma in resection specimens[J]. Medicine(Baltimore), 2017, 96(39): e8153.

［168］高歌, 王誉臻, 张银苹, 等. 肺肠型腺癌的临床病理学及分子学特征分析[J]. 中华病理学杂志, 2020, 49(6): 544–549.

［169］韦祖游, 邓静敏. 肺肠型腺癌研究进展[J]. 国际呼吸杂志, 2021, 41(5): 396–400.

［170］龙颖姣, 刘晓鹏, 杜海燕, 等. 原发性肺肠型腺癌1例并文献复习[J]. 中南大学学报(医学版), 2020, 45(12): 1504–1508.

［171］王彩霞. 肺原发性肠型腺癌: 5例临床病理观察及鉴别诊断[C]//北方四战区病理学术会议. 2014.

［172］Cowan M L, Li Q K, Illei P B. CDX–2 expression in primary lung adenocarcinoma[J]. Appl Immunohistochem Mol Morphol, 2016, 24(1): 16–19.

［173］Nottegar A, Tabbò F, Luchini C, et al. Pulmonary adenocarcinoma with enteic differentiation: Immunohistochemistry and molecular morphology[J]. Appl Immunohistochem Mol Morphol, 2018, 26(6): 383–387.

［174］Matsushima J, Yazawa T, Suzuki M, et al. Clinicopathological, immunohistochemical, and mutational analyses of pulmonary enteric adenocarcinoma: usefulness of SATB2 and beta-catenin immunostaining for differentiation from metastatic colorectal carcinoma[J]. Hum Pathol, 2017, 64: 179–185.

［175］Westcott P M, Halliwill K D, To M D, et al. The mutational of genetic and chemical models of Kras-driven lung cancer[J]. Nature, 2015, 517(7535): 489–492.

［176］Ying Z, Jia Z, Hua B, et al. Genomic and epigenomic profiles distinguish pulmonary enteric adenocarcinoma from lung metastatic colorectal cancer[J]. eBio Medicine, 2022, 82: 104165.

［177］李美玲, 戎冬冬. 肺肠型腺癌影像学表现并文献复习[J]. 国际呼吸杂志, 2019, 39(17): 1319–1322.

［178］谷雷, 赖国祥, 文文, 等. 原发性肺肠型腺癌一例[J]. 中华结核和呼吸杂志, 2019, 42(1): 53–57.

［179］Prakobkit R, Churk-Nam Auyeung W, Xu L, et al. Pulmonary adenocarcinoma with enteric differentiation presenting with bronchorrhea[J]. J Thorac Oncol, 2017, 12(8): e120–e123.

第六节　薄壁囊腔性肺癌

薄壁囊腔性肺癌（lung cancer associated with thin-walled air containing space）是肺癌的一种较为特殊的影像学表现, 是指肺癌的边缘或中央存在一个或多个含气囊腔, 囊壁较薄, 有时无实性成分[1]。这种表现形式的肺癌尚无统一的命名和确切的定义, 文献中有将此类肺癌命名为薄壁囊腔肺癌、囊性空洞型肺癌、囊腔样肺癌、囊变性肺癌等[2,3]。根据早期肺癌国家筛查计划（I-ELCAP）的相关报道, CT上表现为含囊腔肺癌的发病率为1.0%～3.6%[4]。

【发病机制】此类肺癌的发生机制尚不是很明确, 综合文献有以下可能, 首先, 肿瘤组织沿着肺泡壁生长, 形成CT上的磨玻璃密度影, 随后肿瘤组织向终末细支气管及细支气管方向发展,或脱落的肿瘤细胞阻塞细支气管,由于终末细支气管或细支气管缺少软骨,所以,肿瘤细胞间接地起到了活瓣作用,若肿瘤组织阻塞在终末细支气管这一级别,即形成GGO中的空泡征。若肿瘤组织阻塞在细支气管,则形成较大的含气空腔,随着肿瘤组织侵犯破坏肺泡壁,气体不断进入肺泡内,肺泡壁破裂融合,即形成一孤立的带有分隔的薄壁空腔。其次,随着空腔内部压力逐渐增大,空腔的体积也会逐渐增大,同时,由于肿瘤组织沿着空腔壁不规则生长,即可导致空腔壁不均匀增厚。再次,空腔随着肿瘤生长会慢慢消失、闭塞,而成为实性软组织影;如肿瘤坏死,经支气管排出,又可形成空洞[5-7]。

【病理特征】主要的病理基础包括:① 在肺大疱基础上继发的肺癌;② 肿瘤起源于薄壁囊腔样表现的囊壁上;③ 肺癌继发薄壁囊腔,肿瘤侵犯致气道狭窄,单向阀阻塞效应[8-14]。有学者认为,含囊腔肺癌可能是肺癌的早期阶段,进一步发展,则演变为实性结节或肿块。薄壁囊腔肺癌的组织类型以腺癌最为多见,少数为鳞状细胞癌、腺鳞癌、小细胞癌、大细胞癌等[9,14-19],病灶软组织可呈现磨玻璃密度、混杂磨玻璃密度或实性密度,不同程度的密度可大致反映出肿瘤的病理特征,磨玻璃密度反映出肿瘤沿着肺泡壁生长,肺泡腔内气体未被吸收,肺泡结构尚在,病理上多为原位腺癌或微浸润性腺癌。实性部分多提示肺泡腔内气体消失,肺泡结构破坏,被肿瘤组织所取代,病理多为浸润性腺癌。含实性成分的肿瘤,比无实性成分的恶性程度高,实性成分越多,提示肿瘤恶性程度越高,分化程度越低[19]。

【临床表现】发病人群尚不是很清楚。囊腔样癌也可发生于年轻非吸烟者[20]。早期多无症状,于体检中偶然发现。偶可有咳嗽、咳痰、胸痛、咯血等呼吸道症状。

【影像学表现】CT图像上,表现为有壁的含气透亮囊腔,文献报道的薄壁囊腔的影像学标准:① 含气腔隙最大径>5 mm;② 囊壁厚度<4 mm[21]。

Mascalchi等[14]依据形态学,将此类病灶分为4型:Ⅰ型,结节位于腔外(图3-6-1);Ⅱ型,结节位于腔内(图3-6-2);Ⅲ型,囊腔壁呈环形增厚(图3-6-3);Ⅳ型,多房囊腔与结节混合型(图3-6-4)。以Ⅲ型为多见。

典型薄壁囊腔肺癌具有周围型肺癌的一些特征性的CT表现[22],包括分叶征、短毛刺等。形态学上,多数病灶边界清楚而不光整,可有分叶征。薄壁囊腔肺癌,出现分叶征的病理学基

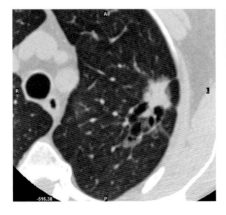

图3-6-1 女性,69岁。左肺上叶尖后段不规则形肿块,呈混杂磨玻璃样密度,内部呈囊腔样改变,前缘可见软组织密度实性成分,主要向腔外生长。FDG代谢轻微摄取增高。手术病理:浸润性腺癌

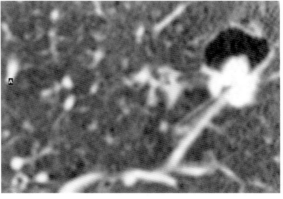

图3-6-2 男性,70岁。左肺上叶尖后段多发病灶,其中一枚呈空腔,可见软组织密度结节向腔内生长,近肺门端可见支气管进入瘤壁后截断,多平面重建清晰显示进入的支气管,支气管狭窄,导致的活瓣样阻塞可能是囊腔扩张的原因。手术病理:浸润性腺癌

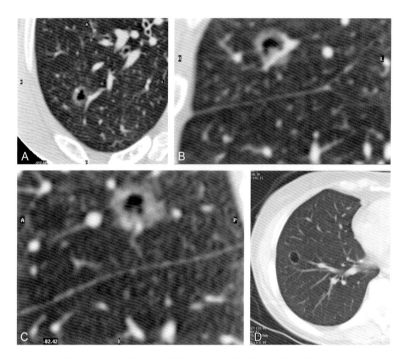

图3-6-3 A～C：男性，38岁。右肺上叶后段磨玻璃密度囊腔，边界清楚而不光整，内部可见气腔，囊壁呈环形，厚薄不均，大致均匀，内缘欠规则，轴位（A）、冠状位（B）和矢状位（C）显示壁内血管穿过。手术病理：浸润性腺癌。D：女性，72岁。右肺下叶前基底段空腔，最大径约1.9 cm，薄壁，均匀，无壁结节。手术后病理：浸润性腺癌，腺泡型和伏壁型

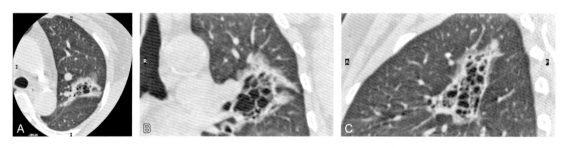

图3-6-4 女性，62岁。左肺上叶尖后段混杂磨玻璃密度肿块，呈类圆形，边界清楚而不光整，无分叶，内部呈多发蜂窝状改变，伴有分隔，软组织成分与气囊混杂。囊壁可见软组织密度成分。手术病理：乳头状浸润性腺癌

础，是肿瘤细胞在各个方向上的生长速度不同，或生长过程中，受到支气管及血管的影响而形成的，从而间接地反映出病灶的良恶性。病灶边缘有短毛刺，较常见，但也可以呈光整边界。

囊腔壁厚薄不均，囊腔内壁不规则，部分可见壁结节，远端可有胸膜凹陷征等。囊腔可缩小、增大或保持不变。影像诊断和随访时，应关注囊壁厚度、壁均匀度、壁结节和实性成分的变化[23]。

部分囊腔样肺癌周围可有磨玻璃密度影，出现在含气囊腔周围，其外缘瘤肺界面是清楚的。可能的原因是沿着肺泡壁伏壁样生长，肺泡腔未闭塞，小的含气腔隙存留为空泡[24]，由于气道狭窄引起的活瓣阻塞效应，含气腔隙增大，形成囊腔，随着腔内压力增大，囊腔越来越大，进一步发展，病灶内实性成分增多，囊腔被侵犯，囊腔又变小、闭塞[25]，因此，囊腔肺癌发展到实性肺癌，再到空洞型肺癌，是一个演变过程。由此推测，囊腔可能是磨玻璃病变的一种继发

表现,含囊腔的肺癌,也可能是肺癌的早期阶段[23,24,26,27]。但不能解释,尽管病灶持续增大,但壁无明显增厚的情况(图3-6-5)。

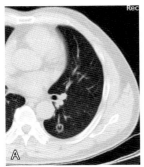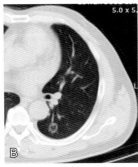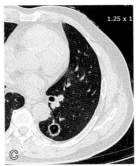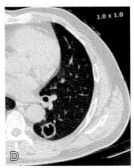

图3-6-5 男性,55岁。左肺下叶背段空腔,动态随访进行性增大(A:2017年7月,最大径1.5 cm;B:2018年7月,最大径1.75 cm;C:2020年6月,最大径2.50 cm;D:2021年7月,最大径2.80 cm),边界清楚且较光整,无分叶。手术病理:浸润性腺癌伴黏液成分

囊腔内壁不规则和凹凸不平,也是囊腔样肺癌的重要征象[8,9]。有报道囊腔样肺癌,约82.4%的病例有壁内结节,这点与肺结核空洞、肺脓肿、肺囊肿及肺大疱合并感染不同。内壁结节不断增大,则常常提示肺癌。少数囊腔性肺癌,囊腔内有分隔,囊腔内有血管穿行(图3-6-6)。部分靠近胸膜的病灶,还可出现胸膜凹陷征[28-33]。

本病PET/CT的研究尚少,取决于病理类型和分化程度,鳞状细胞癌或低分化者,SUV相应较高[24]。囊腔样病灶,合并壁增厚,且代谢增高时,有助于肺癌的诊断。

【鉴别诊断】

1. 肺结核 肺结核的发病年龄较轻,好发部位多为上叶尖后段和下叶背段,且临床上患者常有结核中毒症状,与肺癌较容易鉴别。含气腔隙主要是空洞,薄壁空洞主要见于慢性期或治疗好转过程中,干酪样坏死物经支气管排出后形成,常伴有卫星病灶。空洞性肺结核经抗结核治疗后,空洞变小、闭合。薄壁囊腔类肺癌与薄壁空洞性肺结核,两者含气腔隙的病理形成机制完全不相同,结合患者的年龄及病变的位置、CT征象和动态演变过程,有助于两者的鉴别[34,35]。

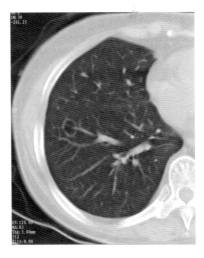

图3-6-6 女性,72岁(同图3-6-3D病例)。右肺下叶前基底段空腔型浸润性腺癌,最大径约1.9 cm,薄壁,稍下方层面,腔内可见血管束穿过

2. 肺大疱 属无壁空腔,多分布于两肺上叶尖部,胸膜下多见,常为多发,边界光整,无磨玻璃成分,内部常有残余的血管束。合并感染时,外缘可模糊,内部可有液平,动态观察,形态变化较快,与囊腔样腺癌鉴别不难[25]。

3. 肺囊肿 属先天性病变,多单发,少数多发。分气囊、液囊和气液囊,前者内外壁均光整,壁薄,无磨玻璃成分。液囊和气液囊合并感染时,外壁可不光整,但对症治疗后可变化,不会持续进行性壁增厚或增大[33,36]。囊腔样肺癌也可发生于年轻非吸烟者,此时,要注意鉴别[20]。

·参考文献·

［ 1 ］ MacMahon H, Naidich D P, Goo J M, et al. Guidelines for management of incidental pulmonary nodules detected on CT Images: from the fleischner society 2017[J]. Radiology, 2017, 284(1): 228–243.

［ 2 ］ Singh N, Bal A. Lung cyst caused by centrally located bronchogenic carcinoma[J]. Arch Bronconeumol, 2012, 48(3): 99–101.

［ 3 ］ Guo J, Liang C, Sun Y, et al. Lung cancer presenting as thin-walled cysts: an analysis of 15 cases and review of literature[J]. Asia Pac J Clin Oncol, 2016, 12(1): e105–e112.

［ 4 ］ Goto T, Maeshima A, Oyamada Y, et al. Cavitary lung cancer lined with normal bronchial epithelium and cancer cells[J]. J Cancer, 2011, 2: 503–506.

［ 5 ］ Matsuoka T, Fukamitsu G, Onoda M, et al. Synchronous multiple lung cancer including a lesion with a thin-walled cavity: report of a case[J]. Kyobu Geka, 2010, 63(2): 164–167.

［ 6 ］ Sugimoto Y, Semba H, Fujii S, et al. Clinical analysis of primary lung cancer with a thin-walled cavity to explain the mechanism of thin-walled cavity formation[J]. Nihon Kokyuki Gakkai Zasshi, 2007, 45(6): 460–464.

［ 7 ］ 中国肺癌防治联盟, 中华医学会呼吸病学分会肺癌学组, 中国医师协会呼吸医师分会肺癌工作委员会. 肺癌筛查与管理中国专家共识[J]. 国际呼吸杂志, 2019, 39(21): 1604–1615.

［ 8 ］ Ohi S, Matsushita K, Tanioka F, et al. Lung cancer with a cystic lesion formed by the check-valve mechanism[J]. Kyobu Geka, 2006, 59(12): 1099–1102.

［ 9 ］ Xue X Y, Wang P L, Xue Q L, et al. Comparative study of solitary thin-walled cavity lung cancer with computed tomography and pathological findings[J]. Lung Cancer, 2012, 78(1): 45–50.

［10］ 望云, 刘士远, 范丽, 等. 含薄壁囊腔周围型肺癌的 CT 特征及病理基础分析[J]. 中华放射学杂志, 2017, 51(2): 96–101.

［11］ 张丽, 孙巍, 吴宁, 等. 囊腔样腺癌的影像学特征与组织病理学特征的对照研究[J]. 中华肿瘤杂志, 2014, 36(5): 355–361.

［12］ 毛海霞, 武春燕, 王亚丽, 等. 空洞性磨玻璃结节的 CT 表现与病理对照研究[J]. 中华临床医师杂志, 2015, 9(24): 4579–4584.

［13］ Farooqi A O, Cham M, Zhang L, et al. Lung cancer associated with cystic airspaces[J]. AJR, 2012, 199(4): 781–786.

［14］ Mascalchi M, Attinà D, Bertelli E, et al. Lung cancer associated with cystic air spaces[J]. J Comput Assist Tomogr, 2015, 39(1): 102–108.

［15］ Kobashi Y, Mouri K, Fukuda M, et al. A case of pulmonary adenosquamous cell carcinoma with thin-wall cavities[J]. Nihon Kokyuki Gakkai Zasshi, 2005, 43(1): 59–62.

［16］ Lan C C, Wu H C, Lee C H, et al. Lung cancer with unusual presentation as a thin-walled cyst in a young nonsmoker[J]. J Thorac Oncol, 2010, 5(9): 1481–1482.

［17］ Kondo T. Lung adenocarcinoma with giant cyst formation showing a variety of histologic patterns: a case report[J]. J Med Case Rep, 2010, 4: 377.

［18］ Iwata T, Nishiyama N, Nagano K, et al. Squamous cell carcinoma presenting as a solitary growing cyst in lung: a diagnostic pitfall in daily clinical practice[J]. Ann Thorac Cardiovasc Surg, 2009, 15(3): 174–177.

［19］ Tanaka K, Tsuboi M, Kato H. Large cell neuroendocrine carcinoma of the lung with a cystic appearance on computed tomography[J]. Jpn J Thorac Cardiovasc Surg, 2006, 54(4): 174–177.

［20］ Lan C C, Wu H C, Lee C H, et al. Lung cancer with unusual presentation as a thin-walled cyst in a young non-smoker[J]. J Thorac Oncol, 2010, 5(9): 1481–1482.

［21］ Mario M, Domenico A, Elena B, et al. Lung cancer associated with cystic airspaces[J]. J Comput Assist Tomogr, 2015, 39(1): 102–108.

［22］ 于晶, 王亮, 伍建林, 等. 周围型肺癌伴薄壁空腔的 CT 表现与征象分析[J]. 中华放射学杂志, 2015, 49(2): 99–102.

［23］ 蔡楚逸, 顾浩, 何广友, 等. MSCT 对伴周围磨玻璃影的空腔型肺癌的诊断价值[J]. 实用放射学杂志, 2018, 34(2): 203–206.

［24］ Qi Y, Zhang Q, Huang Y, et al. Manifestations and pathological features of solitary thin-walled cavity lung cancer observed by CT and PET/CT imaging[J]. Oncol Lett, 2014, 8(1): 285–290.

［25］ Furukawa M, Oto T, Yamane M, et al. Spontaneous regression of primary lung cancer arising from an emphysematous bulla[J]. Ann Thorac Cardiovasc Surg, 2011, 17(6): 577–579.

［26］ 代平, 刘勇, 何其舟, 等. 囊腔类肺癌的 MSCT 征象与病理分析[J]. 中国临床医学影像杂志, 2017, 28(12): 847–850.

［27］ 国玉, 史军艳, 陈顺通. 薄壁囊腔周围型肺癌患者 CT 影像特点研究[J]. 影像研究与医学应用, 2018, 2(1): 72–73.

［28］ Farooqi A O, Cham M, Zhang L, et al. Lung cancer associated with cystic airspaces[J]. AJR Am J Roentgenol, 2012, 199(4): 781–786.

［29］ 尹克杰, 许尚文, 仝贺, 等. 薄壁囊腔肺癌的 CT 影像学表现[J]. 医学影像学杂志, 2018, 28(10): 1663–1666.

［30］ 陈颖, 蔡庆, 沈玉英, 等. 含囊腔性肺癌的 MSCT 特点及病理对照分析[J]. 临床放射学杂志, 2016, 35(10): 1508–1512.

［31］ 熊婧彤, 吴昊, 沈晶, 等. 肺结核空洞与周围型肺癌伴囊腔形成的 CT 表现对照研究[J]. 结核病与肺部健康杂志, 2015, 4(3): 157–161.

［32］ 刘琳, 赵绍宏, 张艺军. 肺内含囊腔的肿瘤性病变多层螺旋 CT 影像特征与病理对照分析[J]. 实用医学影像杂志, 2017, 18(3): 205–209.

［33］ 戚元刚, 泽辉, 王道庆, 等. 孤立薄壁空腔型肺癌 CT 表现及鉴别诊断[J]. 放射学实践, 2013, 28(8): 843–845.

［34］ 望云, 范丽, 李清楚, 等. 薄壁囊腔型肺癌与薄壁空洞性肺结核的 MDCT 表现鉴别诊断研究[J]. 临床放射学杂志, 2017, 36(1): 46–51.

［35］ 代平, 欧光乾, 刘勇, 等. 薄壁囊腔类肺癌与薄壁空洞性肺结核 MSCT 诊断对比研究[J]. 放射学实践, 2018, 33(4): 63–67.

［36］ 吴光耀, 伍建林. 肺部囊腔类肺癌的分型及其 CT 表现[J]. 放射学实践, 2016, 31(10): 902–907.

第七节　肺鳞状细胞癌

2015年版WHO肺肿瘤分类,依据有无角化珠和细胞间桥等典型特征,将鳞状细胞癌（squamous cell carcinoma）分为角化型鳞状细胞癌（可见任意比例的角化珠形成）、非角化型鳞状细胞癌和基底细胞鳞状细胞癌（基底细胞比例＞50%）3个亚型,认为小细胞性、乳头状及透明细胞鳞状细胞癌只是形态模式（pattern）,而非独立病种（entity）,发生率也很低,故而删除[1]。

2021年版WHO肺肿瘤分类,浸润前病变改称鳞状细胞前驱病变,包含鳞状细胞不典型增生和原位鳞癌,2021年版的诊断标准无任何改变,但分类的目录位置做了调整,其目录位置由原来鳞状细胞癌子目录下的浸润前病变,调整为单独目录的鳞状细胞前驱病变[2]。另一个重要的更新为"淋巴上皮癌",原名"淋巴上皮瘤样癌",2015年版归入"其他或未分化癌"目录下,2021年版则归入"鳞状细胞癌",并认为＞90%的亚洲病例与EB病毒有关,而在欧美人群中,其与EB病毒的相关性较低。在分子病理学上,发现鳞状细胞癌也有*EGFR*基因突变及*ALK*基因融合的可能性[2,3]。

一、鳞状细胞癌

肺鳞状细胞癌的发病率近年来有所下降[4-6]。许春伟等[7]按2015年版WHO肺肿瘤分类结合组织形态学、免疫表型、遗传学及临床特点,收集军事医学科学院附属医院2010年11月1日至2015年3月31日诊治的2 771例肺肿瘤进行回顾性分析,2 672例原发性肺部肿瘤切除病例,其中鳞状细胞癌424例,占15.87%,居第3位。

过去10年中,鳞状细胞癌的靶向治疗进展缓慢,鳞状细胞癌的肿瘤驱动基因谱较腺癌复杂,免疫治疗可能是未来鳞状细胞癌治疗的亮点[7]。

【组织起源】与其他组织学类型的肺癌相比,肺鳞状细胞癌与吸烟的相关性更强[8,9]。近年来,大部分国家有效的控烟措施,降低了全球肺鳞状细胞癌的发病率,但仍然占所有肺癌的前列[10]。据报道,全球每年超过40万人死于肺鳞状细胞癌及其并发症[6,11]。

基因表达水平与癌症的发生密切相关。众所周知,产生癌变的因素有很多,包括基因突变,抑癌基因的功能丧失,原癌基因的激活,以及其他与癌症相关的因素[12]。

近年来,EGFR-TKI和ALK抑制剂的出现,非小细胞肺癌的治疗已经取得了重大进展,然而,肺鳞状细胞癌患者的*EGFR*突变和*ALK*基因重排的发生率较低（分别约为2.7%和1.5%～2.5%）,因此,只有少数肺鳞状细胞癌患者可以选择EGFR-TKI或ALK抑制剂[13,14]。一些研究提示,肺鳞状细胞癌可能根本不具有*EGFR*突变,有突变率较低的研究结果出现是由于混合组织学样本（如腺鳞状）被误诊为肺鳞状细胞癌[15]。

【病理特征】基底细胞样鳞状细胞癌缺乏角化珠、细胞内角化和（或）细胞间桥等鳞状分化形态,但呈现鳞状细胞癌的表型,异型增生的梭形小细胞具有小叶状结构、栅栏状排列及粉刺样坏死,而不表达神经内分泌标志物,根据定义,基底细胞样区域需＞50%,而不论是否存在角化,故病理诊断不可贸然在穿刺活检标本上做出。但是,2021年版、2015年版分类均认为,只要见到角化珠形成,肿瘤即被分类为角化型鳞状细胞癌,而没有像肺腺癌亚型分类那样,用5%或10%的比例进行量化[1,2]。任意比例角化珠的亚型,是否与治疗方案和预后有影响,尚不得而知。

　　周围型鳞状细胞癌的癌细胞可在肺泡腔内生长,四周围着一圈肺泡上皮,癌组织在肺实质内浸润性生长,而不损害气道,具有独特的生长方式[16]。

　　免疫组织化学在鳞状细胞癌的诊断和分型中,有重要作用。常用的有CK5/6、p63、p40。研究表明,多种抗体联合应用在肺癌的组织学分类中的诊断意义远优于单种抗体[17-20]。

　　CK5/6为高分子量的酸性多肽物质,包含CK5和CK6两种分子,广泛表达于上皮及黏膜的鳞状上皮、乳腺肌上皮、肺支气管上皮下基底细胞、前列腺及涎腺的基底肌上皮细胞,大部分单层腺上皮不表达CK5/6,其对于鳞状细胞癌和腺癌有很好的鉴别诊断作用。文献报道CK5/6对肺鳞状细胞癌诊断的敏感性为81.25%～100%[20-22],特异性为69.05%～84.26%[20-22]。

　　人体p63基因,位于染色体3q27～29,由15个外显子组成,包含2个独立启动子。p63常表达于上皮组织基底层,在正常上皮组织的形成中发挥重要作用,p63在鳞状细胞源性的各种良恶性肿瘤组织中有表达,尤其在鳞状细胞癌组织中表达增强,且表达频率和分布与鳞状细胞癌细胞间变程度显著相关[23]。p63诊断肺鳞状细胞癌的敏感性为98.28%～100%[18,20,24],特异性为54.76%～88.00%[18,20,24]。p40(ΔNp63)是p63蛋白的一种亚型,近年来,国外较多文献报道其在肺鳞状细胞癌病理诊断中具有重要价值[25,26],p40诊断肺鳞状细胞癌的敏感性为98.28%～100%[18,20,24],特异性为78.57%～100%[18,20,24]。

　　综合文献研究结果,以上三项指标在诊断肺鳞状细胞癌时,CK5/6的敏感性可达100%,而特异性偏低;p63的敏感性高,然而特异性较低;相比较而言,p40的敏感性和特异性均较高。三项中至少一项阳性诊断的灵敏度达100%,三项指标联合检测的特异性达90.48%,高于任一指标单独使用。三项指标在肺鳞状细胞癌中的诊断准确率分别为80%、87%和90%。三者联合检测时,可将诊断准确率提高至95%[18,20,24]。当组织较小,或所能进行免疫组织化学染色指标有限时,首选p40单项检测[20]。

　　对于非角化型鳞状细胞癌,除了标志p40和(或)p63及CK5/6外,尚需观察TTF-1、Napsin A或CK7等的表达情况,如果一个分化差的肿瘤,同时表达上述腺鳞癌标志物,诊断应慎重,或许应诊断为(实性)腺癌较合适[1,27,28]。

　　近年来,研究了鳞状细胞癌的基因组和表观遗传学,发现在几乎所有的鳞状细胞癌都有复杂的基因组改变,每例鳞状细胞癌平均有360个外显子突变,165个基因组的重排,323个基因片段拷贝数的变化,还有18个基因的频发突变,包括Tp53基因的突变,以及在组织相容性基因A位点,还发现有功能缺失性突变[29-32]。

　　此外,在基底细胞样鳞状细胞癌中,还发现了一些特异的基因改变,如肿瘤蛋白p53(tumor protein p53, Tp53)、亚硫酸氧化酶(sulfite oxidase, SOX)、转录因子E2F、v-myb成髓细胞性白血病病毒癌基因同源物(v-myb myeloblastosis viral oncogene homolog, MYB)、成纤维细胞生长因子2(fibroblast growth factor 2, FGF2)、FGF19、v-myc骨髓细胞瘤病毒癌基因同源物(v-myc myelocytomatosis viral oncogene homolog, MYC)、Nanog同源框蛋白(N anog homeobox protein, NANOG)和POU同源框1蛋白(POU class5 homeobox 1, OCT4)等[33]。这些基因的突变和扩增,不但在鳞状细胞癌的发生、发展中起着关键性作用,而且还能预测其生物学行为。因此,分析上述基因的改变,有助于揭示鳞状细胞癌复杂的发病机制,还对基因靶向治疗和预测药物治疗的敏感性方面有着重要意义[29,31,34-36]。

　　现今,肺鳞状细胞癌缺乏有效的靶向治疗方法。尽管已鉴定出一些潜在的靶向标志物,包括DDR2突变、PIK3CA、FGFR1和MET扩增,但尚未在肺鳞状细胞癌中,针对特定的靶向药物进行验证[9,37,38]。对于不同亚型鳞状细胞癌,暂无发现其有意义的预后或预测作用,但随着免疫治疗和鳞状细胞癌新靶点的探寻,今后病理亚型的作用值得研究。

【临床表现】鳞状细胞癌具有明显的性别优势,男性明显居多,男性发生率占61.3%~88.2%,多见于吸烟或曾经吸烟的中老年男性,患病的平均年龄为66~70岁[38-43]。因多数为中央型肺癌,故早期较常出现咳嗽、咳痰、痰中带血症状。合并慢性支气管炎、肺气肿等慢性阻塞性肺病时,可有胸闷、气急和呼吸困难等症状。症状持续加重或症状突然发生改变时,要想到合并肺癌的可能,宜行胸部CT,必要时行纤维支气管镜检查[44-46]。

【影像学表现】大约1/3的肺鳞状细胞癌表现为孤立性结节或肿块[38,47,48],综合文献报道,周围型肺鳞状细胞癌(p-SQCC)的平均最大径大于周围型肺腺癌,发现时,病灶常相对较大,平均最大径超过4 cm[47,48]。p-SQCC分叶征和毛刺征显示率较高,可能与其肿瘤细胞的肺泡填充型病理亚型及肿瘤的生长方式密切相关[32,43],结节较小时,对周围的组织侵袭较少,毛刺征出现较低。深分叶征的出现率明显高于周围型肺腺癌;徐岩等[38]报道,分叶征在最大径0.8~2.0 cm组和最大径2.1~3.0 cm组鳞状细胞癌的显示率,分别为83.3%和94.2%;毛刺征在最大径2.1~3.0 cm组中出现率为78.8%,而在最大径0.8~2.0 cm组中出现率仅为45.8%[38]。总的来说,鳞状细胞癌的毛刺、棘突征出现率与腺癌无明显差别[49,50]。空泡征的出现率较腺癌低,常表现为实性结节(图3-7-1)。

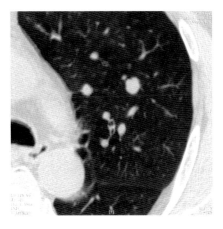

图3-7-1 男性,59岁。左肺上叶尖后段结节,呈类圆形,边界清楚,且较光整,有浅分叶,无毛刺,实性密度。手术病理:鳞状细胞癌

周围型肺鳞状细胞癌胸膜凹陷征的出现率明显低于腺癌[51]。如果肿块贴近胸膜或胸壁,可侵犯邻近胸膜及胸壁组织。文献认为,最大径2~3 cm组中,胸膜凹陷征发生率较高,主要表现为胸膜受牵拉、移位,但不伴有胸膜的增厚[38,41,47]。鳞状细胞癌支气管血管集束征的发生率较低,占29.2%~44.2%[38],而文献报道支气管血管束异常在周围型小细胞肺癌中的发生率为33%~57.6%[52-55]。

周围型肺鳞状细胞癌局灶性坏死的出现率明显高于腺癌,局灶性坏死(图3-7-2)和癌性空洞是周围型鳞状细胞癌的两大主要特征,局灶性坏死是p-SQCC的一种特异性征象,病理上多为凝固性坏死。较小面积的坏死区在平扫CT上不易发现,但在增强扫描时坏死区(无强化区或低强化区)与肿瘤组织(明显强化)可形成边界清楚的界面,表现为不均匀强化;较大面积的局灶性坏死,在CT平扫上即可发现。较大的结节或肿块,容易发生凝固性坏死,局灶性坏死的发生率较高,徐岩等[38]报道的一组最大径0.8~2.0 cm周围型鳞状细胞癌,发生率仅为37.5%。随着结节的增大,其周围支气管动脉受压或者闭塞,相应肺组织供血不足而逐渐出现坏死、液化;坏死物质发生液化后,经支气管排出,则形成空洞,因此,较大面积的局灶状坏死和空洞征在3 cm以上p-SQCC中比较常见,坏死及空洞通常偏心性(图3-7-3),位于结节或肿块的周边,内壁不规则。在增强CT上,周围型鳞状细胞癌空洞壁有强化,壁结节大小不等,也有强化[56]。少数也可以表现为薄壁空洞(图3-7-4),形成机制可能与近端支气管阻塞有关。

周围型肺鳞状细胞癌与肺腺癌不同的组织学特点和生物学行为,决定了其CT表现的差

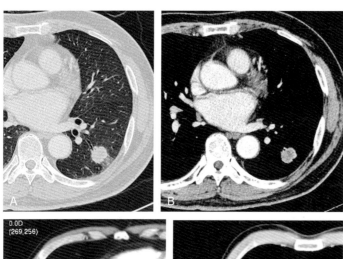

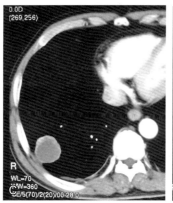

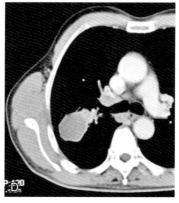

图3-7-2 A、B：男性，69岁。左肺下叶背段结节，呈类圆形，边界清楚，有浅分叶，并可见细短毛刺（A），近端可见细支气管于边缘截断，内部呈实性密度，增强后延迟扫描，可见明显液化坏死（B）。手术病理：鳞状细胞癌。C：男性，58岁。右下叶外基底段胸膜下鳞状细胞癌，增强后延迟扫描内可见大部分为坏死组织，仅边缘存留有强化组织。D：男性，58岁。右上叶后段鳞状细胞癌，CT增强后延迟扫描内见大部分为坏死组织，边缘光整，边缘少许假包膜。右肺门和支气管旁可见淋巴结肿大

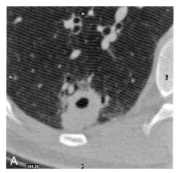

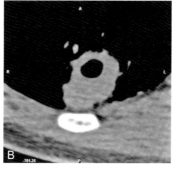

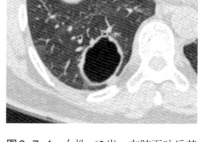

图3-7-3 男性，70岁。右肺下叶后基底段肿块，呈类圆形，边界清楚而不光整（A），有浅分叶，内部可见空洞，内壁较光整（B）。手术病理：鳞状细胞癌

图3-7-4 女性，62岁。右肺下叶后基底段空洞，呈类圆形，边界清楚，壁薄，较均匀，前缘可见细支气管进入，内壁大致光整。手术病理：鳞状细胞癌

异，相较肺腺癌的HRCT表现，周围型肺鳞状细胞癌瘤体较大、以肿块为主要表现、瘤体边界多数清楚，并边缘易出现分叶、瘤体内多有坏死；再结合临床资料，如性别、年龄和吸烟史等，术前准确鉴别是可能的[57-60]。

另外，CT能谱技术对肺鳞状细胞癌与其他病理类型肺癌的鉴别也有一定价值。双源能谱计算机断层扫描（dual-energy computed tomography, DECT）对同一解剖位置进行高低双能量扫描，并且通过物质分离技术，分离成任意两种基质，以对病灶进行定量分析[61-66]。双

入口CT灌注（dual-input CT perfusion, DI-CTP）成像作为一种无创性功能学检查方法，可以提供血流首次通过组织时的生理信息。CT形态学特征，结合一站式能谱联合灌注参数，如动脉期病灶碘基值（iodine concentration, IC）、同层主动脉IC、病灶标准化碘基值（normalized iodine concentration, NIC），即病灶IC/主动脉IC、肺动脉血流量（pulmonary flow, PF）、支气管动脉血流量（aortic flow, AF），以及各灌注量间的比例−灌注指数［perfusion index, PI＝PF/（PF+AF）］，腺癌组的IC、NIC明显高于鳞状细胞癌组[67-69]。与组织的病理基础有关，肺腺癌病灶微血管较鳞状细胞癌病灶密集。此外，肺鳞状细胞癌组织内常见瘤巢、角化珠及细胞间桥，癌细胞以堆积生长为主，所以，组织结构较致密，可推挤邻近支气管及血管；而肺腺癌的癌细胞主要以伏壁状方式生长，致使组织结构较疏松[70,71]。据此，可有效提高肺鳞状细胞癌与肺腺癌的鉴别诊断准确性。通过动态测量碘浓度，还可以有效提供病灶的血流动力学信息，从而实现CT图像从形态学诊断转变为功能性诊断。

PET/CT可同时反映病变的解剖结构成像和代谢功能成像，在肺癌的早期诊断、分期、疗效评估和预后判断等方面有重要意义[72-75]。[18]F-FDG PET/CT糖代谢对鳞状细胞癌的诊断敏感性、特异性和准确性要高于肺腺癌（图3-7-5），不仅可对SPN鉴别诊断，一次全身扫描还可同时完成N、M的精准分期。

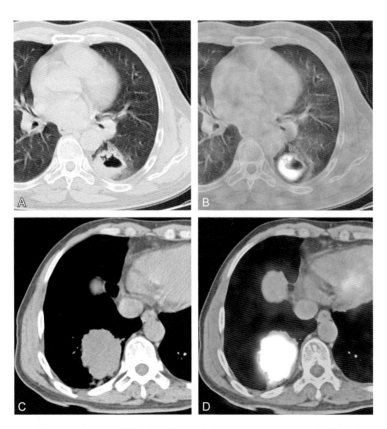

图3-7-5　A、B：男性，69岁。左肺下叶背段空洞，大小约3.5 cm×3.0 cm，分叶状，空洞壁厚，内缘凹凸不平（A），PET/CT检查（B），FDG摄取明显增高，平均SUV为11.1，最大SUV为13.0。手术病理：鳞状细胞癌。C、D：男性，61岁。右肺下叶后基底段肿块，类圆形，最大径约5.5 cm，边界清楚，浅分叶，无毛刺，平扫CT（C）内部密度均匀，[18]F-FDG PET/CT扫描（D），肿块糖代谢明显增高，SUV[max]为26。手术病理证实为低分化鳞癌

SUV$_{max}$是对肺癌PET/CT图像分析判断的主要半定量量化指标,可反映肿瘤组织增殖速度和代谢活性,有助于诊断疾病、疗效评价及预后判断等[76,77]。研究显示肿瘤最大径为SUV$_{max}$的独立影响因素,肺癌SUV$_{max}$与肿瘤最大径呈正相关,即肿瘤越大,SUV$_{max}$越高[72,78,79]。肺癌的病理类型和分期,对肺癌个性化精准治疗方案的确定至关重要,然而,有时术前不易获得组织以确定病理分型,研究显示,病理类型和临床分期也是SUV$_{max}$的独立影响因素[72],SUV$_{max}$在鉴别肺癌病理类型方面有一定的价值[78,79]。腺癌与鳞状细胞癌及小细胞肺癌的SUV$_{max}$有差异,且腺癌SUV$_{max}$低于鳞状细胞癌及小细胞肺癌[72,80]。可能由于鳞状细胞癌细胞中葡萄糖转运体-1的过度表达,使得鳞状细胞癌细胞增殖速度快,倍增时间缩短,所以鳞状细胞癌的SUV$_{max}$高于腺癌[81]。然而,Liu LP等[82]研究显示,SUV$_{max}$鉴别肺癌病理类型价值有限。肺癌的SUV$_{max}$还与TNM分期有关[83]。Ⅰ期SUV$_{max}$平均值低于Ⅱ期、Ⅲ期、Ⅳ期,分期越晚,SUV$_{max}$呈上升趋势[72,83,84]。Zhu SH等[83]研究显示,非小细胞肺癌原发病灶的SUV$_{max}$越高,远处转移的可能性越大。

Shin等[85]报道,在肺气肿、肺纤维化的基础上,p-SQCC的发生率明显增高,这对p-SQCC的诊断有一定提示作用。

【鉴别诊断】影像上,较小的周围型鳞状细胞癌与腺癌鉴别不易;而较大时,则与其他类型的低分化或未分化肺癌难鉴别。病理上,肺鳞状细胞癌需要与肺原发性涎腺肿瘤、SMARCA4缺失的未分化肿瘤、NUT癌、转移性尿路上皮癌及胸腺癌等肿瘤鉴别[2,86]。

1. 周围型腺癌　肺鳞状细胞癌发病年龄中老年男性多见,实性密度肺结节为主,较小的肺鳞状细胞癌同样可以表现有分叶和毛刺,两者区分难度大。有学者认为PET/CT的FDG代谢的SUV$_{max}$可能有帮助,鳞状细胞癌SUV高于肺腺癌,但尚待多中心的大样本资料统计分析。

2. 肺肉瘤　通常发病年龄较轻,位于肺的周边,影像上常表现为巨大肿块,边缘光整,部分病例内部可见明显液化坏死,但少数情况,鳞状细胞癌也可有明显坏死,鉴别不易;肉瘤出现肺门和纵隔淋巴结转移的概率,较鳞状细胞癌略低。

3. 孤立性转移瘤　多有肺外恶性肿瘤病史,结直肠癌相对容易出现肺部单发大转移瘤,边缘光整,少数病例内部可见泥沙样钙化[87],而肺门和纵隔则较少出现淋巴结转移。动态随访生长速度较快,结合病史,诊断大多不难。

二、肺淋巴上皮癌

2015年版WHO肺肿瘤分类中,原发性肺淋巴上皮瘤样癌(lymphoepithelioma-like carcinoma, LELC)被归为"其他或未分类癌"目录下[88]。2021年版WHO肺肿瘤分类,将原名"淋巴上皮瘤样癌",更新为"淋巴上皮癌"(lymphoepithelial carcinoma, LEC),并归入"鳞状细胞癌"[89,90]。

肺LEC是一种罕见的恶性肿瘤,占全部肺癌的0.7%～0.92%[91,92]。国内许春伟等[92]报道的一组2 771例肺部肿瘤中,淋巴上皮癌仅1例,占0.04%。

肺LEC发病具有显著的种族和地理分布特点[93],多见于亚裔不吸烟的患者[92,94,95]。WHO认为超过90%的亚洲病例与EB病毒有关,而在欧美人群中,其与EB病毒的相关性较低[89,90,96]。在我国,则多发生于南方地区,可能与EB病毒的感染有很大的相关性[97]。雷永霞等[91]报道的一组研究病例,均发生于中国南方地区,其中广东籍占89%。

【组织起源】LEC可发生于鼻咽以外的前肠起源的器官,如肺和乳腺等[98]。肺LEC发病机制尚不清楚,超过90%的肺LEC与EBV感染相关,该类患者血EBV-DNA拷贝数阳性;EBV衣壳抗原抗体-IgA阳性,EBER原位杂交结果阳性[99]。

在驱动基因方面,一项基于中国多中心肺LEC患者的不同阶段基因谱分析研究发现,与肺腺癌不同,肺LEC很少有*EGFR*、*ALK*和*ROS1*等驱动基因突变,而51.9%(14/27)的患者检测到拷贝数变异[100]。此外,该研究还发现77.8%(21/27)的患者有表观遗传调节因子的突变,提示表观遗传调控可能参与肺LELC的发生过程。同时,在肺LEC中,还存在多种体细胞突变参与肿瘤的发生与进展,包括病毒感染相关的载脂蛋白B-mRNA编辑酶催化多肽家族基因过表达、Ⅰ型干扰素(interferon,IFN)基因缺失,IFN诱导的JAK/STAT通路抑制和核因子κB通路异常激活等[101]。

【病理特征】肺LEC在病理分类上属于NSCLC,组织学上与鼻咽未分化癌相似[99]。大体病理多呈灰白或灰黄,质软、中或硬,边界较清楚,可伴有坏死或钙化。镜下肿瘤呈不规则团块状或巢状排列,癌细胞呈合胞体状聚集成堆,细胞核呈空泡状,核仁明显红染,其间可见不同程度淋巴细胞、浆细胞浸润及纤维性间质包绕,并可见丰富血管[102-105]。根据镜下观察,LEC癌巢与淋巴细胞、浆细胞的分布特点,将其分为Regaud型和Schmincke型,前者表现为癌巢结构清晰,癌巢之间有大量淋巴细胞、浆细胞围绕;后者表现为癌巢结构不清晰,癌细胞被淋巴细胞、浆细胞分开,散布在炎细胞之间[106]。雷永霞等[91]的一组研究中,除10例无法评估外,117例标本中,镜下表现为Regaud型82例,Schmincke型35例。

几乎所有病例原位杂交检测人类疱疹病毒(EBER),均呈阳性。韩家安等[107]报道32例广州肺LEC患者的EBER阳性率为93.8%;Jiang等[108]的研究中,52例肺LEC患者均来自广东地区,EBER阳性率达到100%;全勇等[109]报道的18例肺LEC也均为广东患者,其中有16例患者进行EBER检测,均为阳性。

雷永霞等[91]报道组中的65例行CD34染色,61例表达阳性。全勇等[109]报道的免疫组织化学染色,癌细胞CK、CK5/6、p63均阳性,支持诊断;vimentin、chromogranin A、TTF-1、Napsin A均为阴性,Ki-67阳性率为40%~70%。

肺LEC的镜下细胞形态无特异性,免疫组织化学呈CK5/6、上皮膜抗原(epithelial membrane antigen,EMA)、p63和p40阳性,提示为鳞状细胞癌;在亚裔患者该肿瘤细胞核中常可检测到EBV+[110]。在血清学检查中,循环EBV DNA浓度常作为辅助诊断标准。一项大样本多中心前瞻性研究发现,其与预后存在相关性,基线高EBV DNA浓度(≥4 000拷贝数/mL)可能与疾病复发及较差的生存率相关[111]。

在分子检测方面,该病驱动基因变异罕见,仅2%的患者具有*EGFR*突变,但PD-L1表达较高[112-114]。

【临床表现】原发性肺LEC发病率无明显性别差异,男女比例为1∶1.23,年龄为23~81岁,年龄跨度大,平均年龄为53~57岁,与吸烟关系不大[91,94,95]。

无特异性临床症状,主要有咳嗽、咳痰、胸痛、胸闷、痰中带血等,也可有发热、杵状指等[115,116]。周围型LEC多数在体检时发现。该病总体预后可能优于其他类型NSCLC[98,99]。

【影像学表现】周围型多于中央型,平均最大径小于中央型[91,117],且内部更容易出现钙化。雷永霞等[91]一组127例肺LEC中,中央型45例(35%),其中3例病灶发生在气管下段,周围型82例(65%)。9例发生在右上肺,36例发生在右中肺,27例发生在右下肺,20例发生在左上肺,37例发生在左下肺。详见表3-7-1。

表3-7-1　原发性肺LEC的CT征象[91]

CT征象	例　数	比例（%）
部位		
中央型	45	35
周围型	82	65
形态		
结节或肿块	118	93
实变	9	7
边缘情况		
清晰	99	78
分叶	100	79
毛刺	49	39
密度		
均匀	88	69
空洞	17	13
钙化	14	11
坏死	8	6
其他征象		
动脉期瘤内血管影	57	59
气管支气管受累/包埋	89	70
阻塞性炎症/肺不张	74	58
肺门和（或）纵隔淋巴结肿大	89	70

引自：雷永霞,李新春,胡文清,等.原发性肺淋巴上皮瘤样癌的CT及PET/CT表现与病理对照[J].临床放射学杂志,2019,38（3）:441-446.

　　原发性肺LEC的CT表现可分为结节或肿块型、实变型,其中多以单发肿块或结节为主,少数可多发[91,109]。肺LEC部分病灶较大,且多发生于右肺中叶及两肺下叶。早期的病灶大都贴近胸膜,靠近纵隔,Ooi等[118]发现LEC可表现为胸膜下孤立结节,病灶进展可侵犯纵隔、胸膜,并出现纵隔及肺门淋巴结转移,晚期易侵犯大血管。结节或肿块型者,呈类圆形和不规则形,边界光整,无分叶和毛刺,酷似良性肿瘤（图3-7-6）。病灶最大径1.0～12.3 cm,平均5.00±2.41 cm。118例病变表现为类圆形或不规则形结节或肿块,其中单发112例,多发6例;全勇等[109]报道18例患者共检出19个病灶,中央型8个、外周型10个,肿瘤最大径0.5～6.8 cm,平均3.5±1.4 cm。陈相猛等[117]报道的中央型病灶平均径线3.9 cm,周围型病灶平均最大径2.6 cm,中央型要大于周围型[118,119]。雷永霞等[91]报道的一组中,78%的病灶边界清晰,79%的病灶可见分叶,39%可见毛刺。实变型LEC则表现为某一叶、段或多叶实变。雷永霞等[91]的资料中,9例表现为叶或段实变影。

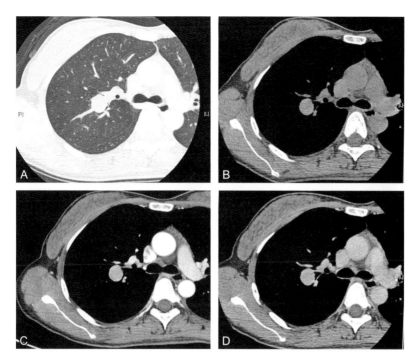

图3-7-6 女性,43岁。右肺上叶肺门旁右上叶后段支气管水平亚段和后亚段支气管分叉部结节,CT肺窗(A)示两亚段支气管受推挤移位,结节呈圆形,边界光整,无分叶和毛刺,平扫(B)内部密度均匀,平均CT值19.6 Hu,增强早期(C)结节强化,平均CT值55 Hu,延迟后(D)强化明显,CT值62 Hu,呈明显持续强化。手术病理:淋巴上皮癌

69%的病灶,平扫密度均匀,13%的病灶内部可见空洞,Schmincke型肺LEC比Regaud型更容易出现空洞。11%的病灶内部可见点状钙化,6%的病灶平扫内部可见坏死低密度区。Ma等[119]报道,4.9%的PLEC病灶内,可发现细小钙化,多在强化减低的坏死区域,被认为与营养不良钙化有关[117]。

病灶平扫CT值为4.0~57.0 Hu,平均为(37.7±8.92)Hu,增强后,病灶动脉期CT值为13.0~105.0 Hu,平均为(54.9±15.45)Hu,静脉期CT值为33.0~116.0 Hu,平均为(67.3±13.26)Hu。增强病灶中,16.2%呈轻度强化,66.7%呈中度强化,17.1%呈明显强化。59%(57/96)的病灶增强动脉期内部可见不同数量的索条状的不连续血管影[91]。

全勇等[109]报道的一组病例的CT平扫,病灶无论大小,均呈密度较均匀的实性结节或肿块,无钙化和空洞,平扫CT值为30~50 Hu,平均为(44±5)Hu。CT增强扫描,动脉期CT值为60~110 Hu,平均为(81±15)Hu;静脉期CT值为68~87 Hu,平均为(80±12)Hu,主要呈实性不均匀强化(图3-7-7)。

约70%的患者确诊时,合并肺门和(或)纵隔淋巴结肿大[91,120];少数可发生肺内转移,还可侵犯胸膜、胸壁、膈肌、肺动/静脉[91,121-125]。

PET/CT是评估肺内病变恶性程度的无创性检查方法之一,对于发现淋巴结及远处转移具有明显的优势,并且可以排除鼻咽部有无原发病灶。总体上,SUV要高于其他周围型肺癌,FDG高摄取被认为与肿瘤上皮细胞Ki-67的高表达有关,这可能与原发性肺LEC内具有丰富的瘤内血管相关。Dong等[126]报道了1例晚期LEC合并淋巴结转移的患者,肿瘤SUV_{max}达到34.5。雷永霞等[91]一组中,38例行PET/CT检查,病灶均可见FDG摄取增高,

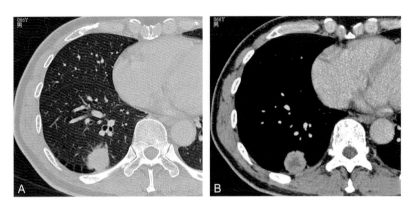

图3-7-7　男性,66岁。右肺下叶后基底段结节,类圆形,CT平扫(A)边界清楚而不光整,浅分叶,并可见少许毛刺,增强后(B)内部密度不均匀强化,可见低密度坏死灶。手术病理:淋巴上皮癌

标准摄取值(SUV)最大值范围为2.1～28.5,平均为13.00±6.65,其中5例SUV<5.0,7例SUV为5.0～10.0,26例SUV>10.0。Aktas等[127]发现LEC病理组织学表现上皮类细胞肿瘤所占比例较少,肿瘤基质中富含大量增殖指数高、Ki-67呈高表达的淋巴细胞,可能是LEC病灶FDG高摄取的原因。一组19例LEC的研究表明,Schmincke型的SUV_{max}较Regaud型SUV_{max}高[128]。

FDG摄取还可能与大小有关,较小的病灶,代谢可不高,且可动态改变。陈相猛等[117]2例患者进行了PET/CT检查,肺部病灶SUV_{max}分别为13.1和1.0。Shen等[129]报道了1例PLEC伴有EBV阳性的患者,随访2年内,病灶FDG出现由不摄取到高摄取的转变,提示肿瘤进展。

周围型LEC结节边界光整,容易误诊为良性肿瘤,这时,短时间间隔(1～3个月)的CT随访复查是重要的,同时需要精确扫描,必要时用VR评估病灶的体积变化,并测量生长速度,对判断形态学不典型,如边界光整的结节,是非常有价值的,以免误诊,LEC通常生长速度较快(图3-7-8)。

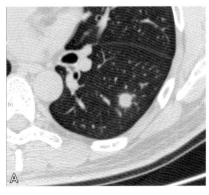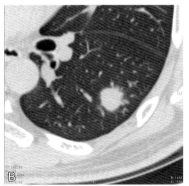

图3-7-8　男性,46岁。发现左下叶背段结节,类圆形,边界清楚,有浅分叶,似有晕征,无明显毛刺(A)。96天后复查,发现结节明显增大(B),提示恶性,手术后病理证实为淋巴上皮癌

另外,PET/CT有鉴别价值,FDG代谢明显增高,提示有包括LEC在内的低分化恶性肿瘤的可能(图3-7-9)。原发灶的摄取程度与是否发生肿瘤扩散和转移密切相关。病灶FDG高摄取的患者,同时发现淋巴结和远处多发转移,低摄取患者未出现淋巴结和远处转移。雷永霞

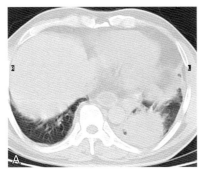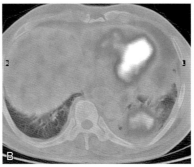

图3-7-9 男性,53岁。CT(A)发现左肺下叶后基底段肿块,边界大致清楚,无明显毛刺。PET/CT(B)示肿块FDG代谢增高,以中央部明显,穿刺病理检查结合免疫组织化学检测,考虑淋巴上皮瘤样癌(新分类:淋巴上皮癌)。左肺斜裂胸膜可见结节,左肺门和纵隔淋巴结肿大,FDG代谢增高,提示转移

等[91]PET/CT检查病例中的近半数,肺门纵隔淋巴结有增大,且FDG摄取增高;6例肺门及纵隔淋巴结无增大,但FDG摄取增高;12例肺门及纵隔淋巴结无增大,且FDG无摄取增高;15例发现有胸膜受累,2例出现肺内转移,1例多发骨转移,1例直接侵犯胸壁。^{18}F-FDG PET/CT在发现远处播散及全身转移方面明显优于CT、MRI等其他影像学检查,对肺门、纵隔及颈部淋巴结转移敏感性高,还可明显提高骨骼、肝、脑等部位转移的诊断率。

当影像学发现下肺或胸膜下的结节或肿块,体积较大,边界较光整,少毛刺,密度均匀,渐进性强化,动脉期瘤内出现多发新生血管,容易包埋累及支气管,FDG摄取明显增高时,结合地域因素应想到有原发性肺LEC的可能性。对可疑病例,宜及时行经皮穿刺肺活检或纤维支气管镜进一步检查,以尽快组织病理学确诊。

【鉴别诊断】PLEC术前诊断不易,尤其是结节较小时,需要与以下疾病鉴别。

1. 转移性鼻咽淋巴上皮瘤样癌 原发性肺LEC需与转移性鼻咽LEC鉴别。转移性鼻咽LEC在组织学上与肺LEC表现一样,因此,诊断时必须依靠病史并且结合影像学检查,来排除鼻咽部的原发灶。

2. 原发性肺淋巴瘤 多为均匀等密度软组织肿块,包绕血管和支气管,肿瘤内部支气管可无明显狭窄出现“支气管充气征”;肿瘤坏死少见,增强后呈均匀中度强化;合并纵隔、肺门淋巴结肿大,淋巴结融合常见,亦呈均匀强化[130]。实变型肺LEC容易与黏膜相关组织淋巴结外边缘区淋巴瘤(MALT)混淆,有学者[119]认为,原发性肺LEC既具有癌的特点又具有淋巴瘤的特点。但肺黏膜相关性淋巴瘤内的血管、支气管走行通常完整,而肺LEC支气管通常会截断或狭窄,其内血管影不连续。

3. 其他病理类型肺癌 主要需与其他低分化、未分化或神经内分泌肿瘤/癌相鉴别。原发性肺腺癌常表现为周围型、孤立性的结节或肿块,通常边界清楚而不光整,相对容易出现分叶征、毛刺征、空泡征、支气管充气征、胸膜凹陷征等征象。肺癌筛查发现的早期肺腺癌更多地表现为孤立性的非实性结节或部分实性结节,而PLEC均表现为孤立性实性结节或肿块。肺鳞状细胞癌常表现为中央型肺门区软组织肿块并阻塞性肺炎或肺不张,多数伴有坏死。Ooi等[118]在LEC患者和其他类型肺癌的对比中发现,前者发生淋巴结转移的概率较高,但发生率与肺癌差异无统计学意义。

4. 肺肉芽肿性多血管炎 常表现为双肺多发的肿块和(或)结节,大部分伴有空洞形成,部分空洞周围有提示肺泡出血的“晕征”;实验室检查抗中性粒细胞抗体(ANCA)阳性[131]。

5. 肺错构瘤　早期LEC体积较小,边界光整,影像学上易与肺错构瘤混淆。LEC钙化少见,肺错构瘤多有钙化,典型者,内部有脂肪密度,则可确诊。增强后多无明显强化,或仅轻度强化。不典型肺错构瘤与LELC鉴别有困难,此时,短时间间隔(1～3个月)的CT随访是重要的,对可疑结节,宜行PET/CT等进一步检查,必要时可经皮穿刺肺活检,以明确良恶性。

❖ 参考文献 ❖

［1］ Travis W D, Brambilla E, Burke A P, et al. WHO classification of tumours of the lung, pleura, thymus and heart[M]. 4th. Lyon: IARC Press, 2015: 153−181.

［2］ WHO Classification of Tumours Editorial Board. WHO classification of tumours: thoracic tumours[M]. 5th ed. Lyon: IARC Press, 2021.

［3］ 李媛,谢惠康,武春燕. WHO胸部肿瘤分类(第5版)中肺肿瘤部分解读[J]. 中国癌症杂志,2021,31(7): 574−580.

［4］ Cao M, Chen W. Epidemiology of lung cancer in China[J]. Thoracic Cancer, 2019, 10(1): 3−7.

［5］ Chen W, Zheng R, Baade P D, et al. Cancer statistics in China, 2015[J]. CA Cancer J Clin, 2016, 66(2): 115−132.

［6］ Bray F, Ferlay J, Soerjomataram I, et al. Global cancer statistics 2018: GLOBOCAN estimates of incidence and mortality world wide for 36 cancers in 185 countries[J]. CA Cancer J Clin, 2018, 68(6): 394−424.

［7］ 许春伟,王海艳,吴永芳,等. 2 771例肺肿瘤临床病理特征分析[J]. 临床与病理杂志,2016,36(2): 173−184.

［8］ Vachani A, Sequist L V, Spira A. AJRCCM: 100 year anniversary. The shifting landscape for lung cancer: past, present, and future[J]. Am J Respir Crit Care Med, 2017, 195(9): 1150−1160.

［9］ 董晓平,张雪,郭冬利,等. 肺鳞状细胞癌预后相关影响因素研究进展[J]. 实用肿瘤学杂志,2021,35(4): 380−385.

［10］ Senoo S, Ninomiya K, Hotta K, et al. Recent treatment strategy for advanced squamous cell carcinoma of the lung in Japan[J]. Int J Clin Oncol, 2019, 24(5): 461−467.

［11］ Hata A, Nakajima T, Matsusaka K, et al. A low DNA methylation epigenotype in lung squamous cell carcinoma and its association with idiopathic pulmonary fibrosis and poorer prognosis[J]. Int J Cancer, 2020, 146(2): 388−399.

［12］ 尚文慧,王晓曦,李晓琴,等. 肺鳞状细胞癌发生的早期标志物及肿瘤预测模型[J]. 生物信息学,2020,18(4): 223−235.

［13］ Wang J, Shen Q, Shi Q, et al. Detection of ALK protein expression in lung squamous cell carcinomas by immunohistochemistry[J]. J Exp Clin Cancer Res, 2014, 33(109): 109.

［14］ Calio A, Nottegar A, Gilioli E, et al. ALK/EML4 fusion gene may be found in pure squamous carcinoma of the lung[J]. J Thorac Oncol, 2014, 9(5): 729−732.

［15］ Rekhtman N, Paik P K, Arcila M E, et al. Clarifying the spectrum of driver oncogene mutations in biomarker-verified squamous carcinoma of lung: lack of EGFR/KRAS and presence of PIK3CA/AKT1 mutations[J]. Clin Cancer Res, 2012, 18(4): 1167−1176.

［16］ Yousem S A. Peripheral squamous cell carcinoma of lung: patterns of growth with particular focus on airspace filling[J]. Hum Pathol, 2009, 40(6): 861−867.

［17］ Zhang C, Schmidt L A, Hatanaka K, et al. Evaluation of napsin A, TTF−1, p63, p40, and CK5/6 immunohistochemical stains in pulmonary neuroendocrine tumors[J]. Am J Clin Pathol, 2014, 142(3): 320−324.

［18］ Zhao W, Wang H, Peng Y, et al. DeltaNp63, CK5/6, TTF−1 and napsin A, a reliable panel to subtype non-small cell lung cancer in biopsy specimens[J]. Int J Clin Exp Pathol, 2014, 7(7): 4247−4253.

［19］ Zhao S C, Jia Q L, Zhang P, et al. The differential diagnosis value of immunohistochemistry in lung biopsy[J]. Modern Oncology, 2018, 26(12): 1848−1851.

［20］ 杜倩,赵焕芬,康林,等. 肺鳞状细胞癌组织中p63、CK5/6和p40的表达及其病理诊断价值[J]. 现代肿瘤医学,2019,27(11): 1907−1910.

［21］ Gurda G T, Zhang L, Wang Y, et al. Utility of five commonly used immunohistochemical markers TTF−1, Napsin A, CK7, CK5/6 and p63 in primary and metastatic adenocarcinoma and squamous cell carcinoma of the lung: a retrospective study of 246 fine needle aspiration cases[J]. Clin Transl Med, 2015, 4: 16.

［22］ Yu H, Li L, Liu D, et al. Expression of TTF−1, Napsin A, p63, CK5/6 in lung cancer and its diagnostic values for histological classification[J]. Journal of Sichuan University(Medical Science Edition), 2017, 48(3): 336−341.

［23］ Saghravanian N, Anvari K, Ghazi N, et al. Expression of p63 and CD44 in oral squamous cell carcinoma and correlation with clinicopathological parameters[J]. Arch Oral Biol, 2017, 82: 160−165.

［24］ Bishop J A, Teruya-Feldstein J, Westra W H, et al. p40(DeltaNp63) is superior to p63 for the diagnosis of pulmonary squamous cell carcinoma[J]. Mod Pathol, 2012, 25(3): 405−415.

［25］ Pelosi G, Fabbri A, Bianchi F, et al. Delta N p63(p40) and thyroid transcription factor−1 immunoreactivity on small biopsies or cell blocks for typing non-small cell lung cancer: a novel two-hit, sparing -material approach[J]. J Thorac Oncol, 2012, 7(2): 281−290.

［26］ Nobre A R, Albergaria A, Schmitt F. p40: A p63 isoform useful for lung cancer diagnosis — a review of the physiological and pathological role of p63[J]. Acta Cytol, 2013, 57(1): 1−8.

［27］ Travis W D, Brambilla E, Noguchi M, et al. Diagnosis of lung cancer in small biopsies and cytology: implications of the 2011 International Association for the Study of Lung Cancer/American Thoracic Society/European Respiratory Society classification[J]. Arch Pathol Lab Med, 2013, 137(5): 668−684.

［28］ 方三高,许春伟,肖华亮,等. 解读2015年WHO肺、胸膜、胸腺及心脏肿瘤分类(肺)[J]. 重庆医学,2017,46(1): 4−23.

［29］ Swanton C, Govindan R. Clinical implications of genomic discoveries in lung cancer[J]. N Engl J Med, 2016, 374(19): 1864−1873.

［30］ Knight S B, Crosbie P A, Balata H, et al. Progress and prospects of early detection in lung cancer[J]. Open Biology, 2017, 7(9): 170070.

［31］ Zhang Y, Zheng D, Li Y, et al. Comprehensive investigation of clinicopathologic features, oncogenic driver mutations and immunohistochemical markers in peripheral lung squamous cell carcinoma[J]. J Thorac Dis, 2017, 9(11): 4434–4440.

［32］ 裴筱涵,沈勤,周晓军.周围型肺鳞状细胞癌的临床病理研究进展[J].中华病理学杂志,2017,46(12)：877–880.

［33］ Buder A, Tomuta C, Filipits M. The potential of liquid biopsies[J]. Curr Opin Oncol, 2016, 28(2): 130–134.

［34］ Yatabe Y. EGFR mutations and the terminal respiratory unit[J]. Cancer Metastasis Rev, 2010, 29(1): 23–36.

［35］ Wang W, Tang Y, Li J, et al. Detection of ALK rearrangements in malignant pleural effusion cell blocks from patients with advanced non-small cell lung cancer: a comparison of ventana immunohistochemistry and fluorescence in situ hybridization[J]. Cancer Cytopathol, 2015, 123(2): 117–122.

［36］ Westcott P M, Halliwill K D, To M D, et al. The mutational of genetic and chemical models of Kras-driven lung cancer[J]. Nature, 2015, 517(7535): 489–492.

［37］ Huang G, Huang Q, Xie Z, et al. A nine-long non-coding RNA signature for prognosis prediction of patients with lung squamous cell carcinoma[J]. Cancer Biomark, 2019, 26(3): 239–247.

［38］ Li J, Li H, Zhang C, et al. Integrative analysis of genomic alteration, immune cells infiltration and prognosis of lung squamous cell carcinoma (LUSC) to identify smoking-related biomarkers[J]. Int Immunopharmacol, 2020, 89(Pt A): 107053.

［39］ 徐岩,练伟,韩丹,等. 3 cm以下周围型肺鳞状细胞癌薄层CT征象分析[J].山西医科大学学报,2019,50(8)：1100–1103.

［40］ Krimsky W, Muganlinskaya N, Sarkar S, et al. The changing anatomic position of squamous cell carcinoma of the lung — a new conundrum[J]. J Community Hosp Intern Med Perspect, 2016, 6(6): 33299.

［41］ Sakurai H, Asamura H, Watanabe S, et al. Clinicopathologic features of peripheral squamous cell carcinoma of the lung[J]. Ann Thorac Surg, 2004, 78(1): 222–227.

［42］ Huang Y, Wang R, Pan Y, et al. Clinical and genetic features of lung squamous cell cancer in never-smokers[J]. Oncotarget, 2016, 7(24): 35979–35988.

［43］ Poullis M, McShane J, Shaw M, et al. Smoking status at diagnosis and histology type as determinants of long-term outcomes of lung cancer patients[J]. Eur J Cardiothorac Surg, 2013, 43(5): 919–924.

［44］ Pesch B, Kendzia B, Gustavsson P, et al. Cigarette smoking and lung cancer-relative risk estimates for the major histological types from a pooled analysis of case-control studies[J]. Int J Cancer, 2012, 131(5): 1210–1219.

［45］ Socinski M A, Obasaju C, Gandara D, et al. Clinicopathologic features of advanced squamous NSCLC[J]. J Thorac Oncol, 2016, 11(9): 1411–1422.

［46］ Kadota K, Nitadori J, Woo K M, et al. Comprehensive pathological analyses in lung squamous cell carcinoma: single cell invasion, nuclear diameter, and tumor budding are independent prognostic factors for worse outcomes[J]. J Thorac Oncol, 2014, 9(8): 1126–1139.

［47］ Gu K, Lee H Y, Lee K, et al. Integrated evaluation of clinical, pathological and radiological prognostic factors in squamous cell carcinoma of the lung[J]. PLoS One, 2019, 14(10): e0223298.

［48］ Koenigkam Santos M, Muley T, Warth A, et al. Morphological computed tomography features of surgically resectable pulmonary squamous cell carcinomas: Impact on prognosis and comparison with adenocarcinomas[J]. Eur J Radiol, 2014, 83(7): 1275–1281.

［49］ 李惠民,肖湘生.肺结节CT影像评价[J].中国医学计算机成像杂志,2001,7(1)：30–41.

［50］ Zhang Y, Zheng D, Li Y, et al. Comprehensive investigation of clinicopathologic features, oncogenic driver mutations and immunohistochemical markers in peripheral lung squamous cell carcinoma[J]. J Thorac Dis, 2017, 9(11): 4434–4440.

［51］ 吴华伟,肖湘生,刘士远,等.周围型肺癌胸膜凹陷征形成的瘤内基础及相关影响因素[J].中华放射学杂志,2001,35(10)：5.

［52］ 肖永鑫,于红,刘士远,等.周围型小细胞肺癌支气管血管束异常的CT表现[J].实用放射学杂志,2017,33(11)：1671–1674.

［53］ 孔浩,苗飞.周围型小细胞肺癌的CT诊断与临床病理分型研究[J].影像研究与医学应用,2018,2(14)：105–106.

［54］ 黄先敏,方莉莉,林修径.小细胞肺癌及肺鳞癌多层螺旋CT影像特征及鉴别诊断分析[J].实用医学影像杂志,2020,21(6)：680–682.

［55］ 张全中,鲁际.多层螺旋CT在鉴别诊断小细胞肺癌与肺鳞癌中的应用[J].解放军医药杂志,2017,29(12)：21–24.

［56］ 张唐世.多层螺旋CT对周围型小细胞肺癌肺腺癌及肺鳞癌鉴别的诊断价值[J].山西医药杂志,2020,49(23)：3232–3234.

［57］ Jiang B, Takashima S, Miyake C, et al. Thin-section CT findings in peripheral lung cancer: are there any characteristic features for predicting tumor histology or do they depend only on tumor size[J]. Acta Radiol, 2014, 55(3): 302–308.

［58］ 孟威,潘长青,肖勇,等.周围型肺癌中鳞癌与腺癌的HRCT征象分析[J].医学临床研究,2011,28(8)：1576–1578.

［59］ 蔡春仙,罗良平,向子云,等. HRCT征象在鉴别周围型肺鳞癌和腺癌中的价值[J].临床放射学杂志,2004,23(10)：862–865.

［60］ 谭国胜,杨旭锋,周旭辉,等.周围型肺鳞癌和肺腺癌HRCT表现的比较[J].影像诊断与介入放射学,2007,16(3)：108–112.

［61］ 周静宜,刘芸,黄劲柏.宝石能谱CT成像在不同病理类型肺癌分类诊断的价值探讨[J].CT理论与应用研究,2017,26(3)：291–298.

［62］ Chen M L, Li X T, Wei Y Y. Can spectral computed tomography imaging improve the differentiation between malignant and benign pulmonary lesions manifesting as solitary pure ground glass, mixed ground glass, and solid nodules[J]. Thoracic Cancer, 2019, 10(2): 235–242.

［63］ Wu L Y, Cao G Q, Zhao L. Spectral CT analysis of solitary pulmonary nodules for differentiating malignancy from benignancy: the value of iodine concentration spatial distribution difference[J]. Bio Med Research International, 2018, 2018: 1–9.

［64］ 郭剑波.能谱CT成像在孤立性肺结节良恶性鉴别诊断中的应用价值研究[J].中国CT和MRI杂志,2017,15(2)：54–57.

［65］ Wang G L, Zhang C Q, Li M Y, et al. Preliminary application of high-definition computed tomographic gemstone spectral imaging in lung cancer[J]. Journal of Computer Assisted Tomography, 2014, 38(1): 77–81.

［66］ 陈盈,姚婷,郑昊,等. CT能谱在原发性肺癌病理分型中的应用[J].医学影像学杂志,2016,26(7)：1222–1225.

［67］ Sun Y, Yang M, Mao D, et al. Low-dose volume perfusion computed tomography (VPCT) for diagnosis of solitary pulmonary nodules[J]. European Journal of Radiology, 2016, 85(6): 1208–1218.

［68］ 陈兆渤.首过双入口灌注CT成像在诊断孤立性肺结节的作用研究[D].吉林：延边大学,2017.

［69］高垒,杨青,胡亚彬,等. 双入口CT灌注评价肺腺癌和肺鳞癌血供特征[J]. 中国医学影像技术,2017,33(3): 419–422.

［70］宁先英,李浩,杨明,等. CT能谱定量分析对肺腺癌与鳞癌的鉴别诊断价值[J]. 放射学实践,2017,32(3): 237–241.

［71］李琦. 能谱CT定量分析在评估肺癌病理组织学特征中的应用研究[D]. 重庆: 重庆医科大学,2016.

［72］李慧敏,姚韧寰,刘举珍. 18F–FDG PET /CT最大标准化摄取值与肺癌临床相关因素的关系研究[J]. 现代肿瘤医学, 2019, 27(24): 4373–4376.

［73］Budak E, Cok G, Akgün A. The contribution of fluorine 18F–FDG PET /CT to lung cancer diagnosis, staging and treatment planning[J]. Mol Imaging Radionucl Ther, 2018, 27(2): 73–80.

［74］Ma W, Wang M, Li X, et al. Quantitative 18F–FDG PET /CT analysis in survival rate prediction of patients with non-small cell lung cancer[J]. Oncol Lett, 2018, 16(4): 4129–4136.

［75］Konert T, van de Kamer J B. The role of positron emission tomography in the diagnosis, staging and response assessment of non-small cell lung cancer[J]. J Thorac Dis, 2018, 10(Suppl 21): S2508–S2521.

［76］Liu J, Dong M, Sun X, et al. Prognostic value of 18F–FDG PET /CT in surgical non-small cell lung cancer: A Meta-analysis[J]. PLoS One, 2016, 11(1): e0146195.

［77］Wang Y, Ma S, Dong M, et al. Evaluation of the factors affecting the maximum standardized uptake value of metastatic lymph nodes in different histological types of non-small cell lung cancer on PET/CT[J]. BMC Pulm Med, 2015(15): 20.

［78］Karam M B, Doroudinia A, Behzadi B, et al. Correlation of quantified metabolic activity in non-small cell lung cancer with tumor size and tumor pathological characteristics[J]. Medicine (Baltimore), 2018, 97(32): e11628.

［79］续蕊,刘杰,尹立杰,等. 18F–FDG PET/CT最大标准化摄取值与非小细胞肺癌临床病理特征的关系[J]. 肿瘤研究与临床, 2015, 27(1): 1–5.

［80］Jiang R, Dong X, Zhu W, et al. Combining PET /CT with serum tumor markers to improve the evaluation of histological type of suspicious lung cancers[J]. PLoS One, 2017, 12(9): e0184338.

［81］Suzawa N, Ito M, Qiao S, et al. Assessment of factors influencing FDG uptake in non-small cell lung cancer on PET/CT by investigating histological differences in expression of glucose transporters1 and 3 and tumour size[J]. Lung Cancer, 2011, 72(2): 191–198.

［82］Liu L P, Zhang X X, Cui L B, et al. Preliminary comparison of diffusion-weighted MRI and PET/CT in predicting histological type and malignancy of lung cancer[J]. The Clinical Respiratory Journal, 2017, 11(2): 151–158.

［83］Ming Y I, Muzo W, Sinead B. Absence of a relationship between tumor 18F–fluorodeoxy glucose standardized uptake value and survival in patients treated with definitive radiotherapy for non-small-cell lung cancer[J]. J Thorac Oncol, 2014, 9(3): 377–382.

［84］Zhu S H, Zhang Y, Yu Y H, et al. FDG PET/CT in non-small cell lung cancer: relationship between primary tumor FDG uptake and extensional or metastatic potential[J]. Asian Pacific J Cancer Prev, 2013, 14(5): 2925–2929.

［85］Shin B, Shin S, Chung M J, et al. Different histological subtypes of peripheral lung cancer based on emphysema distribution in patients with both airflow limitation and CT-determined emphysema[J]. Lung Cancer, 2017, 104: 106–110.

［86］李媛,邱雪杉,王鹤. 评估肺鳞状细胞癌预后的组织病理学指标的研究进展[J]. 中华病理学杂志,2021,50(5): 538–540.

［87］李成洲,肖湘生,刘会敏,等. 肺外恶性肿瘤患者肺内孤立性结节的CT–病理对照研究[J]. 中华放射学杂志,2004,38(8): 824–830.

［88］Travis W D, Brambilla E, Burke A P, et al. Introduction to the 2015 World Health Organization classification of tumors of the lung, pleura, thymus, and heart[J]. J Thorac Oncol, 2015, 10(9): 1240–1242.

［89］杨栖,王春语,李思儒,等. 原发性肺淋巴上皮瘤样癌45例临床分析[J]. 中国呼吸与危重监护杂志,2023,22(7): 500–505.

［90］邬小凤,刘俊,朱亚西,等. WHO(2021)胸部肿瘤分类[J]. 诊断病理学杂志,2021,28(8): 690–692.

［91］雷永霞,李新春,胡文清,等. 原发性肺淋巴上皮瘤样癌的CT及PET/CT表现与病理对照[J]. 临床放射学杂志,2019,38(3): 441–446.

［92］Kim C, Rajan A, De Brito P A, et al. Metastatic lymphoepithelioma-like carcinoma of the lung treated with nivolumab: a case report and focused review of literature[J]. Transl Lung Cancer Res, 2016, 5(6): 720–726.

［93］邹珏,张倩倩,沈丽华,等. WHO(2021)浸润性肺腺癌新分级在447例Ⅰ期肺腺癌临床病理特征、预后相关性的应用[J/OL]. 临床与实验病理学杂志,2023,43(11): 1351–1355,1361.

［94］Ho J C, Wong M P, Lam W K. Lymphoepithelioma-like carcinoma of the lung[J]. Respirology, 2006, 11(5): 539–545.

［95］Castro C Y, Ostrowski ML, Barrios R, et al. Relationship between Epstein-Barr virus and lymphoepithelioma-like carcinoma of the lung: a clinicopathologic study of 6 casesand review of the literature[J]. Hum Pathol, 2001, 32(8): 863–872.

［96］Bégin L R, Eskandari J, Joncas J, et al. Epstein-barr virus related lymphoepithelioma-like carcinoma of lung[J]. J Surg Oncol, 1987, 36(4): 280–283.

［97］李瑞雄,王盛集. 原发性肺淋巴上皮瘤样癌的影像学表现[J]. 放射学实践,2016(6): 492–494.

［98］Huang C J, Feng A C, et al. Muhimodality treatment and long-term follow-up of the primary pulmonary lymphoepithelioma-like carcinoma[J]. Clin Lung Cancer, 2012, 13(5): 359–362.

［99］周子超,徐晓玲,江海涛,等. 一例初诊原发性肺淋巴上皮瘤样癌患者的MDT诊治报道[J]. 实用肿瘤杂志,2021,36(4): 293–299.

［100］Xie Z, Liu L, Lin X, et al. A multicenter analysis of genomicprofiles and PD–L1 expression of primary lymphoepithelioma-like carcinoma of the lung[J]. Mod Pathol, 2020, 33(4): 626–638.

［101］Hong S, Liu D, Luo S, et al. The genomic landscape of Epstein-Barr virus-associated pulmonary lymphoepithelioma-like carcinoma[J]. Nat Commun, 2019, 10(1): 3108.

［102］缪俊俊,刘标. 原发性肺淋巴上皮瘤样癌1例报道[J]. 诊断病理学杂志,2019,26(7): 455–456,465.

［103］林志潮. 可手术的原发性肺淋巴上皮瘤样癌的临床及病理分析研究[D]. 广州: 南方医科大学,2016.

［104］李雯,康德勇,杨映红. 原发性肺淋巴上皮瘤样癌20例临床病理分析[J]. 临床与实验病理学杂志,2017,(8): 74–78.

［105］王康玮,魏树全,陈少红,等. 12例原发性肺淋巴上皮瘤样癌的临床病理分析[J]. 广州医药,2015,46(5): 9–11.

［106］蒋牧良,龙莉玲,秦雯,等. 原发性肺淋巴上皮瘤样癌影像表现与病理分析[J]. 中华放射学杂志,2016,50: 91–94.

[107] 韩安家,熊敏,顾莹莹,等.肺淋巴上皮瘤样癌临床病理特点和预后[J].中华病理学杂志,2001,30(5): 328–331.

[108] Jiang W Y, Wang R, Pan X F, et al. Clinicopathological features and prognosis of primary pulmonary lymphoepithelioma-like carcinoma[J]. J Thorac Dis, 2016, 8: 2610–2616.

[109] 全勇,唐秉航,李良才,等.原发性肺淋巴上皮瘤样癌的影像表现及病理特征[J].放射学实践,2018,33(6): 565–568.

[110] Anand A, Zayac A, Curtiss C, et al. Pulmonary lymphoepithelioma-like carcinoma disguised as squamous cell carcinoma[J]. J ThoracOncol, 2018, 13(5): e75–e76.

[111] Xie M, Wu X, Wang F, et al. Clinical significance of plasma Epstein-Barr virus DNA in pulmonary lymphoepithelioma-like carcinoma (LELC) patients[J]. J Thorac Oncol, 2018, 13(2): 218–227.

[112] Fang W, Hong S, Chen N, et al. PD–L1 is remarkablyover-expressed in EBV-associated pulmonary lymphoepithelioma-like carcinoma and related to poor disease-freesurvival[J]. Oncotarget, 2015, 6(32): 33019–33032.

[113] Sasaki A, Kato T, Ujiie H, et al. Primary pulmonary lymphoepithelioma-like carcinoma with positive expression of Epstein-Barr virus and PD–L1: A case report[J]. Int J Surg Case Rep, 2021, 79(1): 431–435.

[114] 张鑫,郭志华,李京沛,等. PD–1和PD–L1在原发性肺淋巴上皮瘤样癌的表达情况和其临床意义[J].中国现代药物应用,2017, 11(16): 25–27.

[115] 龚岩,陈卫国,叶华秀,等.原发性肺淋巴上皮瘤样癌的影像学表现:附10例报告及文献复习[J].南方医科大学学报,2010,30(6): 1401–1403.

[116] 李瑞雄,王盛集.原发性肺淋巴上皮瘤样癌的影像学表现[J].放射学实践,2016,31(6): 492–494.

[117] 陈相猛,张嘉瑜,段晓蓓,等.原发性肺淋巴上皮瘤样癌的MDCT影像学特征及临床表现[J].放射学实践,2020,35(6): 725–730.

[118] Ooi G C, Ho J C M, Khong P, et al. Computed tomography characteristics of advanced primary pulmonary lymphoepithelioma-like carcinoma[J]. Eur Radiol, 2003, 13(3): 522–526.

[119] Ma H, Wu Y, Lin Y, et al. Computed tomography characteristics of primary pulmonary lymphoepithelioma-like carcinoma in 41 patients[J]. Eur J Radiol, 2013, 82(8): 1343–1346.

[120] 鲍军芳,魏新华,江新青.原发性肺淋巴上皮瘤样的CT表现:附14例报告及文献复习[J].中国CT和MRI杂志,2016,14(11): 62.

[121] 顾飞英,林娟,孙晓江,等.原发性肺淋巴上皮瘤样癌9例临床分析[J].肿瘤学杂志,2015,21(11): 934–936.

[122] Aoki R, Mitsui H, Harada K, et al. A case of lymphoepithelioma-like carcinoma of the skin associated with Epstein-Barr virus infection[J]. J Am Dermatol, 2010, 62(4): 681–684.

[123] 钟涛.原发性肺淋巴瘤的螺旋CT表现及病理特点[J].放射学实践,2013,28(4): 401–404.

[124] 郑晶晶,陈新,于化鹏,等.原发性肺淋巴上皮瘤样癌临床分析及文献回顾[J].实用临床医学,2013,14(1): 12.

[125] 吴凯,陈昶,高文.9例原发性肺淋巴上皮瘤样癌分析及文献回顾[J].中国肿瘤临床,2010,37(8): 464–466.

[126] Dong A, Zhang J, Wang Y, et al. FDG PET/CT in primary pulmonary lymphoepithelioma-like carcinoma[J]. Clin Nucl Med, 2015, 40(2): 134–137.

[127] Aktas G E, Can N, Demir S S, et al. Primary pulmonary lymphoepithelioma-like carcinoma on FDG PET/CT[J]. Nucl Med Mol Imaging, 2017, 51(1): 88–92.

[128] 陆田秀,郝珊瑚,王治国,等.^{18}F–FDG PET/CT显像对原发性肺淋巴上皮瘤样癌的诊断价值[J].中华核医学与分子影像杂志,2015, 35(6): 438–441.

[129] Shen D H, Cheng C Y, Lin L F, et al. Conversion from FDG-negative to-positive during follow-up in a rare case of pulmonary lymphoepithelioma-like carcinoma[J]. Clin Nucl Med, 2012, 37(7): 679–681.

[130] 刘彦立,周志刚,高剑波,等.原发性肺淋巴瘤CT特征分析[J].放射学实践,2017,32(8): 843–846.

[131] 万齐,赵康艳,李新春,等.肺韦格纳肉芽肿病CT征象分析[J].放射学实践,2013,28(11): 1128–1131.

第八节　肺大细胞癌

2015年版WHO肺肿瘤分类中,大细胞癌(pulmonary large cell carcinoma, PLCC)被简化为单一类型,将2004年版分类归于"大细胞癌"的基底细胞样癌、大细胞神经内分泌癌和淋巴上皮样癌归入其他相应类型中,并取消了"透明细胞癌"和"大细胞癌伴横纹肌样表型"这两种亚型[1,2]。但是,具有横纹肌样特征的大细胞癌预后较差,故在病理报告中,应注明这种成分的百分比[2]。与2004年版分类相比,2015年版分类对大细胞癌的定义更明确,诊断标准也更严格。诊断大细胞癌,必须是肿瘤切除标本并充分取材,活检和细胞学标本不能用于大细胞癌的诊断。病理形态学上,必须先排除鳞状细胞癌、腺癌和小细胞癌等其他肺癌,免疫组织化学分析和黏液染色不支持鳞状上皮样和腺样分化[3]。

考虑到世界各国诊断技术和水平差异,诊断PLCC有以下3种情况: ① 免疫表型为CK阳性,肺腺癌免疫标志物和鳞状细胞癌标志物及黏液染色均为阴性;② 肺腺癌免疫标志物和鳞状细胞癌标志物表达结果不满意,TTF-1、Napsin A、p40、p63(4A4)、CK5/6其中之一有局灶阳性;③ 不能提供免疫组织化学和黏液染色结果[2,4]。由于免疫组织化学和分子病理技术的飞速发展,诊断准确率的提高,且由于分型的变化,既往诊断为大细胞癌的部分病例,实际上可能是鳞状细胞癌、实体型腺癌或其他类型的肺癌[5],真正大细胞癌的诊断率有所下降。

许春伟等[6]收集军事医学科学院附属医院2010年11月1日至2015年3月31日期间,经病理诊断2 771例肺部肿瘤,按2015年版WHO分类标准进行病理诊断及分类,结果2 771例肺肿瘤中,确诊大细胞癌19例,占0.69%。桑海波等[7]按2015年版WHO病理免疫组织化学诊断标准,回顾2011年1月至2016年6月间,宁波市临床病理诊断中心经手术病理证实的肺癌2 472例,确诊PLCC 22例,占同期手术患者的0.89%(22/2 472)。

2021年版分类中,诊断大细胞癌依然需要进行充分的鉴别诊断,且需要进一步排除SMARCA4缺失的未分化肿瘤[8]。

肺大细胞癌恶性程度高、复发率高、预后差,远期疗效极不理想。近几年报道的资料表明,在所有NSCLC中,PLCC的预后最差,术后的5年生存率为26.7%~30%(而同期腺癌为34.1%~36.3%,鳞状细胞癌为42.5%~46.8%),Ⅲ期患者的5年生存率,则几乎为0[9]。

【病理特征】大体上,肿物切面灰白、灰红色,夹杂灰褐色,边界不清,部分呈放射状凸入周围肺组织,大部分质地硬,部分质软、脆,有坏死及囊腔形成。肺大细胞癌是一类未分化的非小细胞肺癌,无腺样或鳞状上皮样分化,亦缺乏小细胞癌形态和结构特征。

光学显微镜下,大细胞癌细胞呈片状或巢状结构,肿瘤细胞呈大的多角形,异型性明显,核呈空泡状,可见明显的核仁,胞质中等量,细胞呈巢状或弥漫分布,可见坏死,形态学缺乏鳞状细胞癌(角化珠、细胞间桥)、腺癌(腺管状结构、索条状排列、胞质内黏液或印戒细胞等)、神经内分泌癌(菊形团、栅栏状排列)的结构特点。超微结构可见极少量的腺样分化或鳞状上皮样分化。

诊断大细胞癌时,应首先排除鳞状细胞癌、腺癌及小细胞癌。常用免疫组织化学抗体是TTF-1、Napsin A、p63、p40及CK5/6,因此,首要条件是肺腺癌免疫组织化学标志物(TTF-1、Napsin A)、肺鳞状细胞癌免疫组织化学标志物(p63、p40、CK5/6)、神经内分泌癌免疫组织化学标志物(Syn、CgA、CD56)及黏液染色均为阴性[10,11]。表1-2-1归纳总结了肿瘤切除标本和活检标本组织学类型的诊断与免疫组织化学特征,这一总结为临床工作中,大细胞癌与实体型腺癌、鳞状细胞癌的鉴别诊断提供了不少帮助。

肺大细胞癌可表达蛋白标志物,如CK7、TTF-1、Napsin A、CK5/6、p63、SOX2、p40、CgA、Syn等[12,13]。根据蛋白标志物表达的不同,马媛等[14]将大细胞癌分为腺癌型、鳞状细胞癌型和干细胞型3类,其中腺癌型占75%、鳞状细胞癌型占20%、干细胞型占5%。腺癌型的CK7、TTF-1、Napsin A表达率高于鳞状细胞癌型和干细胞型,鳞状细胞癌型的CK5/6、p63、SOX2、p40表达率高于腺癌型和干细胞型。

大细胞癌伴有横纹肌样表型(large cell carcinoma with rhabdoid phenotype)的特征是超过10%的癌细胞胞质内含嗜伊红小球。嗜伊红小球由中间丝组成,同时表达vimentin和CK,电子显微镜观察表明,嗜伊红包含体由胞质内核旁中间丝复合体构成。纯粹的大细胞癌伴有横纹肌样表型非常少见,常伴小灶腺癌或神经内分泌细胞分化,小灶横纹肌样细胞也存在于其他低分化非小细胞肺癌中[15]。

尽管结合上述免疫组织化学标志物和特殊染色,大大提高了诊断的准确性,但仍有一小部分肿瘤难以分类,需要进一步分子遗传学检测。由于各型肺癌都有一些特征性的基因改变,分析这些基因有助于将各型肺癌区分开来（表1-1-2）。但大细胞癌并无特异性的基因改变，常涉及改变的基因，如 *ERBB2*、*NKX2-1*、*MYCL1*、*RB1*、*CCND1*、*FGFR1* 和 *SOX2* 基因的扩增，*KRAS*、*STK11* 基因的突变，但这些基因的改变，在腺癌、小细胞神经内分泌癌和鳞状细胞癌中，都可出现[12]。2013年，Botling 等[16]应用高通量全基因组分析技术，发现大细胞癌的分子遗传学改变与肺腺癌无明显差别。Hwang 等[17]对比研究肺大细胞癌和肺实体型腺癌的分子遗传学改变，发现两者的 *KRAS* 突变率分别为43%和40%，突变形式主要为颠换突变，这种突变与吸烟关系密切，而这两组肿瘤中，*EGFR* 突变和 *ALK* 融合基因突变率极低。Rekhtman 等[18]研究小组也发现，在具有腺癌免疫表型的大细胞癌中，*KRAS* 突变的检出率为40%，而 *EGFR* 突变和 *ALK* 基因重排的检出率分别为2%和5%。2013年，一个基于肺癌组织学、免疫表型、基因分型及基因表达谱的国际性大型研究，通过等级聚类分析，发现几乎所有的大细胞癌都可归为腺癌、鳞状细胞癌或神经内分泌癌[19]。另外，该研究小组还对5 145例肺癌标本进行了前瞻性研究，他们应用TTF-1、CK7、p63和CK5/6四种抗体组合的免疫标志物，可将大部分（2/3）大细胞癌归为腺癌或鳞状细胞癌，因此，大细胞癌的诊断率从5.9%下降到1.3%。进一步分子学检测显示，其余1/3的大细胞癌病例伴有 *KRAS*、*EGFR*、*BRAF* 突变或 *DDR2*、*FGFR1* 突变，而 *KRAS*、*EGFR*、*BRAF* 突变是肺腺癌特异性的驱动突变[20,21]，*DDR2*、*FGFR1* 则常为肺鳞状细胞癌的特征性突变[21]。所以，仅靠基因检测也难以鉴别大细胞癌与其他类型的肺癌。

随着分子靶向治疗的不断进展，也鉴于病理诊断和个体化治疗的双重需求，对肺大细胞癌或低分化NSCLC作出病理诊断时，必须基于形态学、免疫表型和分子学检测相结合的病理诊断模式。肺大细胞癌是一种仅仅依据形态学特征的排他性诊断，"大细胞癌"这一诊断术语也仅适用于手术切除标本。应用一些特异性和敏感性高的免疫标志物组合，可将大部分大细胞癌重新分类为腺癌或鳞状细胞癌。如果免疫组织化学检测结果为阴性或不明确，需进一步行分子学检测，阳性病例可相应地归为腺癌或鳞状细胞癌。对于免疫表型和分子学检测均为阴性的大细胞癌，可进一步行NSCLC特异性驱动基因的分子学检测，以发现潜在治疗靶点，行个体化治疗，对提高大细胞癌患者的疗效具有重要意义[22]。

Rekhtman 等[18]研究还发现，同时缺乏TTF-1和p40免疫表型（"null-marker"，哑巴型）的大细胞癌，较TTF-1阳性或p40阳性免疫表型的大细胞癌预后更差。"哑巴型"大细胞癌或免疫表型不确定的大细胞癌，是否可作为独立的临床病理类型，还需要大量研究进一步证实，有学者建议将这类大细胞癌归为未分化型大细胞癌[23]。2021年版分类强调靶向治疗相关基因突变及PD-L1表达的检测[8,24]。

【临床表现】PLCC发病率明显低于腺癌、鳞状细胞癌及小细胞癌这3种主要组织类型。国外文献报道PLCC发生率在4%~6%，Hanagiri 等报道[3]患病率为5.8%，国内报道多数在1%左右[6,7]。

PLCC临床上多见于中老年男性，年龄范围35~78岁，平均年龄60岁左右[6,14]。多有重度吸烟史[3,7,14,15]，表明吸烟是PLCC重要危险因素，男性患病率高也可能与男性吸烟比率高于女性有关[14,25,26]。

PLCC临床表现与其他肺部肿瘤无特异性，临床症状主要为咳嗽、咳痰，咳嗽多为反复发作性，较多出现痰中带血、胸痛、发热等症状[27,28]。少数患者血液中CEA可升高[26]。

【影像学表现】常为单发周围型肿块，少数为多发（图3-8-1）。缺少特征性的影像学表现，大致有以下特点。①发生部位：PLCC周围型明显多于中央型，两上肺叶多见，且右上肺相对较多。文献有报道，大细胞癌可起源于肺大疱的壁，并合并自发性气胸[29]。②病灶大小：

病灶最大径的中位数为3～4 cm。③ 病灶形态及边缘：大部分病灶表现为边界光滑或大部分光滑，多有不同程度分叶[15,26]，毛刺征或棘突征均不多见。④ 病灶内部情况：PLCC分化程度低，病灶易出现坏死，多呈不均匀强化[15,28]，内见斑片状或大片低密度坏死区，较小病灶即可发生坏死，且影像上难以辨别[15,28]，坏死的发生概率与病灶大小无关。病灶内一般无空泡征及空洞，文献报道钙化发生率极低[3]，极个别病灶内散在点状钙化[23]。⑤ 增强扫描对评估病灶内部坏死有较大帮助。动脉期病灶内或边缘见滋养动脉血管，局部实质较明显强化，CT值达57～92 Hu；静脉期及延时期肿瘤呈渐进性持续扩散强化，无坏死区与坏死区边界不清（图3-8-2），这可能与肿瘤内部多灶性坏死，且坏死程度极为不均有关，对比剂向轻中度坏死带渗透。⑥ 肿瘤周围及转移情况：肿瘤显示胸膜凹陷征并不多见，病灶可与胸膜呈宽基底或大面积粘连。

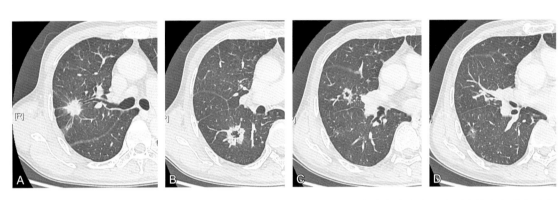

图3-8-1 男性，60岁。右肺上叶前段腋亚段（A）、右肺下叶背段（B）、右肺中叶（C）和右下叶前基底段（D）分别可见4枚大小不等的结节，大者边界清楚，呈类圆形，有明显毛刺，内部可见多发空泡，增强后有强化。右全肺切除术后病理均诊断为大细胞癌

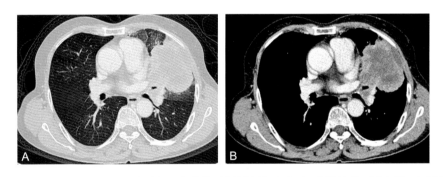

图3-8-2 男性，65岁。左肺上叶舌段巨大肿块，呈类圆形，有分叶，边界清楚而不光整，内侧累及左肺门，近端左上叶舌段支气管截断，肿块内部密度不均匀（A），增强后可见液化坏死，呈不均匀强化（B）。左侧肺门可见肿大淋巴结。手术病理：大细胞癌

PET/CT上，作为未分化肿瘤的PLCC的SUV常较高，如同2004年版WHO分类归于大细胞癌目录内的淋巴上皮癌，SUV也常常很高。

【鉴别诊断】2015年版分类在"大细胞癌"的章节中，重点强调了大细胞癌与实体型腺癌、鳞状细胞癌的鉴别诊断及免疫组织化学技术的应用，并补充了大细胞癌相关分子遗传学的内容，2021年版进一步增加了这方面的内容[30,31]。大细胞癌具有更显著的癌的细胞形态和结构

特征,癌细胞圆形或椭圆形,细胞排列呈巢状或器官样结构,但是缺乏鳞状上皮样分化或腺样分化。

因PLCC影像上病灶边缘多光滑,缺乏普通肺癌毛刺征、棘状突起、空泡征及胸膜凹陷征等共性征象,大细胞癌不能由术前通过痰脱落细胞学、纤维支气管镜活检和经皮穿刺肺活检等手段获取的标本来诊断,而且初步或可疑的确诊率也很低,仅4.8%(4/83)。影像上,需与其他肺部恶性肿瘤和部分良性肿瘤相鉴别。

1. 非角化性鳞状细胞癌 缺乏鳞状细胞癌的角化珠、细胞间桥等形态学特点,肿瘤细胞较大时,极易误诊为大细胞癌,免疫组织化学CK5/6、p40、p63等鳞状细胞标志物阳性,有助于诊断;低分化鳞状细胞癌有灶性角化和(或)细胞间桥。

2. 实体型腺癌 缺乏腺样或索条样、黏液细胞样区域时,不易与大细胞癌鉴别,但实体型腺癌免疫组织化学Napsin A、TTF-1阳性;特殊染色,如黏液染色、PAS染色阳性,可资鉴别;实体型腺癌癌细胞内可见黏液滴(≥5/2HP)。

3. 大细胞神经内分泌癌 大细胞神经内分泌癌神经内分泌标志物阳性,组织学上可见菊形团或假菊形团结构,免疫组织化学Syn、CgA、CD56等神经内分泌标志物阳性。借此可与其他类型的非小细胞肺癌鉴别。

4. 肺错构瘤 组织生长缓慢,少数典型者有"爆米花样"钙化,内部含脂肪密度成分,是其特征性表现;PLCC目前还没有报道内部有脂肪成分出现。

5. 硬化性肺细胞瘤 绝大多数见于中青年女性,好发于肺下叶近胸膜处,"空气新月征""血管贴边征"及"尾征"等具有相对特征性,可有粗大点片状钙化,较大病灶可见囊性变。

6. 肺炎性肌纤维母细胞瘤 好发于中青年,多位于下肺野,边缘多模糊,病灶密度较均匀,增强幅度多较高且较均匀,常见"直边""方角""桃尖征"等,可伴邻近胸膜增厚及胸膜宽基底等征象。

· 参考文献 ·

[1] Travis W D, Brambilla E, Muller-Hermelink, et al. WHO classification of tumours, Pathology and genetics of tumours of lung, pleura, thymus and heart[M]. 3th ed. Lyon: IARC Press, 2004.
[2] Travis W D, Brambilla E, Burke A P, et al. WHO classification of tumours of lung, pleura, thymus and heart[M]. 4th ed. Lyon: IARC Press, 2015.
[3] Hanagiri T, Oka S, Takenaka S, et al. Result of surgical resection for patients with large cell carcinoma of lung[J]. Int J Surg, 2010, 8(5): 391–394.
[4] 张杰,邵晋晨,朱蕾,等. 2015版WHO肺肿瘤分类解读[J]. 中华病理学杂志,2015,44: 619–624.
[5] 侯立坤,张莉萍,张伟,等. 新定义的大细胞肺癌临床病理特征及基因突变分析[J]. 中华病理学杂志,2017,46(5): 298–302.
[6] 许春伟,王海艳,吴永芳,等. 2 771例肺肿瘤临床病理特征分析[J]. 临床与病理杂志,2016,36(2): 173–184.
[7] 桑海波,葛祖峰,李璐,等. 肺大细胞癌的临床病理及其MDCT特征分析[J]. 临床放射学杂志,2017,36(11): 1639–1643.
[8] 李媛,谢惠康,武春燕. WHO胸部肿瘤分类(第5版)中肺肿瘤部分解读[J]. 中国癌症杂志,2021,31(7): 574–580.
[9] 葛琴,王高仁,顾红芳,等. 原发性肺大细胞未分化癌病例分析及文献复习[J]. 中国处方药,2021,19(2): 6–8.
[10] Travis W D, Brambilla E, Noguchi M, et al. The new IASLC/ATS/ERS international multidisciplinary lung adenocarcinoma classification[J]. J Thoracic Oncol, 2011, 6: 244–285.
[11] 张杰. 肺肿瘤诊断病理学若干问题的认识和思考[J],中华病理学杂志,2021,50(5): 431–436.
[12] Pelosi G, Fabbri A, Papotti M, et al. Dissecting pulmonary large-cell carcinoma by targeted next generation sequencing of several cancer genes pushes genotypic-phenotypic correlations to emerge[J]. J Thorac Oncol, 2015, 10(11): 1560–1569.
[13] 孙红梅,陈文彰,燕丽香,等. 五种血清肿瘤标志物在肺癌患者中的临床分析[J/CD]. 中华临床医师杂志(电子版), 2013, 7(17): 7788–7793.
[14] 马媛,战忠利,孙保存,等. 肺大细胞癌蛋白标志物的表达及临床意义[J]. 昆明医科大学学报,2017,38(9): 30–34.
[15] 梁锐,孙保存,陈天星,等. 83例肺大细胞癌的临床病理学分析[J]. 中国肿瘤临床,2013,40(15): 926–929.
[16] Botling J, Edlund K, Lohr M, et al. Biomarker discovery in non small cell lung cancer: integrating gene expression profiling, meta-analysis, and tissue microarray validation[J]. Clin Cancer Res, 2013, 19(1): 194–204.

［17］ Hwang D H, Szeto D P, Perry A S, et al. Pulmonary large cell carcinoma lacking squamous differentiation is clinicopathologically indistinguishable from solid-subtype adenocarcinoma[J]. Arch Pathol Lab Med, 2014, 138(5): 626–635.

［18］ Rekhtman N, Tafe L J, Chaft J E, et al. Distinct profile of driver mutations and clinical features in immunomarker-defined subsets of pulmonary large-cell carcinoma[J]. Modern Pathology, 2013, 26(4): 511–522.

［19］ Clinical Lung Cancer Genome Project(CLCGP), Network Genomic Medicine(NGM). A genomics-based classification of human lung tumors[J]. Sci Transl Med, 2013, 5(209): 209ra153.

［20］ West L, Vidwans S J, Campbell N P, et al. A novel classification of lung cancer into molecular subtypes[J]. PLoS One, 2012, 7(2): e31906.

［21］ Oxnard G R, Binder A, Janne P A, et al. New targetable oncogenes in non-small-cell lung cancer[J]. J Clin Oncol, 2013, 31(8): 1097–1104.

［22］ Weissferdt A. Large cell carcinoma of lung: on the verge of extinction[J]. Semin Diagn Pathol, 2014, 31(4): 278–288.

［23］ 王艳芬, 王正, 丁永玲. 肺大细胞癌病理学研究进展[J]. 中华临床医师杂志(电子版), 2016, 10(21): 3246–3252.

［24］ Travis W D, Brambilla E, Burke A P, et al. Large cell Carcinoma. WHO Classification of Tumours of the Lung, Pleura, Thymus and Heart[M]. 4th Ed. Lyon, 2015: 80–86.

［25］ 杨志, 段勇, 王子彤. 手术切除肺大细胞癌53例临床特征分析[J]. 中国医刊, 2013, 48(3): 68–70.

［26］ 班媛媛, 张伟, 李道胜. 非小细胞肺癌的少见亚型大细胞癌的临床病理学特征分析[J]. 中华临床医师杂志(电子版), 2016, 10(18): 2816–2818.

［27］ 冯小伟, 肖建宇, 叶兆祥, 等. 65例大细胞肺癌的MSCT表现[J]. 临床放射学杂志, 2011, 30: 1600–1603.

［28］ 朱韧, 刘锦铭, 王亮, 等. 109例肺大细胞癌的临床分析[J]. 临床肿瘤学杂志, 2012, 17: 912–914.

［29］ Ema T. Large cell carcinoma on the bullous wall detected in a specimen from a patient with spontaneous pneumothorax: report of a case[J]. J Thorac Dis, 2014, 6(10): e234–e236.

［30］ WHO Classification of Tumours Editorial Board. WHO classification of tumours: thoracic tumours[M]. 5th ed. Lyon: IARC Press, 2021.

［31］ 张杰. 肺肿瘤诊断病理学若干问题的认识和思考[J]. 中华病理学杂志, 2021, 50(5): 431–436.

第九节　肺腺鳞癌

肺腺鳞癌（adenosquamous carcinoma of the lung, ASC）是肺癌的一种相对少见的混合组织亚型, 占总体肺癌的0.3%～5%[1-3]。吴宁等[4]总结报道中国医学科学院肿瘤医院胸外科近32年手术切除的肺癌, 其中腺鳞癌占3.9%；许春伟等[5]收集军事医学科学院附属医院2010年11月1日至2015年3月31日病理诊断2 771例肺肿瘤, 根据2015年版WHO肺肿瘤分类标准, 回顾性分析病理类型及分布特点, 结果确诊腺鳞癌32例, 占1.15%。

肺腺鳞癌同时具有腺癌和鳞状细胞癌（以下简称"鳞癌"）的组织学特征, 其定义为肿瘤组织中同时含有腺癌和鳞癌两种恶性组织成分, 其中任一成分至少占全部肿瘤的10%[2,3]。2021年版WHO肺肿瘤分类中, 其诊断标准也未有变化[6,7]。与腺癌和鳞癌比较, 肺腺鳞癌具有不同的临床特征和生物学行为, 侵袭性强、恶性程度高、预后较差。中、早期患者的术后淋巴结转移率、局部复发率和血行转移发生率明显高于肺鳞癌和腺癌[8,9]。

随着对肿瘤分子生物学的认识不断加深, 肿瘤驱动基因已经成为指导临床的重要指标。有研究显示, 肺腺鳞癌患者的表皮生长因子受体（epidermal growth factor receptor, EGFR）的突变率为30%～44%, 说明EGFR酪氨酸激酶抑制剂（tyrosine kinase inhibitor, TKI）可能对其有效[10,11]。

【组织起源】 近年来, 借助免疫组织化学标记和电子显微镜观察发现, 肺癌具有明显的异质性, 部分肺癌在免疫表型和超微结构上有双向或多向分化的特征, 包括鳞癌的腺样分化, 腺癌的鳞状分化, 小细胞癌的腺鳞状分化, 以及非小细胞癌的神经内分泌分化等, 这些特征可出现在肿瘤的不同区域和不同的癌细胞, 甚至可出现在同一个癌细胞。肺癌的异质性与组织学分类的复杂多样性, 难以用不同类型肺癌对应不同组织来源解释。据此推论, 所有肺癌, 包括小细胞癌, 具有共同的组织学起源, 均起源于支气管黏膜的多能干细胞, 是具有多向分化潜能的多能干细胞恶变, 并向各种表型分化的结果。"共同组织学起源"学说解释了肺癌的异质性, 说明各种组织学类型的肺癌, 包括腺鳞癌等混合性癌, 是在多种内外因素作用下, 向不同方向和不同程度分化的结果[10,12-16]。

在转录因子水平,腺鳞癌并不只是鳞癌和腺癌两种组织成分的简单混合,其具有独特的分子学特点,如神经内分泌分化和细胞外信号调节激酶增殖途径优先开放等,这可能是腺鳞癌临床侵袭性强、易早期转移的分子机制。

【病理特征】腺鳞癌是指在同一个肿瘤内有明确的腺癌和鳞癌的组织结构并存,同时具有腺癌和鳞癌的组织学特征,其定义为肿瘤组织中,同时含有腺癌和鳞癌两种恶性组织成分,其中任一成分至少占全部肿瘤的10%[2]。

瘤体内肺腺鳞癌的腺样、鳞状上皮样成分可互相混杂,也可在癌肿的不同部位分别存在,肿瘤切除标本应多处取材、连续切片,有助于确定肿瘤的确切组织学类型,对于诊断混合性癌尤为重要。光学显微镜下最为常见的形式为:① 在同一肿瘤内某一区域为鳞癌,另一区域为腺癌;有时两种成分含量比例较悬殊,但仍符合腺鳞癌的诊断标准。② 腺癌与鳞癌并存于同一癌巢中,有时某一种成分表现为低分化形态,应借助于特殊染色、免疫组织化学染色及电子显微镜等辅助诊断手段确诊。

以驱动基因为指导,已成为目前肺癌诊疗的重要流程。在肺腺癌和肺鳞癌中,均已发现了相关驱动基因,包括腺癌的*EGFR*突变、*ALK*基因融合和人表皮生长因子受体2(human epidermal growth factor receptor 2, HER-2)突变等,均有相应的靶向药物进入临床,但肺腺鳞癌的基因突变状况仍不明确。有研究显示,肺腺鳞癌患者的*EGFR*突变率为30%~44%[17-21],说明EGFR酪氨酸激酶抑制剂TKI可能对其有效。

Wang等[20]研究显示,在76例腺鳞癌患者中,43例(56.6%)患者含有已知突变,包括*EGFR*突变(31.6%)、*K-ras*突变(8例)、*ALK*融合(4例)、*RET*融合(3例)、*AKT1*突变(2例)、*HER-2*突变(1例)和*PIK3CA*突变(1例)。周生余等[21]的研究显示,*EGFR*突变率为50.8%,*K-ras*突变率为8.6%,48例接受*ALK*检测的患者中,*ALK*突变2例(4.2%)。吴熙等[10]分析了72例腺鳞癌患者的临床病理特征,33例行基因检测的患者中,*EGFR*突变17例(51.5%),*K-ras*突变2例(2.1%),*ALK*突变2例(2.1%)。

【临床表现】肺腺鳞癌患者的症状无特异性[22,23],以男性及老年患者为主,男性发病率明显高于女性,多见于重度吸烟者,但也有一组报道,腺鳞癌患者的吸烟率仅为45.76%[24]。主要症状是咳嗽、咳痰、痰中带血,其次为胸闷、胸痛等。就诊时多数患者病程<1个月[24]。平均发病年龄为60岁左右。研究结果显示,腺鳞癌与低分化腺癌的临床病理特征和突变情况十分相似,且腺鳞癌患者比低分化腺癌患者的生存状况更差[21],当然,这也与内部鳞癌和腺癌的占比有关[25,26]。Fan等[27]研究显示,27例*EGFR*突变腺鳞癌患者接受EGFR TKI治疗的客观缓解率达33%,中位无进展生存时间(progress free survival, PFS)为15个月(95%CI为12.9~17.1个月)。吴熙等[10]报道的72例腺鳞癌患者,其中13例患者接受EGFR TKI治疗,8例患者的PFS>6个月,最长20个月。

【影像学表现】影像学上,以腺癌为主的肺腺鳞癌中,多数为周围型肺癌(约占85.19%),随腺癌成分减少、鳞癌成分增加,周围型肺癌的比例也减小;以鳞癌为主的病例中,中央型肺癌的比例明显增加(约占55.00%)[24,28]。总的来说,肺腺鳞癌以周围型多见,周围型结节或肿块约占80%,明显多于中央型[29]。肿块最大径可达15 cm,平均5.7 cm,均呈分叶状(图3-9-1)。综合文献结果,多数作者认为腺鳞癌无特异性X线表现,多数呈类圆形,边缘可光整,少数可呈不规则形,部分边缘可模糊、不光整;毛刺出现率较低,有学者报道,仅13.7%的肿瘤边缘有放射状毛刺(图3-9-2);CT上,15.7%的病变可见空洞,其出现率与鳞癌(7%~14%)大致

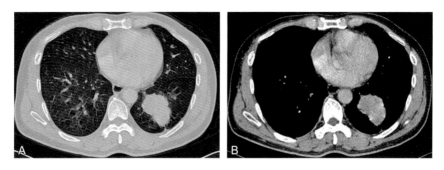

图3-9-1 男性,71岁。左肺下叶后基底段肿块,呈类圆形,边界清楚而不光整(A),分叶状,内部密度均匀,增强后有明显强化(B)。手术病理:腺鳞癌

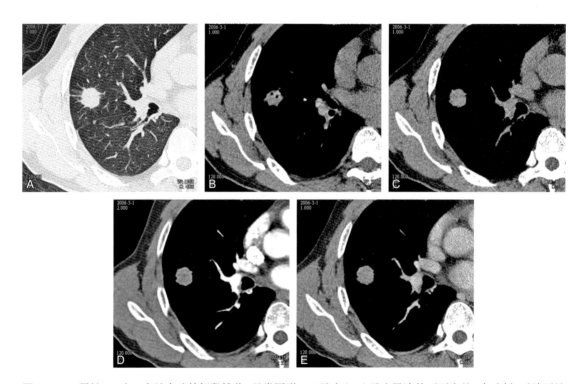

图3-9-2 男性,56岁。右肺中叶外侧段结节,呈类圆形,CT肺窗(A)示边界清楚而不光整,有毛刺,近端可见支气管于结节边缘截断,平扫可见数枚小空泡(B),余内部密度不均匀(C),增强(D)和延迟扫描(E)强化稍不均匀。手术切除后病理:腺鳞癌

相仿,高于腺癌(约4%)[4]。少数内部有钙化[30]。

　　而在周围型肺腺癌中,约75%有典型的X线表现[31,32]。早些年,Takamori等[26]报道腺癌成分为主的腺鳞癌X线表现与腺癌相似。但进一步的研究发现,腺癌成分不等的肿瘤在大小、形态、边缘、密度等方面,均无明显的统计学和临床上的差异,分化程度低的腺癌可表现为中央型、大肿块等不典型表现[31,32]。内部不同组织类型的比例,也与肿瘤边缘(如毛刺、光整和欠光整等)无显著相关性。

　　总的来说,肺腺鳞癌的分叶征、毛刺征和胸膜凹陷征等的显示率,与一般类型的肺癌无异。瘤内腺癌成分比例与肿瘤部位、大小、边缘、密度等影像学表现无明显相关性[33]。

对于形态不典型者,可建议行PET/CT检查。腺鳞癌FDG代谢高低不等(图3-9-3),一定程度上,可帮助腺鳞癌与机化性肺炎等良性病变鉴别。

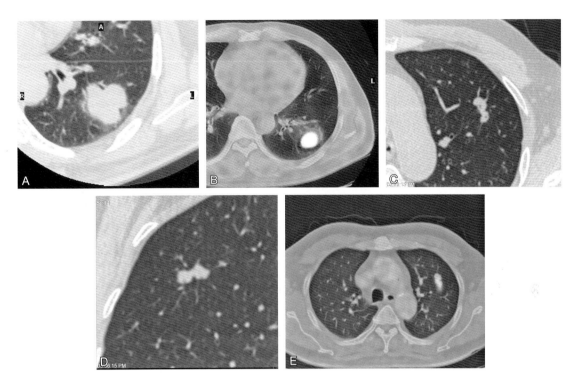

图3-9-3　A、B:男性,61岁。左肺下叶基底段肿块,分叶状,边界清楚(A),^{18}F-FDG PET/CT扫描示肿块代谢明显增高,SUV$_{max}$为13(B)。手术病理:腺鳞癌。C~E:男性,60岁。发现左肺上叶小结节9个月,CT轴位(C)和矢状位(D)示病灶形态稍不规则,沿支气管分布,并可见少许支气管充气,PET/CT扫描(E)示,病灶FDG代谢增高,SUV$_{max}$为5.5。手术切除后病理:腺鳞癌

　　肺腺癌较肺鳞癌发展快、易转移、预后差。与腺癌和鳞癌比较,淋巴结转移率明显高于肺鳞癌,与肺腺癌相似[34]。但在临床特征上,以腺癌或鳞癌为主的肺腺鳞癌存在很大差异。例如,在纵隔淋巴结转移方面,以腺癌为主者的转移率为70.37%,高于以鳞癌为主的30.00%[24]。目前,普遍的观点认为肺腺鳞癌具特殊性质,既不同于单纯腺癌,也不同于单纯鳞癌[35]。

　　【鉴别诊断】术前明确诊断肺腺鳞癌很困难。临床症状、体征、胸部X线摄片或CT等影像学表现,与其他类型肺癌无明显差异。病理上,主要需与鳞癌、神经内分泌肿瘤、大细胞癌和癌肉瘤等上皮源性肿瘤,以及肺肉瘤鉴别,结合免疫组织化学检测,鉴别不难。影像上,少数腺鳞癌可呈不规则的形态,可误诊为真菌性肉芽肿、机化性肺炎等。

　　1. 其他类型周围型肺癌　腺癌毛刺出现率较高,内部常有空泡等,肺门和纵隔淋巴结转移相对出现较晚。与鳞癌的鉴别不易,部分腺鳞癌形态更不典型,出现肺门和纵隔淋巴结转移较早,但确诊需靠病理。

　　2. 机化性肺炎　形态多呈长条形或不规则形,部分边界不清楚,可有"长毛刺"或"桃尖"征,内部可见支气管充气,增强后多无明显强化,动态随访病灶常无明显变化,PET/CT扫描病灶代谢无明显摄取增高或仅轻度摄取,可资鉴别。

　　3. 真菌性肺炎　多分布在两下肺胸膜下,常常多发或有卫星病灶,边缘有晕征,内部可有

支气管充气,可快速,也可缓慢生长。单发时,与腺鳞癌等肺癌鉴别诊断不易,实验室检查,如G试验或GM试验阳性,可资鉴别。

参考文献

[1] Travis W D, Colby T V, Corrin B, et al. Histological typing of lung and pleural tumors. WHO International histological classification of tumors[M]. 3rd ed. Berlin: Springer, 1999, 143(19): 984–990.

[2] Travis W D, Brambilla E, Burke A P, et al. Introduction to The 2015 World Health Organization classification of tumors of the lung, pleura, thymus, and heart[J]. J Thorac Oncol, 2015, 10(9): 1240–1242.

[3] 许春伟,张博,林冬梅. WHO(2015)肺肿瘤组织学分类[J]. 诊断病理学杂志,2015,22(12): 815–816.

[4] 吴宁,吕宁,陈雁,等. 肺腺鳞癌的影像学表现和病理对照研究[J]. 中华肿瘤杂志,1997,19(6): 434–436.

[5] 许春伟,王海艳,吴永芳,等. 2 771例肺肿瘤临床病理特征分析[J]. 临床与病理杂志,2016,36(2): 173–184.

[6] WHO Classification of Tumours Editorial Board. WHO classification of tumours: thoracic tumours[M]. 5th ed. Lyon: IARC Press, 2021.

[7] 李媛,谢惠康,武春燕. WHO胸部肿瘤分类(第5版)中肺肿瘤部分解读[J]. 中国癌症杂志,2021,31(7): 574–580.

[8] Cooke D T, Nguyen D V, Yang Y, et al. Survival comparison of adenosquamous, squamous cell, and adenocarcinoma of the lung after lobectomy[J]. The Annals of Thoracic Surgery: Official Journal of the Society of Thoracic Surgeons and the Southern Thoracic Surgical Association, 2010, 3(3): 943–948.

[9] Filosso P L, Ruffini E, Asioli S, et al. Adenosquamous lung carcinomas: a histologic subtype with poor prognosis[J]. Lung cancer: Journal of the International Association for the Study of Lung Cancer, 2011, 1(1): 25–29.

[10] 吴熙,李峻岭,陈舒兰,等. 72例肺腺鳞癌临床病理特点和预后因素分析[J]. 中国肺癌杂志,2016,19(10): 653–658.

[11] 詹成,江天,杨晓冬,等. 2010–2015年SEER数据库肺腺鳞癌患者临床特征及预后分析[J]. 中国肺癌杂志,2018,21(8): 36–45.

[12] Woodring J H, Stelling C B. A denocarcinoma of the lung: a tumor with changing pleomorphic character[J]. Am J Radiol, 1983, 140: 657.

[13] Sridhar K S, Raub W Jr, Duncan R C, et al. Lung carcinoma in 1336 patients[J]. Chest, 1989, 96: 271s.

[14] IshidaT, Kaneko S, Yokoyama H, et al. Adenosquamous carcinoma of the lung: clinicopathologic and immunohistochemical features[J]. Am J Clin Pathol, 1992, 97: 678–685.

[15] Kanazawa H, Ebina M, Ino-Oka N, et al. Transition from squamous cell carcinoma to adenocarcinoma in adenosquamous carcinoma of the lung[J]. Am J Patho l, 2000, 156(4): 1289–1298.

[16] Bombi J A, Martinez A, Ramirez J, et al. Ultrastructural and molecular heterogeneity in non-small cell lung carcinomas: study of 110 cases and review of the literature[J]. Ultrastruct Pathol, 2002, 26(4): 211–218.

[17] Kang S M, Kang H J, Shin J H, et al. Identical epidermal growth factor receptor mutations in adenocarcinomatous and squamous cell carcinomatous components of adenosquamous carcinoma of the lung[J]. Cancer, 2007, 3(3): 581–587.

[18] Sasaki H, Endo K, Yukiue H, et al. Mutation of epidermal growth factor receptor gene in adenosquamous carcinoma of the lung[J]. Lung cancer: Journal of the International Association for the Study of Lung Cancer, 2007, 55(1): 129–130.

[19] Jia X L, Chen G. EGFR and KRAS mutations in Chinese patients with adenosquamous carcinoma of the lung[J]. Lung cancer: Journal of the International Association for the Study of Lung Cancer, 2011, 3(3): 396–400.

[20] Wang R, Pan Y, Li C, et al. Analysis of major known driver mutations and prognosis in resected adenosquamous lung carcinomas[J]. Journal of thoracic oncology: official publication of the International Association for the Study of Lung Cancer, 2014, 6(6): 760–768.

[21] 周生余,薛奇,应建明,等. 肺腺鳞癌的临床病理和分子生物学特征及其预后影响因素分析[J]. 中华肿瘤杂志,2019,41(1): 50–55.

[22] 李保庆,李作生,张月峰,等. 肺腺鳞癌手术病例临床分析[J]. 中国肺癌杂志,2006,9(5): 469–470.

[23] 袁勇,梁爱玲,刘宁娜,等. 肺腺鳞癌的病理与临床分析[J]. 现代肿瘤医学,2007,15(7): 930–931.

[24] 阚奇伟,邹志,刘泗军,等. 肺腺鳞癌病理分型与临床特征相关性研究[J]. 中华实用诊断与治疗杂志,2010,24(8): 769–771,774.

[25] Gawrychowski J, Brulinski K, Malinowski E, et al. Prognosis and survival after radical resection of primary adenosquamous lung carcinoma[J]. European journal of cardio-thoracic surgery: official journal of the European Association for Cardio-thoracic Surgery, 2005, 4(4): 686–692.

[26] Takamori S, Noguchi M, Morinaga S, et al. Clinicopathologic characteristics of adenosquamous carcinoma of the lung[J]. Cancer, 1991, 67: 649–654.

[27] Fan L W, Yang H, Yao F, et al. Clinical outcomes of epidermal growth factor receptor tyrosine kinase inhibitors in recurrent adenosquamous carcinoma of the lung after resection[J]. Onco Targets and Therapy, 2017, 2017(default): 239–245.

[28] 王秋实,李云,苏惠群,等. 肺腺鳞癌的CT表现[J]. 中国临床医学影像杂志,2002,13(2): 92–94.

[29] 高德伟,王殿军,张进川. 120例肺腺鳞癌临床病理和生物学特性分析[J]. 解放军保健医学杂志,2000,2(3): 37–39.

[30] 余建群,杨志刚,张尚福,等. 肺腺鳞癌的螺旋CT表现与病理对照研究[J]. 临床放射学杂志. 2003,22(10): 840–843.

[31] 石木兰,吴宁,罗斗强. 肺肿瘤[M]//李铁一. 呼吸系统疾病影像诊断图谱. 福建: 福建科学技术出版社,1996,12: 101.

[32] 吴宁,石木兰. 原发性肺腺癌的不典型X线表现[J]. 中华结核和呼吸杂志,1989,12: 353.

[33] Kazerooni E A, Bhalla M, Shepard J A, et al. Adenosquamous carcinoma of the lung: radiologic appearance[J]. AJR Am J Roentgenol, 1994, 163: 301–309.

[34] 朱乐伟. 肺腺鳞癌临床病理特征、外科治疗预后及外显子研究[D]. 广州: 南方医科大学,2019.

[35] Gawrychowski J, Brulinski K, Malinowski E, et al. Prognosis and survival after radical resection of primary adenosquamous lung carcinoma[J]. Eur J Cardio thorac Surg, 2005, 27(4): 686–692.

第十节　肺神经内分泌肿瘤

以往,神经内分泌肿瘤(neuroendocrine neoplasms, NEN)被认为是少见肿瘤,然而,有调查显示其发生率有增高的趋势,在美国,NEN的患病率从1973年的1.09/100 000人增加到2004年的5.25/100 000人[1]。NEN起源于神经嵴来源的神经内分泌细胞,可以发生在全身不同部位,症状可能与激素的分泌和进入体循环的血管活性肽有关[2]。神经内分泌细胞的一个典型特征是能大量表达某些受体[3]。另外,作为摄取胺前体和脱氨基细胞系统的一部分,NEN可以通过对胺前体,如多巴胺(DOPA)和五羟色胺摄取、累积和脱氨基,生成大量各种不同产物。胃、肠、胰来源者最多,约占总数的2/3,其次为肺来源,占22%~27%,也可见于皮肤、肾上腺、甲状腺和生殖道[4]。少见的NEN包括神经源性NEN,如嗜铬细胞瘤、副神经节瘤和神经母细胞瘤(neuroblastoma, NB)等[5]。发热和腹泻等典型的类癌综合征表现仅出现在不到10%的神经内分泌瘤患者中[6],不分泌激素的肿瘤常因原发肿瘤生长产生的症状或是由于其他原因进行影像学检查(如内镜)时偶然发现。除了嗜铬粒蛋白A(CgA)和5-羟吲哚乙酸(5-HIAA)等实验室检查,传统影像学检查(内镜、超声、CT和MRI)和分子影像学检查[如生长抑素受体显像(somatostatin receptor scintigraphy, SRS)]也对诊断神经内分泌瘤起到了重要作用[7]。神经内分泌瘤的确诊则需要神经内分泌组织的免疫染色和增殖标志物等详细的组织学检查[8]。

与其他恶性肿瘤相似,NEN患者诊治的关键环节包括早期定位、准确临床分期、选择合适的治疗及疗效监测方法,略有差别的是,胃、肠、胰NEN的定性诊断和相应病理分级,与是否使用生长抑素类药物抑制肿瘤生长及患者预后评估有关[9]。

2015年版WHO肺肿瘤分类单设了"神经内分泌瘤"(neuroendocrine tumours, NET)一章,集中了尽管形态有异,但共同表达神经内分泌标志物的一组肿瘤[10]。其实,早在1981年WHO第2版分类就曾将类癌、小细胞肺癌(SCLC)和大细胞神经内分泌癌(LCNEC)单独分组。2015年版WHO分类将小细胞肺癌(SCLC)、大细胞神经内分泌癌(LCNEC)和类癌统一归类为神经内分泌肿瘤。显然,这三类肿瘤差别较大,比如,类癌的高发人群、组织学形态、患者预后和驱动基因谱等方面,明显不同于SCLC和LCNEC。因此,该分类也存在较大的争议[11-13]。

2021年WHO肺肿瘤分类,对肺神经内分泌肿瘤再次做了较大的调整,首先将"神经分泌肿瘤"从"肺上皮源性肿瘤"里分出,单独成章;将"类癌"归为"类癌/神经内分泌瘤",与"神经内分泌癌"分开[14,15]。将肺神经内分泌肿瘤(lung neuroendocrine neoplasms, LNEN)分为以下三类:① 前驱病变(precursor lesion),包括弥漫性特发性肺神经内分泌细胞增生(diffuse idiopathic pulmonary neuroendocrine cell hyperplasia);② 神经内分泌瘤(neuroendocrine tumors),包括类癌/神经内分泌瘤(carcinoid/neuroendocrine tumors);③ 神经内分泌癌(neuroendocrine carcinomas),包括小细胞肺癌和大细胞神经内分泌癌(large cell neuroendocrine carcinoma, LCNEC)[14]。

随着免疫组织化学技术的进步,近年来神经内分泌肿瘤发病率有上升的趋势。许春伟等[16]按照2015年版WHO肺肿瘤分类结合组织形态学、免疫表型、遗传学及临床特点,对军事医学科学院附属医院2010年11月1日至2015年3月31日手术切除的2 771例肺肿瘤进行回顾性分析,原发性肺部肿瘤2 672例中,神经内分泌肿瘤465例,其中小细胞癌427例,大细胞神经内分泌癌28例,类癌10例。神经内分泌肿瘤占所有原发肺肿瘤的17.4%,是仅次于腺癌的第二大病理类型。

诊断NET应注意,小细胞癌不仅细胞较小、裸核,而且染色质细腻,细颗粒或"椒盐样";而大细胞神经内分泌癌的细胞不仅较大,还可出现不同程度的胞质或核仁。对于不大不小或中等大小的细胞,呈卵圆形、梭形或"燕麦样",核仁不明显,不妨归入"小细胞癌"[11]。

由于细胞分化差,形态幼稚,胞质稀少,裸核状,容易出现"人工挤压"或染色质条纹现象(即Azzopardi效应,血管壁变性呈强嗜碱性),导致标本模糊、蓝染,造成诊断困难,但恰好这种"蓝湖"和(或)"烂糊"形态,具有诊断提示作用,高级别(如小细胞癌)比低级别(如类癌),更容易出现。此时,应巧用Ki-67,尽管无法用来鉴别典型类癌与不典型类癌,但在活检小标本中,可防止过度诊断,Ki-67<20%时,强烈支持非高级别;而>50%时,几乎全部为高级别NET。有丝分裂应在活性最高的2 mm²区域,也就是"热点"(hot spot)进行计数,而非2015年版要求的10个高倍镜视野[11]。

精准医学讲究证据,借助于Syn、CgA、CD56等,选用2种或以上神经内分泌标志物,均呈阳性方可支持诊断。其中Syn较可靠,CgA常在核旁颗粒状表达,低倍镜下易被忽略,但特异性较好,而CD56敏感性较好。如果仅表达CD56或NSE,诊断NET要谨慎。

10%~20%的NSCLC可伴神经内分泌分化,由于不影响患者的预后和治疗,因此,2015年版WHO分类并没有采纳,不推荐使用诸如"腺癌伴神经内分泌分化"这样的诊断术语[11]。

肺神经内分泌肿瘤的病理诊断标准如下[11]。

1. 弥漫性特发性肺神经内分泌细胞增生　局限于基膜内,一般最大径<2 mm,单个或簇状(cluster)的肺神经内分泌细胞(pulmonary neuroendocrine cells, PNC)增生,可局部浸润,形成最大径2~5 mm的"小瘤(tumourlet)",也可发展为类癌,诊断类癌需最大径≥5 mm;若肿瘤<5 mm,则归入微瘤型类癌(carcinoid tumourlet)。

2. 典型类癌　具有类癌的形态特点,最大径≥0.5 cm,有丝分裂<2/2 mm²,缺乏坏死。病理报告中应记录典型类癌的有丝分裂率(n/2 mm²)和坏死状态。WHO推荐应用Ki-67指数和核分裂计数来区分类癌与SCLC/LCNEC,类癌的诊断报告上应包括有丝分裂率(n/2 mm²)和有无肿瘤坏死。

3. 不典型类癌　具有类癌的形态特点,核分裂2~10/2 mm²,或出现坏死(常强调)或两者均出现。病理报告中应记录不典型类癌的有丝分裂率(n/2 mm²)和坏死状态,Ki-67为5%~20%,常为灶性坏死,若大面积坏死也不支持,很可能是小细胞癌。

4. 小细胞癌　细胞较小(通常小于3个成熟淋巴细胞的直径),特点为:① 胞质稀少;② 胞核染色质呈细颗粒状,缺乏或隐约可见核仁;③ 核分裂比率高,常>10/2 mm²(中位数达8/2 mm²);④ 坏死频繁,常出现大片坏死。

5. 大细胞神经内分泌癌　① 具有神经内分泌肿瘤的形态特征(器官样、巢状、栅栏样、呈现"菊形"团或呈小梁状排列);② 具有非小细胞癌的细胞学特点,如细胞增大,核质比降低,核空泡状,染色质粗细不等和(或)常伴核仁。有时染色质纤细并缺乏核仁,但由于体积硕大、胞质丰富而貌似非小细胞癌;③ 核分裂比率高,常>10/2 mm²(中位数达70/2 mm²);④ 坏死(常较大区域出现);⑤ 免疫组织化学染色1个或多个神经内分泌标志物[而非神经元特异性烯醇化酶(neuron-specific enolase, NSE)]呈阳性和(或)经电镜观察具有神经内分泌颗粒。

表3-10-1列举了神经内分泌肿瘤基于临床病理特征的鉴别诊断要点。研究表明,TC、AC、SCLC和LCNEC患者的年龄、吸烟史、肿瘤大小及位置、细胞增殖核抗原Ki-67阳性指

数、免疫组织化学（如CgA、CD56、TTF-1）、确诊时的最大标准摄取值（SUV_{max}）等方面有差异[17]。SCLC组肿瘤最大，中央型所占比例最高；LCNEC的平均年龄最大，有吸烟史者的占比最多，周围型所占比例也最高[18]。SCLC与LCNEC的CD56多呈阳性表达，而TC组和AC组的CgA、TTF-1阳性表达率高，均达90%以上。4个病理类型患者的细胞增殖核抗原Ki-67阳性指数和SUV_{max}，均为SCLC组最高，TC组最低[17]。

表3-10-1　肺神经内分泌肿瘤基于临床病理特征的鉴别[11,12]

项　目	典型类癌	不典型类癌	大细胞神经内分泌癌	小细胞癌
平均年龄	50多岁	60多岁	70多岁	70多岁
性别优势	女性	女性	男性	男性
吸烟相关	无关	变化不定	有关	有关
诊断标准				
核分裂（2 mm²）	0～1	2～10	>10	>10
坏死	无	局灶性，若有	有	有
神经内分泌表型	有	有	有	有
TTF-1表达	大多数阴性	大多数阴性	阳性（50%）	阳性（80%）
p63表达	阴性	阴性	部分阳性	部分阳性
p40表达	阴性	阴性	阴性	阴性
Ki-67增殖指数	高达5%	高达20%	40%～80%	50%～100%
复合非小细胞癌成分	无	无	有时	有时

注：大多数类癌患者从不吸烟或仅轻度吸烟，相比典型类癌患者，不典型类癌多与目前或以前吸烟有关。

　　神经内分泌肿瘤（NET）是一组异质性肿瘤，^{18}F-FDG不是NET的理想显像剂，^{18}F-FDG PET显像对分化差、侵袭性强的神经内分泌癌的诊断灵敏度较高，而分化良好的神经内分泌肿瘤，糖代谢水平很低[18-20]。近年来，^{68}Ga标记的多肽PET/CT显像为神经内分泌肿瘤（NET）的诊断提供了新的方法和视角。很多研究比较了^{68}Ga标记的多肽PET/CT与传统的形态学显像方法（CT、MRI）及生长抑素受体扫描对NET病灶的诊断效能，发现^{68}Ga标记的多肽PET/CT明显优于后者[20]。^{68}Ga标记的多肽PET/CT显像有更高的诊断敏感性、特异性和准确性，还能为患者治疗方案的选择、辐射剂量的调整，以及疗效评估，提供重要信息，在NET患者肿瘤显像方面，日益显示出其临床优越性[17,21-23]。

　　不像胃肠道类癌那样呈惰性，肺类癌具有侵袭性，可发生转移。肺神经内分泌肿瘤应注意与转移性肿瘤，尤其是胃肠道来源的肿瘤鉴别。

　　肺部神经内分泌肿瘤的分类目的在于指导治疗，治疗效果检验分类的合理性。大细胞神经内分泌肿瘤的治疗方案一直存在较大争议[24,25]，作为SCLC抑或NSCLC来治疗，是个问题。现阶段，选择SCLC治疗方案可能更优，但仅有少样本的回顾性分析，还缺乏高级别的证据[26]。

　　与胃肠道和胰腺神经内分泌肿瘤的统一分类不同的是，尽管将多种肺的不同病理级别的肿瘤归为一类,但重复性差,其流行病学、病理特征、基因学和临床特点均有差异,有学者认为可借用其分级,如NET,G2。可喜的是,2021年版WHO分类对前驱病变、神经内分泌瘤和神经内分泌癌的病理分层做了改变,该版分类再次说明认识的反复性和无限性,也是追求真理的过程,就是一个从实践到认识,从认识到实践,波浪式前进或螺旋式上升的过程。

一、肺神经内分泌瘤/类癌

肺类癌(pulmonary carcinoid tumors, PC)起源于支气管肺黏膜上皮及黏膜下腺体中的嗜银细胞(Kulchitsky细胞,K细胞),病理分型包括典型类癌(typical carcinoid, TC)和不典型类癌(atypical carcinoid, AC)。2015年版WHO肺肿瘤分类将其归为神经内分泌肿瘤[27, 28]。2021年版WHO肺肿瘤分类对肺神经内分泌肿瘤做了较大的调整,将类癌归为"神经内分泌瘤/类癌",属于低级别神经内分泌瘤,与神经内分泌癌分开[29]。

临床上PC相对少见,发病率约占肺肿瘤同期住院肺癌患者的0.57%～2%[30-32]。

【组织起源】类癌发生于支气管黏膜的嗜银细胞,其胞质内含有神经分泌颗粒,电子显微镜下胞质内见密度高的暗色小颗粒,可确定为此种细胞。正常情况下,此种细胞散在于支气管上皮和黏液腺中,较多见于大支气管及其分叉处,而较少见于小支气管,更少见于呼吸性小支气管黏膜(此处无腺体存在)。支气管类癌好发于主支气管、叶支气管和段支气管,而甚少见于肺实质中,此与Kulchitsky细胞的分布数量多少是一致的。

【病理特征】病理学诊断标准:① 典型类癌,有类癌的形态学表现("器官样"结构,"栅栏状"排列,"菊形"团,"小梁状"排列),核分裂< 2/10 HP,无坏死。② 不典型类癌:有类癌的形态学表现,核分裂2～10/10 HP,常有点状坏死。类癌多为中央型,也可为周围型。

此种肿瘤多生长缓慢,呈膨胀性生长,少数可呈浸润性生长。肿瘤向腔内生长时,表面覆被支气管黏膜;向肺实质凸入时,肿瘤边缘亦具包膜;仅少数为浸润性生长,肿瘤边界不清,此时可发生淋巴转移或血行转移。肿瘤完全局限于管腔内者(腔内型)极少,向管腔内外生长者(壁间型)较多,而少部分在管腔内、大部分在管腔外者(腔外型)最多。

大体标本表现皆相似,瘤体最长径为1～15 cm,平均为3～4 cm。即表面光滑,呈圆球状或分叶状肿物,多有完整包膜,切面呈棕红色、灰黄色或灰白色。

类癌的瘤细胞形态酷似胃肠道类癌,即细胞较小,大小一致,呈椭圆形、多角形或瓜子形,胞质少而红染,或胞质丰富而密布细小颗粒,可见嗜银物质(含5-羟色胺),或者胞质呈同质性。细胞核呈圆形或卵圆形,深染,染色质纤细,核大小不一,很难见到核分裂象。细胞排列成巢状、片块状、索条状或腺泡状(但无腺腔)。细胞不见多形性、核异型性或核分裂象。瘤体内的纤维间质多少不等,大多较少,环绕瘤细胞团,有时呈分隔状;有时间质极多,而呈现纤维化、玻璃样变,甚至钙化,偶见骨化。此瘤颇富血管,故临床常见出血。

少部分类癌镜下表现为不典型类癌,其特征为:① 核分裂象增多,1/(1～2)HP;② 细胞呈现多形性,核染色质增多,核仁明显,细胞核与细胞质的比例不正常;③ 有时细胞极丰富,且失去器官化结构;④ 有时可见肿瘤坏死。以上表现多为局灶性,故肿瘤取材时极为重要,否则可以忽略。陈程等[33]报道的资料中,典型类癌占57.5%(42 例)、不典型类癌占42.5%(31 例)。

有报道TC患者的CgA、Syn染色阳性率均为100%,而AC患者的阳性率,则在70%左右。有研究显示,CgA、CD56、Syn这3项指标阳性率有明显差异,故其中2项指标为阳性,即可诊断为肺神经内分泌癌[34]。Ki-67指数在典型肺类癌与不典型肺类癌中的表达各不相同[35, 36]。

PD-1和PD-L1的表达在40%左右的PC患者中呈阳性。其中,吸烟的类癌患者肿瘤组织中PD-1的阳性表达率明显高于不吸烟患者。这些结果提示PD-1和PD-L1的阳性表达,可能与PC的发生、发展存在一定的相关性[37]。

【临床表现】类癌男女发病率大致相似。年龄为10~83岁,中位年龄为47~54岁。TC的平均年龄比AC小10岁[32,38,39]。陈程等[33]统计天津医科大学附属肿瘤医院1977年1月至2009年3月收治的住院肺癌患者,其中73例肺类癌,占肺部肿瘤的0.57%。男性48例,女性25例,男女之比1.92∶1。

类癌自发病至就诊的时间从2周至21年不等,平均29个月[38]。缺乏特异性,肿瘤甚小时,可毫无症状。当其生长到一定体积时可产生症状,以咳嗽、咳痰最常见(43例),约占58.9%,咯血或痰中带血14例(19.2%)、发热9例(12.3%)、胸背痛8例(11%)、胸闷、气短6例(8.2%)等,但约20.5%的患者无症状[32]。

当支气管管腔一定程度阻塞时,可出现间歇性呼吸道感染、反复性阻塞性肺炎、高热等。如管腔呈持续性阻塞,则可出现支气管扩张、肺不张、肺脓肿、脓胸和全身症状。当肿瘤接近完全阻塞管腔时,可在该处听到喘鸣,管腔一旦完全闭塞,则喘鸣立即消失[40]。咯血多突然发生,与支气管肺癌的痰中带血相比,常为大口咯血,如咯血量太多,可导致休克[32,41]。

根据麻省总医院111例的经验,有症状者76例,其中肺炎39例、咯血27例、咳嗽5例、喘鸣2例,以及气短、咯痰、库欣综合征各1例。有症状者主要因支气管有不同程度梗阻所引起。Mayo诊所报道,毫无症状者占25.6%[42,43]。

文献报道,肺类癌患者中类癌综合征的发生率仅为2%~5%[44,45]。类癌合并内分泌综合征者也较少,多数为异位性ACTH分泌,临床表现为库欣综合征;偶见伴发类癌综合征者,且皆为伴有肝转移的患者,此类患者预后不良[45]。

【影像学表现】分中央型和周围型,中央型居多。陈程等[33]报道的一组中,中央型者占67.1%,周围型者占32.9%,肿瘤最大径0.3~13 cm,平均3.6 cm。上海市胸科医院统计一组类癌,周围型者达35%以上,最大径0.8~8 cm,平均3.9 cm。Mayo诊所的统计资料为0.6~6.5 cm,平均2.2 cm。

周围型者,发生于肺段以下的气管,表现为肺实质内圆形或卵圆形结节或肿块,CT上表现为圆形、类圆形、不规则形态结节或肿块,边缘一般较光滑,可呈分叶状,密度均匀,坏死相对较少,15%~30%可见局限性或弥漫性钙化,与其他肺部恶性肿瘤不同,胸膜凹陷征少见[42]。常发现与邻近的气道有关联[43],少数甚至可有支气管充气。增强扫描均有不同程度强化(图3-10-1)。典型类癌,在增强扫描时有均匀的对比增强。

年龄较轻者,单发圆形结节或肿块,边界光整,内部密度均匀,可有少许钙化,增强后轻至中度强化[43]。

PET/CT扫描示FDG轻微代谢增高(图3-10-2),据此,可与其他低分化肺癌鉴别。典型类癌常无肺门和纵隔淋巴结肿大。

支气管镜检查的病理确诊率低[46,47],为32.5%[33]~66.67%[42]。但少数肿瘤可在气管镜下行摘除[48]。

本病的预后与其病理特征密切相关。手术切除后,此瘤多数预后较好,不典型类癌发生淋巴结转移相对比率较高,甚至远处转移[49]。

【鉴别诊断】周围型类癌主要需与良性肿瘤或腺瘤等边界光整且相对生长缓慢的肿瘤鉴别。

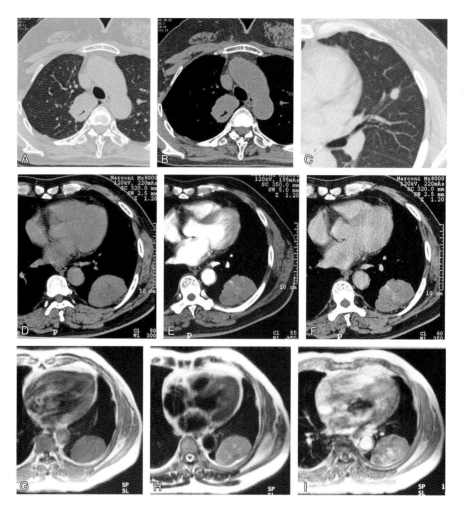

图3-10-1　A、B：女性,55岁。右肺上叶尖段肿块,形态呈类圆形,边界光整,无明显分叶,内部可见明显支气管充气(A)。纵隔窗(B)示内部密度均匀,未见明显钙化等密度。手术病理：右肺上叶尖段类癌。C：女性,54岁。左肺上叶舌段小结节,呈椭圆形,边界清楚,且较光整,边缘可见毛刺。内部密度大致均匀,无明显钙化。手术病理：不典型类癌。D～I：男性,59岁。左肺下叶肿块,呈圆形,边界光整,CT平扫(D)内部密度均匀,平扫CT值32.6 Hu,增强后早期(E)CT值63.1 Hu,延迟扫描(F)50.5 Hu,有明显强化。MRI平扫T1WI(G)呈与胸壁肌肉大致一致的等信号,T2WI(H)呈稍高信号,GD-DTPA增强后(I)有明显强化,信号稍不均匀。手术病理：不典型类癌

1. 肺错构瘤　典型者内部可有"爆米花样"钙化,或含有脂肪成分,是其特征性表现;肿瘤生长缓慢,动态随访病灶多无明显变化。

2. 硬化性肺细胞瘤　绝大多数见于中青年女性,好发于肺下叶近胸膜处,"空气新月征""血管贴边征"及"尾征"等具有相对特征性,可有粗大点片状钙化,较大病灶可有囊性变。

3. 间叶源性肿瘤　如周围型平滑肌瘤孤立性者,则易误诊为类癌,应在严密监视肿瘤大小的变化外,尚应注意肺外症状,并做必要的血清学测定,以排除此类肿瘤,避免误诊。

4. 低分化或未分化肺癌　主要需与肺鳞癌、肺腺癌进行鉴别。肺鳞癌中央型多见,[18]F-FDG摄取较高,肿瘤较大时常出现液化、坏死,并可形成空洞,空洞壁厚薄不均匀。肺腺癌以周

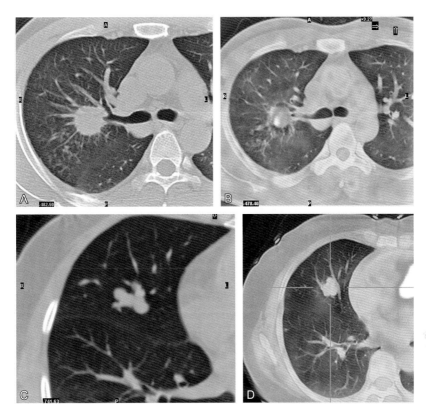

图3-10-2　A、B：男性，35岁。右肺上叶肺门旁见一枚结节，呈类圆形，大小约2.3 cm×2.4 cm，边界清楚而不光整，可见长短不一的毛刺征象（A），内部密度均匀，FDG摄取增高（B），平均SUV为4.0，最大SUV为5.1，近端右上叶后段支气管开口部截断，累及右上叶前段支气管壁。手术病理：不典型类癌。C、D：女性，55岁。右肺中叶外侧段结节，形态不规则，长径约1.7 cm，沿右中叶外侧段支气管走行生长，边界清楚，且较光整，见浅分叶（C），内部密度均匀，FDG轻度摄取增高（D），平均SUV为1.9，最大SUV为2.4。手术病理：类癌，免疫组织化学：TTF-1（＋），CgA（＋），CD 56（＋），Syn（±），CD117（－），CK7（－），CK5/6（－），Vim（－），Ki-67（＜2%）

围型多见，有时^{18}F-FDG摄取也较高，但是肺腺癌病灶边缘常可见毛刺征，且肺腺癌病灶的分叶征多为深分叶。

5. SCLC和LCNEC　除了类癌的发病年龄稍轻外，主要靠病理和免疫组织化学鉴别。SCLC主要为中央型。肺LCNEC多为周围型，密度多较均匀，液化坏死少见。LCNEC与AC具备某些共同的病理学特征，如生长模式及细胞坏死，AC有丝分裂少见，LCNEC坏死细胞更为常见，＞11/10 HP的有丝分裂率（表3-10-1）是LCNEC和SCLC不同于AC的关键。大细胞神经内分泌癌与不典型类癌鉴别在于，肿瘤细胞核有丝分裂象的数目，前者核分裂活跃（≥11/10 HP，约2 mm²面积），坏死广泛，面积更大；不典型类癌核分裂象少（2～10/10 HP），小灶性坏死。SCLC的细胞较小，一般小于3个静止期淋巴细胞，胞质少，核仁不明显或核仁较小[45]。

LCNEC与NSCLC可通过腺癌、鳞癌和神经内分泌肿瘤各自相对特异性的IHC标志物，鳞癌标志物，如细胞角蛋白CK5/6、p63、p40；腺癌标志物，如甲状腺转录因子-1（TTF-1）、Napsin A和CK7；神经内分泌肿瘤标志物，如CgA、突触素、CD56等，可进一步帮助鉴别。大细胞神经内分泌癌神经内分泌标志阳性，借此可与其他类型的非小细胞肺癌鉴别。

二、肺小细胞肺癌

小细胞肺癌（small cell lung cancer, SCLC）属于高级别神经内分泌型肿瘤[50]，具有高侵袭性，病情进展快、易复发、预后极差。Ong等[51]报道，SCLC占所有肺癌病理类型的15%，国内文献报道基本相同，占全部支气管肺癌的18%～28%，恶性程度高，中位生存期为8～12个月，5年生存率仅为3%～5%[52,53]。既往研究认为，SCLC的发病机制与烟草密切相关，约95%的患者有主动或被动吸烟史[54-56]，Kalemkerian等[57]于2017年报道，随着美国人吸烟率的降低，SCLC的发病占比从20世纪80年代末的17%～20%，降至13%～15%，总的5年生存率（从1973年至2002年）增加了4.3%～6.3%。与之相反，肺腺癌的占比逐渐升高[58]。

SCLC影像、病理有别于非小细胞肺癌（non-SCLC, NSCLC），周围型者常呈实性孤立性结节。近年来，运用低剂量CT进行肺癌筛查，能有效提高肺癌的早期检出率和诊断率[59,60]。同时，结合纤维支气管镜、CT引导下经皮穿刺肺活检，以及免疫组织化学技术的广泛应用，能有效提高早期SCLC的诊断准确率[61]，此外，合理运用正电子发射型计算机断层扫描（PET/CT）及磁共振成像（MRI）等多种检查手段对SCLC进行准确分期，指导综合治疗有重要的临床意义[62]。

在过去的30余年中，SCLC的临床治疗策略以化疗和放疗为主，但疗效并不显著[63-74]；SCLC的外科治疗，仅限于$T_{1\sim2}N_0M_0$期患者，术后联合放、化疗可延长生存期。局限于肺内孤立性病灶Ⅰ期的患者，术后结合辅助化疗，5年生存率达70%，甚至有20%～25%的治愈率[73]。

正确的诊断，对患者治疗方案的选择和预后有非常大的关系。目前多采取局部放疗[76,77]，结合靶向治疗的综合治疗方法[78,79]。最近，SCLC的免疫治疗逐渐进入临床应用，并取得了一定的进展[80-83]。

【病理特征】SCLC起源于3级以上支气管黏膜下或腺上皮的嗜银细胞，大体病理特征表现为瘤体密实，内聚力强，纤维成分少，肿块血供相对较为丰富，具有肉瘤的特点，不常有鳞癌的中央坏死伴空洞形成的特点。镜下分为"燕麦"型、中间型和复合型，其中以"燕麦"型为多。"燕麦"型倾向于黏膜下生长，极少累及黏膜表面，很少导致支气管闭塞，常表现为支气管变形、狭窄，黏膜表面纤毛功能仍正常，极少部分病例晚期可造成黏膜破坏，进而突向腔内生长，引起相关肺叶的阻塞性肺不张。而中间型表现为管壁深层浸润生长的同时，常侵及黏膜表面，表现为管腔被包绕并腔内形成结节或息肉样物，此型还可沿多支支气管蔓延。复合型兼有两者表现[73-75]。

小细胞肺癌几乎没有细胞质，所以"小细胞"实际上指的是"小细胞核"[84]。小细胞肺癌的肿瘤细胞在显微镜下通常非常小，呈圆形或纺锤形，细胞质很少，有很细的颗粒状核染色体，但缺乏或看不到核仁。肿瘤细胞的有丝分裂率很高，平均$2\ mm^2$有80个有丝分裂细胞，这在显微镜下可帮助与非小细胞肺癌相鉴别[65]。

免疫组织化学，特别是分子标志物，可确诊那些在HE染色下有疑问的病例。神经内分泌标志物，如嗜铬粒蛋白、突触囊泡蛋白和CD56/NCAM、细胞角蛋白（CK5/6, CK7）等可用于该肿瘤的诊断[85]。然而，有10%的病例对于所有的神经内分泌标志物都是阴性的。上皮样标志物，例如细胞角蛋白也可见于很多小细胞肺癌标本中，这有助于和淋巴瘤相鉴别。Ki-67蛋白是细胞增殖的标志物，小细胞肺癌对Ki-67蛋白有高表达率，一般标本中平均表达率为70%～90%。有病理学家建议，如果标本中Ki-67的表达率低于25%，基本可以排除小细胞肺癌[86]。

根据SCLC中无刚毛鳞甲复合体同源物样1（achaete-scute complex like 1, ASCL1）、神经源分化因子1（neurogenic differentiation factor 1, NEUROD1）、转录共激活因子1（yes-associated protein 1, YAP1）及2级POU结构域转录因子3（POU domain, class 2, transcription factor 3, POU2F3）表达的不同，可将SCLC分为SCLC-A、SCLC-N、SCLC-Y及SCLC-P 4种亚型[87]，不同亚型SCLC的生物学特点和对药物的敏感性存在差异，其中SCLC-Y是潜在免疫获益的亚型。近期，Gay等[87]在SCLC-A、SCLC-N、SCLC-P的基础上，提出了高表达抗原提呈相关基因、T细胞炎性基因表达谱（gene expression profile, GEP）的亚型——SCLC-Ⅰ。与SCLC-Y相比，SCLC-Ⅰ更加准确地定义了潜在的免疫获益亚型的特征[88]。这提示了分子分型作为SCLC免疫治疗生物标志物的可能性。

【临床表现】典型的临床表现为70岁以上男性吸烟患者，多半出现刺激性咳嗽、咳痰、咯血等表现，而进行检查时确诊[63]，如果肿瘤累及邻近结构，或淋巴结转移，可造成吞咽困难、声音嘶哑和上腔静脉综合征、Horners综合征[64]。肺小细胞肺癌生长速度快，可很快出现局部淋巴结转移、胸膜转移或远处脑、骨骼转移等，而导致一侧肢体运动障碍、癫痫、疼痛等相应的症状。少数病例可有副肿瘤综合征、副肿瘤神经异常（PND）、神经介导性晕厥等，是有鉴别诊断意义的临床表现[89-91]。

【影像学表现】根据CT表现，结合原发部位转移情况，SCLC可分为以下8种类型[92]：① 中央肺门型；② 中央合并纵隔型；③ 周围型；④ 周围合并纵隔型；⑤ 沿淋巴管扩散型；⑥ 胸膜多发转移型；⑦ 肺叶型；⑧ 类肺炎型。其中最常见为中央肺门型，其次为中央合并纵隔型，周围型较少，但近年来有上升的趋势，可能与样本量增加或早期发现率增加有关。肺叶型偶见，类肺炎型罕见，表现为炎症型时，则与其他病原菌导致的肺炎鉴别困难。此8种分型法符合SCLC的病理生物学特性，与SCLC的不同生长方式有关，一定程度上，也与影像学分期相对应，且能满足临床需要，对于TNM分期及指导临床治疗有一定的价值[62,93]。

CT是SCLC的主要影像学检查手段[94]，SCLC影像学表现与病理密切相关。"燕麦"型倾向于黏膜下生长，很少导致支气管闭塞，常表现为支气管变形、狭窄，此型对应的典型CT表现为包绕单个支气管形成明显的肿块，支气管变形，但管腔通畅，受累支气管多仅仅为受压狭窄。而中间型在管壁深层浸润生长的同时，常侵及黏膜表面，表现为管腔被包绕并腔内形成结节或息肉样物，此型还可沿多支支气管蔓延，可见所谓的"多支受累征"，与鳞癌较难鉴别[95]，此型对应的典型CT表现为向腔内形成结节状肿物，晚期可引起阻塞性肺炎和肺不张。复合型兼有两者表现[75,95,96]。

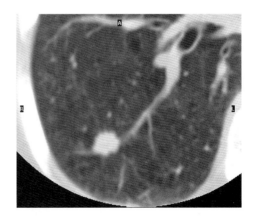

仅不到30%SCLC为周围型，表现为孤立性肺结节或肿块，几乎均为单发，极少数可能因沿支气管生长，而呈多个结节。形态为圆形或类圆形，因沿支气管生长，少数病例可表现为圆柱形或不规则形，病灶最大径在2.0～6.3 cm。周围型肺小细胞肺癌表现为周围型孤立性肺结节或肿块时，边界光整，没有毛刺，可有浅分叶（图3-10-3）。在周围型腺癌中，表现为孤立性结节并有支气管充气征的占65%。然而，小细胞肺癌此征一般不见。平扫通常内部密度均匀，坏死较少，少数为不均匀实性肿块，平扫CT值在20～40 Hu，少数为斑片状，甚至可为肺炎样改变，相比较而言，少数可有钙化和空洞。空洞和钙化

图3-10-3 小细胞肺癌。男性，74岁。右肺下叶外基底段见一结节，类圆形，最大径约1.1 cm，边界清楚而不光整，见毛刺，有浅分叶，内部密度大致均匀，FDG摄取增高，平均SUV为2.2，最大SUV为3.2

的发生率,远较鳞癌少见[95,97]。管恒星等[95]报道的49例SCLC患者中,有13例肿瘤伴钙化。

因为小细胞肺癌血供非常丰富,因此肿瘤通常强化较为均匀,增强CT表现为均匀明显强化(图3-10-4)。但也有轻度强化、中度强化、不均匀强化,后者表现为肿瘤边缘明显强化,中心无明显强化,而显示包膜征的报道[97]。

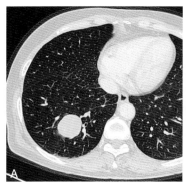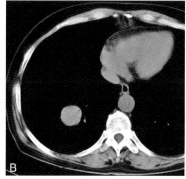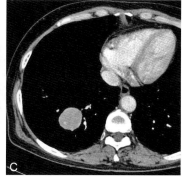

图3-10-4　男性,60岁。右肺下叶后基底段肿块,呈圆形,边界光整,无明显分叶和毛刺(A),平扫内部密度均匀(B),增强后有明显强化,并可见血管造影征(C)。手术病理:小细胞肺癌

周围型肺小细胞肺癌转移的纵隔淋巴结常融合成块。因此,如果在胸部CT上发现孤立性结节,特别是中老年男性,并有肺门或纵隔淋巴结增大时,影像科医师就需要高度重视,尤其是男性吸烟者,肺部出现孤立性结节,边界光整时,不能轻易认为是良性肿瘤,应考虑到小细胞癌的可能。因小细胞肺癌倍增时间很短,生长快速,故应进行短期(1~2个月)的CT复查,仔细评估病灶大小变化,必要时,可PET/CT检查,尽管小细胞肺癌的[18]F-FDG PET/CT的SUV并不常常升高很明显(图3-10-5),存在敏感性高,特异性低的不足,但仍然有较大鉴别诊断意义[98-101]。因倍增时间非常短(图3-10-5),对可疑病例,应缩短时间间隔密切随访,必要时经皮穿刺肺活检,以明确诊断。

不同病理类型肺神经内分泌肿瘤患者中,细胞增殖核抗原Ki-67阳性指数和SUV_{max},均以SCLC为最高[102]。

对于SCLC淋巴结转移情况的综合评估,也是决定局限期SCLC患者能否从手术中获益的重要因素[95,103-105]。增强CT是SCLC的主要影像学检查手段,但有学者报道,SCLC临床和影像学术前分期,术后病理提示分级升高的情况[62]。研究也发现,对淋巴结转移的评估,PET/CT优于CT,原发肿瘤的SUV_{max}是判断淋巴结转移的重要半定量指标[106]。再者,PET/CT一次扫描,还可同时完成全身转移情况的评估,能在治疗前精准诊断和分期。近年来,利用以[18]F标记为主的,以及[68]Ga等其他标记的PET/CT扫描技术,在恶性肿瘤全身转移的评估上,应用越来越广泛,有些领域已经成为金标准。另外,术前还需辅以头颅MRI检查,以判断有无脑转移。

表现典型的SCLC,CT容易诊断,但多数病灶表现为原发灶小而以转移为主要表现,诊断缺乏特异性,需密切结合其他实验室检查,由于SCLC具有神经内分泌功能[107,108],对SCLC的早期诊断、疗效评估、预测生存期及肿瘤的复发,都有重要的临床意义。血清中神经元特异性烯醇化酶(NSE)水平升高是诊断SCLC的首要标志物,并且在伴有胸膜凹陷的SCLC中,NSE水平最高,血清中NSE是烯醇化酶的一种异构体,分布于神经元的各种神经内分泌细胞中,可用于SCLC与其他病理类型的肺癌相鉴别[109]。CT联合血清肿瘤标志物检查,有助于

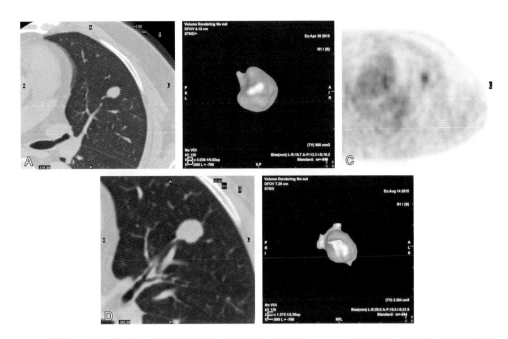

图3-10-5　男性，52岁。左肺上叶舌段小结节，呈类圆形，最大径1.3 cm，边界光整，有浅分叶，无毛刺（A），内部密度均匀，无钙化和脂肪成分，基线时体积988 mm³（B），PET/CT示结节FDG代谢轻微增高，SUV最大值为2.6（C）。106天后复查，最大径为1.65 cm（D），病灶增大，体积为2 394 mm³（E），倍增时间为83天。手术切除后病理结合免疫组织化学，诊断为小细胞肺癌。免疫组织化学：CD56（少+），TTF-1（-），CK5/6（-），p40（-），Syn（-），Chr-a（-），PDL1（-），Ki-67（70%+）。手术13个月后，死于全身广泛转移

提高肺癌的检出率及诊断正确率，比如，肺癌肿块的密度、强化方式与可溶性角蛋白19的片段（CYFRA21-1）有一定的相关性，癌胚抗原（CEA）与淋巴结肿大有一定的相关性[110-112]。

【鉴别诊断】影像学上，小细胞肺癌主要与下列疾病相鉴别。

1. 其他低分化肺癌和肉瘤　多形性癌、梭形细胞癌、巨细胞癌、癌肉瘤和肉瘤等，同样表现为孤立性结节或巨大肿块，边界光整，倍增时间短，但肉瘤发病年龄相对较轻，CT增强内部坏死较明显，肺门和纵隔淋巴结转移少见。单纯影像学鉴别困难。

2. 类癌　2015年版WHO分类与小细胞肺癌一同归于肺神经内分泌肿瘤。发病年龄较轻，影像上，以中央型多见，周围型类癌常表现为类圆形结节或肿块，边缘光整，内部钙化比较常见，增强后轻到中度强化，较少出现肺门和纵隔淋巴结肿大。类癌也起源于嗜银细胞，但SCLC为高度恶性肿瘤，类癌则多为低、中度恶性，病情发展慢。瘤细胞成菊形团、索条状、彩带样、腺管样排列，病理上鉴别不难，免疫组化Ki-67的表达率低（表3-10-1）。

3. 肺错构瘤或硬化性肺细胞瘤　女性较多，发病相对年轻。前者若含有特征性脂肪成分，则可确诊，肺错构瘤常有钙化，增强无明显或轻度强化，后者可明显强化。PET/CT上，肺错构瘤SUV无明显摄取，硬化性肺细胞瘤则SUV仅轻度摄取，而SCLC摄取明显增高，SUV_{max}常常＞10。

4. 淋巴瘤　主要需与表现为结节或肿块型的肺原发性弥漫性大B细胞淋巴瘤（DLBCL）鉴别。DLBCL发病年龄相对较轻，结节、肿块型的CT特征以单侧肺部肿块或实变影为主，表现为肺部单发或多发结节、肿块，形态不规则或类圆形，主要分布在肺间质内，支气管旁、胸膜下，边界不整或模糊，其内见支气管充气像。CT增强均呈轻度至中度强化，肿瘤边缘血管可受

压推移,增强程度低于SCLC,但小细胞肺癌也可见血管推移[113]。PET/CT扫描SUV$_{max}$更高,明显高于SCLC。

5. 结节病　中年女性相对好发,主要表现为两肺门对称性淋巴结肿大,伴有纵隔淋巴结肿大,但没有融合。随着病情进展,肺内出现结节和斑片病变影,肺门淋巴结渐缩小。本病病程长,临床症状轻,对激素治疗有效,50%的病例可自愈[114]。肺部可出现结节,但通常较小,多发,且形态多不规则。此病有临床表现与影像征象不相符的特点。SCLC多见于老年男性,肺门或纵隔淋巴结转移常以一侧为主,常融合成团。

6. 肺孤立性纤维瘤　通常体积较大。肺内纵隔旁孤立性纤维瘤(SFT)与纵隔间往往可见脂肪透亮间隙,与纵隔呈锐角相交,不伴有肺门和纵隔淋巴结肿大。肿瘤大部分位于肺内时,与SCLC的鉴别较为容易。但当SFT的肿块较大时,鉴别难度较大,需行CT后处理进行薄层及三维重建,对被压缩的肺组织边缘、病变气管、支气管及周围肺实质改变进行观察,以精准定位。SFT偶尔可见于肺实质内,此时需借助PET/CT等鉴别,必要时穿刺活检,可明确诊断。

三、肺大细胞神经内分泌癌

2015年版WHO肺肿瘤分类,将肺大细胞神经内分泌癌(pulmonary large cell neuroendocrine carcinoma, LCNEC)、小细胞肺癌(SCLC)和类癌(carcinoid),共同归类于神经内分泌肿瘤[115]。肺大细胞神经内分泌癌(LCNEC)属于高级别神经内分泌癌(high grade neuroendocrine carcinoma, HGNEC),发病率占肺神经内分泌肿瘤的6.02%~15%[116],占所有肺癌切除病例的1.01%~3.5%[115,117,118]。

目前虽然被定义为非小细胞肺癌,但其生物学特性、临床特性及预后因素都与小细胞肺癌相似,患者发病的平均年龄在65岁左右,多为有吸烟史的男性,与吸烟高度相关[119,120],吸烟比例可达94%~98.6%[121]。

LCNEC在肺癌中并不常见,但其恶性程度高,侵袭性强,预后较差。大部分患者确诊时,疾病已处于中晚期,手术治疗效果有限,术后复发概率大,需要结合全身治疗来提高疗效[120];因此,需要对肺LCNEC进行探索,寻找有效的治疗靶点及筛选治疗敏感的患者。但因发病率低、样本量少的原因,有关肺LCNEC的分子分型、分子诊断及预后的分子标志物的相关研究较少,仅近年来有所进展[122]。随着组织学诊断技术的发展,尤其是免疫组织化学神经内分泌标志物研究的进步,近年来,肺部神经内分泌肿瘤的发病率有所上升[123]。

【组织起源】LCNEC是一种起源于支气管K细胞(Kulchitsky cell)的肺部神经内分泌肿瘤,而K细胞通常位于呼吸道黏膜上皮,具有合成、储存和分泌肽类激素的功能。1999年版[124]和2004年版[125]WHO分类,将肺LCNEC归为大细胞肺癌(large cell carcinoma, LCC),而大细胞肺癌属于非小细胞肺癌(non-small cell lung cancer, NSCLC)的一种,当时尚未将LCNEC归为肺部NET,由此,这一归类一直存在争议[126,127]。

随着基因检测技术的进步,研究者发现LCNEC的基因谱特征与其他LCC存在诸多不同,而与SCLC相似[128,129]。因此,2015年版WHO分类对LCNEC的归类进行了调整,将其与SCLC、类癌及侵袭前病变,统一归为"肺部神经内分泌肿瘤"。这种以肿瘤起源为主要依据的分类方法,是建立在近些年对LCNEC临床特征、生物学特性、组织学特点和生存预后,有了更加深入研究的基础上,因此,尽管持不同意见者也不少,但是仍受到了较为广泛的认可[127]。肺大细胞神经内分泌癌的基因图谱改变包括以下几种。

1. 基因突变　研究表明,在肺LCNEC中,大部分突变的基因是抑癌基因,且与吸烟相关,其基因图谱的改变与SCLC相似[128-130]。George等[130]对60例LCNEC组织进行全基因组测序和69例进行转录组测序；与正常组织相比，发现具有意义的基因突变分别是$TP53$、$RB1$、$STK11$、$KEAP1$及RAS（$KRAS/NRAS/HRAS$）通路上的基因；在肺LCNEC中出现的比例分别是92%、42%、30%、22%和10%。在40%的LCNEC病例中，发现了$TP53$和$RB1$这两个基因的双等位基因改变。值得注意的是，与其他组织学成分混合的LCNEC病例大多具有$RB1$的突变[130]。这些基因的突变类型主要是点突变和缺失突变[130]。另有学者[131]对32例肺LCNEC组织进行测序，同样也发现了$TP53$、$STK11$、$PTEN$等基因的改变。同时，也证实了在肺LCNEC中，$NOTCH1$-4基因的突变率比较高，并引起NOTCH通路的改变，最终影响神经内分泌的分化[129,132-134]。共同参与神经内分泌分化的基因还有$YAP1$、$hASH1$、$Hes1$、$Bcl-2$、$DLL1$和$NeuroD$等，而这些基因则是通过调节表达量来参与神经内分泌分化[130,135-137]。和肺类癌一样，染色质重塑相关的基因也发生突变，如$MEN1$、$ARID1A$、$ARID1B$及$MLL1$-3[129,133,134]。在PI3K-AKT-mTOR通路上也发现了相关基因的突变，其中，$PTEN$突变率在肺LCNEC中占7%，$PI3KCA$占11%[129,130,134]。研究还证实，在肺LCNEC中PI3K-AKT-mTOR通路上的$PIK3CA$、$PTEN$、AKT、$RICTOR$和$mTOR$均发生突变，其突变概率分别为3%、4%、24%、5%和1%[133]。

2. 基因扩增 在肺LCNEC中不仅有基因突变，还存在大量基因的扩增。George等[130]对肺LCNEC基因测序数据进行分析时，发现了一些扩增比例较高的基因，分别是MYC、$MYCL1$、$NKX2$-1、$FGFR1$和$IRS2$。$MYCN$、$SOX2$及$CCEN1$在肺LCNEC中扩增比例也较高，比例分别为2%、11%和9%[129]。

3. 特异基因改变 与其他肺NET相比，肺LCNEC具有特异的基因改变，包括$ADAMTS12$（20%）、$ADAMTS2$（15%）、$GAS7$（12%）及NTM（10%）；其中，$GAS7$和NTM参与神经内分泌分化[130]。近年研究还发现，肺LCNEC存在$SMARCA2$、$NTRK2$、$NTRK3$基因突变[129,134,138]。相比SCLC，肺LCNEC中$LAMA1$、$PCLO$及$MEGF8$的突变率明显增高，突变率分别是10%：2%、6%：1%和5%：0%[133]。

【病理特征】LCNEC生物学上具有很强的侵袭性，呈浸润性生长。界限多不清楚或呈分叶状，常见大面积坏死。典型的病理形态学特征包括器官样结构，呈花瓣状或栅栏状、巢状、小梁状等细胞生长排列方式，癌细胞体积大，有丰富的坏死，低核/质比（细胞核大，核仁明显）；胞质中等或丰富，核仁常见而显著，肿瘤细胞核有丝分裂率高（≥11/10 HP），平均75/10 HP，常见大片状坏死[141]。大细胞神经内分泌癌这种器官样结构和排列方式，提示神经内分泌分化的组织学特征。超微结构上常见少量腺样或鳞状的分化。

肺LCNEC组织学特征复杂，常被误诊为不典型类癌（atypical carcinoids, AC）、SCLC中间细胞型或低分化NSCLC。需要在光学显微镜下观察细胞和组织形态，并结合免疫组织化学染色（immunohistochemistry, IHC），有时甚至需要借助电子显微镜，如观察神经内分泌颗粒等，多种技术方法相结合。小块活检组织和细胞学标本，难以实现以上技术的充分应用[133]，因此，术前诊断LCNEC相当困难。LCNEC的病理学诊断，往往需要手术切除大标本，通过形态学、神经内分泌标志物，甚至超微结构分析来完成[139,140]。

目前，临床上常用的神经内分泌标志物有嗜铬粒蛋白A（chromogranin A, CgA）、突触小泡蛋白（synaptophysin, Syn）和神经细胞黏附分子（neural cell adhesion molecule, NCAM-1/CD56）[141]。2015年版WHO肺肿瘤分类中，LCNEC被定义为非小细胞癌伴有神经内分泌形态学特征，且经免疫组织化学或光学显微镜证实至少要有一个神经内分泌标志物阳性。CD56、CgA和Syn中，任一指标阳性，即可诊断，但需＞10%的肿瘤细胞阳性表达。其中，CD56

敏感性最高,但CgA和Syn特异性较高。此外,约50%的LCNEC表达TTF-1。

近年来,研究者聚焦于LCNEC诊断标志物的研究,以寻找特异性及敏感性高的分子标志物。最新数据显示,相对于非神经内分泌肿瘤(non-LCNEC)和小细胞肺癌(SCLC),LCNEC在免疫组织化学中,表达更高水平的原肌球相关激酶B(tropomyosin-related kinase B)和脑源性神经因子(brain-derived neurotrophic factor)[122],这为进一步区分LCNEC与其他肺神经内分泌源性肿瘤提供了良好的依据。Bari等[142]对8例SCLC和8例LCNEC的冰冻组织进行测序,发现CDX2(caudal type homeobox 2)、VIL1(villin 1)及BAI3(brain-specific angiogenesis inhibitor 3)在这两种肿瘤中表达差异大;并通过RT-PCR及免疫组织化学验证发现,当CDX2与VIL1结合用于诊断肺LCNEC时,其敏感性及特异性高达81%,而BAI3在诊断SCLC时的敏感性和特异性分别为89%和75%;因此,CDX2、VIL1及BAI3具有潜在的区分LCNEC与SCLC的能力。

一部分大细胞神经内分泌癌伴有腺癌、鳞状细胞癌、巨细胞癌和(或)梭形细胞癌等成分,被归为复合性大细胞神经内分泌癌(combined large cell neuroendocrine carcinoma),但不包括LCNEC含有小细胞癌成分,如有SCLC成分,被归为复合性小细胞癌。大约30%的LCNEC含有非神经内分泌癌成分,以含有腺癌成分最多见[132]。

目前,尚未对肺LCNEC进行精准的分子分型,原因在于相关研究不够充实。Rekhtman等[15]对45例肺LCNEC肿瘤组织及配对正常组织进行二代测序(next-generation sequence,NGS),通过聚类分析(cluster analysis)把肺LCNEC分为3种分子亚型,一类是与SCLC相似(SCLC-like)的LCNEC,该类亚型的分子特点是共同出现TP53及RB1基因突变或缺失,该种基因突变较常出现于SCLC中。同时,还出现其他与SCLC一样的典型基因的改变,包括MYCL、SOX2、FGFR1扩增和PTEN突变或缺失;第二类亚型是与非小细胞肺癌(non-small cell lung cancer, NSCLC)相似(NSCLC-like)的LCNEC,在该分型中,没有TP53及RB1共同突变,但可观察到STK11、KRAS、KEAP1基因改变,而这些基因在NSCLC中较常出现;第三类亚型的基因特征是肿瘤突变负荷较前两种亚型低,并具有MEN1基因突变,该种基因特征的改变与肺TC相似。其后,George等[16]进一步分析了各亚型的特征,其中,SCLC-like型LCNEC主要基因改变为TP53与STK11/KEAP1的共同突变或缺失,且表现为ASCL1及DLL3高表达和NOTCH通路失活;而NSCLC-like型LCNEC主要基因改变是TP53及RB1突变或缺失,该型患者表现为ASCL1、DLL3的低表达及NOTCH通路的激活。

【临床表现】LCNEC患者常常缺乏特异性的临床表现,周围型多见,故肺LCNEC初期的患者一般无明显症状,咳嗽、咳痰、咯血、阻塞性肺炎较少见[143],高达24%的LCNEC患者则无症状和因肺部阴影就诊。中晚期时,多数患者表现为胸痛、咯血、咳嗽、呼吸困难等呼吸道症状,部分患者可有盗汗、消瘦、无痛性淋巴结肿大等,副癌综合征很少见[121,144]。由于症状隐匿,LCNEC患者首次就诊时往往已出现局部或全身转移,这一点与SCLC相似,两者的恶性程度均较高。在确诊时,肺LCENC患者的淋巴结转移率高(60%～80%)、远处转移率也高(40%)[145,146],与小细胞肺癌相似(表3-10-2)。

然而,近期基于美国SEER数据库[147]和荷兰NCR数据库[148]的两项研究均发现,LCNEC与SCLC的临床特征仍存在一定差异。手术切除患者中Ⅰ期LCNEC患者的总生存期(overall survival, OS)优于SCLC患者,且LCNEC发生N_2和N_3淋巴结转移的概率低于SCLC。尽管这两项研究是目前最大样本的回顾性分析,但因LCNEC的发病率较低,各中心的诊断准确率和治疗方案存在差异,临床意义有待证实[149-157]。

【影像学表现】LCNEC的胸部X线片和CT检查均缺乏特异性表现,术前单纯从胸部CT

区分LCNEC与其他肺部恶性肿瘤的难度较大。

LCNEC在影像上往往表现为单发周围型肿块(图3-10-6),文献报道比例为67%～97%。在CT上常表现为周围型、边界清楚的孤立性结节或肿块,最大径较大,瘤体最大径可达17.2 cm,平均为3.2～5.2 cm[158-161]。因膨胀性生长,大多数病灶边缘光滑,多有分叶,Akata等[162]报道的一组,分叶出现率达93.5%,毛刺相对少见,为10%～41.9%[160]。少有支气管充气征,内部出现空洞和钙化的比例也较低,有10%左右的病例伴有部分钙化,增强后常呈不均匀强化[161,162],但这些表现均为非特异性。不到50%的病例确诊时,有同侧肺门或纵隔淋巴结转移[163]。

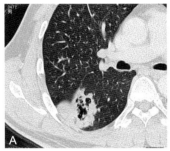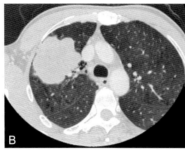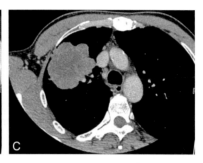

图3-10-6　A:男性,47岁。咳嗽、咳痰、痰中带血3个月,并伴有低热。CT肺窗示右肺下叶背段肿块,呈类圆形,最大径约4 cm,分叶状,边界清楚而不光整,无明显毛刺,内部密度不均匀,可见明显空泡。手术病理:大细胞神经内分泌癌。脏层胸膜见癌浸润,第10、11组淋巴结见癌细胞转移。免疫组织化学:TTF-1(+),CK(+),EMA(+),CHG(+),CD56(+),CgA(+),Syn弱阳性。Vim(−),Des(−),S-100(−)。B、C:男性,50岁。右肺上叶肿块,肺窗(B)示肿块呈类圆形,最大径约5cm,分叶状,边界清楚而不光整,无明显毛刺;增强后内部密度不均匀,呈轻至中度强化(C)。手术病理:大细胞神经内分泌癌。免疫组织化学:TTF-1(+),p53(+)90%,CK(+),CD56(+),CgA(+),Syn(+),Ki-67(+)95%。Napsin A(−),p40(−),CK5/6(−)

PET/CT对定性和预后评估有少量报道。^{18}F-FDG PET/CT显像对肺LCNEC的定性诊断、TNM分期与再分期有价值,原发肿瘤SUV$_{max}$对评估淋巴结转移的敏感性、特异性和准确性均较高[164,165]。肺LCNEC恶性程度高,瘤体^{18}F-FDG摄取均高于肝脏,SUV$_{max}$平均可达11.7±5.2[166,167],提示其为低分化恶性肿瘤(图3-10-7),很容易与表现为边界光整的良性肿瘤或腺瘤(如硬化性肺细胞瘤等)鉴别,并可准确分期。当然,确诊也需要靠病理[168-170]。

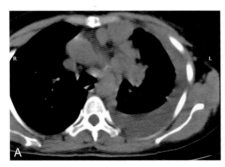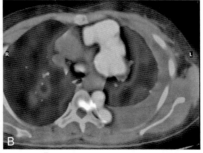

图3-10-7　女性,37岁。左肺上叶纵隔旁不规则肿块,邻近胸膜和左后纵隔胸膜可见多发结节,左侧胸腔有积液(A)。PET/CT(B)示肿块FDG代谢明显增高,SUV$_{max}$为18。左侧胸膜多发结节,纵隔气管前腔静脉后间隙淋巴结和胸椎体均局灶性FDG代谢增高,均为转移。经皮穿刺肺活检并结合免疫组织化学,诊断为:大细胞癌神经内分泌癌。免疫组织化学:p53(+)90%,TTF-1(+),CK(+),CD56(+),CgA(+),Syn(+),CK5/6(−),p40(−),Napsin A(−),弹力纤维染色(−)。Ki-67(+)90%

对周围型LCNEC的诊断,经皮穿刺肺活检术是首选,然因肿瘤坏死常见,组织块的质和量有限度,精确的分子免疫组织化学分析可能受限[171]。支气管镜检查是目前对于LCNEC常用的创伤性检查方法,可用于LCNEC的活检和分期,但因小块组织活检或细胞学标本诊断困难,故存在一定的局限性。纵隔镜检查可进行纵隔淋巴结活检,用于诊断LCNEC的分期,但对周围型病灶的诊断作用有限。

【鉴别诊断】LCNEC与低分化NSCLC、AC及SCLC之间存在许多类似的组织学特性,鉴别时需谨慎对待,尤其是小块组织标本或细胞学标本,鉴别尤其困难,故需依赖手术切除标本,方可诊断[172]。形态学上,也与上述肿瘤和其他多种肿瘤有相似之处,影像学鉴别困难。

1. 不典型类癌 TC、AC发病年龄相对较轻,与LCNEC一样,均表现为较大的边界光整的肿块,影像上鉴别诊断困难,需借助免疫组织化学。LCNEC与AC具备某些共同的病理学特征,如生长模式及细胞坏死,因此鉴别诊断对病理科医师来说是一项挑战。例如,AC有丝分裂少见,LCNEC坏死细胞更为常见,>11/10 HP的有丝分裂率(表3-10-2)是LCNEC和SCLC不同于AC的关键。大细胞神经内分泌癌与不典型类癌鉴别在于,肿瘤细胞核有丝分裂象数,前者核分裂活跃(≥11/10 HP,约2 mm^{2}面积),坏死广泛,面积更大;不典型类癌核分裂象少(2~10/10 HP),小灶性坏死[173]。

表3-10-2 LCNEC与SCLC鉴别诊断要点[154]

特 征	LCNEC	SCLC
发病率	1.01%~3.5%	15%~20%
临床特征	男性/吸烟者/老年	男性/吸烟者/老年
肿瘤部位	周围型或中央型	中央型为主
细胞学特征	大细胞	小细胞
生长模式	胞质丰富 细胞核异型性明显 核仁明显 栅栏样 多坏死区	少细胞质 细胞核异型性明显 无明显核仁 细胞分散 多坏死区
有丝分裂率	>11/10 HP	>11/10 HP
免疫组织化学	多种NE(CgA、Syn、CD56)表达	多种神经内分泌标志物表达
确诊时淋巴结转移率	60%~80%	60%~80%
确诊时远处转移率	15%~25%	<15%

2. 小细胞肺癌 SCLC与肺LCNEC的共同点表现在男性吸烟者高发,细胞高有丝分裂率,表达多种神经内分泌细胞标志物,恶性度高,预后差,存在基因突变(如MEN1基因突变)。这也使得这两种组织分型均归于"高度恶性神经内分泌肿瘤(high grade neuroendocrine carcinoma,HGNEC)"中。

精确的病理学细胞形态,可以很好地区分两者(表3-10-2),LCNEC与SCLC在形态学上差异较大,LCNEC的细胞更大,核质比低,核仁明显;而SCLC的细胞较小,一般小于3个静止期淋巴细胞,胞质少,核仁不明显或核仁较小[142]。此外,两者在基因组学及其他一些标志物（如CK7、CK18、E-钙黏素和β-连环素等）的表达上,也存在一定差异[119]。

3. 低分化NSCLC 影像学上,肺LCNEC主要需要与肺鳞癌、肺腺癌进行鉴别。肺鳞癌[18]F-FDG摄取较高,两者PET显像不易鉴别,但是肺鳞癌中央型多见,肿瘤较大时常出现液化坏死,并可形成空洞,空洞壁厚薄不均匀。而肺LCNEC多为周围型,密度多较均匀,液化坏死少见。肺腺癌以周围型多见,有时[18]F-FDG摄取也较高,但是,肺腺癌病灶边缘常可见毛刺征,且肺腺癌病灶的分叶征可能深分叶占比较高,而肺LCNEC多为浅分叶,病灶周围毛刺少见[174]。

大细胞神经内分泌癌神经内分泌标记阳性,借此可与其他类型的非小细胞肺癌鉴别。LCNEC与NSCLC可通过腺癌、鳞癌和神经内分泌肿瘤各自相对特异性的IHC标志物,如鳞癌标志物,细胞角蛋白CK5/6、p63、p40;腺癌的标志物,甲状腺转录因子-1（TTF-1）、Napsin A和CK7;神经内分泌肿瘤的标志物,如CgA、突触素、CD56等,可分别帮助鉴别[152]。

4. 肺肉瘤 形态学上也表现为巨大肿块,边界清楚,但内部液化坏死更明显,发病年龄相对较轻,易发生血行转移,但最终确诊有赖病理和免疫组织化学[174]。

· 参考文献 ·

［1］ Yao J C, Hassan M, Phan A, et al. One hundred years after carcinoid: epidemiology of and prognostic factors for neuroendocrine tumors in35, 825 cases in the United States[J]. J Clin Oncol, 2008, 26(18): 3063–3072.

［2］ Barakat M T, Meeran K, Bloom S R. Neuroendocrine tumours[J]. Endocr Relat Cancer, 2004, 11(1): 1–18.

［3］ Kaltsas G A, Besser G M, Grossman A B. The diagnosis and medical management of advanced neuroendocrine tumors[J]. Endocr Rev, 2004, 25(3): 458–511.

［4］ Modlin I M, Lye K D, Kidd M. A 5-decade analysis of 13, 715 carcinoid tumors[J]. Cancer, 2003, 97(4): 934–959.

［5］ Öberg K. The genesis of the neuroendocrine tumors concept: from Oberndorfer to 2018[J]. Endocrinol Metab Clin North Am, 2018, 47(3): 711–731.

［6］ Bornschein J, Kidd M, Malfertheiner P, et al. Gastrointestinal neuroendocrine tumors[J]. Dtsch Med Wochenschr, 2008, 133(28–29): 1505–1510.

［7］ Nikou G C, Lygidakis N J, Toubanakis C, et al. Current diagnosis and treatment of gastrointestinal carcinoids in a series of 101 patients: the significance of serum chromogranin-A, somatostatin receptor scintigraphy and somatostatin analogues[J]. Hepatogastroenterology, 2005, 52(63): 731–741.

［8］ 崔璨,杨吉刚. 神经内分泌肿瘤的核医学影像诊断方法[J]. 临床和实验医学杂志,2014,13(22): 83–87.

［9］ 霍力. 核医学新技术提升神经内分泌肿瘤诊治水平[J]. 中华核医学与分子影像杂志,2019,39(8): 449–452.

［10］ Travis W D, Brambilla E, Burke A P, et al. WHO classification of tumours of the lung, pleura, thymus and heart[M]. 4th. Lyon: IARC Press, 2015: 153–181.

［11］ Travis W D, Brambilla E, Burke A P, et al. Introduction to the 2015 World Health Organization classification of tumors of the lung, pleura, thymus, and heart[J]. J Thorac Oncol, 2015, 10(9): 1240–1242.

［12］ 方三高,许春伟,肖华亮,等. 解读2015年WHO肺、胸膜、胸腺及心脏肿瘤分类(肺)[J]. 重庆医学,2017,46(1): 4–23.

［13］ 许春伟,张博,林冬梅. WHO(2015)肺肿瘤组织学分类[J]. 诊断病理学杂志,2015,22(12): 815–816.

［14］ WHO Classification of Tumours Editorial Board. WHO classification of tumours: thoracic tumours[M]. 5th ed. Lyon: IARC Press, 2021.

［15］ 李媛,谢惠康,武春燕. WHO胸部肿瘤分类(第5版)中肺肿瘤部分解读[J]. 中国癌症杂志,2021,31(7): 574–580.

［16］ 许春伟,王海艳,吴永芳,等. 2 771例肺肿瘤临床病理特征分析[J]. 临床与病理杂志,2016,36(2): 173–184.

［17］ 汤敏敏,尤阳,李夏黎,等. 肺神经内分泌肿瘤的临床病理特征及[18]F-FDG PET/CT影像表现分析[J]. 中华核医学与分子影像杂志,2021,41(5): 262–267.

［18］ 柳卫,李天女,范磊,等. 肺大细胞神经内分泌癌的[18]F-FDG PET/CT表现[J]. 国际放射医学核医学杂志,2018,42(6): 486–490.

［19］ 温宇,李新春,伍筱梅,等. 肺大细胞神经内分泌癌的CT及PET/CT表现[J]. 影像诊断与介入放射学,2013,22(1): 57–60.

［20］ 万欢,蒋力明,吴宁,等. PET/CT在肺神经内分泌肿瘤中的应用[J]. 癌症进展,2017,15(6): 623–626.

［21］ 段钰,李斌,高卉,等. 神经内分泌肿瘤PET/CT的应用现状与进展[J]. 国际放射医学核医学杂志,2013,37(3): 186–192.

［22］ 沈国华,周惠君,邓候富,等. [68]Ga标记的SSR靶向多肽PET/CT显像的研究进展及其在神经内分泌肿瘤中的初步应用[J]. 国际放射医学核医学杂志,2015,39(1): 79.

［23］ 崔璨,杨吉刚. 神经内分泌肿瘤的核医学影像诊断方法[J]. 临床和实验医学杂志,2014,13(22): 1911–1915.

［24］ Iyoda A, Makino T, Koezuka S, et al. Treatment options for patients with large cell neuroendocrine carcinoma of the lung[J]. Gen Thorac Cardiovasc Surg, 2014, 62: 350.

［25］ Sun J M, Ahn M J, Ahn J S, et al. Chemotherapy for pulmonary large cell neuroendocrine carcinoma: similar to that for small cell lung cancer or non-small cell lung cancer[J]. Lung Cancer, 2012, 77(2): 365.

［26］ 杨雯佳,韩宝惠.肺大细胞神经内分泌肿瘤的诊疗现状和研究进展[J].癌症进展,2017,15(11)：1250–1254.

［27］ 谭薇薇,笪冀平.肺神经内分泌肿瘤在第5版WHO胸部肿瘤中的分类变化趋势及诊断术语的使用[J/OL].临床与实验病理学杂志,2023,11：1297–1300.

［28］ 张颖,蒋莉莉.不典型类癌形态伴高核分裂计数的肺神经内分泌肿瘤临床病理学研究进展[J].中华病理学杂志,2022,51(3)：6.

［29］ 孟宇宏.肺神经内分泌肿瘤的病理诊断新进展、问题与挑战、分子标记与治疗预测[J/OL].临床与实验病理学杂志,2023,11：1289–1296.

［30］ Hendifar A E, Marchevsky A M, Tuli R. Neuroendocrine tumors of the lung current challenges and advances in the diagnosis and management of well-differentiated disease[J]. Journal of Thoracic Oncology, 2017, 12(3): 425–436.

［31］ 中国临床肿瘤学会神经内分泌肿瘤专家委员会.中国肺和胸腺神经内分泌肿瘤专家共识[J].中华肿瘤杂志,2021,43(10)：12.

［32］ Modlin I M, Sandor A. An analysis of 8305 cases of carcinoid tumors[J]. Cancer, 2015, 79(4): 813–829.

［33］ 陈程,李凯.73例肺类癌的临床特征及预后分析[J].中国肺癌杂志,2009,12(6)：582–586.

［34］ 曹静,吕志排,曾宪旭,等.肺神经内分泌肿瘤的临床病理特征及其分级与预后的关系[J].中华实验外科杂志,2015,32(8)：1795–1797.

［35］ Clay V, Papaxoinis G, Sanderson B, et al. Evaluation of diagnostic and prognostic significance of Ki–67 index in pulmonary carcinoid tumours[J]. Clini-cal& Translational Oncology, 2017, 19(5): 579–586.

［36］ 陈飞.肺类癌的病理特质与临床决策[J].医疗装备,2017,30(7)：129–130.

［37］ 李明彪,徐嵩,范海洋,等.PD–1和PD–L1在肺类癌中的表达情况和其临床意义[J].中国肺癌杂志,2016,19(12)：847–853.

［38］ Rojas Y, Shi Y X, Zhang W, et al. Primary malignant pulmonary tumors in children: a review of the national cancer data base[J]. Journal of Pediatric Surgery, 2015, 50(6): 1004–1008.

［39］ 梁联哨,宋晓晴,邓静敏.肺类癌研究进展[J].国际呼吸杂志,2015,35(19)：1506–1509.

［40］ Papaxoinis G, Lamarca A, Quinn A M, et al. Clinical and pathologic characteristics of pulmonary carcinoid tumors in central and peripheral locations[J]. Endocrine Pathology, 2018, 29(3): 259–268.

［41］ Samiee-Rad F, Zangivand A A, Soleimanit-Adi K, et al. Primary typical pulmonary carcinoid tumor: an incidental finding[J]. Comparative Clinical Pathology, 2018, 27(1): 261–264.

［42］ 孙艳,宋晓晴,邓静敏,等.肺类癌19例临床特征分析[J].广西医科大学学报,2018,35(12)：101–104.

［43］ Baxi A J, Chintapalli K, Katkar A, et al. Multimodality imaging findings in carcinoid tumors: a head-to-toe spectrum[J]. Radiographics, 2017, 37(2): 516–536.

［44］ Halperind M, Shen C, Dasari A, et al. Frequency of carcinoid syndrome at neuroendocrine tumourdiagnosis: apopulation-based study[J]. Lancet Oncology, 2017, 18(4): 777–798.

［45］ 曹静,吕志排,曾宪旭,等.肺神经内分泌肿瘤的临床病理特征及其分级与预后的关系[J].中华实验外科杂志,2015,32(8)：1795–1797.

［46］ Dixon R K, Britt E J, Netzer G A, et al. Ten-year single center experience of pulmonary carcinoid tumors and diagnostic yield of bronchoscopic biopsy[J]. Lung, 2016, 194(6): 1–6.

［47］ Ayaka T, Hiroaki A, Hiroki K, et al. Peripheral pulmonary carcinoid tumor diagnosed by endobronchial-ultrasound-guided bronchoscopy[J]. Respirology Case Reports, 2016, 4(1): 10–12.

［48］ Salman A, Hassan A, Mohammed A, et al. Bronchoscopic resection of typical carcinoid tumors: literature review and case series[J]. Journal of surgical case reports, 2022, 2022(5): 180.

［49］ Rajinish R K, Richards R, Bittar N, et al. 160: Outcome of surgically resected primary pulmonarycar-cinoid tumors[J]. Lung Cancer, 2017, 103(1): S73–S74.

［50］ 中国抗癌协会神经内分泌肿瘤专业委员会,陈洁.中国抗癌协会神经内分泌肿瘤整合诊治指南(精简版)[J].中国肿瘤临床,2023,50(8)：385–397.

［51］ Ong L T, Dunphy M, Foster A, et al. Prognostic value of preradiotherapy ^{18}F–FDG PET/CT volumetrics in limited-stage small-cell lung cancer[J]. Clin Lung Cancer, 2016, 17(3): 184–188.

［52］ 郑华英,麦神忠,梁树生,等.小细胞肺癌的CT诊断及误诊分析[J].白求恩医学杂志,2016,14(3)：354–356.

［53］ 刘莹莹,贾晓峰.小细胞肺癌的治疗现状与进展[J].山西医药杂志,2016,45(5)：544–548.

［54］ Alberg A J, Brock M V, Ford J G, et al. Epidemiology of lung cancer: diagnosis and management of lung cancer, 3rd ed: American college of chest physicians evidence-based clinical practice guidelines[J]. Chest, 2013, 143(5 Suppl): S1–S29.

［55］ Rudin C M, Avila-Tang E, Harris C C, et al. Lung cancer in never smokers: molecular profiles and therapeutic implications[J]. Clin Cancer Res, 2009, 15: 5646–5661.

［56］ Kurahara Y, Kawaguchi T, Tachibana K, et al. Small-cell lung cancer in never-smokers: a case series with information on family history of cancer and environmental tobacco smoke[J]. Clin Lung Cancer, 2012, 13: 75–79.

［57］ Kalemkerian G P, Schneider B J. Advances in small cell lung cancer[J]. Hematol Oncol Clin North Am, 2017, 31(1): 143–156.

［58］ Devesa S S, Bray F, Vizcaino A P, et al. International lung cancer trends by histologic type: male: female differences diminishing and adenocarcinoma rates rising[J]. Int J Cancer, 2005, 117(2): 294–299.

［59］ Field J K, Duffy S W. Lung cancer screening: the way forward[J]. Br J Cancer, 2008, 99: 557–562.

［60］ 郝芳,张强,封俊,等.低剂量螺旋CT在胸部健康体检中的应用价值[J].昆明医科大学学报,2015,36(12)：65–68.

［61］ Treadwell J R, Mitchell M D, Tsou A, et al. Imaging for the pretreatment staging of small cell lung cancer[J]. Acad Radiol, 2016, 23(8): 1047–1056.

［62］ Thomas D C, Arnold B N, Rosen J E, et al. Defining outcomes of patients with clinical stage Ⅰ small cell lung cancer upstaged at surgery[J]. Lung Cancer, 2017, 103(2017): 75–81.

［63］ De Ruysscher D, Botterweck A, Dirx M, et al. Eligibility for concurrent chemotherapy and radiotherapy of locally advanced lung cancer patients: a prospective, population-based study[J]. Ann Oncol, 2009, 20: 98–102.

［64］ Masters G A. Clinical presentation of small cell lung cancer//Pass HI, Carbone DP, Johnson DH, et al. Principles and practice of lung cancer. 4th ed[J]. Philadelphia, PA: Lippincott Williams & Wilkins. Philadelphia, 2010: 341–351.

［65］ Travis W D. Advances in neuroendocrine lung tumors[J]. Ann Oncol, 2010, 21 Suppl 7: vii65–71.

［66］ Jänne P A, Freidlin B, Saxman S, et al. Twenty-five years of clinical research for patients with limited-stage small cell lung carcinoma in North America[J]. Cancer, 2002, 95: 1528–1538.

［67］ Hanna N, Ansari R, Fisher W S, et al. Etoposide, ifosfamide and cisplatin (VIP) plus concurrent radiation therapy for previously untreated limited small cell lung cancer (SCLC): a Hoosier Oncology Group (HOG) phase Ⅱ study[J]. Lung Cancer, 2002, 35: 293–297.

［68］ Socinski M A, Bogart J A. Limited-stage small-cell lung cancer: the current status of combined-modality therapy[J]. J Clin Oncol, 2007, 25: 4137–4145.

［69］ Schreiber D, Rineer J, Weedon J, et al. Survival outcomes with the use of surgery in limited-stage small cell lung cancer: should its role be re-evaluated[J]. Cancer, 2010, 116: 1350–1357.

［70］ Pelayo Alvarez M, Gallego Rubio O, Bonfill Cosp X, et al. Chemotherapy versus best supportive care for extensive small cell lung cancer[J]. Cochrane Database Syst Rev, 2009, (4): CD001990.

［71］ Eckardt J R, Bentsion D L, Lipatov O N, et al. Phase Ⅱ study of picoplatin as second-line therapy for patients with small-cell lung cancer[J]. J Clin Oncol, 2009, 27: 2046–2051.

［72］ Greenspoon J N, Evans W K, Cai W, et al. Selecting patients with extensive-stage small cell lung cancer for prophylactic cranial irradiation by predicting brain metastases[J]. J Thorac Oncol, 2011, 6: 808–812.

［73］ 廖嘉煜, 杨汉丰, 肖应全, 等. 肺小细胞肺癌: 流行病学、临床、病理、基因、影像学表现及治疗进展[J]. 中华临床医师杂志(电子版), 2013, 7(19): 114–115.

［74］ 李小会, 刘小华, 刘国艳, 等. 小细胞肺癌相关临床及病理特征与CT诊断研究进展[J]. 重庆医学, 2018, 47(5): 702–704.

［75］ Asamurah H, Chansky K, Crowley J, et al. The international association for the study of lung cancer lung cancer staging project: proposals for the revision of the N descriptors in the forthcoming 8th edition of the TNM classification for lung cancer[J]. J Thorac Oncol, 2015, 10(12): 1675–1684.

［76］ Carter B W, Glisson B S, Truong M T, et al. Small cell lung carcinoma: staging, imaging, and treatment considerations[J]. Radiographics, 2014, 34(6): 1707–1721.

［77］ Paumier A, LePéchoux C. Radiotherapy in small-cell lung cancer: where should it go[J]. Lung Cancer, 2010, 69: 133–140.

［78］ Paoletti L, Pastis N J, Denlinger C E, et al. A decade of advances in treatment of early-stage lung cancer[J]. Clin Chest Med, 2011, 32: 827–838.

［79］ Subramaniam D S, Warner E A, Giaccon E G. Ganetespib for small cell lung cancer[J]. Expert Opin Investig Drugs, 2017, 26(1): 103–108.

［80］ 张惠秋, 李西阳, 李西川, 等. 免疫检查点抑制剂在小细胞肺癌治疗中的应用与临床试验进展[J]. 中国肺癌杂志, 2021, 24(11): 790–795.

［81］ 张也, 张艳, 贾刚. 小细胞肺癌的治疗现状及进展[J]. 中国医药指南, 2019, 17(26): 23–25, 29.

［82］ 崔晓霞, 宋鹏, 张力. 小细胞肺癌诊疗新进展[J]. 中国肺癌杂志, 2019, 22(6): 355–362.

［83］ 朱玉苗, 文石榴, 吴振潇, 等. 小细胞肺癌免疫治疗的研究进展[J]. 山东医药, 2021, 61(23): 105–108.

［84］ Nakazato Y, Minami Y, Kobayashi H, et al. Nuclear grading of primary pulmonary adenocarcinomas: correlation between nuclear size and prognosis[J]. Cancer, 2010, 116: 2011–2019.

［85］ Petersen I. The morphological and molecular diagnosis of lung cancer[J]. Dtsch Arztebl Int, 2011, 108: 525–531.

［86］ Halasova E, Adamkov M, Matakova T, et al. Expression of Ki–67, Bcl–2, survivin and p53 proteins in patients with pulmonary carcinoma[J]. AdvExp Med Biol, 2013, 756: 15–21.

［87］ Gay C M, Stewart C A, Park E M, et al. Patterns of transcription factor programs and immune pathway activation define four major subtypes of SCLC with distinct therapeutic vulnerabilities[J]. Cancer Cell, 2021, 39(3): 346–360. e7.

［88］ 谢梦青, 储香玲, 周娟, 等. 小细胞肺癌免疫治疗相关生物标志物研究进展[J]. 中国癌症杂志, 2021, 31(7): 635–639.

［89］ Pelosof L C, Gerber D E. Paraneoplastic syndromes: an approach to diagnosis and treatment[J]. Mayo Clin Proc, 2010, 85: 838–854.

［90］ Blaes F, Tschernatsch M. Paraneoplastic neurological disorders[J]. Expert Rev Neurother, 2010, 10: 1559–1568.

［91］ Shimizu K, Yoshii Y, Watanabe S, et al. Neurally mediated syncope associated with small cell lung cancer: a case report and review[J]. Intern Med, 2011, 50: 2367–2369.

［92］ Kazawa N, Kitaichi M M, Togashi K, et al. Small cell lung carcinoma: eight types of extension and spread on computed tomography[J]. J Comput Assist Tomogr, 2006, 30(4): 653–661.

［93］ Luo J, Xu L, Zhao L, et al. Timing of thoracic radiotherapy in the treatment of extensive-stage small-cell lung cancer: important or not[J]. Radiat Oncol, 2017, 12(1): 42–49.

［94］ Lee D J, Rho J Y, Kang S H, et al. CT findings of small cell lung carcinoma: can recognizable features befound[J]. Medicine, 2016, 95(47): e5426.

［95］ 管恒星, 周永, 阿里甫, 等. 中央型小细胞肺癌与鳞癌的多层螺旋CT比较研究[J]. 中国医学影像学杂志, 2015, 23(9): 686–690.

［96］ Toyokawa G, Kozuma Y, Matsubara T, et al. Radiological features of the surgically resected small-sized small-cell lung cancer on computed tomography[J]. Anticancer Res, 2017, 37(2): 877–881.

［97］ 贺锋, 陈林, 葛雨曦, 等. 小细胞肺癌的临床CT病理特点及其征象分析[J]. 中国CT和MRI杂志, 2016, 14(12): 64–67.

［98］ 万欢, 蒋力明, 吴宁, 等. PET/CT在肺神经内分泌肿瘤中的应用[J]. 癌症进展, 2017, 15(6): 623–626.

［99］ 段钰, 李斌, 高卉, 等. 神经内分泌肿瘤PET/CT的应用现状与进展[J]. 国际放射医学核医学杂志, 2013, 37(3): 186–192.

［100］ 沈国华, 周惠君, 邓候富, 等. 68Ga标记的SSR靶向多肽PET/CT显像的研究进展及其在神经内分泌肿瘤中的初步应用[J]. 国际放射医学核医学杂志, 2015, 39(1): 75–79.

［101］崔璨, 杨吉刚. 神经内分泌肿瘤的核医学影像诊断方法［J］. 临床和实验医学杂志, 2014, 13(22)：1911–1915.

［102］汤敏敏, 尤阳, 李夏黎, 等. 肺神经内分泌肿瘤的临床病理特征及 ^{18}F–FDG PET/CT 影像表现分析［J］. 中华核医学与分子影像杂志, 2021, 41(5)：262–267.

［103］王德全. 16 层螺旋 CT 诊断小细胞肺癌临床价值分析［J］. 医学影像学杂志, 2014, 24(4)：534–536.

［104］王荣品, 唐斌, 杨明放, 等. 外围型小细胞肺癌的 CT 表现及分型［J］. 实用放射学杂志, 2007, 23(11)：1468–1470.

［105］Ravenel J G, Rosenzweig K E, Kirsch J, et al. ACR appropriateness criterian on-invasive clinical staging of bronchogenic carcinoma［J］. J Am Coll Radiol, 2014, 11(9): 849–856.

［106］柳卫, 李天女, 范磊, 等. 肺大细胞神经内分泌癌的 ^{18}F–FDG PET/CT 表现［J］. 国际放射医学核医学杂志, 2018, 42(6)：486–490.

［107］Kumar S K, Callander N S, Alsina M, et al. Multipl emyeloma, version3. 2017, NCCN clinical practice guidelines in oncology［J］. J Natl Compr Canc Netw, 2017, 15(2): 230–269.

［108］Nakalima T, Yasufuku K. Early lung cancer methods for detection［J］. Clin Chest Med, 2013, 34(3): 373–383.

［109］努尔兰, 余莹莹, 韩文广, 等. 中央型肺鳞癌、小细胞肺癌 CT 征象与血清肿瘤标志物的关系及联合诊断的价值［J］. 中国 CT 和 MRI 杂志, 2015, 13(9)：57–61.

［110］Sardi A H, Islam S. Early lung cancer detection, mucosal, and alveolar imaging［J］. Curr Opin Pulm Med, 2016, 22(3): 271–280.

［111］Erbaycu A E, Gunduz A, Batum O, et al. Pretreatment and treatment-induced neuron-specific enolase in patients with small-cell lung cancer: an open prospective study［J］. Arch Bronconeumol, 2010, 46(7): 364–369.

［112］Kawachi R, Nakazato Y, Takei H, et al. Clinical significance of preoperative carcinoembryoni cantigen level for clinical stage Ⅰ non-small cell lung cancer: can preoperative carcinoembryoni cantigen level predict pathological stage［J］. Interact Cardiovasc Thorac Surg, 2009, 9(2): 199–202.

［113］Bae Y A, Lee K S. Cross-sectional evaluation of thoracic lymphoma［J］. Thorac Surg Clin, 2010, 20: 175–186.

［114］Criado E, Sánchez M, Ramírez J, et al. Pulmonary sarcoidosis: typical and atypical manifestations at high-resolution CT with pathologic correlation［J］. Radiographics, 2010, 30: 1567–1586.

［115］梁赟, 吉顺荣, 虞先睿, 等. 2022 年度神经内分泌肿瘤药物治疗进展盘点［J］. 肿瘤综合治疗电子杂志, 2023, 9(2)：104–109.

［116］蒋媛媛. 神经内分泌肿瘤核素显像及靶向治疗的系列研究［D］. 北京：北京协和医学院, 2023.

［117］Iyoda A, Hiroshima K, Toyozaki T, et al. Clinical characterization of pulmonary large cell neuroendocrine carcinoma and large cellcarcinoma with neuroendocrine morphology［J］. Cancer, 2001, 91(11): 1992–2000.

［118］Takei H, Asamura H, Maeshima A, et al. Large cell neuroendocrine carcinoma of the lung: a clinicopathologic study of eighty-seven cases［J］. J Thorac Cardiovasc Surg, 2002, 124(2): 285–292.

［119］Caplin M E, Baudin E, Ferolla P, et al. Pulmonary neuroendocrine(carcinoid) tumors: European Neuroendocrine Tumor Society expertconsensus and recommendations for best practice for typical and atypical pulmonary carcinoids［J］. Ann Oncol, 2015, 26(8): 1604–1620.

［120］Fasano M, Della Corte C M, Papaccio F, et al. Pulmonary large-cell neuroendocrine carcinoma: from epidemiology to therapy［J］. J Thorac Oncol, 2015, 10(8): 1133–1141.

［121］滕晓东, 赵明, 来茂德. 肺神经内分泌肿瘤病理诊断进展［J］. 浙江大学学报(医学版), 2016, 45(1)：36–44.

［122］张瑾瑶, 杨琳, 李峻岭. 肺大细胞神经内分泌癌分子标志物的研究进展［J］. 中国肺癌杂志, 2020, 23(11)：983–988.

［123］赵天成, 申屠阳. 肺大细胞神经内分泌肿瘤的诊治进展［J］. 中国胸心血管外科临床杂志, 2008, 15(3)：213–217.

［124］Gibbs A R, Thunnissen F B. Histological typing of lung and pleural tumours: third edition［J］. J Clin Pathol, 2001, 54(7): 498–499.

［125］Beasley M B, Brambilla E, Travis W D. The 2004 World Health Organization classification of lung tumors［J］. Semin Roentgenol, 2005, 40(2): 90–97.

［126］方三高, 许春伟, 肖华亮, 等. 解读 2015 年 WHO 肺、胸膜、胸腺及心脏肿瘤分类(肺)［J］. 重庆医学, 2017, 46(1)：4–23.

［127］许春伟, 张博, 林冬梅. WHO(2015)肺肿瘤组织学分类［J］. 诊断病理学杂志, 2015, 22(12)：815–816.

［128］Fernandez-Cuesta L, Peifer M, Lu X, et al. Frequent mutations in chromatin-remodelling genes in pulmonary carcinoids［J］. Nat Commun, 2014, 5: 3518.

［129］Rekhtman N, Pietanza M C, Hellmann M D, et al. Next-generation sequencing of pulmonary large cell neuroendocrine carcinoma reveals small cell carcinoma-like and non-small cell carcinoma-like subsets［J］. Clin Cancer Res, 2016, 22(14): 3618–3629.

［130］George J, Walter V, Peifer M, et al. Integrative genomic profiling oflarge-cell neuroendocrine carcinomas reveals distinct subtypes ofhigh-grade neuroendocrine lung tumors［J］. Nat Commun, 2018, 9(1): 1048.

［131］Karlsson A, Brunnstrom H, Lindquist K E, et al. Mutational and genefusion analyses of primary large cell and large cell neuroendocrine lung cancer［J］. Oncotarget, 2015, 6(26): 22028–22037.

［132］Meder L, Konig K, Ozretic L, et al. NOTCH, ASCL1, p53 and RB alterations define an alternative pathway driving neuroendocrine and small cell lung carcinomas［J］. Int J Cancer, 2016, 138(4): 927–938.

［133］Miyoshi T, Umemura S, Matsumura Y, et al. Genomic profiling of large-cell neuroendocrine carcinoma of the lung［J］. Clin Cancer Res, 2017, 23(3): 757–765.

［134］Simbolo M, Mafficini A, Sikora K O, et al. Lung neuroendocrine tumours: deep sequencing of the four World Health Organization histotypes reveals chromatin-remodelling genes as major players and a prognostic role for TERT, RB1, MEN1 and KMT2D［J］. J Pathol, 2017, 241(4): 488–500.

［135］Eerola A K, Ruokolainen H, Soini Y, et al. Accelerated apoptosis and low bcl–2 expression associated with neuroendocrine differentiation predict shortened survival in operated large cell carcinoma of the lung［J］. Pathol Oncol Res, 1999, 5(3): 179–186.

［136］Ito T, Udaka N, Okudela K, et al. Mechanisms of neuroendocrine differentiation in pulmonary neuroendocrine cells and small cellcarcinoma［J］. Endocr Pathol, 2003, 14(2): 133–139.

［137］Ito T, Matsubara D, Tanaka I, et al. Loss of YAP1 defines neuroendocrine differentiation of lung tumors［J］. Cancer Sci, 2016, 107(10):

1527–1538.

[138] Marchetti A, Felicioni L, Pelosi G, et al. Frequent mutations in the neurotrophic tyrosine receptor kinase gene family in large cell neuroendocrine carcinoma of the lung[J]. Hum Mutat, 2008, 29(5): 609–616.

[139] Travis W D, Brambilla E, Noguchi M, et al. Diagnosis of lung cancerin small biopsies and cytology: implications of the 2011 International Association for the Study of Lung Cancer/American Thoracic Society/European Respiratory Society classification[J]. Arch Pathol Lab Med, 2013, 137(5): 668–684.

[140] Maleki Z. Diagnostic issues with cytopathologic interpretation of lung neoplasms displaying high-grade basaloid or neuroendocrine morphology[J]. Diagn Cytopathol, 2011, 39(3): 159–167.

[141] Hiroshima K, Mino-Kenudson M. Update on large cell neuroendocrine carcinoma[J]. Transl Lung Cancer Res, 2017, 6(5): 530–539.

[142] Bari M F, Brown H, Nicholson A G, et al. BAI3, CDX2 and VIL1: a panel of three antibodies to distinguish small cell from large cell neuroendocrine lung carcinomas[J]. Histopathology, 2014, 64(4): 547–556.

[143] 崔鹤滕, 徐建明. 肺神经内分泌肿瘤诊疗进展[J]. 中国肿瘤临床与康复, 2019, 26(1): 131–134.

[144] 柳卫, 李天女, 范磊, 等. 肺大细胞神经内分泌癌的 ^{18}F–FDG PET/CT 表现[J]. 国际放射医学核医学杂志, 2018, 42(6): 486–490.

[145] 陈野野, 李单青, 田震寰, 等. 肺大细胞神经内分泌癌手术治疗及预后因素[J]. 协和医学杂志, 2016, 7(2): 98–103.

[146] 沈晶, 沈捷, 胡克, 等. 37 例肺大细胞神经内分泌癌的临床分析[J]. 基础医学与临床, 2018, 38(9): 1319–1322.

[147] Varlotto J M, Medford-Davis L N, Recht A, et al. Should large cell neuroendocrine lung carcinoma be classified and treated as a small cell lung cancer or with other large cell carcinomas[J]. J Thorac Oncol, 2011, 6(6): 1050–1058.

[148] Derks J L, Hendriks L E, Buikhuisen W A, et al. Clinical features of large cell neuroendocrine carcinoma: a population based overview[J]. Eur Respir J, 2016, 47(2): 615–624.

[149] Kasajima A, Ishikawa Y, Iwata A, et al. Inflammation and PD-L1 expression in pulmonary neuroendocrine tumors[J]. Endocr Relat Cancer, 2018, 25(3): 339–350.

[150] Derks J L, Leblay N, Thunnissen E, et al. Molecular subtypes of pulmonary large-cell neuroendocrine carcinoma predict chemotherapy treatment outcome[J]. Clin Cancer Res, 2018, 24(1): 33–42.

[151] Cattoni M, Valliares E, Brown L M, et a1. Improvement in TNM staging of pulmonary neuroendocrine tumors requires histology and regrouping of tumor size[J]. J Thorac Cardiovasc Surg, 2018, 155(1): 405–413.

[152] 杨雯佳, 韩宝惠. 肺大细胞神经内分泌肿瘤的诊疗现状和研究进展[J]. 癌症进展, 2017, 15(11): 1250–1254.

[153] 刘宁波, 罗婧, 赵路军, 等. 肺大细胞神经内分泌癌综合治疗进展[J]. 中华放射肿瘤学杂志, 2019, 28(10): 792–795.

[154] 付义林, 佟倜. 肺大细胞神经内分泌癌的诊疗进展[J]. 中国实验诊断学, 2017, 21(2): 351–354.

[155] 钱哲, 胡瑛, 郑华, 等. 肺大细胞神经内分泌癌 22 例临床分析[J]. 中国肺癌杂志, 2016, 19(2): 82–87.

[156] 万秋雁, 刘建红, 叶晓云, 等. 肺大细胞神经内分泌癌 31 例临床分析[J]. 浙江中西医结合杂志, 2015, 25(9): 848–850.

[157] 刘宁波, 罗婧, 赵路军, 等. 肺大细胞神经内分泌癌综合治疗进展[J]. 中华放射肿瘤学杂志, 2019, 28(10): 792–795.

[158] 刘洋, 王悦虹, 阮伟良, 等. 肺大细胞神经内分泌癌患者的临床病理学和胸部 CT 特征分析[J]. 上海医学, 2018, 41(6): 339–343.

[159] 郭健. 肺大细胞神经内分泌癌 MSCT 表现与病理对照研究[D]. 天津: 天津医科大学, 2013.

[160] 郭健, 叶兆祥, 冯小伟, 等. 肺大细胞神经内分泌癌的 MSCT 表现[J]. 中国医学影像技术, 2013, 29(1): 79–83.

[161] 严振辉, 柳学国, 何亚奇, 等. 肺大细胞神经内分泌癌的临床影像学特点与诊断(附 22 例分析)[J]. 现代医用影像学, 2015, 24(3): 375–379.

[162] Akata S. Okada S, Maeda J, et al. Computed tomographic findings of large cell neuroendoerine carcinoma of the lung[J]. Clin lmaging, 2007, 31(6): 379–384.

[163] Kaseda K, Asakura K, Kazama A, et al. Risk factors for predicting occult lymph node metastasis in patients with clinical stage I non-small cell lung cancer staged by integrated fluorodeoxyglucose positron emission tomography/computed tomography[J]. World J Surg, 2016, 40(12): 2976–2983.

[164] Kaira K, Murakami H, Endo M, et al. Biological correlation of ^{18}F–FDG uptake on PET in pulmonary neuroendocrine tumors[J]. Anticancer Res, 2013, 33(10): 4219–4228.

[165] Lee K W, Lee Y, Oh S W, et al. Large cell neuroendocrine carcinoma of the lung: CT and FDG PET findings[J]. Eur J Radiol, 2015, 84(11): 2332–2338.

[166] 吴丽玲, 黎玫斐, 黄伟, 等. 肺大细胞神经内分泌癌 ^{18}F–FDG PET/CT 显像最大标准摄取值与临床病理特征的关系[J]. 肿瘤研究与临床, 2018, 30(12): 855–859.

[167] 姜雯雯, 房娜, 靳飞, 等. 肺孤立性大细胞神经内分泌癌的 ^{18}F–FDG PET/CT 显像表现[J]. 临床放射学杂志, 2021, 40(3): 476–479.

[168] 温宇, 李新春, 伍筱梅, 等. 肺大细胞神经内分泌癌的 CT 及 PET/CT 表现[J]. 影像诊断与介入放射学, 2013, 22(1): 57–60.

[169] 金民山, 张俊, 姜一逸, 等. ^{18}F–FDG PET/CT 在不明原发灶肿瘤中的临床应用价值[J]. 国际放射医学核医学杂志, 2017, 41(2): 94–97.

[170] 韩萍萍, 郑玉民, 刘晓建, 等. 肺硬化性血管瘤 CT 及 ^{18}F–FDG PET/CT 影像特征分析[J]. 中华核医学与分子影像杂志, 2015, 35: 251–253.

[171] Maleki Z. Diagnostic issues with cytopathologic interpretation of lung neoplasms displaying high-grade basaloid or neuroendocrine morphology[J]. Diagn Cytopathol, 2011, 39(3): 159–167.

[172] Hiroshima K, Mino-Kenudson M. Update on large cell neuroendocrine carcinoma[J]. Transl Lung Cancer Res, 2017, 6(5): 530–539.

[173] Hoton D, Humblet Y, Libbrecht L. Phenotypic variation of an ALK-positive large-cell neuroendocrine lung carcinoma with carcinoid morphology during treatment with ALK inhibitors[J]. Histopathology, 2018, 72(4): 707–710.

[174] Akata S. Okada S, Maeda J, et a1. Computed tomographic findings of large cell neuroendoerine carcinoma of the lung[J]. Clin lmaging, 2007, 31(6): 379–384.

第十一节　肺多形性癌和梭形细胞癌

多形性癌和梭形细胞癌归入"肺肉瘤样癌"，是一类少见的恶性肿瘤，兼有上皮和间叶肿瘤的特征，可以发生在多种器官，比如皮肤、骨骼、甲状腺、乳腺和肺等[1]。此类肿瘤在1981年被称为"鳞状细胞癌的一种变体（a variant of squamous cell carcinoma）"；1999年，被更名为"癌含有多形细胞、肉瘤样或肉瘤成分（carcinomas with pleomorphic, sarcomatoid or sarcomatous elements）"[2]；2004年，世界卫生组织（WHO）根据肺肿瘤病理形态学特征，将其归属于肺恶性上皮细胞肿瘤，有了一个统一的名称，即"肺肉瘤样癌"[3,4]。

肺肉瘤样癌（pulmonary sarcomatoid carcinoma, PSC）属于肺恶性上皮细胞肿瘤，是指一类含有肉瘤成分或肉瘤样分化［梭形细胞和（或）巨细胞］的低分化非小细胞肺癌的统称，包含多形性癌、梭形细胞癌、巨细胞癌、癌肉瘤和肺母细胞瘤5个亚型，代表了形态学上连续的谱系变化。极少见，占肺恶性肿瘤的0.1%～0.5%[5,6]。

2015年版WHO肺肿瘤分类中，PSC的名称、诊断标准变化不大，共有5个亚型，分别为多形性癌、梭形细胞癌、巨细胞癌、癌肉瘤和肺母细胞瘤[7]。只不过在2015年版WHO肺肿瘤分类中，取消了肺肉瘤样癌的病种分类，分类描述中，不用"肺肉瘤样癌"的通用名称，而用特殊名称分别列出，各属于单独病种。

2021年版WHO肺肿瘤分类[8]将肉瘤样癌分为多形性癌、肺母细胞瘤和癌肉瘤，3个独立的疾病单独列出，而多形性癌、梭形细胞癌及巨细胞癌归属为"多形性癌"下的3个亚型[9]。

单纯的梭形细胞癌非常少见，常合并巨细胞成分。许春伟等[10]报道一组军事医学科学院附属医院肺部手术切除肺肿瘤病例，按2015年版WHO肺肿瘤分类标准进行病理诊断及分类，在2 771例肺肿瘤中，仅发现梭形细胞癌1例（0.04%）。邵志鹏等[11]回顾2012年1月至2014年12月间，郑州大学第一附属医院确诊的6 058例肺癌患者中，15例确诊为肺梭形细胞癌，占0.25%。因发病率低，且影像学和临床病理鉴别困难，本文将多形性癌和梭形细胞癌合并描述。

【组织起源】目前，组织学研究认为，PSC是一组起源于相同原始上皮、经上皮-间质转化（epithelial-mesenchymal transition, EMT）后形成的一组转化性癌[12,13]。

【病理特征】2015年版WHO肺肿瘤病理分类中指出，多形细胞癌、梭形细胞癌、巨细胞癌3种不能通过小活检和细胞学来诊断，癌肉瘤和肺母细胞瘤在小活检和细胞学上诊断也非常困难[7]。因此，需要有足够的外科标本，结合免疫组织化学和显微镜检查才能获得明确诊断[14]。

肿块一般较大，肿瘤切面常见出血、坏死，实质呈鱼肉状。肺多形性癌是由上皮成分与肉瘤样梭形细胞和（或）巨细胞混合组成的，上皮成分以鳞状细胞癌为主，腺癌次之，少数可为未分化癌或小细胞癌。间质常由杂乱无章或交织束状排列的梭形细胞构成，有时肉瘤样组织形态上呈多形性，细胞异型性明显，核分裂活跃，或伴有多少不等的破骨样巨细胞。大部分病例，肉瘤样组织呈现为纤维肉瘤或恶性纤维组织细胞瘤，而无明确的骨、软骨、横纹肌肉瘤等异源成分，肉瘤样成分和癌的成分常有过渡。目前认为肉瘤样癌基本上为上皮性肿瘤，其肉瘤细胞对上皮性标记的阳性率很高，免疫组织化学特点主要是癌区细胞CK、EMA表达阳性，肉瘤样区瘤细胞vimentin阳性，且大多可灶状或片状表达CK、EMA等[15]；电子显微镜下肉瘤样细胞具有上皮细胞特征[16]。

1. **多形性癌** 含有鳞状细胞癌、腺癌或大细胞癌成分,以及恶性梭形细胞和(或)巨细胞成分的肉瘤样癌,其中恶性梭形细胞和(或)巨细胞成分必须超过10%,或为仅含梭形细胞和巨细胞成分的癌。梭形细胞呈束状或席纹状排列,核分裂活跃。癌细胞形态可呈上皮样、间质细胞样,有时可有平滑肌细胞的特征。肿瘤基质可为纤维性或有黏液变性。常有大血管侵犯及广泛坏死。少数情况下,多形性癌中的鳞状细胞癌呈血管肉瘤样结构,表现为吻合的管道衬以间变的上皮样细胞,并在局部形成假乳头状结构和充满红细胞的腔隙[17-19]。

2. **梭形细胞癌** 是一类仅含有恶性梭形细胞成分的非小细胞肺癌。癌细胞呈巢状及不规则的束状结构,核染色深,核仁明显。肿瘤组织周围及其内部有散在或局灶性密集的淋巴细胞浸润。极少数病例有显著的炎细胞浸润,类似于肌纤维母细胞瘤。梭形细胞癌通常同时表达CK、vimentin、CEA和SMA等。鉴别梭形细胞癌与CK阳性的肉瘤,特别是滑膜肉瘤,可能非常困难。

核分裂活跃、血管浸润、免疫组织化学上皮标记(CK、EMA、TTF21)阳性支持梭形细胞癌的诊断。

梭形细胞癌如伴有明显的炎细胞浸润,需与炎性肌纤维母细胞瘤及局限性机化性肺炎鉴别。核分裂活跃、血管浸润、免疫组织化学上皮标记(CK、EMA、TTF21)阳性支持梭形细胞癌的诊断。镜下,单纯的梭形细胞癌主要由缺乏分化的肉瘤样梭形细胞组成,主间质不分,常与非肿瘤性结缔组织混合,癌细胞常具有明显的多形性,异常分裂象多见,但单纯的梭形细胞癌极少见,常合并巨细胞癌成分,其细胞巨大,多形性明显,除单核、双核及多核奇异形瘤细胞外,大多呈多角形,扩散分布,癌细胞之间可见炎性细胞浸润,以中性白细胞为主[20,21]。彭泽华等[22]报道的11例肉瘤样癌中,1例为梭形细胞癌,瘤细胞主要由缺乏分化的肉瘤样梭形细胞组成,主间质不分,具有明显的多形性,异常分裂象多见。另10例PSC均由梭形细胞与上皮细胞两种成分混合构成,梭形细胞具有肉瘤样生长方式,其形态与梭形细胞癌相同。

对于具有梭形细胞形态或高度异型的巨细胞性恶性肿瘤,若CK或EMA标记阴性,应结合临床检查和病史,以排除转移性肿瘤的可能。

目前发现在PSC肿瘤组织中,存在多个基因异常,有报道PSC的肿瘤突变负荷(tumor mutational burden,TMB)明显高于非PSC的NSCLC(20% *vs.* 14%)[23]。最常见的有*EGFR*、*TP53*、*KRAS*、*ALK*和*MET*等,这些基因改变可单独存在,也可同时发生[15]。其中*EGFR*、*ALK*和*MET*均为PSC重要的驱动基因,可以作为靶向治疗的参考依据。*KRAS*突变和不良预后显著相关,其检测对判断PSC的预后具有参考价值[24]。

【**临床表现**】男性多于女性,男女之比为(2~6):1,多见于60岁以上老年人。临床症状与其他肺癌无异,有咳嗽、痰血、胸痛、发热等,但常无特征性表现。临床表现与肿瘤生长部位及侵犯程度有一定关系,周围型者,患者多无自觉症状或症状轻微,但肿块生长迅速,患者就诊时肿块多较大,常侵及胸膜,表现为胸痛;患者常因胸部不适,如刺痛、胸闷及咳嗽等症状就医,术前确诊较困难[25-27]。

【**影像学表现**】多形性癌和梭形细胞癌的影像学表现别无二致,故在此一并讨论。文献报道两者均以周围型为主,周围型多于中央型,可发生于任何肺叶或肺段,上叶多见,但各叶发生率无显著差异[18,20,25-27]。病灶常单发,体积较大,最大径多>5 cm[28-32](图3-11-1)。

CT扫描不仅能准确定位,尚能明确病变的部位、大小、形态、边缘,还能显示肿瘤内部情况、肺门纵隔淋巴结肿大,以及与周围结构的关系等,如有无胸膜、心包受累等。

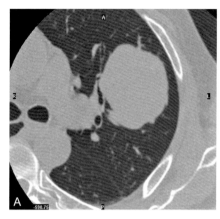
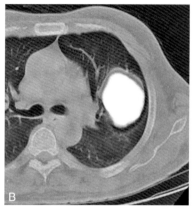

图3-11-1 男性，64岁。左肺上叶舌段肺门旁肿块，最大径6.3 cm，类圆形，边界光整，无明显分叶和毛刺，内部密度均匀，增强后有明显强化，PET/CT代谢明显增高，SUV_{max}为13.6。手术病理：多形性癌（梭形细胞癌伴低分化腺癌）

CT增强扫描有一定的特点，肿瘤实质强化明显，且多为不均匀强化，多呈瘤周不规则厚片状或环形强化，中央区域强化不明显，而其他肺癌常表现为瘤体均匀强化，或瘤体内点线状、斑片状强化。增强扫描有时可见一层环形强化的"包膜"，厚且不规则，但边界大多清晰，边缘光整，中央为不规则密度减低软组织影，易误认为肿块的液化坏死[33,34]（图3-11-2）。

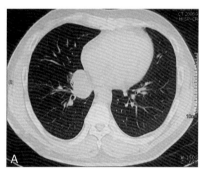
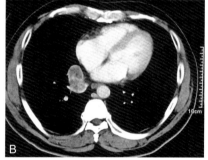

图3-11-2 男性，49岁。右下肺门类圆形肿块，边界光整，无明显分叶和毛刺，邻近右下叶支气管及其分支受推压移位。肿块内部密度均匀，增强后有明显强化，内部可见较明显坏死灶。手术病理：梭形细胞癌

PET/CT扫描，两者瘤体的标准摄取值较高，SUV_{max}最大可达21[35]，高于其他同分期的非小细胞型肺癌。邵志鹏等[36]报道的一组7例梭形细胞癌的肿块平均标准摄取值为12.8±4.3。

多有肺门和（或）纵隔淋巴结肿大。部分病例可侵犯胸膜，出现胸腔积液。

总之，X线胸片及CT表现缺乏特征性，早期常易误诊为肺炎或肺结核，晚期则和其他肺癌难以鉴别。周围型者，纤维支气管镜检查多为阴性。对于年龄较大（60岁以上）的有吸烟史的男性患者，发生于上叶的较大肿块，有胸膜侵犯，伴肺门和（或）纵隔淋巴结肿大，应想到多形性癌或梭形细胞癌的可能，但确诊还要靠手术切除后病理[37,38]。

【鉴别诊断】 影像学上需与其他低分化肺癌、鳞癌细胞梭形变、肺肉瘤、孤立性转移瘤、淋巴瘤，甚至肺错构瘤等鉴别。

1. 其他低分化支气管肺癌　发病年龄平均较大，早期表现为分叶状结节，边界多清楚而不光整，可有典型毛刺，内部可有空泡征。较大者边界可稍光整，增强后内部不均匀强化，可见小灶性坏死，少数表现为大片坏死。

2. 肺肉瘤　肉瘤约占肺内恶性肿瘤的0.13%，多好于青壮年，平均年龄较小。肺部肿块生长速度快，CT主要表现为肺内较大实性肿块，边界光整，可有分叶，但无明显毛刺，内部坏死较明显，增强后瘤体不均匀强化或弱强化。易发生肺和远处的血行转移。纵隔和肺门淋巴结侵犯较少见。

3. 孤立性肺转移瘤　较少见，易见于原发灶为腺癌的肺外肿瘤，如肝癌、肾细胞癌、肠癌、子宫体腺癌等。肺内病灶的出现距原发肿瘤的时间间隔多数较短，在数年以内。一般都有明确的原发肿瘤病史，诊断不难。

4. 肺错构瘤　CT表现多为球形或轻微分叶状结节，肿块最大径一般＜4 cm，周围肺组织正常，瘤体常可见点状、线状或特征性的“爆米花”样钙化，亦可见瘤体内脂肪成分存在，是为特异性征象。

5. 肺淋巴瘤　主要需与原发大B细胞淋巴瘤鉴别。原发于肺组织的淋巴瘤非常少见，CT表现呈多样性而缺乏特征性，可呈肺内肿块、肿块样实变、结节状或类似炎性改变等，淋巴结侵犯和肺周围组织浸润较常见，诊断需结合病理活检。

参考文献

[1] Arshad H S, Dudekula R A, Niazi M, et al. A rare case of sarcomatoid carcinoma of the lung with spine metastasis, including a literature review[J]. Am J Case Rep, 2017, 18: 760–765.

[2] Travis W D. (WHO) Histological typing of lung and pleural tumors[M]. 3rd ed. Berlin: Springer, 1999. 310–327.

[3] Travis W D, Brambilla E, Muller-Hermelink H K, et al. World Health Organization classification of tumours, pathology and genetics of tumours of the lung, pleura, thymus and heart [M]. Lyon: LARC Press, 2004. 26–67.

[4] Weissferdt A, Kalhor N, Rodriguez Canales J, et al. Spindle cell and pleomorphic (“sarcomatoid”) carcinomas of the lung: an immunohistochemical analysis of 86 cases[J]. Hum Pathol, 2017, 59: 1–9.

[5] Karim N A, Schuster J, Eldessouki I, et al. Pulmonary sarcomatoid carcinoma: University of Cincinnati experience[J]. Oncotarget, 2018, 9(3): 4102–4108.

[6] Steuer C E, Behera M, Liu Y, et al. Pulmonary sarcomatoid carcinoma: an analysis of the National Cancer Data Base[J]. Clin Lung Cancer, 2017, 18(3): 286–292.

[7] Travis W D, Brambilla E, Nicholson A G, et al. The 2015 World Health Organization classification of lung tumors: impact of genetic, clinical and radiologic advances since the 2004 classification[J]. J Thorac Oncol, 2015, 10(9): 1243–1260.

[8] WHO Classification of Tumours Editorial Board. WHO classification of tumours: thoracic tumours[M]. 5th ed. Lyon: IARC Press, 2021.

[9] 李媛，谢惠康，武春燕. WHO胸部肿瘤分类(第5版)中肺肿瘤部分解读[J]. 中国癌症杂志，2021，31(7)：574–580.

[10] 许春伟，王海艳，吴永芳，等. 2 771例肺肿瘤临床病理特征分析[J]. 临床与病理杂志，2016，36(2)：173–184.

[11] 邵志鹏，赵松，张仁锋，等. 15例肺梭形细胞癌患者的临床特征及预后[J]. 中华临床医师杂志(电子版)，2018，12(2)：90–94.

[12] Pelosi G, Melotti F, Cavazza A, et al. A modified vimentin histological score helps recognize pulmonary sarcomatoid carcinoma in small biopsy samples[J]. Anticancer Res, 2012, 32(4): 1463–1473.

[13] Tamaki T, Shimizu T, Niki M, et al. Immunohistochemical analysis of NANOG expression and epithelial-mesenchymal transition in pulmonary sarcomatoid carcinoma[J]. Oncol Lett, 2017, 13(5): 3695–3702.

[14] Shum E, Stuart M, Borczuk A, et al. Recent advances in the management of pulmonary sarcomatoid carcinoma[J]. Expert Rev Respir Med, 2016, 10(4): 1–10.

[15] 王丽丽，张静，梁小龙，等. 肺肉瘤样癌的临床病理特征及分子特点研究进展[J]. 中华肺部疾病杂志(电子版)，2017，10(1)：83–86.

[16] 王国凤，吕炳建，来茂德. 肺原发性大细胞癌及肉瘤样癌的病理特征和鉴别诊断[J]. 临床与实验病理学杂志，2005，20(4)：485–487.

[17] 李道胜，班媛媛，侯刚. 非小细胞肺癌的少见亚型多形性癌的临床病理学观察[J]. 中华临床医师杂志(电子版)，2016，10(2)：35–40.

[18] 段楚骁，付圣灵，付向宁. 肺多形性癌23例临床及病理分析[J]. 临床外科杂志，2015，23(6)：451–453.

[19] 沈诚，车国卫. 肺多形性癌的临床处理及文献分析[J]. 中国胸心血管外科临床杂志，2012，19(6)：60–63.

[20] 段楚骁，付圣灵，付向宁. 肺梭形细胞癌4例分析[J]. 实用医学杂志，2014，30(24)：4060–4061.

[21] 姜晓红. 肺梭形细胞肿瘤9例临床病理分析及文献复习[J]. 实用肿瘤学杂志，2007，21(1)：72–73.

[22] 彭泽华，白林，付凯，等. 原发性肺肉瘤样癌的影像学表现与临床病理对照[J]. 医学影像学杂志，2006，16(5)：466–468.

[23] Schrock A B, Li S D, Frampton G M, et al. Pulmonary sarcomatoid carcinomas commonly harbor either potentially targetable genomica lterations or high tumor mutational burden as observed by comprehensive genomic profiling[J]. J Thorac Oncol, 2017, 12(6): 932–942.

[24] Mehrad M, Roy S, LaFramboise W A, et al. KRAS mutation is predictive of outcome in patients with pulmonary sarcomatoid carcinoma[J]. Histopathology, 2018, 73(2): 207–214.
[25] 顾海艇,周建娅,吴挺,等.肺肉瘤样癌患者的临床特征及预后分析[J].中华医学杂志,2018,98(10): 744–748.
[26] 夏阳,白冲,赵立军,等.肺肉瘤样癌六例临床分析[J].中华临床医师杂志(电子版),2011,5(20): 5875–5879.
[27] 毛玉焕,冀瑛瑛,商映雪,等.79例肺肉瘤样癌的临床特征及预后分析[J].肿瘤防治研究,2018,45(5): 33–37.
[28] 肖湘生,李成州,刘士远,等.肺癌的CT诊断[J].中国医学计算机成像杂志,2001,7(3): 167–170.
[29] 王琪,王海,李睿,等.原发性肺肉瘤样癌的病理亚型及其影像表现[J].中国CT和MRI杂志,2010,8(5): 33–37.
[30] 杨新国,田昭俭,吴起嵩.原发性肺肉瘤样癌的病理亚型及其CT表现[J].实用放射学杂志,2013,29(9): 1429–1433.
[31] 王兰荣,张伟,王海存,等.原发性肺肉瘤样癌的CT表现与临床病理对照分析[J].肿瘤基础与临床,2016,29(6): 505–507.
[32] 周海飞,尚海龙,刘冬,等.肺肉瘤样癌的CT表现及文献复习[J].实用放射学杂志,2014,30(3): 520–522.
[33] 胡琼洁,孙子燕,夏黎明.肺肉瘤样癌的临床、CT表现及预后[J].放射学实践,2018,33(1): 30–34.
[34] 田昭俭,庞闽厦,吴起嵩,等.原发性肺肉瘤样癌的临床病理特征及其影像表现[J].中华放射学杂志,2009,43(10): 1047–1051.
[35] 张晓莹,黄平,孙震,等.原发性肺肉瘤样癌^{18}F–FDG PET/CT影像表现和代谢特点分析[J].医学影像学杂志,2016,26(12): 2228–2231.
[36] 邵志鹏,赵松,张仁锋,等.15例肺梭形细胞癌患者的临床特征及预后[J].中华临床医师杂志(电子版),2018,12(2): 90–94.
[37] 刘雷,臧若川,宋朋,等.肺肉瘤样癌的诊治现状[J].中国肺癌杂志,2018,21(12): 902–906.
[38] 陈金良,黄崇标,李凯.肺梭形细胞癌的临床分析[J].山东医药,2012,52(44): 59–60.

第十二节　肺巨细胞癌

肺巨细胞癌(lung giant cell cancer, LGCC)是原发性支气管肺癌中很少见的类型,系低分化非小细胞肺癌(NSCLC)。2004年,世界卫生组织(WHO)根据肺肿瘤病理形态学特征,规定其归属于“肺恶性上皮细胞肿瘤”,与多形性癌、梭形细胞癌、癌肉瘤和肺母细胞瘤一起共5个亚型,有了一个统一的名称,即“肺肉瘤样癌”[1]。在2015年版WHO肺肿瘤分类中,被归为“伴有多形性、肉瘤性或肉瘤样癌的一个亚型”,仍称LGCC[2]。

2021年版WHO肺肿瘤分类[3]将肉瘤样癌分为多形性癌、肺母细胞瘤和癌肉瘤3个独立的疾病,而巨细胞癌与多形性癌、梭形细胞癌一起,归属于“多形性癌”下的3个亚型[4]。

巨细胞癌罕见,完全由异形性肿瘤巨细胞组成,占NSCLC的0.11%[5],与其他NSCLC相比,LGCC临床进展快、侵袭性高、易转移、生存率低[6-8]。许春伟等[9]总结一组军事医学科学院附属医院手术切除肺肿瘤病例,按2015年版WHO分类标准进行病理诊断及分类,结果2 771例肺肿瘤中,巨细胞癌仅1例,占0.04%。

【组织起源】研究发现,*c–myc*基因重组、*CYP1A1*等位基因突变、*TGFβR2*突变可能参与LGCC的发生[10]。

【病理特征】以2015年版WHO肺肿瘤分类[2]和Travis等[10]的诊断标准,肿瘤中含有明显癌细胞,以巨大细胞核和多核肿瘤性巨细胞为主,数量≥10%,以此来区分LGCC和其他含有巨细胞的肺癌。以较多异常明显、胞质丰富的巨细胞为主,同时伴有或不伴有不规则圆形细胞和梭形细胞。肺巨细胞癌是一种含有明显巨大细胞核或多核巨细胞成分的少见肺原发性高度恶性肿瘤[11,12]。由形态多样、大小不等的多核和(或)单核的肿瘤性巨细胞组成的大细胞癌[13]。

巨检肿瘤体积较大,质软、切面呈灰白色、淡红色。镜检LGCC的主要特征是完全由高度多形性的多核或单核瘤巨细胞构成,以巨细胞为主的细胞构成了肿瘤的重要组成成分。癌细胞弥漫分布,排列松散,细胞间黏附性差,多数癌细胞呈单个散在。常间质极少,癌细胞大小悬殊,形态多种,胞质丰富,细胞核大,特征性改变为细胞胞质内可见空泡,部分胞质内含中性粒细胞[14-16]。胞核内可见到异常的有丝分裂,胞质内吞噬有中性粒细胞是该病的特征[17]。

可同时伴有神经内分泌分化,与其他类型癌并存。也可伴有梭形细胞,像软组织来源的肉瘤,最后诊断根据免疫组织化学结果。特异性的免疫组织化学标记,有助于巨细胞癌与多形性横纹肌肉瘤、转移性肾上腺癌及其他多形性恶性肿瘤的鉴别[18]。

【临床表现】大多数肺巨细胞癌患者,病变早期无特殊临床症状,凭临床和CT影像学表现难以早期诊断,确诊要靠病理和免疫组织化学诊断[19]。文献报道,发病年龄48~67岁,平均55岁,多数有长期大量吸烟史。主要临床表现有咳嗽、咯血、胸闷、胸痛等;也可无明显呼吸道症状,因体检发现肺部阴影而确诊[20]。

文献报道,可有高达80%的病例,血常规检查白细胞明显升高[21,22],原因尚不清楚。值得注意的是,部分LGCC还能够异位分泌β-HCG,引起男性乳腺发育,因此,对于有乳腺发育而就诊的男性患者,在排除其他原因后,应考虑到LGCC的可能性[18]。

【影像学表现】LGCC具有一定的影像学特征,周围型多于中央型,两者之比约为2:1。CT检查多数表现为周围型孤立性肿块(图3-12-1),各叶均有分布,胸膜下多见,易侵犯胸膜和肋骨,而呈宽基底与胸壁相连。多为单发,类圆形,肿瘤体积较大,最大径为4.0~11.0 cm,平均5.3~6.8 cm,边缘锐利,有分叶,形态可不规则,部分密度不均匀,CT平扫内部常可见明显坏死[23]。钙化、空洞较少见[24]。文献报道[5],个别病例病灶表现为薄壁囊腔,随访过程中囊壁逐渐变厚,最终形成厚壁空洞。个别病例无肺部肿块,而表现为片状空洞伴发双肺炎性病变,并出现胸膜增厚、粘连等。

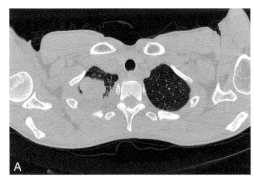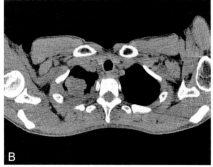

图3-12-1　男性,52岁。右肺上叶尖段肿块,呈分叶状,边界清楚,且较光整,与邻近胸壁关系密切,内部密度均匀,手术病理:巨细胞癌

CT增强肿瘤实质表现为轻度至中度边缘厚、薄环形强化或不均匀斑片状强化[21];与其他所谓肉瘤样癌的CT增强扫描大致相似,瘤体较小时,肿瘤实质强化明显;较大时,多为不均匀强化,瘤周不规则厚片状或环形强化、中央区域强化不明显。因膨胀性生长,增强扫描时,有时可见环形强化的"包膜",厚且不规则,但边界大多清晰,边缘光整,中央为不规则密度减低软组织影,易被误认为肿块的液化坏死[25-28]。

LGCC的PET/CT研究文献有限,初步认为有很高的放射性葡萄糖摄取值,病灶异常放射性浓聚,SUV$_{max}$高达28[21],明显高于大多数其他肺癌。

LGCC易发生淋巴结转移。

【鉴别诊断】该病诊断要靠病理,影像学上需与其他低分化肺癌、鳞癌细胞梭形变、肺肉瘤和孤立性转移瘤、淋巴瘤等鉴别[29,30]。

1. 其他低分化支气管肺癌　无论临床和影像学，两者均缺少特异性。其他NSCLC早期可表现为分叶状结节，边界多清楚而不光整，可有典型毛刺，内部可有空泡征。较大者边界可稍光整，增强后内部不均匀强化，可见小灶性坏死，少数表现为大片坏死。而周围型LGCC多表现间叶源性肿瘤的特征，体积大，边缘较光整，毛刺不明显，增强扫描内部常明显坏死，呈环形或片状渐进性强化。鉴别靠病理，LGCC和肺鳞癌相比，不存在角化，细胞边缘饱满，有深内陷或小凹陷。LGCC和肺腺癌相比，存在很多扁平的细胞，具有折叠的细胞表面，没有紧凑的癌细胞簇，极少的微绒毛。LGCC没有肺小细胞癌所具有的颗粒特性。

2. 肺肉瘤　肉瘤约占肺内恶性肿瘤的0.13%，多好于青壮年，平均年龄较小。肺部肿块生长速度快，CT主要表现为肺内较大实性肿块，边界光整，可有分叶，但无明显毛刺，内部坏死较明显，增强后瘤体不均匀强化或弱强化。易发生肺和远处的血行转移。纵隔和肺门淋巴结侵犯较少见。

3. 孤立性肺转移瘤　较少见，易见于原发灶为腺癌的肺外肿瘤，如肝癌、肾细胞癌、肠癌、子宫体腺癌等。肺内病灶的出现距原发肿瘤的时间间隔多数较短，在4年以内。一般都有明确的原发肿瘤病史，诊断不难。

4. 肺淋巴瘤　原发于肺组织的淋巴瘤非常少见，CT表现呈多样性而缺乏特征性，可呈肺内肿块、肿块样实变、结节状或类似炎性改变等，淋巴结侵犯和肺周组织浸润较常见，需结合病理活检。

参考文献

［1］ Travis W D, Brambilla E, Muller-Hermelink H K, et al. World Health Organization classification of tumours, pathology and genetics of tumours of the lung, pleura, thymus and heart [M]. Lyon: LARC Press, 2004. 26–67.

［2］ Travis W D, Brambilla E, Nicholson A G, et al. The 2015 World Health Organization classification of lung tumors: impact of genetic, clinical and radiologic advances since the 2004 classification[J]. J Thorac Oncol, 2015, 10(9): 1243–1260.

［3］ WHO Classification of Tumours Editorial Board. WHO classification of tumours: thoracic tumours[M]. 5th ed. Lyon: IARC Press, 2021.

［4］ 李媛, 谢惠康, 武春燕. WHO胸部肿瘤分类(第5版)中肺肿瘤部分解读[J]. 中国癌症杂志, 2021, 31(7): 574–580.

［5］ Meng S S, Cao Y, Tang X J, et al. Epidemiological features of lung giant cell carcinoma and therapy for patients with EGFR mutations based on case reports and the surveillence, epidemiology, and end results (SEER) database[J]. Oncotarget, 2017, 8(15): 25323–25333.

［6］ 陈万青, 郑荣寿, 曾红梅, 等. 2011年中国恶性肿瘤发病和死亡分析[J]. 中国肿瘤, 2015, 24(1): 1–10.

［7］ 张桂萍, 廖颖, 李祖茂. 南充市2 704例肺癌病理资料分析[J]. 西南军医, 2015, 17(4): 377–380.

［8］ 丁雪, 毕丽岩. 490例肺癌临床特征分析[J]. 医学与哲学, 2015, 36(2B): 55–56.

［9］ 许春伟, 王海艳, 吴永芳, 等. 2 771例肺肿瘤临床病理特征分析[J]. 临床与病理杂志, 2016, 36(2): 173–184.

［10］ Travis W D, Brambilla E, Noguchi M, et al. International association for the study of lung cancer/American thoracic society/European respiratory society international multidisciplinary classification of lung adenocarcinoma[J]. J Thorac Oncol, 2011, 6(2): 244–285.

［11］ 方三高, 李晟磊, 陈岗. 2015年WHO肺、胸膜、胸腺及心脏肿瘤分类(胸腺)解读[J]. 重庆医学, 2015, 44(36): 5041–5053.

［12］ 张杰, 邵晋晨, 朱蕾. 2015版WHO肺肿瘤分类解读[J]. 中华病理学杂志, 2015, 44(9): 619–624.

［13］ Alasio T M, Sun W, Yang G C. Giant cell carcinoma of the lung impact of diagnosis and review of cytological features[J]. Diagn Cytopathol, 2007, 35(9): 555–559.

［14］ 郭坚, 文国英, 张根娣. 肺巨细胞癌6例临床病理分析[J]. 诊断病理学杂志, 2002, 9(4): 27–29, 77.

［15］ 徐文静, 刘德干, 翟展彤, 等. 含梭形/巨细胞癌28例临床病理特征及预后分析[J]. 现代肿瘤医学, 2016, 24(13): 2059–2063.

［16］ 马平, 魏谨, 高福平. 肺大细胞癌病理分析[J]. 临床肺科杂志, 2012, 17(7): 142.

［17］ Li X, Zhang Z H, Liu J H, et al. Molecular features of giant-cell carcinoma of the lung: a case report and literature review[J]. OncoTargets and Therapy, 2018, 11: 751–756.

［18］ Weissferdt A, Moran C A. Primary giant cell carcinomas of the lung: a clinicopathological and immunohistochemical analysis of seven cases[J]. Histopathology, 2016, 68(3): 680–685.

［19］ 张英, 肖华亮, 方三高, 等. 6例肺巨细胞癌临床病理分析[J]. 检验医学与临床, 2018, 15(13): 165–166.

［20］ Weng S S, Cao Y, Tang X J. Epidemiological features of lung giant cell carcinoma and therapy for patients with EGFR mutations based on case reports and the surveillance, epidemiology, and end results (SEER) database[J]. Oncotarget, 2017, 8(15): 25323–25333.

［21］ 张亚堂, 许尚文, 林心语, 等. 原发性肺巨细胞癌CT特点及病理对照分析[J]. 医学影像学杂志, 2020, 30(11): 2029–2033.

［22］ 王瑞松, 李加佳, 鲁伟, 等. 肺巨细胞癌致白细胞增高症1例报告[J]. 实用肿瘤杂志, 2007, 22(1): 75.

［23］ 王鑫, 孙艳, 王晓红. 肺巨细胞癌影像表现一例[J]. 中华放射学杂志, 2021, 55(6): 671–672.

［24］ Saad Habib, Lazer Ezriel Leifer, Mohammed Azam, et al. Giantcell carcinoma of the lung successfully treated with surgical resection and adjuvant vinorelbine and cisplatin[J]. Respiratory Medicine Case Reports, 2018, 25(2): 300–302.

［25］ Imane O, Saber B, Hind M, et al. Sarcomatoid carcinoma of the lung: a model of resistance of chemotherapy[J]. N Am J Med Sci, 2014, 6(7): 342–345.

［26］ 张悦,郭雪君,韩锋锋,等. 31例原发性肺肉瘤样癌临床分析[J]. 国际呼吸杂志,2016,36(1)：6–11.

［27］ Qin Z H, Huang B, Yu G P, et al. Gingival metastasisof a mediastinal pulmonary sarcomatoid carcinoma: a case report[J]. Journal of Cardiothoracic Surgery, 2019, 14(161): 1–4.

［28］ 游永浩,刘荣婷,李鸣. 肺巨细胞癌2例报告及文献复习[J]. 现代肿瘤医学,2012,20(12)：2641–2642.

［29］ 江文洋,付向宁,廖永德. 肺巨细胞癌6例分析[J]. 临床肺科杂志,2012,17(2)：358–359.

［30］ 李巧珍,张才金,王爱民. 阿帕替尼治疗肺巨细胞癌1例并文献复习[J]. 现代肿瘤医学,2018,26(4)：530–533.

第十三节 肺癌肉瘤

肺癌肉瘤（pulmonary carcinosarcoma, PCS）是一种既含有恶性上皮成分，又含有恶性间叶成分的肺恶性肿瘤，其组织病理上呈双向性。2004年版WHO分类将分化差、异质性明显的一组非小细胞癌，包括多形性癌、梭形细胞癌、巨细胞癌、癌肉瘤、肺母细胞瘤置于同一章节叙述，统称"肉瘤样癌"[1]。2015年版WHO肺肿瘤分类中，PCS的定义为一种由非小细胞肺癌及异源性的肉瘤成分（如纤维肉瘤、骨肉瘤、软骨肉瘤）组成的恶性肿瘤[2]。而且，基于发病人群、发生部位、组织形态及分子遗传学差异，2015年版WHO分类将前3者归于一个章节，后2个独立成章，建议使用具体的术语来描述，而非"肉瘤样癌"统称，避免与真正的肉瘤相混淆。癌肉瘤须列出病理切片中出现的所有上皮性和肉瘤成分[2]。在2021年版WHO肺肿瘤分类中，肺癌肉瘤也作为单独章节分类[3,4]。

肺癌肉瘤占肺部恶性肿瘤的0.2%～0.4%[5]。许春伟等[6]收集军事医学科学院附属医院2010年11月1日至2015年3月31日期间的2 771例肺肿瘤，按2015年版WHO分类标准进行病理诊断及分类，结果确诊癌肉瘤17例，占所有肺肿瘤切除病例的0.61%。

【组织起源】关于PCS的组织学来源目前仍有争议。有人提出单克隆学说，即同一个多能干细胞向癌和肉瘤双向分化，两种组织成分融合成一体，形成癌肉瘤。该理论逐渐被后来的研究所证实并逐渐被大家接受[7]。研究发现PCS中的癌与肉瘤成分存在完全相同的等位基因缺失，提示癌与肉瘤来自共同的多能干细胞，且肺癌肉瘤是在由癌遗传转化为肉瘤的过程中形成。最近的研究发现，PCS中存在驱动基因，如 KRAS、MET 等基因的突变，这些突变基因驱动上皮间充质转化通路，从而使癌向肉瘤转化[8]。目前多支持单克隆学说及癌向肉瘤转化的演化机制。

【病理特征】过去人们把PCS与肺肉瘤样癌分为2种不同的病理类型，2004年版WHO分类中，肺肉瘤样癌的定义为包含肉瘤或肉瘤样成分的一群低分化的非小细胞肺癌，它分为5种类型，PCS就属于肺肉瘤样癌的一种类型，其区别其他类型的肺肉瘤样癌，就在于PCS存在异源性的肉瘤成分。PCS中癌的成分为非小细胞肺癌，包括腺癌、鳞癌、大细胞癌、未分化癌等，最常见为腺癌；肉瘤的成分可以为纤维肉瘤、骨肉瘤、软骨肉瘤、横纹肌肉瘤、平滑肌肉瘤等，最常见为纤维肉瘤[9]。

免疫组织化学对肺癌肉瘤的诊断及鉴别诊断有重要帮助，能区分上皮成分及间叶成分[10]。如证实PCS中存在分化较差，且光学显微镜不易辨认的横纹肌肉瘤时，可用肌源性标记desmin、myogenin；证实上皮成分可用keratin；腺癌中TTF-1阳性；鳞状细胞癌表达p40、p63；软骨肉瘤S-100阳性[11]。但值得注意的是，脂肪肉瘤的识别主要依靠组织细胞化学检测，因为目前缺乏可靠的脂肪细胞免疫组织化学标记。若卜皮成分和间叶成分同时阳性,则提示癌与肉瘤的成分同时存在。因此,准确的病理诊断除依赖光学显微镜外,还需要免疫组织化学技术。

PCS的临床病理类型可分为:① 中央型,主要位于叶或段支气管内,生长相对较慢,多局部浸润。② 周围型,位于肺实质内,转移发生早,预后差[12]。

PCS在病理上需与肺多形性细胞癌及肺母细胞瘤鉴别。肺多形性细胞癌为低分化的梭形细胞和(或)巨细胞或者仅有梭形细胞或巨细胞组成的非小细胞肺癌,其中的梭形细胞或巨细胞至少占肿瘤细胞的10%。而肺母细胞瘤则由幼稚的腺样上皮及间叶成分组成,其组成成分均较原始。

【临床表现】PCS的中位发病年龄是65岁,多为60岁以上,男女比例约为7.25∶1,多有吸烟史[13]。许春伟等[6]研究中,共有17例癌肉瘤,其中男性12例、女性5例,年龄37～77岁;61岁以上占11例;左肺9例、右肺8例。

PCS的临床表现与其他类型肺癌相似,缺乏特异性,因而,多误诊为肺癌。其临床表现与肿瘤所在的部位有关,中央型多表现为咳嗽、呼吸困难、咯血、胸痛等症状;周围型多表现为肺部肿块,早期多无症状,但可累及邻近器官或组织,如纵隔、胸膜、胸壁等[14]。

PCS可伴有副癌综合征,表现为全身、皮肤、肾脏、内分泌、血液系统及神经系统的症状,Vidal等[15]报道了1例以副癌综合征为主要表现的PCS。PCS症状不典型,同时要注意PCS合并其他病变,被其他疾病掩盖的情况,Zhou等[16]报道了1例以支气管曲霉病合并PCS的病例,因两者临床症状和影像学表现相似,导致诊断及治疗的延误。文献报道PCS的5年生存率为11.0%～20.0%,平均生存期15个月左右[17]。

【影像学表现】由于PCS在临床上较为罕见,影像学表现无特异性,与其他类型肺癌的影像学表现极为相似,因而多误诊为肺癌。

归纳文献报道,肺癌肉瘤的主要CT特点,如多位于周边,形态多呈类圆形,也可呈不规则形,肿块最大径多＞5 cm,甚至表现为巨大的孤立性肿块或阴影(图3-13-1);瘤肺界面多不

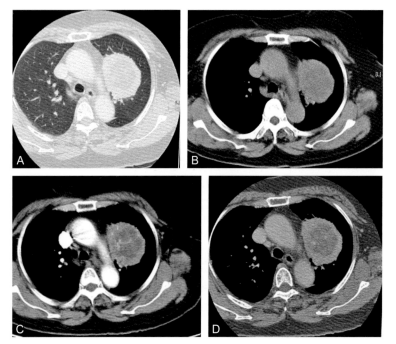

图3-13-1 女性,73岁。左肺上叶前段癌肉瘤。CT肺窗(A)示左肺上叶纵隔旁类圆形肿块,边界清楚,较光整,无明显分叶和毛刺,平扫纵隔窗(B)示肿块内部密度不均匀,可见大片稍低密度坏死,增强扫描(C)肿块不均匀强化,延迟扫描(D)肿块坏死界限更清楚。肿瘤组织免疫组织化学标记结果:TTF-1(＋),CK(＋),EMA(＋),CK7(＋),p53(＋),Vim(＋),PGM-1组织细胞(＋),EGFR部分(＋),KP-1组织细胞(＋),TOP Ⅱ(＋),CE(－),CK20(－),villin(－),P504S(－),Ki-67(40%＋)

清，或清楚，多无毛刺征和深分叶征，周围可有阻塞性肺炎、肺不张等表现，这种情况，很容易误诊为机化性肺炎；肿块密度欠均匀，因其组成的不同而有所变化，可出现坏死、空洞及钙化。增强时，肿瘤多呈不规则较厚的环形强化，中央可显示不规则密度减低区[18]。肺门和纵隔淋巴结多无明显肿大。

有作者认为，当胸部CT表现为大分叶状的向邻近组织侵袭的肿块，若原发灶及转移灶中，可见较明显的钙化灶时，需考虑肿瘤中存在肉瘤成分的可能，这些肿瘤钙化灶多为骨肉瘤或软骨肉瘤[19]。可侵犯邻近纵隔、胸膜和胸壁。

关于PCS的PET/CT表现的报道极少，有限的报道认为，PCS的FDG代谢的SUV明显高于其他类型的肺癌[20]（图3-13-2），但也发现有FDG摄取不高的（图3-13-3），可能与其内部癌和肉瘤的成分、分化程度和坏死组织的多少有关。

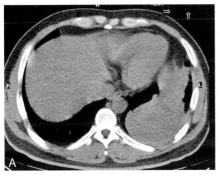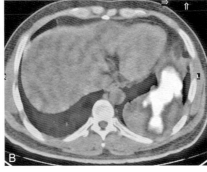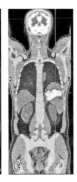

图3-13-2　男性，39岁。体检发现左肺下叶肿块，无咳嗽、咳痰、胸闷、呼吸困难等不适。CT示形态不规则，与肺组织边界清楚，有分叶，大小约13 cm×10 cm×8 cm，内部密度不均匀，内见不规则坏死区（A），病灶与左侧膈肌分界不清，PET/CT示肿块不均匀FDG摄取增高，平均SUV=7.0，最大SUV=7.9（B）。另有部分区域FDG代谢无增高，推测可能系肉瘤成分为主区域（C）。手术病理：左肺下叶基底段癌肉瘤（低分化腺癌伴未分化肉瘤），肿瘤侵犯左膈肌

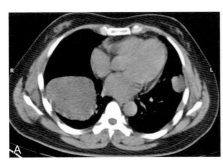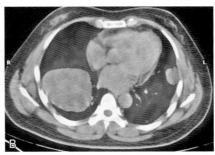

图3-13-3　女性，54岁。右肺下叶巨大肿块，呈类圆形，边界清楚，无明显分叶，内部密度大致均匀，伴两肺多发血行转移小结节（A），PET/CT示FDG代谢轻微增高（B），与其分化程度不相配。手术病理：癌肉瘤

【鉴别诊断】PCS临床表现及影像学表现均不典型，辅助检查也不易确诊，极易发生误诊，多被误诊为其他病理类型的肺癌、肺多形性癌、肺母细胞瘤等，术前正确诊断困难。尽管偶尔也有年轻人发病的特点，但好发于老年男性，且吸烟患者多见[21]。但如肿块不规则，对症治疗无明显吸收时，要想到该病的可能性[22]。PCS明确诊断主要依靠纤维支气管镜活检、CT或超

声引导下经皮穿刺肺活检术等病理学手段[23-25]。值得注意的是，经皮穿刺肺活检术主要适用于周围型且病灶较大的PCS，但大多只能取到一种肿瘤成分[26]。Bektas等[27]对一例PCS患者术前进行了纤维支气管镜活检，活检结果显示大部分为坏死组织，邻近坏死组织可见弥漫浸润的非典型多形性细胞群，免疫组织化学提示波形蛋白阳性，而角蛋白阴性。术后病理学检查提示这群细胞仅为肿瘤的一种组成成分。因此，当活检组织取得一种肿瘤成分时，不能排除PCS这种含多种肿瘤成分的可能，故需多次及多部位取材，且取得适量的标本，方能准确地检测阳性结果。手术切除标本经病理切片与免疫组织化学是诊断PCS的金标准[14,28-32]。PCS主要需与以下疾病相鉴别。

1. 其他肉瘤样癌　影像上与多形性癌、肺母细胞癌等鉴别困难，均呈较大的肿块，边界较光整等，相对而言，癌肉瘤史多地表现为癌的特征，如发病年龄相对较大，肿块形态略不规则，内部密度不均匀，PET/CT上可呈显著不均匀代谢，即肉瘤部分代谢低，甚至无代谢，而癌肿部分代谢则明显增高。

2. 肺结核　两肺上叶多见，不典型者可表现为下肺单发的实变或肿块。缺少结核中毒症状，且起病隐匿者，CT增强内部因液化坏死，而无明显强化，如病灶进行性增大时，要想到癌肉瘤的可能，后者内部显著坏死，可呈液性改变，宜行穿刺活检，以明确诊断。

3. 肺真菌感染　主要需与寄生性曲霉感染相鉴别，后者寄生于业已存在的肺大疱或扩张支气管腔内，外缘轮廓常较光整，多数含有空气环征或空气新月征，内容物呈低密度影，FDG无异常代谢。当内容物充满气腔时，需要与癌肉瘤等边界较为光整的肿瘤鉴别，作者曾遇到一例，因形态不规则，误诊为良性，一年后复查，明显增大，此时，宜尽快行经皮穿刺肺活检术或纤维支气管镜等病理学检查，明确诊断[33]。

· 参考文献 ·

［ 1 ］ Travis W D, Brambilla E, Muller-Hermelink H K, et al. WHO classification of pathology and genetics of tumours of the lung, pleura, thymus and heart[M]. 3rd. Lyon: IARC Press, 2004: 125–144.

［ 2 ］ Travis W D, Brambilla E, Burke A P, et al. WHO classification of tumours of the lung, pleura, thymus and heart[M]. 4th. Lyon: IARC Press, 2015: 153–181.

［ 3 ］ WHO Classification of Tumours Editorial Board. WHO classification of tumours: thoracic tumours[M]. 5th ed. Lyon: IARC Press, 2021.

［ 4 ］ 李媛,谢惠康,武春燕. WHO胸部肿瘤分类(第5版)中肺肿瘤部分解读[J]. 中国癌症杂志,2021,31(7)：574–580.

［ 5 ］ Sato S, Koike T, Yamato Y, et al. A case of rapidly growing pulmonary carcinosarcoma[J]. Int J Clin Oncol, 2010, 15(3): 319 –324.

［ 6 ］ 许春伟,王海艳,吴永芳,等. 2 771例肺肿瘤临床病理特征分析[J]. 临床与病理杂志,2016,36(2)：173–184.

［ 7 ］ 龚理,任庆兰. 肺癌肉瘤的诊治进展[J]. 临床肺科杂志,2016,21(11)：2115–2117+2132.

［ 8 ］ Shum E, Stuart M, Borczuk A, et al. Recent advances in the management of pulmonary sarcomatoid carcinoma[J]. Expert Rev Respir Med, 2016: 1–10.

［ 9 ］ Misthos P, Kanakis M A, Horti M, et al. Coexistence of a lung carcinosarcoma and hydatid cyst[J]. Updates Surg, 2013, 65(3): 253–254.

［10］ Yoshino N, Kubokura H, Yamauchi S, et al. A true pulmonary carcinosarcoma that required diagnostic differentiation from a pleomorphic adenoma: a case report[J]. Ann Thorac Cardiovasc Surg, 2009, 15(1): 42–45.

［11］ Travis W D. Sarcomatoid neoplasms of the lung and pleura[J]. Arch Pathol Lab Med, 2010, 134(11): 1645–1658.

［12］ Braham E, Ben R H, Aouadi S, et al. Pulmonary carcinosarcoma with heterologous component: report of two cases with literature review[J]. Ann Transl Med, 2014, 2(4): 41.

［13］ Goto T, Maeshima A, Tajima A, et al. A resected case of pulmonary carcinosarcoma[J]. Ann Thorac Cardiovasc Surg, 2010, 16(3): 190–193.

［14］ Sokucu S N, Kocaturk C, Urer N, et al. Evaluation of six patients with pulmonary carcinosarcoma with a literature review[J]. Scientific World J, 2012, 2012: 167317.

［15］ Vidal L M, Bernal M V, Amores A B, et al. Lung carcinosarcoma[J]. Clin Transl Oncol, 2010, 12(4): 303–305.

［16］ Zhou X M, Li P, Zhao L, et al. Lung carcinosarcoma masked by tracheobronchial aspergillosis[J]. Intern Med, 2015, 54(15): 1905–1907.

［17］ 刘雷,臧若川,宋朋,等. 肺肉瘤样癌的诊治现状[J]. 中国肺癌杂志,2018,21(12)：902–906.

［18］ 王雷,李向平,孙健,等. 肺癌肉瘤11例临床分析[J]. 临床荟萃,2010,25(23)：2080–2082.

［19］ Vohra A, Narula H. Imaging findings of pulmonary carcinosarcoma: A case report[J]. Lung India, 2014, 31(2): 164–167.

[20] Panagiotopoulos N, Patrini D, Adams B, et al. Key features in the management of pulmonary carcinosarcoma[J]. Case Rep Pulmonol, 2016, 2016: 2020146.

[21] Lin C T, Huang H K, Huang T W, et al. Pulmonary carcinosarcoma in a 25-year-old male patient — a case report[J]. Acta Chir Belg, 2010, 110(2): 232-234.

[22] 何以成,陈彦凡,李剑敏,等.肺癌肉瘤13例临床病理特征及预后分析[J].浙江医学,2016,38(17):1445-1446,1450.

[23] Carcano C, Savage E, Diacovo M J, et al. Bronchial carcinosarcoma[J]. J Radiol Case Rep, 2012, 6(10): 26-31.

[24] Bektas S S, Bircan S, Bircan A, et al. Pulmonary carcinosarcoma: a case report[J]. Turk Patoloji Derg, 2011, 27(1): 68-72.

[25] 彭志泽,闻胜兰.经支气管镜冷冻治疗后手术切除中央型肺癌肉瘤一例[J].中华肿瘤杂志,2015(3):221-222.

[26] Carcano C, Savage E, Diacovo M J, et al. Bronchial carcinosarcoma[J]. J Radiol Case Rep, 2012, 6(10): 26-31.

[27] Bektas S S, Bircan S, Bircan A, et al. Pulmonary carcinosarcoma: a case report[J]. Turk Patoloji Derg, 2011, 27(1): 68-72.

[28] Turk F, Yuncu G, Bir F, et al. Squamotous-type sarcomatoid carcinoma of the lung with rhabdomyo sarcomatous components[J]. J Cancer Res Ther, 2012, 8(1): 148-150.

[29] 周琪,姜格宁,杨廷松,等.肺癌肉瘤临床特征对生存情况的影响[J].中国癌症杂志,2010,20(1):59-61.

[30] 徐清华,周彩存,倪健,等.48例肺癌肉瘤临床特征及预后分析[J].中国肺癌杂志,2007,10(2):148-151.

[31] Sakakura N, Uchida T, Kitamura Y, et al. Pulmonary carcinosarcoma successfully resected using the rib-cross thoracotomy approach: report of a case[J]. Surg Today, 2014, 44(1): 175-179.

[32] Toyokawa G, Takenoyama M, Taguchi K, et al. The first case of lung carcinosarcoma harboring in-frame deletions at exon19 in the EGFR gene[J]. Lung Cancer, 2013, 81(3): 491-494.

[33] Lococo F, Luppi F, Cerri S, et al. Pulmonary carcinosarcoma arising in the framework of an idiopathic pulmonary fibrosis[J]. Lung, 2015, 194(1): 171-173.

第十四节　肺母细胞瘤

肺母细胞瘤最初由Barrett于1945年报道,1例同时有间叶和上皮成分的肺恶性肿瘤,并命名为"肺胚组织瘤"[1]。1952年Barnard加以详细描述,因其形态类似于10～16周胚胎肺的结构,故命名为"肺胚瘤(pulmonary embryoma)"。1961年Spence报道了3例类似病例,此瘤具有腺样结构的上皮成分和肉瘤性间质成分混合而成,这两种成分互相移行,界限不清。因其镜下表现似肾母细胞瘤,因此,他又将其首次命名为"肺母细胞瘤"[2],目前多数学者沿用此名称。

Koss等[1]曾将肺母细胞瘤分为3类,包括经典的双相型肺母细胞瘤(classic biphasic pulmonary blastoma, CBPB)、单相型肺母细胞瘤和胸膜肺母细胞瘤[4-6]。2004年版和2015年版WHO肺肿瘤分类均将经典的肺母细胞瘤(pulmonary blastoma, PB)列入肺肉瘤样癌的5种亚型(多形性癌、梭形细胞癌、巨细胞癌、癌肉瘤及肺母细胞瘤)之一,将肺母细胞瘤描述为一种含有类似于分化好的胎儿型腺癌的原始上皮成分和原始间叶成分的双向型肿瘤,偶尔可有灶性骨肉瘤、软骨肉瘤或横纹肌肉瘤[7,8]。20世纪80年代初,Kradin和Kodama报道了主要由幼稚的分化好的腺上皮细胞构成的肺母细胞瘤,称为"分化好的胎儿型腺癌"[3],现在称为"上皮型肺母细胞瘤",是一种含有类似于分化好的胎儿型腺癌的、有原始上皮成分而无原始间叶成分的单向型肿瘤,预后相对于经典的双向型PB要好,且缺少p53的突变。现在认为是两种不同的病,2015年版WHO分类新增了"胎儿型腺癌"项,属变异型腺癌[8],以示与上皮型肺母细胞瘤区别,并将"胸膜肺母细胞瘤"归入"软组织肿瘤"[8],本书将在第四章第二十二节介绍。

肺母细胞瘤是一种极为罕见的恶性肿瘤,发病率仅占肺部原发肿瘤0.25%～0.5%[9,10],截至1987年,报道了120例[11],目前全世界已报道的不过200多例[9,10,12-56]。上海长征医院近20年资料完整的肺部肿瘤手术患者中,仅发现1例。并且由于诊断标准的变化和免疫组织化学技术的进步,当时有些病例可能应当归于"癌肉瘤"更为准确。

【组织起源】肺母细胞瘤的确切组织起源目前尚无定论。Spencer认为此瘤来源于原始多功能性间质肺胚基(肺母细胞),其观点得到较多学者赞同[2]。

残存在成熟的肺脏中的一些原始多功能性肺母细胞,在特定的条件下,能向上皮和间质两种方向发育,是肺母细胞瘤同时含有不成熟间叶成分和上皮细胞组成的可能原因,此即Willis提出的"反祖"现象。

【发病机制】确切的发病机制不清。Koss等[1]在PB细胞中探测到单一p53基因突变,此结果支持肿瘤的克隆源性,这种类型的p53突变与其他肺癌的突变相似。他们在PB中也探测到了苯并芘(一种烟草产物)的加和物,表明吸烟可能在这些肿瘤的发展中起一定作用[1]。有研究结果表明82%的PB患者是吸烟者,说明肺母细胞瘤可能有着与大多数肺癌同样的发病机制,但不能解释婴幼儿的发病原因。

【病理特征】成人型肺母细胞瘤又分为双相型肺母细胞瘤(biphasic pulmonary blastoma, BPB)和上皮型肺母细胞瘤(epithelial pulmonary blastoma, EPB)。双向型,即经典的肺母细胞瘤,是由类似于胎儿型腺癌的恶性原始上皮成分和原始间叶成分共同构成的双向型肿瘤,显微镜下表现为肿瘤由恶性间叶组织和上皮成分组成,上皮成分与胚胎期2~3个月时的假腺期肺组织相似[57]。后者曾称为分化好的胎儿型腺癌(well-differentiated fetal adenocarcinoma, WDFA),是一种含有类似于分化好的胎儿型腺癌的原始上皮成分,而没有原始间叶成分的单向型肿瘤[58,59]。

1. 上皮型肺母细胞瘤(EPB) 又称肺内胚层瘤[60],大体上,肿瘤为实性包块,肿瘤组织与肺组织分界清楚,无包膜,界限清,最大径一般在1~10 cm,平均4.5 cm,有最大径达25 cm者[61],常单个发病,也可为多个,肿瘤切面饱满,可有囊性变或出血。

瘤组织主要由幼稚的分化较好的腺上皮细胞构成,肿瘤性的腺上皮构成管状或分支管状结构,有时呈筛状,管腔内可充满黏液性物质,绝大多数病例在腺体基底部或腔内可见有鳞状细胞样细胞形成的嗜伊红的实性细胞球,称为桑椹体,具有特征性。该结构在双相分化的PB中不常见。在某些区域,肿瘤性上皮细胞可排列成"菊形团"样小腺体。肿瘤细胞为复层或假复层柱状上皮,无纤毛;瘤细胞形态较为一致,胞质由于富含糖原而透亮,PAS染色阳性,部分胞质呈弱嗜酸性,部分见核下空泡;胞核为均一的圆形或卵圆形,较小,染色浅,透明,富含生物素,无明显异型性,染色质淡且均匀,多数有一小的核仁,核膜明显。可见核分裂象,核质比例略增加,某些细胞可出现核上或核下空泡,类似子宫内膜腺体,因此,在女性病例,需与转移的子宫内膜腺癌相鉴别。肿瘤间质的量较少,由分化成熟的肌纤维母细胞构成[62,63]。

上皮型肺母细胞瘤免疫组织化学染色,原始上皮成分CK、keratin、CEA、E1YIA可呈阳性,有时AFP可阳性。上皮细胞,特别是桑椹体,还可表达Clara细胞抗原及表面活性物质结合蛋白(SAP),国外近年有研究认为,甲状腺转移因子-1(TTF-1)在PB的上皮成分中有较好的表达[64]。许多胺及多肽类激素包括降钙素、胃泌素等亦可阳性表达。原始间叶成分示MSA、vimentin、desmin、S1YIA可以阳性。

部分腺上皮细胞,尤其是桑椹状细胞团常有神经内分泌分化,NSE、CgA、Syn可阳性,提示它们可能为神经上皮小体,且无p53突变,故其预后较好。64%~72%的病例,桑葚体呈显著阳性反应[65]。

2. 双相型肺母细胞瘤(BPB) 双相型肺母细胞瘤以周围型单发结节为主,少数可多发,位于肺周边靠近胸膜。少数中央型者可呈息肉状,凸入支气管内。大体上,病变多呈圆形或卵圆形,表面可呈结节状,多无包膜,呈浸润性生长,少有假包膜。与周围肺组织边界清楚。肿瘤最大径2～16 cm，平均6.5 cm。切面灰白、灰红色，实性，质软，鱼肉状，部分肿瘤内可见软骨样区域或出血坏死，可伴大脓肿[51,66]。

双向型PB由类似于胎儿型腺癌的恶性原始上皮成分和原始间叶成分共同构成，两种成分分化程度不一，并且相互移行，界限不清。上皮细胞为单层立方状，多排列呈管腔样，散在分布于幼稚间叶细胞中。光学显微镜下，恶性上皮成分大多形成大小不等的子宫内膜样腺体，并可见上皮性实性索条、小巢或带状结构，有的呈基底细胞样或微小"菊形团"样腺体，或未分化的透明细胞腺体或巢，有的可见鳞状上皮细胞巢，"桑椹体"结构少见。上皮成分可排列成胚胎型肺腺体、成熟的终末细支气管样结构和"菊形团"三种方式[53]。

间叶成分较多，间质细胞弥漫分布，间质细胞为原始胚胎型未分化的小卵圆形或梭形细胞，可有乳液样变；核大、深染，胞质稀少，无分化特征，大多数病例可见局灶性成束的或车辐状结构的成人型梭形细胞瘤，可为不成熟的横纹肌、软骨、骨及平滑肌。在富于细胞的原始无分化的间叶组织的背景中，有分化好的恶性上皮细胞构成的腺体存在。部分病例间质可以伴有灶性骨肉瘤、软骨肉瘤或横纹肌肉瘤成分，故原始间叶细胞有向骨、软骨及横纹肌分化的特点，个别病例可以呈卵黄囊分化或恶性黑色素瘤分化[67]。

电子显微镜下，见上皮细胞之间有紧密连接和低发育桥粒，胞质致密度不一；间质叶细胞之间无连接或偶有连接，胞质内细胞器少，发育低下。肺母细胞瘤在免疫组织化学和超微结构上与癌肉瘤相似，提示两者组织起源密切相关[68,69]。

免疫组织化学检测，恶性上皮成分TTF-1、CK、CEA、上皮膜抗原抗体、乳脂球蛋白呈阳性表达[61,70]，AE1/AE3染色一般均阳性。p53和MDM2在成人型PB中表达率与细支气管肺泡癌相似。CD117染色可阳性，有报道CD117在双向型PB中，上皮成分和间叶成分共同表达，表明上皮成分和间叶成分可能共同起源[71]。

Bodner等[72]发现在双向型PB中，p53基因改变明显高于上皮型。肿瘤上皮和间叶成分细胞增殖活性很高，核分裂象易见，Ki-67阳性率均在50%以上[72-78]。

恶性间叶成分除vimentin、actin呈阳性表达外，有的亦表达desmin、myoglobin及S-100蛋白。原始间叶成分波形蛋白抗体、角蛋白抗体、平滑肌肌动蛋白抗体染色可以阳性。

少数病例上皮细胞有神经内分泌的特点，免疫组织化学神经元特异性烯醇化酶抗体（NSE）、嗜铬素A抗体（CgA）、突触素抗体、HCG等可以阳性。

Nakatani等[65]提出β-catenin免疫组织化学染色在细胞核/质的异常定位，在肺母细胞瘤与肺肉瘤样癌的其他亚型的鉴别，以及与高级别的胎儿型腺癌的鉴别中，具有重要作用。细胞核β-catenin的增加，可作为诊断肺母细胞瘤的附加标准[79-84]。

【临床表现】肺母细胞瘤可发生于任何年龄，发病年龄呈两极分布，自2个月（月龄）至80岁，发病高峰为40～50岁。有报道认为第一发病高峰在10岁左右，第二高峰在70岁左右。约30%的病例发生在儿童时期，男性多于女性，为（2.4～3）∶1。成人型肺母细胞瘤常见于30～50岁，平均年龄40岁，约有20%发生于20岁以下[68,85,86]。

上皮型肺母细胞瘤很少在10岁以下儿童发病，患者的平均年龄为45岁，男女发病大致相等，有80%以上的患者有吸烟史，临床常见的症状为发热、咳嗽、胸痛、咯血等，但半数的患者无明显症状。

双相型肺母细胞瘤最常见，约占半数，男性多见，约为女性的2倍。症状包括咳嗽、咳痰、胸痛、咯血、呼吸困难、发热和体重减轻等，其中咳嗽和咯血为最主要的临床症状，约1/3的患者无症状，个别可出现血胸[87]，或表现为胸腔积液[88]，甚至与肺腺癌并存[89]，导致诊断困难。文献报道患者红细胞与血红蛋白可明显降低,而纤维蛋白原水平均有所增高[61]。

肺母细胞瘤具有高度侵袭性,易浸润和转移,常于1年内死亡。Koss等[1]报道的52例肺母细胞瘤患者的5年生存率为16%,10年生存率仅8%。也有报道生存期长达11年,仍无肿瘤复发的病例。无转移者最长可存活24年。成人型PB中,上皮型PB较双向型PB预后要好,是PB中预后最好的一型,平均生存期约为3年,其10年生存率是双向型的4倍。双向型预后与癌肉瘤或肉瘤样癌相似,约2/3的患者确诊后2年内死亡,5年生存率为16%,10年生存率为8%[90,93]。由于发病较少,至今没有比较统一的综合治疗方案[90-95]。

【影像学表现】成人型肺母细胞瘤在影像学上没有明显的特异性,形态学上与一般肺癌无特殊差别。

典型X线表现为单发、巨大的类圆形肿块,边界清楚,甚至光滑,密度均匀,多位于肺周边。少数可呈分叶状或伴肺不张,多发及肺门淋巴结肿大者亦少见。

成人型肺母细胞瘤发生于肺内,周围型多见。少数病例位于叶以上的支气管腔内,属中央型[63]。多见于肺野外带近胸膜下,与胸壁关系密切,近肺门者极少。X线表现多为境界清晰的圆形或类圆形肿块,多单发。由于病灶好发于肺周边部近胸膜下,临床症状出现晚,病灶发现时往往较大,最大径一般>5 cm,瘤体较大时,可跨叶生长。较大的肿块往往边界光滑,少见分叶,小的肿块可有分叶[96,97],陈薇等[98]总结45例,均无毛刺,但也有报道可见毛刺者,表现酷似其他非小细胞肺癌,可能系肺母细胞瘤的生物学行为与肺癌相似,具有一定的浸润性有关。

上皮型肺母细胞瘤CT表现为肺外周或中央实性肿块,右肺多于左肺,上叶多于下叶。肿瘤多表现为周围型肿块,常位于肺的外周,特征性地发生于肺的周边部近胸膜下,85%的肿瘤位于胸膜下,绝大多数为单发(图3-14-1)。少数可呈息肉样于支气管腔内生长。也可发生在肺门附近,沿支气管壁浸润生长,往往压迫和破坏支气管管壁凸入管腔,呈息肉样。Koss等[1]统计单发者占92%(46/50),但多发者并不少见,张则勋等[11]统计国内31例,单发者占61.3%,其余38.7%为多发。病变呈圆形或椭圆形,瘤体通常较大,文献报道最大径在1.6~26 cm,中位7.8 cm;边缘多较光滑,少数可见分叶、毛刺、棘状突起、空洞和壁结节。最大径较大者常边缘光滑,无分叶和毛刺。Fung等[69]统计39例PB,其中30例(77%)肿瘤最大径>5 cm。边缘较为光整,有分叶,也可为毛糙或有毛刺,可有包膜、假包膜或无包膜,但边界清

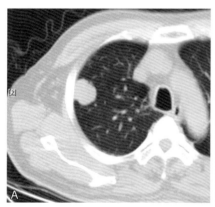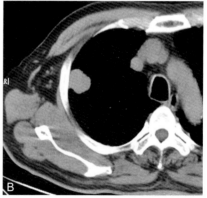

图3-14-1 男性,78岁。右肺上叶胸膜下肿块,呈圆形,边界光整,有浅分叶,无明显毛刺(A),内部密度均匀,无明显钙化(B)。手术病理:肺母细胞瘤

晰，少数可伴肺节段不张。CT平扫密度均匀或不均匀，呈略低密度，在实体性瘤内常见出血、坏死，偶见点状钙化。多发者则表现为多个散在结节，大小不等。

增强后肺母细胞瘤明显强化，有报道增强后肿块CT值升高37～53 Hu，平均升高41 Hu。由于肿瘤内部常发生出血、坏死而强化很不均匀，可见多个坏死灶。部分尚可发现邻近血管、胸膜和纵隔受累，少数可见肺门和纵隔淋巴结转移、胸腔积液、骨性胸廓破坏和血管内瘤栓[99,100]。

有限的CT灌注扫描研究显示，PB灌注扫描曲线显示为强化起始和峰值与主动脉同步，其时间密度曲线与支气管肺癌灌注曲线相似，可能与其血供类似肺癌，由支气管动脉供血有关，但缺少大样本病例的研究。

PET检查对本病的诊断意义尚缺乏足够的文献资料。综合有限报道，PET检查对本病的诊断有一定帮助，但缺少特异性。肿瘤放射性异常浓聚程度不等，PET显示病灶最大SUV为3.0～20.7，多数呈轻至中度的^{18}F-FDG代谢增高[9,10,101-107]。少数可伴肺门和纵隔淋巴结肿大。^{18}F-FDG PET/CT对其分期、再分期及局部复发和转移等，有临床价值[107,108]。

肺母细胞瘤无论从X线、CT平扫、增强，还是从CT灌注、PET都与支气管肺癌表现无二致，影像学上没有明显的特异性，术前诊断不易，易与其他肺内肿瘤混淆。对于临床上表现咳嗽、胸痛、痰中带血、发热，且X线胸片表现为较大圆形或卵圆形周边肿块的成年人，应考虑到成人型肺母细胞瘤的可能。

由于肿瘤常位于肺周边，靠胸膜下，且侵入支气管内者较少，早期不引起气管阻塞症状，刺激性咳嗽、痰中带血等临床表现相对较少，痰细胞学检查多无阳性结果，纤维支气管镜检查大部分为阴性，即使少数患者纤维支气管镜可以见到肿物，常由于取材局限，难于明确诊断。故纤维支气管镜检查对诊断本病帮助不大。

经皮穿刺肺活检术，亦常因大量坏死而难以做出诊断[109]。确诊需剖胸探查、术后做病理检查或尸检，并结合有关免疫组织化学分析。

【鉴别诊断】X线和CT常显示类圆形肿块，密度均匀的病灶，边缘光滑，易误诊为肺良性病变。同时，PB还需要与肺癌肉瘤、肺多形性癌、肺腺癌、恶性混合瘤及间皮瘤等恶性病变鉴别。

1. 肺癌肉瘤　多见于50岁以上中老年人，男性较多，通常与吸烟有关。其组织学特征为癌与肉瘤的混合型肿瘤，由上皮成分和间叶成分组成，可以是任何类型的癌和肉瘤以任何比例混合。上皮癌的成分以鳞癌最多见，亦可为腺癌、肺泡癌和大细胞癌，或几种成分的混合。间叶成分以纤维肉瘤最为多见，也可为横纹肌肉瘤、纤维肉瘤、软骨肉瘤、平滑肌肉瘤及骨肉瘤。两种成分均有明显异型性，缺乏幼稚性。

肺母细胞瘤和癌肉瘤均为上皮和间叶组织组成的混合性肿瘤，但癌肉瘤上皮成分一般分化明确，呈典型的鳞癌或腺癌结构；癌细胞异型性明显，间质成分多表现为纤维肉瘤或恶性纤维组织细胞瘤图像，以长梭形细胞为主，不出现桑椹体结构。而肺母细胞瘤的上皮组织分化好，异型性小；间叶成分细胞小，具有胚胎型特征。PB具有胚胎型特征，瘤细胞向不同类型的上皮和间叶细胞分化，关系密切，互相移行。但其上皮成分主要为腺管样结构，而癌肉瘤通常有明显的鳞状上皮分化的特征，其间叶成分较少，而恶性程度高。

2. 肺多形性癌　当腺癌和梭形细胞癌成分混合出现时，需要和肺母细胞瘤鉴别，前者无间叶成分，异型性较大，免疫组织化学梭形细胞成分AE1/AE3阳性，vimentin也可以阳性。

3. 肺肉瘤　多见于青壮年，病程进展较快。常表现为肺部单发巨大肿块，边界光整。CT增强内部可见较多液化坏死，易血行转移。但术前诊断也不易。

儿童型肺母细胞瘤则需与胚胎型横纹肌肉瘤鉴别,前者常常有横纹肌肉瘤分化,并可见到各种横纹肌母细胞,有些学者发现两者有相似的遗传学和免疫组织化学特征。但胚胎型横纹肌肉瘤多发生于鼻腔、泌尿道、阴道等有腔器官,很少发生于胸腔;肿瘤组织内无其他肉瘤分化,且实质内一般不出现上皮成分。

4. 肺腺癌　高分化腺癌很难和上皮型PB区分。腺癌一般结构复杂,多呈腺管状、腺泡状及乳头状混合排列,细胞异型性大,呈圆形或不规则形,胞质宽阔,核分裂象多。无桑椹体,肿瘤组织侵袭性强,间质成分多。而上皮型肺母细胞瘤细胞无显著异型性,细胞排列规范,胞质富含糖原空泡,两者易于区别。多取材对于鉴别两者有很大帮助,此外,上皮型PB腺上皮成分形态比较一致,类似子宫内膜样腺体是其突出特征。

5. 硬化性肺细胞瘤　是一种肺内较常见的良性肿瘤,多表现为边界较光滑,强化明显,可见明显"贴边血管征",且钙化发生率明显较肺母细胞瘤常见,且PET检查多呈低代谢或稍高代谢,SUV_{max}一般<2.8,可供鉴别。

6. 胸膜间皮瘤　当PB转移到胸膜时,应与混合细胞型间皮瘤鉴别,免疫组织化学钙结合蛋白抗体(calretinin)和间皮瘤细胞抗体(mesothelial cell, MC)有助于鉴别。

参考文献

［1］ Koss M N, Hochholzer L, O'Leary T. Pulmonary blastomas[J]. Cancer, 1991, 67(9): 2368–2381.
［2］ Spencer H. Pulmonary blastoma[J]. J Pathol Bacterilal, 1961, 82: 161–165.
［3］ Rossi G, Cavazza A, Sturm N, et al. Pulmonary carcinoma with pleomorphic, sarcomatoid, or sarcomatous elements: a clinicopathologic and immunohistochemical study of 75 cases[J]. Am J Surg Pathol, 2003, 27(3): 311–324.
［4］ Manivel Jr, Priest J R, Watterson J, et al. Pleuropulmonary blastoma. The so-called pulmonary blastoma of childhood[J]. Canner, 1988, 62: 1516.
［5］ Sciot R, Dal C P, Brock P, et al. Pleuropulmonary blastoma(pulmonary blastoma of childhood): genetic link with other embryonal malignancies[J]. Histopathology, 1994, 24(6): 559.
［6］ Vargas S O, Nose V, Fletcher J A, et al. Grains of Chromosome 8 are confined to mesenchymal components in pleuropulmonary blastoma[J]. Pediatr Dev Pathol, 2001, 4(5): 434–435.
［7］ Brambilla E, Travis W D, Colby T V, et al. The new World Health Organization classification of lung tumors[J]. Eur Respir J, 2001, 18(6): 1059–1068.
［8］ Travis W D, Brambilla E, Burke A P, et al. Introduction to The 2015 World Health Organization classification of tumors of the lung, pleura, thymus, and heart[J]. J Thorac Oncol, 2015, 10(9): 1240–1242.
［9］ Van Loo S, Boeykens E, Stappaerts I, et al. Classic biphasic pulmonary blastoma: a case report and review of the literature[J]. Lung Cancer, 2011, 73(2): 127–132.
［10］ Smyth R J, Fabre A, Dodd J D, et al. Pulmonary blastoma: a case report and review of the literature[J]. BMC Res Notes, 2014, 7: 294.
［11］ 张则勋,李志仁.肺母细胞瘤31例综合分析[J].中国实用内科杂志,1996,16(4): 229–230.
［12］ 张连珊,贺占国,李英敏,等.肺母细胞瘤2例报告及免疫组化观察[J].中国肿瘤临床,1999,26(8): 605.
［13］ 寇仁业,徐茂祥,孙桂武.肺母细胞瘤四例报告[J].中国肺癌杂志,1999,2(2): 110.
［14］ 张山军,刘俊峰,王其彰,等.6例肺母细胞瘤的诊断与治疗[J].中华胸心血管外科杂志,1998,14(4): 235.
［15］ 王彩片,王彩霞,宫健,等.双相型肺母细胞瘤[J].中华病理学杂志,1998,7(3): 176.
［16］ 李涛,周卫华,陈巨坤,等.肺母细胞瘤一例[J].中华肿瘤杂志,1999,21(6): 446.
［17］ 王光义,杨金岳,徐保东.肺母细胞瘤误诊为肺脓肿1例[J].中华胸心血管外科杂志,1998,14(5): 283.
［18］ 刘树库,陈肖嘉,杨声,等.肺癌肉瘤与肺母细胞瘤的临床分析及文献复习[J].中华结核和呼吸杂志,1999,22(9): 541–544.
［19］ 葛冰,董岩,邓述志,等.肺母细胞瘤二例[J].中华肿瘤杂志,1995,17(5): 393.
［20］ 振昆,李顺平,李印堂,等.肺母细胞瘤一例[J].中华外科杂志,1996,34(4): 223.
［21］ 苏剑斌,陈和平,张联合.肺母细胞瘤一例[J].临床放射学杂志,1999,18: 778.
［22］ 靳激扬,韩月东.肺母细胞瘤一例报告[J].实用放射学杂志,1999,15: 494.
［23］ 李彩英,彰俊杰,王建卫.肺母细胞瘤的影像诊断(附一例报告)[J].实用放射学杂志,1999,15: 93–94.
［24］ 张在典,张兴才,刘文波,等.肺母细胞瘤二例报告[J].实用肿瘤杂志,1995,10: 113.
［25］ 李佩娟,耿德芬,刘淑蓉,等.六例小儿肺胚瘤病理形态学免疫组织化学和电镜观察[J].中华病理学杂志,1992,21(6): 361–363.
［26］ 孙在典,张兴才,刘文滨,等.肺母细胞瘤二例报告[J].实用肿瘤杂志,1995,10: 113.
［27］ 赵江民,翟凌云,杨正中.肺母细胞瘤1例[J].中华放射学杂志,1996,30(8): 574.
［28］ 王同明,原俊.肺母细胞瘤2例临床病理报告[J].肿瘤防治研究,1999,26(4): 286–287.

［29］李维华.三种肺癌组织学分类比较[J].中国肺癌杂志,2000,3(6)：401–403.

［30］郑秀木,朱守才,李树来,等.肺母细胞瘤一例[J].中华肿瘤杂志,2000,22(1)：44.

［31］Bini A, Ansaloni L, Grani G, et al. Pulmonary blastoma: report of two cases[J]. Surg Today, 2001, 31(5): 438–442.

［32］余辉,吴一龙,戎铁华,等.肺母细胞瘤4例临床分析及文献复习[J].中国肿瘤临床,2001,28(1)：64–66.

［33］余辉.肺母细胞瘤4例临床分析及文献复习[J].中国肿瘤临床,2001,28(l)：64.

［34］陈旭东,周晓军,徐新宇,等.胸膜肺母细胞瘤1例报道并文献复习[J].临床与实验病理学杂志,2001,17(6)：486–489.

［35］赵晓红,董岩,王芬娟.成人型肺母细胞瘤临床病理分析[J].罕少疾病杂志,2002,9(3)：9–10.

［36］Robert J, Pache J C, Seium Y, et al. Pulmonary blastoma: report of five cases and identification of clinical features suggestive of the disease[J]. Eur J Cardiothorac Surg, 2002, 22(5): 708–711.

［37］陶玲,于晓玲,梁萍,等.超声引导穿刺活检肺母细胞瘤1例[J].中国超声诊断杂志,2002,3(6)：438–439.

［38］刘俊叶,董翠玉.肺母细胞瘤4例临床病理分析[J].齐鲁医学杂志,2004,19(2)：163.

［39］武玉兵,任永昌,刘京峰.肺母细胞瘤的病理学特点及诊治(附4例报告)[J].山东医药,2004,44(14)：21–22.

［40］刘裕,付政,王力,等.肺母细胞瘤二例[J].临床放射学杂志,2004,23(9)：828.

［41］贾铭,黄信华,黄蝉桃,等.成人型中央型肺母细胞瘤伴肺内转移[J].中国医学影像技术,2005,21(7)：1051.

［42］孙自玲,孙峰,尚延海.巨大肺母细胞瘤1例[J].中国医学影像技术,2005,21(1)：150.

［43］广裕,杨名添,王思愚,等.成人型肺母细胞瘤五例报告及文献复习[J].中国肺癌杂志,2005,8(2)：132–135.

［44］李咏梅,罗天友.肺母细胞瘤1例[J].中国医学影像技术,2005,21(11)：1685.

［45］汪洪,蒲青,李为民.肺母细胞瘤一例[J].中国呼吸与危重监护杂志,2005,4(6)：477–478.

［46］刘振华,周作福,张惠娟,等.肺母细胞瘤误诊为肺肉瘤1例[J].中国误诊学杂志,2005,5(18)：3597.

［47］姚承,欧庆英,王耀程,等.肺母细胞瘤1例报告[J].实用放射学杂志,2005,21(1)：67.

［48］张林,何永文,金树珍.肺母细胞瘤1例[J].临床肺科杂志,2005,10(1)：55.

［49］刘庆熠,孟宪利,陈砚凝.肺母细胞瘤的诊治及预后[J].中国综合临床,2005,21(5)：432–433.

［50］滕海风,曲涛,于立明,等.肺母细胞瘤1例并文献复习[J].临床肺科杂志,2006,11(1)：35–37.

［51］孙自玲,孙峰,尚延海.巨大肺母细胞瘤1例[J].中国医学影像技术,2005,21(l)：150.

［52］霍秀青,王瑞娟,贾晓君,等.老年肺母细胞瘤一例报告[J].中国肺癌杂志,2006,9(1)：39.

［53］马建赢,唐燕华,杨崛圣,等.双向型肺母细胞瘤1例并文献分析[J].中国老年学杂志,2016,36(4)：968–969.

［54］刘爱军,李维华,李静波,等.9例成人型肺母细胞瘤的病理诊断与鉴别诊断[J].诊断病理学杂志,1999,6(2)：75–77.

［55］方玉林.成人肺母细胞瘤1例并文献复习[J].临床肺科杂志,2016,21(10)：1927–1928,1930.

［56］张莉,方可薇,李俊,等.成人型肺母细胞瘤一例[J].影像诊断与介入放射学,2018,27(6)：479–480.

［57］Yousem S A, Wick M R, Randhawa G, et al. Pulmonary blastomas: an immunohistochemical analysis with comparison with fetal lung in its pseudoglandular stage[J]. Am J Clin Pathol, 1990, 93(2): 167–171.

［58］Fujin G, Asada Y, Konish T, et al. Well-differentiated fetal adenocarcincrm of lung[J]. Lung Cancer, 1995, 13(3): 311–316.

［59］郭爱桃,韦立新.高分化胎儿型肺腺癌[J].诊断病理学杂志,2000,7(2)：158.

［60］高靖,欧阳建东,黄培荫.上皮型肺母细胞瘤病理特点及诊断[J].现代医学,2003,31(5)：339–340.

［61］黄清洁,陈天东,陈海瑞,等.肺母细胞瘤与胸膜肺母细胞瘤的诊断及鉴别诊断[J].河南医学研究,2018,27(20)：3660–3664.

［62］李祥周,刘英娜,乐美兆.胎儿肺母型肺腺癌的病理学研究[J].诊断病理学杂志,1999,6(3)：148–150.

［63］Mardini G, Pai U, Chavez A M, et al. Endobronchial adenocarcinoma with endometrioid features and prominent neuroendocrine differentiation. A variant of fetal adenocarcinoma[J]. Cancer, 1994, 73(5): 1383.

［64］Escudero A G, Campora R G, Rodriguez V J, et al. Thyroid transcription factor–1expression in pulmonary blastoma[J]. Histopathology, 2004, 44(5): 507–508.

［65］Nakatani Y, Miyagi Y, Takemura T, et al. Aberrant nuclear/cytoplasmiclocalization and gene mutation of beta-catenin in classic pulmonaryblastoma: beta-catenin immunostaining is useful for distinguishing between classic pulmonary blastoma and a blastomatoid variant of carcinosarcoma[J]. Am J Surg Pathol, 2004, 28(7): 921–927.

［66］刘彤华.诊断病理学[M].3版.北京：人民卫生出版社,2014：167–170.

［67］Saroj Bolde, Shubhangi Aagle, Sarang Waghmare, et al. Pulmonary blastoma with focal yolk sac differentiation-A diagnostic challenge[J]. Journal of Contemporary Medicine and Dentistry, 2020, 8(1): 75–78.

［68］Yang P, Norizum H, Sano T, et al. Pulmonary blastoma: an ultrastructural and immunohistochemical study with special reference to nuclear filament aggregation[J]. Ultrastruct Pathol, 1995, 19(6): 501–509.

［69］Fung C H, Lo J W, Yona T N, et al. Pumonary blastoma: an ultrastractural study with a brief review of literature and a discussion of pathogenesis[J]. Cancer, 2015, 39: 153–163.

［70］Zhao Y Y, Liu L, Zhou T, et al. A retrospective analysis of the clinicopathologicaland molecular characteristics of pulmonary blastoma[J]. Onco Targets Ther, 2016, 8(9): 6915–6920.

［71］Hansen T, Bittinger F, Kortsik C, et al. Expression of KIT (CD117) in biphasic pulmonary blastoma. Novel data on histogenesis[J]. Lung, 2003, 181(4): 193–200.

［72］Bodner S M, Koss M N. Mutations in the p53 gene in pulmonary blastomas: immunohistochemical and molecular studies[J]. Human Pathology, 1996, 27(11): 1117–1123.

［73］Nalatani Y, Inayama Y, Kitamura H, et al. Mutations in the p53 gene in pulmonary blastomas: immunohistochemical and molecular studies[J]. Hum Pathol, 1997, 28(7): 873–874.

［74］Holst V A, Finkelstein S, Colby T V, et al. P53 and K-ras mutational genotyping in pulmonary carcinosarcoma, spindle cell carcinoma, and pulmonary blastoma: implications for histogenesis[J]. Am J Surg pathol, 1997, 21(7): 801–804.

［75］Pacinda S J, Ledet S C, Gondo M M, et al. P53 and MDM2 immunostaining in pulmonary blastomas and bronchogenic carcinomas[J]. Hum

Pathol, 1996, 27(6): 542–543.

［76］ Kusafuka T, Kuroda S, Inoue M, et al. P53 gene mutations in pleuropulmonary blastomas[J]. Pediatr Hematol Oncol, 2002, 19(2): 117–128.

［77］ 霍真, 刘鸿瑞. 成人型肺母细胞瘤临床病理及免疫组化[J]. 中国医学科学院学报, 2005, 27(4): 475–478.

［78］ Iheegarter L, Zorr N, Philippoifi P. Proliferative activity: P53 accumulation and neoangiogenesis in pulmonary carcinosarcomas and pulmonary blastomas[J]. Ger Diagr Pathol, 1998, 143(5–6): 266–270.

［79］ 刘杰, 魏建国, 许春伟, 等. β–catenin在软组织肿瘤和组织起源未定的实质脏器肿瘤中的研究进展[J]. 肿瘤学杂志, 2019, 25(4): 349–354.

［80］ Sekine S, Shibata T, Matsuno Y, et al. Beta-Catenin mutations in pulmonary blastomas: association with morule formation[J]. J Pathol, 2003, 200(2): 214–221.

［81］ Nhkatani Y, Miyagi Y, Takemura T, et al. Aberrant nuclear/cytoplasmic Localization and gene mutation of beta-catenin in classic pulmonary blastoma[J]. Am J Surg Pathol, 2004, 28(7): 921–927.

［82］ 霍真. 肺母细胞瘤临床病理进展[J]. 诊断病理学杂志, 2005, 5: 382–384.

［83］ 任永昌, 马丽英, 甄宏伟, 等. 肺母细胞瘤的临床病理学研究[J]. 河北医药, 2003, 9(1): 6–9.

［84］ 宫惠琳, 张娇娇, 汪圆圆, 等. 肺母细胞瘤临床病理特征分析[J]. 大连医科大学学报, 2015, 37(5): 455–460.

［85］ Force S, Patterson G A. Clinical-pathologic conference in general thoracic surgery: pulmonary blastoma[J]. J Thorac Cardiovasc Surg, 2003, 126(5): 1247–1250.

［86］ Brodowska-Kania D, Kotwica E, Paturej A, et al. What do we know about pulmonary blastoma: review of literature and clinical case report[J]. Nagoya J Med Sci, 2016, 78(4): 507–516.

［87］ Vossler John D, Abdul-Ghani Ayman. Pulmonary blastoma in an adult presenting with hemoptysis and hemothorax[J]. The Annals of thoracic surgery, 2019, 107(5): e345–e347.

［88］ Chin N K. Pulmonary blastoma in an adult presenting as a chronic loculated effusion a diagnostic problem[J]. Thorax, 1994, 49(8): 838–839.

［89］ Kim Kunhwa, Gupta Sachin, Gupta Sorab, et al. Incidental early diagnosis of biphasic pulmonary blastoma in a patient with history of stage IV lung adenocarcinoma[J]. Thoracic cancer, 2020, 11(10): 3029–3033

［90］ Bu X, Liu J, Wei L Y, et al. Epidemiological features and survival outcomes in patients with malignant pulmonary blastoma: a US population-based analysis[J]. BMC Cancer, 2020, 20(1): 811.

［91］ Park J S, Lee Y, Han J, et al. Clinicopathologic outcomes of curative resection for sarcomatoid carcinoma of the lung[J]. Oncology, 2011, 81(3–4): 206–213.

［92］ Cutler C S, Michel R P, Yassa M, et al. Pulmonary blastoma: case report of a patient with a 7–year remission and review of chemotherapy experience in the world literature[J]. Cancer, 1998, 82(3): 462–467.

［93］ Larsen H, Sorensen J B. Pulmonary blastoma: a review with special emphasis on prognosis and treatment[J]. Cancer Treat Rev, 1996, 22: 145–160.

［94］ Veerle F, Surmnt, Rob J, et al. Unexpected response of a pulmonary blastoma on radiotherapy: a case report and review of the literature[J]. Lung Cancer, 2002, 36: 207–211.

［95］ Surmont V F, van Klaveren R J, Nowak P J, et al. Unexpected response of a pulmonary blastoma on radiotherapy: a case report and review of the literature[J]. Lung Cancer, 2002, 36(2): 207–211.

［96］ 冯海霞, 练智勇, 卢明花, 等. 成人型肺母细胞瘤临床及平片、CT诊断[J]. 实用医学影像杂志, 2003, 4(4): 194–196.

［97］ Lee H J, Goo J M, Kim K W, et al. Pulmonary blastoma: radiologic findings in five patients[J]. Clin Imaging, 2004, 28(2): 113–118.

［98］ 陈薇, 刘怀军, 高国栋, 等. 肺母细胞瘤的影像学诊断及鉴别诊断[J]. 河北医药, 2003, 25(6): 436–437.

［99］ 张金娥, 梁长虹, 赵振军. 肺母细胞瘤的临床和影像学分析[J]. 广东医学, 2005, 26(7): 979–980.

［100］ Amratia D, Schimmel M, Schneider F, et al. Pulmonary blastoma: a rare form of lung cancer[J]. Chest, 2020, 158(4S): A1430.

［101］ 张金娥, 梁长虹, 赵振军. 肺母细胞瘤的临床和影像学分析[J]. 广东医学, 2005, 26: 979.

［102］ 王雷, 刘庆熠, 何明, 等. 15例成人型肺母细胞瘤临床分析[J]. 中国肿瘤临床, 2008, 35: 662.

［103］ Sharma A, O'Gorman K, Aman C, et al. A rare occurrence of biphasic pulmonary blastoma: in an elderly man[J]. Anticancer Res, 2013, 33(9): 3911–3915.

［104］ Sonoda L I, Wagner T, Sanghera B, et al. ^{18}F FDG PET/CT appearance of adult pulmonary blastoma[J]. Clin Nucl Med, 2013, 38(9): 737–738.

［105］ Keu K V, Berry G J, Quon A, et al. Classic biphasic pulmonary blastoma: demonstrated by ^{18}F FDG PET/CT[J]. Clin Nucl Med, 2014, 39(4): 346–348.

［106］ 许尚文, 陈自谦, 钟群, 等. 成人型肺母细胞瘤的CT及PET/CT表现[J]. 临床放射学杂志, 2013, 32(7): 956–959.

［107］ 汤泊, 周锦, 丁重阳. 成年人肺母细胞瘤^{18}F–FDG PET/CT显像一例并文献复习[J]. 肿瘤研究与临床, 2019, (5): 343–344.

［108］ 江淑琴, 杨婷, 徐磊, 等. 成人型肺母细胞瘤^{18}F–FDG PET/CT显像一例[J]. 中华核医学与分子影像杂志, 2020, 40(9): 556–557.

［109］ Jain T K, Singh H, Kumar R, et al. Real time ^{18}F FDG PET/CT-guided metabolic biopsy targeting differential FDG avidity in a pulmonary blastoma[J]. Nuclear Medicine and Molecular Imaging, 2020, 54(5): 1–3.

第十五节　其他未分类癌

肺NUT癌

因睾丸核蛋白（nuclear protein in testis, NUT）基因重排产生的侵袭性、分化差的癌，被称为NUT癌（NUT carcinoma），该肿瘤因其好发部位在人体中线器官，如头面部、纵隔、肺等部位，因此，又被称为中线癌（NUT middle carcinoma, NMC）[1,2]、NUT中线性癌或中线致死性癌。肺NUT癌被定义为一种具有NUT基因重排（睾丸核蛋白UNTM1）所致的肺恶性肿瘤[3]，该肿瘤最早报道于1991年[3]。在以往胸腺瘤的分类中，被称为"伴t（15;19）易位的癌"[3]，在2015年版WHO肺肿瘤分类中，新增了"肺NUT癌"的分类，归类为"其他未分类的癌"[4]，2021年版WHO肺肿瘤分类，维持原分类[5,6]。

Giridhar等[7]回顾分析了2017年以来所报道的119例NUT癌病例，原发于肺部的NUT癌极为罕见，截至2019年10月，国内外文献报道肺NUT癌仅35例[8]，且因分化差，易误诊为其他类型的低分化肿瘤[9-13]。发生在各器官NUT癌的中位生存期为6.7个月，1年生存率30%[13-15]。肺NUT癌具有高度侵袭性，预后比鳞状细胞癌差[16-18]，生存期也比其他部位的NUT癌短，中位生存期只有2.2个月[15]。最新研究发现，针对BRD4-NUT融合基因的靶向治疗取得了一定疗效[19]。

【组织起源】 病因不明。其发病机制被认为是NUT与BRD4形成的融合基因促进了组蛋白乙酰化，从而激活多条生长信号通路，进而形成肿瘤[3]。多数患者不吸烟或轻度吸烟。肿瘤与人乳头状瘤病毒HPV、EB病毒感染无关[20,21]。NUT癌组织来源不明，肿瘤无原位癌形态，免疫组织化学结果提示可能是一种分化差的鳞状细胞癌。有研究[3,22]认为NUT癌的细胞形态更倾向于鳞状细胞癌，然而也有报道认为更倾向于未分化癌，因此，对NUT癌的病理诊断尤为困难，免疫组织化学或FISH检测到NUT-BRD4融合蛋白或NUT异位基因是目前诊断的金标准。

遗传学上，NUT基因可与多个基因易位融合，最常见的染色体易位是t（15;19）（q14; p13.1）易位，形成BRD4-NUT融合基因，占70%。因此，该癌又称"伴t（15;19）易位的癌"[3]。其次是t（15;9）（q14; q34）易位，形成BRD3-NUT融合基因，占6%[3]，其余为少见或未知的易位融合，占24%[9,10]。基因易位导致了肿瘤中NUT蛋白的异常表达。因肿瘤罕见，尚无商品化的FISH探针及PCR引物，故分子水平的重排检测不能广泛开展[23]。

诊断NUT癌，需要免疫组织化学证实NUT蛋白表达或有NUT重排，包括位于染色体15q14的NUT基因（NUTM1）和其他基因发生染色体异位[19,24]。

【病理特征】 肿瘤一般较大，最大径的范围为3.0～15 cm，平均最大径7.6 cm[8-15,25,26]。向肺门结构或胸膜及胸壁扩展。切面灰白色、鱼肉状，质较硬，边界尚清，可见地图样坏死。

病理学上，小到中等大小的未分化细胞构成，肿瘤细胞片状及巢团状分布，形态单一。多数肿瘤细胞为未分化状，细胞小至中等大，界限不清。细胞呈片状及巢团状分布，有大片坏死。核质比高，核卵圆形，空泡状，核仁明显，核分裂象多见。细胞核不规则，核轮廓不规则，染色质颗粒粗糙，角化灶罕见。鳞状细胞团及角化珠与未分化的肿瘤细胞无过渡的形态，常见并且特征性地表现为"突然灶性角化（abrupt foci of keratinization）"现象。

大部分肿瘤细胞呈未分化状,少数细胞团有明显的鳞状分化,与未分化细胞之间无过渡的形态,这种突然的鳞状分化是该肿瘤的特征性表现,但该现象只见于1/2的病例[6]。当病例中未出现鳞状分化的细胞,尤其是活检组织中,常见不到鳞状分化区域时,仅根据形态学诊断很困难[27]。

免疫组织化学呈特异性NUT核抗原、广谱角蛋白、p63/p40、CD34阳性,NUT阳性是该肿瘤的特征,表现为细胞核内斑点状着色。NUT蛋白仅在正常的睾丸生殖细胞及NUT癌中表达,其他组织及肿瘤中均不表达。NUT抗体在该肿瘤诊断中的特异性为100%,敏感性为87%[20]。>50%的肿瘤细胞NUT阳性。

因有13%的肿瘤NUT免疫表型阴性,对形态学可疑,但免疫组织化学NUT阴性的病例,可以用FISH、RT-PCR等分子实验检测是否有NUT基因的重排帮助诊断。肿瘤中AE1/AE3、vimentin、p63、CD34、CD56和Syn的阳性率分别为80%、50%、81.3%、30%、28.6%和17%,CgA无阳性[8-15,25]。少数病例AE1/AE3阴性伴vimentin阳性,可能导致诊断为未分化肉瘤。CD56、Syn和CD34在17%~30%的肿瘤中表达,无诊断特异性[28]。TTF-1、Syn、CgA、S-100通常阴性表达,但有TTF-1阳性的报道[29]。对无腺样分化的低分化肿瘤,尤其是小标本,不管是否见到鳞状分化,都应进行NUT的免疫组织化学染色[30-32]。

【临床表现】NUT癌十分罕见,多数发生在喉部、鼻腔、纵隔等中线部位,也见于肝、胰腺、膀胱等器官[33-35],肺NUT癌罕见,目前在肺内发生率也不详。陈兢兢等[25]在万方数据库、中国期刊全文数据库和PubMed数据库进行检索,截至2017年4月,共报道31例患者,其中男性16例,女性15例,年龄为5~78岁,范围较大[13,25,36]。平均33岁,<40岁的占83.3%,男女比例1:1[8-15,25]。

最初被认为好发于儿童和青少年[3],后来发现可发生于任何年龄,无性别倾向[7,36-38],临床表现无特异性,NUT癌是一种恶性程度很高、侵袭性极强的肿瘤,症状包括慢性咳嗽、呼吸困难、胸痛等,胸部NUT癌通常发病时,即表现为进展期,伴非刺激性咳嗽、胸膜渗出、胸痛等[39-41],以及气短和体重下降,胸部X线片示快速进展的肿瘤,广泛坏死,浸润性边界,从最初的症状开始,可以在2~8周内进展为整个肺部磨玻璃样变。少数患者伴有血甲胎蛋白AFP明显升高及β-HCG的轻度升高[3]。

尽管临床上罕见,但对所有缺少腺样分化的低分化癌,特别是不吸烟和年轻患者,都应做免疫组织化学,以检测NUT基因表达。

【影像学表现】可以是中央型,也可表现为单发孤立性肺结节,最大径的范围为1.5~15 cm,平均最大径7.6~8.6 cm,边界光整,常有分叶,但无毛刺,这可能是肺NUT癌的影像学特点之一,且易误诊为肺部良性肿瘤;肿块较大时,内部密度不均匀,有坏死和囊性变,一般无钙化。增强后呈中等程度的不均匀强化[8],是其特点。Chang等[42]报道10例肺NUT癌,平均强化值为26 Hu。但因病例少,详细的影像学特点尚不得而知。作者该例表现为边界光整结节,极易误诊为良性肿瘤(图3-15-1)。

黄焰等[32]报道3例。第1例为男性,54岁。因反复咳嗽、咳痰半年余入院。无吸烟史。胸部CT示右肺下叶见密度增加的软组织阴影,伴纵隔淋巴结肿大。第2例为男性,19岁。咳嗽、咳痰、胸闷1个月余。有4年吸烟史。CT示右肺门肿块,最大径11 cm,侵犯纵隔大血管,纵隔淋巴结肿大,少量胸腔积液,行经皮穿刺肺活检确诊。第3例为女性,62岁。咳嗽2个月余,无吸烟史。CT示右肺下叶占位,肿块最大径7.5 cm,行经皮穿刺肺活检确诊。

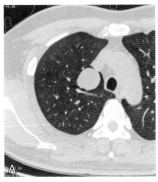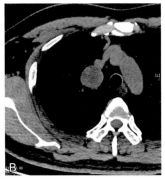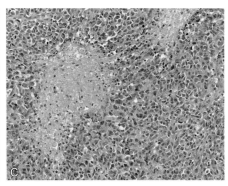

图3-15-1　男性,47岁。右肺上叶尖段纵隔旁圆形结节,最大径2.8 cm,边缘光整,无分叶和毛刺(A),平扫内部密度欠均匀,似可见灶性坏死,无明显钙化(B)。手术切除后病理考虑为右肺上叶低分化非小细胞癌,结合免疫酶标NUT(+),诊断NUT癌(C)。免疫组织化学: TTF-1(−)、CK(部分+)、CD56(部分+)、Syn(部分+)、Vim(+)、NUT(+)、p40(−)、LCA(−)、ChgA(−)、Actin(−)、Ki-67(+,60%)

　　肺NUT的PET/CT研究文献很有限,目前仅见2篇报道[43,44]。Kawase等[43]报道了1例男性52岁前上纵隔的NUT癌,治疗前[18]F-FDG PET/CT的最大SUV为5.2,治疗后降至1.8,而CT上局部软组织仍可见,显示PET对疗效评估有更好的敏感性。文献报道,肺NUT癌易发生淋巴结和骨骼转移[8,42],PET将有助于精确分期。

　　【鉴别诊断】病理上主要应与鳞状细胞癌鉴别,特别是基底细胞样鳞癌,以及未分化癌、小细胞癌、腺鳞癌、Ewing肉瘤、转移性生殖细胞肿瘤、急性白血病等[30-32]。病理和影像学上,肺NUT癌需要与以下肺肿瘤相鉴别[8,13]。

　　1. 低分化鳞状细胞癌　中老年男性好发,发病率高,生长可能相对较慢。NUT癌形态上有局部的鳞状分化,且表达鳞状细胞癌标志物,最易误诊为鳞状细胞癌,需要免疫组织化学NUT阳性支持诊断。

　　2. 大细胞癌　该肿瘤无鳞状分化的形态,免疫组织化学NUT及鳞状细胞标志物均阴性。

　　3. 大细胞神经内分泌癌　肿瘤同时有神经内分泌的组织形态和免疫表型,完整切除的标本经免疫组织化学,不难鉴别。

　　4. 淋巴上皮癌　该肿瘤也表达鳞状细胞的标志物,但形态无鳞状分化,伴有大量的淋巴细胞、浆细胞浸润。原位杂交检测人类疱疹病毒(EBER)阳性是其与NUT癌区分的关键。

　　5. 肺未分化肉瘤　也少见,形态上可不规则,鉴别靠手术切除标本病理,甚至活检标本也不易定性。免疫组织化学NUT、AE1/AE3及鳞状细胞标志物阴性。

　　6. 高级别淋巴瘤(弥漫大B细胞淋巴瘤)　淋巴瘤具有淋巴细胞的免疫表型,但要注意p63在部分弥漫大B细胞淋巴瘤中也表达。NUT免疫组织化学染色在鉴别诊断中有重要作用。

　　7. 硬化性肺细胞瘤　中年女性好发,少部分影像上可有空气新月征,增强后可明显强化,动态随访无明显生长,是其特点。

　　8. 肺良性肿瘤　如平滑肌瘤、孤立性纤维瘤等,均表现为孤立性肺结节,边界光滑,内部少钙化。但动态随访无增大或缓慢生长,PET/CT因这两者SUV无明显增高,而可资鉴别。

·参考文献·

[1] Chau N G, Hurwitz S, Mitchell C M, et al. Intensive treatment and survival outcomes in NUT midline carcinoma of the head and neck[J]. Cancer Chemother Pharmacol, 2016, 122(23): 3632–3640.

[2] Liu S, Ferzli G. NUT carcinoma: a rare and devastating neoplasm[J]. BMJ Case Rep, 2018, 2018: bcr2018226526.

[3] French C A, Miyoshi I, Kubonishi I, et al. BRD4–NUT fusion oncogene: a novel mechanism in aggressive carcinoma[J]. Cancer Res Treat, 2003, 63(2): 304–307.

[4] Travis W D, Brambilla E, Burke A P, et al. WHO classification of tumours of the lung, pleura, thymus and heart[M]. 4th. Lyon: IARC Press, 2015: 153–181.

[5] WHO Classification of Tumours Editorial Board. WHO classification of tumours: thoracic tumours[M]. 5th ed. Lyon: IARC Press, 2021.

[6] 李媛,谢惠康,武春燕. WHO胸部肿瘤分类(第5版)中肺肿瘤部分解读[J]. 中国癌症杂志,2021,31(7): 574–580.

[7] Giridhar P, Mallick S, Kashyap L, et al. Patterns of care and impact of prognostic factors in the outcome of NUT midline carcinoma: a systematic review and individual patient data analysis of 119 cases[J]. Eur Arch Otorhinolaryngol, 2018, 275(3): 815–821.

[8] 张浩,方旭,卢明智,等. 肺NUT癌的CT表现[J]. 放射学实践,2020,35(11): 1415–1418.

[9] Cao J, Chen D, Yang F, et al. NUT midline carcinoma as a primary lung tumor: a case report[J]. J Thorac Dis, 2017, 9(12): E1045–E1049.

[10] Parikh S A, French C A, Costello B A, et al. NUT midline carcinoma: an aggressive intrathoracic neoplasm[J]. J Thorac Oncol, 2013, 8(10): 1335–1338.

[11] Harms A, Herpel E, Pfarr N, et al. NUT carcinoma of the thorax: Case report and review of the literature[J]. Lung Cancer, 2015, 90(3): 484–491.

[12] Claudia G, Alexandra G. Challenging diagnosis in NUT carcinoma[J]. International Journal of Surgical Pathology, 2021, 29(7): 1–4.

[13] 刘小琴,李艳莹,余敏,等. 肺NUT癌1例报告及文献复习[J]. 中国肺癌杂志,2021,24(1): 63–68.

[14] Bauer D E, Mitchell C M, Strait K M, et al. Clinicopathologic features and long-term outcomes of NUT midline carcinoma[J]. Clin Cancer Res, 2012, 18(20): 5773–5779.

[15] Sholl L M, Nishino M, Pokharel S, et al. Primary pulmonary NUT-midline carcinoma: clinical, radiographic, and pathologic characterization[J]. J Thorac Oncol, 2015, 10(6): 951–959.

[16] 方微, French C A, Cameron M J, et al. 睾丸核蛋白表达和基因重排在上呼吸道睾丸核蛋白中线癌中的应用[J]. 中华病理学杂志, 2012,41(8): 519–524.

[17] 姜云惠,袁小星,柯昌庶. NUT中线癌1例并文献复习[J]. 临床与实验病理学杂志,2012,28(11): 1280–1281.

[18] 范书伊,肇毅. 肿瘤–睾丸基因在肺癌诊断和治疗中的研究进展[J]. 中国肿瘤外科杂志,2015,7(2): 116–119.

[19] Stevens T M, Morlote D, Xiu J, et al. NUT M1–rearranged neoplasia: a multi-institution experience yields novel fusion partners and expands the histologic spectrum[J]. Mod Pathol, 2019, 32(6): 764–773.

[20] French C A. NUT carcinoma: clinicopathologic features, pathogenesis, and treatment[J]. Pathol Int, 2018, 68(11): 583–595.

[21] Mao N, Liao Z, Wu J, et al. Diagnosis of NUT carcinoma of lung origin by next-generation sequencing: case report and review of the literature[J]. Cancer Biol Ther, 2019, 20(2): 150–156.

[22] Bair R J, Chick J F, Chauhan N R, et al. Demystifying NUT midline carcinoma: radiologic and pathologic correlations of an aggressive malignancy[J]. AJR Am J Roentgenol, 2014, 203(4): W391–W399.

[23] Haack H, Johnson L A, Fry C J, et al. Diagnosis of NUT midline carcinoma using a NUT-specific monoclonal antibody[J]. Am J Surg Pathol, 2009, 33(7): 984–991.

[24] Dickson B C, Sung Y S, Rosenblum M K, et al. NUT M1 genefusions characterize a subset of undifferentiated soft tissueand visceral tumors[J]. Am J Surg Pathol, 2018, 42(5): 636–645.

[25] 陈兢兢,高兴林. 原发性肺睾丸核蛋白中线癌诊疗进展[J]. 国际呼吸杂志,2018,38(8): 606–609.

[26] Lantuejoul Sylvie, Pissaloux Daniel, Ferretti Gilbert R, et al. NUT carcinoma of the lung[J]. Seminars in diagnostic pathology, 2021, 38(5): 72–82.

[27] Shenoy K D, Stanzione N, Caron J E, et al. Midline carcinoma expressing NUT in malignant effusion cytology[J]. Diagn Cytopathol, 2019, 47(6): 594–598.

[28] Prall O W J, Thio N, Yerneni S, et al. A nut carcinoma lacking squamous differentiation and expressing ttf1[J]. Pathol (Phila), 2021, 53(5): 663–666.

[29] Hung Y P, Chen A L, Taylor M S, et al. Thoracic nut carcinoma: expanded pathologic spectrum with expression of ttf–1 and neuroendocrine markers[J]. Histopathol, 2020, 24: 1–19.

[30] Chen M, Yang J, Lv L, et al. Comprehensive genetic profiling of six pulmonary nut carcinomas with a novel micropapillary histological subtype in two cases[J]. Hum Pathol, 2021, 115.

[31] 方芳. 应用WHO 2015肺癌分类标准回顾性分析组织学低分化实性结构肺癌的免疫表型和分子亚型特征的研究[D]. 北京：北京协和医学院,2019.

[32] 黄焰,吴伟,侯立坤,等. 肺NUT癌3例临床病理观察[J]. 诊断病理学杂志,2017,24(5): 350–353.

[33] Sirohi D, Garg K, Simko J P, et al. Renal NUT carcinoma: a case report[J]. Histopathology, 2018, 72(3): 528–530.

[34] Agaimy A, Fonseca I, Martins C, et al. NUT carcinoma of the salivary glands: clinicopathologic and molecular analysis of 3 cases and a survey of NUT expression in salivary gland carcinomas[J]. Am J Surg Pathol, 2018, 42(7): 877–884.

[35] Arimizu K, Hirano G, Makiyama C, et al. NUT carcinoma of the nasal cavity that responded to a chemotherapy regime for Ewing's sarcomafamily of tumors: a case report[J]. BMC Cancer, 2018, 18(1): 1134.

［36］ Karakus E, Poyraz A, OguzErdogan A S, et al. NUT midline carcinomaof the lung in a six-year-old child[J]. Fetal Pediatr Pathol, 2017, 36(6): 472–474.

［37］ Storck S, Kennedy A L, Marcus K J, et al. Pediatric NUT-midline carcinoma: Therapeutic success employing a sarcoma based multimodal approach[J]. Pediatr Hematol Oncol, 2017, 34(4): 231–237.

［38］ Carter Tina, Crook Maxine, Murch Ashleigh, et al. Incidence of NUT carcinoma in Western Australia from 1989 to 2014: a review of pediatric and adolescent cases from Perth Children's Hospital.[J]. BMC cancer, 2021, 21(1): 740.

［39］ Albrecht T, Harms A, Roessler S, et al. NUT carcinoma in a nutshell: a diagnosis to be considered more frequently[J]. Pathol Res Pract, 2019, 215(6): 152347.

［40］ Reddy R, Woods T R, Allan R W, et al. NUT (nuclear protein in testis) carcinoma: a report of two cases with different histopathologic features[J]. Int J Surg Pathol, 2019, 27(2): 225–229.

［41］ Li W, Chastain K. NUT midline carcinoma with leukemic presentation mimicking CD34–positive acute leukemia[J]. Blood, 2018, 132(4): 456.

［42］ Chang A I, Kim T S, Han J H, et al. NUT midline carcinoma of the lung: computed tomography findings in 10 patients[J]. Journal of Computer Assisted Tomography, 2021, 45(2): 330–332.

［43］ Kawase T, Naka G, Kubota K, et al. NUT midline carcinoma in elderly patients: usefulness of ^{18}F–FDG PET/CT for treatment assessment[J]. Clin Nucl Med, 2015, 40(9): 764–765.

［44］ Niederkohr R D, Cameron M J, French C A. FDG PET/CT imaging of nut midline carcinoma[J]. Clin Nucl Med, 2011, 36(9): e124–e126.

第十六节　肺涎腺型肿瘤

国际癌症研究机构（IARC）于2021年5月出版了 *WHO Classification of Tumours: Thoracic Tumours（5th Edition）*（以下简称2021年版）[1]，原2015年版"肺间叶性肿瘤"目录下的肌上皮瘤/肌上皮癌[2]，在2021年版中归入"肺涎腺型肿瘤（salivary gland-type tumors）"，后者包括多形性腺瘤、腺样囊性癌、黏液表皮样癌、上皮–肌上皮癌、玻璃样变透明细胞癌、肌上皮瘤和肌上皮癌[3]。

一、肺黏液表皮样癌

黏液表皮样癌多发生于腮腺等大腺体，原发性肺黏液表皮样癌（pulmonary mucoepidermoid carcinoma, PMEC）较罕见，占所有肺原发恶性肿瘤的0.05%～0.1%[4,5]。

原发性PMEC是2004年版涎腺肿瘤分类中最常见的一种组织亚型[6]。该版分类中，涎腺肿瘤还包括腺样囊性癌（adenoid cystic carcinoma, AdCC）、上皮–肌上皮癌（epithelium-myoepithelial carcinoma）、腺泡细胞癌（acinic cell carcinoma, AcCC）（图3-16-1）、多形性腺瘤

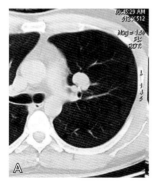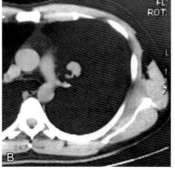

图3-16-1　男性，37岁。左上肺门左上叶尖后段支气管开口部前方，见一椭圆形结节，大小约2.0 cm×1.2 cm，边界光滑，无分叶和毛刺，内部密度均匀。手术后病理诊断涎腺型上皮性恶性肿瘤，免疫组织化学：CK（+），CK18（+），S-100（+），CD56（+），a-ACT（+）；TTF-1（–），EMA（–），CK7（–），p40（–），p63（–），CgA（–），Ki-67阳性（3%），结合免疫组化，类型符合腺泡细胞癌

内癌（carcinoma-ex pleomorphic adenoma, Ca-ex-Pa）等。2015年版WHO肺肿瘤分类中，PMEC属于涎腺型恶性肿瘤[2]。因原发性肺涎腺肿瘤罕见，不同组织亚型的影像表现存在交叉，诊断较困难。

【组织起源】 PMEC组织学表现与发生于口腔大、小涎腺等其他部位腺体的黏液表皮样癌基本一致，即含有表皮样细胞、分泌黏液细胞和中间型未特殊分化细胞等3种细胞成分[6,7]。根据特征性黏液细胞及表皮样细胞所占比例，以及细胞异型性和核分裂象等病理学特征，将其分为低级别和高级别PMEC，不同级别PMEC的侵袭性、预后及治疗策略差别较大[8]。

【病理特征】 大体上，肿瘤多表现以下4种。① 腔内息肉型：呈息肉状，黄褐色或粉色支气管腔内结节或肿块，多为宽基底，邻近肺组织未见癌浸润，支气管残端未见癌侵及。② 腔内外肿块型：邻近肺实质多受累，肺门及纵隔淋巴结可见转移。③ 管壁浸润型：边界不清，病灶沿着支气管走行长径生长。④ 周围型肿块：比例最低，多伴灶内空洞，肺门及纵隔淋巴结转移。大体病灶最大径为1.0～8.0 cm，平均3.0～4.0 cm[6,9]。

镜下肿瘤主要由分泌黏液细胞区、表皮样细胞区及未特殊分化中间细胞区构成。表皮样细胞区片状，细胞较大，胞质分化不明显，无角化现象[6,10]。黏液细胞区灶状，由黏液细胞构成腺体，散在分布在表皮样细胞区中。根据肿瘤内细胞成分比例不同，分为低级别及高级别黏液表皮样癌[11]。两者各细胞区内血管分布差异较大，所以CT增强呈不同强化方式。

免疫组织化学检测，细胞角蛋白（CK）5/6、CK7、CK、p63的阳性率较高，TTF-1、p40、Napsin A也有较高的阳性率，尽管由于PMEC起源于气管、支气管黏膜下的小涎腺，其肿瘤细胞常不表达TTF-1和Napsin A[12]。少数病例上皮细胞膜抗原、CK8/18、表面活性蛋白A、CAM5.2和CK14可表达阳性[13]。免疫组织化学有助于病理分型，但对黏液表皮样癌也存在诊断不明确的情况。

L86lQ突变为PMEC患者中EGFR基因最常见的突变类型[14]。PMEC中黏液表皮样癌融合基因（mucoepidermoid carcinoma translocated 1-mastermind-like 2, MECT1-MAML2）阳性率高，而该基因在肺低分化腺癌、低分化鳞癌和腺鳞癌中均不表达。MECT1-MAML2融合基因检测对PMEC的诊断具有超高特异性[15]。细胞遗传学研究发现，有MECT1融合者预后较好[16]。MAML2重排在PMEC中频繁出现。研究表明，MAML2重排与FLT1联合检测对PMEC诊断具有重要的临床价值[17]。除了MECT1-MAML2融合基因外，MEC分子生物学研究在其他基因层面也取得了一些进展，包括KRAS、表皮生长因子受体（epidermal growth factor receptor, EGFR）和人表皮生长因子2（human epidermal growth factor 2, HER2）等基因的研究。Klotho和Ki-67联合检测在MEC中的表达，可作为早期诊断、有无转移及预后的依据[18]。

【临床表现】 PMEC发病率无明显性别差异[4,6]或男性略多[13]，年龄为3～79岁，多见于成年人，但发病年龄较轻，中位年龄为40～50岁，其中30%发病<30岁[6,18]。PMEC多位于大气道、气管，以及主支气管、叶支气管和段支气管，少部分起源于周围肺内小支气管。

PMEC起源于气道黏膜下腺体，多发生在气管或段及以上支气管，表面被覆黏膜上皮，支气管镜下无法取到肿瘤组织，因此，支气管镜检诊断准确率较低。

临床症状及体征主要与肿瘤支气管腔内息肉状生长及气道阻塞有关，由于病变多发生于大气道，PMEC患者早期即可出现气道阻塞的相关症状，多数病例因咳嗽、憋喘、进行性呼吸困难等症状就诊，少部分患者无临床症状。继而引起远端阻塞性肺炎或肺不张等相关症状，其临床生物学特征具有一定特异性。有学者认为，吸烟与PMEC发生没有明确关系[19]。

低级别肿瘤生长缓慢，病程可达数年，手术彻底切除后预后良好。尽管其生长缓慢，但最终仍会出现局部肺实质受累和淋巴结转移,部分病例甚至具有高度侵袭的生物学行为[20]。

【影像学表现】影像学早期诊断PMEC并有效评估病理组织学分级,是制订合理治疗方案和改善预后的关键,CT在PMEC诊断和治疗前的评估中具有重要意义。CT能准确发现病灶及灶周特点,MPR图像不仅可以准确显示肿瘤的形态和管腔狭窄程度,而且能够准确测量肿瘤沿管壁长轴的累及范围(图3-16-2)。

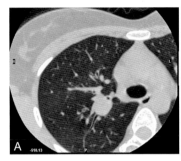
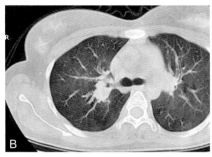

图3-16-2　女性,35岁。右肺上叶尖段近肺门结节,类圆形,边界清楚,与邻近支气管关系较密切(A),PET/CT扫描示病灶FDG仅轻微摄取,SUV_{max}为2.1(B)。手术切除后病理:黏液表皮样癌

因PMEC起源于呼吸道黏膜下腺体,主要分布于气管、主支气管和叶支气管,更小的气道几乎看不到[21]。故而,此肿瘤较少发生在肺周边部。

PMEC的CT表现具有一定特征性,主要有以下几个特点。① 中心型:典型表现为支气管内、管腔周围或肺门区的圆形、卵圆形或浅分叶肿物,境界清楚,主要位于叶、段及段以上支气管,多为气管支气管腔内软组织结节及肿块。MPR显示病灶最大径与支气管走行长径平行,与近心端支气管管腔呈钝角[9,21,22]。② 周围型:很少,而且影像学表现不具特征性。肿块最大径多数>30 mm,呈卵圆形或分叶状多见,沿着支气管壁生长。肿瘤最大径与支气管走行长径一致,与近心端支气管管腔间呈钝角,这与肿瘤来源于气管、支气管黏膜下腺体有关。病灶周围可见"空气新月征",主要因为肿瘤来源于管壁黏膜下腺体,结节息肉状凸入管腔,但未破坏黏膜层,支气管管腔偏心性受压狭窄,周围残留气体。这些CT特征有助于在治疗前区分PMEC的病理学分级,中度或显著强化,常提示为高级别肿瘤[23-29]。周围型PMEC CT平扫多为欠均匀的低至中等密度,多见空洞及坏死灶。文献[9,30]报道,50%的PMEC病例中可见斑点或颗粒状钙化,病理为瘤区点状钙化或残留软骨影,较其他类型肺癌钙化率高。CT增强后,PMEC为明显或轻中度不均匀强化,以轻至中度不均匀强化为主,明显不均匀强化较少[31]。增强表现与其组织学分级具有一定相关性,高级别PMEC更常出现中度或显著强化,而低级别肿瘤则常无强化或轻微强化。低级别肿瘤中黏液成分比例高,平扫密度和强化程度均较低,而高级别肿瘤中,黏液细胞比例小,且分化差,缺乏分泌功能,肿瘤实性成分多,灌注水平更高。Wang等[32]研究发现,肿瘤发生部位在不同分级PMEC间差异明显,低级别肿瘤更常见于大气道,而高级别者多位于肺内。病理显示肿瘤不同细胞区域间血管密度分布差异,分泌黏液细胞区的血管(多为毛细血管)分布稠密,而其他细胞区血管分布相对稀疏。另外,肿瘤支气管远端可见阻塞性肺炎和肺不张等征象。

PET/CT在这方面的应用,目前仅限于个案报道,未见大样本的研究。初步的临床研究结果表明,PMEC的FDG代谢可表现轻-中-高度摄取,轻中度为主,与其分化程度相关(图3-16-3)。在PET/CT检查中,PMEC患者的SUV_{max}高低不等,SUV高的患者,则意味着肿瘤分

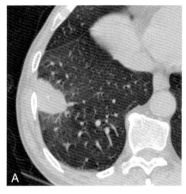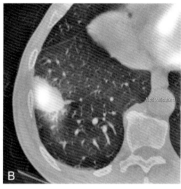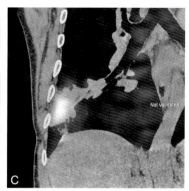

图3-16-3　黏液表皮样癌。男性，72岁。右肺下叶前基底段肿块，形态不规则，边界清楚而不光整，周围有渗出，内部可见点状钙化，FDG糖代谢明显增高。多平面重建示肿块近端右下叶前基底段支气管腔呈杯口样截断。病变与气道关系密切，是黏液表皮样癌的重要特点

级高，更易淋巴结转移[33]。

【鉴别诊断】周围型PMEC影像学表现与其他良性或低度恶性肿瘤、低分化肿瘤有重叠，PMEC需与肺腺样囊性癌、支气管类癌、错构瘤等相鉴别[12,13,20,21]。

1. 肺腺样囊性癌（PACC）　PACC的起源相对局限于气管侧壁及后壁腺体丰富区域，是下呼吸道最常见的涎腺肿瘤，占气管肿瘤的30%～40%。其临床分期高，容易复发和转移，多预后不良[34]。MPR清晰显示肿瘤沿管壁生长，管壁增厚，管腔不同程度狭窄，病灶长径大于横径。PMEC与PACC虽起源相同，但好发部位不同，前者多见于叶和段支气管，后者多见于气管、主支气管；两者形态也不同，PACC管壁浸润性增厚引起长段管腔狭窄常见，而PMEC较少见管壁增厚；两者强化方式也不同，PACC无明显强化，PMEC较之强化明显；PMEC较PACC病变内钙化发生率高。

2. 类癌　中央型PMEC的MDCT影像学表现与类癌很相似，多表现为肺门区类圆形肿块，与低级别PMEC相似。但是两者起源细胞不同，类癌源于支气管黏膜Kulchitsky细胞。类癌平均发病年龄较PMEC偏大，为45～55岁。由于类癌常分泌活性激素，患者常表现哮鸣样支气管痉挛、阵发性心动过速、水样腹泻、皮肤潮红等副癌综合征。与PMEC比较，MDCT上，类癌钙化比例小，空洞少见。因类癌为富血供肿瘤，MDCT增强后病灶强化程度较高[35,36]。而低级别PMEC黏液成分占比高，平扫密度较低，增强后呈轻度强化。类癌恶性程度低，淋巴结转移少见[12]。

3. 肺错构瘤　多为浅分叶状，可见钙化灶，增强后轻度强化，与部分PMEC表现重叠，如能观察到脂肪成分或"爆米花"样钙化，可与PMEC鉴别。部分PMEC发生于气道内，体积较小时，即可导致远侧肺阻塞性改变，此时，需要与肺炎或肺不张进行鉴别，可借助薄层及多平面重建图像，仔细观察是否存在气道内肿物和气道截断征，此外，结合临床症状也有助于两者的鉴别[21]。

4. 肺腺鳞癌　研究表明，周围型PMEC多为高级别，占比较少，肿瘤浸润管壁全层，并侵及邻近肺组织。此癌侵袭性大，可发生远距离转移，预后不佳[19]，影像诊断时，需与肺腺鳞癌[12]鉴别。

二、肺腺样囊性癌

原发性肺腺样囊性癌（pulmonary adenoid cystic carcinoma，PACC）为一类较少见的肺部

恶性肿瘤,2015年版和2021年版WHO肺肿瘤分类均将其归入"涎腺型肿瘤"组[37,38],约占原发性肺恶性肿瘤的0.02%~0.4%[39,40]。许春伟等[41]报告2 771例肺部肿瘤手术病例,发现涎腺型肿瘤4例,占肺部原发肿瘤的0.15%。其中腺样囊性癌仅1例,占肺部原发肿瘤0.037%。另2例为黏液表皮样癌,1例为上皮-肌上皮癌。

【组织起源】PACC属于涎腺肿瘤,多发生于头颈部唾液腺(涎腺),占所有头颈部肿瘤的10%,也可发生于乳腺、皮肤、子宫颈、上消化道和肺[42,43]。PACC为肺癌的一种少见病理类型,起源于气管、支气管树的黏膜下腺,该腺体在大气道的分布比周围小气道更密集,故该肿瘤常发生于气管和肺门周围区域。PACC的起源相对局限于气管侧壁及后壁腺体丰富区域,是下呼吸道最常见的涎腺肿瘤,占气管肿瘤的30%~40%[44]。

【病理特征】大体表现为气管或支气管腔内灰白色结节状肿物,肿瘤最大径范围为1.0~9.6 cm,中位最大径约3.0 cm。显微镜下肿瘤细胞小而一致,排列呈管状、筛状或者实体状。诊断主要依据组织病理学的形态特点,可分为3种亚型,即实性、囊状和管状,但分级困难[45,46],因为肿瘤病理学表现可能会表现为多种亚型,因此,小标本诊断PACC存在困难[47]。纤维支气管镜检查,确诊率较低。

免疫组织化学主要表达腺上皮标记CD117、CK8/18、CK7和肌上皮标记p63、S-100、SMA、calponin[48,49]。Sox10导管上皮、肌上皮也呈细胞核阳性,TTF-1在少数病例呈阳性表达;文献报道CD117与p63共阳性,与肿瘤侵袭性和预后不良有关[50]。Ki-67阳性指数3%~40%[49],Ki-67增殖指数与PACC复发有关[51]。复发病例的Ki-67增殖指数,常>10%[48]。

基因检测显示,*EGFR*第18、19、20、21号外显子,*KRAS*、*BRAF* V600E均为野生型,未检测到突变[49,52,53]。

近年分子遗传学分析发现,PACC的发生与*MYB*基因有密切联系,当t(6;9)(q22-23;p23-24)染色体发生平衡易位后,导致*MYB*基因的过度激活与*NFIB*转录基因融合形成MYB-NFIB癌蛋白[54]。在头颈部和乳腺PACC中,MYB-NFIB高表达与肿瘤预后不良有关[55]。Vallonthaiel等[56]认为在气管及支气管PACC中,MYB高表达具有诊断价值。

【临床表现】PACC发病率无性别差异,甘凡逸等[57]报道一组四川大学华西医院肺癌数据库提取数据,回顾性分析2006年1月至2017年12月期间,于四川大学华西医院胸外科接受手术治疗,经病理确诊的PACC患者的临床资料和随访结果,23例患者中,男性12例,女性11例。也有报道女性发病率稍高,男女比例为1.0 : 1.4,发病率和预后与吸烟无相关性[44-47]。年龄18~81岁,中位年龄42~55岁[58]。PACC的临床表现缺乏特异性,发生在大气道者,多有反复咳嗽、咳痰、喘鸣、痰中带血等症状[59],此时,行纤维支气管镜检查,多有阳性发现而确诊。

PACC为低度恶性肿瘤,病程长,从出现肺部病灶到患者出现临床症状,可达数年至数十年,但晚期仍可侵犯气管、支气管全层,压迫气管而导致患者窒息死亡[69-71]。部分PACC临床分期相对较高,容易复发[60]。该肿瘤也可发生远处转移,但淋巴结转移率低于常见病理类型肺癌,血行转移以肺部为主,骨、肝脏、胸壁、脑等部位转移较少见[45,46]。

甘凡逸等[57]报道全组1年、3年、5年总生存率(OS)分别为95.7%、89.1%和79.2%,中位生存时间97个月。Hu等[58]分析34例PACC患者,其中26例接受手术治疗(包括Ⅰ、Ⅱ、Ⅲ期),3年和5年OS分别为92.9%和91.7%。韩静等[49]组3年和5年的OS分别为86.4%及84.7%。单因素分析显示肿瘤最大径、pTNM病理分期、R0切除对患者预后有影响,提示早期和彻底肿瘤切除可获长期生存[72-75]。

【影像学表现】PACC主要表现为气管、主支气管的腔内占位,发生于段以下支气管者少见,此时,可表现为周围型结节或肿块。韩静等[49]报道组肿瘤发生在气管28例(47.5%),左主支气管7例(11.9%),右主支气管5例(8.5%),左上叶3例(5.1%),左下叶2例(3.4%),右上叶4例(6.8%),右中叶5例(8.5%),右下叶2例(3.4%),肺内多发转移3例(5.1%)。甘凡逸等[57]报道的23例患者中,有19例发生于气管和肺门周围区域(段支气管以上),占82.61%,该比例与国内外报道的数据接近[44],其中肿瘤位于气管5例(21.74%)、主支气管7例(30.43%)、叶支气管7例(30.43%)、段支气管4例(17.39%)。CT扫描结合MPR技术,可以清楚显示病灶大小、形态及与周围组织的关系。

PACC周围型少见。雷永霞等[61]回顾性分析17例经手术病理或纤维支气管镜活检证实的原发性肺腺样囊性癌,周围型仅2例。晏颖等[62]一组36例原发性PACC,仅3例周围型。CT上,除弥漫浸润型PACC边界不清外,均表现为肺内类圆形肿块,大部分病灶边界清楚,较光整,浅分叶,无毛刺(图3-16-4A),病灶位置均较接近肺门。MPR可清晰显示肿瘤沿管壁生长,管壁增厚,管腔不同程度狭窄,病灶长径大于横径。文献报道PACC平扫多数为低或等密度,较均匀,低于胸壁肌肉,少数可有坏死。肿瘤钙化罕见[44,46,48],但也可以在周围型病变内见到斑块样钙化[62]。

增强后,多呈轻中度强化,程度均较低,强化不明显[63,64]。病理基础认为是瘤体内含有导管上皮、肌上皮双层细胞构成的腺体,呈小管状或筛状结构,内含黏液或嗜酸性基底膜样物质,间质内少有血管,易发生黏液样或透明变性的缘故[62,63,66]。

PACC的PET/CT扫描报道尚少[61]。FDG代谢均有不同程度增高,SUV最大值为2.5~8.7(平均5.96±2.38)(图3-16-4B)。可伴有肺门及纵隔淋巴结肿大,少数甚至出现肺内转移[49]。PET/CT对肺内小转移灶的探查,肺门和纵隔淋巴结转移,以及全身转移评估,有很好的价值。

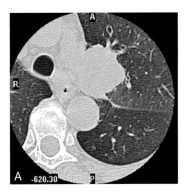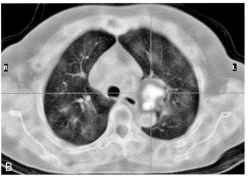

图3-16-4 女性,55岁。CT横断面(A)示左上肺门肿块,长径约3.9 cm,边界清楚且光整,有浅分叶,内部密度欠均匀,有少许坏死,无明显钙化和脂肪,PET/CT扫描FDG摄取增高(B),平均SUV为4.0,最大SUV为4.6,远端左上叶尖后段见大片实变和模糊影。与左上叶尖后段支气管关系密切,左上叶尖后段支气管开口部管腔狭窄。前段支气管向前外移位,左上叶支气管远端通畅。手术病理:腺样囊性癌

【鉴别诊断】发生于段以下支气管的PACC可表现为SPN,需要与黏液表皮样癌、肺类癌、肺错构瘤、硬化性肺细胞瘤等相鉴别[59,67]。

1.肺黏液表皮样癌(PMEC) PMEC与PACC虽起源相同,但好发部位不同,PMEC起源位置要低于PACC,PMEC多见于叶和段支气管,PACC多见于气管、主支气管;两者形态也不

同,PACC常管壁浸润性增厚,形成长段管腔狭窄,而PMEC较少见管壁增厚;两者强化程度也不同,PACC无明显强化,PMEC较之强化明显;PMEC病变内钙化发生率较PACC高。

2. **类癌** 无论中央型还是周围型PACC,影像学表现均与类癌很相似,周围型均为肺门区类圆形肿块,但是两者起源细胞不同,类癌源于支气管黏膜Kulchitsky细胞[68]。确诊需靠病理。

3. **肺错构瘤** 周围型肺错构瘤多为浅分叶状,可见钙化灶,典型者并有脂肪成分,增强后常无强化或轻度强化,不典型者鉴别有困难。

三、肺肌上皮瘤

正常的肌上皮细胞存在于人和啮齿动物的许多腺体的分泌部和导管,如大小涎腺、汗腺分泌部和乳腺导管;也存在于产生黏液的气管、食管腺等。它能像肌原纤维一样收缩,在导管周围排列成纵行或螺旋状,收缩时使管腔扩大,形成"泵"的作用[76]。

肌上皮瘤(myoepithelial tumour)常发生于涎腺、乳腺、汗腺[77],而发生于气管、支气管及肺者十分罕见[78]。

2015年版WHO分类将其归于"肺间叶性肿瘤"目录下[79],而在2021年版WHO分类中,则将其归入"上皮性肿瘤"目录下的"涎腺型肿瘤"项内[80,81],相关内容由Travis和Fletcher两位软组织病理学家亲自执笔撰写[81]。分为肌上皮瘤(myoepithelioma)及肌上皮癌(myoepithelial carcinoma)。

肺肌上皮肿瘤罕见,笔者检索文献,据不完全统计,截至2020年2月国内共报道良恶性肌上皮瘤共13例,其中良性7例,恶性6例[82-97],具体资料见表3-16-1。

表3-16-1 肌上皮瘤和肌上皮癌病例文献资料统计表

序号	作者	患者性别	患者年龄（岁）	部位	最大径（cm）	备注
1	戴利萍,等	女性	29	左下中央型	5	良性
2	肖连波,等	男性	47	右中叶支气管开口部腔内结节	不详	低度恶性
3	刘翠云,等	女性	58	左上叶舌段,累及支气管	1.8	良性
4	张晓玲,等	女性	35	左下叶支气管旁	1.8	低度恶性
5	张晓玲,等	男性	47	右中间支气管腔内	3.0	低度恶性
6	雷祖宝,等	女性	17	右主支气管腔内	0.7	良性
7	李政,等	男性	24	右上叶支气管腔内	2.8	良性
8	赵全年,等	女性	37	气管下段(距隆突1.5 cm)	2.0	恶性
9	彭春燕,等	男性	47	左肺下叶基底段支气管闭塞	7.5	恶性
10	张宝玉,等	女性	75	右上叶周围型,有分叶	5.0	恶性
11	卢红阳,等	男性	58	左主支气管中段	不详	恶性
12	闫风彩,等	男性	74	右下叶支气管腔内	1.1	恶性,合并鳞癌
13	曾丽霞,等	男性	51	左下叶支气管	10.0	恶性

序号	作者	患者性别	患者年龄（岁）	部　位	最大径（cm）	备　注
14	赵全年,等	女性	37	气管下段隆突上方	2.0	恶性,伴腺样囊性癌
15	Ilir Hysi,等	女性	60	左肺下叶周围型肺结节	2.5	恶性,15个月后肺转移
16	肖　兰,等	男性	47	左肺下叶基底段支气管闭塞,局部肿块	7.5	低度恶性
17	李　琼,等	女性	43	气管下段隆突上方	1.5	低度恶性
18	李　琼,等	男性	52	左主支气管	0.8	低度恶性
19	任明明,等	男性	69	左肺上叶周围型肿块	8.0	低度恶性
20	Zhou Xiaojuan,等	女性	24	左肺上叶前段周围型肿块	5.0	恶性
21	高　盼,等	男性	52	左肺上叶孤立性结节	2.5	良性

【组织起源】肌上皮瘤是起源于支气管黏液腺肌上皮的低度恶性肿瘤,可能来源于原始干细胞,并向肌上皮细胞分化。由于支气管外没有肌上皮细胞,故肺支气管外的良性肌上皮瘤极少见。

【病理特征】肉眼检查肿物为圆形或结节状,边界清楚,有完整包膜或部分包膜,质地中等,直径为1.7～3.0 cm。剖面灰白色或灰黄色,实性或半透明胶冻样,偶见出血灶。

镜下,肿瘤呈小梁状或网状排列,黏液性基质丰富,细胞呈上皮样或纺锤形,胞质透明或嗜酸性,核大小一致,有时呈砂粒体样外观,胞质内可见玻璃样砂粒体,恶性者核分裂多见,呈现出血、坏死及核的异型。光学显微镜下无论组织结构如何,瘤细胞形态多种多样,包含4种细胞类型[88]: ① 上皮样细胞:瘤细胞呈团块状、索条状或网状。呈圆形、多边形似上皮细胞,与周围间质之间有间断的基底膜样间隔,胞核圆形、居中,可见鳞状化生,此型多见。② 梭形细胞:瘤细胞呈长梭形,细胞核居中,核膜薄,染色质细,核两端的细胞质内含嗜酸性微小颗粒或原纤维物质,细胞排列呈束状或旋涡状,细胞间可见假性微囊或灶状粉染的玻璃样物质,有的部位细胞疏松呈网状。③ 浆细胞样细胞:呈片块状或散在分布,有的有丰富的黏液样基质分隔。细胞呈椭圆形或多边形,胞质丰富,充满嗜伊红均质样物,核多偏位,大而圆,染色较深。④ 透明细胞:瘤细胞圆形或多边形,边界清楚,细胞间隙宽,胞质透亮,胞核居中。上述各型细胞常以不同比例构成肿瘤组织,往往以其中一种细胞为主。有学者认为透明细胞型肌上皮瘤具有恶性潜能[85]。

免疫组织化学肿瘤组织具有双重标记特性,有的报道上皮标志物及肌上皮标志物CK、actin、S-100和calponin均为阳性。有的报道CK阴性,actin和S-100阳性,大多数表达GFAP、SMA、p63和vimentin,但应指出,肌上皮瘤并非均表达SMA。有的报道LCA、CD34、CD31、desmin、chromogranin A和myoglobin均为阴性[85]。免疫组织化学多项标志物联合检测,可为确诊或鉴别诊断提供有价值的依据。越来越多的证据表明EWSR1基因重排是肌上皮肿瘤重要的标志物,而上皮-肌上皮癌具有显著多形性,缺乏EWSR1基因重排。

【临床表现】国内报道良性和恶性肺肌上皮瘤共13例,其中良性7例,女性4例,男性3例,年龄17～58岁,平均年龄36.7岁。恶性6例,女性2例,男性4例,年龄37～75岁,平均57.0岁,最大径为1.5～15.0 cm,确诊时病程半月至5年不等,中位病程1年,且可见局灶性浸润性生长、坏死和(或)出血。多发生在大的支气管,患者可出现气道阻塞或刺激症状,如刺激性咳嗽或胸痛、咯血或痰中带血。周围型者结节或肿块患者,因无气道阻塞,无明显症状,多在体检时发现。大多数患者表现为咳嗽、咳痰、咯血及气喘,咳嗽、咳痰表现最常见,其次表现为咯血。因气道阻塞时,可合并感染,偶可出现发热。由于这些症状无特征性,加上支气管-肺肌上皮瘤生长缓慢,极易延误诊断,故患者就诊时中位病程长达1年,应引起重视。

【影像学表现】气管-支气管肺的肌上皮瘤可分为中央型和周围型,主要表现为肺门旁结节或肿块(占63.6%),其次表现为气管或支气管内结节(占27.3%),以及肺内孤立性结节(图3-16-5)。以前两者为主,后者少见。病变分布以右肺多见,占54.5%,左肺其次,占27.3%,气管内占18.2%。右肺又以右上叶最多,占3例;右主支气管、右中间支及右中叶各占1例。左肺以左下叶多见,占2例,左上叶1例[86]。

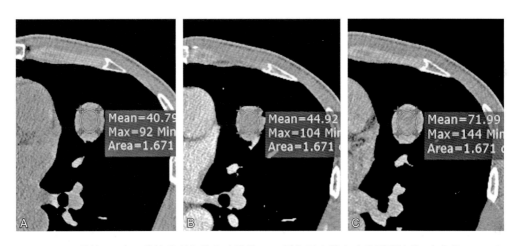

图3-16-5　男性,52岁。体检发现左肺上叶结节。CT平扫示左肺上叶类圆形结节,大小约2.5 cm×2.3 cm,边界光整,平扫CT(A)密度均匀,平均CT值40.79 Hu,增强后早期(B)强化不明显,CT值为44.92 Hu;增强晚期,CT延迟扫描病灶有强化,CT值为71.99 Hu(C)。手术切除后病理结合免疫组织化学,诊断为肌上皮瘤。免疫组织化学染色结果:上皮膜抗原(EMA)、细胞角蛋白(CK)、角蛋白19(CK19)、间叶来源的钙调理蛋白(calponin)和波形蛋白(vimentin)阳性。细胞增殖指数(Ki-67)1%阳性(感谢复旦大学附属华东医院放射科李铭医生提供病例)

周围型者表现为孤立性圆形或分叶状结节或肿块,边界多光滑,无分叶和毛刺,密度均匀,无明显空洞和钙化。平扫CT值约40 Hu,增强CT扫描示病灶明显延迟强化,边缘强化稍高于内部,CT值约70 Hu,远端无胸膜凹陷。多数生长缓慢,但任明明等[93]报道一例,4年前为左肺上叶前段周围型结节,长径约1 cm,边界光滑,无分叶,未经处理。4年后,增长为长径8 cm的大肿块,边界清楚,有分叶,邻近胸壁侵犯。

CT形态学上多表现为良性征象,与肺癌等其他肿瘤和肿瘤样病变不易鉴别。但如结合病程长、肿块增长缓慢特点,应考虑该病可能。

【鉴别诊断】本病纤维支气管镜检查确诊率低,有学者统计分析9例患者行纤维支气管镜检查,均见新生物腔内阻塞,呈“菜花”状或息肉状,但仅2例经纤维支气管镜下活检确诊为肌上皮瘤,确诊率为22.2%[86]。主要需与以疾病相鉴别。

1. 恶性肌上皮瘤　　大多数肌上皮瘤为良性,但需与恶性肌上皮瘤区分。目前对于恶性肌上皮瘤尚无统一的诊断标准,除肿瘤出现转移灶外,并无明确标准,2000 年 WHO 提出明确的浸润性及破坏性生长是诊断恶性肌上皮瘤的首要条件,这也是恶性肌上皮瘤与良性肌上皮瘤鉴别的要点。文献认为可参考以下几个方面:① 所有视野核分裂象明显增多,超过 5/10 HP;② 细胞增生丰富,异型性明显;③ 浸润性生长;④ 肿瘤内坏死。以上指标要综合分析,核分裂象的多少并不是唯一的诊断标准。有研究认为恶性肌上皮瘤体积一般较大,而良性者较小,但尚需更多病例的积累。

2. 上皮-肌上皮癌　　原发于气管、支气管的上皮。上皮-肌上皮癌也甚为罕见,它由腺上皮和肌上皮共同构成,有典型的“双层导管样结构”,即里层为立方状或柱状上皮形成的腺管,外层为单层或多层透明肌上皮细胞,显然与肌上皮瘤不同。

3. 类癌　　原发于肺部的肌上皮瘤镜下细胞形态与类癌相似,但类癌主要在支气管内生长,部分在支气管外,可浸润支气管壁及周围肺组织,亦可发生转移。免疫组织化学神经内分泌指标 NSE、CgA、Syn 均呈阳性反应。

4. 黏液表皮样癌　　同属涎腺型肿瘤,相对较常见,好发于叶段支气管。肌上皮瘤如以囊状结构为主时,应与支气管的黏液表皮样癌鉴别。黏液表皮样癌的囊腔内充满黏液,黏液细胞 PAS 阳性及鳞状化生。

5. 梭形细胞癌　　最主要区分点是,梭形细胞癌常可见局灶性上皮分化,而且免疫组织化学梭形细胞的上皮标志物为阳性,不表达肌上皮标志物。

四、肺肌上皮癌

涎腺型肺癌是来源于支气管腺体的恶性上皮性肿瘤。由于肿瘤组织病理学特征与涎腺肿瘤相似,所以称为肺(支气管)涎腺型癌。由于支气管外没有肌上皮细胞,涎腺型肺癌的发病率非常低,在原发性肺癌中的比例不到 1%,包括黏液表皮样癌、腺样囊性癌、腺泡细胞癌、嗜酸细胞瘤、上皮-肌上皮癌[98]、肌上皮瘤,而其中少见的亚型“原发性肺肌上皮癌(primary pulmonary myoepithelial carcinoma)”,则更为罕见[99]。

【组织起源】起源于气管黏膜下层腺体,主要来源于下呼吸道。关于其组织来源,推测可能来源于原始干细胞,并向肌上皮细胞分化,继而恶变,形成恶性肿瘤。由于支气管外没有肌上皮细胞,与肌上皮瘤一样,肺恶性肌上皮瘤多发生于支气管内,肺支气管外的良性肌上皮瘤极少见,而恶性肌上皮瘤则更少见[100]。

【病理特征】肿瘤最大径为 1.1~13.0 cm,平均 5.6 cm,瘤体较大[101]。明确的浸润性及破坏性生长是诊断恶性肌上皮瘤的首要条件。巨检肿瘤侵犯周围肺组织,整个肺叶可完全被肿瘤侵犯,可包绕邻近支气管,新生物表面血管丰富,切面无出血,均匀一致,质韧,与正常肺组织分界不清。肿块可见分叶,密度不均,其内可有散在片状、结节样钙化。

低倍镜下可见肺肌上皮癌特征性多叶状分布,呈实性、片状、梁状或网状结构排列,肿瘤结节常见中心坏死,高倍镜下见瘤细胞形态复杂多样,常分为梭形样细胞、多形性上皮样、浆细胞样及透明样细胞,细胞中度异型,核仁不明显,核分裂象可不明显[101]。

值得注意的是,肌上皮癌有合并其他肿瘤的文献报道。文献有病灶内伴鳞状细胞癌和腺样囊性癌的报道[101]。

通常原发肺的肌上皮瘤、上皮-肌上皮癌和肌上皮癌容易混淆,肺的肌上皮癌只显示肌上皮分化,没有任何导管的形成。光学显微镜下瘤细胞分化差,异型性明显,细胞大小不一致,可见核分裂象,常见鳞状化生,肿瘤团中心坏死。肿瘤无包膜,局部有浸润,均是恶性肌上皮瘤的特征。

免疫表型方面,肿瘤组织既表达肌上皮标志,也表达肌源性标志。以往的报道显示,诊断需要至少一种肌上皮标志物(SMA、GFAP、CD10、Calponin或p63等)及CK阳性。文献报道免疫组织化学阳性表达S-100、CK、vimentin、p63、SMA、GFAP、CKH(34BE12),而TTF-1、EMA、Syn、CGA、CK7、CK20、HMβ45等标志物阴性[102,103]。

有研究表明Ki-67可用于肌上皮癌与良性肌上皮瘤、多形性腺瘤、嗜酸细胞瘤及其他上皮、肌上皮源性的良性肿瘤进行鉴别,Ki-67增殖指数>10%时,可诊断为肌上皮癌[104],然而,也有不一致的报道。

由于肿瘤细胞形态变异大,确诊常需结合免疫组织化学标记肿瘤性肌上皮细胞。光学显微镜下瘤细胞分化差,异型性明显,细胞大小不一,可见核分裂象,常见鳞状化生,肿瘤团中心坏死。肿瘤无包膜,局部有浸润,均是恶性肌上皮瘤的证据。

【临床表现】笔者检索文献,据不完全统计,截至2020年2月,国内文献共报道肺恶性肌上皮瘤6例[101-103,106-110],其中女性2例,男性4例,年龄37岁~75岁,平均57.0岁。男性略多于女性。

与普通类型的肺癌相比,肌上皮癌临床无明显特异性症状,患者常表现为咳嗽、咳痰、胸闷、声音嘶哑、咯血等,也可伴发热、全身乏力等症状。因恶性生长,支气管壁多有浸润或破坏,故肌上皮癌咯血较常见,其次为咳嗽、咳痰,少数可有声音嘶哑。

【影像学表现】恶性肌上皮瘤常单发,体积一般较大,最大径为2~10 cm,而良性者通常最大径<3.3 cm。国内文献6例中,3例位于下叶支气管腔内,1例位于气管下段隆突上方,1例位于左主支气管,仅1例位于右肺上叶肺实质内,为周围型[101-103,106-110]。

因主要在支气管腔内生长,影像学上,表现为支气管腔内肿块和肺门肿块,并导致继发性阻塞肺改变(图3-16-6)。彭春燕等[108]报道1例患者,男性,47岁。胸部CT示左下肺门影增大,左肺下叶基底段支气管闭塞,局部可见大小约7.5 cm×6.1 cm的肿块,可见分叶,密度不均,其内有散在片状、结节样钙化影,肿块部分凸入舌叶,包绕邻近支气管。术前行电子支气管镜检查示左下叶支气管被新生物完全阻塞,气管镜不能通过,新生物表面血管丰富。肿瘤侵犯整

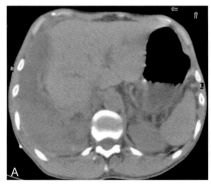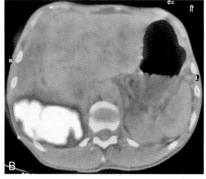

图3-16-6 男性,63岁。右侧胸背痛2个月余。检查发现右下胸腔稍高密度不规则肿块,最大径约6 cm,与胸壁界限不清,内无明显钙化,伴胸腔积液。PET/CT扫描示,病灶FDG代谢异常明显增高,平均SUV为7.6,最大SUV为9.4。经皮穿刺肺活检病理结合免疫组织化学染色,诊断为肌上皮癌。免疫组织化学标记CK(+),vimentin(+),S-100(+),p63(+),SMA(+),GFAP(+),CKH(34BE12)(+)

个左肺，与正常肺组织分界不清。张宝玉等[102]报道1例右肺上叶后段周围型者，患者女性，75岁，肿块长径5.0 cm，呈类圆形，分叶状，有毛刺，内部密度均匀。部分病例内部可见片状或结节样钙化。

根据肺肌上皮癌的文献回顾，该肿瘤为高度恶性，容易发生转移[105]。一般认为肌上皮癌对放、化疗均不敏感。由于病例罕见，认识十分有限，有待进一步的临床研究。

【鉴别诊断】通常原发于肺的肌上皮瘤、上皮-肌上皮癌和肌上皮癌容易混淆，诊断需靠病理和免疫组织化学。

1. 肌上皮瘤　由肌上皮及其衍生细胞组成的腺瘤，好发于腮腺和腭部。肿瘤境界清楚，呈实性、黏液样、网状、束状和梁状生长，瘤组织内可见浆细胞样细胞、梭形细胞、上皮样细胞和透明细胞，瘤细胞常呈交错束状排列，形态类似，但无浸润性生长、坏死、核异质等恶性肿瘤的形态学特点[101,104]。

大多数肌上皮瘤为良性，部分肌上皮瘤具有恶性潜能，生物学行为活跃[104]。如瘤体大小中等，并可见核分裂，但无坏死，界限清楚，无浸润性生长，则不足以诊断为恶性肌上皮瘤，因此，有作者称之为"具低度恶性潜能的肌上皮瘤"。

2. 上皮-肌上皮癌　不同于混合瘤之处，在于后者尚显示导管分化。与上皮-肌上皮癌鉴别点在于后者由两种细胞构成管状结构，内侧的上皮细胞表达CK，有时表达TTF-1，但不表达S-100蛋白，而周边的肌上皮不仅弱表达CK、vimentin、CD117及GFAP，还表达S-100及SMA。上皮-肌上皮癌镜下肿瘤由胞质透明的肌上皮细胞和腺上皮细胞组成，并形成典型双层腺管样结构，显然与肌上皮瘤不同；且免疫组织化学可标记腺上皮细胞，为低度恶性肿瘤，多数患者无局部复发或转移。而肺的肌上皮癌只显示肌上皮分化，没有任何导管的形成[101,104]。

3. 多形性腺瘤　结构多形性的良性肿瘤。肿瘤境界清楚，主要由上皮和肌上皮细胞构成。"融合"形式的肌上皮呈现于黏液样间质中，镜下见透明细胞罕见，以黏液软骨样基质和"融合"的肌上皮为特征，也无浸润性生长、坏死、核异质等恶性肿瘤的形态学特征[101,109]。

4. 腺样囊性癌　同属涎腺型肿瘤，由上皮细胞和肌上皮细胞两种细胞构成，肿瘤结构复杂多样，具有囊性、筛状、实性片状等多种生长方式，肿瘤细胞异型较明显，免疫组织化学标记肌上皮及上皮细胞可以帮助确诊。

5. 神经内分泌肿瘤　发病率高，中老年男性好发，多有吸烟史。神经内分泌肿瘤多具有"菊形"团、巢状、索条状等器官样结构，因组织学分级不同，异型性差异大，免疫组织化学标记神经内分泌标志物阳性。

6. 血管外皮细胞瘤　肌上皮癌易与血管外皮细胞瘤混淆，两者均罕见，鉴别主要靠免疫组织化学染色，肌上皮癌CK（+），p63（+），而波形蛋白（−）；血管外皮瘤则相反[101]。

· 参考文献 ·

［1］ WHO Classification of Tumours Editorial Board. WHO classification of tumours: thoracic tumours[M]. 5th ed. Lyon: IARC Press, 2021.

［2］ Travis W D, Brambilla E, Burke A P, et al. WHO classification of tumours of the lung, pleura, thymus and heart[M]. 4th. Lyon: IARC Press, 2015: 153–181.

［3］ 李媛,谢惠康,武春燕. WHO胸部肿瘤分类(第5版)中肺肿瘤部分解读[J]. 中国癌症杂志,2021,31(7): 574–580.

［4］ Kumar V, Soni P, Garg M, et al. A comparative study of primary adenoid cystic and mucoepidermoid carcinoma of lung[J]. Front Oncol, 2018, 8: 153.

［5］ 侯晶晶,王慧娟,张国伟,等. 29例肺黏液表皮样癌的临床分析[J]. 中国肺癌杂志,2017,20(3): 168–174.

［6］ Resio B J, Chiu A S, Hoag J, et al. Primary salivary type lung cancersin the national cancer database[J]. Ann Thorac Surg, 2018, 105(6): 1633–1639.

［7］ Xi J J, Jiang W, Lu S H, et al. Primary pulmonary mucoepidermoid carcinoma: an analysis of 21cases[J]. World J Surg Oncol, 2012, 10: 232.

［8］ Jiang L, Li P, Xiao Z, et al. Prognostic factors of primary pulmonary mucoepidermoid carcinoma: a clinical and pathological analysis of 34 cases[J]. Int J ClinExp Pathol, 2014, 7(10): 6792–6799.

［9］ 陈辉,余建群,徐忠孜,等. 原发性肺黏液表皮样癌的多排螺旋CT表现与病理对照研究 [J]. 临床放射学杂志,2014,33(5)：702–706.

［10］ Yousem S A, Hochholzer L. Mucoepidermoid tumors of the lung[J]. Cancer, 1987, 60(6): 1346–1352.

［11］ Li X, Zhang W, Wu X, et al. Mucoepidermoid carcinoma of the lung: common findings and unusual appearances on CT[J]. Clin Imaging, 2012, 36(1): 8–13.

［12］ 代婉清,杨会珍,张晓菊. 肺黏液表皮样癌的研究进展[J]. 河南医学研究,2020,29(16)：3073–3074.

［13］ 张晓平,胡培珠,申淑景,等. 87例肺黏液表皮样癌患者的临床病理特征和预后分析[J]. 中华肿瘤杂志,2018,40(6)：452–455.

［14］ 庄武,王文娴,林雪平,等. 肺黏液表皮样癌的分子特征[J]. 临床与病理杂志,2017,37(7)：1382–1386.

［15］ 聂玲,张孟尼,龚静,等. *MECT1–MAML2*融合基因在肺黏液表皮样癌诊断中的应用[J]. 临床病理学杂志,2017,24(4)：296–298.

［16］ Clauditz T S, Gontarewicz A, Wang C J, et al. 11q21 rearrangement is a frequent and highly specific genetic alteration in mucoepidermoid carcinoma[J]. Diagn Mol Pathol, 2012, 21(3): 134 –137.

［17］ Zhu F, Wang W, Hou Y, et al. MAML2 rearrangement in primary pulmonary mucoepidermoid carcinoma and the correlation with FLT1 expression[J]. PLoS One, 2014, 9(4): e94399.

［18］ 马赛,安峰,胥爱文,等. Klotho 和Ki –67在涎腺黏液表皮样癌中的表达及临床意义[J]. 山西医科大学学报,2017,48(2)：172–175.

［19］ Lee G D, Kang D K, Kim H R, et al. Surgical outcomes of pulmonary mucoepidermoid carcinoma: a review of 23 cases[J]. Thorac Cardiovasc Surg, 2014, 62(2): 140–146.

［20］ 乔艳俊,王梦雨,叶立群,等. 31例肺黏液表皮样癌的临床分析及文献复习[J]. 国际呼吸杂志,2019,39(4)：269–274.

［21］ 韩小雨,范军,张云轩,等. 中央气道原发涎腺型肿瘤的影像表现及预后分析[J]. 中华放射学杂志,2018,52(12)：908–912.

［22］ 尤小芳,肖湘生,孙希文,等. 肺黏液表皮样癌的CT表现[J]. 中国医学影像技术,2012,28(3)：512–515.

［23］ 王定君,李鲁,潘江峰,等. 肺黏液表皮样癌14例CT影像特征与组织学分级相关性初步研究[J]. 中华肿瘤防治杂志,2019,26(16)：1196–1199.

［24］ 晏颖,曾庆思,李新春. 原发性肺黏液表皮样癌的CT表现[J]. 临床放射学杂志,2014,33(11)：1665–1668.

［25］ 官红莲,肖泽彬,刘加夫,等. 肺黏液表皮样癌与鳞状细胞肺癌的多层螺旋CT鉴别诊断[J]. 中国CT和MRI杂志,2018,16(11)：52–55.

［26］ 王定君,李鲁,潘江峰,等. 肺黏液表皮样癌14例CT影像特征与组织学分级相关性初步研究[J]. 中华肿瘤防治杂志,2019,26(16)：1196–1199,1207.

［27］ 宋歌,江海涛,王旭. 原发性肺黏液表皮样癌的CT特征及与病理分级的对照研究[J]. 中国现代医生,2017,55(21)：83–86,169.

［28］ 李多,吕平欣. 肺黏液表皮样癌CT及 ¹⁸F–FDG 符合线路显像的影像表现[J]. 中华核医学与分子影像杂志,2013,33(4)：306–307.

［29］ 潘博,汪世存,展凤麟,等. 原发性肺黏液表皮样癌 ¹⁸F–FDG PET/CT表现[J]. 中国现代医学杂志,2016,26(17)：134–136.

［30］ Fisher D A, Mond D J, Fuchs A, et al. Mucoepidermoid tumor of the lung: CT appearance[J]. Comput Med Imaging Graph, 1995, 19(4): 339–342.

［31］ 张大福,李振辉,高德培,等. 原发肺黏液表皮样癌CT诊断(附14例报告)[J]. 放射学实践,2020,35(10)：1253–1257.

［32］ Wang Z, Wang E H, Liu D G. Pathological diagnosis and differential diagnosis for primary pulmonary mucinous epithelial tumors[J]. Zhonghua Zhong Liu Za Zhi, 2017, 39(1): 1–6.

［33］ Park B, Kim H K, Choi Y S, et al. Prediction of pathologic grade and prognosis in mucoepidermoid carcinoma of the lung using ¹⁸F–FDG PET/CT[J]. Korean J Radiol, 2015, 16(4): 929–935.

［34］ 邓靓娜,张国晋,刘显旺,等. 对比原发性肺腺样囊性癌与黏液表皮样癌CT表现[J]. 中国医学影像技术,2021,37(9)：1327–1332.

［35］ 侯晶晶,王慧娟,张国伟,等. 29例肺黏液表皮样癌的临床分析[J]. 中国肺癌杂志,2017,20(3)：168–174.

［36］ 邓宇,梁长虹,刘再毅,等. 大气道黏液表皮样癌的多层螺旋CT诊断[J]. 临床放射学杂志,2015,34(4)：553–556.

［37］ Akira I, Hiroki F, Naoko Y, et al. Histopathology and cytology of pulmonary myoepithelial neoplasms: 2 cases[J]. Case reports in oncology, 2022, 15(2): 599–605.

［38］ 郭三菊,岳振营,苗杰,等. 肺原发性肌上皮癌4例临床病理学特征[J/OL]. 临床与实验病理学杂志,2023,39(11)：1379–1381.

［39］ Falk N, Weissferdt A, Kalhor N, et al. Primary pulmonary salivary gland-type tumors: a review and update[J]. Adv Anat Pathol, 2016, 23(1): 13–23.

［40］ Aubry M C, Heinrich M C, Molina J, et al. Primary adenoid cystic carcinoma of the lung: absence of KIT mutations[J]. Cancer, 2007, 110(11): 2507–2510.

［41］ 许春伟,王海艳,吴永芳,等. 2 771例肺肿瘤临床病理特征分析[J]. 临床与病理杂志,2016,36(2)：173–184.

［42］ Qing S, Zhou K, Liu X, et al. Primary pulmonary adenoid cystic carcinoma: clinicopathological analyses of 12 cases[J]. Int J Clin Exp Pathol, 2015, 8(6): 7619–7626.

［43］ Zhang M, Pettaway C, Vikram R, et al. Adenoid cystic carcinoma of the urethra/Cowper's gland with concurrent high-grade prostatic adenocarcinoma: a detailed clinicopathologic case report and review of the literature[J]. Hum Pathol, 2016, 58: 138–144.

［44］ Garg P K, Sharma G, Rai S, et al. Primary salivary gland-type tumors of the lung: a systematic review and pooled analysis[J]. Lung India, 2019, 36(2): 118–122.

［45］ Molina J R, Aubry M C, Lewis J E, et al. Primary salivary gland-type lung cancer: spectrum of clinical presentation, histopathologic and prognostic factors[J]. Cancer, 2007, 110(10): 2253–2259.

［46］ Ko Y H, Lee M A, Hong Y S, et al. Prognostic factors affecting the clinical outcome of adenoid cystic carcinoma of the head and neck[J]. Jpn J Clin Oncol, 2007, 37(11): 805–811.

［47］ 贺玺兰,陈建华. 肺腺样囊性癌4例病例报告[J]. 中国肺癌杂志,2017,20(11)：789–792.

［48］ 周兵,段婷,韩永良,等.原发性气管及支气管腺样囊性癌的临床病理特征[J].临床与实验病理学杂志,2021,37(5)：594-596.

［49］ 韩静,高献争,魏建国,等.原发肺腺囊性癌59例临床病理学特征及预后因素分析[J].中华病理学杂志,2019,48(3)：204-208.

［50］ Zhou Q, Chang H, Zhang H, et al. Increased numbers of p63-positive /CD117-positive cells in advanced adenoid cystic carcinoma give a poorer prognosis[J]. Diagn Pathol, 2012, 7(1): 119.

［51］ Jiang L C, Huang S Y, Zhang D S, et al. Expression of beclin 1 in primary salivary adenoid cystic carcinoma and its relation to Bcl2 and p53 and prognosis[J]. Braz J Med Biol Res, 2014, 47(3): 252-258.

［52］ Huo Z, Wu H, Li S, et al. Molecular genetic studies on EGFR, KRAS, BRAF, ALK, PIK3CA, PDGFRA, and DDR2 in primary pulmonary adenoid cystic carcinoma[J]. Diagn Pathol, 2015, 10: 161.

［53］ Fujita M, Matsumoto T, Hirano R, et al. Adenoid cystic carcinoma of the lung with an EGFR mutation[J]. Intern Med, 2016, 55(12): 1621-1624.

［54］ 史悦怡.新一代测序技术在唾液腺恶性肿瘤中的相关研究[D].北京：中国人民解放军医学院,2017.

［55］ 王雨,唐俊杰,袁宏伟,等.涎腺腺样囊性癌中MYB蛋白的表达及其意义[J].临床与实验病理学杂志,2019,35(1)：23-27.

［56］ Vallonthaiel A G, Jain D, Singh V, et al. c-Myb over expression in cytology smears of tracheobronchial and pulmonary adenoid cystic carcinomas[J]. Acta Cytol, 2017, 61(1): 77-83.

［57］ 甘凡逸,郭成林,梅建东,等.原发性肺腺样囊性癌23例临床分析[J].四川大学学报(医学版),2019,50(6)·951-953.

［58］ Hu M M, Hu Y, He J B, et al. Primary adenoid cystic carcinoma of the lung: clinicopathological features, treatment and results[J]. Oncol Lett, 2015, 9(3): 1475-1481.

［59］ Huo Z, Meng Y, Wu H, et al. Adenoid cystic carcinoma of the tracheobronchial tree: clinicopathologic and immunohistochemical studies of 21 cases[J]. Int J Clin Exp Pathol, 2014, 7(11): 7527-7535.

［60］ Maziak D E. Biology of adenoid cystic carcinoma of the tracheobronchial tree and principles of management[J]. Thorac Surg Clin, 2018, 28(2): 145-148.

［61］ 雷永霞,李新春,蒙秋华,等.原发性肺腺样囊性癌的CT及PET/CT表现[J].影像诊断与介入放射学,2012(5)：350-353.

［62］ 晏颖,黄志平,曾庆思,等.原发性肺腺样囊性癌的CT表现[J].临床放射学杂志,2020,39(9)：1772-1775.

［63］ 李智勇,伍建林,宁殿秀,等.螺旋CT在气管支气管树腺样囊性癌诊断中的临床应用价值[J].中华放射学杂志,2004,38：662-664.

［64］ Lee J H, Jung E J, Jeon K, et al. Treatment outcomes of patients with adenoid cystic carcinoma of the airway[J]. Lung Cancer, 2011, 72: 244-249.

［65］ 刘莉,吴宁.原发性肺腺样囊性癌的CT的表现[J].中国医学影像技术,2009,25：1588-1590.

［66］ 晏颖,李娴,陈洁,等.原发性气管唾液腺型肿瘤的CT表现[J].中国医学影像技术,2015,31：413-416.

［67］ 杨朝晖,王建军,何燕,等.青年人肺原发性涎腺型肿瘤的临床病理特征及预后[J].临床与实验病理学杂志,2015,31(3)：264-267.

［68］ Chae Y K, Chung S Y, Davis A A, et al. Adenoid cystic carcinoma: current therapy and potential therapeutic advances based on genomic profiling[J]. Oncotarget, 2015, 6(35): 37117-37134. .

［69］ Kitada M, Ozawa K, Sato K, et al. Adenoid cystic carcinoma of the peripheral lung: a case report[J]. World J Surg Oncol, 2010, 8: 74.

［70］ Qin B D, Jiao X D, Liu K, et al. Clinical, pathological and treatment factors associated with the survival of patients with primary pulmonary salivary gland-type tumors[J]. Lung Cancer, 2018, 126: 174-181.

［71］ Ahn Y, Chang H, Lim Y S, et al. Primary tracheal tumors: review of 37 cases[J]. J Thorac Oncol, 2009, 4(5): 635-638.

［72］ Haresh K P, Prabhakar R, Rath G K, et al. Adenoid cystic carcinoma of the trachea treated with PET/CT based intensity modulated radiotherapy[J]. J Thorac Oncol, 2008, 3(7): 793-795.

［73］ Pandey D, Garg P K, Jakhetiya A, et al. Surgical experience of primary salivary gland tumors of lung: a case series[J]. Int J Surg, 2015, 21: 92-96.

［74］ Bonner Millar L P, Stripp D, Cooper J D, et al. Definitive radiotherapy for unresected adenoid cystic carcinoma of the trachea[J]. Chest, 2012, 141(5): 1323-1326.

［75］ IseliI T A, Karnell L H, Graham S M, et al. Role of radiotherapy in adenoid cystic carcinoma of the head and neck[J]. J Laryngol Otol, 2009, 123(10): 1137-1144.

［76］ 王鸿雁,张学斌.肌上皮细胞和肌上皮瘤[J].西安交通大学学报(医学版),1998,19(1)：133-135.

［77］ Politi M, Toro C, Zerman N, et al. Myoepithelioma of the parotid gland: Case report and review of literature[J]. Oral Oncology Extra, 2005, 41(6): 104-108.

［78］ Cagirici U, Sayiner A, Inci I, et al. Myoepithelioma of the lung[J]. Eur J Cardio-thoracic Surgery, 2000, 17(2): 187-189.

［79］ 邬小凤,刘俊,朱亚西,等.WHO(2021)胸部肿瘤分类[J].诊断病理学杂志,2021,28(8)：690-692.

［80］ 李韵霏.肺原发涎腺型肿瘤的临床病理学特点及分析[D].郑州：郑州大学,2022.

［81］ 杨丽青,杨小东,张艺,等.41例原发性肺涎腺型肿瘤临床特点分析[J].华西医学,2017,32(6)：857-861.

［82］ 赵全年,宋贵忠,赵昆,等.气管恶性肌上皮瘤伴腺样囊性癌1例[J].中华胸心血管外科杂志,2003,19(20)：97.

［83］ Tsuji N, Tateishi R, Ishiguro S, et al. Adenomyoepithelioma tumour of the lung[J]. Am J Surg Pathol, 1995, 19(8): 956-962.

［84］ Pelos G, Fraggetta F, Maffini F, et al. Pulmonary epithelial-myoepithelial tumour of the unproven malignant potential: report of a case and review of the literature[J]. Mod Pathol, 2001, 14(5): 521-526.

［85］ 刘翠云,王木森,王全之,等.肺良性肌上皮瘤临床病理观察[J].诊断病理学杂志,2006,13(5)：343-345.

［86］ 雷祖宝,李业山,操乐杰.气管-支气管肺肌上皮瘤临床分析[J].临床肺科杂志,2007,12(3)：237-238.

［87］ 赵镜平,代汝芬.1 919例支气管镜检查资料分析[J].大理学院学报(综合版),2007,6(4)：14-16.

［88］ 肖连波,杨明,李国靖,等.肺肌上皮瘤一例[J].中国胸心血管外科临床杂志,2013,20(3)：351.

［89］ 张晓玲,邢荣格.气管镜诊断气管-支气管肺低度恶性肌上皮瘤2例并文献复习[J].现代肿瘤医学,2014,22(5)：1079-1081.

［90］ 李政,周胜年,徐建平.气管支气管肌上皮瘤1例病例报道及文献复习[J].临床肺科杂志,2017,22(1)：190-191.

［91］ 高盼,李铭.肺部肌上皮瘤CT表现一例[J].中华放射学杂志,2019,53(5)：411-412.

［92］李琼,刘洪超,刘士远,等.气管–支气管肌上皮瘤的CT表现(附2例报告及文献复习)[J].实用放射学杂志,2011,27(9):1440–1441.

［93］任明明,孔繁义,宋翔.肺恶性肌上皮癌1例[J].中华胸心血管外科杂志,2012,28(4):256.

［94］Hysi Ilir, Wattez Hélène, Benhamed Lotfi, et al. Case report-thoracic oncologic primary pulmonary myoepithelial carcinoma[J]. Interactive Cardio Vascular and Thoracic Surgery, 2011, 13(2): 226–228.

［95］肖兰,刘汉忠.肺原发性肌上皮癌1例[J].临床与实验病理学杂志,2015,31(4):478–479.

［96］Zhou X J, Yu M, Zhuo H Y, et al. Primary pulmonary myoepithelial carcinoma in a young woman: A case report and review of literature[J]. Medicine, 2018, 97(9): e0049.

［97］张华东.肺原发涎腺型肿瘤临床病理学观察[J].航空航天医学杂志,2021,32(9):1045–1046.

［98］徐霞,陈丽荣.肺原发上皮–肌上皮癌一例[J].实用肿瘤杂志,2022,36(2):171–173.

［99］Masuya D, Haba R, Huang C L, et al. Myoepithelial carcinoma of the lung[J]. Eur J Cardiothorac Surg, 2005, 28(5): 775 –777.

［100］Hysi Ilir, Wattez Hélène, Benhamed Lotfi, et al. Primary pulmonary myoepithelial carcinoma[J]. Interactive Cardio Vascular and Thoracic Surgery, 2011, 13(2): 226–228.

［101］闫风彩,周全,沈兵,等.肺原发肌上皮癌与原发鳞状细胞癌共存的临床病理学观察[J].临床与实验病理学杂志,2014,30(3):319–321.

［102］张宝玉,潘锋.肺恶性肌上皮癌1例[J].实用医药杂志,2008,25(4):409.

［103］曾丽霞,廖芝玲,马韵,等.肺恶性肌上皮瘤1例[J].临床与实验病理学杂志,2014,30(9):1066–1067.

［104］Nagao T, SuganoI, IshidaY, et al. Salivary gland malignant myoepithelioma: a clinicopathologic and immunohistochemical study of ten cases[J]. Cancer, 1998, 83(7): 1292 –1299.

［105］Sarkaria I S, DeLair D, Travis W D, et al. Primary myoepithelial carcinoma of the lung: a rare entity treated with parenchymal sparing resection[J]. J Cardiothorac Surg, 2011, 6: 27.

［106］卢红阳,马胜林,郭勇,等.肺肌上皮癌一例报道[J].中国肺癌杂志,2007,10(4):295.

［107］Hagmeyer Lars, Tharun L, Schäfer S C, et al. First case report of a curative wedge resection in epithelial-myoepithelial carcinoma of the lung[J]. General Thoracic and Cardiovascular Surgery, 2017, 65(9): 535–538.

［108］彭春燕,彭清臻,厉银平,等.肺肌上皮癌1例并文献复习[J].临床肺科杂志,2015,20(2):387–388.

［109］Deb P Q, Suster D. Outcome of primary pulmonary salivary gland-type carcinoma[J]. American Journal of Clinical Pathology, 2021, 156 (S1): 150.

［110］Lin J L, Wu C Y, Hou L K, et al. Clinicopathological and molecular genetic features of primary pulmonary epithelial-myoepithelial carcinoma[J]. Chinese Journal of Pathology, 2023, 52(7): 715-717.

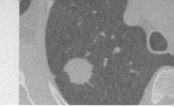

第四章

肺/胸间叶性肿瘤

2015年版WHO肺肿瘤分类,将间叶源性肿瘤分为肺错构瘤、软骨瘤、血管周上皮样细胞肿瘤、炎性肌纤维母细胞瘤、上皮样血管内皮瘤、滑膜肉瘤、肺动脉内膜肉瘤、肺黏液样肉瘤伴*EWSR1-CREB1*基因易位、肌上皮肿瘤[1]。2021年国际癌症研究机构(IARC)又对胸部肿瘤进行了分类调整,在该版分类中,原归于"间叶性肿瘤的肌上皮肿瘤,含肌上皮瘤和肌上皮癌",归入了"上皮性肿瘤"目录下的涎腺型肿瘤;2015年版中归入"间叶性肿瘤"目录下的炎性肌纤维母细胞瘤和滑膜肉瘤,2021年版中则将其归入"胸部间叶性肿瘤"章节[2]。

第一节　肺错构瘤

2015年版WHO肺肿瘤分类,将"错构瘤"(hamartoma)改称为"肺错构瘤"(pulmonary hamartoma)[1]。肺错构瘤是肺内最常见的良性肿瘤,尸检报道其发生率为0.025%~0.32%[3]。许春伟等[4]报道军事医学科学院附属医院2 771例肺部肿瘤手术切除病例,2 672例原发肺部肿瘤中,肺错构瘤37例,占1.38%。绝大多数肺错构瘤,在胸片上显示为"所谓的钱币样病变"伴"爆米花样"钙化,手术切除即可治愈[5]。

【组织起源】发病机制不明。多基因研究已经确定它是一种真性良性间叶来源肿瘤,又称纤维软骨脂肪瘤[6]。遗传学研究发现,染色体重组带位于6p21和14p24位置,支持了肺错构瘤是间叶源性肿瘤的观点。肺错构瘤常存在染色体(3;12)(q27-28;q14-15)异位,导致高迁移率蛋白(high mobility group protein, HMG)基因*HMGA2*和*LPP*基因融合。*HMGA2-LPP*融合基因由*HMGA2*的1~3号外显子和*LPP*的9~11号外显子组成,这种异位似乎存在于所有肺错构瘤中[1]。Kayser K等[7]对肺错构瘤患者的基因突变进行了深入研究,结果也发现高迁移率族蛋白表达异常和6p21基因突变较多见。所以,它们被赋予一个新的国际疾病分类肿瘤代码,使用的诊断术语也由"错构瘤",改为"肺错构瘤"。

【病理特征】由至少两种数目不等的间质成分,如软骨、脂肪、结缔组织、平滑肌和腺体,加上夹带的呼吸道上皮细胞组成。位于支气管内者,可以主要由脂肪成分组成。若单纯由软骨组织构成,则为软骨瘤,两者易混淆,故病理诊断时,充分取材尤为关键[8]。

免疫组织化学染色时,肺错构瘤对间叶组织标志和类固醇激素受体呈阳性反应,但免疫组织化学并不是诊断所必需的[9]。

【临床表现】根据发生部位,肺错构瘤可分为中央型和周围型,由于生长缓慢,周围型者多无症状,于体检时偶然发现。当肿瘤增大到一定程度并引起支气管压迫时,可出现咳嗽、发热、胸闷、胸痛、咯血等症状,累及气道时,罕见可有大咯血[10]。男性多于女性,比例为2:1或3:1,许春伟等[4]的一组37例肺错构瘤中,男性27例,女性10例。好发于40~60岁,最小年龄

14岁[11]。Gjevre等[12]对215例手术证实的肺错构瘤的大样本研究,发现确诊时的中位年龄为61.7岁。

肺错构瘤生长缓慢。李榕等[13]报道1例肺错构瘤患者,20年间,病灶自最大径1 cm,逐渐增大至4 cm。说明肺错构瘤虽然是一种良性肿瘤,但有缓慢增长的趋势。Hansen等[6]经长期观察,认为该瘤多生长缓慢,最大径年均增长为(3.2±2.6)mm,并且罕见恶变。术后可有复发,但极为罕见[14]。

【影像学表现】按照发生部位分为中央型和周围型,90%以上为周围型,极少数可发生于叶间裂[15]。绝大多数为单发,少数可为多发。

周围型肺错构瘤多数最大径为1～3 cm,最小的仅为0.4 cm[16],大者可占据整个胸腔[17],甚至导致上腔静脉阻塞,累及周围结构,如喉返神经和肾脏等。Gjevre等[12]和唐柳青等[18]报道一组39例的研究,均为周围型,其中39例最大径均<3 cm,平均最大径1.8 cm左右。病灶多圆形或类圆形,边界光滑锐利,部分病例有浅分叶[8](图4-1-1),少数可有深分叶。一般认为分叶征对于肺恶性肿瘤有着较高特异性[19],但一些良性结节也可呈分叶状,有学者统计肺错构瘤分叶征显示率约20.0%[20]。肺错构瘤一般无毛刺,邻近胸膜也无凹陷和增厚[21]。

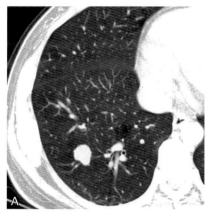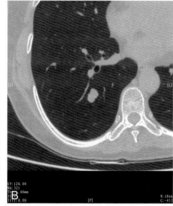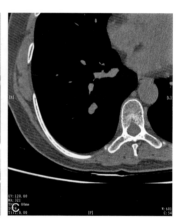

图4-1-1　A:女性,35岁,右肺下叶实性结节,边界光整,形态稍不规则,无明显分叶和毛刺。手术病理:肺错构瘤。B、C:女性,51岁。CT肺窗(B)示右肺下叶实性结节,呈椭圆形,边界较光整,有分叶。平扫CT(C)内部密度均匀,无钙化和脂肪。手术病理:肺错构瘤

钙化是诊断错构瘤的主要征象之一,尤其是"爆米花样"钙化[22-26](图4-1-2)。肺错构瘤钙化出现率为15%～65%,但仅有不到1/3,甚至更少的错构瘤,出现典型的"爆米花样"征象[26]。更多地表现为结节样或小斑点钙化。伍建林等[8]认为,钙化的发生与肿瘤的大小有关,肿瘤越大,钙化的发生率越高。最大径>4.0 cm的肺错构瘤,钙化的出现率可高达63.6%,典型的"爆米花样"钙化发生率亦高[27]。但也有最大径仅有1.2 cm的病灶,内部钙化比例却达50%;相反,最大径9 cm的病灶内却未见钙化,可见钙化的发生与大小不一定完全相关,可能与其病理类型有关[27-32]。

脂肪密度的检出是诊断肺错构瘤的可靠依据(图4-1-3),也是与肺癌及其他良性肺结节的主要鉴别点,因为后者通常无脂肪密度。由于肺错构瘤一般较小,当脂肪成分较少时,不易测出脂肪密度。有一组报道,薄层重组CT测得病灶低密度区平均CT值<20 Hu的,仅有6例,而肉眼观察可疑裂隙样或小点样低密度影19例,其平均CT值虽大于脂肪密度,但最小CT值

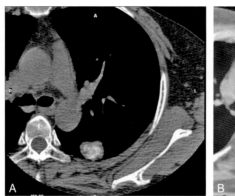
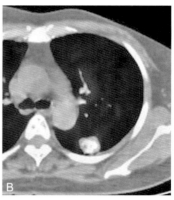

图4-1-2 女性，46岁，左肺下叶背段错构瘤。结节边界光整，内部可见明显钙化密度影，中央分布为主，呈"爆米花样"改变

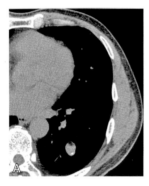
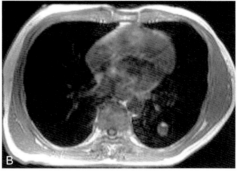

图4-1-3 男性，51岁。左肺下叶基底实性结节，呈类圆形，CT（A）示边界清楚，且较光整，内部密度不均匀，前缘可见低密度脂肪成分，后部可见高密度钙化；MRI像（B）平扫T1WI序列呈高信号，系典型脂肪信号。手术证实为肺错构瘤

均＜0 Hu，而病理显示病灶内均有脂肪成分[18]。可见，单纯以测出脂肪密度，来确定脂肪成分不够客观，故可参照Gleeson等[33]的方法，或薄层CT重建技术，采用CT值与视觉评估相结合的方法来评估病灶内脂肪密度[34]。

另外，极少数肺错构瘤可表现为空洞，此时，鉴别诊断尤为困难，需结合增强或PET/CT等检查[35]。

CT增强扫描多数病例无强化或强化程度较轻，强化值＜20 Hu，少数强化值可达30～40 Hu。有学者报道增强扫描可见"血管穿过征"和"血管绕行征"，对诊断可能有意义[36]。

MRI表现为T1WI和T2WI均呈中等偏高信号，可特征性地显示内部脂肪成分。GD-DTPA增强后可见内部呈分隔状强化，系软骨间的纤维结缔组织，含血供相对较多。MRI理论上对结节内部的脂肪敏感，通过脂肪抑制技术可判定其成分和性质，动态增强扫描可无明显强化，或仅表现为内部分隔的强化，但特异性有待证实[37,38]。与CT一样，依据形态学虽可判断其为良性肿瘤，但进一步定性困难[39]。

影像学检查未发现软骨或脂肪组织密度，并不能排除肺错构瘤的诊断[9,21,26]。对缺少钙化和脂肪成分的不典型错构瘤，可以考虑行PET/CT进一步检查，以排除CT表现不典型的肺错构瘤，并与低分化的恶性肿瘤区分，肺错构瘤通常FDG代谢无增高或仅轻微摄取[21]。

【鉴别诊断】肺错构瘤常表现为单发的实性结节或肿块,偶可多发。类圆形,边界光滑、锐利,可有浅分叶,CT常可显示钙化和脂肪,典型者诊断不难。主要需与以下病变相鉴别。

1. 周围型肺癌 常边界清楚而不光整,可有分叶和毛刺,特别是深分叶,诊断肺癌的敏感性和特异性高。虽然深分叶多见于肺癌,少数也可见于错构瘤或炎性病灶,此时还应结合病灶内部特征综合判断。

2. 孤立性转移瘤 多数有原发恶性肿瘤病史,肺部结节常多发,两下肺和胸膜下分布为主,除消化道、甲状腺来源的肿瘤之外,其他转移瘤结节内部出现钙化概率低。

3. 其他良性肿瘤或肿瘤样病变 选择合适的扫描技术,建议用层厚1 mm及以下扫描,标准模式重建,仔细评判内部有无钙化和脂肪尤为重要。加强对CT征象,如"血管贴边征"的认识,此征象多见于硬化性肺细胞瘤,但后者内部脂肪及钙化少见,可与肺错构瘤鉴别。

· 参考文献 ·

［ 1 ］ Travis W D, Brambilla E, Burke A P, et al. WHO classification of tumours of the lung, pleura, thymus and heart[M]. 4th. Lyon: IARC Press, 2015: 153–181.

［ 2 ］ WHO Classification of Tumours Editorial Board. WHO classification of tumours: thoracic tumours[M]. 5th ed. Lyon: IARC Press, 2021.

［ 3 ］ Thomas J W, Staerkel G A, Whitman G J. Pulmonary hamartoma[J]. AJR Am J Roentgenol, 1999, 172(6): 1643.

［ 4 ］ 许春伟,王海艳,吴永芳,等. 2 771例肺肿瘤临床病理特征分析[J].临床与病理杂志,2016,36(2): 173–184.

［ 5 ］ Webb W R, Higgins C B. Thoracic imaging[M]. Philadelphia(PA): Lippincott Williams &Wilkins, 2005: 117–119.

［ 6 ］ Hansen C P, Holtveg H, Francis D, et al. Pulmonary hamartoma[J]. Thorac Cardiovasc Surg, 1992, 104(3): 674–678.

［ 7 ］ Kayser K, Dunnwald D, Kazmierczak B, et al. Chromosomal aberrations, profiles of expressions of growth-related markers including galectins and environmental hazards in the relation to the incidence of chondroid pulmonary hamartomas[J]. Pathol Res Pract, 2003, 199(9): 589–598.

［ 8 ］ 伍建林,王圆圆,苗延巍,等. 周围型肺错构瘤的薄层重建CT表现与病理对照研究[J].中国医学计算机成像杂志,2000,6(5): 313–315.

［ 9 ］ 李伟华,陈健,夏康,等.肺错构瘤的临床病理学分析[J].温州医科大学学报,2013,43(6): 391–393.

［10］ Geramizadeh B, Mottawas M, Zeyaian B, et al. Giant hamartoma of lung presented with massive hemoptysis: A rare case report and review of the literature[J]. Rare Tumors, 2019, 2: 1–4.

［11］ Nadrous H F, Allen M S, Wylam M E. Rare tracheal chondroid hamartoma masquerading as asthma in a 14-year-old girl[J]. Ann Allergy Asthma Immunol, 2004, 92(5): 576–579.

［12］ Gjevre J A, Myers J L, Prakash U B. Pulmonary hamartomas[J]. Mayo Clin Proceedings, 1996, 71(1): 14–20.

［13］ 李榕,李传佳,熊丽纹,等.肺错构瘤31例临床分析[J].肿瘤,2006,26(11): 1043–1045.

［14］ Coleman N, Chotirmall S H, Forman E, et al. Recurring pulmonary hamartomas: cause for concern[J]. Ir Med J, 2013, 106(9): 279–280.

［15］ 焦俊霞,叶晓霞.发生于肺叶间裂隙的肺错构瘤1例临床病理分析和文献复习[J].安徽医药,2020,24(3): 512–514,642.

［16］ 赵子聪. 46例肺错构瘤患者的临床资料及手术治疗对比分析[D].昆明: 昆明医科大学,2020.

［17］ Gupta K B, Tandon S, Mishra D S, et al. Pulmonary chondroid hamartomas with unusual presentation[J]. Indian J Chest Dis Allied Sci, 2002, 44(4): 263–266.

［18］ 康柳青,黎海亮,张孝先,等.肺错构瘤薄层重组CT表现与误诊分析[J].临床放射学杂志,2018,37(6): 942–945.

［19］ 刘大亮,马大庆,陈广.CT的分叶征表现在肺内孤立结节影像诊断中的价值[J].中华放射学杂志,2007,41(5): 487–489.

［20］ 薄文伟,陈宁,张奇.孤立性肺结节的HRCT表现[J].当代医学,2011,17(27): 98–99.

［21］ 刘瑛,吴宁,郭容,等.肺错构瘤的正电子发射计算机体层摄影CT表现[J].中华放射学杂志,2013,47(6): 513–516.

［22］ 刘海明,梁辉清,黄锦钊,等.周围型肺错构瘤CT特征及鉴别诊断[J].齐齐哈尔医学院学报,2012,33(9): 1159–1161.

［23］ 李成州,肖湘生.原发性支气管肺癌的钙化多为偏心分布吗[J].中国医学影像技术,2001,17(8): 739–740.

［24］ 李成州,肖湘生,郭舜明.原发性支气管肺癌钙化的CT表现特征[J].中国医学影像学杂志,2000,8(3): 178.

［25］ Zwizewich C V, Vedal S, Miller R R, et al. Solitary pulmonary nodule: high-resohution CT radiologic-pathologic correlation[J]. Radiology, 1991, 179: 469–476.

［26］ 单康飞,黄朝晖,朱伟华,等.无典型钙化征象的肺错构瘤的CT诊断[J].温州医科大学学报,2015,45: 55–57.

［27］ 张燕群,黄敏华,王克勤,等. 60例3 cm以下肺内球形病灶–肺界面CT-病理对照分析[J].临床放射学杂志,1994,13: 212–215.

［28］ 钟桂棉,赵振军.肺错构瘤的CT表现及误诊分析[J].广东医学,2011,32(6): 751–753.

［29］ 陈宗凤,伍筱梅,邓宇,等.肺错构瘤的多层螺旋CT诊断[J].实用医学影像杂志,2011,12: 208–210.

［30］ 熊明,黎德强,董华.肺错构瘤的CT诊断[J].川北医学院学报,2014,29: 184–187.

［31］ 张兴强,李胜,葛鹏.肺错构瘤CT征象分析及鉴别[J].医学影像学杂志,2015,25: 1006–1009.

［32］ 滑炎卿,丁其勇,唐平,等.孤立性肺结节的鉴别诊断: 肺错构瘤的CT征象[J].上海医学影像,2008,17: 86–89.

［33］ Gleeson T, Thiessen R, Hannigan A, et al. Pulmonary hamartomas: CT pixel analysis for fat attenuation using radiologic-pathologic correlation[J]. J Med Imaging Radiat Oncol, 2013, 57: 534–543.

[34] 康柳青,黎海亮,许春苗,等.螺旋CT薄层重建技术对肺错构瘤的诊断价值[J].实用放射学杂志,2016,32:1951-1953.

[35] 何方李,顾翔月.空洞型肺错构瘤1例并文献复习[J].浙江医学,2013,35(12):2.

[36] 董志明,韩邦成,郑国江,等.周围型小肺癌中血管穿过征病理表现及临床价值[J].山西医药杂志,2013,42:762-764.

[37] 李成州,肖湘生,刘士远.GD-DTPA增强MRI胸部组织序列信号变化的临床研究[J].实用放射学杂志,1997,13(6):336.

[38] 李成州,肖湘生,刘士远,等.增强MRI对周围性肺结节的诊断价值[J].中国医学计算机影像杂志,1996,2(3):170.

[39] 李成州.Gd-DTPA增强MRI对肺癌诊断和鉴别诊断的价值[J].国外医学临床放射学分册,1996,3:133.

第二节　肺软骨瘤

肺原发性软骨瘤(primary chondroma of the lung)极其少见[1-4],仅占肺部肿瘤的0.04%～0.1%[5,6],国内报道大约占肺部良性肿瘤的0.9%[7]。许春伟等[8]总结2 771例肺肿瘤手术病例,软骨瘤仅2例,占0.07%。常源于支气管壁的软骨组织,病变可向腔内外生长,形成孤立性或多发性肺结节。

原发性肺软骨瘤多发生于40～50岁成人,男性与女性发病率无明显差异[9],但因目前全球病例数有限,尚需要更多病例和流行病学的资料分析。谭雄等[10]统计1983年1月至2013年9月国内外共55例患者的临床资料,其中男性30例,女性25例,发病年龄10～84岁,平均(42.47±17.27)岁。偶有发生于新生儿的报道[11]。

肺软骨瘤常可能是Carney二联征(Carney triad)的一部分,Carney三联征于1977年首次由Carney等[14]报道,包括肺软骨瘤、同时或异时伴有胃平滑肌瘤/肉瘤(包括后续所称的间质瘤)和肾上腺外功能性副神经节瘤[12],肿瘤呈多发性,该三联征的肺软骨瘤也常多发[14]。完全性Carney三联征含以上3种肿瘤,但极少,仅占初诊病例的2%[6],如仅发现其中2种肿瘤,即不完全性Carney三联征[15-18],最常见的是胃基底部肉瘤(平滑肌肉瘤)合并肺软骨瘤[12,13]。

Carney三联征发病机制仍不清楚。有统计报道女性多发,年龄为5～50岁,好发于10～30岁患者,是一种常常累及青年女性的不明原因的少见综合征,可能有家族遗传性[19]。Mayo Clinic收集全世界具有全部三联征或其中二联征的病例共79例,其中女性占67例,仅12例男性;其中17例(22%)有3种肿瘤;62例(78%)系有2种肿瘤。42例(53%)系胃和肺的肿瘤,系最常见组合。2种肿瘤发生的最长时间间隔为26年(平均8.4年,中位6年)。10例(13%)伴有无功能性的肾上腺皮质腺肿瘤。总的预后情况良好,79例随访年限1～49年(平均20.6年,中位20年),64例(81%)存活,19例(24%)治愈,45例(57%)有肿瘤残留或发生转移。32例(41%)的病例有最少1次的胃肉瘤局部复发。在平均9.3年(1～25年,中位7年)的随访中,发生胃肉瘤的肝转移[20]。

【组织起源】肺原发性软骨瘤是起源于软骨细胞的良性肿瘤,其发生机制目前尚不明确。其软骨细胞可能来源于以下3个方面:① 患者胚胎时期部分异位软骨细胞滞留在胎儿的肺组织中;② 外伤或者其他的病理因素导致肢体的软骨细胞经血液进入肺组织后定植于该处,而后形成原发性软骨瘤;③ 肺组织内结缔组织、纤维网细胞在特定因素的刺激下发展成为间叶组织,进一步分化、发育成软骨细胞,进而形成原发性软骨瘤[21]。

【病理特征】常为单发,Carney三联征时,肺软骨瘤则多为多发[13,22]。原发性肺软骨瘤病灶均有完整的包膜,表面光滑或凹凸不平,可有分叶。一般较小,>5 cm者少见。瘤边缘硬,常似蛋壳样,病灶质地坚硬,切面淡黄色或灰白色,部分褐色。中央部为白色半透明不规整、似星状排列的软骨块,块与块之间为少量白色半透明液体。瘤组织由软骨及被覆的上皮构成,高倍光镜下瘤细胞表面由纤维性包膜覆盖,瘤体中心由较成熟的软骨细胞组成,各软骨细胞排列规整,无瘤巢。瘤基质为水样或黏液瘤样[20,23,24]。

软骨瘤有时在病理上与软骨增生性的错构瘤鉴别困难。软骨瘤由单一软骨组织构成,而错构瘤往往由多种成分构成,包括软骨、平滑肌、脂肪及由增生的呼吸上皮被覆的裂隙,相互混杂。

SDH-B表达缺陷常见于肺软骨瘤,有助于诊断Carney三联征[25]。当组织学上难以鉴别肺软骨瘤与错构瘤时,SDH-B免疫组织化学检查可作为两者鉴别的有效方法。

有文献报道肺软骨瘤内有分化的肺腺癌成分,需要认真区分,不排除合并腺癌可能[10]。

软骨瘤偶见恶变为软骨肉瘤者,Salminen等[26]报道称1例气管内软骨瘤术后复发和恶变,但恶变时间可长达10余年。软骨肉瘤因多发生于大小支气管壁,向管内外浸润生长。侵入肺实质而呈现边缘不清的肿物,色灰白,质硬,此时与肺癌不易区分。肺门淋巴结常无转移。

肺原发性软骨肉瘤更少见,截至2000年,方应国等[27]统计国内外共26例肺软骨肉瘤,本病好发于青壮年,平均年龄40.3岁。张国亮等[28]统计,截至2017年5月,国内报道肺原发性软骨肉瘤共16例,文献记载均为个案报道,最大径2.5~15 cm[27-31]。病理上分间叶型、高分化型和黏液型,以间叶型最多[32,33]。肺黏液型软骨肉瘤更罕见,截至2019年1月,刘有等[34]统计,全球范围仅报道8例,大小1.1~15 cm。

【临床表现】大多无症状,在体检时发现[9,35-37]。有症状者表现为咳嗽、咳痰、痰中带血、胸闷、胸痛、呼吸困难、喉部不适等。可有咯血或痰中带血,甚至堵塞气道致气急[11],表明肿瘤发生在较大支气管内,故纤维支气管镜能发现,可术前确诊。鉴于肺软骨瘤常为Carney三联征的组成部分,故对任何肺内软骨瘤患者,可施行进一步的胃、肾上腺及肾上腺外(尤其是腹膜后)CT检查,以排除伴随肿瘤是需要的,尤其是青年女性患者。另外,伴二联或三联者,尚应注意有无家族遗传倾向。

【影像学表现】大多数为周围型,也可位于支气管腔内[38],谭雄等[10]统计的55例中,6例位于气管内。周围型者,X线表现为孤立性球形阴影,大小不等,可略呈分叶状,边界多较光整[39],时有钙化斑点,容易与结核瘤等相混淆。较大者,呈块状影,或为浸润性阴影。

无论支气管腔内或肺内型者,CT均能很好显示。非Carney三联征患者的原发性肺软骨瘤所有病灶均单发,肺周围部较多见,各叶均可发病。肿瘤最大径为1.0~20 cm,平均(4.5±1.2)cm,多数为1~4 cm[40],但有报道大达20 cm×13 cm×10 cm[41-43]。

部分病灶可有浅分叶,不伴毛刺,无卫星病灶,病灶边界光滑,但个别可与邻近肺组织分界不清,并且病灶周围可出现磨玻璃样影像,以及晕征[44-70]。病灶内出现斑点状、小斑片状及蛋壳状钙化[71],可以发现软骨或钙化,CT值多在130Hu以上(图4-2-1)。钙化较错构瘤少见,且多为小斑点状[37],但与错构瘤不易区分,除非有明确脂肪成分者。因此,建议薄层CT扫描,以发现可疑的钙化和脂肪。

当原有肺结节突然增大,或出现浸润性生长特性时,要考虑软骨瘤恶变的可能,确诊还有待病理。有学者认为[73],发生在肺的骨外软骨肉瘤在影像学上有一定特点,内环状钙化是诊断与鉴别诊断的关键点。而Parker等[74]报道了1例在CT和MRI上表现类似于支气管囊肿的肺原发性骨外软骨肉瘤。但也有部分软骨肉瘤病例[28,34,75,76],病灶内未见明显钙化灶,说明肺原发骨外软骨肉瘤在影像学上缺乏特异性,早期常易漏诊及误诊[77,78]。

肺软骨瘤血供不丰富,CT增强扫描大多数呈轻-中度强化[79,80],少数不强化[37,81]。

曾有人研究了骨软骨瘤的MRI表现,GD-DTPA增强后,有周边环状或弧状强化现象,但非特异性,需与部分结核球鉴别[82,83]。

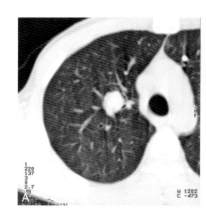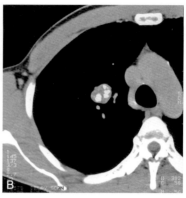

图4-2-1　男性,46岁。右肺上叶尖段肺门旁实性结节,呈类圆形,边界较光整。CT平扫示内部明显斑块样和点状钙化,分布不均匀,并可见软组织密度成分,邻近支气管向周围推挤,手术病理证实为软骨瘤

有多位学者报道用^{68}Ga-DOTA-TATE PET/CT分子影像的方法,来评估Carney三联征的肾上腺外副神经节瘤,不仅可以有效寻找异位副神经节瘤,还可精确分期,以及评估放射免疫靶向治疗的疗效[84,85]。甚至用PET/CT结合多种示踪剂,如^{18}F-FDOPA,^{18}F-FDA,^{18}F-FDG,结合MRI技术来评估Carney三联征多种不同病理性质的病变,显示出PET在这方面的潜在应用[06]。

如果女性患者患有肺内软骨瘤,必须要进行全身影像学检查,特别是明确有无胃和异位副神经节瘤的存在,以排除Carney三联征的可能。值得注意的是,异位副神经节细胞瘤患者有可能发生肺转移瘤,此时,需仔细与肺软骨瘤鉴别,而不能轻易诊断为Carney三联征[87]。

【鉴别诊断】肺原发性软骨肉瘤与原发支气管肺癌难以区分。原发性肺软骨瘤一般表现为良性肿瘤特征,需与以下几种疾病进行鉴别诊断。

1. 肺错构瘤　肿瘤内常有钙化,钙化多位于病灶中心,典型的钙化呈“爆米花”样,多处于病灶的中心,病灶内可见脂肪[6,26,40,54]。结节内发现脂肪密度有定性诊断价值,而肺软骨瘤钙化则较少。肺软骨瘤影像上不易与肺错构瘤区分。尽管两者均为良性,但考虑到肺软骨瘤与Carney三联征的关系,正确的诊断十分重要。组织学上难以鉴别肺软骨瘤与错构瘤时,SDH-B免疫组织化学检查可作为两者鉴别的有效方法。SDH-B表达缺陷常见于肺软骨瘤,有助于诊断Carney三联征[25]。

2. 硬化性肺细胞瘤　术前鉴别困难,硬化性肺细胞瘤在2015年版WHO分类中,将其归入“肺腺瘤”,中青年女性好发。内部可有明显钙化,部分可有裂隙征,增强后见边缘血管征,多数病例异常明显强化,是重要鉴别征象。

3. 低分化或未分化周围型肺癌　病灶多位于外周,边界不清,周围常有分叶,钙化少,且多细斑点状,常常包裹在外周偏心区域,增强扫描病灶可见明显不均匀性强化,中晚期者,常常伴肺门及纵隔淋巴结增大[64,71,72]。

4. 结核球　常常伴有空洞,周围多见卫星病灶,多位于双肺上叶尖段及下叶背段,病灶周围常见点状钙化及纤维性病灶,常常导致周围支气管牵拉性扩张[48]。

5. 转移瘤　需与伴较多钙化的转移瘤鉴别,通常源于消化道肿瘤,但多为泥沙样钙化。年轻患者需与骨肉瘤的转移相鉴别,结合临床和四肢X线检查,多可排除原发骨肉瘤的存在。

肺内原发性软骨瘤通过手术治疗可获得较好的疗效,术后生存时间长。总的来说,该病罕见恶变及远处转移[71,88]。

◆ 参考文献 ◆

［ 1 ］ Morgan H D, Salama F D. Primary chondrosarcoma of the lung[J]. J Thorac Cardiovasc Surg, 1972, 64: 465.

［ 2 ］ Sun C C, Kroll M, Miller J E. Primary chondrosarcoma of the lung[J]. Cancer, 1982, 50(9): 1864−1866.

［ 3 ］ Greenspan E B. Primary osteoid chondrosaecoma of the lung: report of a case[J]. Am J Cancer, 1933, 18: 603−609.

［ 4 ］ Lowell L M, Tuby J G. Primary chondrosarcoma of the lung[J]. J Thorac Surg, 1946, 68: 476.

［ 5 ］ Ikeda T, Nakano J, Okada S. Pulmonary chondroma: report of a case[J]. Kyobu geka. The Japanese journal of thoracic surgery, 2018, 71(11): 976−979.

［ 6 ］ Huang H L, Chen M G, Fan Z R, et al. CT follow-up study of primary pulmonary chondroma in 1 case and review of literature[J]. Medical Information, 2011, 19(12): 678−680.

［ 7 ］ 戈峰, Ming Lui, 李琦. 基础胸外科学[M]. 北京: 中国协和医科大学出版社, 2003: 362.

［ 8 ］ 许春伟, 王海艳, 吴永芳, 等. 2 771例肺肿瘤临床病理特征分析[J]. 临床与病理杂志, 2016, 36(2): 173−184.

［ 9 ］ 潘铁成, 汪源, 陈涛, 等. 肺部少见的原发恶性肿瘤——附19例报告[J]. 现代肿瘤医学, 2007, 15(9): 1268−1270.

［10］ 谭雄, 赖应龙, 李金洁, 等. 原发性肺软骨瘤4例并文献复习[J]. 中国胸心血管外科临床杂志, 2016, 23(1): 92−94.

［11］ Hoekstra M O, Bertus P M, Nokkels P G, et al. Multiple pulmonary chondromata. A rare cause of neonatal respiratory distress[J]. Chest, 1994, 105(1): 301−302.

［12］ 徐晨, 侯英勇, 戚伟栋, 等. 不完全性Carney三联征临床病理特征[J]. 中华病理学杂志, 2009, 9(38): 626−627.

［13］ 林敏, 周晓丽, 黄锦. 不完全性Carney三联征一例[J]. 上海医学, 2021, 44(8): 611−612.

［14］ Carney J A, Sheps S G, Go V L, et al. The triad of gastricleiomyosarcoma, functioning extra-adrenal paraganglioma and pulmonary chondroma[J]. N Engl J Med, 1977, 296(26): 1517−1518.

［15］ 彭丽君, 曾伟生, 乔贵宾. Carney综合征1例[J]. 国际肿瘤学杂志, 2015, 42(7): 559−560.

［16］ Alonso I F, Pardo R L. Carney triad: A case report, characteristics and literature review of this rare entity[J]. International Journal of Surgery Case Reports, 2021, 79: 1714−1716.

［17］ Morales I, Gupta S, Gilbert B, et al. A rare case of carney triad[J]. Chest, 2017, 152(4S): A589.

［18］ Hideki U, Daisuke O, Yukina K, et al. A case of incomplete Carney's triad[J]. Asian Cardiovascular and Thoracic Annals, 2014, 22(5): 617−619.

［19］ Majerus B, Dekoninck X, Debongnie J C, et al. Carney's syndrome: 2 new cases[J]. Ann-Chir, 1996, 50(6): 470−473.

［20］ Carney J A. Gastric stromal sarcoma, pulmonary chondroma, and extra-adrenal paraganglioma (Carney Triad): natural history, adrenocortical component, and possible familial occurrence[J]. Mayo Clin Proc, 1999, 74(6): 543−552.

［21］ Mendes W, Ayoub A, Chapchap P, et al. Association of gastrointestinal stromal tumor (leiomyosarcoma), pulmonary chondroma, and nonfunctional retroperitoneal paraganglioma[J]. Med Pediatr Oncol, 1998, 31(6): 537−540.

［22］ Kiryu T, Kawaguchi S, Matsui E, et al. Multiple chondromatous hamartomas of the lung: a case report and review of the literature with special reference to Carney syndrome[J]. Cancer, 1999, 85(12): 2557−2561.

［23］ 黄爱红, 孙凯, 张敏. Carney三联征临床病理分析1例[J]. 诊断病理学杂志, 2019, 26(8): 544−545.

［24］ Tian D, Wen H, Zhou Y, et al. Pulmonary chondroma: A clinicopathological study of 29 cases and a review of the literature[J]. Molecular & Clinical Oncology, 2016, 5(3): 211−215.

［25］ Chatzopoulos K, Fritchie K J, Aubry M C, et al. Loss of succinate dehydrogenase B immunohistochemical expression distinguishes pulmonary chondromas from hamartomas[J]. Histopathology, 2019, 75(6): 825−832.

［26］ Salminen U S, Halttunen P, Taskinen E, et al. Recurrence and malignant transformation of endotracheal chondroma[J]. Ann Thorac Surg, 1990, 49(5): 830−832.

［27］ 方国国, 蟪国铮, 王国秋, 等. 肺原发性软骨肉瘤2例及文献复习[J]. 临床与实验病理学杂志, 2000, 16(5): 374−376.

［28］ 张国亮, 米丽丽, 曾辉, 等. 肺原发性软骨肉瘤1例报道[J]. 诊断病理学杂志, 2018, 25(3): 218−219.

［29］ 范金强, 郑鹏超, 李振军. 原发性肺软骨肉瘤病一例[J]. 临床外科杂志, 2016, 24(4): 320.

［30］ 戴栃湾, 陈亚娟, 郭述良. 原发肺软骨肉瘤伴皮下转移1例报告[J]. 分子影像学杂志, 2015, 38(4): 392.

［31］ 向志雄, 梁华波, 官云. 肺软骨肉瘤并肺内多发转移一例[J]. 放射学实践, 2014, 29(12): 1447.

［32］ Dianbo C, Shucheng H, Wei L, et al. Primary giant pulmonary chondrosarcoma[J]. European journal of cardio-thoracic surgery: official journal of the European Association for Cardio-thoracic Surgery, 2011, 40(2): 528.

［33］ Boueiz Adel, Abougergi Marwan S, Noujeim Carlos, et al. Primary dedifferentiated chondrosarcoma of the lung[J]. Southern medical journal, 2009, 102(8): 861−863.

［34］ 刘有, 张晓欢, 宋志刚, 等. 肺原发性骨外黏液样软骨肉瘤临床病理观察[J]. 诊断病理学杂志, 2019, 26(8): 523−527.

［35］ Stratakis C A, Carney J A. The triad of paragangliomas, gastric stromal tumours and pulmonary chondromas(Carney triad), and the dyad of paragangliomas and gastric stromal sarcomas (Carney-Stratakis syndrome): molecular genetics and clinical implications[J]. Journal of Internal Medicine, 2009, 266(1): 43−52.

［36］ Rodriguez F J, Aubry M C, Tazelaar H D, et al. Pulmonary chondroma: a tumor associated with Carney triad and different from pulmonary hamartoma[J]. American Journal of Surgical Pathology, 2007, 31(12): 1844−1853.

［37］ 李玉林, 吴海辉, 康其伟, 等. 肺软骨瘤的CT表现及临床病理分析[J]. 沈阳医学院学报, 2020, 22(3): 220−223.

［38］ 马东风, 王小琪. 右主支气管骨软骨瘤1例报告[J]. 临床放射学杂志, 1989, 8(21): 235, 363.

［39］ 周燕发, 许有进, 刘长文, 等. 肺良性肿瘤的X线特点(附42例报告)[J]. 临床放射学杂志, 1992, 11(5): 234−237.

［40］ Tsuyoshi U, Hirochika M, Mamoru M, et al. Rapidly growing proliferative pulmonary chondroma: A case report[J]. International Journal of

Surgery Case Reports, 2022, 101: 107776.

[41] 徐珂, 杨明放. 《请您诊断》病例137答案: 肺部巨大软骨瘤[J]. 放射学实践, 2019, 34(3): 355–356.

[42] 李果生, 刘祖明, 李方明, 等. 巨大肺软骨瘤1例报告[J]. 中国煤炭工业医学杂志, 2002, 5(5): 437.

[43] 邱小明, 朱大兴, 陈军, 等. 巨大原发性肺软骨瘤1例[J]. 中国肺癌杂志, 2011, 14(4): 383–384.

[44] 吴彬, 徐志飞, 高光强, 等. 肺原发性软骨瘤一例报告[J]. 第二军医大学学报, 2000, 21(3): 295–301.

[45] 于明德, 朱宁学. 肺软骨瘤1例报告[J]. 实用放射学杂志, 2000, 16(12): 761–762.

[46] 魏萍, 章栽良, 陈云斌. 肺原发性软骨瘤1例报告[J]. 肿瘤学杂志, 2002, 8(4): 237.

[47] 李伟. 肺原发性软骨瘤二例[J]. 临床放射学杂志, 2007, 26(2): 193.

[48] 廖永德, 李静, 游良根, 等. 肺软骨瘤2例报告并文献复习[J]. 华中科技大学学报(医学版), 2008, 37(5): 698–700.

[49] 舒仁义, 叶孟, 俞文英. 肺原发性软骨瘤的CT诊断(附4例报告)[J]. 中国临床医学影像杂志, 2008, 19(11): 816–817.

[50] 李国, 王建利, 王珏, 等. 原发肺软骨瘤1例报告并文献复习[J]. 中国误诊学杂志, 2010, 10(6): 14–16.

[51] 张长弓, 钱可宝, 李高峰. 肺原发软骨瘤1例[J]. 中国医学创新, 2010, 7(26): 190.

[52] 黄洪磊, 邓明光, 范峥荣, 等. CT随访观察原发软骨瘤1例并文献复习[J]. 医学信息(中旬刊), 2011, 8: 299–300.

[53] 王晓红, 汪洪波, 于红岩, 等. 肺原发软骨瘤1例报告并文献复习[J]. 临床肺科杂志, 2013, 18(2): 198–199.

[54] 彭旭, 杨智, 杨大兴, 等. 肺原发性软骨瘤12例多层螺旋CT征象及病理分析[J]. 疑难病杂志, 2019, 18(4): 78–79, 84, 115.

[55] 葛晓东, 陈欣, 张曦, 等. 肺原发性软骨瘤一例[J]. 中华肺部疾病杂志(电子版), 2018, 11(6): 116–117.

[56] 李博, 黄进, 郭炜. 肺内软骨瘤1例报告[J]. 实用放射学杂志, 2006, 22(12): 1527.

[57] 杨超, 谭益, 唐胜军, 等. 肺软骨瘤1例[J]. 中华胸心血管外科杂志, 2008, 37(5): 698–700.

[58] 程江涛, 杨印楼. 肺软骨瘤1例报告并文献复习[C]// 中华医学会呼吸病学年会——2011(第十二次全国呼吸病学学术会议)论文汇编. 2011.

[59] 刘浩, 江晨. 肺原发软骨瘤1例报告并文献复习[J]. 医学理论与实践, 2012, 25(17): 2111.

[60] 王桂东. 肺软骨瘤CT诊断与病理的对照分析[J]. 贵阳中医学院学报, 2012, 34(2): 66–68.

[61] 唐钧, 冒晋宇, 郑红伟, 等. 肺原发性软骨瘤的CT表现[J]. 重庆医学, 2012, 41(29): 95–96.

[62] 吕宾, 胡德宏, 卢恒孝. 肺软骨瘤一例报告[J]. 中华腔镜外科杂志(电子版), 2012, 5(3): 60–61.

[63] 侯明伟, 李胜, 邹文远. 原发性左下肺软骨瘤1例[J]. 临床肺科杂志, 2013, 18(4): 768.

[64] 田东, 付茂勇, 赖应龙, 等. 原发性肺软骨瘤17例临床分析[J]. 中华外科杂志, 2014, 52(5): 395–396.

[65] 李昌晓, 李勇, 姜洪翠, 等. 原发性肺软骨瘤误诊为周围型肺癌1例[J]. 实用医学杂志, 2015, 31(5): 833.

[66] 程良, 邓玉平. 肺软骨瘤1例[J]. 中华胸心血管外科杂志, 2016, 32(7): 428.

[67] 薛君. 肺软骨瘤的CT表现及其相关病理学基础研究综述[J]. 世界最新医学信息文摘(电子版), 2016, 16(75): 157–158.

[68] 李莹, 曹益瑞. 原发肺软骨瘤1例报告并文献复习[J]. 罕少疾病杂志, 2016, 23(4): 63–64.

[69] 刘艳芳. 肺软骨瘤一例报告[J]. 云南医药, 2015, 36(4): 479–480.

[70] 郑红伟, 祁佩红, 许乙凯, 等. 肺软骨瘤的CT表现及病理分析[J]. 中国CT和MRI杂志, 2013, 11(1): 42–44.

[71] 王彪, 何彬, 薛洋, 等. 原发性肺软骨瘤的外科诊治分析[J]. 临床肺科杂志, 2018, 23(9): 1590–1592.

[72] 王政江, 王德霞, 窦慧慧, 等. P53、MDM-2蛋白在肺癌中的表达及其与肺癌临床病理特征的关系研究[J]. 疑难病杂志, 2017, 16(10): 1047–1049, 1053.

[73] 曹殿波, 许冰, 赵阳, 等. 一例左肺上叶间叶性软骨肉瘤的影像表现[J]. 中华放射学杂志, 2010, 44(3): 326.

[74] Parker L A, Molina P L, Bignault A G, et al. Primary pulmonary chondrosarcoma mimicking bronchogenic cyst on CT and MRI[J]. Clin Imaging, 1996, 20(3): 181–183.

[75] 贾铭, 黄婵桃, 陈卫国, 等. 肺软骨肉瘤1例[J]. 中国医学影像技术, 2006, 22(2): 208.

[76] 潘宝艳, 李辉, 杨丰才. 肺内软骨肉瘤一例[J]. 临床放射学杂志, 2001, 20(11): 889.

[77] 肖曼君, 李亚军. 肺间叶型软骨肉瘤一例[J]. 临床放射学杂志, 2014, 33(11): 1668–1669.

[78] 陈锴, 肖莉莉, 曹殿波, 等. 肺原发性间叶性软骨肉瘤2例报告[J]. 吉林医学, 2014, 35(25): 5757–5758.

[79] 王鹤翔, 李杰, 陈艳艳, 等. 肺软骨瘤的CT诊断[J]. 实用放射学杂志, 2019, 35(3): 371–373, 395.

[80] Haja Mydin H, Kerr K M, Dempsey O. Calcified pulmonary chondromas in Carney's triad[J]. Thorax, 2014, 69(10): 969–970.

[81] 涂占海, 林征宇, 曹代荣, 等. 肺原发性软骨瘤的CT表现[J]. 中国临床医学影像杂志, 2013, 24(4): 33–36.

[82] Cohen E K, Kressel H Y, Frank T S, et al. Hyaline cartilage origin bone and soft-tissue neoplasms: MR appearnce and histologic correlation[J]. Radiology, 1988, 167(2): 477–481.

[83] Aoki J, Sone S, Fujioka F, et al. MR of enchondroma and chondrosarcoma rings and arcs of GD-DTPA enhancement[J]. J Comput Assist Tomogr, 1991, 15(6): 1011–1018.

[84] Derlin Thorsten, Hartung Dagmar, Hueper Katja. ^{68}Ga-DOTA-TATE PET/CT for molecular Imaging of somatostatin receptor expression in extra-adrenal paraganglioma in a case of complete carney triad[J]. Clinical Nuclear Medicine, 2017, 42(12): 70–72.

[85] 麻广宇, 关志伟, 张晓军, 等. 比较目测法和T/L_(ratio)-ROC法在[68]Ga-DOTATATE PET/CT显像中对神经内分泌肿瘤的诊断效能[J]. 解放军医学院学报, 2020, 41(2): 128–132.

[86] Papadakis Georgios Z, Patronas Nicholas J, Chen Clara C, et al. Combined PET/CT by ^{18}F-FDOPA, ^{18}F-FDA, ^{18}F-FDG, and MRI correlation on a patient with Carney triad[J]. Clinical nuclear medicine, 2015, 40(1): 70–72.

[87] Tan K L, Mah P K, Rajasoorya C, et al. Paraganglioma with pulmonary metastases: a case report[J]. Ann Acad Med Singapore, 1996, 25(4): 592–595.

[88] 程良, 邓玉平. 肺软骨瘤1例[J]. 中华胸心血管外科杂志, 2016, 32(7): 428.

第三节　肺平滑肌瘤

平滑肌瘤多发于消化道,其次为子宫,而发生于肺部的非常少见[1]。肺部平滑肌瘤(pulmonary leiomyoma, PL)是起源于肺内血管、淋巴管或支气管的平滑肌细胞或组织的良性肿瘤,以往文献报道多为子宫肌瘤切除术后的良性转移性平滑肌瘤,但近来原发性支气管和肺的平滑肌瘤也有报道[2],这种情况比较少见,占肺部良性肿瘤的2%～14%[3]。文献根据其组织起源分为支气管型、肺血管型及肺实质型[4],肺实质型多见。

【组织起源】对于该病的发病机制、肿瘤的来源至今存在争议。有学者认为,该病是一种具有低度恶性潜能或交界性的肿瘤。也有学者支持该病是子宫肌瘤通过血行转移至肺部后进行单克隆生长形成这一观点[5]。由于该病多发生于有子宫肌瘤病史的女性,多数文献认为,该病是由子宫平滑肌细胞转移所致,但很多病例并无平滑肌细胞转移的病理学特征依据,且该病还见于男性,因此,还有学者[6]认为该病是一种原发性的肺部良性肿瘤。

【病理特征】支气管平滑肌瘤可发生于主支气管、叶支气管和段支气管;位于气管和支气管腔内者,呈息肉状,宽基底,瘤体较小,表面被以呼吸上皮或鳞状上皮。位于肺实质者,两肺及各叶的分布无明显差异,都为单发,瘤体为球状或稍分叶状,常有完整包膜,实性,标本切面灰白、灰红色或鱼肉样,中等硬度,有弹性,与子宫平滑肌瘤相同。一般蒂不明显,偶见短蒂,甚至长蒂[7]。

镜下瘤细胞呈长梭形,胞质丰富,边界清楚,有纵行肌原纤维,染色呈深粉红;胞核梭形,两端钝圆,无间变,不见分裂象。瘤细胞成束状,交错分布,或成漩涡状,常栅栏状排列,偶见腺泡状排列。瘤组织内可有不等量的纤维组织。气管或支气管的平滑肌瘤以平滑肌细胞为主,血管和纤维组织成分甚少;肺平滑肌瘤的纤维组织和血管成分相对较多,HE染色与纤维瘤、神经纤维瘤、神经鞘瘤及梭形细胞类癌难以区分,此时可用特殊染色、免疫组织化学或电子显微镜加以鉴别[8-10]。

免疫组织化学显示瘤细胞肌动蛋白(actin)、平滑肌肌动蛋白(SMA)、结蛋白(desmin)标志阳性,HMB45阴性。有子宫平滑肌瘤病史的患者,往往ER和PR阳性表达[11]。但要真正鉴别是原发还是继发,需做基因染色体分析,Schneider T等[12]报道子宫平滑肌瘤往往存在着12q13-15的基因突变。但也有学者对子宫平滑肌瘤及肺平滑肌瘤同时做染色体基因分析,为同一位点染色体基因突变。

【临床表现】发病年纪轻,平均年龄约30岁左右。好发于中青年女性,但男性也可发病[13],总体上,女性比男性多1.5倍。有报道认为气管平滑肌瘤男性多于女性,而肺平滑肌瘤,则女性多于男性一倍。

支气管平滑肌瘤瘤体较小时,即可出现症状,多表现为部分或完全性支气管阻塞。主要为咳嗽、胸痛、胸闷、发热及反复感染、肺不张、支气管扩张等,并可出现咯血[14-16]。支气管平滑肌瘤有时可引起气胸。

肺平滑肌瘤大多数无症状,于体检时无意中发现。出现症状时,多半瘤体较大,压迫支气管或邻近脏器所致[10]。

【影像学表现】肺平滑肌瘤表现为肺实质内的孤立性结节或肿块,肿瘤最大径为2.0～20.0 cm,呈圆形、椭圆形或不规则形,边缘光滑、锐利,无分叶,无毛刺,质地均匀而致密[2-8,10,11,13],

无空洞（图4-3-1）。有时因出现阻塞性肺炎或肺不张而掩盖肿物，甚至出现气胸而将肺压缩，易误诊为肺癌。CT平扫多为中等密度，CT值范围为25～33 Hu，与邻近胸壁肌肉密度相似，尽管也发现有钙化的报道，但通常无钙化和出血。增强后可呈均匀中等度强化、不均匀强化、明显斑片状强化和环形强化，强化区CT值可达80 Hu左右[10,13]。CT对肿瘤的定位诊断佳，定性诊断较难，缺少特异性[17-22]。

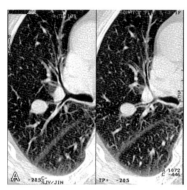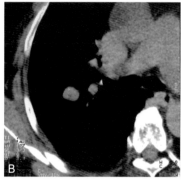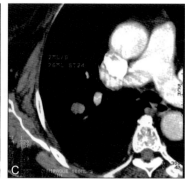

图4-3-1 女性，69岁。右肺上叶后段肺门旁实性结节，呈类圆形，边界光整，无明显分叶和毛刺，近端可见右上叶后段水平亚段支气管于结节边缘截断（A）。CT平扫（B）内部均匀，平均CT值44 Hu，增强后CT值94 Hu（C），有明显强化，与边缘光整的肺恶性结节不易鉴别。手术病理：平滑肌瘤

该病的PET/CT报道少见[23]。研究结果显示代谢一般无增高，部分结节放射性摄取可轻度增高，SUV最大值1.0，对区分病灶的良恶性有帮助。有肺平滑肌瘤误诊为肺泡细胞癌的报道[23]。

【鉴别诊断】PL影像学表现有一定特点，边缘光滑、锐利，呈圆形或卵圆形，CT平扫多呈中等密度，增强扫描后呈中等度或斑片状强化。当肺结节有如此CT表现时，应想到平滑肌瘤的可能，但确诊仍有待于病理检查。首先需与肺良性转移性平滑肌瘤鉴别[8]，另外，影像上还易与肺内其他良性肿瘤相混淆，如肺错构瘤、硬化性肺细胞瘤、炎性肌纤维母细胞瘤、胸膜孤立性纤维瘤等[10]。

1. 肺良性转移性平滑肌瘤 子宫平滑肌瘤偶尔可侵入子宫的静脉血管中，故有在肺组织中着床的机会，形成转移性肺平滑肌瘤。有文献报道肺多发性纤维平滑肌瘤样错构瘤，皆为女性，年龄30～74岁，皆有子宫肌瘤病史。CT见多发结节，或两肺弥漫性结节[24-33]，极少数可为单发，此时鉴别困难（图4-3-2）。此瘤与雌激素和孕酮有强依赖性，当这2个激素增多时此瘤增大，可引起肺功能下降，分娩后激素水平突然下降，可使瘤体缩小和消失，闭经后瘤体也可趋于稳定[34]。

2. 肺错构瘤 最常见的良性肿瘤，边缘光滑，其典型表现为"爆米花样"钙化和脂肪密度，增强后无或轻度强化，易鉴别[35]。

3. 硬化性肺细胞瘤 好发中年女性，影像学表现为孤立性结节或肿块，边缘光整、境界清，增强持续渐进强化，典型者伴有空气新月征、晕征、贴边血管征、瘤内钙化等。强化不明显者，不易与PL鉴别。

4. 炎性肌纤维母细胞瘤 周围型IMT缺少特异性的临床和影像学表现，确切的病因和发病机制尚不明确，可能与感染、免疫抑制、放疗、化疗、局部创伤和手术等因素有关。瘤体具有

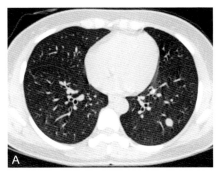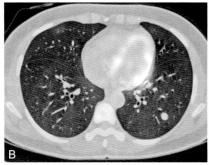

图4-3-2　女性,47岁。子宫肌瘤行子宫全切术后7年,常规检查发现两肺数枚小结节(A),大者位于左肺下叶基底段,长径约1.2 cm,边界光整,无分叶和毛刺,内部密度均匀,无明显钙化,^{18}F FDG PET/CT(B)结节无异常糖代谢。术后病理证实为良性平滑肌瘤

一定的侵袭性,PET/CT扫描时,瘤体常呈中高代谢,与PL不同,但术前鉴别诊断困难,需靠经皮穿刺肺活检术,甚至手术切除标本,方能确诊[36]。

5. 胸膜肺孤立性纤维瘤　多数系胸膜来源,往往与胸膜关系较密切,SFT在CT上多表现为宽基底、周围肺组织受压并伴有"胸膜尾"征。病理上,SFT可为恶性或低度恶性潜能者,因此,某些病例PET/CT可见放射性异常浓聚[37-39]。

参考文献

［1］Abramson S, Gilkeson R C, Goldstein J D, et al. Benign metastasizing leiomyoma: clinical, imaging, and pathologic correlation[J]. AJR Am J Roentgenol, 2001, 176(6): 1409–1413.

［2］张倩茹,陈巨坤,李志强,等.肺平滑肌瘤一例[J].中华放射学杂志,2002,11:1055.

［3］陈庆福,廉仕法,孙玉鹗,等.肺平滑肌瘤五例[J].中华心胸血管外科杂志,2000,7:285.

［4］吴华军.巨大肺平滑肌瘤1例[J].医学影像学杂志,2005,9:773.

［5］曲杨,张海青,赵丹,等.肺平滑肌瘤病临床病理观察[J].诊断病理学杂志,2012,19(4):281–283.

［6］房在良,陆普选.肺平滑肌瘤的临床及X线诊断:附11例报告[J].临床放射学杂志,1995,14(6):345–347.

［7］顾浩.肺平滑肌瘤的CT表现与病理对照研究[J].现代医药卫生,2004,10:835–836.

［8］王箐,张志尧,徐美林,等.支气管、肺平滑肌瘤临床病理诊断分析[J].天津医药,2004,32(7):444–445.

［9］刘宇飞,代文莉,鲁际,等.肺平滑肌瘤病2例临床病理及影像特征[J].重庆医科大学学报,2020,45(11):1652–1655.

［10］孙宗琼,陈林,贺锋,等.肺原发性平滑肌瘤CT征象及病理对照分析[J].中华放射学杂志,2013,47(9):805–807.

［11］吴丽娟,任兴昌,周大伟,等.肺平滑肌瘤1例报道及文献复习[J].肿瘤研究与临床,2004,16(6):404–405.

［12］Schneider T, Kugler C, Kayser K, et al. Benign, pulmonary metastatic leiomyoma of the uterus[J]. Chirurg, 2001, 72(3): 308–311.

［13］朱艳琳,吕圣秀,黄陈恕.肺部平滑肌瘤的CT表现[J].医学影像学杂志,2013,23(9):1396–1398.

［14］Karnak I, Akcoren Z, Senocak M E. Endobronchial leiomyoma in children[J]. Eur J Pediatr Surg, 2000, 10(2): 136–139.

［15］Borski T G, Stucker F J, Grafton W D, et al. Leiomyoma of the trachea: a case report and a novel surgical approach[J]. Am J Otolaryngol, 2000, 21(2): 119–121.

［16］Sameer Arbat. Endobronchial leiomyoma: a rare form of bronchial tumor[J]. Chest, 2019, 156(4): 242.

［17］Peng S F, Chang Y C, Su C T, et al. High-resolution computed tomography in pulmonary lymphangio(leio)myomatosis and pulmonary tuberous sclerosis[J]. J Formos Med Assoc, 1996, 95(5): 399–402.

［18］Shin M S, Fulmer J D, Ho K J. Unusual computed tomographic manifestations of benign metastasizing leiomyomas as cavitary nodular lesions or interstitial lung disease[J]. Clin Imaging, 1996, 20(1): 45–49.

［19］胡茂新,郝晓芳,周军.肺平滑肌瘤X线表现及诊断(附23例报告)[J].医学影像学杂志,2003,13(10):754.

［20］周燕发,许有进,刘长文,等.肺良性肿瘤的临床X线特点[J].临床放射学杂志,1992,11(5):234–237.

［21］马新民.肺原发性平滑肌瘤1例报告[J].实用放射学杂志,1992,8(7):435.

［22］何晓,何国祥,戚文骥.支气管平滑肌瘤三例[J].中华放射学杂志,1994,28(8):568.

［23］闫瑾.肺平滑肌瘤病PET/CT误诊为肺泡细胞癌1例[J].中国临床医学影像杂志,2014,25(4):300–301.

［24］Barlesi F, Thomas P, Ferri-Dessens R M, et al. Multiple pulmonary leiomyomatous nodules: benign metastasing leiomyoma[J]. Rev Mal Respir, 2001, 18(4 Pt 1): 440–442.

［25］Matsumoto K, Yamamoto T, Hisayoshi T, et al. Intravenous leiomyomatosis of the uterus with multiple pulmonary metastases associated with large bullae-like cyst formation[J]. Pathol Int, 2001, 51(5): 396–401.

［26］ Pawlik C, Wildberger J E, Tietze L, et al. Benign metastasizing leiomyoma of the lung-a rare differential diagnosis of pulmonary space-occupying lesions[J]. Dtsch Med Wochenschr, 2001, 126(19): 551–555.

［27］ Huang P C, Chen J T, Chia Man C, et al. Benign metastasizing leiomyoma of the lung: a case report[J]. J Formos Med Assoc, 2000, 99(12): 948–951.

［28］ Nishikawa H, Ideishi M, Nishimura T, et al. Deep venous thrombosis and pulmonary thromboembolism associated with a huge uterine myoma — a case report[J]. Angiology, 2000, 51(2): 161–166.

［29］ Pifarre R, Izquierdo J, Calatrava A, et al. Benign metastasizing pulmonary leiomyomatosis. A report of 3 cases[J]. Arch Bronconeumol, 1999, 35(11): 564–566.

［30］ Abramson S, Gilkeson R C. Multiple pulmonary nodules in an asymptomatic patient[J]. Chest, 1999, 116(1): 245–247.

［31］ De-Simone M, Cioffi U. Leiomyomas and extramucosal cysts of the esophagus in adults. The clinical picture and surgical therapy[J]. Minerva Chir, 1999, 54(1–2): 15–25.

［32］ Popescu L, Verescu O, Galbenu P. Bilateral multifocal pulmonary leiomyomatosis[J]. Pneumoftiziologia, 1997, 46(3): 211–215.

［33］ Takemura G, Takatsu Y, Kaitani K, et al. Metastasizing uterine leiomyoma. A case with cardiac and pulmonary metastasis[J]. Pathol Res Pract, 1996, 192(6): 622–629, discussion 630–633.

［34］ Abu-Rustum N R, Curtin J P, Burt M, et al. Regression of uterine low-grade smooth-muscle tumors metastatic to the lung after oophorectomy[J]. Obstet Gynecol, 1997, 89(5Pt2): 850–852.

［35］ Kato N, Endo Y, Tamura G, et al. Multiple pulmonary leiomyomatous hamartoma with secondary ossification[J]. Pathol Int, 1999, 49(3): 222–225.

［36］ 赵桂彬,崔键,董庆,等. 13例原发气管支气管平滑肌瘤切除术后长期随访[J]. 中华胸心血管外科杂志,2012,28(3): 165–166.

［37］ Yan J, Ahl K L, Manning K A, et al. Radiology-Pathology Conference: 18F–FDG PET/CT imaging of solitary fibrous tumor of the pleura[J]. Clin Imaging, 2013, 37(3): 598–601.

［38］ 田彤彤,段钰,胡晓华,等. 孤立性纤维瘤的CT、PET/CT表现与病理特点的研究[J]. 医学影像学杂志,2013,23(5): 790–794.

［39］ 胡胜平,塔娜,刘瑶,等. 孤立性纤维瘤的CT、PET/CT特点与病理分析[J]. 放射学实践,2014,29(12): 1452–1455.

第四节　肺脂肪瘤

　　肺脂肪瘤(pulmonary lipoma)是肺部少见的良性肿瘤,全部或几乎全部由成熟脂肪组织组成,约占肺部良性肿瘤的0.1%,极其少见[1]。国内最早由尹惠罗于1959年报道[2],丁群力等[3]检索文献,截至2011年8月,国内共报道支气管和肺脂肪瘤仅54例。肺脂肪瘤通常发生于中老年人,男性多见,约占90%[4]。

　　绝大多数发生于主支气管或叶支气管,更小支气管者较少,很少一部分发生于肺。依其发生部位可分为2种类型[5]: ① 支气管脂肪瘤(腔内型),约占80%,多发生于正常脂肪较丰富的大支气管,以左主支气管和叶支气管为多,肿瘤多为"哑铃"状,部分在支气管黏膜下,部分向支气管内生长,其表面覆盖完整的黏膜组织; ② 胸膜下脂肪瘤(肺实质型),约占20%。从肺边缘部的细支气管生长,向周围肺组织扩展,接近肺脏层胸膜[6]。

　　有时腔内的肿瘤可向壁内外生长,成"哑铃"状[7];也有文献报道,发生于细支气管,多位于脏层胸膜下的胸膜下型脂肪瘤,后来侵入支气管,成为介于两者间的中间型[3]。

　　【组织起源】多源于支气管黏膜下或软骨环间的脂肪组织。正常脂肪组织可见于大支气管壁,一直延伸到细支气管,所以,皆可发生脂肪瘤,但大支气管黏膜下脂肪较多,故发生的机会也较多。

　　【病理特征】支气管内脂肪瘤占大多数,丁群力等[3]统计的资料,腔内型占81.5%(44/54例),肺内脂肪瘤占18.5%(10/54例)。大体与身体其他部位脂肪瘤一致,质软、色淡黄,有包膜。支气管内型者瘤体较小,通常在3 cm以下。肺内脂肪瘤的体积较大,一般在3～6 cm。

　　镜下为成熟的脂肪细胞所组成,瘤细胞排列紧密,瘤组织由纤维梁索分隔,近瘤表面有丰富的毛细血管,此系脂肪瘤的重要特征,有完整包膜。可伴有黏液变性,如镜下尚见形态一致的纤维母细胞的不等量的胶原纤维,此时可名为梭形细胞脂肪瘤,不可误为脂肪肉瘤,因其仍为良性[8]。

【临床表现】肺脂肪瘤以中老年男性为主,男性远多于女性,一般认为高出4～5倍。丁群力等[3]统计的54例患者中,包括男性44例,女性10例。年龄自20～95岁不等,平均年龄(51.7±11.6)岁,中位53岁。偶可见于儿童[9,10]。体积小时,支气管脂肪瘤患者也可无症状,后来大多会出现症状。多数患者有症状,但无特征性,包括咳嗽、咳痰、发热、气促、咯血等。早期常为支气管扩张症状,如干咳、气喘或胸闷等。如出现反复性肺炎,则症状加重。病期长久可出现肺不张、支气管扩张或肺实变等肺实质损害[11-14]。因脂肪瘤内缺乏血管,故咯血痰不常见,如伴发炎症也可出现血痰,不过发生率不高,占20%～30%[15,16]。肺脂肪瘤多无症状,偶见肿瘤巨大,占据全肺而使之失去功能[16]。

【影像学表现】支气管脂肪瘤胸片可正常,也可为肺门区小圆形阴影,或为瘤体阻塞管腔时出现阻塞性肺炎、肺不张,大多数远端有肺不张、实变或渗出等阻塞性改变,丁群力等[3]统计的54例患者中,50例有异常影像学表现,包括肺不张26例,渗出或实变13例,但影像学表现缺少特异性[17-24]。腔内肿瘤长径为0.3～7.0 cm,CT多平面重建技术对支气管脂肪瘤有较大价值,能准确地对病灶定位,可明确肿块的部位和大小,支气管腔被堵塞的程度,结合CT值还能定性[19-24]。

肺脂肪瘤呈肺内低密度结节或肿块,绝大多数为单发,个别可多发[25,26]。长径为1.5～13.96 cm[27-30],多数最大径<4 cm,但可为巨大肿块[31,32],表现为边界光整、清楚,质地均匀而密度较低,阴影内可见肺纹理,此为脂肪瘤的特征性表现[33,34]。

CT上,肿块呈低密度灶,脂肪密度的CT值是特征性指标,介于-130～-70 Hu之间,对该瘤的诊断有重要价值[35-40](图4-4-1)。同时,还应对病灶进行全面分析,看肿瘤主要成分是否为脂肪,查找有无钙化或软骨成分,避免与错构瘤等混淆[40]。CT值对判断脂肪组织有可靠价值。胸部薄层CT通过精确测量肿物CT值,可与其他SPN相鉴别[26,38,39]。

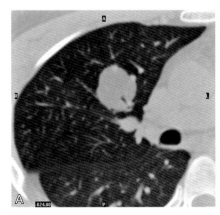
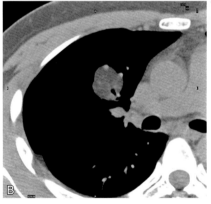

图4-4-1 男性,23岁。常规检查发现右肺上叶前段肺门旁结节,呈类圆形,边界光整,无明显分叶和毛刺,内部可见支气管充气(A),近端可见右上叶前段支气管分枝、推挤、移位,内部均为脂肪密度(B)。CT值-150～-50 Hu,很容易确诊为脂肪瘤

MRI良好的软组织分辨率及多层面成像功能,冠状面及矢状面结合横断面可准确地判断肿瘤的部位、形态、大小,MRI检查对脂肪组织很敏感,脂肪组织的特征性信号,表现为短T1长T2高信号及脂肪抑制序列,可明确脂肪组织,特征性的MRI信号可轻易确诊。发生于较大支气管者,MRI可显示腔内边界光整的结节影,尤以冠状面显示最佳,对明确病灶与邻近结构的

关系也有重要价值[32,39]。

PET/CT对肺脂肪瘤的报道极少，有限的研究表明，脂肪瘤PET/CT扫描呈高代谢[41]。

文献有脂肪瘤复发和恶性变的报道[8,42]，但相当罕见。

【鉴别诊断】支气管腔内型脂肪瘤因常出现阻塞性改变，易误诊为中央型肺癌，支气管镜检查有价值。发生于较大支气管者，镜下可查见肿物，为息肉状，可有蒂，表面光滑，覆盖呼吸道黏膜，色淡黄，活检不易成功，因取材组织少，且支气管黏膜正常即有脂肪组织，而良性脂肪瘤也有，因此有碍于诊断。丁群力等[3]分析23例患者行纤维支气管镜检查，仅6例（26.1%）得到确诊。CT对肺内脂肪瘤的诊断有特异性，形态规则时，诊断不难。不典型时，需与以下疾病鉴别。

1. 中央型肺癌　临床症状相似，且易出现阻塞性改变，因脂肪瘤起源于支气管黏膜下，纤维支气管镜活检不易诊断，故术前CT仔细辨别很重要，如能发现特征性的脂肪密度，则有助于脂肪瘤的诊断，可避免不必要的肺叶切除[3]。

2. 脂肪肉瘤　因高分化脂肪肉瘤同样具脂肪密度，但往往伴有软组织成分，需仔细辨别[8,43]。选用脂肪窗位（窗中心−50 Hu，窗宽500～700 Hu）可能对病灶的显示有帮助，避免常规窗位下观察而导致漏诊[3,39]。

3. 脂质性肺炎　部分肺炎表现为脂肪沉积，也通常无临床症状，但都两侧分布，两下叶多见。影像上表现为实变影，除脂肪成分外，有实变，并常有支气管充气，可资鉴别[44,45]。

◆ 参考文献 ◆

［1］Pincro A, Gimeneg A, Lax F G, et al. Hemoptysis caused byanendobronchial lipoma[J]. J Thorac Cardiovasc Surg, 1996, 111(5): 1104–1105.

［2］尹惠罗. 支气管脂肪瘤并发癌[J]. 中华外科杂志, 1959, 7: 436.

［3］丁群力, 曹超, 吕丹, 等. 肺脂肪瘤1例报道并文献复习[J]. 国际呼吸杂志, 2011, 31(24): 1882–1885.

［4］高宝军, 戴捷, 丁晓娟, 等. 肺脂肪瘤1例[J]. 医学影像学杂志, 2014, 24(2): 295, 299.

［5］郑穗生, 高斌, 刘斌. CT诊断与临床[M]. 合肥: 安徽科学技术出版社, 2011, 254–255.

［6］Moran A M, Bo J, Htun M, et al. Peripheral intrapulmonary lipoma in a 26－ year-old woman — a case report[J]. Polish J Pathology, 2011, 62(2): 113–115.

［7］王旷, 刘岩然, 韩晓辉, 等. 左肺支气管脂肪瘤1例[J]. 诊断病理学杂志, 2005, 12(2): 41, 103.

［8］李泰生, 龙铮. 肺脂肪瘤与脂肪肉瘤（附3例报告）[J]. 实用癌症杂志, 1990, 5: 260.

［9］朱春梅, 常丽, 葛秀山, 等. 儿童外周肺实质脂肪瘤1例[J]. 中国循证儿科杂志, 2011, 6(4): 316–317.

［10］Zhu C M, Chang L, Ge X S, et al. Intrapulmonary lipoma: a case report and literature review[J]. World J Pediatr, 2015, 11(2): 185–187.

［11］吴晓红, 马秉灵, 郑丽琴, 等. 左主支气管内脂肪瘤并阻塞性肺炎一例并文献复习[J]. 中华全科医师杂志, 2018, 17(8): 646–647.

［12］丁翔, 张朝东, 华丛书, 等. 支气管脂肪瘤1例报道并文献复习[J]. 临床肺科杂志, 2016, 21(9): 1741–1743.

［13］周鹏程, 余薇, 陈科伶, 等. 支气管镜下氩气刀治疗右肺脂肪瘤1例及文献复习[J]. 中国内镜杂志, 2016, 22(4): 107–108.

［14］肖晓辉, 刘华, 朱自江, 等. 内镜下治疗支气管脂肪瘤1例并文献复习[J]. 实用医药杂志, 2020, 37(6): 533–534, 537.

［15］刘强, 罗卫民, 雷怀定. 误诊支气管内型脂肪瘤为错构瘤伴咯血1例并文献复习[J]. 临床肺科杂志, 2020, 25(11): 1769–1771.

［16］Giudice James C, Gordon Robert, Komansky Henry J. Endobronchial lipoma causing unilateral absence of pulmonary perfusion[J]. Chest, 1980, 77(1): 104–105.

［17］王德元. 胸部肿瘤学[M]. 天津: 天津科学技术出版社, 1994, 109–110.

［18］李泰生, 汪良骏. 支气管脂肪瘤1例[J]. 中华肿瘤杂志, 1980, 2: 241.

［19］彭仁罗, 黄万喜. 支气管内脂肪瘤1例[J]. 临床放射学杂志, 1995, 14(3): 187.

［20］De Abajo C, Morato A, Lazaro L, et al. Endobronchial lipomas. Apropos of 4 cases[J]. Rev Pneumol Clin, 1996, 52(6): 373–377.

［21］Yokozaki M, Kodama T, Yokose T, et al. Endobronchial lipoma: a report of three cases[J]. Jpn J Clin Oncol, 1996, 26(1): 53–57.

［22］曹殿波, 李叶, 刘伟. 多层螺旋CT诊断支气管腔内型脂肪瘤二例[J]. 中华放射学杂志, 2007, 41(11): 1280.

［23］Muraoka M, Oka T, Akamine S, et al. Endobronchial lipoma -Review of 64 cases reported Japan[J]. Chest, 2003, 123(1): 293–296.

［24］杨翼萌, 蒲纯, 李毅, 等. 气管支气管脂肪瘤误诊文献分析[J]. 临床误诊误治, 2012, 25(11): 19–22.

［25］张文贤, 王小琪. 胸内多发性脂肪瘤1例[J]. 中华放射学杂志, 1992, 26(1): 9.

［26］张先钊, 余晓林, 葛雅丽. 肺脂肪瘤的CT诊断（附3例分析）[J]. 中国医学影像学杂志, 1998, 6(4): 296.

［27］中国医学科学院日坛医院外科. 肺脂肪瘤1例报告及文献复习[J]. 肿瘤防治研究, 1974, 2: 50.

［28］钱勇. 肺脂肪瘤1例[J]. 中华结核和呼吸系疾病杂志, 1983, 6: 254.

［29］ 纪小龙,李维华.肺内脂肪瘤1例报告[J].肿瘤防治研究,1987,14：113.

［30］ 王晓航,杨宝岭,苏怀玲.肺脂肪瘤一例报告并文献复习[J].齐鲁肿瘤杂志,1999,6(3)：236.

［31］ 张伯鸿.肺巨大脂肪瘤1例[J].中国临床医学影像杂志,2002,13(S1)：158..

［32］ 赵云财,龙显峰.肺巨大脂肪瘤1例报告[J].吉林医学,1997,16(4)：47-48.

［33］ 周燕发,许有进,刘长文,等.肺良性肿瘤的临床X线特点(附42例分析)[J].临床放射学杂志,1992,11(5)：234-237.

［34］ 王云华.胸部脂肪瘤的影像学诊断(附14例报告)[J].临床放射学杂志,2003,22(S1)：28-30.

［35］ 田东,方卫平.肺脂肪瘤1例[J].东南国防医药,2005,7(5)：370.

［36］ 戴放.肺实质脂肪瘤1例[J].临床军医杂志,2012,40(1)：55.

［37］ 宋新宇,曾凡军,陈世雄,等.肺内脂肪瘤一例报告[J].天津医药,2014,42(1)：4.

［38］ Parsons L, Shahir K, Rao N. Intraparenchymal pulmonary lipoma: pathologic-radiologic correlation of a rare presentation of a common neoplasm[J]. Annals of Diagnostic Pathology, 2014, 18(4): 244-247.

［39］ Menna-Barreto M, Zanetti G, Marchiori E. The role of imaging methods in the diagnosis of pulmonary lipoma[J]. Archivos de Bronconeumología (English Edition), 2016, 52(4): 223-223.

［40］ Bacalja J, Nikolić I, Brčić L. Intraparenchymal pulmonary lipoma clinically mimicking malignant neoplasm[J]. Archivos de Bronconeumología (English Edition), 2015, 51(6): 302-303.

［41］ Doulias T, Gosney J, Elsayed H. An intra-parenchymal pulmonary lipoma with a high activity on positron emission tomography scan[J]. Interactive Cardiovascular and Thoracic Surgery, 2011, 12(5): 843-844.

［42］ Bruns V A, Il'chishin V I, Novozhilova T L. The recurrence and malignant degeneration of a pulmonary lipoma[J]. Vestnik Khirurgii Imeni I. I. Grekova, 1991, 146(6): 39-40.

［43］ Mathew J, Sen S, Chandi S M, et al. Pulmonary lipoblastoma: a case report[J]. Pediatr Surg Int, 2001, 17(7): 543-544.

［44］ 王玉霞,方芳,郭岩斐,等.经病理确诊的外源性脂质性肺炎12例分析[J].中华结核和呼吸杂志,2017,40(6)：445-449.

［45］ 曹敏,桂贤华,苗立云,等.经病理确诊的外源性脂质性肺炎3例分析[J].临床肺科杂志,2021,26(1)：157-159.

第五节　胸膜肺孤立性纤维瘤

孤立性纤维瘤（solitary fibrous tumor, SFT）是一种少见的间叶源性肿瘤,曾被命名为"独立性纤维性间皮瘤""胸膜下纤维瘤"和"局限性纤维瘤",2021年版WHO肺肿瘤分类,将其归为胸膜间叶源性肿瘤。约占软组织肿瘤的0.6%,具有向成纤维细胞/肌纤维母细胞转化的倾向[1,2]。术前诊断准确率较低,良恶性的鉴别也较难。

可发生于各个年龄段,多数学者认为其发病率无明显性别差异[1,2]。SFT可发生于全身多个部位,甚至包括颅内矢状窦起源,但以胸腔最为好发[3]。

【组织起源】目前,SFT被认为是一种起源于CD34树突状间叶细胞的肿瘤[4]。

【病理特征】SFT是一种罕见的梭形细胞肿瘤,大体标本均为孤立性软组织肿块,切面呈灰白、灰红或灰黄色,大多数质韧或质硬,结节状为主,少数伴有透明样变、黏液性变、囊性变、出血和钙化。大部分病例具有完整包膜。文献报道约50%胸膜来源的SFT带蒂[5]。镜下约70%表现为良性,恶性或低度恶性潜能者,占30%左右[6]。

SFT的免疫组织化学检测主要标志物有vimentin、CD34、bcl-2[7-10],三者阳性率较高。CD34目前被公认为是最有价值的SFT诊断标志物,但有文献报道SFT无论良恶性,均有少数病例不表达CD34[9,10]。周洁等[6]的研究中,3例良性、1例恶性或低度恶性潜能者,未表达CD34。少数病例S-100可阳性。Ki-67增殖指数为2%～30%,多数＜5%[11-13]。

有学者认为p53阳性率极低,p53与良恶性有关,提示预后不良[14]。周洁等[6]的研究中,1例术前p53检测阳性,病理结果提示恶性,手术切除后出现胸壁肿块,经病理证实为转移灶。

【临床表现】早期多无明显临床症状,随着肿瘤体积增大,可出现咳嗽、咳痰、气促、胸痛等症状。部分患者可出现副肿瘤综合征,如杵状指、肺性肥大性骨关节病,还有少数表现为反复性低血糖症状的报道[4],发生率约3%[5]。周洁等[6]搜集2009年10月至2015年1月经手术和病理证实的38例胸部SFT的病例资料,男性15例,女性23例,年龄为16～79岁,平均（50.11±14.52）岁。36例行肿瘤全切术,2例行CT引导下经皮穿刺肺活检术。18例SFT未出现任何不适,17例有不同程度咳嗽、咳痰、气促、胸痛症状,其中1例伴有反复低血糖(入院查空腹血糖为1.6 mmol/L),1例反复手震、出冷汗3个月余,1例左侧髋关节疼痛,1例下肢水肿。病程1周至20年不等[6]。

【影像学表现】 肿瘤可起源于胸膜,也可发生于肺内。胸膜来源的SFT在CT上多表现为宽基底、周围肺组织受压并伴有"胸膜尾"征[5,8,15]。

SFT为胸部单发肿块,缓慢生长(图4-5-1),约半数位于胸膜,少数可位于叶间裂内,更有少数位于肺实质内,极少数可位于胸壁,甚至纵隔内。肿瘤最大径为1.0~20 cm,边界清楚,绝大多数SFT包膜显示欠清,约半数病例可见"胸膜尾"征。部分呈丘状或覆伞形,也可呈不规则形,仅少数病例呈类圆形。少部分病例肿块有蒂。

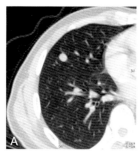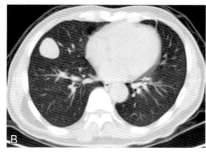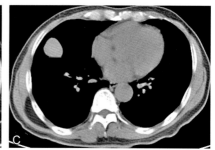

图4-5-1 男性,57岁。体检发现右肺中叶外侧段结节,呈类圆形,CT示边界光滑、锐利,无分叶(A);随访5年6个月,发现结节明显增大(B),内部密度均匀,无钙化和脂肪成分(C),诊断良性肿瘤。手术病理:孤立性纤维瘤

SFT的大小不同,CT表现不同。肿瘤体积较小时,通常密度均匀,边缘光整,境界清楚,呈丘状或类圆形软组织肿块。肿瘤体积较大时,难以判断肿块与胸膜的关系,以覆伞形或不规则形多见,手术证实多数SFT具有包膜,但包膜CT上多显示不清,可能与其成分、厚度及CT分辨率等有关。肿瘤较大时,可因囊变、出血、坏死、钙化等,而致密度不均匀,其中坏死、囊变约占1/3,少数可有钙化和出血,极个别含脂肪密度。钙化灶为点状、小结节状或线状,均位于病灶周边[6]。

肿瘤强化程度各异,与肿瘤血供、瘤内细胞密集度和致密胶原的分布不同有关,大多数病灶密度相对均匀,中等强化,较大者多轻度强化,内见不规则液化坏死区。CT增强扫描以地图样强化较为多见。动脉期,肿瘤内细胞密集区强化明显,可见迂曲、匍行的血管影,反映其"血管外皮瘤样"鹿角状分支血管的病理特征[3],而细胞稀疏区、胶原纤维密集区及黏液变性等强化较细胞密集区相对较弱,呈进行性或持续性,坏死囊变区则始终无强化,多种区域同时存在形成"地图样"分布,有学者认为此为SFT特征性表现[6,16]。

CT增强扫描,SFT均有不同程度强化,一半左右可表现为中度强化,1/3可显著强化,少部分仅轻度强化;动脉期多发不均匀强化,呈"地图样"强化,并可见多发迂曲血管影;大多数病例,静脉期呈渐进性或持续性强化,少数静脉期较动脉期强化程度减低。肿块较大时,对周围组织有压迫、推挤等影响,包括周围肺组织不同程度受压,可致肺不张、纵隔移位;恶性或低度恶性潜能SFT,除压迫周围组织外,还可侵犯邻近肺组织、纵隔、食管、胸壁和肋骨[17-21]。

PET/CT对SFT的诊断研究,有一些文献报道。周洁等[6]报道6例术前行PET/CT检查,病理诊断为良性SFT共5例,PET/CT上未见异常放射性浓聚,或仅轻微摄取增高,SUV_{max}低于2.5;而病理诊断为恶性或低度恶性潜能者,可见放射性浓聚,SUV_{max}为4.7;SFT转移者,

SUV_{max} 为3.6, 均 > 2.5 (图4-5-2)。但也有报道良性SFT代谢异常升高的, SUV_{max} 对于良恶性鉴别的相关性尚需更多样本的总结。

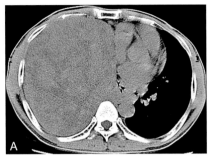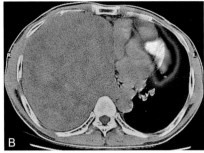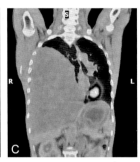

图4-5-2 男性, 36岁。胸闷伴咳嗽、咳痰半年, CT平扫发现右侧胸腔巨大肿块, 边界清楚, 内部密度不均匀, 但未见明显钙化和出血 (A)。右侧支气管系统明显受压狭窄, 纵隔和心包受压向左移位, PET/CT扫描横轴位 (B) 和冠状位 (C) FDG无明显增高。手术病理: 孤立性纤维瘤

综合国内外文献, 将SFT的CT表现与病理进行对照分析, 发现其生物学行为难以预测, 无论良恶性, 均有复发及转移的可能[4,14], 且其CT征象缺乏特征性, 单凭CT征象较难区分良恶性SFT。有学者提出可依据SUV_{max}区分良恶性SFT, SUV_{max} > 2.5, 可作为诊断恶性SFT的依据[22]。周洁等的研究中, SFT发生转移者SUV_{max}为3.6, 而病理诊断为恶性或低度恶性潜能者, SUV_{max}为4.7, 均 > 2.5[6,23]。而良性SFT, 未见异常放射性浓聚或SUV_{max} < 2.5[6,23]。因此, 病灶SUV_{max}对鉴别良恶性SFT有一定的参考价值, 但其确切的敏感性和特异性, 尚有待进一步的研究[24]。

总之, 对于胸部SFT, CT能清晰显示肿瘤大小、密度、边界及其对周围组织的侵犯, 有利于早期发现、诊断及鉴别诊断; PET/CT的SUV_{max}有助于其良恶性的鉴别, 对判断肿瘤的复发和转移有价值, 影像学征象结合临床表现和免疫组织化学检测, 对其诊断至关重要。

【鉴别诊断】 需要与低分化或未分化肺癌, 以及其他胸膜起源肿瘤相鉴别。

1. **周围型肺癌** 少数周围型肺癌可表现为巨大肿块, 多以鳞状细胞为主, 老年男性好发, 内部液化坏死较明显, 常伴肺门和纵隔淋巴结转移。邻近胸膜者, 易发生局部胸壁和肋骨侵犯。

2. **孤立性胸膜间皮瘤** 单发间皮瘤, 可能为良性, 且常没有胸腔积液, 此时需要靠经皮穿刺肺活检术, 以明确诊断。

3. **神经源性肿瘤** 常呈圆形, 与胸膜和膜壁关系密切, CT上常可见明确包膜, 并可见向胸壁或椎间孔内外生长, 可资鉴别。

❖ 参考文献 ❖

[1] England D M, Hochholzer L, McCarthy M J, et al. Localized benign and malignant fibrous tumors of the pleura. A clinicopathologic review of the 223 cases[J]. Am J Surg Pathol, 1989, 13(8): 640–658.

[2] 兰文杰, 郝崴. 孤立性纤维瘤CT表现[J]. 中国CT和MRI杂志, 2015, 13(2): 95–96.

[3] Ho Y H, Yap W M, Chuah K L. Solitary fibrous tumor of the adrenal gland with unusual immunophenotype: a potential diagnostic problem and a brief review of endocrine organ solitary fibrous tumor[J]. Endocr Pathol, 2010, 21(2): 125–129.

[4] 曹义, 王寿扬, 王立非, 等. 肾上腺孤立性纤维瘤1例影像报道及文献复习[J]. 罕少疾病杂志, 2017, 24(4): 43–44.

[5] 张永华, 巴丽贵, 赵绍宏. 胸部孤立性纤维瘤的MSCT表现[J]. 中国医学影像学杂志, 2010, 18(5): 443–447.

[6] 周洁, 曾旭文, 梁治平, 等. 胸部孤立性纤维瘤CT、FDG-PET/CT表现及病理对照[J]. 中国CT和MRI杂志, 2018, 16(11): 56–59.

[7] 何玉麟,周莉,陈琪,等.孤立性纤维瘤的CT和MRI表现[J].实用放射学杂志,2012,28(7):1135-1137.

[8] 周海榆,陈刚,罗东兰,等.胸膜孤立性纤维瘤的形态学特征分析[J].解剖学研究,2011,33(3):215 218.

[9] 梁华,宫惠琳,杨喆,等.肺孤立性纤维性肿瘤7例临床病理分析[J].临床与实验病理学杂志,2019,35(3):52-56.

[10] 孙宗琼,岳建国,谈旭东,等.肺孤立性纤维瘤CT征象及病理对照分析[J].中华放射学杂志,2012,46(5):464-465.

[11] 王于臻,刘俊忠.肺孤立性纤维瘤的CT特征与病理对照分析[J].中国冶金工业医学杂志,2018,35(1):104,125.

[12] 朱海东,毛争春.肺内孤立型纤维性肿瘤的CT影像及病理分析[J].现代实用医学,2013,25(4):401-402,414.

[13] 张秀兰,王东,樊红霞,等.胸膜孤立性纤维瘤的多层螺旋CT表现及病理对照[J].医学影像学杂志,2015,25(10):174-178.

[14] 张颖,周全,沈兵,等.肺恶性孤立性纤维性肿瘤2例临床病理观察[J].诊断病理学杂志,2015,22(7):43-46.

[15] 龙琼先,吴才良,唐治蓉,等.肺内多发性孤立性纤维性肿瘤临床病理观察[J].诊断病理学杂志,2015,22(3):150-152,155.

[16] 张旻,周诚,杨正汉,等.胸部孤立性纤维性肿瘤的CT表现[J].临床放射学杂志,2008,27(3):394-397.

[17] 谢再信,黄丽嫦,舒予静,等.胸膜外孤立性纤维瘤的CT诊断[J].中国CT和MRI杂志,2015,13(1):15-17.

[18] 姚军,夏进东,俞红兵,等.胸膜孤立性纤维瘤的MSCT表现与病理对照[J].实用放射学杂志,2014,30(2):343-345.

[19] 王燕华,林朝上,陈自谦,等.孤立性纤维瘤CT诊断[J].中国CT和MRI杂志,2014,12(8):17-20.

[20] 梁辉清,关玉宝,曾庆思,等.胸膜孤立性纤维瘤的多层螺旋CT表现与病理特征[J].中国医学影像学杂志,2012,20(7):499-501.

[21] 赵育英,毛新峰,刘东,等.胸膜孤立性纤维瘤的CT表现与病理对照分析[J].实用放射学杂志,2018,(6):865-868.

[22] Yan J, Ahl K L, Manning K A, et al. Radiology-Pathology Conference: ^{18}F-FDG PET/CT imaging of solitary fibrous tumor of the pleura[J]. Clin Imaging, 2013, 37(3): 598-601.

[23] 田彤彤,段钰,胡晓华,等.孤立性纤维瘤的CT、PET/CT表现与病理特点的研究[J].医学影像学杂志,2013,23(5):790-794.

[24] 胡胜平,塔娜,刘瑶,等.孤立性纤维瘤的CT、PET/CT特点与病理分析[J].放射学实践,2014,29(12):1452-1455.

第六节　肺血管周上皮样细胞肿瘤

一、命名与分型

血管周上皮样细胞首先由瑞士组织学家Zimmermann描述,也称Zimmermann细胞[1]。1991年,Pea等[2]在肺透明细胞糖瘤(clear cell sugar tumor, CCST)和肾血管平滑肌脂肪瘤(angiomyolipoma, AML)中观察到一种胞质透亮至淡嗜伊红色的上皮样细胞,两者均表达黑色素瘤抗体HMB-45。1992年,Bonetti等[3]将这种分布于血管周围、独特表达HMB-45的上皮样细胞,命名为血管周上皮样细胞(perivascular epithelioid cell, PEC),首次提出了血管周上皮样细胞的概念,并发现除了肾血管平滑肌脂肪瘤(angiomyolipoma, AML)和肺透明细胞糖瘤之外,肺淋巴管平滑肌瘤病(lymphangioleiomyomatosis, LAM)中同样含有表达黑色素标志物HMB-45的PEC。随后,1996年,Zamboni等[4]报道了一例胰腺的透明细胞肿瘤,该肿瘤具有PEC分化,且表达黑色素标志物HMB-45,遂采用血管周上皮样细胞肿瘤(PEComatous tumor, PEComa)来命名该肿瘤。后来研究还发现,在胰腺、子宫、腹盆腔、胃肠道等处的相似病例中,肿瘤细胞具有PEC分化。

2002年,WHO正式将PEComa归为一类独立疾病,指由PEC构成的间叶性肿瘤,定义为"由组织学和免疫表型上具有独特特征的血管周上皮样细胞组成的间叶源性肿瘤",肿瘤细胞胞质透明或呈嗜酸性颗粒状,免疫组织化学检测表达HMB45、Melan-A(A103)及肌源性抗体平滑肌抗体(smooth muscle antibody, SMA)。

原先PEComa家族包括血管平滑肌脂肪瘤、淋巴管平滑肌瘤病、肺和肺外组织的透明细胞瘤、肝镰状韧带及圆韧带透明细胞肌黑色素性肿瘤及其他部位罕见的透明细胞瘤[5,6],均有相同的免疫组织化学特点,即共同表达HMB-45,有着相似的组织学起源及分化,故将该类肿瘤统称为PEComa。

2013年版WHO软组织和骨肿瘤分类,将PEComa定义为肿瘤细胞显示与血管壁有局部相关性的一种间叶源性肿瘤,常表达黑色素和平滑肌标志物[5]。2015年版WHO肺肿瘤分类,将"间叶源性肿瘤"中的透明细胞肿瘤、淋巴管平滑肌瘤病统一归入"血管周上皮样细胞肿瘤

（PEComa）"谱系中。

目前，PEComa家族肿瘤包括AML、CCST、LAM、来自软组织和内脏部位的具有相似组织学形态和免疫表型的肿瘤[4]，后者不能归入特定类型，可使用"非特殊类型PEComa-NOS"（PEComa-not otherwise specified, PEComa-NOS）名称[7]。而原家族成员镰状韧带透明细胞肌黑色素细胞性肿瘤（clear cell myomelanocytic tumor of the ligamentum teres and falciform ligament, CCMT）已被去除，作为PEComa的同义词而存在。2020年版WHO软组织肿瘤分类又有新变化，不推荐使用肺CCST和CCMT诊断术语，两者不再作为独立的组织学分型，并取消PEComa中"家族肿瘤"名称，PEComa仅包括LAM、AML和PEComa-NOS[8]。

2015年版和2021年版WHO肺肿瘤分类，肺血管周上皮样细胞肿瘤（PEComa）谱系中，增加了更加少见的两者形态兼有的混合型[9,10]。鉴于文献仍有肺透明细胞瘤的报道，方便读者理解，本节仍作介绍。这两次分类中，肺血管周上皮样细胞肿瘤分为以下几种形式。

（1）弥漫性多囊性增生，又称为淋巴管平滑肌瘤病（LAM）。1999年版WHO分类，LAM被归为"肿瘤样病变"，而在2004年版，它又归为"间叶性肿瘤"。以前LAM被认为是一种间质性肺疾病，但现在认为是一个低级别的具有破坏性的转移性肿瘤，因为病变细胞通常含有结节性硬化症中促进生长的等位基因TSC2突变。淋巴管平滑肌瘤病细胞的证据，显示其克隆起源细胞具有侵袭和转移潜能，进一步支持其属于肿瘤的理论。透明细胞瘤和结节性硬化症并没有相关性。某些病例具有LAM弥漫性特点，称为弥漫性PEComatosis。

（2）较少见的局限性实性肿瘤，称为PEComa，又分为"PEComa，良性"和"PEComa，恶性"。前者于1963年由Liebow等[11]首次报道，因肿瘤细胞的胞质内含有糖原样物质，遂被命名为"糖"瘤。之前，无论是1999年版，抑或2004年版的WHO分类，透明细胞肿瘤始终归为"其他肿瘤"。

（3）弥漫性肺淋巴管瘤病，同时兼有LAM和透明细胞瘤两种类型。

PEComa是一组少见的间叶源性肿瘤，多见于女性。可发生于全身多处，以子宫、肾脏及肝脏多见。本节仅对表现为孤立性肺结节或肿块者予以描述。

【发病机制】LAM的发病机制被认为是结节性硬化综合征（tuberous sclerosis complex, TSC）TSC基因功能丧失，导致细胞的肿瘤性增殖[8]。合并TSC及一些散发的PEComa存在TSC2和（或）TSC1基因突变，该基因突变能激活哺乳动物雷帕霉素（mammalian target of rapamycin, mTOR）靶蛋白信号传导通路，导致肿瘤的发生[12,13]。

肺LAM和肝、肾AML易合并TSC，其分子机制主要与16p13上的TSC2基因突变和9q34上的TSC1基因突变有关。TSC2和TSC1是两个肿瘤抑制基因，TSC的发生，是由于肿瘤抑制基因发生了等位基因突变，导致TSC2或TSC1完全丢失，而TSC2的缺失，导致mTOR靶蛋白通路的激活[14,15]。

约15%的PEComa存在TFE3蛋白的细胞核强阳性表达，提示存在基因重排，说明TFE3重排在PEComa的发生发展中，可能发挥一定的作用[8]。

有研究显示，TFE3重排和TSC1、TSC2基因突变是互相排斥的，TFE3重排PEComa缺乏TSC1、TSC2基因突变或杂合性缺失[16,17]。

【病理特征】镜下观察，PEComa的血管周围通常为上皮样细胞，在离血管较远的地方，可见类平滑肌细胞的梭形细胞。肺LAM由肥胖的伴典型嗜酸性胞质的梭形肌样细胞（spindle-shaped myoid cells）组成，常位于囊壁，形成斑片或结节状，可侵犯血管或淋巴管，引起继发性肺出血[18-20]。LAM与Ⅱ型肺细胞结节性增生相关，特别见于伴有结节性硬化症的患者。电子显微镜检查显示大量游离的和有被膜的糖原,黑色素小体也已被确认[21]。

在组织学和免疫组织化学上有独特的表现。免疫组织化学研究发现,LAM、良性PEComa(透明细胞瘤)和恶性PEComa,均可不同程度表达特异性黑色素细胞标志物[如HMB-45、Melan A、酪氨酸酶、小眼转录因子(MiTF)]和肌细胞标志物(如平滑肌细胞肌动蛋白、肌凝蛋白和钙结合蛋白)。此外,约30%的PEComa可表达S-100蛋白。黑色素细胞标志物HMB-45和Melan-A对诊断最为敏感[18]。黑色素瘤属于神经内分泌肿瘤,神经元特异性烯醇化酶(NSE)在神经内分泌肿瘤中会升高,既往有研究报道肺PEComa免疫组织化学中NSE染色阳性[22,23]。

王敏等[24]发现1例PEComa患者术前肿瘤标志物中,神经元特异性烯醇化酶(NSE)的表达升高,其在术后1周恢复至正常范围内,且术后4个月后复查肿瘤标志物亦未见血清NSE的升高。血清NSE或许可能成为PEComa的诊断和预后的观测指标,但由于研究NSE与PEComa关系的相关文献数量较少,因此,还需要大量病例来进一步验证两者间的相关性。对伴有血清NSE升高的肺部结节,应考虑到PEComa的可能,并选择特异性的肿瘤标志物。

弥漫性肺淋巴管肌瘤病,兼有淋巴管平滑肌瘤病和透明细胞肿瘤特征的弥漫性病变。尽管形态和预后上,透明细胞肿瘤与淋巴管平滑肌瘤病完全不同,但肿瘤标志物HMB、melan A和micropthalmia转录因子均阳性。不同的是,透明细胞肿瘤S-100也阳性,而淋巴管平滑肌瘤病S-100阴性,a-SMA和β-catenin阳性,有些病例ER、PR也呈阳性。

2015年版WHO分类的根据是,血管周上皮样细胞肿瘤谱系具有一些共同的免疫表型和治疗基础,但不同的肿瘤预后完全不同,肺的淋巴管平滑肌瘤病(包括混合型)预后远较肺孤立性透明细胞肿瘤差[25-27],明确的病理学诊断是必须的。他莫西林(Temsimlimus)可以治疗肺的淋巴管平滑肌瘤病和弥漫性血管周上皮样细胞肿瘤。

二、肺良性血管周上皮样细胞肿瘤

Liebow和Castleman于1963年首先报道4例特殊类型肺良性、单发、大细胞、胞质透明的肿瘤,称为肺良性透明细胞瘤(clear cell tumor, CCT)[28]。由于肿瘤细胞质内富含糖原,又被称为"肺透明细胞糖瘤(CCST)"[29-32],是原发于肺内罕见的良性肿瘤。2002年,WHO正式将PEComa归为一类独立疾病,指由PEC构成的间叶性肿瘤[33]。2020年版WHO软组织肿瘤分类又有新变化,不推荐使用"肺CCST"诊断术语,不再作为独立的组织学分型[34]。然而,2015年版和2021年版WHO肺肿瘤分类,仍将其归为肺血管周上皮样细胞肿瘤(PEComa)[35,36]。作为一种组织学形态和俗名,临床上依然会用到,本文仍做介绍。

【组织起源】由组织学和免疫表型上具有独特特征的血管周上皮样细胞组成的间叶源性肿瘤[37]。部分PEComa病例存在TFE3基因重排,说明该重排可能与PEComa的发生、发展有关[35]。

【病理特征】CCST位于肺的外周部肺实质内,大多为孤立性,与较大血管或支气管不相连。此瘤一般不大,大体呈结节状,多数最大径在2~4 cm,可有包膜或包膜不完整,也可无包膜,表面光滑,与周围肺组织界限清晰,血运丰富。质地偏软,切面实性,似鱼肉,色暗红或灰褐色或黄白色,较脆[38-41]。

镜下肿瘤组织由上皮样和梭形的大透明细胞成分构成,瘤细胞大小比较一致,呈片状分布,呈圆形、椭圆形或多边形,细胞界限清楚,胞质丰富(具有丰富的透明或嗜酸性胞质)。核大小轻微异常,核仁明显,但一般无核分裂,罕见坏死[42];由于胞质中富含糖原,淀粉酶的消化作用,导致通常过碘酸希夫反应(periodic acid Schiff, PAS)强阳性。富含大小不均、数量不等的薄壁血窦,少数见小囊腔或见染色黄色及红色出血区[43,44]。HMB45、Melan-A、SMA及波形蛋白是其敏感的免疫组织化学指标[45-47]。近年来认为,CD34是另一个诊断肺透明细胞瘤的可靠标志[48]。

【临床表现】发病年龄为8～78岁,好发于40～60岁,男女发病率基本相等。据Chen等[49]报道,1979年至2011年国内共报道肺透明细胞瘤39例,男女比例为1.29∶1,平均年龄为43±17岁。截至2020年底,不足50例[50]。多数患者无症状,而在体检时发现[51]。少数患者因咳嗽、胸闷、胸痛等就诊。偶见痰中血丝,咯血很少见[52]。

【影像学表现】肺CCST的影像学无特异表现。大多为单发结节,多发罕见[53]。目前国内报道仅有5例,年龄25～58岁(平均32.6岁),其中4例均小于30岁,女性略多。结节最大径0.1～3.8 cm,结节数量可多达24个[54]。肿瘤均发生于肺的周边部,无明确好发肺叶,少数可位于气管内[55,56]。胸片上呈"硬币样"边界清楚的圆形或类圆形孤立性结节,呈单发或多发[57-63](图4-6-1);边缘光滑锐利,长径为0.1～12 cm[48,50,53,54,64,65],平均约3.6±2.4 cm。肿瘤最大径多在数厘米以内,>10 cm者少见,最大达12 cm[65]。CT表现为圆形、密度均匀的实性肿块,肿瘤边界清晰锐利,可有分叶,肿块无空洞,一般无出血、坏死,钙化少见[66-68]。但有报道左肺上叶多发小结节,部分结节钙化明显,实属罕见[50]。CT增强肿块多无强化,仅有少数病例出

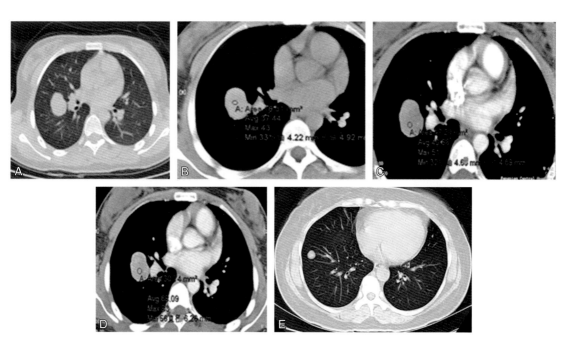

图4-6-1 女性,17岁。CT肺窗(A)右肺门类圆形结节,最大径约2.8 cm,边界光整,有浅分叶,CT平扫(B)内部密度均匀,无钙化,平均CT值37.44 Hu,增强后内部不均匀强化,内可见明显斑片状强化,动脉期平均CT值40.68 Hu(C),静脉期平均CT值68.09 Hu(D),明显强化区域平均CT值147.77 Hu,最大CT值达156 Hu。手术切除后病理:右肺肿物伴TFE3表达的血管周围上皮样细胞肿瘤(透明细胞糖瘤)。免疫组化(HI21-19684):HMB45(少量+),CD34(+),PNL2(+),desmin(少量+),TFE3(-)。分子病理检测结果:FISH法检测t(Xp11.2)(TFE3):(注:<10%肿瘤细胞内可见红绿分离信号)提示(-),即无*TEF-3*基因相关易位,请结合RNA检测综合评价。(感谢上海市奉贤区中心医院放射科李晓兵医生提供病例) E:女性患者。右肺下叶前基底段见一枚孤立性结节,类圆形,长径约1.3 cm,边界光整,无分叶和毛刺,内部呈实性密度。手术病理证实为良性血管周上皮样细胞瘤[感谢南京医科大学第一附属医院(江苏省人民医院)放射科陈爱萍医生提供病例]

现强化[48,50,64,65]。

良性PEComa的PET/CT表现,尚鲜有文献报道。

CCST生物学行为多为交界性,生长缓慢,国内有报道经过6年时间,肿物最大径由3 cm增长至4.5 cm;国外报道经过21个月,肿物最大径由1 cm增长至2 cm[60]。

【鉴别诊断】此瘤少见,术前常常误诊,影像学上与低分化周围型肺癌、转移性肿瘤和炎性肌纤维母细胞瘤等不易鉴别。由于不同部位、不同组织发生的透明细胞瘤是一类具有共同组织细胞构成的肿瘤,CCST在病理上极易被误诊为肺透明细胞癌、肺转移性肾透明细胞癌、转移性甲状腺透明细胞癌、软组织透明细胞肉瘤、化学感受器瘤等,因此病理鉴别诊断尤其重要。具体鉴别诊断如下。

1. 原发性肺癌伴透明细胞变 少见,以往认为是大细胞肺癌的一种亚型,常呈实性片状,细胞较大,细胞质透明,核异型明显,常见核分裂,免疫组织化学染色PAS染色阳性,而通常可见角蛋白阳性。另外,尚需与透明细胞类癌鉴别,后者属神经内分泌肿瘤,有特殊免疫组织化学染色。类癌至少部分表达CKpan、TTF-1、Syn、CgA,而不表达Melan A或HMB-45[48,69-73]。

2. 肺转移性肾透明细胞癌 原发病灶为肾,多数患者有肾癌病史,常为多发,可伴有血尿等泌尿系统症状,肾透明细胞癌的胞质内有少量游离的单颗粒糖原,但无大量糖原,反而有大量脂质。瘤细胞通常表达上皮膜抗原而不表达HMB-45和PAS[50]。

3. 非嗜铬性副神经节瘤 副神经节瘤间质有丰富的血管,肿瘤细胞器官样排列,其胞质内富含脂质,脂肪染色阳性,PAS染色阴性。胞质嗜酸性等与部分肺透明细胞瘤形态类似,但非嗜铬性副神经节瘤胞质更丰富,嗜酸性,透明变少见,核大,可见清晰的核仁,结合CgA染色不难鉴别[50]。

4. 颗粒细胞瘤 瘤细胞较大,胞质丰富呈嗜酸性颗粒状,PAS染色阳性,但HMB阴性。

影像学上鉴别困难,诊断靠病理,掌握其病理关键特征和免疫组织化学表型,就会加深对该病的认识,并做出准确诊断。

三、肺恶性血管周上皮样细胞肿瘤

血管周上皮样细胞肿瘤(perivascular epithelioid cell tumor, PEComa)大多数为良性,肺恶性PEComa极为罕见[74]。1988年,文献首次报道肺恶性PEComa。Sale和Kulander[75]报道1例66岁女性,以咳嗽、咯血为主要症状,术后病理具有良性肺透明细胞"糖"瘤的典型特征,诊断为肺PEComa。术后随访3年,患者开始咳粉红色痰,术后5年发现肝脏肿大,而针吸细胞学检查未见肿瘤细胞。诊断10年后,病理证实发生肝转移及腹膜转移,又过了7年死亡。2010年,肺恶性PEComa首次被病理确诊[76],截至2020年11月,全世界共报道肺恶性PEComa 13例[74]。详见表4-6-1。

表4-6-1 恶性PEComa文献病例资料

序号	作者	患者性别	年龄（岁）	临床症状	影像学表现	确诊方式	随访和预后
1	黄会杰,等	男性	46岁	胸痛、咳嗽、体重减轻	左上肺肿块,最大径11 cm,单发	手术	术后6个月,生存
2	石欣雨,等	女性	50岁	胸闷、憋气、咯血、发热	双肺弥漫分布,大小不等结节	经支气管肺活检	2周后死亡

续　表

序号	作者	患者性别	年龄（岁）	临床症状	影像学表现	确诊方式	随访和预后
3	Liang,等	男性	63岁	胸痛2个月	左肺上叶肿块,4.7 cm×4.2 cm,前中纵隔肿块,9.8 cm×6.7 cm	CT引导下经皮穿刺肺活检术	术后3个月纵隔病灶复发,肺内病灶增大,术后7个月死于心肺衰竭
4	邓霖,等	女性	54岁	咳嗽、咯血、胸闷	右肺下叶肿块,最大径5 cm,单发	手术	术后4年,生存
5	Lim,等	男性	63岁	无	左肺下叶肿块,最大径12 cm,单发	手术	术后4个月,两肺出现多发结节,生存
6	Ye,等	女性	50岁	咳嗽	右肺下叶肿块,最大径4 cm,单发	手术	不详
7	Parfitt,等	女性	53岁	胸闷	右肺上叶肿块,最大径5.4 cm,多发	手术	术后数月,脑转移,死亡
8	Sale 和 Kulander,等	女性	66岁	无	无	手术	术后10年,肝转移,死亡
9	Yan,等	女性	78岁	无	右肺下叶肿块,最大径约3 cm,单发	手术	随访10年,无复发
10	王志远,等	女性	79岁	咳嗽、咳痰	左肺下叶肿块,最大径5 cm,单发	CT引导下经皮穿刺肺活检术	术后3个月,两肺、左胸膜和淋巴结转移,生存
11	Zhao,等	男性	54岁	无	右中肺及纵隔胸膜肿块,最大径4 cm;左下肺结节,最大径1.1 cm	手术	术后1年,生存
12	Wu,等	男性	67岁	发热、咳嗽	右胸肿块,最大径10.9 cm,单发	无	术后好转,无随访
13	Song,等	女性	49岁	咳嗽、胸痛	右肺下叶肿块,最大径4.5 cm,单发	手术	术后6个月,生存

　　【组织起源】PEComa起源于血管周上皮样细胞,部分PEComa-NOS患者,尤其是合并TSC及一些散发的PEComa,存在*TSC2*和（或）*TSC1*基因突变。该基因突变能激活mTOR信号传导通路,导致肿瘤的发生[78]。约15%PEComa存在TFE3蛋白的细胞核强阳性表达,提示存在基因重排,说明*TFE3*重排在PEComa的发生、发展中,也可能发挥一定的作用[78]。

　　【病理特征】病理和免疫组织化学特征是确诊肺恶性PEComa的最终依据。PEComa细胞胞质宽广,糖原丰富,PAS多呈弥漫性强阳性。如果出现坏死,则应考虑为恶性,恶性PEComa有丝分裂活跃,浸润明显,具有特征性的薄壁窦状血管。

　　关于肺恶性PEComa的诊断标准,Folpe等[77]于2005年总结了26例发生于身体各部位的PEComa,推荐恶性诊断标准需符合以下两项或以上:肿瘤最大径≥5 cm;呈浸润性生长;高的核分级和细胞密度;核分裂象≥1/50高倍视野;细胞坏死;血管浸润。恶性潜能未定的PEComa:肿瘤细胞仅显示多形性或多核状巨细胞;或仅为肿瘤最大径≥5 cm。良性

PEComa：肿瘤最大径＜5 cm；无浸润性生长；无高的核分级和细胞密度；核分裂象＜1/50高倍视野；无坏死；无血管浸润。

尽管诊断标准尚有待统一[79]，但恶性PEComa通常体积较大，表现为明显的核异型性和多形性，明显的核分裂象、坏死和浸润性边界，并倾向表现为侵袭性的临床病程[80]。

黄会杰等[1]报道1例肺恶性血管周上皮样细胞瘤伴腺癌成分，病理见15%浸润性腺癌，腺泡型，血清学肿瘤标志物示非小细胞肺癌相关抗原表达增高，且检测到驱动基因EGFR突变。

【临床表现】肺恶性PEComa罕见，要总结出肺恶性PEComa的流行病学和临床特点，目前尚缺乏足够的数据。文献报道的9例中，男3例，女6例，两性均可发生，女性患者稍多。中老年常见，年龄为50～79岁，平均61.8岁[80]。

与良性者一样，也常因体格检查或其他原因行肺部检查时发现。有症状者，多为咳嗽、咯血、胸痛、发热，重则出现呼吸困难[80]。有恶性者病情迅速发展的报道，黄会杰等[74]报道1例男性46岁患者，反复咳嗽、胸痛10余天伴体重迅速减轻。另外，对于快速进展的双肺弥漫结节并咯血的患者，应考虑到肺恶性PEComa的可能，TBLB是一种有效的诊断方法。由于恶性PEComa可发生肝脏、脑等部位转移，此时，可伴发恶心、头痛等症状[81]。

【影像学表现】多为单发，也有多发的报道。肺恶性PEComa双肺均可发生，以两肺下叶和肺外周部多见，圆形或类圆形肿块，通常体积较大，最大径为4～12 cm[74]，平均最大径为4.91 cm，多数边缘光滑锐利，个别也可以表现为双肺弥漫性结节伴周围渗出，可见浅分叶，密度多均匀，且肿瘤内可出现坏死和钙化灶[3,8]。CT平扫多表现为良性病灶的特征。另外，Lim等[82]研究发现，肺恶性PEComa增强后边缘呈渐进性强化，较内部明显。增强后肿块边缘也可见明显强化[83]，这可能与PEComa病理特征有关，肿瘤细胞常围绕血管排列，瘤体内部则密度均匀[84]（图4-6-2）。

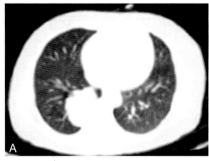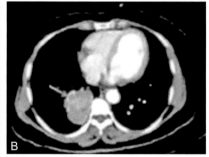

图4-6-2　女性，54岁。右肺下叶基底段脊柱旁类圆形孤立性肿块，最大径约5.0 cm，边界清楚，肺窗（A）示有浅分叶，无明显毛刺；增强后（B）肿块边缘可见强化，内部密度尚均匀。手术切除后病理证实为恶性PEComa（感谢复旦大学附属肿瘤医院放射科刘晓航医生提供病例）

正电子发射计算机断层扫描术（PET/CT）可清楚显示肿块的部位、形态和大小，呈软组织密度。有报道SUV显著增高，达22.8[74]。

目前，临床对肺恶性PEComa的认识尚存在较多局限性[85]，影像学上，表现为孤立性的边界较清楚的结节或肿块，与肺内其他肿瘤，特别是低分化癌或肉瘤等不易区分[86-89]。

原发性恶性PEComa易发生纵隔淋巴结和其他器官转移[74]。故对怀疑恶性PEComa的患者，应行包括颅脑、腹部、生殖和泌尿系统等部位的磁共振、超声或PET/CT全身检查，以排除转移[80,84,90]。

【鉴别诊断】影像上,肺恶性PEComa与良性肺肿瘤或低分化肺癌不易鉴别,病理上极易被误诊为良性肺透明细胞瘤、肺原发性透明细胞癌、转移性肾透明细胞癌、转移性甲状腺透明细胞癌、转移性软组织透明细胞肉瘤等原发或继发的透明细胞肿瘤。

1. 其他透明细胞癌 恶性PEComa应与其他恶性透明细胞肿瘤相鉴别,特别是原发性肺透明细胞癌和黑色素瘤,这些肿瘤具有相似的形态学特征,极其类似血管上皮肿瘤。原发或继发的肺透明细胞癌免疫组织化学染色可见角蛋白阳性[74,91],HMB-45阴性,而PEComa细胞则正好相反。黑色素瘤和PEComa较难鉴别,两者Melan-A和HMB-45均阳性。黑色素瘤细胞的主要特征为细胞黏合疏松,核大而圆,核仁嗜酸染色明显,在肿瘤细胞内可见暗褐色的色素,免疫组织化学染色显示波形蛋白及SMA阴性,S-100蛋白大多阳性,综合分析组织病理学特征可鉴别两者。

2. 良性肺透明细胞瘤 良性PEComa肿瘤最大径<5 cm,无浸润性生长,无高的核分级和细胞密度,核分裂象<1/50高倍视野,无坏死,无血管浸润。而恶性者,患者多数年龄较大,肿瘤较大,肿物最大径常>5 cm,病理性核分裂象多见,肿瘤细胞间质无丰富的血窦。

3. 肺转移性肾透明细胞癌 原发病灶为肾,多数患者有明确肾癌病史,显微镜下细胞为明显的癌细胞,与本病不同。肾透明细胞癌的胞质内有少量游离的单颗粒糖原,但无大量糖原,反而有大量脂质。

4. 软组织透明细胞肉瘤 四肢多见,好发于年轻人,女性多于男性,肿瘤大体呈结节状外观,与周围组织分界清晰,无明显包膜,多无出血、坏死;显微镜下见肿瘤细胞为多角形、圆形、梭形或上皮样弥漫分布,或呈巢样或束样排列,细胞质丰富、透明或嗜酸性,核圆形呈空泡样,核仁明显,染色质粗,异型性显著,部分肿瘤细胞内可见黑色素,肿瘤细胞之间有少量梭形细胞被粗细不等的胶原纤维分隔成巢状或束状;免疫组织化学S-100、HMB45、波形蛋白阳性表达。

术前影像鉴别困难,诊断靠病理,掌握其病理关键特征和免疫组织化学表型,则能加深对该病的认识,以利于准确诊断,并开展有效治疗[92,93]。

·参考文献·

[1] Bose B. Hemangiopericytoma: A clinicpathologic and ultrasrrure study[J]. World J Surg, 1981, 5(6): 863–871.

[2] Pea M, Bonetti F, Zamboni G, et al. Clear cell tumor and angiomyolipoma[J]. Am J Surg Pathol, 1991, 15(2): 199–202.

[3] Bonetti F, Pea M, Martignoni G, et al. PEC and sugar[J]. Am J Surg Pathol, 1992, 16(3): 307–308.

[4] Zamboni G, Pea M, Martignoni G, et al. Clear cell "sugar" tumor of the pancreas. A novel member of the family of lesions characterized by the presence of perivascular epithelioid cells[J]. Am J Surg Pathol, 1996, 20(6): 722–730.

[5] Hornick J L, Fletcher C D. PEComa: What do we know so far[J]. Histopathology, 2006, 48(1): 75–82.

[6] Thway K, Fisher C. PEComa: morphology and genetics of a complex tumor family[J]. Ann Diagn Pathol, 2015, 19(5): 359–368.

[7] Hornick J L. Practical soft tissue pathology: a diagnostic approach[M]. 2nd ed. Philadelphia, PA: Elsevier, 2019: 177–181.

[8] 宣兰云, 魏建国, 刘红刚. 血管周上皮样细胞肿瘤的病理诊断及新进展[J]. 中华病理学杂志, 2021, 50(3): 282–287.

[9] WHO Classification of Tumours Editorial Board. WHO classification of tumours: thoracic tumours[M]. 5th ed. Lyon: IARC Press, 2021.

[10] 李媛, 谢惠康, 武春燕. WHO胸部肿瘤分类(第5版)中肺肿瘤部分解读[J]. 中国癌症杂志, 2021, 31(7): 574–580.

[11] Liebow A A, Castleman B. Benign clear cell ("sugar") tumors of the lung[J]. Yale J Biol Med, 1971, 43(4–5): 213–222.

[12] Kenerson H, Folpe A L, Takayama T K, et al. Activation of the mTOR pathway in sporadic angiomyolipomas and other perivascular epithelioid cell neoplasms[J]. Hum Pathol, 2007, 38(9): 1361–1371.

[13] Holroyd A K, Michie A M. The role of mTOR-mediated signaling in the regulation of cellular migration[J]. Immunol Lett, 2018, 196: 74–79.

[14] Northrup H, Krueger D A. International Tuberous Sclerosis Complex Consensus Group. Tuberous sclerosis complex diagnostic criteria update: recommendations of the 2012 international tuberous sclerosis complex consensus conference[J]. Pediatric Neurol, 2013, 49(4): 243–254.

[15] Polchi A, Magini A, Meo D D, et al. mTOR Signaling and neural stem cells: the tuberous scleroisis complex model[J]. Int J Mol Sci, 2018,

19(5): 1474–1495.

［16］ Agaram N P, Sung Y S, Zhang L, et al. Dichotomy of genetic abnormalities in PEComas with therapeutic implications[J]. Am J Surg Pathol, 2015, 39(6): 813–825.

［17］ Schoolmeester J K, Dao L N, Sukov W R, et al. TFE3 translocation-associated perivascular epithelioid cell neoplasm(PEComa)of the gynecologic tract: morphology, immunophenotype, differential diagnosis[J]. Am J Surg Pathaol, 2015, 39(3): 394–404.

［18］ Folpe A L, Kwiatkowski D J. Perivascular epithelioid cell neoplasms: pathology and pathogenesis[J]. Hum Pathol, 2010, 41(1): 1–15.

［19］ 周翎, 秦红艳. 肺PEComa临床病理分析并文献复习 [J]. 罕少疾病杂志, 2012, 19(1)：43–44.

［20］ 顾红芳, 郭凌川, 康苏娅, 等. 肺PEComa 1例临床病理分析及文献复习 [J]. 中国血液流变学杂志, 2008, 18(3)：434,437.

［21］ Gaffey M J, Mills S E, Askin F B, et al. Clear cell tumor of the lung. A clinicopathologic immunohistochemical, and ultrastructural study of cases[J]. Am J Surg Pathol, 1990, 14(3): 248–259.

［22］ Adachi Y, Kitamura Y, Nakamura H, et al. Benign clear(sugar)cell tumor of the lung with CD1a expression[J]. Pathol Int, 2006, 56(8): 453–456.

［23］ Matkowskyj K A, Rao M S, Raparia K. Transcription factor E3 protein-positive perivascular epithelioid cell tumor of the appendix presenting as acute appendicitis: a case report and review of the literature[J]. Arch Pathol Lab Med, 2013, 137(3): 434–437.

［24］ 王敏, 张鑫利, 王斌, 等. 左下肺血管周上皮样细胞瘤1例并文献复习 [J]. 江苏医药, 2019, 45(11)：1186–1188.

［25］ Zamboni G, Pea M, Martignoni G, et al. Clear cell"sugar" tumor of the pancreas. A novel member of the family of lesions characterized by the presence of perivascular epithelioid cells[J]. Am J Surg Pathol, 1996, 20(6): 722–730.

［26］ Ye T, Chen H, Hu H, et al. Malignant clear cell sugar tumor of the lung: patient case report[J]. J Clin Oncol, 2010, 28(31): e626–e628.

［27］ 石欣雨, 龙飞, 梁斌, 等. 肺恶性血管周上皮样细胞肿瘤一例并文献复习 [J]. 中华结核和呼吸杂志, 2016, 39(10)：763–767.

［28］ Liebow A A, Castleman B B. Benign "clear cell" tumor of the lung[J]. Am J Pathol, 1963; 43: 13.

［29］ Liebow A A, Castleman B B. Benign clear cell tumors ("sugar tumors")of the lung[J]. Yale J Biol Med, 1971, 43: 213.

［30］ Becker N H, Soifer I. Benign clear cell tumor ("sugar tumor")of the lung[J]. Cancer, 1971, 27: 712.

［31］ Hoch W S, Patchefsky A S, Takeda M, et al. Benign clear cell tumor of the lung. An ultrastructural study[J]. Cancer, 1974, 33(5): 1328–1336.

［32］ Harbin W P, Mark G J, Greene R E. Benign clear cell tumor ("sugar tumor") of the lung: a case report and review of the literature[J]. Radiology, 1978, 129(3): 595–596.

［33］ Folpe A L. Neoplasms with perivascular epithelioid cell differentiation (PEComa) // FLETCHER CD, UNNIKK, MERTENS F, et al. World Health Organization classification of tumors, pathology and genetis of tumors of soft tissue and bone[M]. Lyon: IARC Press, 2002: 221–222.

［34］ 宣兰兰, 魏建国, 刘红刚. 血管周上皮样细胞肿瘤的病理诊断及新进展 [J]. 中华病理学杂志, 2021, 50(3)：282–287.

［35］ Travis W D, Brambilla E, Burke A P, et al. WHO classification of tumours of lung, pleura, thymus and heart[M]. 4th ed. Lyon: IARC Press, 2015.

［36］ 陈芬, 张婧, 丁杏, 等. 肺良性血管周上皮样细胞瘤1例 [J]. 中国临床医学影像杂志, 2023, 34(9)：672–674.

［37］ Zhao J K, Teng H H, Zhao R Y, et al. Malignant perivascular epithelioid cell tumor of the lung synchronous with a primary adenocarcinoma: one case report and review of the literature[J]. BMC Cancer, 2019, 19(1): 235.

［38］ 李江, 王震, 范钦和, 等. 肺透明细胞瘤临床病理学观察 [J]. 现代诊断与治疗, 2006, 17(6)：324–326.

［39］ 许良中, 杨文涛. 免疫组织化学反应结果的判断标准 [J]. 中国癌症杂志, 1996, 6(4)：229–231.

［40］ 邓桌霖, 陈翰高. 肺良性透明细胞瘤或"糖瘤" [J]. 广西医学院学报, 1981, (2)：99.

［41］ 战忠利, 银平章, 李广玉, 等. 肺良性透明细胞瘤 [J]. 中华病理学杂志, 1984, 13(3)：172.

［42］ Sale G F, Kulander B G. Benign clear cell tumor of the lung with necrosis[J]. Cancer, 1976, 37: 2355.

［43］ 王之章, 郑友仁. 肺透明细胞瘤(糖瘤)1例报告 [J]. 中华结核和呼吸系疾病杂志, 1982, 5：228.

［44］ 高彦, 李万湖, 耿晓松, 等. 肺透明细胞瘤1例报告 [J]. 实用肿瘤学杂志, 2001, 15(2)：108.

［45］ 史勉. 肺透明细胞瘤5例病理分析 [J]. 中国医药指南, 2015, 13(4)：232–232.

［46］ 赵丹, 张丽丽, 张淑红, 等. 具有透明细胞形态的肺肿瘤60例临床病理分析 [J]. 临床和实验医学杂志, 2015, 14(9)：770–773.

［47］ 付万垒, 刘博, 王亚丽. 肺透明细胞瘤临床病理分析 [J]. 中华肺部疾病杂志(电子版), 2018, 11(4)：451–455.

［48］ 周晓龙, 陈金平. 肺透明细胞瘤8例临床病理特征 [J]. 临床与实验病理学杂志, 2021, 37(8)：983–985.

［49］ Chen Y B, Guo L C, Huang J A, et al. Clear cell tumor of the lung: a retrospective analysis[J]. Am J Med Sci, 2014, 347(1): 50–53.

［50］ 林清华, 朱金秀, 吴联平, 等. 肺透明细胞瘤1例并文献复习 [J]. 福建医药杂志, 2020, 42(6)：118–120,181.

［51］ Gal A A, Koss M N, Hochholzer L, et al. Animmunohistochemical study of benign clear cell ('sugar') tumor of the lung[J]. Arch Pathol Lab Med, 1991, 115: 1034–1038.

［52］ 石欣雨, 龙飞, 梁斌, 等. 肺恶性血管周上皮样细胞肿瘤一例并文献复习 [J]. 中华结核和呼吸杂志, 2016, 39(10)：763–767.

［53］ 毛洁, 何勇涛, 金梅. 多发性肺透明细胞瘤一例 [J]. 中华医学杂志, 2016, 96(8)：664–665.

［54］ 刘有, 张晓欢, 王波涛, 等. 肺透明细胞瘤的临床病理学特征分析 [J]. 中华医学杂志, 2020, 100(22)：1736–1740.

［55］ Nakajima Y, Sekine K, Tajima M, et al. [Benign clear cell tumor of the lung diagnosed by transbronchial biopsy][J]. Nihon Kokyuki Gakkai Zasshi, 1999, 37(5): 420–423.

［56］ Takanami I, Kodaira S, Imamura T. The use of transbronchial lung biopsy to establish a diagnosis of benign clear cell tumor of the lung: report of a case[J]. Surg-Today, 1998, 28(9): 985–987.

［57］ Jeanfaivre T, Savary L, Richard C. [Benign clear cell tumor ("sugar tumor"). An unusual cause of intrapulmonary coin lesion][J]. Rev Mal Respir, 1997, 14(3): 223–224.

［58］ 韩良敬, 李晟姝, 张歆刚, 等. 肺透明细胞瘤临床特征分析 [J]. 北京医学, 2021, 43(8)：725–729.

［59］ 刘锐. 肺良性透明细胞瘤(糖瘤)1例报告 [J]. 天津医药, 1984, 4：230.

［60］ 陈辉. 肺透明细胞瘤1例报告 [J]. 中华肿瘤杂志, 1985, 7：28.

［61］ 于文渊,刘伯年.肺原发透明细胞癌1例报告［J］.临床放射学杂志,1989,8(3): 125.

［62］ 曲海生,谢德宁,丁兆和,等.原发性肺透明细胞糖原瘤1例［J］.临床放射学杂志,1994,13(3): 161.

［63］ 王丽琼,蒋琦轶,朱惠荣,等.肺良性透明细胞瘤一例［J］.中华病理学杂志,2002,31(2): 187–188.

［64］ 庞涛,李爱银,李群,等.肺透明细胞瘤的CT表现［J］.中国中西医结合影像学杂志,2012,10(2): 150–152.

［65］ Kavun A M, Pandigay M S, Philip M A, et al. Large clear cell tumor of the lung mimicking malignant behavior[J]. Ann Thorac Surge, 2007, 83(1): 310–312.

［66］ 张薇珊,梁海桥,罗启翅,等.肺透明细胞瘤1例报道［J］.诊断病理学杂志,2011,18(1): 60–61.

［67］ 张俊慧,王印林,赵志国.肺透明细胞瘤一例报告［J］.天津医药,2013,41(1): 92–93.

［68］ 王志强,徐瑞剑,吕德胜.肺透明细胞瘤一例［J］.中华肺部疾病杂志(电子版),2015,8(3): 116–117.

［69］ Gaffey M J, Mills S E, Frierson H J, et al. Pulmonary clear cell carcinoid tumor: another entity in the differential diagnosis of pulmonary clear cell neoplasia[J]. Am J Surg Pathol, 1998, 22(8): 1020 –1025.

［70］ 陈立平,许传杰,陆洪芬,等.肺透明细胞类癌一例［J］.中华病理学杂志,2001,30(2): 85.

［71］ Konar A, Biswas S, Chakrabarti S, et al. Clear cell carcinoid tumour of lung — a case report[J]. Indian J Pathol Microbiol, 2005, 48(4): 480–482.

［72］ 许森林,段光杰,申丽丽,等.肺透明细胞类癌1例报告及文献复习［J］.第三军医大学学报,2012,34(12): 1230–1233.

［73］ 马平.肺透明细胞型类癌临床病理分析及文献复习［J］.临床肺科杂志,2012,17(2): 359–360.

［74］ 黄会杰,叶伟标,温永琴,等.肺恶性血管周上皮样细胞肿瘤合并肺腺癌首例报道［J］.中华结核和呼吸杂志,2021,44(5): 468–473.

［75］ Sale G, Kulander B. "Benign" clear. cell tumor (sugar tumor) of the lung with hepatic metastases ten years after resection of pulmonary primary tumor[J]. Arch Pathol Lab Med, 1988, 112(12): 1177–1178.

［76］ Ye T, Chen H, Hu H, et al. Malignant clear cell sugar tumor of the lung: patient ease report[J]. J Clin Once, 2010, 28(31): e626–e628.

［77］ Folpe A L, Mentzel T, Lehr H A, et al. Perivascular epithelioid cell neoplasms of soft tissue and gynecologic origin: a clinicopathologic study of 26 cases and review of the literature[J]. Am J Surg Pathol, 2005, 29(12): 1558–1575.

［78］ 宣兰兰,魏建国,刘红刚.血管周上皮样细胞肿瘤的病理诊断及新进展［J］.中华病理学杂志,2021,50(3): 282–287.

［79］ Selvaggi F, Risio D, Claudi R, et al. Malignant PEComa: a case report with emphasis on clinical and morphological criteria[J]. BMC Surg, 2011, 11(1): 3.

［80］ 石欣雨,龙飞,梁斌,等.肺恶性血管周上皮样细胞肿瘤一例并文献复习［J］.中华结核和呼吸杂志,2016,39(10): 763–767.

［81］ Parfitt J R, Keith J L, Megyesi J F, et al. Metastatic PEComa to the brain[J]. Acta Neuropathol, 2006, 112(3): 349–351.

［82］ Lim H, Lee H Y, Han J, et al. Uncommon of the uncommon: Malignant perivascular epithelioid cell tumor of the lung[J]. KJR, 2013, 14(4): 692–696.

［83］ Tan Y, Zhang H, Xiao E H. Perivascular epithelioid cell tumour: dynamic CT, MRI and clinicopathological characterstics analysis of 32 cases and review of the literature[J]. Clin Radiol, 2013, 68(6): 555–561.

［84］ 邓霖,周良平,尤超,等.肺恶性血管周上皮样细胞瘤1例并文献复习［J］.肿瘤影像学,2013,22(4): 362–363,365.

［85］ Martignoni G, Pea M, Reghellin D, et a1. PEComas: the past, the present and the future[J]. Virchows Arch, 2008, 452(2): 119–132.

［86］ Yan B. Yau E X. Petersson F. Clear cell "sugar" tumour of the lung with malignant histological features and melanin pigmentation-the first reported case[J]. Histopathology, 2011, 58(3): 498–500.

［87］ 王志远,李辉,陈其瑞,等.肺恶性血管周上皮样细胞瘤一例并文献复习［J］.肿瘤研究与临床,2010,22(12): 801–803.

［88］ Liang W, Xu S, Chen F. Malignant perivascular epithelioid cell neoplasm of the mediastinum and the lung: one case report[J]. Medicine(Baltimore), 2015. 94(22): e904.

［89］ Ye T, Chen H, Hu H, et al. Malignant clear cell sugar tumor of the lung: patient case report[J]. J Clin Oncol, 2010, 28(31): e626–e628.

［90］ Parfitt J R, Keith J L, Megyesi J F, et al. Metastatic PEComa to the brain[J]. Acta Neuropathol, 2006, 112(3): 349–351.

［91］ Hirata T, Otani T, Minamiguchi S. Clear cell tumor of the lung[J]. Int J Clin Oncol, 2006, 1(6): 475–477.

［92］ Italiano A, Deleambre C, Hostein I, et al. Treatment with themTOR inhibitor temsimlimus in patients with malignant PEComa[J]. Ann Oncol, 2010, 21(5): 1135–1137.

［93］ Le P, Garg A, Brandao G, et al. Hormonal manipulation with letrozole in the treatment of metastatic malignant PEComa[J]. Curr Oncol, 2014, 21(3): e518.

第七节　肺原发性平滑肌肉瘤

平滑肌肉瘤是一类细胞有向平滑肌分化趋势的恶性结缔组织肿瘤,肿瘤细胞为肌源性,占所有软组织肉瘤的5%~12%[1,2]。文献报道多发生在腹膜后、泌尿生殖系统、胃肠道、外周软组织或大血管壁,最为常见的发病部位是腹膜后区,而肺原发性平滑肌肉瘤(primary pulmonary leiomyosarcoma, PPL)罕见,由Davisoho于1907年首次报道[3],是原发于肺部的肉瘤中的主要组织亚型[4],占同期手术治疗肺部恶性肿瘤的0.11%~0.35%[5,6]。许春伟等[5]收集2010年11月1日至2015年3月31日期间,军事医学科学院附属医院病理诊断2 771例肺肿瘤,共确诊多形性平滑肌肉瘤3例,占0.11%[6]。王志刚等[6]统计广东医学院附属医院胸外科自1990年1月至2003年6月期间,共收治肺原发性平滑肌肉瘤7例,占同期手术治疗肺部恶性肿瘤的0.35%。

王志刚等[6]统计10年间国内外文献共75例。孙茜等[7]以"原发性,肺平滑肌肉瘤"为中文检索词,以"primary, pulmonary leiomyosarcoma pleura"为英文检索词检索了1980年1月至2017年7月万方数据库、中国知网及PubMed数据库的相关文献,共获得文献57篇,其中中文文献37篇,英文文献20篇,共报道75例肺内型及腔内型肺原发性平滑肌肉瘤患者。该病缺乏可靠、特异的诊断方法,术前易误诊为肺癌。

【组织起源】该病潜在的遗传学发病机制尚不明确,各亚型可见复杂的异常染色体,最常见的分子异常为RB1缺陷导致的细胞周期紊乱,以及*PTEN*基因组缺失导致的PI3K/AKT通路的激活[8]。

【病理特征】肺原发性平滑肌肉瘤起源于中胚层结构的软组织,如支气管、肺实质的间质或血管壁间质,以大支气管多见。根据部位和起源不同,可分中央型和周围型。肿瘤最大径为3.0~26.0 cm,切面呈灰红色、鱼肉样,部分可有假包膜形成。组织学上可分为上皮样平滑肌肉瘤、伴大量破骨细胞样巨细胞的平滑肌肉瘤和多形性平滑肌肉瘤。

其瘤细胞与平滑肌细胞差别显著。瘤细胞的共同特点是胞体长呈梭形,簇状排列,胞质丰富、嗜酸性,胞核长、染色深,位于细胞中心。瘤细胞部分呈交错、旋涡状和束状排列。

免疫组织化学肌肉特异性标志物有助于PPL的诊断,平滑肌肌动蛋白、结蛋白与h-钙调结合蛋白常为阳性[8,9],CK、desmin也可呈阳性,S-100、CD34为阴性。Ki-67增殖指数为15%~20%[10]。

近年来还发现生物标志物,如Ki-67、p53和Bcl-2对肾平滑肌肉瘤(ULMS)的诊断具有潜在价值[11]。

【临床表现】本病可发生于任何年龄,发病年龄跨度大,文献报道发病最小年龄为仅出生2小时的新生儿,最大86岁[9],多见于40岁以上。病程2~11个月。男∶女的发病率约为3∶1,或男性略多,孙茜等[7]回顾分析临床资料完整的23例中,其中男性12例,女性11例。

临床症状无特异性,可有低热、胸痛、咳嗽、痰中带血、气短等[12-30]。文献有引起自发性气胸的报道[31]。发生于支气管腔内者,生长相对缓慢,与肺癌临床表现相似,偶有大咯血,甚至咳出小块肿瘤组织[32]。

【影像学表现】肺原发性平滑肌肉瘤没有特异的影像学表现,分为肺内型、腔内型及肺血管型[33]。肺内型最多见,常在肺外围,多在X线或CT检查时发现[34]。右肺上叶、左肺下叶好发。CT检查示类圆形肿块,最大径可达26 cm[35]。苏永林等[36]报道1例2岁8个月患儿PPL,肿块占据整个左侧胸腔,纵隔心脏向右侧极度推移,左上肺完全萎陷,手术切除瘤体大小为25 cm×20 cm×20 cm。肿瘤可单发或多发[37](图4-7-1),但较肺部其他恶性肿瘤明显

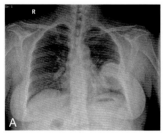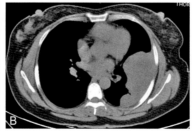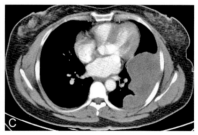

图4-7-1　女性,47岁。胸片(A)示左下肺胸膜下肿块,呈不规则形,CT平扫(B)边界较光整,有明显分叶,内部呈软组织密度,增强后(C)有较均匀强化。邻近胸膜有结节,手术病理:平滑肌肉瘤

多发。肿瘤表面常有包膜,故边缘多较光整[38],分叶不明显,多为浅分叶或小切迹样表现,无毛刺[39,40]。

腔内型约占16%,多见于大的支气管腔内,表现为肺门附近的肿块,常引起阻塞性肺不张[36,41,42]。

肺血管型最少见,见于较大的肺动脉血管,沿血管壁生长,造成血管的狭窄或堵塞[43,44],罕有原发于肺静脉的平滑肌肉瘤报道[45]。进展期PPL还可伴邻近心房、纵隔和胸膜的转移,此时对诊断造成混淆[46]。

对于边界光整的结节,需注意密切随访,因肿瘤可能生长快速[47],故随访时间间隔宜短,必要时可行PET/CT等进一步检查,对明确肿瘤性质并进行全身评估很有帮助,若FDG代谢明显增高,则提示恶性可能(图4-7-2)。有限的PET/CT文献报道发现,PPL瘤体的FDG异常摄取增高,孙茜等[7]报道1例右肺上叶者,SUV_{max}高达22.8,此时宜尽快行包括穿刺活检在内的病理学诊断[48]。作者也遇到1例,左腹股沟平滑肌肉瘤转移至左肺,形成巨大软组织肿块,但FDG代谢仅轻微摄取(图4-7-3),所以,确切的代谢情况还有待进一步的研究。

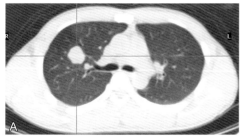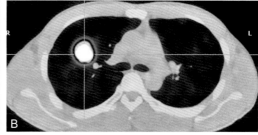

图4-7-2 男性,35岁。常规体检X线检查发现右肺上野孤立性类圆形结节影,胸部CT平扫,右肺上叶前段可见一类圆形结节,大小约2.3 cm×2.8 cm,边缘光整,密度均匀,平均CT值约为36 Hu(A)。采用^{18}F-FDG PET/CT显像,右肺上叶前段结节FDG代谢异常浓聚增高,平均SUV=24.3,最大SUV=28.0(B)。手术切除,肿块有完整包膜,病理诊断为平滑肌肉瘤。免疫酶标染色:Vim(+),S-100(-),CD68(+),Mac387(-),Des(-),Sma(+)

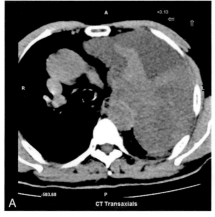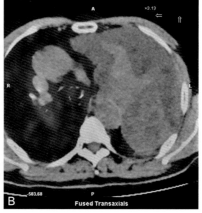

图4-7-3 男性,68岁。右侧腹股沟平滑肌肉瘤术后,伴胸闷、咳嗽1个月余。CT(A)示左侧胸腔巨大软组织肿块,内可见液化坏死,肿块侵犯左上叶支气管和纵隔,左上叶肺不张。PET/CT(B)扫描示病灶轻微摄取。经皮穿刺肺活检,诊断为转移性平滑肌肉瘤

早期手术是治疗肺原发性平滑肌肉瘤的有效方法，5年生存率可达50%以上，文献报道有存活长达31年无复发者[49,50]。本病可发生局部浸润和血行转移，未发现肺门或纵隔淋巴结转移[51]。周围肺内型更易较早出现局部外周浸润，肺血管型易发生血行转移[52]。

【鉴别诊断】PPL无典型临床和影像学表现，术前明确诊断比较困难。常误诊为支气管肺癌、胸膜肺孤立性纤维瘤，发生于大血管的平滑肌肉瘤易误诊为黏液瘤等。

1. 胸膜肺孤立性纤维瘤　肿瘤发现时常较大，多数呈类圆形，尽管仅少数发生于肺，但多数与胸膜关系较密切，部分可见胸膜尾征。生长速度较慢，一般没有胸腔积液，少数可侵犯胸壁和椎体等，此时与PPL鉴别困难。对于肺内较大、边界光整的肿块，无明显肺门和纵隔淋巴结肿大，且无其他器官恶性肿瘤时，应考虑到PPL的可能。痰细胞学和纤维支气管镜活检阳性率低，经皮穿刺肺活检少数病例可确诊[10,48]。

2. 其他肉瘤　如恶性纤维组织细胞瘤、纤维肉瘤和脂肪肉瘤等，患者发病年龄相对较轻，内部可有明显出血和坏死，需靠手术切除标本并结合免疫组织化学染色，方可确诊。

· 参考文献 ·

[1] Moran C A, Suster S, Abbondanzo S L, et al. Primary leiomyosarcomas of the lung: a clinicopathologic and immunohistochemical study of 18 cases[J]. Mod Pathol, 1997, 10(2): 121–128.

[2] 中国抗癌协会肉瘤专业委员会, 中国临床肿瘤学会. 软组织肉瘤诊治中国专家共识(2015年版)[J]. Chin J Oncol, 2016, 38(4): 310–320.

[3] 吴宁, 葛才荣. 肺原发性平滑肌肉瘤胸膜转移1例[J]. 中国误诊学杂志, 2004, 4(6): 809.

[4] 于昊, 王显龙, 温志波. 原发性肺平滑肌肉瘤1例[J]. 实用放射学杂志, 2014, 30: 2117.

[5] 许春伟, 王海艳, 吴永芳, 等. 2 771例肺肿瘤临床病理特征分析[J]. 临床与病理杂志, 2016, 36(2): 173–184.

[6] 王志刚, 黄一东, 李杰, 等. 原发性肺平滑肌肉瘤7例临床分析并文献复习[J]. 肿瘤防治研究, 2004, 31(8): 509–510.

[7] 孙茜, 刘双, 张向峰. 原发性肺平滑肌肉瘤2例并文献复习[J]. 心肺血管病杂志, 2018, 37(4): 63–66, 85.

[8] 何莉, 孟详喻, 李凯莉, 等. 平滑肌肉瘤的最新研究进展[J]. 中华临床医师杂志(电子版), 2013, 7(24): 11680–11684.

[9] 彭文新. 肺原发性平滑肌肉瘤1例[J]. 临床与实验病理学杂志, 2011, 27: 1149–1150.

[10] 杨茂江, 琼indel, 吴红霖, 等. 原发性肺平滑肌肉瘤并肝内多发转移一例[J]. 影像诊断与介入放射学, 2017, 26(2): 164–165.

[11] Yodonawa S, Ogawa I, Yoshida S, et al. Gastric metastasis from a primary renal leiomyosarcoma[J]. Case Rep Gastroenterol, 2012, 6: 314–318.

[12] Sasaoka S, Kuronuma M, Takahashi Y. A case of pulmonary leiomyosarcoma[J]. J Japanese Res Soc, 2002, 40(10): 840–844.

[13] 马福友, 马金山, 张三中. 肺原发性平滑肌肉瘤(附一例报告并文献复习)[J]. 河南肿瘤学杂志, 1995, 8(1): 58–59.

[14] 陈刚, 殷信道, 钱铭辉. 原发性肺平滑肌肉瘤CT诊断(附3例报告)[J]. 实用放射学杂志, 1999, 15(2): 118–119.

[15] 何湛, 李杰, 苏廷宝, 等. 原发性肺平滑肌肉瘤3例[J]. 广东医学院学报, 1998, 16(3): 281.

[16] 刘亚平, 王生录, 姜小军, 等. 肺原发性平滑肌肉瘤1例[J]. 临床肿瘤学杂志, 2001, 6(2): 139.

[17] 易祥华, 张容轩, 孔洁. 肺原发性平滑肌肉瘤1例[J]. 诊断病理学杂志, 2000, 7(1): 23.

[18] 于佳生, 娄德剑, 衣涛源, 等. 原发性肺内平滑肌肉瘤1例报告[J]. 医学文选, 2002, 21(3): 399.

[19] 黄耀元, 唐滔. 肺原发性平滑肌肉瘤1例报告[J]. 广西医科大学学报, 2000, 17(2): 189.

[20] 张京航, 李德印, 闫福森, 等. 原发性肺平滑肌肉瘤1例[J]. 中华胸心血管外科杂志, 2002, 18(1): 36.

[21] 孙艳丽, 陈武, 宋秀云. 肺部少见原发性恶性肿瘤(附14例报告)[J]. 中国肿瘤临床与康复, 2002, 9(3): 58.

[22] 徐振勇. 小儿肺原发性平滑肌肉瘤1例报告[J]. 咸宁医学院学报, 2000, 14(1): 16.

[23] 张合林, 百世祥, 杜喜群, 等. 肺原发性平滑肌肉瘤2例[J]. 中华胸心血管外科杂志, 1996, 12(3): 151.

[24] 谢蕴, 高宏. 5例原发性肺平滑肌肉瘤的临床病理分析[J]. 诊断病理学杂志, 2000, 7(4): 291–292.

[25] 周飚, 廖斌, 詹福生. 肺平滑肌肉瘤1例[J]. 四川医学, 2001, 22(8): 751.

[26] 刘亚平, 赵建业. 肺原发性平滑肌肉瘤1例[J]. 人民军医, 2001, 44(4): 246.

[27] 范钦明, 田茂州, 郭春. 肺原发性平滑肌肉瘤2例[J]. 山东医药, 2001, 41(4): 65–66.

[28] 吕群. 肺平滑肌肉瘤1例报告[J]. 四川肿瘤防治, 2002, 15(2): 102.

[29] 赵晓东, 沈韦羽, 田辉. 肺平滑肌肉瘤1例[J]. 中国肿瘤临床, 2003, 30(8): 535.

[30] 侯芸, 王华庆. 肺原发性平滑肌肉瘤二例报告[J]. 天津医药, 2008, 36(8): 642–644.

[31] Ketata W, Msaad S, Kwass H, et al. Primary pulmonary leiomyosarcoma revealed by spontaneous pneumothorax[J]. Revdepneumol Clini, 2009, 65(5): 309–312.

[32] Naik J M, Lim H C, Agasthian T. Primary pulmonary leiomyosarcoma: a rare presentation[J]. Asian Cardiovascular and Thoracic Annals, 2000, 8(1): 67–69.

[33] Shen W, Chen J, Wei S, et al. Primary pulmonary leiomyosarcoma[J]. JCMA, 2014, 77(1): 49–51.

[34] 陈涓, 潘纪戍, 李惠章. 肺平滑肌肉瘤1例[J]. 临床放射学杂志, 1998, 17(5): 17.

[35] 杜西圣,辛玉瑞,张德奎,等.右肺巨大平滑肌肉瘤1例[J].中华医学杂志,1999,79(5):328.

[36] 苏永林,陈凯峰,李灿.小儿巨大肺原发性平滑肌肉瘤一例[J].中华小儿外科杂志,2013,34:956.

[37] 蒋继红,崔全才.双侧肺原发性平滑肌肉瘤一例报告[J].中国医学科学院学报,1994,16(5):19.

[38] 杨茂江,琼仙,吴红霖,等.原发性肺平滑肌肉瘤并肝内多发转移一例[J].影像诊断与介入放射学,2017,26(2):164-165.

[39] 宋欣,宋晖.肺平滑肌肉瘤6例临床分析并文献复习[J].临床医药实践,2015,24:739-741.

[40] Fitoz S, Atasoy C, Kizilkaya E, et al. Radiologic findings in primary pulmonary leiomyosarcoma[J]. J Thorac Imaging, 2000, 15(2): 151-152.

[41] Dong Shang Lai, Ko Huang Lue, Jang Ming Su, et al. Primary bronchopulmonary leiomyosarcoma of the left main bronchus in a child presenting with wheezing and atelectasis of the left lung[J]. Pediatric Pulmonology, 2002, 33(4): 318-321.

[42] Yu H, Ren H, Miao Q, et al. Pulmonary leiomyosarcoma report of three cases[J]. Chin Med Sci J, 1996, 11(3): 191-194.

[43] 黄一东,程可洛,张光休,等.肺动脉干原发性平滑肌肉瘤1例[J].广东医学院学报,2000,18(3):248.

[44] 卢中秋,黄伟剑,孙成超,等.肺动脉根部平滑肌肉瘤致肺动脉梗阻1例[J].中华心血管病杂志,2000,28(3):217.

[45] Gurbuz A, Yetkin U, Yilik L, et al. A case of leiomyosarcoma originating from pulmonary vein, occluding mitral inflow[J]. Heart Lung, 2003, 32(3): 210-214.

[46] 段善州,陈勇兵,杨文涛.肺原发性平滑肌肉瘤伴左心房转移1例[J].中华胸心血管外科杂志,2013,29(11):697-698.

[47] Kosaka M, Chiaki T, Yokoyama T, et al. A case of primary pulmonary leiomyosarcoma showing rapid growth and fatal outcome[J]. J Japanese Res Soc, 2010, 48(10): 729-733.

[48] Yamaguchi T, Imamura Y, Nakayama K, et al. Primary pulmonary leiomyosarcoma. Report of a case diagnosed by fine needle aspiration cytology[J]. Acta Cytol, 2002, 46(5): 912-916.

[49] Bacha E A, Wright C D, Grillo H C, et al. Surgical treatment of primary pulmonary sarcomas[J]. Eur J Cardiothorac Surg, 1999, 15(4): 456-460.

[50] Nicolas Magné. Primary lung sarcomas: long survivors obtained with iterative complete surgery[J]. Lung Cancer, 2001, 31(2): 241-245.

[51] Shimizu J, Sasaki M, Nakamura Y, et al. Simultaneous lung and liver resection for primary pulmonary leiomyosarcoma[J]. Respiration, 1997, 64(2): 179-181.

[52] Petrov D B, Vlassov V I, Kalaydjiev G T, et al. Primary pulmonary sarcomas and carcinosarcomas postoperative results and comparative survival analysis[J]. Eur J Cardiothorac Surg, 2003, 23(4): 461-466.

第八节　肺原发性恶性纤维组织细胞瘤

　　恶性纤维组织细胞瘤(malignant fibrous histiocytoma, MFH)属高度恶性肉瘤,是成人最常见的软组织肉瘤,男性多见,约占软组织肉瘤的10%～20%[1],最常发生于四肢软组织(70%～75%),腹膜后区(16%),发生于肺的约占7.5%[2,3],发生于结肠的MFH也有报道[4]。

　　肺原发性恶性纤维组织细胞瘤(primary lung malignant fibrous histiocytoma, PLMFH)罕见[5]。Kearney等[6]和Bedrossian等[7]于1979年首先报道2例。约占肺原发性恶性肿瘤的0.04%～0.2%[8]。许春伟等[9]总结军事医学科学院附属医院2010年11月1日至2015年3月31日期间的2 771例肺部肿瘤病例,PLMFH仅4例,占0.14%。然而,它占肺部原发肉瘤的比例可高达1/4～1/2[10,11]。因其他部位的MFH容易转移至肺部,故诊断肺原发性MFH首先要排除肺转移MFH[12-17]。

　　【组织起源】PLMFH的组织学发生,目前仍有争论。有人认为它起源于组织细胞,这种细胞分布广泛,形态各异,功能状态不同,电子显微镜下均具有组织细胞特征,并有强烈的吞噬作用,通过组织培养可转变为纤维样细胞,并具有产生胶原和网状纤维的能力;有人根据免疫组织化学研究,肿瘤细胞对波形蛋白(vimentin)免疫染色阳性,而认为MFH细胞起源于原始混合的间叶细胞,这种细胞具有一定双向分化的潜能,因此,可以解释肿瘤内出现的多种细胞成分。多数学者认为本病的组织来源于未分化间叶细胞,它能向纤维母细胞样细胞和组织细胞样细胞分化,即肿瘤由纤维母细胞和组织细胞样成分共同构成[1,18]。

　　PLMFH发生、发展的分子机制尚不清楚,有学者对肿瘤组织行二代测序技术,结果显示TSC2、ARID1B、CDK8、KDM5C和CASP8基因发生突变。其中TSC2基因的突变频率最高(15.64%),形成M280V错义突变。推测TSC2基因突变,使mTOR通路激活,从而导致细胞异常生长与增殖,可能与本病的发生、发展有关[12,19]。

【病理特征】PLMFH大体上表现为实性肿物,呈圆形或椭圆形,一般都有假包膜,但往往不完整;切面灰白或褐色,质地较硬或较软,密度均匀。中央可有坏死,如有坏死,则肿块周边表现为灰白色鱼肉样组织,中央为不规则凝固样坏死,极少数也可有钙化。肿瘤易侵犯脏层胸膜,易与周围组织粘连,也可侵及肋骨和肋间肌[1,3,7,8,18]。

镜下肿瘤组织主要有异型明显的纤维母细胞和组织细胞构成。前者多呈梭形,大小不等,胞核肥大浓聚,束状或席纹状(storiform)排列,有的排列不规则呈纤维囊状。组织细胞有的散在,有的分布成团,胞质有空泡。此外,尚可见炎细胞浸润。肿瘤细胞呈多形性,由纤维母细胞样细胞、组织细胞样细胞、肿瘤巨细胞和炎症细胞组成,呈束状或席纹状排列[1,3,21]。组织细胞样细胞常有明显的吞噬现象[18]。

有学者总结认为,其典型的形态可有以下4个特征:① 纤维母细胞成分呈席纹状或车辐状排列;② 组织细胞质内有大小不等的脂质或类脂质形成空泡;③ 组织细胞互相融合形成多核巨细胞;④ 可见多种炎性细胞浸润。Weiss等[3]将MFH分为4种组织学类型,根据发病率的多少依次为:席纹状–多形性型、黏液型、巨细胞型和黄色瘤型(炎症型)。镜下见肿瘤细胞由梭形纤维母细胞和圆形多边形、异型性明显的组织样细胞组成席纹状排列,这是恶性纤维组织细胞瘤的特征性改变[22]。

本病无特异性的免疫组织化学标志物,但是其瘤细胞一般对白细胞抗原CD68、vimentin呈阳性反应[23]。α-1-抗胰蛋白酶(α-1-antitrypsin, α-1-AT, AAT)、α-1-抗糜蛋白酶(α-1-antichymotrypsin, α-1-ACT)、细胞角蛋白(keratin)等免疫酶标染色也可呈阳性,有作者认为α-1-AT和α-1-ACT可作为MFH的较特异性标志物。而对细胞角质、上皮膜抗原、S-100蛋白、结蛋白(desmin)、肌红蛋白或溶菌酶染色阴性。Ckpan、EMA、角蛋白单克隆抗体AE/AE、CAM5.2表达阴性,白细胞共同抗原(LCA)表达阴性[23,24]。

【临床表现】文献报道PLMFH发病年龄在6~86岁[1,3,5],可发生于儿童[25,26]。李月考等[27]统计36例证实病例,中位年龄49.1岁,男性略多于女性。临床症状缺少特征性,常见的症状有咳嗽、胸痛、痰中带血、咯血、呼吸困难、乏力等,还可有低热、体重下降、上腹痛、声音嘶哑等其他表现。可有发热,甚至高热。少见的症状有肥大性肺骨关节病、低血糖、中性粒细胞增多,部分患者可无症状[28-90]。文献有报道以肺大疱破裂,致自发性气胸就诊者[91]。

本病恶性程度高,5年生存率仅为14%~20%。易肺外转移是其又一临床表现特征,最常转移的部位是脑。少数患者肺外转移症状的出现,先于肺原发病灶症状[91-95]。

【影像学表现】可分中央型和周围型,大多位于肺周边,李月考等[27]的一组研究中,36例病例中有34例为周围型。少数可在大气管腔内生长[96]。X线平片对PLMFH的诊断价值有限,主要表现为单发、巨大的软组织肿块,平均最大径为6~7 cm。分叶状,边界清楚,部分可边缘毛糙,密度均匀,无钙化和空洞形成(图4-8-1A),影像学表现与支气管肺癌不能区分。偶可呈浸润性肺炎样,累及双侧肺野。

CT能清楚地显示肿瘤的特征和侵犯范围,绝大多数肿瘤CT表现为巨大的、孤立性软组织肿块,类圆形(图4-8-1B),少数呈不规则形,单发多见,也可多发。肿瘤较大,最大径多>5 cm,文献报道最大者可达23 cm[2,5,6,91-95]。多数边缘光滑,有分叶,少数边缘粗糙或不清,极个别也可有毛刺。因肿块较大,平扫CT多数密度不均匀,少部分呈均匀、实性,密度致密,少数可因肿瘤坏死感染,形成巨大脓腔,而密度不均,CT上个别病例可有结节状钙化。生长迅速、内部变性坏死,但无支气管引流,故很少见癌性空洞形成。

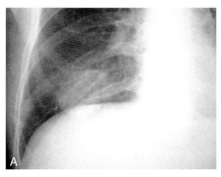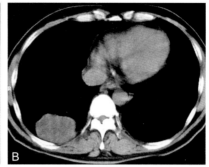

图4-8-1 男性，46岁。右下胸不适伴隐痛。胸部正位片（A）和CT检查（B）示右肺下叶后基底段胸膜下类圆形肿块，大小约6.1 cm×3.9 cm，类圆形，边界清楚且较光整，无明显分叶和毛刺，进行性快速生长，手术病理：恶性纤维组织细胞瘤，术后放化疗。6个月后相继发生大脑右侧额叶、右肺门、纵隔和右肾上腺转移（感谢中国人民解放军陆军第九五一医院医学影像科李富青医生提供病例）

增强扫描，大部分肿块中-高度强化，多呈索条状或云絮状[12,20,97]。部分呈不同程度的边缘强化，少数肿块周围明显强化，呈环形，最高值为96 Hu。MRI表现为T1WI呈等信号强度或稍低信号，T2WI表现为混杂信号，主要与病理组织学成分不同有关[98]。PET/CT可很好地排除身体其他部位来源，尤其是隐匿部位者，如腹膜后来源[12]。对本病的发现、定位及定性亦具有不可替代的作用。

因恶性程度高，易侵及周围组织，可累及胸壁、纵隔、心包、脊柱和膈肌。文献报道约20%的患者出现胸腔积液，但很少有肺门及纵隔淋巴结肿大[95]。由于肺MFH较少见，其表现又不具有区别于其他肺肿瘤的显著特征，因此，术前诊断困难。

【鉴别诊断】确诊靠病理结合免疫组织化学分析。可疑病例，应及早行支气管纤维镜和经皮穿刺肺活检术，但是，若液化坏死明显，穿刺标本组织有限或多为坏死组织，阳性率也很低。

1. 肺肉瘤样癌 也常表现为巨大的孤立性软组织肿块，但一般有较明显的深分叶，较大肿块内部易出现空洞，常伴有纵隔、肺门淋巴结肿大。肉瘤样癌也可能表现有梭性细胞和瘤巨细胞，但瘤细胞排列较紧密，可找到巢状、腺管状或索条状上皮结构，有时可见上皮与癌细胞之间的过渡。免疫组织化学CK、EMA阳性表达有助诊断。

2. 肺大细胞癌 两者在组织形态上相似，但通过免疫组织化学检测及电子显微镜观察，有助于把两者区别开来。

3. 横纹肌肉瘤 瘤细胞小而规则，带状、球拍状常见。胞质呈纤维性或粗颗粒状。恶性纤维组织细胞瘤细胞比横纹肌肉瘤细胞更异型，核奇形怪状瘤细胞更多，染色更深。免疫组织化学检查横纹肌肉瘤肌源性标志阳性，可帮助鉴别。

4. 多形性脂肪肉瘤 肿瘤缺乏席纹状或编织状结构，可找到较多典型细胞质内有空泡的脂肪母细胞，空泡较大，可单个或多个，界限清楚，瘤细胞核被空泡挤于一侧，有压迹现象。免疫组织化学S-100有助鉴别。

· 参考文献 ·

[1] Jo V Y, Fletcher C D. WHO classification of soft tissue tumours: an update based on the 2013(4th) edition[J]. Pathology, 2014, 46(2): 95–104.

[2] Bo Rooser B, Helena W. Malignant fibrous histiocytoma of soft tissue: A population-based epidemiology[J]. Cancer, 1991, 67(2): 450.

[3] Weiss S W, Enzinger F M. Malignant fibrous histiocytoma: an analysis of 200 cases[J]. Cancer, 1978, 41(6): 2250–2266.

［ 4 ］ 冯仕庭,彭振鹏,黄剑文,等.结直肠恶性纤维组织细胞瘤1例并文献复习 [J]. 中华普通外科学文献(电子版),2009,3(1)：40–41.

［ 5 ］ Tan Y, Xiao E H. Rare hepatic malignant tumors: dynamic CT, MRI and clinicopathologic features: with analysis of 54 cases and review of the literature[J]. Abdomal Imaging, 2013, 38(3): 511–526.

［ 6 ］ Kearney M M, Soule E H, Ivins J C, et al. Malignant fibrous histiocytoma: a retrospective study of 167 cases[J]. Cancer, 1980, 45(1): 167–178.

［ 7 ］ Bedrossian C W M, Verani R, Unger K M, et al. Pulmonary malignant fibrous histiocytoma. Light and electron microscopic studies of one case[J]. Chest, 1979, 75(21): 186–189.

［ 8 ］ Cosgun T, Tezel Y, Akyil M, et al. Primary pulmonary malignant fibrous histiocytoma[J]. Turk Thorac J, 2017, 8(2): 54–56.

［ 9 ］ 许春伟,王海艳,吴永芳,等. 2 771例肺肿瘤临床病理特征分析 [J]. 临床与病理杂志,2016,36(2)：173–184.

［10］ 卢喜科,韩庆良,王惠英,等. 49例原发性肺肉瘤的诊断与外科治疗 [J]. 中国胸心血管外科临床杂志,2000,7(3)：203–204.

［11］ 王永岗,张汝刚,张德超,等. 原发性肺肉瘤的外科治疗 [J]. 实用癌症杂志,2003,18(3)：282–284.

［12］ 赵红飞,汪子书.肺原发恶性纤维组织细胞瘤1例 [J]. 中华全科医学,2019,17(7)：1249–1250.

［13］ Samuel A. Malignant fibrous histiocytoma of the lung[J]. Cancer, 1987, 60: 2532.

［14］ Timothy M, Micheal K, Charles R, et al. Malignant fibrous histiocytoma of the lung[J]. Cancer, 1988, 61: 137.

［15］ Mcponnell T, Kyriakos M, Roper C. Malignant fibrous histiocytoma of the lung[J]. Cancer, 1988, 61(1): 137.

［16］ Yousem S A, Hochholzer Z. Malignant fibrous histiocytoma of the lung[J]. Cancer, 1987, 60(11): 2532–2534.

［17］ Leite C, Goodwin J W, Sinkovics J G, et al. Chemotherapy of malignant fibrous histiocytoma. A southwest oncology group report[J]. Cancer, 1977, 40(5): 2010–2014.

［18］ Lee J T, Shelburne J D, Linder J. Primary malignant fibrous histiocytoma of the lung. A clinicopathologic and ultrastructural study of five case[J]. Cancer, 1984, 53(6): 1124.

［19］ Li X, Liu R, Shi T, et al. Primary pulmonary malignant fibrous histiocytoma: case report and literature review[J]. J Thorac Dis, 2017, 9(8): 702–708.

［20］ 王东,陈韵,刘文慈,等.恶性纤维组织细胞瘤的CT表现及病理特征 [J]. 中国介入影像与治疗学,2013,10(1)：45–48.

［21］ Rios Zambudia A, Roca Cavo M J, Polo García L A. Storiform-type malignant histiocytom a of the lung[J]. Arch Bronconeumol, 2003, 39(9): 431–432.

［22］ Aoe K, Hiraki A, Maeda T, et al. Malignant fibrous histiocytoma of the lung[J]. Anticancer Res, 2003, 23: 3469–3474.

［23］ 韩伟,侯新华,姚兰辉.软组织恶性纤维组织细胞瘤超声及病理特征 [J]. 临床超声医学杂志,2014,16(11)：766–767.

［24］ 施达仁,朱雄增,林世珍. 30例恶性纤维组织细胞瘤的免疫组织化学标记 [J]. 肿瘤,1987,7(6)：241.

［25］ Patel D P, Gandhi Y S, Sommers K E, et al. Primary pulmonary malignant fibrous histiocytoma[J]. Case Rep Pulmonol, 2015, 2015: 381276.

［26］ 庄荣,朱富德. 儿童肺恶性纤维组织细胞瘤1例报告 [J]. 中华肿瘤杂志,1988,10(2)：158.

［27］ 李月考,时高峰,吕英刚.肺原发恶性纤维组织细胞瘤CT诊断 [J]. 中国医学影像技术,2007,23(10)：1495–1497.

［28］ 时德.肺恶性纤维组织细胞瘤1例 [J]. 中华外科杂志,1983,3：165.

［29］ 方绍岐.肺恶性纤维组织细胞瘤1例 [J]. 天津医药肿瘤学附刊,1983,,10：42.

［30］ 刘景坤.肺恶性纤维组织细胞瘤1例报告 [J]. 中华结核和呼吸杂志,1984,7：58.

［31］ 查冀平.肺原发恶性纤维组织细胞瘤1例 [J]. 中华肿瘤学杂志,1985,7：369.

［32］ 周善德,魏成宽.肺原发恶性纤维组织细胞瘤1例 [J]. 中华肿瘤学杂志,1985,7：48.

［33］ 夏和顺,龚选举.肺原发恶性纤维组织细胞瘤1例 [J]. 中华结核和呼吸杂志,1985,8：315.

［34］ 夏丽天.肺恶性纤维组织细胞瘤1例 [J]. 肿瘤防治研究,1985,12：82.

［35］ 邵光杰,朱清华.原发于肺的恶性纤维组织细胞瘤 [J]. 癌症,1987,6：75.

［36］ 刘吉福,黄孝迈.肺原发恶性纤维组织细胞瘤 [J]. 癌症,1987,6：73.

［37］ 任犹骏.肺原发恶性纤维组织细胞瘤1例 [J]. 中华肿瘤学杂志,1989,11：18.

［38］ 陈宪.肺原发恶性纤维组织细胞瘤2例报告 [J]. 中华放射学杂志,1991,14：36.

［39］ 武培敬.肺原发恶性纤维组织细胞瘤1例 [J]. 中华肿瘤学杂志,1992,14：36.

［40］ 李翔九.原发性肺恶性纤维组织细胞瘤1例 [J]. 中华胸心血管外科杂志,1992,8：36.

［41］ 肖运生.肺恶性纤维组织细胞瘤1例 [J]. 中华胸心血管外科杂志,1992,8：930.

［42］ 杜云生.肺原发恶性纤维组织细胞瘤1例及文献复习 [J]. 中华胸心血管外科杂志,1993,9：115.

［43］ 李伟.肺原发恶性纤维组织细胞瘤5例 [J]. 中华外科杂志,1994,32：45.

［44］ 刘航.肺原发恶性纤维组织细胞瘤2例报告 [J]. 北京医学,1994,16：181.

［45］ 胡铁.肺原发恶性纤维组织细胞瘤1例 [J]. 中国疗养医学,1994,3：65.

［46］ 程玉美.肺恶性纤维组织细胞瘤1例 [J]. 河南肿瘤学杂志,1994,7：312.

［47］ 彭俊杰.肺原发恶性纤维组织细胞瘤2例 [J]. 中华放射学杂志,1994,28：60.

［48］ 张代文.肺原发恶性纤维组织细胞瘤3例 [J]. 中华外科杂志,1994,32：675.

［49］ 金锋,王明训,杨宝岭.肺原发性恶性纤维组织细胞瘤 [J]. 综合临床医学,1994,10(2)：81–82.

［50］ 蓝芳乾.肺原发恶性纤维组织细胞瘤2例 [J]. 中华医学杂志,1995,75：163.

［51］ 孙国卿.肺原发恶性纤维组织细胞瘤1例 [J]. 中国肿瘤临床,1995,22：151.

［52］ 李玉军.肺原发恶性纤维组织细胞瘤3例 [J]. 中国肿瘤临床,1995,22：682.

［53］ 陶正龙.原发性肺恶性纤维组织细胞瘤1例 [J]. 中华放射学杂志,1995,29：209.

［54］ 杨宣琴,焦士兰,李文军,等.肺恶性纤维组织细胞瘤7例临床病理分析 [J]. 癌症研究与临床,1999,11(3)：178–179.

［55］ 胡红,王炜芳,文载律,等.肺原发性恶性纤维组织细胞瘤1例 [J]. 军医进修学院学报,2002,23(4)：250.

［56］ 李林,佘远廉,柳硕岩.肺原发性恶性纤维组织细胞瘤 [J]. 中国肿瘤临床与康复,2001,8(4)：92.

［57］ 刘祖宏.肺原发性恶性纤维组织细胞瘤一例 [J]. 河南肿瘤学杂志,2001,14(4)：291.

［58］薛雷,张炯,田昌荣.肺原发性恶性纤维组织细胞瘤2例[J].武警医学,2001,12(4):250–251.

［59］王岗玲,陈群,林明华,等.肺原发性恶性纤维组织细胞瘤一例[J].中华内科杂志,2000,39(9):636.

［60］徐志龙,丁嘉安,王妙珍.13例原发性恶性纤维组织细胞瘤临床分析[J].中华胸心血管外科杂志,1999,15:30.

［61］马胜军,张伟,宋代波.肺原发性恶性纤维组织细胞瘤二例并文献复习[J].中国肺癌杂志,1999,2(2):103.

［62］李前仁,宋光民.肺恶性纤维组织细胞瘤1例报告[J].中华外科杂志,1990,28(10):601.

［63］胡贤国,杨俊杰,赵雍凡,等.肺和纵隔的恶性纤维组织细胞瘤3例[J].中华肿瘤杂志,1992,4(5):397.

［64］牟志民,唐淑红,曲业业.肺原发性恶性纤维组织细胞瘤[J].医师进修杂志,1998,21(9):501.

［65］陈军霞,白满喜.肺原发性恶性纤维组织细胞瘤二例[J].包头医学,1998,22(2):60.

［66］陈郁生,刘海山,罗杰,等.原发性恶性纤维组织细胞瘤2例[J].中华结核和呼吸杂志,1996,19(4):245.

［67］程德云,郑碧该.肺原发恶性纤维组织细胞瘤二例报告[J].中华结核和呼吸杂志,1994,17:192.

［68］宫亮.肺原发性恶性纤维组织细胞瘤一例[J].第三军医大学学报,1998,20(4):350.

［69］陈秀鉴,张文治,孙振同.软组织恶性纤维组织细胞瘤60例临床病理分析[J].临床与实验病理学杂志,1993,9(1):19.

［70］邱凤梅.肺原发性恶性纤维组织细胞瘤(附5例报告)[J].实用肿瘤学杂志,1998,12(2):153.

［71］李瑞玲.肺原发性恶性纤维组织细胞瘤一例[J].桂林医学院学报,1997,10(6):760.

［72］刘吉福,黄孝迈,黄礼源.肺原发性恶性纤维组织细胞瘤(一例报告及文献复习)[J].癌症,1987,7:73.

［73］张逊,王增林,姚计方,等.肺恶性纤维组织细胞瘤[J].肿瘤防治研究,1994,21:250.

［74］陈宪.肺原发性恶性纤维组织细胞瘤[J].肿瘤防治研究,1992,19:61.

［75］刘宝东.肺原发性恶性纤维组织细胞瘤三例[J].中华老年医学杂志,1996,15(3):139.

［76］林竹远,衣海燕.肺原发性恶性纤维组织细胞瘤一例[J].临床放射学杂志,1996,15(6):335.

［77］周民伟,赖日权,田野.肺原发性恶性纤维组织细胞瘤一例[J].中华结核和呼吸杂志,1995,18(5):273.

［78］陈业庭,胡先发,李经栋,等.肺原发性恶性纤维组织细胞瘤1例报告[J].中国肿瘤临床与康复,1995,2(3):55.

［79］方铣华,倪型灏.肺原发性恶性纤维组织细胞瘤一例[J].河南肿瘤学杂志,1995,1:70.

［80］朱新勇.肺原发性恶性纤维组织细胞瘤一例[J].河南肿瘤学杂志,1995,4:260.

［81］陈岩,肖友红.肺原发性恶性纤维组织细胞瘤1例报告[J].福建医药杂志,1995,17(5):231.

［82］刘宝东,李士昌.肺鳞状细胞癌和肺原发性恶性纤维组织细胞瘤并存一例[J].中华肿瘤杂志,1994,16(3):237.

［83］姜格宁,丁嘉安,童稳圃.肺原发性恶性纤维组织细胞瘤5例[J].中国肿瘤临床,1994,21(4):315–316.

［84］詹彦平,刘亚丽,叶尔布拉提,等.肺恶性纤维组织细胞瘤1例[J].临床与实验病理学杂志,2003,19(4):453.

［85］Wang C S, Tsai K B, Tsai J R, et al. Primary malignant fibrous histiocytoma of the lung: a case report[J]. Kaohsiung J Med Sci, 2003, 19(8): 428–431.

［86］李刚强,曹金龙,王丽霞,等.肺原发性恶性纤维组织细胞瘤临床病理分析[J].河南肿瘤学杂志,2005,18(3):204–205.

［87］王云龙,徐吟秋,陈恒,等.肺恶性组织细胞瘤1例[J].临床肺科杂志,2004,9(2):187–189.

［88］林善平,伍四春,张平安.罕见的肺原发性恶性纤维组织细胞瘤[J].临床误诊误治,2005,18(1):16.

［89］李刚强,曹金龙,王丽霞等.肺原发性恶性纤维组织细胞瘤临床病理分析[J].河南肿瘤学杂志,2005,18(3):204–205.

［90］刘向华.肺原发性恶性纤维组织细胞瘤的影像学表现[J].右江医学,2010,38(1):59–60.

［91］王宪东,李光德,童伟.肺原发性恶性纤维组织细胞瘤45例临床分析——国内文献复述[J].辽宁医学杂志,2000,14(5):261–263.

［92］王雷,陈砚凝,杜媛鲲,等.肺原发性恶性纤维组织细胞瘤26例临床分析[J].中华外科杂志,2007,45(24):1731–1732.

［93］蒋雷,陈晓峰,易祥华.15例肺恶性纤维组织细胞瘤临床分析[J].中国肺癌杂志,2007,10(4):313–315.

［94］刘涛,王雷.肺原发性恶性纤维组织细胞瘤的CT影像诊断和治疗(附9例报告)[J].中国医师进修杂志,2008,31(27):40–42.

［95］贾云龙.43例肺原发恶性纤维组织细胞瘤临床分析[J].医药论坛杂志,2015,36(2):121–122.

［96］Kim J H, Cho S H, Kim E K, et al. Endobronchial malignant fibrous histiocytoma: case report of an unusual presentation and palliative flexible bronchoscopic resection[J]. Respir Care, 2013, 58(8): 92–94.

［97］李丽一,郭启勇.非常见部位恶性纤维组织细胞瘤的影像学表现[J].中国医刊,2016,51(3):96–99.

［98］赵磊,海玲,王玉芳,等.恶性纤维组织细胞瘤的CT/MRI表现[J].CT理论与应用研究,2015,24(5):739–745.

第九节　肺原发性纤维肉瘤

肺原发性纤维肉瘤(primary fibrosarcoma of the lung, PFS)罕见,其发病率占肺原发性恶性肿瘤的0.1%～0.3%[1,2],约占肺原发性肉瘤的1/5。卢喜科等[3]报道的一组49例肺原发性肉瘤中,纤维肉瘤占9例(18.4%);王永岗等[4]报道的一组18例肺肉瘤中,纤维肉瘤占6例(33.3%);龙莉玲等[5]报道的一组10例肺肉瘤中,纤维肉瘤占2例(20%)。郑汉朋等[6]检索2001年至2013年底国内外文献,共报道646例原发性肺肉瘤,其中肺纤维肉瘤占14.6%(95/646)。

可发生于任何年龄,但以青壮年居多,文献报道男性多于女性。发病年龄4～70岁,中位年龄47岁,其中40岁以上占67.9%[6]。

【组织起源】来源于肺实质、支气管壁及血管的纤维基质。

【病理特征】大体为类圆形肿物，边界清楚或不清楚，部分病例有假包膜。肿物剖面呈鱼肉状改变，质脆，灰白色，部分呈黏液状，部分伴有出血、坏死、囊性变。可侵犯邻近支气管。其生物学特征与其他部位的纤维肉瘤相同。镜下瘤细胞呈条形或长梭形细胞，呈纵横交错、弥漫排列，有异型性。细胞质丰富、密集，细胞境界不清，其间可见胶原纤维。有较多核分裂象，易与肌源性肉瘤混淆，可通过免疫组织化学检查加以鉴别。电子显微镜下见肿瘤细胞呈梭形及长椭圆形，细胞内无肌微丝及张力原纤维结构，瘤细胞之间无明显的细胞连接。偶有肺原发性纤维肉瘤合并鳞状细胞癌的报道[7]。

免疫组织化学检查波形蛋白（vimentin）、CD68阳性表达，不表达细胞角蛋白（CK）、CR、MC、CD34、CD31、NSE和S-100[6]。

【临床表现】早期可无症状，多数由X线检查偶然发现。肿瘤发展较大或支气管受侵时，可表现为咳嗽、胸闷、咳血丝痰或咯血，肿瘤破裂出血时，出现突然胸痛、气促、血性胸腔积液伴发热等。随肿瘤进展可能存在相对稳定期与迅速发展期，可突然增大。出现胸腔积液时，类似胸膜炎的表现。许传文等[8]报道1例4岁儿童患者，因左侧胸刺痛1周，伴发热加重2大入院，这种情况诊断更不易，易误诊为其他病变。

【影像学表现】PFS分支气管内型和肺实质型，周围型表现为类圆形肿块，多数肿块位于肺外带，两肺下叶为多，肿块最大径4.0～16.0 cm[9]，平均8.0 cm，其中最大径＞5.0 cm者，占82.1%[6]，因此，就诊时，肿块常超过5 cm，甚至占据一叶肺。边缘光滑，少数有假包膜，少有分叶；有文献报道边缘光整占42.9%（12/28），无毛刺占85.7%（24/28）[6]，是其主要影像征象，与其他肉瘤相似。文献报道CT平扫等密度占67.8%（19/28）、低密度占17.9%（5/28）、高密度占14.3%（4/28）；密度均匀占67.9%（19/28）、不均匀占32.1%（9/28），以均匀为主，CT平扫示均匀等密度者，CT值31～40 Hu，显微镜下见肿瘤细胞含较丰富的胶原纤维组成，瘤细胞排列紧密；坏死、囊变占10.7%（3/28），瘤内钙化占14.3%（4/28）。增强扫描，轻度强化占35.7%（5/14）、中度强化占64.3%（9/14）；均匀强化占42.9%（6/14）、不均匀强化占57.1%（8/14），肿块内见细条状血管影占21.4%（3/21）。增强呈轻至中度均匀强化，动脉期CT值增加14～23 Hu。静脉期和延迟期CT值增加27～29 Hu。大者瘤内易坏死、囊变或出血，则CT平扫密度较低且不均匀，CT值31～38 Hu，增强呈不均匀强化，动脉期CT值增加15～22 Hu，静脉期和延迟期CT值增加19～31 Hu，坏死、囊变区无强化，甚至可几乎全部为水样密度，此时，CT增强呈不均匀或较厚的环状强化，中央常有不规则的低密度区，易与肺囊肿等混淆（图4-9-1）[10]。瘤内钙化出现率14.3%[6]，少有空洞。增强以轻至中度或不均匀强化为特征。

胸膜下者，易侵犯邻近胸膜，而出现胸膜增厚及胸腔积液，胸膜受累的发生率可高达85.7%[6]。文献有瘤体破裂致血胸的报道[11]。瘤体大时，压迫支气管或使其移位，肺门和纵隔淋巴结增大的发生率低，仅为17.9%[6]。

本病少见，术前诊断不易。位于肺外带，CT平扫表现为类圆形等密度或略低密度，边缘光滑，无毛刺的肿块，内部有明显坏死或囊变区，增强呈轻度至中度均匀强化或不均匀强化者，要想到本病的可能[12-17]。对可疑病例及时行经皮穿刺肺活检有助于早期明确诊断，但假阴性率较高[1]。诊断不明者，需开胸手术，术后复发率较高[18]，可高达21.4%[6]。

【鉴别诊断】对中老年患者，PFS需与其他肺部肿瘤，特别是低分化或未分化癌相鉴别。

1. 周围型肺癌　对实质性肿块而言，最易诊断为原发性支气管肺癌，但若肿块巨大，边缘光整，无毛刺，生长快速或内部有明显坏死，尤其患者年龄较轻时，要想到肉瘤的可能，并及时

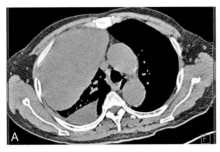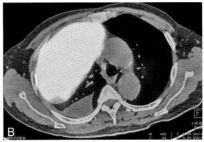

图4-9-1　男性，78岁。咳嗽伴少许白痰1个月余，无痰中带血。左前臂"纤维肉瘤"手术2年，外院CT右侧胸腔肿块，右侧胸腔积液，穿刺见血性胸腔积液，疑转移，要求进一步检查。CT平扫（A）示右侧胸腔巨大肿块，呈分叶状，与胸壁关系密切，密度较低，PET/CT（B）示FDG摄取明显增高，另右肺见数枚小结节，FDG摄取增高，结合临床考虑纤维肉瘤，右侧胸膜和右肺转移。附见右肺门和纵隔隆突下淋巴结转移

行穿刺等，尽管明确诊断为肉瘤不易，但可明确是否为恶性，以争取手术治疗时间。

2. 肺囊肿　纤维肉瘤因内部液化坏死明显，而主体呈囊性，有假包膜，特别是儿童患者，易误诊为肺囊肿。细针穿刺肺活检有助于本病与肺囊肿等疾病的鉴别，以减少误诊，但假阳性率高[19]。许传文等[7]报道1例4岁儿童患者，因左侧胸刺痛1周，伴发热加重2天入院，误诊为感染等。CT检查示左下肺野边缘光整的圆形密度增高影，CT值31 Hu，手术证实左肺下叶纤维肉瘤，侵犯胸壁并与之广泛粘连，与正常组织不能分离。术前诊断很难，宜CT多平面仔细观察，且序列图像动态观察，减少误诊。

3. 结核性胸膜炎　好发于青少年，多表现为突发一侧胸痛、胸闷伴发热、盗汗等，影像学可见一侧中到大量胸腔积液，呈典型的外高内低的液平曲线。CT检查，急性期多无明显胸膜增厚和粘连，也无明显软组织肿块，结合实验室检查，与PFS区分不难。

·参考文献·

[1] Logrono R, Filipowicz E A, Eyzaguirre E J, et al. Diagnosis of primary fibrosarcoma of the lung by fine-needle aspiration and core biopsy[J]. Arch Pathol Lab Med, 1999, 123: 731–735.

[2] 王乐民，张群，刘永，等. 肺纤维肉瘤误诊结核性胸膜炎1例分析[J]. 中国误诊学杂志，2008,8(9): 2124–2125.

[3] 卢喜科，韩庆良，王惠英，等. 49例原发性肺肉瘤的诊断与外科治疗[J]. 中国胸心血管外科临床杂志，2000,7(3): 203–204.

[4] 王永岗，张汝刚，张德超，等. 原发性肺肉瘤的外科治疗[J]. 实用癌症杂志，2003,18(3): 282–284.

[5] 龙莉玲，曾自三，黄仲奎. 原发性肺肉瘤的影像诊断（附10例分析）[J]. 放射学实践，2001,16(5): 320–321.

[6] 郑汉朋，王旭荣，杨运俊，等. 原发性肺纤维肉瘤CT表现与病理分析[J]. 中华放射学杂志，2014,48(8): 695–697.

[7] 王玉涛，邓生德，赵晓东，等. 原发性肺纤维肉瘤合并鳞癌1例[J]. 实用放射学杂志，2013,29(5): 862–863.

[8] 许传文. 小儿原发性肺纤维肉瘤1例[J]. 牡丹江医学院学报，2002,23(5): 59.

[9] 任德印，崔充峰，郑京强. 肺原发性肉瘤的X线诊断[J]. 中华放射学杂志，1995,29(11): 786.

[10] 陈文局，刘清华，张秋光. 肺纤维肉瘤误诊为肺囊肿一例[J]. 临床误诊误治，2006,19(1): 23–24.

[11] 归云荣，马春艳，王跃军，等. 肺纤维肉瘤破裂出血1例[J]. 临床放射学杂志，2004,23(6): 540.

[12] 林贵，王成林. 放射科罕少见病案选[M]. 北京: 华夏出版社，1990,95–96,103.

[13] 王友伢，徐明，王现国，等. 原发性肺纤维肉瘤一例[J]. 临床外科杂志，2016,24(4): 262.

[14] 李华东. 右肺多发性纤维肉瘤一例[J]. 中华放射学杂志，1994,28(1): 16.

[15] 陈棣华. 肺纤维肉瘤一例[J]. 中华放射学杂志，1990,24(2): 99.

[16] 丁乙，奚月泉，陈玉善. 肺血管内皮肉瘤二例[J]. 中华放射学杂志，1992,26(4): 281.

[17] 黄明伟，夏银献. 原发性肺纤维肉瘤一例[J]. 温州医学院学报，2001,31(1): 30.

[18] 张文，骆学全，张波，等. 原发性肺纤维肉瘤1例[J]. 中华胸心血管外科杂志，2000,16(2): 49.

[19] 孙燕. 其他支气管和肺恶性肿瘤[A]. // 朱元珏，陈文彬，主编. 呼吸病学[M]. 北京: 人民卫生出版社，2003. 1043–1046.

第十节　肺原发性滑膜肉瘤

滑膜肉瘤是一种较少见的软组织恶性肿瘤,占软组织肉瘤的5%～10%[1],多发生在四肢大关节附近,其中以下肢最多,与肌腱、腱鞘、滑膜囊、关节囊关系密切。少数在头、颈、躯干,偶尔也可发生在没有滑膜组织的部位,如咽喉、食管、胸壁、胸膜、肺、心脏、纵隔、腹壁、肠系膜、肾、前列腺、阴道等[2]。

肺原发性滑膜肉瘤(primary pulmonary synovial sarcoma, PPSS)罕见,约占肺原发性恶性肿瘤的0.5%[3],迄今国内外文献报道约45例。2021年版WHO胸膜和肺肿瘤分类,将原"肺间叶性肿瘤"目录下的肺原发性滑膜肉瘤归为"胸部间叶性肿瘤"[4,5]。肺转移性滑膜肉瘤多于原发性,所以,诊断本病需首先排除转移性滑膜肉瘤[6]。

发病年龄为9～81岁,好发于青壮年,文献报道以25～42岁最常见,男性略多于女性,约为1.2∶1[7,8]。

【组织起源】目前多数人认为滑膜肉瘤既不起源于滑膜,也不向滑膜分化,而是起源于多能级原始间叶细胞,具有上皮和间叶组织同时双相分化的特点[9,10]。

细胞遗传学及分子遗传学显示,大约＞90%的滑膜肉瘤都具有特征性的染色体易位t(x∶18)(p11∶q11),致18号染色体中的SYT基因与X染色体SSX基因融合,因X染色体断裂点的不同,融合基因又分为SYT-SSX 1型和SYT-SSX 2型[11-17]。

【病理特征】滑膜肉瘤平均最大径为3～5 cm,最大可达15 cm以上,大体可见完整或部分包膜,切面呈黄色、灰白色或鱼肉状,以囊性变多见,质地柔软或中等硬度,常见出血、坏死灶,约30%的病灶有钙化。生长较慢的肿瘤边界常清楚,圆形或分叶状,表面可由受压的邻近组织形成假包膜。有的肿瘤有明显的囊性变,少数病例可能存在多囊性肿块。生长较快的肿瘤边界不清楚,呈浸润性生长,并侵犯邻近组织[18-20]。

WHO主要将滑膜肉瘤分为双相型、单相梭形细胞型、单相上皮细胞型和低分化型[21]。双相型病变镜下可见上皮和肉瘤样细胞;单相型病变仅可见上皮和肉瘤样细胞中的一种,以单相梭形细胞型常见,主要由梭形细胞排列成束状或典型的漩涡状排列的梭形成纤维细胞样细胞组成;而单相上皮细胞型,则主要为上皮样细胞呈腺样排列,此型罕见;低分化型病变镜下可见小圆形细胞、大圆形细胞和透明梭形细胞。

镜检见肿瘤细胞具有向间叶细胞和上皮样细胞双向分化的特点。超微结构显示肿瘤细胞胞质含有丰富的核糖体,偶有线粒体扩张,粗面内质网大量成节分布,并有发育良好的桥粒型细胞相连接[22]。

免疫组织化学中,上皮性和间叶性标志物的联合表达,对典型滑膜肉瘤的诊断有帮助。滑膜肉瘤可同时表达细胞角蛋白(cytokeratin, CK)、上皮膜抗原(epithelial membrane antigen, EMA)或波形蛋白(vimentin)、CD-99、Bcl-2阳性表达,而CD34、S-100表达阴性[23-27]。

【临床表现】原发性滑膜肉瘤的临床表现无特异性,主要包括胸痛、咳嗽、呼吸困难及咯血,其他少见症状及体征有胸闷、肩痛、发热、血胸及自发性气胸等[23,28-33]。

【影像学表现】肺滑膜肉瘤位于肺周围较多[23,34],CT上表现为肺内不均匀实性肿块,最大径一般5 cm以上,形态不规则、圆形或铸形改变。张伟等[35]认为铸形、指状且有强化对于PPSS的诊断可能有一定特征性。边缘清楚,分叶不明显,多为切迹样。密度不均,内可见坏死、液化和钙化,有文献认为虽然关节部位的滑膜肉瘤常有钙化,但肺原发性滑膜肉瘤通常无钙化,不过有钙化病例也不少见(图4-10-1)。CT增强后,肿块呈显著强化,CT值77～107 Hu,有报道几乎与血管等密度强化[36-39]。肺滑膜肉瘤易局限性侵犯和血行转移,病灶常侵犯胸膜引起胸腔积液。可表现为纵隔肿块[40],但极少有肺门和纵隔淋巴结转移[23,41]。

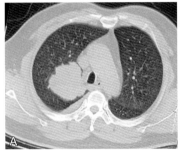
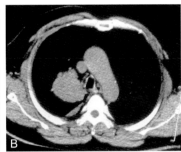
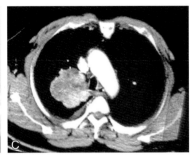

图4-10-1　男性,51岁。右肺上叶肿块,类圆形,边界清楚,且较光整,有分叶,CT平扫内部密度均匀,增强后明显强化,部分呈花斑样强化。手术病理:(右肺)梭形细胞肿瘤,结合免疫组织化学,符合滑膜肉瘤。免疫组织化学单克隆抗体及癌基因检测结果:CK(部分+),EMA(部分+),Vim(+),CK9(部分+),CK5/6(部分+),CK19(部分+),calponin(少量+),WT-1(胞质+),CD99(部分+),Syn(部分+),TTF-1(-),p40(-),CD34(-),S-100(-),Des(-),SOX10(-),CR\calretinin(-),D2-40(-),Ki-67(阳性,30%)

MRI良好的组织分辨率,在显示肿瘤内实性部分和坏死液化成分方面优于CT,T1WI、T2WI呈不均匀中等信号,类似于胸壁肌肉信号;瘤体内T1WI低信号及T2WI高信号,代表病灶内坏死液化区;病灶内在T1WI、T2WI均呈现为低信号或高信号或出现液-液平面,代表不同时间的出血;增强扫描显示病灶不均匀轻中度强化[42,43]。

PET/CT对肺滑膜肉瘤的诊断,目前仅少数报道。牛荣等[44]报道1例,左肺下叶内前基底段软组织肿块,大小约3.5 cm×4.0 cm,边缘光整,无毛刺及分叶,CT增强后轻度强化。^{18}F-FDG PET/CT全身显像,示肿块FDG代谢轻度不均匀增高,最大标准摄取值(maximum standard uptake value, SUV_{max})为4.3。莫少州等[45]报道1例左肺上叶周围型PPSS,最大径10.4 cm,SUV_{max}为7.1。文献报道[3],滑膜肉瘤的SUV_{max}中位数为4.35,数值范围为1.2～13.0,范围变化较大,约65%的原发性滑膜肉瘤SUV_{max}>4.35。PPSS与其他类型的肺肿瘤代谢值多有重叠,缺乏特异性,但PET/CT在其分期、疗效评价及随访方面有较大的应用价值[4,46,47]。

【鉴别诊断】肺滑膜肉瘤影像学表现无特异性,双相型诊断相对容易,但对于单相分化、低分化型或高龄患者,术前不能确诊,易与纤维肉瘤、平滑肌肉瘤、恶性周围神经鞘膜瘤、恶性黑色素瘤、血管外皮瘤等梭形细胞肉瘤,以及肺梭形细胞癌和神经外胚层肿瘤等小圆形细胞肉瘤混淆,确诊有赖病理和免疫组织化学,但由于其他肿瘤(如上皮样肉瘤)可呈CK和EMA阳性,少数单相型肿瘤对上皮标志物不起反应,同时由于组织固定、抗体质量和免疫组织化学方法等众多环节和因素的影响,滑膜肉瘤亦可呈CK和EMA阴性,这些均会造成滑膜肉瘤的诊断困难。该病需与以下疾病鉴别。

1. 腺癌　肺腺癌边缘不光整,常有分叶、短毛刺和胸膜凹陷等典型征象,更易伴有肺门、纵隔淋巴结转移[23]。双相型滑膜肉瘤有腺样结构和(或)梭形细胞;滑膜肉瘤上皮细胞灶周围有梭形细胞,且与腺样结构间有过渡现象。

2. 纤维肉瘤　纤维肉瘤好发于与关节无关的深部软组织,无双相分化特点,vimentin阳性而上皮样肿瘤标志物阴性[24];滑膜肉瘤细胞短小,呈典型漩涡状排列,无纤维肉瘤细胞呈鱼骨样排列特点。

3. 平滑肌肉瘤　平滑肌肉瘤细胞呈编织状排列,胞核呈杆状,胞质嗜酸性强,肌源性肿瘤标志物阳性,上皮样肿瘤标志物阴性[24,25,27]。

◆ 参考文献 ◆

［1］ Stacchiotti S, van Tine B A. Synovial sarcoma: Current concepts and future perspectives[J]. J Clin Oncol, 2018, 36(2): 180–187.

［2］ Frazier A A, Franks T J, Pugatch R D, et al. From the archives of the AFIP: pleuropulmonary synovial sarcoma[J]. Radiographics, 2006, 26(3): 923–940.

［3］ Tsunezuka H, Miyata N, Furuya T, et al. Spontaneous regression of primary pulmonary synovial sarcoma[J]. Ann Thorac Surg, 2018, 105: 129–131.

［4］ WHO Classification of Tumours Editorial Board. WHO classification of tumours: thoracic tumours[M]. 5th ed. Lyon: IARC Press, 2021.

［5］ 李媛,谢惠康,武春燕. WHO胸部肿瘤分类(第5版)中肺肿瘤部分解读[J]. 中国癌症杂志,2021,31(7): 574–580.

［6］ Zeren H, Moran C A, Suster S. Primary pulmonary sarcomas with features of monophasic synovial sarcoma: a clinicopathological, immunohistochemical and ultrastructural study of 25 cases[J]. Hum Pat hol, 1995, 26(5): 474–480.

［7］ Nambu A, Kurihara Y, Ichikawa T, et al. Lung involvement in angiotropic lymphoma: CT finding[J]. AJR Am J Roentgenol, 1998, 170(4): 940–942.

［8］ Hoang N T, Acevedo L, Mann M, et al. A review of soft-tissue sarcomas: translation of biological advances into treatment measures[J]. Cancer Manag Res, 2018, 10: 1089–1114.

［9］ Shah S, Sankrithi P, Shah K, et al. Primary pulmonary synovial sarcoma in a 49–year old male[J]. Cureus, 2020, 12(12): e11899.

［10］ Saito T. The SYT–SSX fusion protein and histological epithelial differentiation in synovial sarcoma: relationship with extracellular matrix remodeling[J]. Int J Clin Exp Pathol, 2013, 6(11): 2272–2279.

［11］ Kawai A, Woodruff J, Healey J H, et al. SYT–SSX gene fusion as a determinant of morphology and prognosis in synovial sarcoma[J]. N Engl J Med, 1998, 338(3): 153–160.

［12］ Mancuso T, Mezzelani A, Riva C, et al. Analysis of SYT–SSX fusion transcripts and Bcl–2 expression and phosphorylation status in synovial sarcoma[J]. Lab Invest, 2000, 80(6): 805–813.

［13］ Terasaki H, Niki T, Hasegawa T, et al. Primary synovial sarcoma of the lung: a case report confirmed by molecular detection of SYT–SSX fusion gene transcripts[J]. Jpn J Clin Oncol, 2001, 31(5): 212–216.

［14］ Kaplan M A, Goodman M D, Satish J, et al. Primary pulmonary sarcoma with morphologic features of monophasic synovial sarcoma and chromosome translocation t(X, 18)[J]. Am J Clin Pat hol, 1996, 105(2): 195–199.

［15］ Turc-Carel C, Dal Cin P, Limon J, et al. Involvment of chromosome in primary cytogenetic change in human neoplasia: nonrandom translocation in synovial sarcoma[J]. Proc Natl Acad Sei USA, 1987, 84(7): 1981–1985.

［16］ Guillou L, Coindre J, Gallagher G, et al. Detection of the synovial sarcoma translocation t(x, 18) (SYT, SSX) in paraffin-embedded tissues using reverse transcriptase-polymerase chain reaction: a reliable and powerful diagnostic tool for pathologists. Amdecnlar analysis of 221 mesenchymal tumor fixed in different fixatives[J]. Hum Pathol, 2001, 32(1): 105–112.

［17］ van de Rijn M, Barr F G, Collins M H, et al. Absence of SYT–SSX fusion products in soft tissue tumors other than synovial sarcoma[J]. Am J Clin Pathol, 1999, 112(1): 43–49.

［18］ Yoon G S, Park S Y, Kang G H, et al. Primary pulmonary sarcoma with morphologic features of biphasic synovial sarcoma: a case report[J]. J Korean Med Sci, 1998, 13(1): 71–76.

［19］ Toth T, Vincze K, Csordas Z, et al. Primary manifestation of monophasic synovial sarcoma in the lung[J]. Magy Seb, 2000, 53(4): 158–159.

［20］ Okamoto S, Hisaoka M, Daa T. Primary pulmonary synovial sarcoma: a clinicopathologic, immunohistochemical, and molecular study of 11 cases[J]. Hum Pathol, 2004, 35(7): 850–856.

［21］ Skytting B, Meis-Kindblom J M, Larsson O, et al. Synovial sarcoma-identification of favorable and unfavorable histologic types: a scandinavian sarcoma group study of 104 cases[J]. Acta Orthop Scand, 1999, 70(6): 543–554.

［22］ 周立江,李夏平,邢玉庆,等. 原发性肺滑膜肉瘤一例诊治体会并文献复习[J]. 临床误诊误治,2016,29(1): 102–104.

［23］ 陈翠云,付芳芳,吕传剑,等. 原发性肺滑膜肉瘤的影像表现与病理分析[J]. 中国CT和MRI杂志,2021,19(11): 47–50.

［24］ Mikami Y, Nakajima M, Hashimoto H, et al. Primary poorly differentiated monophasic synovial sarcoma of the lung. A case report with immunohistochemical and genetic studies[J]. Pathol Res Pract, 2003, 199(12): 827–833.

［25］ Boroumand N, Raja V, Jones D V, et al. SYT–SSX2 variant of primary pulmonary synovial sarcoma with focal expression of CD117 (c-Kit) protein and a poor clinical outcome[J]. Arch Pathol Lab Med, 2003, 127(4): 201–204.

［26］ Kuhnen C, Mentzel T, Haas V. Primary synovial sarcoma of the lung[J]. Pathologe, 1999, 20(2): 130–134.

［27］ Rajwanshi A, Srinivas R, Upasana G. Malignant small round cell tumors[J]. J Cytol, 2009, 26(1): 1–10.

［28］ Dennison S, Weppler E, Giacoppe G. Primary pulmonary synovial sarcoma: a case report and review of current diagnostic and therapeutic standards[J]. Oncologist, 2004, 9(3): 339–342.

［29］ Trassard M, LeDoussal V, Hacene K, et al. Prognostic factors in localized primary synovial sarcoma: a multicenter study of 128 adult patients[J]. J Clin Oncol, 2001, 19(2): 525–534.

［30］ 蒋婧瑾,周建英. 肺原发性滑膜肉瘤[J]. 国际呼吸杂志,2006,26(2): 115–116.

[31] 林滔,李力,戈烽.原发肺滑膜肉瘤一例[J].中华肿瘤杂志,2003,25(5):436.
[32] 陈秀萍,陈延,吴政光,等.原发性肺滑膜肉瘤2例并文献复习[J].罕少疾病杂志,2014,21(3):35-37.
[33] Devleena A, Bansal V, Chaudhuri T, et al. Primary synovial sarcoma of lung[J]. Lung India, 2014, 31(3): 277-279.
[34] 薛星,陈峰.原发性肺滑膜肉瘤的CT影像及临床表现探讨[J].影像研究与医学应用,2018,2(11):157-159.
[35] 张伟,王兰荣,姜黄,等.原发性肺滑膜肉瘤的CT表现[J].临床放射学杂志,2016,35(7):1121-1124.
[36] 关宝玉,顾莹莹,陈岑,等.肺原发性滑膜肉瘤的影像表现[J].中华放射学杂志,2009,43(8):813-816.
[37] 孟金丽,安攀,温建安,等.原发性肺滑膜肉瘤一例[J].临床放射学杂志,2015,34(12):2019.
[38] 戴灼南,司建荣,袁建华.滑膜肉瘤的不典型影像表现[J].中国CT和MRI杂志,2020,18(2):128-134.
[39] 鲍润贤,孙鼎元.胸膜-肺滑膜肉瘤的影像学诊断[J].国外医学:临床放射学分册,2007,30(5):317-319.
[40] Jiang A G, Yu H, Gao X Y, et al. Primary pulmonary synovial sarcoma presenting with a large lump mass in the left upper mediastinum: A case report[J]. Exp Therapeut Med, 2016, 11(6): 2395-2398.
[41] Kambo J S, Richardson B, Ionescu D N, et al. Primary pulmonary synovial sarcoma: a case report with unique and impressive computed tomography findings[J]. Can Respir J, 2016, 22(1): 1-3.
[42] Murohey M D, Gibson M S, Jennings B T, et al. Imaging of synovial sarcoma with radiologic-pathologic correlation[J]. Radiographics, 2006, 26(5): 1543-1565.
[43] 姚建莉,周鹏,任静,等.胸膜-肺滑膜肉瘤的影像学表现及病理特征[J].中国CT和MRI杂志,2017,15(10):37-39.
[44] 牛荣,王建锋,邵晓梁,等.双相型原发性肺滑膜肉瘤[18]F-FDG PET/CT误诊一例[J].中华核医学与分子影像杂志,2017,37(12):797-798.
[45] 莫少州,张实来,韦红娇,等.原发性肺滑膜肉瘤在[18]F-FDG PET/CT显像1例[J/OL].中国肿瘤临床,2022,49(3):159-160.
[46] Lisle J W, Eary J F, O'Sullivan J, et al. Risk assessment based on FDG PET imaging in patients with synovial sarcoma[J]. Clin Orthop Relat Res, 2009, 467(6): 1605-1611.
[47] Abdulghaffar S, AlNuaimi D, AlMulla M, et al. A rare case of pleuropulmonary synovial sarcoma of the chest wall: A case report and a literature review[J]. Radiol Case Rep, 2021, 16(1): 175-179.

第十一节　肺原发性横纹肌肉瘤

横纹肌肉瘤（rhabdomyosarcoma, RMS）是起源于横纹肌细胞或向横纹肌细胞分化的间叶细胞的一种恶性肿瘤,是一种由各种不同分化程度的横纹肌母细胞组成的软组织恶性肿瘤。肿瘤组织学形态多样,但基本上重演了骨骼肌胚胎发育过程中各个阶段的细胞,其主要由原始小圆形细胞和不同分化程度的横纹肌母细胞,以不同比例组成[1]。

横纹肌肉瘤约占软组织肉瘤的1/5,常发生于四肢、头颈部、泌尿生殖系,也有发生于乳腺、肾脏和胃的相关报道[1,2]。可见于任何年龄,但主要发生于10～25岁青少年[3,4],占全部儿童软组织肉瘤的50%[5]。

肺原发性横纹肌肉瘤（primary pulmonary rhabdomyosarcoma, PPRMS）极为罕见,占肺肉瘤的7%～12%[5,6],国内多数为个案报道[7-17],作者检索国内文献,截至2020年2月底,据不完全统计,共报道44例,其中男性20例,女性11例,平均年龄35.6岁。另13例性别和年龄不详。

【组织起源】正常支气管和肺组织本身无横纹肌纤维,故肺内RMS的组织发生有两种学说:一种为化生学说,认为是具有多功能分化的原始间叶细胞,可化生为横纹肌母细胞,进而发生横纹肌肉瘤;另一种为胚胎异位学说,认为是在胚胎早期,咽部横纹肌母细胞异位于正在发育的支气管树所致。

约70%的腺泡状横纹肌肉瘤具有t（2;13）（q35;q14）或t（1;13）（p36;q14）的相互易位,导致由PAX3或PAX7的DNA结合域与FOXO1转录域融合的嵌合转录因子表达[18,19],产生的融合蛋白将激活*PAX3/PAX7*靶基因的转录,从而导致癌症发展[20-22]。曹娟等[23]研究证实了抗凋亡蛋白survivin在原发性胚胎型横纹肌肉瘤组织中的异常表达,并提示survivin过度表达引起的细胞凋亡失调可能与RMS发生、发展相关。研究还表明,*PAX3*、*FKHR*、*TAZ*和*PPP2R1A*等基因的异常表达和突变参与了腺泡状横纹肌肉瘤的发生和进展,以及相关抑癌基因的功能缺失和突变[24-26]。Tsai等[27]报道一组梭形细胞/硬化性RMS,发现*MYOD1*突变率为30%～67%。

【病理特征】WHO（2013年）软组织肿瘤分类，根据其临床及病理学特点将其分为4个亚型：胚胎型横纹肌肉瘤（embryonal rhabdomyosarcoma, ERMS）、腺泡状横纹肌肉瘤（alveolar rhabdomyosarcoma, ARMS）、多形性横纹肌肉瘤（pleomorphic rhabdomyosarcoma, PRMS）和梭形细胞/硬化性横纹肌肉瘤（spindle cell/sclerosing rhabdomyosarcoma, SRMS）[28]。

胚胎型横纹肌肉瘤（ERMS）儿童病例多为胚胎型。主要由小梭形细胞及小圆形细胞构成，细胞具有一定多形性，可出现蝌蚪样和带状细胞，间质可有黏液变[29-31]。

腺泡状横纹肌肉瘤（ARMS）多见于青年人。ARMS的特征是肿瘤由几乎一致性的小圆形细胞构成，有明显的腺泡状结构。在腺泡壁上附着一层肿瘤细胞，腺泡腔内散在小圆形肿瘤细胞，花环状多核细胞的存在是此型的又一特点。实体性ARMS是此型的一个变种，其特点是一致性的小圆形肿瘤细胞弥漫排列，但不具有腺泡状结构。这一亚型的诊断主要依据肿瘤细胞的形态。和胚胎型横纹肌肉瘤相比，腺泡状横纹肌肉瘤具有更恶的临床生物学行为[32-34]。

多形性横纹肌肉瘤（PRMS）的特点是肿瘤细胞具有明显的多形性，蝌蚪样、带状细胞及奇异形多核巨细胞容易见到。多见于老年人，恶性度高，预后不良[34]。

梭形细胞横纹肌肉瘤（SRMS）是Cavazzana等[4]于1992年报道的一种新的RMS亚型，其特征是肿瘤细胞几乎由一致性的梭形细胞构成，长梭形细胞排列成束状，有时可见轮辐状排列，细胞间为丰富的胶原纤维，这种细胞很像胚胎发育晚期的肌管，因此，被认为是分化型肿瘤细胞。此型RMS的诊断标准是梭形细胞占肿瘤成分的80%以上。

SRMS主要发生于儿童，好发于睾丸旁，其次是头颈部，发病率约占所有RMS的3%，最初认为其是胚胎型RMS的亚型之一，预后较好[16]。成人SRMS则在1998年由Rubin等[35]首次报道，随后发现成人患者发病年龄更广（18～80岁），以男性多发。Szuhai等[36]指出成人SRMS组织学形态多样，预后差。成人SRMS好发于头颈部，也有发生于前列腺、子宫及骨的相关报道[37-39]，而原发于肺组织者临床极少，国内外文献罕见报道[16,40]，Li等报道1例[40]，患者女童13岁，咳嗽伴发热和右侧胸痛。

大体病理上表现为大小不等的结节或肿块，最大径可从数厘米至10 cm以上，卵圆形或结节或团块状，切面灰红或灰白色，质韧，部分可呈嫩鱼肉状，较大的肿瘤常见坏死、出血和囊变[41,42]。

免疫组织化学分析，波形蛋白（vimentin）、肌动蛋白（actin）、肌红蛋白（myoglobin）常阳性[32]。结蛋白（desmin）、myoglobin、HHF35、MSA、myosin、LCA、S-100、HMB45、突触素（synapsin）、EMA和cytokeratin可部分呈阳性[43]。desmin和myoglobin是横纹肌肉瘤较为理想的免疫组化标记[32]。

【临床表现】早期可无症状，病情进展时，多有咳嗽、胸痛或胸闷、咯血、痰中带血、发热和全身衰竭的表现。相对其他肿瘤而言，肺肉瘤有肿瘤体积大，而症状偏轻的特征[5]。

【影像学表现】与其他原发性肺肉瘤大致相同，肺RMS具有间叶源性肿瘤的基本影像学表现，也可表现为中央型和周围型，但以周围型为主[44]。

CT平扫常表现为肺内孤立性软组织密度肿块，体积多较大（图4-11-1），边界清楚，边缘光整，部分可不清楚，浅分叶，大多无毛刺，少数有细短毛刺[5]，密度均匀或不均匀，平扫CT值为35～45 Hu，可见坏死、囊变、出血、钙化少见。可压迫或侵犯周围肺组织，近肺门者可引起阻塞性肺炎或肺不张。不同类型CT值不同，部分或全部可呈液体密度。肿块若为囊性，肿物内可见气液面。儿童患者多为囊性肿物，少数可伴发气胸[45]。

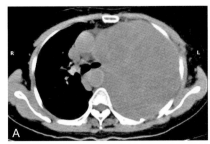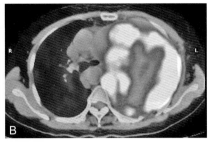

图4-11-1 女性,59岁。左侧胸闷、胸痛半年余,加剧约20天。CT示左侧胸腔巨大肿块,大小约9 cm×7 cm×5 cm,占据一侧胸腔,左肺和纵隔明显受推挤。内部有液化坏死,PET/CT示糖代谢不均匀明显增高。手术病理: 横纹肌肉瘤。免疫标志物: TTF-1(少数+), nestine(++), Des(+), Vim(+), CD56(++), CD10(+), WT-1(+), LCA(淋巴细胞+), MYD-1(+), MSA(+), MYO(+), S-100(+/-)。CD117(-), DOG-1(-), SMA(-), Syn(-), CHG(-), CD34(-), CK广(-), CD68(-), CD99(+/-), SPA(-), HBME-1(-), calretin(-), NSE(-), LEU-7(-), Ki-67(70%+)

CT增强扫描,肿瘤组织呈均匀或不均匀轻-中度强化,部分可呈明显强化,或仅表现为边缘强化。可能与RMS的病理类型及肿块恶性程度有关,增强扫描可以更清楚地显示病灶内液化、坏死区[46]。动脉期可见其内迂曲供血动脉影[15]。

肺RMS向周围血管浸润转移时,可导致肺动脉栓塞,CTA检查受累血管有充盈缺损;亦可局部侵犯邻近胸膜、胸壁、骨骼。肺RMS易沿淋巴道转移,以肺门及纵隔淋巴结肿大最常见,也可为全身淋巴结肿大;还可经血行远处转移,以肺、心腔及心包、肝脏、肾上腺、脑转移较多见[15]。

该病PET/CT相关的文献尚少,有报道肿块放射性可明显浓聚,SUV_{max}高达8.6[15]。唐文芳等[47]分析19例胚胎型RMS和7例腺泡状RMS儿童横纹肌肉瘤,结果所有原发灶的中位SUV_{max}为6.8。胚胎型RMS和腺泡状RMS肿瘤的中位SUV_{max}分别为6.2和5.3,无明显差异。

确诊有赖于病理和免疫组织化学分析。肺肉瘤细胞不易脱落,所以痰脱落细胞检查的阳性率极低。中央型者可行纤维支气管镜检查,但肺肉瘤大多向肺实质内膨胀生长,纤维支气管镜活检,常难以取得病变组织[48]。周围型者可采用经皮穿刺肺活检术,尽管因肿瘤坏死会降低阳性率,但肿块局部的穿刺活检仍不失为有效诊断手段。王会霞等[15]报道2例成人肺原发RMS,均经皮穿刺肺活检证实。

【鉴别诊断】影像学上需要与转移性RMS、低分化支气管肺癌、肺肉瘤样癌、其他间叶源性肉瘤、肺孤立性纤维瘤等鉴别,确诊常需要靠免疫组织化学分析[15]。儿童患者多为囊性肿物,与肺囊肿、肺囊腺瘤、胸膜肺母细胞瘤等难以鉴别,主要靠肿物切除后病理诊断确诊,早期易误诊为肺门淋巴结结核。

1. 转移性RMS 肺为RMS的常见转移部位,故需要完善全身检查及影像学等辅助检查,以除外其他器官的RMS病变。

2. 低分化支气管肺癌 与RMS相比,支气管肺癌好发于中老年男性,有吸烟史,肿块常有分叶,内部有坏死,易出现空洞,肺门和纵隔常有淋巴结转移。免疫组织化学上皮标记CKH、EMA常阳性,肌源性标记阴性。

3. 平滑肌肉瘤 术前鉴别困难。多见于40岁以上患者,CT表现为肺内软组织密度肿块,体积一般较大,边界清楚,表面可见包膜或假包膜,分叶不明显,多为小切迹样或铸形表现,病灶内钙化多见,增强扫描呈不均匀明显强化。以血行转移多见,极少发生淋巴结转移。

　　4. 肺肉瘤样癌　多见于有吸烟史的60岁以上男性，CT表现为肺内软组织密度肿块，生长迅速，体积一般较大，外周多见，边界较清，边缘光整或分叶，其内液化、坏死多见，并可见空洞形成，增强扫描多呈轻-中度边缘环形强化，内为无强化的液化、坏死区，易侵犯邻近胸膜。瘤细胞常表达上皮性标记，如CK（AE1/AE3）和EMA、CD56，不表达desmin、MSA和myogenin。

◆ 参考文献 ◆

[1] Enzinger F M, Swiss S W. Soft tissue tumors[M]. 3rd ed. St. Louis: Mosby-Year Book, 1995, 539.

[2] 武忠弼,杨光华.中华外科病理学[M].北京：人民卫生出版社,2002,2500-2507.

[3] Tsoko M. The diagnosis and classification of childhood rhabdomyosarcoma[J]. Semin Diagn Pathol, 1994, 11: 26.

[4] Cavazzana A O, Schmidt D, Ninfo V, et al. Spindle cell rhabdomyosarcoma. A prognostically favorable variant of rhabdomyosarcoma[J]. The American journal of surgical pathology, 1992, 16(3): 229-235.

[5] 岳振营.肺原发性横纹肌肉瘤2例临床病理分析[J].临床与实验病理学杂志,2017,5(33)：127-129.

[6] Martini M D. Primary sarcoma of the lung[J]. Surgery, 1971, 66: 33.

[7] 任红,战忠利.肺原发横纹肌肉瘤4例[J].中国肿瘤临床,1994,1：78.

[8] 夏康适,张骏.肺内原发性横纹肌肉瘤一例[J].中华放射学杂志,1994,2：81.

[9] 高德培,丁莹莹,苏平.肺横纹肌肉瘤一例[J].临床放射学杂志,1999,18(11)：705.

[10] 张力为,吴明拜,张铸.肺横纹肌肉瘤一例报告[J].中国肺癌杂志,2000,3(6)：460.

[11] 李书清,郭占领,陈登峰,等.肺原发性横纹肌肉瘤一例[J].中国肺癌杂志,2000,3(6)：437.

[12] 刘爱国,张建毅,任大宏,等.肺原发性横纹肌肉瘤1例[J].实用儿科临床杂志,2001,16(4)：195.

[13] 张勇,宋元龙,李高峰.肺横纹肌肉瘤1例报告[J].实用肿瘤杂志,2001,16(4)：287.

[14] 田昭俭,杨新国,李新功.肺原发性胚胎型横纹肌肉瘤一例[J].临床放射学杂志,2001,20(10)：807.

[15] 王会霞,岳松伟,常丽阳,等.成人肺原发性横纹肌肉瘤2例CT表现[J].中国医学影像学杂志,2018,26(9)：35-36,41.

[16] 张艳,景红,齐永利.肺梭形细胞横纹肌肉瘤1例并文献复习[J].临床与实验病理学杂志,2020,36(3)：344-346.

[17] 于虹,邓红英.探讨肺横纹肌肉瘤的临床病理特征[J].中国实用医药,2020,15(18)：159-161.

[18] Charville G W, Varma S, Forgó E, et al. PAX7 Expression in rhabdomyosarcoma, related soft tissue tumors, and small round blue cell neoplasms[J]. Am J Surg Pathol, 2016, 40(10): 1305-1315.

[19] Arnold M A, Anderson J R, Gastier-Foster J M, et al. Histology, fusion status, and outcome in alveolar rhabdomyosarcoma with low-risk clinical features: a report from the Children's Oncology Group[J]. Pediatr Blood Cancer, 2016, 63(4): 634-639.

[20] Arnold M A, Barr F G. Molecular diagnostics in the management of rhabdomyosarcoma[J]. Expert Rev Mol Diagn, 2017, 17(2): 189-194.

[21] Hanna J A, Garcia M R, Go J C, et al. PAX7 is a required target for microRNA-206-induced differentiation of fusion-negative rhabdomyosarcoma[J]. Cell Death Dis, 2016, 7(6): e2256.

[22] Kohsaka S, Shukla N, Ameur N, et al. A recurrent neomorphic mutation in MYOD1 defines a clinically aggressive subset of embryonal rhabdomyosarcoma associated with PI3K-AKT pathway mutations[J]. Nat Genet, 2014, 46(6): 595-600.

[23] 曹娟,杨国城,张欢,等. *Survivin*基因在胚胎性横纹肌肉瘤RD细胞中的作用[J].临床与病理杂志,2019,39(3)：486-492.

[24] 张汝朋,吕雷锋,张晨,等.腺泡状横纹肌肉瘤相关基因生物信息学分析[J].重庆医学,2019,48(9)：1552-1555.

[25] Deel M D, Slemmonsk K, Hinson A R, et al. The transcriptional coactivator TAZ is a potent mediator of alveolar rhabdomyosarcoma tumorigenesis[J]. Clin Cancer Res, 2018, 24(11): 2616-2630.

[26] Akaike K, Suehara Y, Kohsaka S, et al. PPP2R1A regulated by PAX3/FOXO1 fusion contributes to the acquisition of aggressive behavior in PAX3/FOXO1-positive alveolar rhabdomyosarcoma[J]. Oncotarget, 2018, 9(38): 25206-25215.

[27] Tsai J W, Chang C W, Lee J C, et al. The expanding morphological and genetic spectra of MYOD1-mutant spindle cell / sclerosing rhabdomyosarcomas: a clinicopathological and molecular comparison of mutated and nonmutated cases[J]. Histopathology, 2019, 74(6): 933-943.

[28] Fletcher C D, Bridge J A, Hogendoorn P C, et al. WHO classification of tumours of soft tissue and bone[M]. Lyon: IARC Press, 2013: 130-132.

[29] Costa J, Edward W, Linnod G, et al. The grading of soft tissue sarcomas: results of a clinicohistopathologic correlation in a series of 163 cases[J]. Cancer, 1984, 35: 539.

[30] Wijnaedts L C D, Linden J C, Unnik A J M, et al. Histopathological features and grading in rhabdomyosarcoma[J]. Histopathology, 1994, 24: 303.

[31] 中华医学会病理学分会儿科病理学组,中国抗癌协会小儿肿瘤专业委员会病理学组,福棠儿童医学发展研究中心病理专业委员会.儿童横纹肌肉瘤病理诊断规范化专家共识[J].中华病理学杂志,2021,50(10)：1110-1115.

[32] 高志安,张世羽,杨光华.横纹肌肉瘤的临床病理分析[J].锦州医学院学报,2000,2(21)：1-4.

[33] 岳振营,张静静,魏建国,等.肺原发性腺泡状横纹肌肉瘤一例[J].中华病理学杂志,2017,46(9)：650-651.

[34] 张力为,吴明拜,张铸.肺横纹肌肉瘤一例报告[J].中国肺癌杂志,2000,3(6)：460.

[35] Rubin B P, Hasserjian R P, Singer S, et al. Spindle cell rhabdomyosarcoma (so-called) in adults: report of two cases with emphasis on differential diagnosis[J]. Am J Surg Pathol, 1998, 22(4): 459-464.

[36] Szuhai K, de Jong D, Leung W Y, et al. Transactivating mutation of the MYOD1 gene is a frequent event in adult spindle cell rhabdomyosarcoma[J]. J Pathol, 2014, 232(3): 300-307.

［37］ Schildhaus H U, Lokka S, Fenner W, et al. Spindle cell embryonal rhabdomyosarcoma of the prostate in an adult patient-case report and review of clinicopathological features[J]. Diagn Pathol, 2016, 11(1): 56.

［38］ McCluggage W G, Lioe T F, McClelland H R, et al. Rhabdomyosarcoma of the uterus: report of two cases, including one of the spindle cell variant[J]. Int J Gynecol Cancer, 2002, 12(1): 128–132.

［39］ Dashti N K, Wehrs R N, Thomas B C, et al. Spindle cell rhabdomyosarcoma of bone with FUS–TFCP2 fusion: confirmation of avery recently described rhabdomyosarcoma subtype[J]. Histopathology, 2018, 73(3): 514–520.

［40］ Li W Y, Lin T, Wang P, et al. Primary pulmonary spindle cell rhabdomyosarcoma in adolescent: a case report and review of literatures[J]. Int J ClinExp Pathol, 2016, 9(2): 2579–2582.

［41］ 岳振营. 肺原发性横纹肌肉瘤2例临床病理分析[J]. 临床与实验病理学杂志, 2017, 33(11): 1270–1272.

［42］ 李书清, 郭占领, 陈登峰, 等. 肺原发性横纹肌肉瘤一例[J]. 中国肺癌杂志, 2000, 3(6): 437.

［43］ Huang S H, Wu S Y, Chang K C. Paranuclear dot-like immunostaining of CD99 in rhabdomyosareoma[J]. Histopathology, 2013, 62(5): 814–816.

［44］ 任德印, 崔允峰, 郑京强. 肺原发性肉瘤的X线诊断[J]. 中华放射学杂志, 1995, 29(11): 785–787.

［45］ 蔡爱群, 陈俊伟, 周修国, 等. 原发性肺肉瘤的CT诊断[J]. 罕少疾病杂志, 2004, 11(2): 10–12.

［46］ 田昭俭, 杨新国, 李新功. 原发性胚胎型横纹肌肉瘤一例[J]. 临床放射学杂志, 2001, 20(10): 807.

［47］ 唐文芳, 张建, 王辉. 儿童横纹肌肉瘤的[18]F–FDG PET/CT表现[J]. 中华核医学与分子影像杂志, 2019, 39(1): 6–9.

［48］ 王成林, 林贵. 罕少病少见病的诊断与治疗[M]. 北京: 人民卫生出版社, 1999. 272–274.

第十二节　肺原发性脂肪肉瘤

脂肪肉瘤（liposarcoma）是较常见的软组织恶性肿瘤，起源于原始间充质细胞，多位于深部组织，好发于大腿及腹膜后，肿瘤生长缓慢，病程可长达数年[1]。

肺原发性脂肪肉瘤（primary pulmonary liposarcoma）非常罕见[2]，作者检索国内文献，据不完全统计，截至目前，除外明确纵隔来源之外，肺和胸腔的原发脂肪肉瘤共23例[3-21]，除于正伦等[3]报道一组5例外，其余均为个案报道。国外文献也仅有12例报道[3]。原发于肺的脂肪肉瘤，临床上病变进展相对缓慢，可以数年无任何症状，仅在常规影像检查时发现肿块，确诊依赖于病理组织学检查，由于脂肪肉瘤组织学形态多样，故经皮穿刺肺活检术常不能确诊，甚至误诊。

【组织起源】脂肪肉瘤的病因未明，有人认为与外伤、病毒感染有关，也有文献报道肺脂肪肉瘤的恶性变和胸膜肺石棉沉着病可能是其致病原因[2]。脂肪肉瘤组织来源尚未定论，有人认为来源于非成熟的脂肪细胞或纤维母细胞，目前研究多认为来源于原始间叶细胞。

【病理特征】肿块常呈圆形或不规则，有包膜，表面光滑，色棕黄透明，部分有菲薄包膜，质软，切面分叶状，灰黄湿润，富有黏液，内有纤维索条状物。苏丹Ⅲ脂肪染色阳性。

1994年，WHO根据其病理学特征可分为五型：分化良好型脂肪肉瘤、黏液型脂肪肉瘤、圆形细胞型脂肪肉瘤、多形性型脂肪肉瘤、去分化型脂肪肉瘤[1]。

分化良好型脂肪肉瘤镜下见瘤组织主要由脂肪及梭形细胞构成，伴黏液样变性及灶性坏死，脂肪细胞大小不一，偶见脂肪母细胞，部分梭形细胞核异型[3,22]。黏液型脂肪肉瘤是脂肪肉瘤中较多见的一种，约占所有脂肪肉瘤的50%以上[23]。其病理诊断主要根据：① 不同异型及分化的各个阶段的脂肪母细胞及原始间叶细胞。② 大量丛状毛细血管。③ 丰富的黏液基质。④ 脂肪染色阳性。黏液型者镜下瘤细胞呈圆形、卵圆形、星芒状。瘤细胞疏松、弥漫、片状排列，呈星形或梭形，体积较小，分布于黏液样基质中。胞质丰富，淡染。细胞之间有突起相连接，细胞核小，多为卵圆形，分裂象可见。核仁不明显，有大小不等的黏液囊腔。肿瘤中有分布较均匀的枝芽状毛细血管，可见纤维间隔及出血灶[4]。

免疫组织化学分析，波形蛋白（vimentin）强阳性，S-100蛋白表达阴性或阳性。细胞角蛋白、上皮膜抗原、第Ⅷ因子相关抗原、CD34、平滑肌肌动蛋白、HMBE-1、Calretinin、CD68、a-肌动蛋白均阴性[5]。

【临床表现】 作者统计的23例年龄范围为3～64岁,17例有明确年龄记载者,平均41.3岁。18例有明确性别记载中,男性12例,女性6例,似男性发病略多。症状和体征无特殊性,主要取决于肿瘤对周围组织的压迫及浸润。常表现为咳嗽、痰中带血、胸痛等。肿块巨大者,或者位于纵隔或纵隔旁时,可出现胸闷、颜面水肿、气促,甚至呼吸困难[7,14]。

【影像学表现】 主要表现为肺部孤立性结节或肿块,有时可为多发肿块[5],瘤体常较大,最大径可达30 cm,完全占据一侧胸腔,致全肺不张[7],此时,影像学很难区分邻近壁层胸膜、纵隔抑或肺起源[7,8]。CT可显示肺野内X线平片不能发现的其他小结节。高分化者CT可为不均匀脂肪密度,其他类型典型者CT呈实性肿块,肿块边界清楚,密度不均匀,内有条状密度增高影或条片样脂肪密度影,可有钙化,但少见[7]。增强扫描肿瘤实性部分轻度强化。CT与MRI可显示肿瘤大小、部位及其与邻近器官组织解剖关系(图4-12-1),部分病例可见血性胸腔积液。

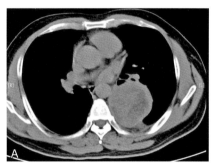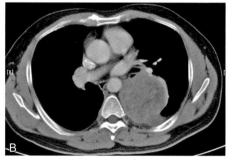

图4-12-1 男性,49岁。左侧胸闷、胸痛数年。左肺门左后纵隔脊柱旁肿块,大小约6 cm×5 cm×5 cm,边界清楚(A),增强后(B)外缘可见压迫不张的肺组织,形成假包膜,内侧侵犯肺门和纵隔,后方累及椎体、附件和胸壁,局部肋骨呈侵蚀性改变。肿块内部密度不均匀,可见少许成熟脂肪成分。手术病理:脂肪肉瘤

5年生存率为40%～64%[24],预后和肿瘤生长部位及病理分型有关。高分化型预后好,其次是黏液型,但复发率高[25]。有文献报道,黏液型脂肪肉瘤随访7年,复发率为33%[26]。

【鉴别诊断】 患者年龄较轻者,肺部有巨大肿块,边界光整,且生长快速者,要想到本病的可能,但最终诊断靠病理。细针穿刺活检敏感性低,仅63%～80%,且有20%假阳性[24]。CT引导下行经皮穿刺肺活检阳性率不高,可仅表现为少量暗红色、黏稠物质,不易明确诊断。

免疫组织化学在脂肪肉瘤的诊断中,还具有排除其他软组织肿瘤的作用,尤其是在黏液性脂肪肉瘤和多形性脂肪肉瘤的诊断中。脂肪肉瘤只有vimentin和S-100阳性,其他特异性抗体阴性。在去分化脂肪肉瘤中,免疫组织化学能帮助确定去分化成分,横纹肌成分对sarcomeric、MYOD1等横纹肌抗原阳性,恶性纤维组织细胞瘤对vimentin、actin、CD68阳性,纤维肉瘤仅有vimentin阳性[5]。需要和黏液型脂肪肉瘤鉴别的疾病主要有以下几种。

1. **伴明显脂肪肉瘤样成分的癌肉瘤** 光学显微镜下肺肉瘤易与肺肉瘤样癌相混淆,因此,需要进行相关标志物的免疫组织化学染色,可以帮助区别其来源为上皮还是间叶成分。肺肉瘤免疫组织化学染色一般表现为vimentin、desmin阳性,而细胞角蛋白(CK)、EMA、S-100蛋白阴性。vimentin存在于几乎所有的间叶细胞中,是一种良好的间叶来源肿瘤标志物,多用于肉瘤与癌的鉴别,与CK一起应用可以区分绝大多数上皮和间叶来源的肿瘤[5]。与癌肉瘤的病理学鉴别中,在一些病例中多种角蛋白抗体和EMA,对于显示肉瘤成分中的上皮样分化是

必需的,TTF-1在巨细胞癌中可以阳性[6]。Folpe等[27]报道了9例脂肪肉瘤伴平滑肌肉瘤分化的病例,其中1例发生于肺,也对诊断带来了干扰。

2. 黏液瘤　肿瘤内血管稀少,更无丛状毛细血管网及异型脂母细胞,与黏液性脂肪肉瘤不同。肿瘤间质内丰富的丛状毛细血管网、偶见脂肪母细胞样瘤细胞,以及免疫组织化学标记显示瘤细胞S-100阳性、淋巴管样结构CD34、第Ⅷ因子相关抗原阴性等结果,支持黏液性脂肪肉瘤诊断。

3. 转移性脂肪肉瘤　需结合病史,并行全身各部位的仔细排查。

4. 黏液型恶性纤维组织细胞瘤　无丛状毛细血管网,变性的细胞和周围的细胞有过渡变化,无脂滴空泡。

5. 胸膜肺母细胞瘤　如患者为婴幼儿,尚需与伴脂肪肉瘤样分化的胸膜肺母细胞瘤鉴别[5]。

◆ 参考文献 ◆

［1］ Weiss S W. Hitological typing of soft tissue tumors [M] // Enzinger F M. International histological classification of tumors. 2nd ed, Berling: Springer-Verlag, 1994: 23–26.
［2］ Krygier G, Amado A, Salisbury S, et al. Case report: Primary lung liposarcoma[J]. Lung Cancer, 1997, 17: 271–275.
［3］ 于正伦, 黄静, 徐红云, 等. 原发性肺肉瘤30例临床分析[J]. 中国呼吸与危重监护杂志, 2016, 15(4): 412–414.
［4］ 邓军, 柳风轩. 肺原发性脂肪肉瘤1例[J]. 临床与实验病理学杂志, 2003, 19(2): 224–225.
［5］ 陈晓东, 冯晓冬, 周本成, 等. 肺原发性脂肪肉瘤一例[J]. 中华病理学杂志, 2004, 33(2): 99.
［6］ 哈英娣, 苏勤军, 钱震, 等. 罕见部位原发性脂肪肉瘤的临床病理(附9例报告)[J]. 现代肿瘤医学, 2009, 17(2): 316–318.
［7］ 何伟明, 王刚, 张达志, 等. 青少年胸腔内巨大黏液性脂肪肉瘤一例[J]. 临床放射学杂志, 2012, 31(4): 606.
［8］ 彭传亮, 赵小刚, 董晓鹏. 超巨大胸腔内肿瘤一例报告[J]. 中国肿瘤临床, 2006, 33: 1149.
［9］ 吕艳锋, 张所林, 由清涌, 等. 巨大胸腔内脂肪肉瘤1例报告及文献复习[J]. 实用放射学杂志, 2006, 22(11): 1327–1327.
［10］ 王中林. 原发性肺脂肪肉瘤1例[J]. 中华胸心血管外科杂志, 2003, 19(3): 150.
［11］ 王春利, 韩之瑜. 原发性肺肉瘤4例报告及文献复习[J]. 肿瘤研究与临床, 1999, 11(1): 25–26.
［12］ 吴蓊, 杨康. 左肺黏液脂肪肉瘤1例[J]. 第三军医大学学报, 2003, 25(4): 290.
［13］ 朱玉春, 周伟, 王建良, 等. 胸腔巨大脂肪肉瘤一例[J]. 临床放射学杂志, 2009, 24: 509.
［14］ 梁志延, 孟连英, 刘健, 等. 纵隔黏液性脂肪肉瘤的影像学诊断附1例报告[J]. 诊断学理论与实践, 2006, 5: 262.
［15］ 曹中良, 刘宏革, 罗欣, 等. 肺巨大原发脂肪肉瘤1例报告[J]. 医师进修杂志, 2001, (4): 13.
［16］ 陈虎平, 朱金如, 王明荣. 肺黏液脂肪肉瘤一例报告[J]. 第三军医大学学报, 1993, 15(2): 134.
［17］ 马树田, 李鸿钧, 迟树森. 原发性肺脂肪肉瘤一例报告[J]. 中华病理学杂志, 1986, 15(2): 109.
［18］ 李泰生, 龙铮. 肺脂肪瘤和脂肪肉瘤(附三例报告)[J]. 实用癌症杂志, 1990, 5(4): 260–261.
［19］ 董庆恩, 付长顺. 肺脂肪肉瘤一例[J]. 天津医药, 1995, 23(11): 671.
［20］ 刘正光, 张安庆, 曹保红. 肺区大脂肪肉瘤1例报告[J]. 山西医学院学报, 1991, 22(1): 74–76.
［21］ 吴德本, 樊峰, 李才发. 原发性肺脂肪肉瘤1例[J]. 实用内科杂志, 1986, 6(11): 623.
［22］ Dei Tos A P, Mentzel T, Newman P L, et al. Spindle cell liposarcoma a hitherto unrecognized variant of liposarcoma. Analysis of six cases[J]. Am J Surg Pathol. 1994, 18: 913.
［23］ 武忠弼, 杨光华. 中华外科病理学[M]. 北京: 人民卫生出版社, 2002.
［24］ 刘复生, 刘彤华. 肿瘤病理学[M]. 北京: 北京医科大学中国协和医科大学联合出版社, 1997.
［25］ 柳风轩, 于冬梅, 施同舟, 等. 53例脂肪肉瘤形态学观察与预后探讨[J]. 临床与实验病理学杂志, 1991, 7(2): 104.
［26］ 张杰, 王永生, 许俊龙, 等. 左肺黏液型脂肪肉瘤1例[J]. 中国肿瘤临床, 2006, 33(15): 893.
［27］ Folpe A L, Weiss S W. Lipoleiomyosarcoma (well-differentiated liposarcoma with leimyosarcomatous differentiation): a clinicopathologic study of nine cases including one with dedifferentiation[J]. Am J Surg Pathol, 2002, 26: 742–749.

第十三节　肺原发性骨肉瘤

骨外骨肉瘤(extraskeletal osteosarcoma, ESOS)多指发生在软组织的骨肉瘤,是非常罕见的恶性间叶性肿瘤。据统计,此瘤占所有骨肉瘤的3.7%,约占所有软组织肉瘤的1.2%[1]。四肢、臀部最易发生,其次为乳腺、躯干、后腹膜、肾脏、头颈部等,胃、小肠和甲状腺等部位,也均有原发报道[2-4]。骨外骨肉瘤的最终诊断必须有明确的病理学依据,须符合下列条件:① 发生于软组织而不附着于骨或骨膜；② 具有一致的骨肉瘤图像（排除混合性间质瘤）；③ 产生骨样和（或）软骨样基质，结合免疫组织化学有利于诊断[4]。

而肺原发性骨肉瘤（primary pulmonary osteosarcoma, PPOS）尤为罕见[4-6]。作者检索文献并在李月敏等[7]复习的病例资料的基础上，不完全统计，国内外仅30多例[7-27]。肺原发性骨肉瘤患者的临床资料和影像学表现见表4-13-1。

表4-13-1　文献报道肺原发性骨肉瘤患者的临床资料和影像学表现

作者姓名及发表年份	患者年龄（岁）	患者性别	临床症状	胸部影像学表现
Greenspan[2]（1933）	35	女	寒战、发热	左主支气管占位，最大径7 cm，肺门淋巴结肿大，侵及心包、横膈和左肺动脉
Yamashita[2]（1964）	74	女	进行性呼吸困难	左肺巨大占位，右肺转移
Nosanchuk[2]（1969）	66	男	憋气、胸痛	占据左肺上叶全部和部分下叶
Reignold[2]（1971）	62	男	咳嗽、发热等	右肺中叶，最大径6 cm
	56	女	寒战、发热、胸痛	左肺上叶，最大径7 cm
Nascimento[2]（1982）	77	女	无症状	右肺中叶，最大径4 cm
	72	男	无症状	右肺中叶，最大径5.5 cm
Bagaric[3]（1982）	49	女	无记录	右肺下叶
Loose[4]（1990）	54	男	胸痛、左上肢麻木	左肺上叶，最大径10 cm
	45	女	胸痛	左肺下叶，最大径5.5 cm
Petersen[4]（1990）	70	男	无症状	左肺下叶，最大径6 cm
Stark[5]（1990）	30	女	憋气、胸痛、乏力	双肺多发结节，肿瘤明显钙化，最大径为3 cm
	59	男	无症状	左肺下叶，11 cm×7 cm，肿瘤明显钙化
	14	男	憋气、胸痛	左肺全部并侵及横膈，肿瘤明显钙化
Bhalla[6]（1992）	58	男	发热、咳嗽	左肺上叶，肿瘤明显钙化，18 cm×9 cm×8 cm
Miller[1]（1993）	72	男	无记录	无记录
Sievert[7]（2000）	56	男	左指尖刺痛	左肺上叶，4 cm×2 cm×2 cm
Chapman[8]（2001）	37	女	咳嗽、胸痛	左肺，5.5 cm×5 cm×4 cm
Quoix[9]（2001）	73	男	憋气、胸痛	左肺下叶，肿瘤明显钙化，胸腔积液
Sabloff[10]（2002）	76	男	无症状	右肺下叶，最大径4.5 cm，肿瘤明显钙化
Magishi[11]（2004）	74	女	无症状	左肺上叶，5.7 cm×5 cm×3.3 cm

续　表

作者姓名及发表年份	患者年龄（岁）	患者性别	临床症状	胸部影像学表现
Kadowaki[12]（2005）	72	男	憋气、胸痛	左肺下叶，9 cm×9 cm，肿瘤明显钙化，纵隔淋巴结转移，胸腔积液
	77	男	憋气、胸痛、血痰	右肺上叶，11 cm×8 cm，肿瘤明显钙化
Yamazaki[13]（2006）	73	男	咳嗽、血痰	左肺上叶，7.2 cm×7 cm×6.2 cm，肿瘤明显钙化
Niimi[14]（2008）	72	男	憋气	左肺，9.5 cm×7.3 cm×3.5 cm，肿瘤明显钙化
Karfis[15]（2010）	58	男	无症状	左肺上叶，最大径2.5 cm
王巍[16]（2010）	48	男	胸痛、憋气	左下胸腔，17.7 cm×10.9 cm×9.26 cm，肿瘤明显钙化
Wajstaub[17]（2011）	77	男	无症状	右近肺门处，最大径3.9 cm，隆突下淋巴结可疑转移
朱英桂[8]（1988）	17	女	心慌、气喘、心前区压迫感及胸、腹疼痛	右肺3个肺叶萎缩硬化，大支气管旁多发结节，最大径2～3 cm
魏红权[14]（1996）	65	男	反复咳嗽、咳痰3年，痰中带血20余天	左肺上叶结节，大小2.0 cm×1.5 cm×1 cm
韦华生[24]（2005）	65	男	右胸痛伴咳嗽、咳痰	右肺上叶，12 cm×10 cm×6 cm，肿瘤明显钙化
韩秀娟[25]（2010）	53	女	活动后胸闷、气喘	左肺上叶，大小6 cm×5 cm×3 cm，边界尚清。左侧大量胸腔积液
王东东[26]（2011）	52	男	左胸痛伴痰中带血	左肺上叶前段，10 cm×7 cm×6 cm，肿瘤明显钙化
亓志莹[27]（2020）	77	男	咳嗽、咳痰，偶有喘憋一年	左肺下叶，7.1 cm×6.1 cm×5.0 cm

　　与骨原发的骨肉瘤好发于青少年不同，肺原发骨肉瘤发病年龄较大，范围14～83岁，多在50～80岁，中位发病年龄为64岁，40岁前发病仅4例（14%，4/28）。男性发病略多于女性[7]。

　　【组织起源】本病的确切病因未明，多数学者认为本瘤是由原始间叶细胞转变为异型的骨母细胞，并产生肿瘤性的软骨、类骨和骨组织而形成。大多数肿瘤开始即为恶性，极少数在良性病变（如骨化性肌炎、钙化性血肿）基础上转变而来。有学者认为局部外伤或放射治疗是本病的诱因[1,3]。

　　【病理特征】巨检肿块常较大，最大径2～20 cm，甚至累及一侧全肺，边界不清，切面灰白色，可见散在的出血、坏死病灶。

镜下，骨肉瘤由明显间变的瘤细胞组成，能直接产生肿瘤性骨样组织及骨组织。肿瘤性骨质多为骨样组织或网状骨质，不形成板层骨。瘤骨最早形成是在恶性瘤细胞间出现胶原样物质，呈同质性淡红染的肿瘤性类骨质，形态上有时与胶原纤维的透明变性难以鉴别。肿瘤性骨样组织构成不规则编织状或绸带交织状，是骨肉瘤组织学特点[28]。肿瘤性骨样组织互相连接，瘤细胞排列成珊瑚状或花边状，部分瘤细胞包埋于肿瘤性骨样组织中而形成肿瘤性骨小梁，其周围缺乏正常的骨母细胞。瘤细胞形态多样，呈圆形、卵圆形、多边形，胞质略嗜碱性。瘤细胞的间变表现为大小不一，异型性显著。染色质丰富，呈粗颗粒或凝块状，核仁明显及增大，易见病理性分裂象。并可见单核和多核瘤巨细胞，有散在灶性出血、坏死，坏死灶周围可见栅栏状排列的瘤细胞[7]。

免疫组织化学分析，波形蛋白（vimentin）阳性，而细胞角蛋白（CK）、神经源性标志物、上皮性标志物、恶性黑色素瘤标志物、肌源性及血管源性标志物等均为阴性，由此可排除其他软组织恶性肿瘤[7,29]。

【临床表现】通常无特异性症状，少数患者无明显症状，于体检时偶然发现。多数患者肿瘤巨大，有的占据整个胸腔，肿瘤较大者，常常导致胸痛、胸闷等不适，同侧上肢麻木或刺痛等，可伴有胸腔积液[29,30]。

该病进展快，易发生纵隔、腹腔和盆腔淋巴结转移[17]，也可血行播散至全身，转移至肺、肝脏最多见[7,30]。

一般认为属高度恶性，预后较肢体和乳腺的骨肉瘤差。但也有报道肺原发骨外骨肉瘤患者，广泛切除后随访42个月，仍无病生存[29]。

【影像学表现】多见于肺的周边部，文献报道认为左肺发病多于右肺。常表现为巨大软组织肿块，最大径为2.5～20 cm，肿瘤多呈分叶状（图4-13-1），边界清楚，但也可以不清楚，多数无完整包膜，少数肿块外可有假包膜，部分病灶有卫星结节存在。肿瘤内可呈棉絮状、结节状和斑片状致密钙化影，常为大片的不规则钙化影，CT值高达700～1 000 Hu[30]。CT较为特征性的征象是肿块内分布不均的斑片状骨化影。增强后非骨化部分呈不均匀强化[4]，CT值可高达100 Hu[27]。易侵犯邻近胸壁、膈肌、纵隔等，通常邻近骨骼无变化。

诊断需结合临床和其他检查，以排除肋骨和其他部位骨的原发性肿瘤。全身骨扫描和PET/CT在该病诊断中有重要价值，因部分患者病灶局部钙化，可以呈FDG代谢增高，借此可与其他良性病变所致的钙化鉴别，强烈提示该病的诊断。同时，也是帮助排除其他部位存在原发肉瘤的重要检查手段。

【鉴别诊断】本病特征明显，但发病率低，一旦遇到，临床容易误诊，应与以下肿瘤进行鉴别。

1. 恶性纤维组织细胞瘤　影像上也表现为大肿块，边界光整，但内部钙化少见。病理上含有车辐状排列的梭形细胞和细胞多形性，并产生肿瘤性骨质，但骨质及软骨成分分化良好，属化生性质，而类恶性纤维组织型肺原发骨肉瘤的骨质和软骨排列呈树枝

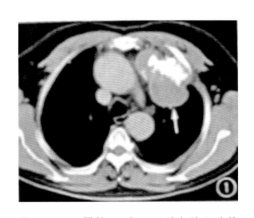

图4-13-1　男性，52岁。CT示左肺上叶前段可见一肿块，形态不规则，大小约10 cm×7 cm×6 cm，边界清楚，内见大片不规则钙化，CT值700～820 Hu。增强后不均匀强化，CT值为6～99 Hu。肿块与胸膜夹角呈锐角，邻近胸膜增厚。肿块相邻肋骨骨质形态结构完整，无骨质破坏征象（感谢山东省青岛市市立医院放射科王东东医生提供病例）

样杂乱,围以恶性的骨母细胞及一些破骨细胞。

2. 孤立性纤维性肿瘤（SFT） SFT是一组形态多样、无特殊组织构型,以及有多少不等胶原纤维的梭形细胞肿瘤,有其特殊的免疫学标记,如CD34、Bcl-2和CD99,有助于该病的诊断。

3. 恶性间皮瘤 部分患者有长期石棉接触史,多有胸痛不适,影像上,胸膜广泛增厚是其显著特点,伴血性胸腔积液。恶性间皮瘤具有双向分化特征,免疫学标记及电镜检查亦有助鉴别。

参考文献

［1］ Weiss S, Goldblum J. Enzinger and Wiss's soft tissue tumors, fourth edition[J]. St. Louis, MO: Mosby, 2001: 1502–1504.
［2］ 林贵,王成林. 放射科罕少见病案选[M]. 北京: 华夏出版社,1990. 95–96,103.
［3］ 王成林,林贵. 少少病少见病的诊断与治疗[M]. 北京: 人民卫生出版社,1999.
［4］ Longhi A, Bielack S S, Grimer R, et al. Extraskeletal osteosarcoma: A European Musculoskeletal Oncology Society study on 266 patients[J]. Eur J Cancer, 2017, 74: 9–16.
［5］ Martini N, Haidu S I, Beattie E J. Primary sarcoma of the lung[J]. The Journal of Thoracic and Cardiovascular Surgery, 1971, 66(1): 33–38.
［6］ Janssen J P, Mulder J J S, Wagenaar S S. Primary sarcoma of the lung: a clinical study with long-term follow-up[J]. Ann Thorac Surg, 1994, 58(4): 1151–1155.
［7］ 李月敏,郑梦利,夏火生,等. 胸腔内骨外骨肉瘤肝脏多发转移一例报告并文献复习[J]. 中华肿瘤防治杂志,2010,17(23): 86,88.
［8］ 朱英桂. 肺原发性骨肉瘤一例报告[J]. 第三军医大学学报,1988,10(1): 64–68,80.
［9］ Loose J H, El-Naggar A K, Ro J Y, et al. Primary osteosarcoma of the lung. Report of two cases and review of the literature[J]. J Thorac Cardiovasc Surg, 1990, 100(6): 867–873.
［10］ Stark P, Smith D C, Watkins G E, et al. Primary intrathoracic extraosseous osteogenic sarcoma: report of three cases[J]. Radiology, 1990, 174(3Pt1): 725–726.
［11］ Bhalla M, Thompson B G, Harley R A, et al. Primary extraosseous pulmonary osteogenic sarcoma: CT findings[J]. J Comput Assist Tomogr, 1992, 16(6): 974–976.
［12］ 纪小龙,刘爱军. 癌肉瘤的现代概念及常见部位癌肉瘤的病理诊断[J]. 诊断病理学杂志,1995,2(1): 47.
［13］ 任德印,崔允瑞,郑京强. 肺原发性肉瘤的X线诊断[J]. 中华放射学杂志,1995,29(11): 785–787.
［14］ 魏红权,郭瑞华. 肺原发性骨肉瘤一例[J]. 中华肿瘤杂志,1996,18(1): 44.
［15］ 蔡执敏,王天佑,佟玉筠. 7例原发性肺肉瘤的临床治疗体会[J]. 中华胸心血管外科杂志,1998,14(3): 174–175.
［16］ 卢喜科,韩庆良,王惠英,等. 49例原发性肺肉瘤的诊断与外科治疗[J]. 中国胸心血管外科临床杂志,2000,7(3): 203–204.
［17］ Sievert L J, Elwing T J, Evans M L. Primary pulmonary osteogenic sarcoma[J]. Skeletal Radiol, 2000, 29(5): 283–285.
［18］ Chapman A D, Pritchard S C, Yap W W, et al. Primary pulmonary osteosarcoma: case report and molecular analysis[J]. Cancer, 2001, 91(4): 779–784.
［19］ 龙莉玲,曾自三,黄仲奎. 原发性肺肉瘤的影像诊断(附10例分析)[J]. 放射学实践,2001,16(5): 320–321.
［20］ 王晓滨,黄公怡. 骨外骨肉瘤一例报告[J]. 中华骨科杂志,2003,23(2): 128.
［21］ 高翔,杨迪生,叶招明. 软组织骨肉瘤[J]. 中华骨科杂志,2004,24(1): 368–369.
［22］ 蔡爱群,陈俊伟,周修国,等. 原发性肺肉瘤的CT诊断[J]. 罕少疾病杂志,2004,11(2): 10–12.
［23］ 王成林,张玉昆,王立amis,等. 原发性肺肉瘤的影像诊断[J]. 中国基层医药,2004,11(9): 1053–1054.
［24］ 韦华生,乐江华,陆明深,等. 肺原发性骨肉瘤1例[J]. 诊断病理学杂志,2005,5: 364.
［25］ 韩秀娟,李艳红,刘小艳,等. 肺内骨外骨肉瘤1例病案报道及文献回顾[J]. 现代肿瘤医学,2010,18(7): 1326–1328.
［26］ 王东东. 肺原发性骨肉瘤一例[J]. 放射学实践,2011,26(4): 467.
［27］ 亓志莹,孙占国. 肺原发性骨肉瘤一例[J]. 中华放射学杂志,2020,54(3): 249–250.
［28］ 武忠弼,杨光华. 中华外科病理学[M]. 北京: 人民卫生出版社,2002.
［29］ 李月敏,王风华,敖国昆,等. 胸部原发骨肉瘤的临床特点和诊治现状[J]. 解放军医学院学报,2014,35(9): 979–980.
［30］ 陈淑香,杜瑞宾,张惠娟. 骨外骨肉瘤的临床及影像学分析[J]. 临床放射学杂志,2020,39(4): 765–769.

第十四节 肺副神经节瘤

副神经节分为交感神经节和副交感神经节,是与自主神经系统相关的弥散性神经内分泌器官,起源于神经嵴。交感神经节沿椎前和椎旁的交感神经链分布,之后沿支配腹膜后和盆腔器官的交感神经分支分布,其中大家最为熟知的是肾上腺髓质,肾上腺髓质是一种特殊的副神经节[1]。副交感神经节沿舌咽、迷走神经的颅底、颈部和胸部分支分布,其中大家较为熟悉的是颈动脉体。肾上腺髓质细胞也被称为嗜铬细胞,是由于早期发现肾上腺髓质可被铬酸盐染成棕色而得名并沿用至今[2]。

嗜铬细胞瘤和副神经节瘤(phaeochromocytoma and paraganglioma, PPGL)均为起源于副神经节的肿瘤,临床并不少见,国外报道在普通高血压门诊患者中PPGL的患病率为0.2%~0.6%[1]。起源于肾上腺髓质者称为嗜铬细胞瘤(phaeochromocytoma, PCC),占PPGL的80%~85%;起源于肾上腺外副神经节者称为副神经节瘤(paraganglioma, PGL),占15%~20%。副神经节瘤可分为交感神经副神经节瘤和副交感神经副神经节瘤两大类。

PCC和交感神经PGL多数会合成和分泌大量儿茶酚胺(catecholamine, CA),如肾上腺素(epinephrine, E)、去甲肾上腺素(norepinephrine, NE)及多巴胺(dopamine, DA),引起患者继发性高血压等一系列临床症候群,并可导致心、脑、肾等重要器官的并发症。副交感神经PGL一般不能分泌儿茶酚胺,肿瘤主要因为产生压迫症状或无症状体检时被发现[2]。

WHO(2017)内分泌肿瘤分类中,所有PCC都被定义为恶性肿瘤,并将PCC分为转移性PCC和非转移性PCC,不再保留良性PCC这一分类[3]。PCC的转移风险约为10%,PGL的转移风险约为40%,PPGL的总体转移风险为10%~20%[2,4]。

副神经节瘤主要发生于富含副神经节细胞的部位,比如肾上腺、头、颈、纵隔及腹膜后等[5]。而肺原发副神经节细胞瘤则更为罕见,约占所有副神经节瘤的1%[6],肺原发副神经节瘤是一种具有神经内分泌分化特征的罕见肿瘤,与所谓的肺微小化学感受器瘤(minute pulmonary chemodectoma)不同。颈动脉及相同结构的肿瘤亦名为副神经节瘤。作者检索近年国内文献,仅报告的11例,国内外均为个案报道[7-22]。

【组织起源】副神经节瘤起源于神经外胚层衍生的副神经节细胞[15]。研究显示已有20余种基因和PPGL的发生有关,这些基因异常包括胚系突变、体细胞突变及一种或多种融合基因[23]。PPGL可分为遗传性和散发性两种类型。现今研究表明至少30%的PPGL是家族遗传性肿瘤。遗传性PPGL主要与琥珀酸脱氢酶x(succinic dehydrogenase x, SDHx)基因、转染期间重排(rearranged during transfection, RET)基因、VHL(von Hippel-Lindau, VHL)基因及神经纤维瘤病1型(neurofibromatosis type 1, NF1)基因突变等相关。

【病理特征】瘤体最大径在1~5 cm,呈圆形,表现为小分叶状,质软或韧。肿瘤被压缩的肺组织和纤维包膜所包裹,故大多有完整或不完整包膜,质中或质硬,呈褐红色。PPGL病理形态学由神经内分泌细胞和支持细胞构成,典型的结构特征是毛细血管分割的细胞球,支持细胞分布在瘤巢周围。镜下所见肿瘤细胞由上皮样细胞组成,细胞呈小巢状排列,巢间为毛细血管,把瘤细胞巢包绕成"器官"样结构,巢大小不一致,细胞巢的细胞呈圆形或多边形,大小较一致;瘤细胞胞质丰富,胞质淡粉色,常为空泡状;细胞核较小,呈泡状。网状纤维染色示纤细网状纤维网围绕瘤细胞巢。瘤内一般不见坏死或核分裂象[2]。

电子显微镜下见多数肿瘤细胞含膜结合颗粒,颗粒周围为淡区,与颈动脉的副神经节所见的神经分泌颗粒相同。肿瘤细胞明显呈巢,富血窦,在细胞巢周边部有S-100蛋白阳性的支持细胞,容易鉴别。

免疫组织化学分析,肿瘤细胞CgA、Syn、CD56等神经内分泌标志物均阳性,支持细胞S-100常阳性[2],但也有阴性者。NSE可阳性,而EMA、CK、CK7、HMB45和Melan A不表达,Ki-67通常小于5%。

【临床表现】国内文献报告的11例中,男性7例,女性4例,年龄34~68岁。部分功能性副神经节瘤可分泌儿茶酚胺,引起持续性或阵发性高血压、头晕、视力模糊等症状。功能性副神经节瘤患者,去甲肾上腺素水平可达正常上限的数十倍。

【影像学表现】除个别为多发[12]或弥漫性肺结节外[14],多数表现为单发类圆形结节或肿块,多为直径1~5.5 cm的实性孤立性结节,边界光整,无分叶,常位于肺野外围,肿瘤生长缓慢[24];文献也有发生于气管和主支气管的报道[25-27]。恶性者可呈分叶状或不规则形。结节较小时,密度均匀,无明显钙化。较大者,密度不均匀,肿瘤可囊变、出血和坏死多见[28]。肿块无卫星病灶或邻近胸膜改变。

文献报道认为CT增强后,常表现为轻-中度强化[24,29-31]。但恶性者,可明显强化,动脉期CT值可高达143 Hu,延迟扫描仍高达109 Hu,内部有液化坏死。累及邻近右下肺静脉并沿其腔内生长,形成血栓(图4-14-1)。

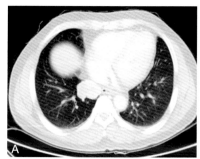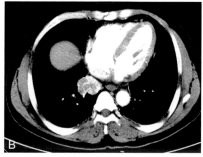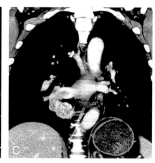

图4-14-1　男性,51岁。患者头晕1周。高血压病史3年。CT示右肺下叶内基底段肿块,类圆形,大小约5 cm×4 cm,增强后强化非常明显,动脉期CT值高达154 Hu;静脉期CT值为109 Hu。内缘与右下肺静脉关系密切,可见肿瘤侵入。叶间、支气管旁、肺门旁和隆突下淋巴结均无转移。手术切除病理:质硬,边界不清。光镜下,瘤细胞呈梭形,不规则的血管周见肿瘤细胞弥漫增生,细胞核圆,大小相仿,胞质嗜酸,部分区域异型明显,核分裂象>5/50 HP,可见病理性核分裂。免疫组织化学结果,CK7(-),TTF-1(-),CD34(+),SMA(+),Syn(+),lysozyme(+),desmin(-),S-100(-),CgA(-)。诊断:(右下肺)恶性副神经节瘤(感谢广东省中山市人民医院放射科唐秉航医生提供病例)

MRI平扫病灶信号欠均匀,T1WI呈等信号,T2WI、扩散加权成像(DWI)呈高信号。当血供丰富时,强化明显[19,28]。

肺副神经节瘤的PET/CT文献有限,认为肺副神经节瘤呈中等程度代谢增高。陈嵩等[32]报道1例右肺上叶前段结节,最大径1.7 cm,FDG摄取浓聚,SUV$_{max}$为5.0。Shen等[33]报道1例右肺中叶结节,最大径2.4 cm,^{18}F-FDG PET/CT的SUV$_{max}$为5.81。

【鉴别诊断】病理上,该瘤与其他具有神经内分泌分化的肿瘤不易区分,如类癌等,但鉴别不难。类癌瘤细胞在肺间质内生长,光学显微镜下细胞成分单一,细胞形态颇似类癌,但无异型性。手术后少见复发和转移。免疫组织化学染色类癌呈大小、形态一致的瘤细胞,有神经内分泌标志物CgA和NSE的弥漫性表达(其中CgA是目前国际公认的特异性较强的标志物,并可能有促肾上腺激素、生长激素、降钙素和胃泌素多种激素产生)。透射电镜观察,瘤细胞胞质突起中富含神经内分泌颗粒。

影像上,术前诊断困难。肺副神经节瘤应与类癌等低度恶性肿瘤,以及肺硬化性血管瘤、肺错构瘤、孤立性纤维瘤、炎性肌纤维母细胞瘤等相鉴别。

1. 类癌　术前鉴别不易。部分患者可有副癌综合征,诊断更易与本病混淆。通常典型类癌PET/CT上的代谢轻度摄取增高,对于边界光整的结节来说,可能是鉴别依据之一。

2. 硬化性肺细胞瘤　CT表现密度均匀,瘤肺界面清晰,周围肺组织清晰,增强扫描呈明显不均匀强化,且强化的程度明显高于肺副神经节瘤,特征性表现为动脉期可见肿瘤边缘穿行的血管影[34]。

3. 肺错构瘤　多表现为圆形及类圆形软组织结节,边界清楚,多无分叶及毛刺,主要诊断依据是CT平扫可发现肿瘤内含脂肪密度,另一典型表现为"爆米花样"钙化,强化不明显。肺副神经节瘤内不具有脂肪及钙化[33,35]。

4. 孤立性纤维瘤　多为边界清楚的类圆形实性肿块,常有分叶,肿块多具有完整的包膜。增强CT大多数表现为中等强度以上的强化,肿瘤的周边常明显强化[36]。PET/CT上,FDG多无明显摄取增高或仅轻度摄取增高。

5. 炎性肌纤维母细胞瘤　炎性肌纤维母细胞瘤多表现为圆形及类圆形影,边缘不规则,可有分叶、毛刺等,可伴有坏死形成小空洞,伴有支气管充气征,典型者出现"桃尖征",增强扫描显示病灶不均匀强化,软组织部分显著强化。而肺副神经节瘤边界较光整,无分叶,除少数外,增强后轻中度强化[33]。

·参考文献·

[1] Lenders J W, Duh Q Y, Eisenhofer G, et al. Pheochromocytoma and paraganglioma: an endocrine society clinical practice guideline[J]. J Clin Endocrinol Metab, 2014, 99(6): 1915–1942.

[2] 李琴,姜勇. 嗜铬细胞瘤和副神经节瘤的分类更新与分子遗传学研究进展[J]. 临床与实验病理学杂志, 2020, 36(12): 1436–1439, 1442.

[3] Lam A K. Update on adrenal tumours in 2017 World Health Organization (WHO) of endocrine tumours[J]. Endocr Pathol, 2017, 28(3): 213–227.

[4] 李芳,王进京,邓会岩,等. WHO(2017)肾上腺内分泌肿瘤新分类解读[J]. 临床与实验病理学杂志, 2018, 34(7): 709–713.

[5] Xin H, Qi L L, Liang J, et al. Primary pulmonary paraganglioma[J]. Medicine, 2015, 94(31): 1–4.

[6] Kim M K, Park S H, Cho H D, et al. Fine needle aspiration cytology of primary pulmonary paraganglioma: a case report[J]. Acta Cytol, 2001, 45(3): 459.

[7] 郭立新,魏兵,成娘. 原发性肺副神经节瘤一例[J]. 中华病理学杂志, 2000, 29(1): 76.

[8] 石胜军,段京彦. 肺副神经节瘤误诊1例[J]. 中国误诊学杂志, 2003, 3(8): 1278.

[9] 袁顺达,周军庆,何斌军. 肺原发性副神经节瘤[C]//2004年浙江省胸心外科学术年会论文汇编, 2004.

[10] 陈友涛,张凤祥. 原发性肺恶性副神经节瘤头颈部淋巴结转移1例[J]. 医学信息.(上旬刊), 2005, 18(11): 1506.

[11] 陈杰. 副神经节瘤[J]. 中华病理学杂志, 2006, 35(8): 494–496.

[12] 沈训泽,刘喜波,喻光懋. 原发性肺多发副神经节瘤一例[J]. 中华放射学杂志, 2007, 41(11): 1283.

[13] 安娟,陈火明,李治桦,等. 原发性肺副神经节瘤1例[J]. 中外健康文摘, 2010, 7(16): 145–146.

[14] 唐文,王盛,周旭东. 弥漫性肺副神经节瘤1例[J]. 新疆医学, 2011, 41(1): 126–127.

[15] 冯利波,姚海泉,史河水,等. 原发性肺副神经节瘤一例[J]. 临床放射学杂志, 2012, 31(1): 151.

[16] Kasem K, Lam A. Pulmonary paraganglioma: A case report[J]. Pathology, 2014, 46: 13.

[17] 朱炎焱,张毅,张晓峰. 恶性副神经节瘤肺转移1例并文献复习[J]. 皖南医学院学报, 2016, 35(1): 102.

[18] 张驿林,车成日,金虎日,等. 原发性肺副神经节瘤1例[J]. 中华胸心血管外科杂志, 2017, 33(4): 248.

[19] 岳琳坤,金恩浩,张英. 肺部副神经节瘤一例[J]. 临床放射学杂志, 2018, 37(12): 132–133.

[20] Gan F Y, Xia L, Liu L X. Primary Pulmonary Paraganglioma.[J]. QJM: Monthly Journal of the Association of Physicians, 2018, 111(12): 901–902.

[21] Yüksel C, Kocaman G, Yenigün B M, et al. Primary pulmonary paraganglioma: Two cases.[J]. Turk gogus kalp damar cerrahisi dergisi, 2019, 28(2): 394–398.

[22] 李永华,赵兴进,周俊杰,等. 肺原发副神经节瘤1例[J]. 中国医学影像技术, 2020, 36(8): 1276.

[23] Fishbein L, Leshchiner I, Walter V, et al. Comprehensive molecular characterization of pheochromocytoma and paraganglioma[J]. Cancer Cell, 2017, 31(2): 181–193.

[24] Zhang J J, Liu T, Peng F. Primary paraganglioma of the lung: a case report and literature review[J]. J Int Med Res, 2012, 40(4): 1617–1626.

[25] 黄乐为,王东亮,侯丽丽,等. 原发性支气管副神经节瘤一例的探讨[J]. 中国卫生产业, 2013, 10(14): 41–42.

[26] 孔雪,黄亮亮,沈倩,等. 支气管副神经节瘤1例[J]. 诊断病理学杂志, 2018, 25(8): 595–596, 598.

[27] 何培勇,刘建英. 原发性气管副神经节瘤1例并文献复习[J]. 临床肺科杂志, 2020, 25(9): 1447–1450.

[28] 王关顺,刘云霞,廖承德,等. 副神经节瘤的CT和MRI表现[J]. 中国临床医学影像杂志, 2014, 25(8): 542–546.

[29] Huang X, Liang Q L, Jiang L, et al. Primary pulmonary paraganglioma: A case report and review of literature[J]. Medicine, 2015, 94(31): 1271.

[30] Kavakli K, Ozturk M, Ongoru O, et al. Primary pulmonary paraganglioma with Hodgkin's lymphoma[J]. The Thoracic and Cardiovascular Surgeon, 2009, 57(6): 375–377.

[31] Kim K N, Lee K N, Roh M S, et al. Pulmonary paraganglioma manifesting as an endobronchial mass[J]. Korean Journal of Radiology, 2008, 9(1): 87–90.

[32] 陈嵩, 庄文权. 肺原发性副神经节瘤误诊1例[J]. 医学影像学杂志, 2019, 29(9): 1627–1628.

[33] Shen G H, Su M G, Kuang A R. Primary pulmonary paraganglioma revealed by FDG PET/CT[J]. Clinical Nuclear Medicine, 2019, 44(4): 311–312.

[34] 陈本宝, 张邦苏, 王善军, 等. 肺硬化性血管瘤的CT诊断[J]. 放射学实践, 2011, 26: 953–956.

[35] 韩路军, 李新瑜, 张玉忠, 等. 肺错构瘤的影像学表现[J]. 临床放射学杂志, 2009, 28: 1635–1638.

[36] 朱伟华, 单康飞, 黄朝辉, 等. 胸腹部孤立性纤维瘤的CT诊断及鉴别[J]. 医学影像杂志, 2014, 24: 942–945.

第十五节　肺神经鞘瘤

神经鞘瘤是来源于施万细胞的一种周围神经性肿瘤，曾称雪旺细胞瘤，发病率居原发神经源性肿瘤的第2位[1]，是人体中少有的几种具有真正包膜的肿瘤之一。好发于肢体屈侧、颈部、后纵隔、腹膜后、脊神经后根和小脑桥脑角[2]，发生于支气管和肺非常罕见。1951年，Straus等[3]首先报道1例原发于肺内支气管树的神经鞘瘤，并通过组织培养研究证实，该肿瘤起源于神经鞘膜的施万细胞。肺内神经源性肿瘤仅占肺部肿瘤的0.2%。邵江等[4]统计4678例肺部肿瘤，仅发现7例神经鞘瘤，约占0.15%。刘子珊等[5]检索PubMed及中国知网1987年至2017年间有关肺内神经鞘瘤的相关文章，共报道肺内神经鞘瘤56例。术前常误诊为肺癌或其他恶性肿瘤。肺部神经鞘瘤约3/4是良性的，仅1/4为恶性。恶性神经鞘瘤是一种罕见的软组织恶性肿瘤，占软组织肉瘤的3%～10%。

【病理特征】良性占多数。刘子珊等[5]检索的56例中，42例为良性，恶性肿瘤14例，良恶性比例为3:1。肿瘤大小：长径2.4～30.0 cm，平均长径7.3 cm；短径1.7～10.0 cm，平均短径4.4 cm。肿瘤分布无明显倾向，右肺29例，左肺27例。病灶形态：大多数病灶呈类圆形、球形，部分病灶呈不规则形、分叶状、菜花样、息肉样、哑铃状。仅1例患者有多发病灶，其余均为单发病灶。也有患者肺内合并肺癌的报道[6]。大多有完整包膜，与周围界清，切面灰白色、粉红色或黄色，质韧[7]。

镜下可见肿瘤标志性特点，即Antoni A区和Antoni B区交替出现。两种成分的相对含量变化较大，一般来说，肿瘤体积较大时，可含有两种结构，当体积较小时，往往仅表现为Antoni A区。Antoni A区多由紧密排列的梭形细胞构成，细胞核常扭曲，胞质界限不清，偶见透明核内空泡。细胞呈束状排列。在高度分化的Antoni A区，细胞核可呈栅栏状排列，细胞呈漩涡状排列，并可见Verocay小体，后者由两排排列整齐的细胞核构成，其间由纤维性细胞胞突分隔开来。有时亦可见到核分裂象，若肿瘤具有神经鞘瘤的典型特征。Antoni B区的细胞排列较不规则，且细胞成分较少。在疏松的基质中，梭形或卵圆形细胞随机散在分布，同时基质中常常出现微囊结构，纤细的胶原纤维及多少不等的炎细胞浸润。在Antoni B区中，可以见到不规则分布的大血管，这也是神经鞘瘤的特征之一[7]。

免疫表型，瘤细胞可表达S-100、vimentin、Ⅳ型胶原蛋白和分区蛋白、钙调磷酸酶（CaN）、基膜成分（如层粘连蛋白）、神经生长因子受体（NGF）等，GFAP和CD68偶尔可呈局灶阳性，一般不表达CK、desmin、NF和桥粒素[7]。S-100为相对特异性标志物，50%～90%的恶性神经鞘瘤呈局灶性阳性反应[7]，对确诊神经鞘瘤有价值。

【临床表现】Ohtsuka等[8]回顾性分析了检索到的62例肺内恶性神经鞘瘤患者的临床资

料,其中年龄最小5岁,最大83岁,且该病以中青年多见。刘子珊等[5]检索PubMed及中国知网1987年至2017年间报道的肺神经鞘瘤56例中,男性35例,女性21例。患者年龄11~82岁,平均44.5岁[9-29]。儿童主支气管神经鞘瘤是极为罕见的肿瘤,仅报道过8例[30]。

支气管、肺神经鞘瘤的临床表现缺乏特征性。患者临床症状与肿瘤的部位、大小有关,肿瘤发生在支气管内可引起咳嗽、胸痛、气促等气道阻塞症状,易误诊为肺炎、哮喘;周围型者一般临床症状不明显,肿瘤增大时可产生压迫症状,如胸痛、胸闷,有时病变位于大气道,表现为严重的呼吸困难[7]。神经鞘瘤的血供较丰富,质较脆,易出血,因此,部分患者也会出现小量间断性咯血、痰中带血丝[7]。大量咳血患者非常少见,目前全球仅报道2例气管内神经鞘瘤伴大量咯血患者[31,32]。少数患者无临床症状。

【影像学表现】肺原发神经鞘瘤多为单发,形态表现较多样,以类圆形、球形最多见,边界光整,包膜完整(图4-15-1);部分病灶也可表现为菜花样、小分叶和不规则形。多数肿瘤边界清楚,边缘光滑锐利,良性者包膜完整,部分恶性者包膜可不完整。多数密度均匀,部分患者肿瘤密度不均匀,刘子珊等[5]分析8篇文献提供了15例患者肿瘤的平扫CT值(13.6~46.3 Hu),多数病例肿瘤CT值较低,CT值>40 Hu的患者仅有2例,部分可以完全呈水样密度。神经鞘瘤血供较丰富,易发生坏死、囊变,个别可表现为巨大囊性病灶[33]。增强CT扫描后表现为网格状强化、周边强化和不均质强化。

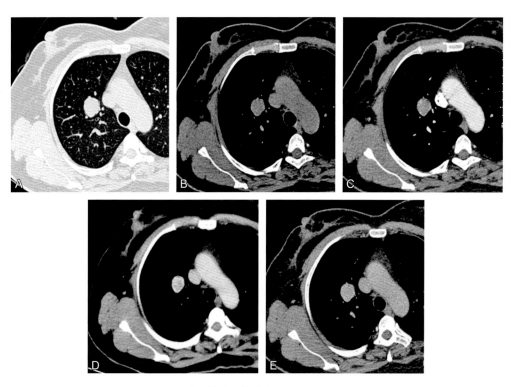

图4-15-1 男性,39岁。右肺上叶神经鞘瘤。体检发现右肺上叶结节。右肺上叶尖段结节,边缘光滑,未见明显分叶、毛刺及棘状突起影,周围血管呈受压样改变,邻近细支气管受压变窄(A);CT平扫(B)结节中央密度偏低,边缘多发结节状斑片状稍高密度影;增强后动脉期(C)病灶边缘结节强化较明显,中央偏低密度区轻度强化;静脉期(D)中央低密度区呈渐进性强化,周围明显强化区范围向中央填充且强化程度稍降低;延迟期(E)结节强化趋向均匀(感谢浙江省宁波市鄞州区第二医院放射科王君广和陈俊波医生提供病例)

肺神经鞘瘤CT平扫密度较低,增强后轻至中度不均匀强化,恶性者边界可不光整,增强后可有"贴边血管征",能侵犯邻近结构,这些征象有一定的诊断提示作用[34]。但总体上,X线、CT、MRI表现诊断神经鞘瘤非常困难,单从肿瘤形态、大小、生长速度上也无法鉴别其良恶性[4],恶性肿瘤也可表现为形态规整、边缘光滑、生长缓慢(图4-15-2),良性肿瘤也可体积巨大[35,36]。而肿瘤对邻近组织的侵犯征象提示其存在恶性的可能。在文献报道的55例患者中,仅1例患者发生肺门和纵隔的淋巴结转移,其余病例均未发生淋巴结转移[5]。

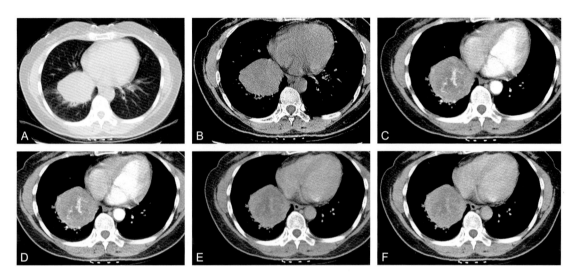

图4-15-2　右下肺恶性神经鞘瘤。患者,女性,47岁。体检时查胸部CT示"右下肺肿物",无咳嗽、咳痰、咯血、胸闷、胸痛、发热等临床症状。CT肺窗(A)示右下肺门肿块,大小为7.0 cm×6.8 cm,边界光整;平扫纵隔窗(B)示肿块内部密度大致均匀,CT值为20～34 Hu;动脉期CT增强(C),病灶不均匀明显强化,增强CT值为62.0～75.0 Hu,病灶中央坏死区增强CT值约28 Hu(D);门静脉期CT增强,病灶持续强化,增强CT值为73.0～86.0 Hu(E),病灶中央坏死区增强CT值约26 Hu(F)。免疫组织化学结果:CK(-)、vimentin(+)、S-100(+)、SMA(部分+)、desmin(-)、CD34(小灶+)、Bcl-2(-)、Ki-67(25%+)、HMB45(-)、Melan-A(-)、calponin(-)、p63(-)、CD117(-)(感谢浙江省台州恩泽医疗中心放射科杨海医生提供病例)

^{18}F-FDG PET/CT肿瘤显像诊断肺内肿瘤的敏感性和特异性分别为96.8%、77.8%,而某些神经鞘瘤,即使是良性的,也可以表现出[18]F-FDG代谢升高,故存在一定的假阳性,很难将其与肺癌鉴别[37],尚有待进一步的研究。

神经鞘瘤的确诊还需要靠病理,并需要结合免疫组织化学和分子生物学结果[21]。免疫组织化学结果S-100蛋白阳性对确诊神经鞘瘤有价值。支气管镜活检检测神经鞘瘤的确诊率只有57%[17,38]。而对周围型者,经皮穿刺肺活检因内部坏死较多,诊断准确性也不高[5]。虽然临床和影像学表现诊断肺内恶性神经鞘瘤非常困难,但影像学检查仍可为肿瘤的发现及手术方案提供有用的信息。

【鉴别诊断】肺神经鞘瘤需与周围型肺癌和其他间叶性肿瘤鉴别。

1. 周围型肺癌　肺癌边界清楚而不光整,边缘多有分叶和毛刺,增强后少有贴边血管征,通常是包绕、侵犯血管,且肺癌常伴有肺门和(或)纵隔淋巴结转移,而神经鞘瘤少有淋巴结转移。

2. 间叶性肿瘤　影像鉴别肺内神经鞘瘤与肺内其他类型软组织肿瘤非常困难,最后确诊要靠病理和免疫组织化学。

（1）神经纤维瘤：一般无包膜，与周围组织的境界不如神经鞘瘤清楚，细胞缺乏栅栏状排列特征，在瘤细胞之间，除胶原纤维外尚有较多黏多糖，阿尔辛蓝染色阳性，一般不出现Antoni B区结构，S-100阳性强度往往较弱，且一般局灶分布。此外，神经纤维瘤的囊性变不及神经鞘瘤明显。

（2）平滑肌瘤：由纵横交错的平滑肌细胞组成，有时核呈栅状排列，但细胞胞质内有红染的肌原纤维，细胞核两端钝圆，免疫组织化学标记desmin、SMA均阳性，可资鉴别。

（3）炎性肌纤维母细胞瘤：好发于儿童和青少年，梭形肌纤维母细胞排列疏松，水肿黏液样背景中除浆细胞和淋巴细胞浸润外，还可见嗜酸性细胞浸润。梭形细胞SMA和MSA从局灶至弥漫性阳性，多数病例desmin阳性和S-100阴性，可资鉴别。

（4）孤立性纤维性肿瘤：同样具有细胞丰富区和细胞稀疏区，但细胞更加纤细，呈血管外皮瘤样、席纹状或鱼骨样排列，免疫组织化学标记CD34、BCL-2及CD99均阳性，S-100阴性[7]。

参考文献

[1] Togashi K, Hirahara H, Sugawara M, et al. Primary malignant schwannoma of the lung[J]. Jpn J Thorac Cardiovasc Surg, 2003, 51(12): 692–695.

[2] Juan Rosai. 阿克曼外科病理学[M]. 回允中, 主译. 9版. 北京: 北京大学医学出版社, 2006: 2264–2266.

[3] Straus G D, Guckien J L. Schwannoma of the tracheobronchial tree: a case report[J]. Ann Otol Rhin Laryng, 1951, 60: 242–246.

[4] 邵江, 朱晓华, 史景云, 等. 肺内神经鞘瘤七例临床分析并文献复习[J]. 中华结核和呼吸杂志, 2003, 19(2): 221–223.

[5] 刘子姗, 杨海, 张道春, 等. 肺内恶性神经鞘瘤一例报告并文献复习[J]. 中国全科医学, 2018, 21(15): 1886–1890.

[6] Lococo F, Carlinfante G, Rapicetta C, et al. Synchronous intrapulmonary schwannoma and primary lung cancer[J]. Lung, 2015, 193(3): 439–441.

[7] 黎美仁, 黄欣. 肺内神经鞘瘤1例[J]. 临床与实验病理学杂志, 2014, 30(9): 1068–1069.

[8] Ohtsuka T, Nomori H, Naruke T, et al. Intrapulmonary schwannoma[J]. Jpn J Thorac Cardiovasc Surg, 2005, 53(3): 154–156.

[9] 弓建斌. 肺神经鞘瘤1例报告[J]. 实用放射学杂志, 1995, 11(12): 757.

[10] 南元明, 鲍润贤, 战忠利. 右肺中叶神经鞘瘤一例[J]. 中华放射学杂志, 1998, 32(4): 68–69.

[11] 李红, 王金河. 肺神经鞘瘤一例[J]. 临床放射学杂志, 2000, 19(10): 652.

[12] 何桥, 邓晓华, 刘燕. 肺原发性恶性外周神经鞘瘤一例[J]. 中华结核和呼吸杂志, 2001, 24(12): 766.

[13] 李翔, 曾庆富. 肺原发性恶性外周神经鞘瘤的临床病理分析[J]. 临床与实验病理学杂志, 2003, 19(5): 502–504.

[14] 汤晓明, 薛贞龙. 右侧肺门神经鞘瘤一例[J]. 放射学实践, 2005, 20(10): 936–937.

[15] 葛莹, 李智勇, 伍建林. 肺门恶性外周神经鞘瘤的CT及MR影像表现1例[J]. 中国医学影像技术, 2008, 24(11): 1836.

[16] Domen H, Iwashiro N, Kimura N, et al. Intrapulmonary cellular schwannoma[J]. Ann Thorac Surg, 2010, 90(4): 1352–1355.

[17] Fujioka S, Nakamura H, Miwa K, et al. Intrapulmonary schwannoma in the right middle lobe: a case report[J]. Asian J Endosc Surg, 2011, 4(3): 147–149.

[18] 王晓岩, 聂惠玲, 张继民, 等. 右肺上叶神经鞘瘤一例[J]. 临床放射学杂志, 2011, 30(3): 450.

[19] 李雯, 曾庆思. 肺内神经鞘瘤1例[J]. 中国CT和MRI杂志, 2012, 10(6): 111–112.

[20] 褚剑, 陈秀, 尹东涛, 等. 左肺恶性外周神经鞘瘤1例[J]. 中国肺癌杂志, 2012, 15(7): 446–448.

[21] La Mantia E, Franco R, Cantile M, et al. Primary intrapulmonary malignant peripheral nerve sheath tumor mimicking lung cancer[J]. J Thorac Dis, 2013, 5(4): E155–E157.

[22] Watanabe K, Shinkai M, Shinoda M, et al. Intrapulmonary schwannoma diagnosed with endobronchial ultrasound-guided transbronchial needle aspiration: case report[J]. Arch Bronconeumol, 2014, 50(11): 490–492.

[23] 李文宇, 韩春山. 右肺神经鞘瘤1例[J]. 中国实验诊断学, 2013, 17(3): 577–578.

[24] 陈乾, 刘建英, 刘代顺, 等. 右上肺神经鞘瘤一例[J]. 健康必读旬刊, 2013, 8: 537.

[25] 李小佼, 崔晓博, 李小伟. 左肺上叶神经鞘瘤1例[J]. 疑难病杂志, 2013, 12(10): 70.

[26] 张晓敏, 陈清勇. 肺原发性恶性周围神经鞘瘤伴右大腿转移1例并文献复习[J]. 山东医药, 2014(16): 87–89.

[27] 李月考, 时高峰, 许茜, 等. 肺原发性上皮性恶性肿瘤的CT诊断[C]//第五届中国肿瘤学术大会暨第七届海峡两岸肿瘤学术会议、国际肿瘤细胞与基因治疗学会会议、第二届中日肿瘤介入治疗学术会议, 2008: 214.

[28] 江光前, 李红. 肺神经鞘瘤1例[J]. 巴楚医学, 2018, 1(4): 94–96.

[29] Rao E, Noory M, Raju P, et al. Primary pulmonary schwannoma presenting as a solitary pulmonary nodule[J]. American Journal of Respiratory and Critical Care Medicine, 2020, 201: A5827.

[30] 吴松, 周永红. 儿童主支气管神经鞘瘤1例[J]. 广东医药, 2016, 37(6): 800.

[31] Onal M, Ernam D, Atikcan S, et al. Endobronchial schwannoma with massive hemoptysis[J]. Tuberk Toraks, 2009, 57(1): 89–92.

[32] Chren S R, Chen M H, Ho D M, et al. Massive hemoptysis caused by endobronchial schwannoma in a patient with neurofibromatosis 2[J]. Am J Med Sci, 2003, 325(5): 299–302.

［33］ Saint-Pierre D M. Primary pulmonary schwannoma presenting as a massive cystic lesion[J]. Canadian Journal of Respiratory, Critical Care, and Sleep Medicine, 2018, 2(3): 178–179.

［34］ 王春,周建军,马周鹏,等. 支气管肺恶性神经鞘瘤的CT表现特征[J]. 中华放射学杂志,2015,49(12): 950–952.

［35］ 谢博雄,丁嘉安,姜格宁,等. 肺内良性巨大神经鞘瘤1例[J]. 中华胸心血管外科杂志,1999,15(3): 230–232.

［36］ 胡荣敏. 肺内巨大神经鞘瘤1例[J]. 广东医学院学报,1994,12(4): 369–370.

［37］ Domen H, Iwashiro N, Kimura N, et al. Intrapulmonary cellular schwannoma[J]. Ann Thorac Surg, 2010, 90(4): 1352–1355.

［38］ Watanabe K, Shinkai M, Shinoda M, et al. Intrapulmonary schwannoma diagnosed with endobronchial ultrasound-guided transbronchial needle aspiration: case report[J]. Arch Bronconeumol, 2014, 50(11): 490–492.

第十六节 肺原发性骨外尤因肉瘤/外周原始神经外胚层肿瘤

原始神经外胚层肿瘤（primitive neuroectodermal tumors, PNET）是一组具有多向分化潜能的罕见恶性小圆细胞肿瘤,可发生于中枢神经系统神经上皮细胞及外周间叶组织。恶性度较高,根据发病部位,分为中枢型（cPNET）和外周型（pPNET）[1]。PNET可发生于任何年龄段、任何部位的较为少见的小圆细胞恶性肿瘤,主要发生于青少年,男性多于女性,骨与软组织多见,肺部原发者尤为罕见[2,3]。

因外周型原始神经外胚层肿瘤与尤因肉瘤（曾称"尤文肉瘤", Ewing sarcoma, EWS）均来源于神经嵴细胞的小圆细胞,WHO软组织肿瘤分类（2002年版）中,将外周型原始神经外胚层肿瘤与尤因肉瘤归为一类,统一命名为尤因肉瘤/外周型原始神经外胚层肿瘤（EWS/pPNET）,隶属于尤因肉瘤家族[4],其中还包括Askin肉瘤（特指发生于胸部的PNET,被称为Askin肉瘤）。但是,2013年版WHO骨肿瘤和软组织肿瘤分类中,并未延续2002年版中将两者名称并列,而是将PNET删除,统称为骨外尤因肉瘤[5],将EWS归为"杂类,不能确定分化的恶性肿瘤",但其组织病理学分为经典型、非经典型、PNET型三类[6]。

EWS/pPNET好发于软组织,常见部位有脊柱旁、胸壁、腹膜后、臀部、四肢等深部组织及中轴骨,也有文献报道可发生于乳腺、心肌、肝脏、肾脏、肾上腺、胰腺、膀胱、生殖腺、子宫、阔韧带、会阴部等器官[7-9]。发病率极低,约占所有软组织肉瘤的1%,可发生于任何年龄,但好发于儿童和青少年,占小儿软组织肿瘤的4%～17%[8]。大多数发病年龄为15～67岁,平均年龄20岁,比骨内尤因肉瘤的发病年龄大。

原发于肺的EWS/pPNET极其罕见（早期名称叫"PNET"）,由Hammer等[10]于1989年首次报道,舒资平等[11]回顾文献,自1998年至2016年,全球仅35例原发肺的EWS/PNET的报道,除个别报道为多发外[12],大多为个案报道。各年龄段均可发病,年龄在8～67岁,20～29岁是发病高峰,好发于中青年,平均年龄29.9岁,其中男性19例,女性16例,男女比例为1.2∶1。作者通过检索中国知网和百度学术数据库,排除肺部转移性EWS/pPNET的报道外,截至2020年3月为止,国内共报道16例[3,10,13-41]。相关文献报道病例的临床和影像资料详见表4-16-1。

【组织起源】 PNET的组织学起源一直存在争论。近些年来的免疫过氧化物酶和细胞遗传学研究,支持其与尤因肉瘤为同一起源,均为神经内胚层起源,EWS/pPNET起源于神经嵴的小圆细胞,包括骨外尤因肉瘤、外周原始神经外胚层瘤和好发于儿童肺胸部的Askin瘤,三者在组织学形态、免疫组织化学、细胞遗传学和分子遗传学上具有相似性,常不能区分[42,43],是同属尤因肿瘤家族的一类小圆细胞肿瘤,显示了不同程度的神经外胚层分化[3,44]。

细胞分子遗传学证明,大约90%的PNET发生特异性染色体易位（11;22）(q24;q12）,形成嵌合基因 *EWS-FLI-1* 表达,促使肿瘤发生[45]。*EWSR1/FLI-1* 融合基因及其产物是PNET的诊断与鉴别诊断的指标,有望为PNET基因治疗提供靶点[46]。*EWSR1* 基因断裂重排除了发生

表4-16-1　EWS/pPNET相关病例的临床和影像资料

文献作者	患者性别	患者年龄（岁）	主要症状	影像表现	发表杂志
刘吉福,等	女性	3	呼吸喘促,渐加重不能平卧	左侧胸腔巨大肿块,大小为30 cm×25 cm×20 cm,内有钙化	巨大肺原发性神经外胚层瘤1例[J].癌症,2000,19（11）:1066.
舒资平	女性	52	咳嗽,右胸痛伴气促	右肺中上叶肿块,大小为16.2 cm×13.3 cm×8.1 cm	肺尤因肉瘤/原始神经外胚层肿瘤1例报道并系统性文献分析[J].广西医科大学,2016.
库媛,等	女性	18	胸闷1个月余	左下胸腔巨大肿块,12.7 cm×9.6 cm大小	肺原发性原始神经外胚层肿瘤/尤因肉瘤一例[J].现代医用影像学,2017,26（5）:1481,1483.
岳振营,等	男性	48	活动性胸闷、憋气1周	右下肺门肿块,7.5 cm×6.7 cm大小	肺原发性尤因肉瘤/原始神经外胚层肿瘤1例报道[J].诊断病理学杂志,2017,24（1）:52-54.
李明君,等	男性	61	胸闷、憋气1个月	左肺下叶肿块,大小为18.6 cm×13.6 cm×11.7 cm	肺原始神经外胚层肿瘤/尤因肉瘤一例[J].海南医学,2015,26（22）:146-147.
刘承灵,等	女性	11	反复咳嗽10天伴发热	右上胸腔不规则软组织肿块,大小约为8.8 cm×9.7 cm	肺部外周型原始神经外胚层肿瘤1例报告[J].第二军医大学学报,2018,39（3）:346-348.
彭李博,等	女性	33	反复咯血10个月余	左下肺肿块,大小为7 cm×9 cm×10 cm,类圆形	肺原发原始神经外胚叶肿瘤的临床病理观察[J].医学研究生学报,2015,28（3）:277-279.
彭李博,等	男性	17	左侧胸痛5个月余,加重2周	CT示左上肺团块状软组织密度影,16 cm×11 cm大小	肺原发原始神经外胚叶肿瘤的临床病理观察[J].医学研究生学报,2015,28（3）:277-279.
王明钊,等	女性	50	发热伴咳嗽1个月	右肺下叶有一最大截面约为3.3 cm×2.6 cm的软组织肿块影,分叶状	成人肺原始神经外胚层瘤一例[J].中华肿瘤杂志,2012,34（1）:77.
邹雨珮,等	男性	18	左侧胸痛3个月,咳嗽、发热1周	左肺上叶和下叶肿块,13 cm×11 cm大小	肺骨外尤因肉瘤/外周原始神经外胚叶肿瘤1例[J].疑难病杂志,2012,11（4）:306-307.
王振,等	男性	20	持续性左侧胸痛伴间歇性发热半年	左侧胸腔大片等低混杂密度阴影,大小约15.7 cm×8.2 cm×11.0 cm	射波刀联合化疗治疗肺原始神经外胚叶肿瘤[J].肿瘤,2013（9）:845-848.

续 表

文献作者	患者性别	患者年龄（岁）	主要症状	影像表现	发表杂志
Yafei Zhang,等	女性	36	右胸痛伴干咳数周	右肺上叶肺门旁肿块,7 cm	一例36岁女性肺原发骨外尤因肉瘤；临床、影像及病理学特征分析（英文）[J]. The Chinese-German Journal of Clinical Oncology, 2013, 12(11): 555-558.
汪庚明,等	男性	66	右侧胸背部疼痛,进行性加重,活动耐量明显下降,伴胸闷、气促	右下肺占位,大小不详	肺原始神经外胚层瘤2例并文献复习[J].沈阳医学院学报,2018,20(6):517-519.
汪庚明,等	女性	12	左上肢感觉运动障碍1个月	左肺尖肿块,具体大小不详	肺原始神经外胚层瘤2例并文献复习[J].沈阳医学院学报,2018,20(6):517-519.
刘洪博,等	男性	60	主诉咳嗽、咳痰、胸闷1个月	左肺上叶肿块,大小为8.6 cm × 7.8 cm × 5 cm	肺Ewing肉瘤/原始神经外胚层肿瘤伴颈部转移1例[J].广东医学,2016,37(24).
张新村,等	男性	7	反复咳嗽1个月余,间断发热20余天	左肺上叶6.2 cm × 4.1 cm × 3.7 cm包块	左肺原始神经外胚层肿瘤超声表现1例[J].中华超声影像学杂志,2014,23(5):437.

在EWS/PNET,也可存在于软组织透明细胞肉瘤、促结缔组织增生性小圆细胞肿瘤等多种肿瘤中[47],故基因结果需与组织学、免疫组织化学相结合。

【病理特征】肿瘤大小不一,大者长径可达30 cm,切面呈鱼肉状。镜检肿瘤由密集、一致、幼稚、深染的小圆形瘤细胞组成,弥漫分布或呈分叶状结构,局灶呈巢状排列,瘤细胞胞质稀少,肿瘤细胞核呈粗颗粒状,核圆形,核浓染,染色质细腻,核分裂象较为多见,瘤细胞常形成Homer-Wright菊形团。细胞间较多纤维血管网。肿瘤内血管丰富,并见出血坏死及囊性变。

另外,亦有大细胞、梭形细胞、透明细胞、硬化性、血管样、造釉细胞瘤样等,不同形态的EWS/pPNET的报道,并且局灶可伴有鳞状细胞分化[12,48,49]。

免疫组织化学肿瘤细胞vimentin、CD99和Fli-1可呈弥漫强阳性,CD99阳性率为94.3%,CD99尽管并不特异,但其表达对PNET的诊断具有很高的敏感性。其余CK、CK7、EMA、CD56、NSE、CgA、Syn、LCA、TTF-1、NSE、NF、S-100和myoglobin均阴性,Ki-67增殖指数为25%～85%[32,41,49]。

经皮穿刺肺活检标本因组织较少,常无明显典型结构,较大标本诊断难度更大,与其他小圆细胞恶性肿瘤难以鉴别。

【临床表现】肺原发性EWS/pPNET任何年龄均可发病,好发于青少年或年轻成人,国内16例年龄范围3～66岁,平均32岁。男女各8例,无性别差异[49,50]。

临床症状缺少特异性。胸痛、胸闷、咳嗽、呼吸困难等是最常见的临床症状,其他还包括发热、呼吸困难、咳血、一侧胸廓膨隆等。极少数以血气胸发病[51]。Weissferdt等[12]报道过15例发生于肺内的外周型原始神经外胚层肿瘤。黄斌[48]报道10例外周型原始神经外胚层肿瘤患者的主要临床表现为进行性增大的局部肿块及逐步加重的疼痛。

EWS/PNET为一种进展迅速的恶性肿瘤,常在入院检查时,已有肺内或其他器官转移[49],邓波等[52]报道的国内首例,在原发病灶体积较小时,即已发生锁骨上淋巴结转移。外周PNET以血行转移为主,最常见转移部位依次为骨、肺、肝[53]。

【影像学表现】 主要表现为胸腔内的软组织肿块,呈浸润性生长,多为不规则形,病灶最大径3.3～30 cm,巨大肿块居多,大者甚至占据一侧胸腔,累及全肺。肿瘤边界不清,CT平扫内部密度不均,常有液化坏死(图4-16-1),而呈密度不均匀囊实性肿块[54,55],个别病灶内部有钙化。因病灶内部液化坏死明显,增强扫描呈不均匀或边缘强化,CT值增加30.0～70.0 Hu。其强化方式具有一定的特征,早期为轻至中度不均匀强化,虽为富血供肿瘤,但大多有延迟强化的特点。病灶较大时,邻近支气管和血管可受压,常侵犯周围结构,如胸壁、肋骨、纵隔、心包,可有胸腔和心包积液,甚至大量胸腔积液。肺门、纵隔和锁骨上可见淋巴结肿大[56]。

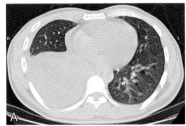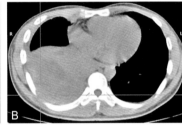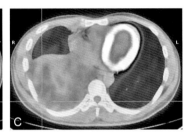

图4-16-1　男性,31岁。右肺下叶基底段见一肿块,边界大致清楚,内部可见坏死,实性成分可见FDG摄取轻度增高,平均SUV=2.9,最大SUV=3.3。右肺上叶后段及左肺下叶外基底段各见一结节,长径分别约7 mm和5 mm,边界清,内部密度大致均匀,FDG未见异常摄取。右侧胸膜多发结节和斑片状增厚,FDG摄取稍增高,平均SUV=2.6,最大SUV=3.4。手术病理:原始神经外胚层肿瘤(PNET)

MRI表现为T1WI上呈等低信号,内部可见小片状更低信号影,T2WI及短反转时间反转恢复(short TI inversion recovery, STIR)序列上通常呈不均匀高信号,增强后肿瘤明显不均匀强化[54-57]。

该瘤PET/CT上呈软组织密度,葡萄糖代谢轻度或明显增高,因肿块常较大,内部液化坏死明显,而呈局灶性FDG代谢增高。两肺其余部位如有血行转移,则可见葡萄糖代谢增高的结节;对邻近肋骨和胸壁转移的评估,PET/CT更敏感和准确。同时,PET/CT可通过一次检查,完成评估全身其他部位的转移灶。

本病影像学表现均缺乏特异性,诊断困难,易误诊,但CT能显示肿块的部位、内部密度及与周围组织的关系,指导穿刺活检路径,并且提示肿瘤的良恶性,做出初步分期,对治疗方案的制订、肿瘤转移复发及预后的评估有着重要的意义。

肺EWS/pPNET的最终诊断要依靠病理及免疫组织化学,瘤细胞呈vimentin、CD99和Fli-1阳性,尤其是CD99(MIC-2)膜阳性对PNET的诊断非常有价值。Schmidt等[1]提出PNET的诊断标准为免疫组织化学CD99阳性、电镜下Homer-wright菊形团结构及至少两种以上神经标志物(NSE、Syn、CgA、S-100、vimentin和NF等)阳性,即可诊断,必要时可行基因遗传分析。

但是，由于T淋巴母细胞淋巴瘤、低分化滑膜肉瘤和部分神经内分泌癌病例，CD99也可能呈阳性，需要联合各种相应的免疫标记进行鉴别；少数病例可NSE、Leu-7、Syn、CgA和CK19阳性，但通常CK阴性。

分子遗传学方面，瘤细胞常出现t(11;22)(q24;q12)基因易位，导致*EWSR1-FLI1*基因融合。FISH检测*EWSR1*断裂基因呈阳性。

【鉴别诊断】需与其他类型的小圆细胞恶性肿瘤，如小细胞癌、恶性淋巴瘤、腺泡状横纹肌肉瘤等诸多肿瘤鉴别。影像学上，根据发病年龄、病灶生长速度、内部液化坏死等特点，有一定的提示作用，但较困难。

1. 转移性EWS/PNET　需进行全面的体格检查、实验室检查及影像学，包括PET/CT在于内的辅助检查，以除外全身包括脊柱旁、胸壁和四肢软组织等部位的病变。

2. 肺小细胞癌等神经内分泌癌　神经内分泌癌免疫组织化学CD56常阳性。其中的小细胞癌，中老年男性好发，肺门和纵隔淋巴结肿大常见。瘤细胞小，弥漫分布或巢状分布，通常上皮性标记CK、EMA和TTF-1等阳性；神经内分泌标志物CD56、CgA、NSE和Syn等也可阳性，而vimentin、Fli-1和CD99阴性。

3. 淋巴瘤　淋巴瘤几乎LCA都呈阳性，淋巴母细胞性淋巴瘤LCA、Bcl-2、CD20、CD45阳性。常规进行包括T、B细胞标志物的检测可避免误诊。PNET的小叶状排列方式和均一的细胞核，以及可染性细胞内糖原，是排除淋巴瘤的重要特征。

4. 滑膜肉瘤　也可CD99阳性，故可与EWS/PNET相混淆，但滑膜肉瘤多CK、vimentin、CAM5.2和EMA阳性，RT-PCR检测SYT-SSX阳性，而EWS-Fli-1为阴性。

5. 腺泡状横纹肌肉瘤　腺泡状横纹肌肉瘤分化差的区域可出现小圆形细胞，类似骨外尤因肉瘤，有时也可呈实性的片状生长。20%～30%的病例内能见到胞质嗜伊红色的横纹肌母细胞及核居周边分布的多核性巨细胞。瘤细胞desmin、MSA和myogenin等多种肌细胞标记阳性。细胞及分子遗传学显示t(2;13)(q37;q14)和PAX3/7-FKHR融合性mRNA。胚胎型横纹肌肉瘤desmin、actin、Mb阳性，据此可与EWS/pPNET鉴别。

◆ 参考文献 ◆

［1］ Schmidt D, Herrmann C, Jurgens H, et al. Malignant peripheral neuroectodermal tumor and its necessary distinction from Ewing's sarcoma. A report from the Kiel Pediatric Tumor Registry[J]. Cancer, 1991, 68: 2251–2259.

［2］ Takahashi D, Nagayama J, Nagatoshi Y, et al. Primary Ewing's sarcoma family tumors of the lung a case report and review of the literature[J]. Jpn J Clin Oncol, 2007, 37(11): 874–877.

［3］ 岳振营, 宋殿行, 王慧, 等. 肺原发性尤文肉瘤/原始神经外胚层肿瘤1例报道[J]. 诊断病理学杂志, 2017, 24(1): 52–54.

［4］ Scurr M, Judson I. How to treat the Ewing's family of sarcomas in adult patients[J]. Oncologist, 2006, 11(1): 65–72.

［5］ Fletcher C D M. WHO classification of tumours of soft tissue and bone[M]. 4th ed. Lyon: IARC Press, 2013: 130–132.

［6］ Christopher D M, Fletcher Julis A, Bridge Pancras C W, et al. WHO classification of tumours of soft tissue and bone[M]. Lyon: IARC Press, 2013: 239–294.

［7］ Khosla D, Rai B, Patel F D, et al. Primitive neuroectodermal tumor of the uterine cervix diagnosed during pregnancy: a rare case with review of literature[J]. The Journal of Obstetrics and Gynaecology Research, 2014, 40: 878–882.

［8］ Murphey M D, Senchak L T, Mambalam P K, et al. From the radiologic pathology archives: Ewing sarcoma family of tumors: radiologic-pathologic correlation[J]. Radiographics, 2013, 33: 803–831.

［9］ 魏建国, 孙爱静, 刘爱波, 等. 原发性肾脏原始神经外胚层肿瘤一例[J]. 中华医学杂志, 2012, 92(44): 3167.

［10］ Hammar S, Bockus D, Remington F, et al. The unusual spectrum of neuroendocrine lung neoplasms[J]. Ultrastruct Pathol, 1989, 13(5–6): 515–560.

［11］ 舒资平. 肺尤文氏肉瘤/原始神经外胚层肿瘤1例报道并系统性文献分析[D]. 广西: 广西医科大学, 2016.

［12］ Weissferdt A, Moran C A. Primary pulmonary primitive neuroectodermal tumor(PNET): a clinicopathological and immunohistochemical study of six cases[J]. Lung, 2012, 190: 677–683.

［13］ 刘吉福, 皋岚湘, 郭秀景. 巨大肺原发性神经外胚层肿瘤1例[J]. 癌症, 2000, 19(11): 1066.

［14］ Lee Y Y, Kim D H, Lee J H, et al. Primary pulmonary Ewing's sarcoma /primitive neuroectodermal tumor in a 67-year-old man[J]. J Korean Med Sci, 2007, 22 Suppl. S159-S163.

［15］ Takahashi D, Nagayama J, Nagatoshi Y, et al. Primary Ewing's sarcoma family tumors of the lung a case report and review of the literature[J]. Jpn J Clin Oncol, 2007, 37(11): 874-877.

［16］ Hancorn K, Sharma A, Shackcloth M. Primary extraskeletal Ewing's sarcoma of the lung[J]. Interact Cardiovasc Thorac Surg, 2010, 10(5): 803-804.

［17］ Siddiqui M A, Akhtar J, Shameem M, et al. Giant extraosseous Ewing sarcoma of the lung in a young adolescent female a case report[J]. Acta Orthop Belg, 2011, 77(2): 270-273.

［18］ 夏庆欣, 赵驰, 冯稳, 等. 子宫原发Ewing肉瘤/外周原始神经外胚层肿瘤临床病理分析[J]. 临床与实验病理学杂志, 2011, 27(8): 893-895.

［19］ 王明钊, 江玉华, 罗宜人, 等. 成人肺原始神经外胚层瘤一例[J]. 中华肿瘤杂志, 2012, 34(1): 77.

［20］ 邹雨珮, 杨轶. 肺骨外尤文肉瘤/外周原始神经外胚层肿瘤1例[J]. 疑难病杂志, 2012, 11(4): 306-307.

［21］ 王振, 陈景, 李兵, 等. 射波刀联合化疗治疗肺原始神经外胚叶肿瘤[J]. 肿瘤, 2013, 33(9): 845-848.

［22］ 魏淑飞, 关涛, 陈伟芳, 等. 肺原发性骨外尤因肉瘤1例并文献复习[J]. 临床与实验病理学杂志, 2021, 37(8): 999-1002.

［23］ Zhang Y F, Feng J M, Sun Z Q, et al. 一例36岁女性肺原发骨外尤文氏肉瘤: 临床、影像及病理学特征分析(英文)[J]. The Chinese-German Journal of Clinical Oncology, 2013, 12(11): 555-558.

［24］ Amita R N, Sandhyamani S, Balasubramoniam K R. Primary primitive neuroectodermal tumor of lung: a case report[J]. Indian Journal of Pathology & Microbiology, 2013, 56: 479-480.

［25］ Barroca H, Souto Moura C, Lopes J M, et al. PNET with neuroendocrine differentiation of the lung: report of an unusual entity[J]. Int J Surg Pathol, 2013, 22(5): 427-433.

［26］ Anne S, Malempati R A, Palanki G. Primary Ewing's sarcoma of the lung: a rare case report[J]. Indian Journal of Thoracic and Cardiovascular Surgery, 2020, 36(4): 409-411.

［27］ El Weshi A, Allam A, Ajarim D, et al. Extraskeletal Ewing's sarcoma family of tumours in adults: analysis of 57 patients from a single institution[J]. Clin Oncol, 2010, 22(5): 374-381.

［28］ Kalkan K E, Bilici A, Selcukbiricik F, et al. Thoracic primitive neuroectodermal tumor: an unusual case and literature review[J]. Case Rep Pulmonol, 2013, 2013: 326871.

［29］ Kabiriel H, Al Bouzidi A, Kabiri M. Askin tumor mimicking a hydatid cyst of the lung in children: case report[J]. Pan Afr Med J, 2014, 17: 131.

［30］ 张新村, 刘庆华, 刘小芳, 等. 左肺原始神经外胚层肿瘤超声表现1例[J]. 中华超声影像学杂志, 2014, 23(5): 437.

［31］ 曹纯, 马代远, 谭榜宪. 肺尤文肉瘤1例报告[J]. 中国民族民间医药, 2014, 23(10): 134.

［32］ 李明君, 郝晓慧, 李学章. 肺原始神经外胚层肿瘤/尤文氏肉瘤一例[J]. 海南医学, 2015, 26(22): 146-147.

［33］ 彭李博, 魏雪, 时姗姗, 等. 肺原发原始神经外胚叶肿瘤的临床病理观察[J]. 医学研究生学报, 2015, 28(3): 277-279.

［34］ Dong M, Liu J, Song Z, et al. Primary multiple pulmonary primitive neuroectodermal tumor: ease report and literature review[J]. Medicine (Baltimore), 2015, 94(27): e1136.

［35］ Asker S, Sayir F, Bulut G, et al. Primitive neuroectodermal tumor/Ewing sarcoma presenting with pulmonary nodular lesions[J]. Case Rep Oncol Med, 2015(2015): 957239.

［36］ 刘汉忠, 魏建国, 周誉, 等. 原发性肾脏原始神经外胚层肿瘤的临床病理学特点分析[J]. 中华临床医师杂志(电子版), 2015, 9(3): 502-505.

［37］ 刘洪博, 张文超, 康朋朋, 等. 肺Ewing肉瘤/原始神经外胚层肿瘤伴颈部转移1例[J]. 广东医学, 2016, 37(24): 3801.

［38］ 库媛, 朱景航, 王汝佳, 等. 肺原发性原始神经外胚层肿瘤/尤文肉瘤一例[J]. 现代医用影像学, 2017, 26(5): 1481, 1483.

［39］ 汪庚明, 张雷, 周燕, 等. 肺原始神经外胚层瘤2例并文献复习[J]. 沈阳医学院学报, 2018, 20(6): 517-519.

［40］ 刘承云, 刘星辰, 胡星晔, 等. 肺部外周型原始神经外胚层肿瘤1例报告[J]. 第二军医大学学报, 2018, 39(3): 346-348.

［41］ 朱玉春, 周伟, 张阳, 等. 肺骨外尤文肉瘤/原始神经外胚层肿瘤一例[J]. 临床放射学杂志, 2019, 38(6): 1151-1152.

［42］ 李文一, 周俊林. 原始神经外胚层肿瘤的研究进展[J]. 国际医学放射学杂志, 2014, 37: 221-224.

［43］ Murphey M D, Senchak L T, Mambalam P K, et al. From the radiologic pathology archives: ewing sarcoma family of tumors: radiologic-pathologic correlation[J]. Radiographics, 2013, 33: 803-831.

［44］ Sirivella S, Gielchinsky I. Treatment outcomes in 23 thoracic primitive neuroectodermal tumours: a retrospective study[J]. Interact Cardiovasc Thorac Surg, 2013, 17(2): 273-279.

［45］ Sumegi J, Nishio J, Nelson M, et al. A novel t (4; 22) (q31; q12) produces an EWSR1-SMARCA5 fusion in extraskeletal Ewing sarcoma/primitive neuroectodermal tumor[J]. Mod Pathol, 2011, 24: 333-342.

［46］ Andrei M, Cramer S F, Kramer Z B, et al. Adult primary pulmonary primitive neuroectodermal tumor: molecular features and translational opportunities[J]. Cancer Biol Ther, 2013, 14(2): 75-80.

［47］ Thway K, Fisher C. Tumors with EWSR1-CREB1 and EWSR1-ATF1 fusions: the current status[J]. Am J Surg Pathol, 2012, 36(7): e1-e11.

［48］ 黄斌. 外周性原始神经外胚层肿瘤的影像学表现及其病理基础研究[J]. 中国临床医学影像杂志, 2012, 23: 617-621.

［49］ 谢艺林, 许跃, 刘亚清, 等. 肺及纵隔原始神经外胚层肿瘤的临床病理学特点[J]. 河南医学研究, 2019, 28(10): 1752-1755.

［50］ 张凤春, 唐雷, 马越, 等. 126例外周性原始神经外胚层瘤临床特征及预后因素分析[J]. 上海交通大学学报(医学版), 2012, 32(11): 1490-1496.

［51］ 金亮, 闫天生, 马少华, 等. 以双侧血气胸首发的肺原始神经外胚层肿瘤一例[J]. 中华肺部疾病杂志(电子版), 2017, 10(4): 497-499.

［52］ 邓波, 王如文, 蒋耀光, 等. 胸部原始神经外胚层肿瘤的诊断与治疗(附四例报告)[J]. 肿瘤, 2007, 27(4): 319-321.

[53] 郭凌川,康苏娅,虞杰,等.原始神经外胚层肿瘤(PNET)30例临床病理研究[J].中国血液流变学杂志,2006,16(4):604-605.
[54] 许倩,徐凯,李绍东,等.外周性原始神经外胚层肿瘤的CT及MRI影像学特征[J].临床放射学杂志,2011,30(9):1341-1344.
[55] 刘乎涵,付国丽,颜岩.原始神经外胚层肿瘤的CT和MRI影像表现[J].医学影像学杂志,2015(8):1323-1327.
[56] 贾梦,徐文坚,庞婧,等.外周原始神经外胚层肿瘤CT和MRI诊断[J].医学影像学杂志,2013,23(3):379-383.
[57] 徐丽艳,钱银锋,赵本胜,等.外周原始神经外胚层肿瘤的MRI表现和病理对照(附7例分析)[J].中国医学影像技术,2010,26:448-451.

第十七节　肺颗粒细胞瘤

颗粒细胞瘤（granular cell tumors, GCT）较为少见,是一种起源于施万细胞（曾称雪旺细胞）的外周神经组织肿瘤,以其胞质内含有较多嗜伊红颗粒的形态学表现命名[1],是次级溶酶体大量积攒的结果[2]。

Abrikossoff[3]在1926年首次报道,过去一般都称为颗粒细胞肌母细胞瘤,经多年演变,WHO确认其来源于外周神经施万细胞（Schwann cell）[4];随着电子显微镜及免疫组织化学的广泛应用,其组织学起源也从以前的肌源性转到施万细胞来源,由于其特殊的组织形态学表现,免疫组织化学GFAP的阴性表达及电镜下可见大量退变的复合性溶酶体[5],也证明了它是一个不同于神经纤维瘤和神经鞘瘤的特殊的神经来源肿瘤类型。

GCT不常见,以良性多见,极少数是恶性肿瘤,全身多个部位均可发生[1,5]。大多位于皮下、黏膜下,最好发于口腔为主的头颈部,占40%,其他好发部位有四肢、腋下、乳腺、腹膜后、腰部、盆腔、外阴等处。随着内镜的广泛应用,发生于喉、食管、气管、胃肠道等处黏膜部位的病例,日渐增多[1,5-8]。

目前的难点在于部分良性颗粒细胞瘤（benign granular cell tumor, BGCT）与恶性颗粒细胞瘤（malignant granular cell tumor, MGCT）的鉴别上,MGCT更加罕见,占GCT的2%左右[1],大多发生在年龄大的患者,且肿瘤体积比较大。方铣华等[9]报道一组15例,其中良性颗粒细胞瘤13例,恶性颗粒细胞瘤2例。15例的平均年龄41.6岁,而2例恶性颗粒细胞瘤年龄分别为67岁和69岁。良性颗粒细胞瘤最大径为0.4～5.3 cm,平均2.3 cm,2例恶性颗粒细胞瘤最大径分别为6 cm和14 cm。

肺原发性颗粒细胞瘤（pulmonary granular cell tumor, PGCT）极为罕见,文献报道仅有6%～10%的GCT发生在呼吸系统[10]。自Kramer[11]于1939年首先报道支气管的颗粒细胞瘤以来,到2001年仅有74例。过去的90年间,呼吸系统GCT的报道仅有80余例[12]。PGCT通常是良性的,少数可有局部侵袭性,但转移倾向性低。多见于中年人,绝大多数发生在气管和大支气管。Cutlan等[13]报道3例颗粒细胞瘤,同时伴有肺部的原发性恶性肿瘤,分别为黏液表皮样癌、鳞状细胞癌和腺癌。其中前2例瘤体相互碰触,第3例颗粒细胞瘤位于中央支气管,而腺癌位于肺周边。恶性PGCT更罕见[14],作者遇到1例,见图4-17-1。

【组织起源】关于GCT的起源问题一直存在争议。2015年版WHO分类明确提出该瘤来源于周围神经相关细胞,超微结构显示细胞质内可见多量膜包裹的囊泡（溶酶体复合物）,内见髓磷脂样小管（船形结晶）,即angu-lated小体;组织学上,免疫组织化学S-100强阳性表达,部分病例可见肿瘤细胞包绕周围神经束,可与神经束的施万细胞在形态学上有过渡现象,支持GCT来源于神经周围的施万细胞的观点[4]。

有学者从分子病理的角度进行研究,发现颗粒细胞瘤存在染色体9P/17P的联合缺失,但尚有待更多、更深入的研究[15];有研究报道,多发性GCT可伴有PTPN11基因突变导致的豹斑

综合征 (leopard syndrome)[1]。

【病理特征】原发于支气管和肺者罕见。大体上，瘤体呈息肉状，凸入气管或支气管腔内。最大者长径为6.5 cm，多数在0.5～2.0 cm。好发于大支气管者，因纤维支气管镜易到达，故较早发现。肿瘤质地中等偏硬，从切除的肿块来看，均无明显包膜，但大多边界清楚。常见瘤表面的黏膜呈假上皮瘤样增生，酷似鳞状细胞癌。约1/3病变扩展到支气管全层，而侵入支气管旁组织。

镜下，良性颗粒细胞瘤的肿瘤细胞为多边形，呈巢状、片状排列，细胞间为胶原纤维束，胞核小、圆或卵圆形，胞质内见比较丰富的嗜伊红颗粒；瘤细胞不含肌源性超微结构特征，而充有溶酶体，并含有膜性断片。光学显微镜下典型瘤细胞较大（直径200～300 μm），有明显的红染胞质颗粒。胞核小、中位而均匀，呈圆形或卵圆形，染色质分布均匀，表现为泡状；偶见大胞核而深染，每个胞核有1个或2个明显核仁。而恶性颗粒细胞瘤的肿瘤细胞中，可见带有明显核仁的空泡状核，细胞核明显异型且部分细胞呈梭形。

免疫组织化学标记对GCT的诊断具有非常重要的意义，S-100和CD68是其诊断性表型。不论从阳性细胞的范围上，还是从阳性细胞的着色上，神经标志物NSE、S-100蛋白均为强阳性，表达溶菌酶的标志物CD68也多阳性，PAS染色在大多数病例中阳性较强，而表达平滑肌和横纹肌的标志物SMA、MG均阴性，上皮性标志物EMA、CK也均阴性，另外GFAP阴性，大部分GCT中p53阴性。有文献报道BGCT的Ki-67增殖指数范围0%～10%，MGCT的Ki-67增殖指数范围15%～30%。增殖指数Ki-67对GCT良、恶性的鉴别及预后方面具有较大的参考价值。

肿瘤Syn、CD56、NSE阳性表达，证实其与神经组织密切相关；GFAP表达阴性，证明其是一种有别于神经纤维瘤和神经鞘瘤的外周神经源性肿瘤；desmin、SMA表达阴性排除其肌源性可能[7]。

【临床表现】GCT发病的年龄范围为2～74岁，多见于40～60岁，儿童少见，文献报道最小病例2岁。女性较男性多见，男女比例为1∶2左右。支气管颗粒细胞瘤男女发病数相似，就诊年龄5～72岁，以30～49岁为多。GCT大多为无痛性肿块，单发性，肿瘤最大径为0.4～14 cm。但也有多发及家族易感性的报道[6]。

肺GCT通常发生在气管和大支气管，因其体积小，生长慢，可毫无症状，有症状者常表现为咳嗽、咳痰或咯血、胸痛、发热、气短、反复发作性支气管炎或肺炎，也有反复咯血5年的报道。肿瘤较大时，患者常出现继发性阻塞性症状[16-24]。位于周围肺实质者，则多无症状。

【影像学表现】发生在气管或大支气管者，瘤体较小，故肺部CT、MRI对腔内病变的显示较佳，可见支气管内病变；大者可阻塞管腔，引起远端肺组织阻塞性肺炎、肺不张和肺脓肿等，如时间长，肺组织可出现永久性损伤（肺实变）。

周围型PGCT更少见，最大径为0.3～6.0 cm，平均最大径为1.0 cm[25]，有报道认为PGCT发生在上叶的概率显著高于下叶[26]。

作者遇到1例，CT扫描示左肺上叶舌段胸膜下小结节，呈类圆形，实性，动态随访进行性增大（图4-17-1），邻近胸膜无明显增厚和粘连。文献报道有GCT伴随其他肺原发性或转移性肿瘤，Al-Ghamdi等[27]报道一例男性35岁，睾丸混合性生殖细胞瘤疑肺转移的患者，发现两个叶间淋巴结渐增大，手术证实肺门良性颗粒细胞瘤伴转移性生殖细胞瘤。这种没有支气管黏膜受累，而仅侵及淋巴结是少见的。因此，进一步增加了其诊断的难度，CT动态随访是重要的，最后诊断要靠病理。

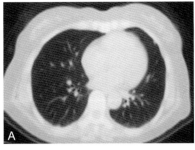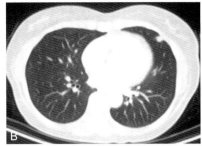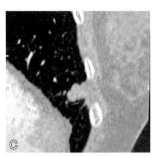

图4-17-1　女性，66岁。2013年4月体检CT（A）发现左肺上叶舌段胸膜下小结节，动态随访进行性增大，2015年6月CT扫描（B）示结节较前明显增大，大小为0.9 cm×0.7 cm×0.6 cm，冠状位重建（C）示结节位于肺内，边界清楚而不光整，呈分叶状。手术病理：恶性颗粒细胞瘤。免疫组织化学：CK（−）、EMA（−）、TTF-1（−）、CD56（−）、Syn（−）、ChgA（−）、CK7（−）、CK5/6（−）、p40（−）、S-100（+）、HMB45（−）、Mlan-A（−）、Vim（+）、CD3（−）、actin（−）、Ki-67（1%～2%+）

目前尚未见有关MRI和PET/CT的研究报道。颗粒细胞瘤体积小者，胸部影像检查可无异常，即使发现病变，定性也困难。痰中查瘤细胞一般阴性，文献报道1例经痰检而确诊。多数依靠支气管镜活检而确诊。

目前我国GCT的诊断标准[28]：① 肿瘤主要由体积较大、胞质内含嗜酸性颗粒的瘤细胞组成，密集成巢或索条状分布；② 肿瘤细胞胞质内颗粒过碘酸希夫（PAS）染色阳性；③ 肿瘤细胞S-100（+）。GCT既可以是良性的也可以是恶性的。据统计表明，约为98%的GCT为良性[29]，支气管恶性GCT目前仅见1例报道[30]。

【鉴别诊断】PGCT少见，临床术前大多数病例误诊，应该与多种病变鉴别。

1. 肺内淋巴结　较小的PGCT因形态欠规则，CT表现与胸膜下和肺内淋巴结相似，动态随访是重要的，呈进行性增大，而肺内淋巴结多稳定无变化。

2. 腺泡状软组织肉瘤等肺转移　青少年多见，好发于四肢深部软组织，尤其是股部、臀部，肿瘤细胞胞质内含有丰富的嗜酸性颗粒，在形态上与GCT有重叠。易转移至肺，呈多发，进行性增大。前者肿瘤细胞呈腺泡状排列，瘤细胞巢索间有窦状血管网，胞质内颗粒较粗，部分可见单个或束状排列的结晶，部分瘤细胞胞质透亮。PAS染色、S-100、inhibin、SOX-10和nestin对鉴别两者具有100%的敏感性和特异性[31]。

3. 副神经节瘤　同样少见。肿瘤细胞呈器官样排列，有窦状血管网间隙分割，细胞体积略小，胞质嗜酸性，颗粒较细，形态上易与GCT相混淆。免疫组织化学有助于两者的鉴别。前者由主细胞和支持细胞两种细胞组成，主细胞表达CgA、Syn、NSE，支持细胞S-100逗点样核阳性表达，是诊断副神经节瘤的主要特征。而GCT则S-100强阳性表达，以资鉴别[5]。

4. 肺部良性肿瘤　硬化性肺细胞瘤、不含脂肪和钙化的错构瘤等，但均缺少特异性影像学征象[32]，需动态随访，必要时经皮穿刺肺活检，以免误诊。

参考文献

[1]　Goldblum J R, Folpe A L, Weiss S W, et al. Enzinger and Weiss's soft tissue tumors[M]. 6th ed. Philadelphia: Elsevier Inc, 2014: 838–846.

[2]　Cardis M A, Ni J, Bhawan J. Granular cell differentiation: A review of the published work[J]. J Dermatol, 2017, 44(3): 251–258.

[3]　Abriokossoff A. Myomas originating from transversely striated voluntary musculature[J]. Virchows Arch (PatholAnat), 1926, 260: 215–233.

[4]　Fletcher C D M, Bridge J A, Hogendoorn P C W, et al. WHO classification of tumours of soft tissue and bone [M]. 4th ed. Lyon: IARC, 2013: 178–179.

［ 5 ］ 安云霞，宋志刚，李金龙，等.53例软组织颗粒细胞瘤的临床病理分析［J］.诊断病理学杂志，2021，28(6)：417–422.

［ 6 ］ 郑娇，马英腾，李长新，等.23例软组织颗粒细胞瘤临床病理学特征［J］.现代肿瘤医学，2018，26(11)：1769–1773.

［ 7 ］ 何珏，王天科.颗粒细胞瘤43例临床病理分析［J］.诊断病理学杂志，2015，22(11)：41–45.

［ 8 ］ Vande L S, Thunnissen E, Postmus P, et al. Granular cell tumor of the oral cavity: a case series including a case of metachronous occurrence in the tongue and the lung[J]. Med Oral Patol Oral Cir Bucal, 2015, 20(1): e30–e33.

［ 9 ］ 方铣华，张谷，程晔.颗粒细胞瘤15例临床病理分析［J］.临床与实验病理学杂志，2006，22(4)：417–420.

［10］ Szczepulska-Wójcik E, Langfort R, Kupis W, et al. Granular cell tumor-a rare, benign respiratory tract neoplasm in the material of the Institute of Tuberculosis and Lung Diseases[J]. Pneumonol Alergol Pol, 2004, 72(5–6): 187–191.

［11］ Kramer R. Myoblastoma of the bronchus[J]. Ann Otol Rhinol Laryngol, 1939, 48: 1083.

［12］ 聂姗，徐秋芬，姚志刚，等.支气管颗粒细胞瘤临床及病理特点分析［J］.心肺血管病杂志，2018，37(9)：835–839.

［13］ Cutlan R T, Eltorky M. Pulmonary granular cell tumor coexisting with bronchogenic carcinoma[J]. Ann Diagn Pathol, 2001, 5(2): 74–79.

［14］ Jiang M, Anderson T, Nwogu C, et al. Pulmonary malignant granular cell tumor[J]. World J Surg Oncol, 2003, 1: 22.

［15］ Gomes C C, Fonseca S T, Gomez R S. Evidence for loss of heterozygosity(LOH) at chromosomes 9p and 17p in oral granular cell tumors: a pilot study[J]. Oral Surg Oral Med Oral Pathol Oral Radiol, 2013, 115(2): 249–253.

［16］ 刘光，丁华野，皋岚湘.原发性支气管内颗粒细胞瘤——附1例报告及文献复习［J］.诊断病理学杂志，1998(4)：216.

［17］ 张大发，唐进，王滨，等.原发性支气管内颗粒细胞瘤一例［J］.江苏医药，2007，33(7)：717.

［18］ 姚纲，罗晓琴，陈永红.支气管颗粒细胞瘤1例［J］.临床肺科杂志，2008，13(3)：294.

［19］ 王秋鹏，甘梅富，王四玲，等.颗粒细胞瘤14例临床病理学观察与文献复习［J］.实用肿瘤杂志，2011，26(5)：510–513.

［20］ 李自强，黄勇，张华东.支气管颗粒细胞瘤1例［J］.实用医学杂志，2011，27(12)：2260.

［21］ 于立新，赵立强，张振葵.支气管颗粒细胞瘤1例［J］.中华胸心血管外科杂志，2012，28(11)：701.

［22］ 何萍，姚广裕，顾霞，等.纤支镜活检诊断气管支气管良性肿瘤11例临床病理分析［J］.临床与实验病理学杂志，2012，28(4)：415–418.

［23］ 魏建国，袁晓露，孙爱静.原发支气管良性颗粒细胞瘤1例［J］.中国肿瘤临床，2014，41(5)：354.

［24］ 赵娟，王成弟，樊莉莉.气管颗粒细胞瘤合并肺曲菌球一例报告［J］.人人健康，2016，16：114.

［25］ Deavers M, Guinee D, Koss M N, et al. Granular cell tumors of the lung. Clinicopathologic study of 20 cases.[J]. Am J Surg Pathol, 1995, 19(6): 627–635.

［26］ van der Maten J, Blaauwgeers J L, Sutedja T G, et al. Granular cell tumors of the tracheobronchial tree[J]. J Thorac Cardiovasc Surg, 2003, 126(3): 740–743.

［27］ Al-Ghamdi A M, Flint J D, Muller N L, et al. Hilar pulmonary granular cell tumor: a case report and review of the literature[J]. Ann Diagn Pathol, 2000, 4(4): 245–251.

［28］ 王坚，朱雄增.软组织肿瘤病理学［M］.北京：人民卫生出版社，2008：421–430.

［29］ Kershisnik M, Batsakis J G, McKay B. Pathology consultation granular cell tumors[J]. Ann Otol Rhinol Laryngol, 1994, 103: 416–419.

［30］ Stiegler-Giec R, Wittekind Ch, Schütz A, et al. Pulmonary and pleural metastasis of a malignant granular cell tumor[J]. Dtsch Med Wochenschr, 2002, 127(17): 923–926.

［31］ Chamberlain B K, McClain C M, Gonzalez R S, et al. Alveolar soft part sarcoma and granular cell tumor: an immunohistochemical comparison study[J]. Hum Pathol, 2014, 45(5): 1039–1044.

［32］ 王峥，陈靖，初建国，等.支气管颗粒细胞瘤一例［J］.中华放射学杂志，2013，47(1)：94.

第十八节　肺原发性血管肉瘤

血管肉瘤是起源于血管内皮或淋巴管内皮的一种罕见的恶性肿瘤，占软组织肉瘤的1%～2%[1,2]，其中50%以上发生于头颈部，心脏、肝脏及乳腺也好发。以往曾命名为血管内皮瘤、恶性血管内皮瘤、腺管肉瘤、血管肉瘤及淋巴管肉瘤等，现统称为血管肉瘤。

肺是血管肉瘤最常见的转移部位，原发于皮肤和心脏的血管肉瘤的肺转移率高达60%～80%[2,3]。但肺原发性血管肉瘤病例却十分罕见，截至2021年报道约50例[4-34]，属于深部软组织血管肉瘤[35,36]。

【组织起源】血管肉瘤包括起源于血管内皮细胞的血管肉瘤和起源于淋巴管内皮细胞的淋巴管肉瘤，因两者目前尚无可靠的形态学和分子生物学指标来区分，所以统称为血管肉瘤[2]。

【病理特征】血管肉瘤一般会有出血，较为弥漫，严重出血时，类似血肿。大体上，血管肉瘤常为浸润性病灶，质中等，灰粉色，无包膜，与正常组织没有清晰的分界。镜检，异常的多形性恶性上皮细胞是血管肉瘤的标志，细胞可以为圆形、多角形或梭形，形态可以类似上皮细胞。在高分化病变区域，异常上皮细胞形成有功能的血窦，与正常血管管腔相通；恶性程度稍高一些的病变区域的细胞会更加混乱,无法形成境界清楚的腔隙,异常细胞会由单层变成多层,或形成乳头状改变凸入血管腔内;低分化病变区域中,恶性上皮细胞形成连续片状结构,常伴有广泛出血及不成熟的血管腔,是血管肉瘤最常见的特点,有时出血会掩盖有诊断意义的恶性细胞,使之与其他恶性肿瘤难以鉴别[29,30]。

免疫组织化学技术已经成为血管肉瘤确诊的最重要依据。目前临床肺血管肉瘤的诊断中,细胞内皮/血小板黏附分子(CD31),血管内皮相关因子(CD34),Ⅷ因子相关抗原(von Willebrand因子),荆豆凝集素-1(ulex europaeus agglutinin-1,UEA-1)及波形蛋白(vimentin)较为常用,它们都是血管来源内皮细胞的特异性标志物。有文献报道,Ⅷ因子相关抗原及CD31是血管肉瘤最特异性的标记抗体[2,29,30,37],尤其是在低分化的肿瘤病例中[38]。

【临床表现】Patel等[3]曾总结15例肺血管肉瘤患者临床资料,两性间发病率没有显著差别,发病中位年龄为45岁,有一半患者有吸烟史。

肺部血管肉瘤的肺部临床表现缺少特异性,最常见的临床症状为咯血,患者还常出现痰中带血、呼吸困难、胸痛、咳嗽等症状。患者常有一般情况改变,如体重下降、乏力、发热等。有报道认为,气胸常发生于头皮原发血管肉瘤肺转移的患者,发病率高达11%[38]。此外,肺出血、纵隔气肿、血气胸、肺间质病变、胸腔积液[38-41],甚至肺动脉夹层[42]也均有报道。

【影像学表现】肺血管肉瘤的影像学检查以胸部X线和CT为主。由于原发性肺血管肉瘤十分罕见,目前尚无X线影像特征的总结。CT上,表现为肺内单发或多发结节/肿块,单发稍多,部分伴边缘磨玻璃密度,也可呈弥漫或片状实变伴磨玻璃结节,最大径为1~15 cm。单发者可为圆形,多数边界清楚,甚至光滑锐利,有分叶,部分可有毛刺;少数边界不清,多数密度不均匀,平扫CT值为21.0~50.0 Hu,内部可有空洞,实性者可有钙化[33],也可表现密度均匀,增强后不均匀轻到中度强化,也可呈显著团块状强化,最高CT值可达108 Hu,呈血管样强化(图4-18-1 A~D)[33,43]。Shimabukuro等[44]总结了32例肺血管肉瘤(包括上皮样血管肉瘤)

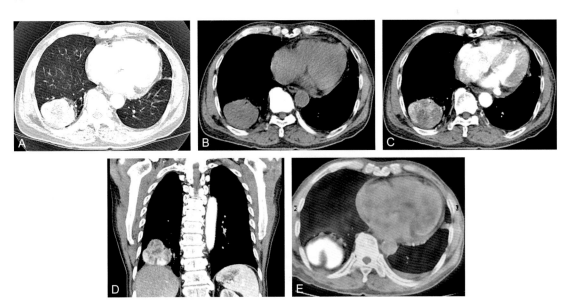

图4-18-1　男性,78岁。因右下胸痛1个月余就诊,CT平扫(A)发现右肺下叶基底段类圆形肿块,边界较光整,有浅分叶,平扫(B)内部密度大致均匀,无明显钙化,近肺门端可见少许空泡,增强后横断面(C)和冠状位(D)示肿块异常明显不均匀强化,早期强化程度接近血管内密度,同期PET/CT扫描(E)示肿块FDG代谢显著异常升高。经皮穿刺肺活检过程中针道和肿块周围出血明显,病理提示血管肉瘤

的资料,CT主要表现为单发肺部肿块或结节、双肺多发大小不等结节、一个或多个肺叶的多发斑片状或弥漫分布的磨玻璃影和实变。肺血管肉瘤的恶性程度高、侵袭性较强,且肿瘤多位于肺外周,常累及邻近胸膜,可出现气胸、胸腔积液和心包积液等[10,45]。

转移性肺血管肉瘤的胸部CT表现以双肺多发实性结节最常见,也可表现为多发薄壁囊性变,这种囊性变往往伴有肺内出血性改变[46,47]。

肺血管肉瘤的PET/CT代谢显像研究尚少(图4-18-1E)。孙晓琰等[34]总结6例肺血管肉瘤的PET/CT代谢显像特点,主要实性病灶均表现为^{18}F-FDG代谢增高,SUV在6.7～22之间。PET/CT可精确地提供病灶代谢、形态的多重信息,显示恶性肿瘤的本质,同时也可以对病理取材病灶精确定位提供指导,提高了肺血管肉瘤早期确诊率。

【鉴别诊断】肺血管肉瘤极其罕见,尽管CT影像有一定的特点,肺内单发,且常为多发结节/肿块,部分伴边缘磨玻璃密度、弥漫或片状实变并磨玻璃结节等,但仍缺少特异性,最终诊断依然依靠病理。影像学资料仅能对本病的诊断提供一定的参考依据,并与包括下列在内的其他疾病鉴别。

1. 转移性血管肉瘤 常常为多发结节,因此,原发性肺血管肉瘤的诊断前提是,需要排除身体其他部位的原发灶。

2. 肺上皮样血管内皮瘤 也是一种血管内皮细胞发生的肿瘤,是低度恶性上皮样血管肿瘤,有恶性潜能。主要CT表现为两肺散在分布大小不等的结节,边界清晰,形态不规则,最大径多<15 mm,较早期的上皮样血管内皮细胞瘤大体可表现为血管内肿物,造成血管扩张、膨胀,并逐渐向周围软组织浸润蔓延。低至中级别的上皮样血管内皮细胞瘤,低倍镜显示圆形、卵圆形的多结节,肿瘤细胞呈巢状、鹿角样排列,间质呈软骨样、黏液样;高倍镜见肿瘤组织由排列成短索条和巢状结构的上皮样内皮细胞构成,细胞异型性不明显,核分裂象少见,可见细胞内腔隙,细胞周围有独特的黏液玻璃样间质[48]。

3. 肺腺癌 常见,其临床表现与肺血管肉瘤相似,且恶性程度高。特别是多中心者或合并肺内转移时,诊断不易。镜下观察肺腺癌无血管腔形成,免疫组织化学CK(+)、TTF(+),而CD34(-)、CD31(-),两者鉴别不难。

4. 硬化性肺细胞瘤 中青年女性好发,由Ⅱ型肺泡上皮发生的肺内良性肿瘤,组织学见到细胞呈片状乳头状生长,无异型性及单个细胞管腔形成。常表现为肺内单发结节,边界光整。长期随访病灶稳定或缓慢增大。

❖ 参考文献

[1] Coindre J M, Terrier P, Guillou L, et al. Predictive value of grade for metastasis development in the main histologic types of adult soft tissue sarcomas: a study of 1240 patients from the French Federation of Cancer Centers Sarcoma Group[J]. Cancer, 2001, 91(10): 1914-1926.

[2] Young R J, Brown N J, Reed M W, et al. Angiosarcoma[J]. Lancet Oncol, 2010, 11(10): 983-991.

[3] Patel A M, Ryu J H. Angiosarcoma in the lung[J]. Chest, 1993, 103(5): 1531-1535.

[4] 牛三荣,陈继祥. 肺血管肉瘤1例[J]. 菏泽医专学报, 1991, 3(1): 61-62.

[5] 丁乙,奚月泉,陈玉善. 肺血管内皮肉瘤二例[J]. 中华放射学杂志, 1992, 26(4): 281.

[6] 时高峰,彰俊杰,何延东. 肺原发性血管内皮肉瘤一例报告[J]. 医学影像学杂志, 1994, 4(3): 160+186.

[7] 陈伟. 血管肉瘤的诊断与治疗[J]. 西南军医, 2004, 6(4): 52-53.

[8] 王玉梅,刘志红,施子廷. 肺血管内皮细胞肉瘤1例报告[J]. 中国医师杂志, 2006, 8(5): 721.

[9] 戈霞晖,朱晓萍,张锦,等. 肺原发性血管肉瘤1例[J]. 宁夏医学杂志, 2007, 29(6): 525.

[10] 王巍,李宁,梁建琴,等. 肺血管肉瘤的诊断与治疗——附1例报告并文献复习[J]. 中国防痨杂志, 2010, 32(1): 45-48.

[11] 岳颖,李德昌,任力,等. 肺血管肉瘤的临床病理观察[J]. 临床肺科杂志, 2012, 17(1): 105-106.

[12] 吴俊红,石昭泉. 左上肺血管肉瘤一例报告[J]. 第二军医大学学报, 2005, 26(4): 360.

[13] 刘鑫,仵ీ红,陈其亮,等. 罕见胸腔软组织气管肉瘤1例并文献复习[J]. 结核与肺部疾病杂志, 2021, 2(3): 210-215.

［14］韦萍,陆鸣,周小鸽,等.肺上皮样血管肉瘤临床病理观察[J].诊断病理学杂志,2006,13(4):291-293,73.

［15］祁敏现,李建军,盛喜玲.1例肺上皮样血管肉瘤临床病理分析[J].中原医刊,2007,34(21):87-88.

［16］陈国勤,刘桂红,莫明聪,等.肺上皮样血管肉瘤临床病理观察[J].诊断病理学杂志,2013,20(2):81-84.

［17］赵建江,杨新官,童磐,等.肺上皮样血管肉瘤的CT表现(6例报道并文献复习)[J].影像诊断与介入放射学,2016,25(5):401-404.

［18］黄宇清,崔健,梁乐,等.原发性肺血管肉瘤1例[J].中华胸心血管外科杂志,2010,26(3):215.

［19］赵丹,曲杨,穆晶,等.肺血管肉瘤临床病理观察[J].诊断病理学杂志,2012,19(6):450-453.

［20］张培芳,罗志扬,黄小军,等.原发性肺血管肉瘤一例[J].中华结核和呼吸杂志,2009,32(3):230-232.

［21］李宁,程齐俭,李庆云,等.肺血管肉瘤一例报道[J].上海交通大学学报(医学版),2008,28(12):1609-1610.

［22］陈宏颖,王陆佰.肺上皮样血管内皮瘤及血管肉瘤临床病理观察[J].齐齐哈尔医学院学报,2011,32(14):2243-2245.

［23］韩忠,李義,翁阳,等.肺血管内皮肉瘤1例报告[J].中华肺部疾病杂志(电子版),2012,5(6):569-571.

［24］冀磊,张月琴.以顽固性胸腔出血为表现的肺上皮样血管肉瘤1例[J].中国当代医药,2016,23(6):148-150.

［25］薛延光,解建军,焦传东.肺血管肉瘤1例[J].河北医药,2014,36(11):1757-1759.

［26］郭真真,余梦菊,段丽芬.肺原发性血管肉瘤1例报道并文献复习[J].中外健康文摘,2014,11(19):115-116.

［27］Zhou Y, Wang W, Zhang Q. 原发性肺血管肉瘤1例报道[J]. Chinese-German Journal of Clinical Oncology, 2012, 11(10): 609-611.

［28］陈爱凤,李柏颖,沈晓强,等.原发性肺血管肉瘤一例[J].中华医学杂志,2015,95(2):148-149.

［29］岳颖,李德昌,任力,等.肺血管肉瘤的临床病理观察[J].临床肺科杂志,2012,17(1):105-106.

［30］赵丹,曲杨,穆晶,等.肺血管肉瘤临床病理观察[J].诊断病理学杂志,2012,19(6):450-453.

［31］胡成广,马殿松,郑康,等.原发性肺上皮样血管肉瘤侵犯肋骨1例[J].中华胸心血管外科杂志,2021,37(5):315-316.

［32］曾荣,吴金香,张锦涛,等.原发性肺血管肉瘤1例并文献复习[J].山东大学学报(医学版),2021,59(2):19-25.

［33］曹敏,曾庆思,黎剑宇.肺原发血管肉瘤的CT表现[J].放射学实践,2021,36(8):1016-1020.

［34］孙晓琰.肺血管肉瘤的^{18}F-FDG PET/CT诊断价值的初步探讨[C]//中国中西医结合学会医学影像专业委员会.中国中西医结合学会医学影像专业委员会第十五次全国学术大会暨上海市中西医结合学会医学影像专业委员会2017年学术年会暨《医学影像新技术的临床应用》国家级继续教育学习班资料汇编,2017:557.

［35］Fletcher C D M, Unni K K, Mertens F. 软组织与骨肿瘤病理学和遗传学[M]. 程虹,金木兰,李增山译.北京:人民卫生出版社,2006,202-205.

［36］Weissferdt A, Moran C A. Primary vascular tumors of the lungs: a review[J]. Ann Diagn Pathol, 2010, 14(4): 296-308.

［37］Kuroda N, Hamaguchi N, Inoue K, et al. Application of immunocytochemistry to the diagnosis of primary epithelioid angiosarcoma of the lung[J]. Med Mol Morphol, 2009, 42(4): 250-253.

［38］张雪,梁乃新,张志庸,等.肺部血管肉瘤的诊疗进展[J].中华临床医师杂志(电子版),2012,6(5):175-178.

［39］Chen Y B, Guo L C, Yang L, et al. Angiosarcoma of the lung: 2 cases report and literature reviewed[J]. Lung Cancer, 2010, 70(3): 352-356.

［40］Kakegawa S, Kawashima O, Ibe T, et al. A case of primary angiosarcoma of the lung presenting as a hemorrhagic bronchial tumor[J]. Ann Thorac Cardiovasc Surg, 2012, 18: 347-351.

［41］Sheppard M N, Hansell D M, Du Bois R M, et al. Primary epithelioid angiosarcoma of the lung presenting as pulmonary hemorrhage[J]. Hum Pathol, 1997, 28(3): 383-385.

［42］Agarwal P P, Dennie C J, Matzinger F R, et al. Pulmonary artery pseudoaneurysm secondary to metastatic angiosarcoma[J]. Thorax, 2006, 61: 366.

［43］Huo L, Lai S, Gladish G, et al. Pulmonary artery angiosarcoma: a clinicopathologic and radiological correlation[J]. Ann Diagn Pathol, 2005, 9(4): 209-214.

［44］Shimabukuro I, Yatera K, Noguchi S, et al. Primary pulmonary angiosarcoma presenting with hemoptysis and ground-glass-opacity: a case report and literature review[J]. Tohoku J Exp Med, 2015, 237(4): 273-278.

［45］Ban A. Primary epithelioid angiosarcoma of the lung presenting as left sided shoulder pain[J]. Ann Acad Med Singapore, 2010, 39(8): 658-659.

［46］Lund L, Amre R. Epithelioid angiosarcoma involving the lungs[J]. Arch Pathol Lab Med, 2005, 129(1): 7-10.

［47］Adem C, Aubry M C, Tazelaar H D, et al. Metastatic angiosarcoma masquerading as diffuse pulmonary hemorrhage: clinicopathologic analysis of 7 new patients[J]. Arch Pathol Lab Med, 2001, 125(12): 1562-1565.

［48］陆玮,夏黎明,甘新莲.肺上皮样血管内皮瘤一例[J].放射学实践,2015,30(4):396-397.

第十九节　肺上皮样血管内皮瘤

上皮样血管内皮瘤(epithelioid hemangioendothelioma, EHE)是一种属于间叶细胞来源的罕见血管源性肿瘤,发病率约1/100万[1,2]。最早发现于肺,而后不断有发生于肺外组织的报道,如肝、骨、淋巴结、腹膜、甲状腺、心脏、外阴、阴茎等,几乎全身任何部位均可发生。肝脏发生率最高,占21%,肝和肺同时受累占18%,骨单独受累占14%,肺单独受累占12%[3,4]。不同部位的发病年龄、性别、临床表现和预后不同[2,5,6]。肺上皮样血管内皮瘤(pulmonary epithelioid hemangioendothelioma, PEHE)是罕见的低中度恶性肿瘤[7,8],约占所有血管源性肿瘤的1%,具有潜在转移性[9],生物学行为介于血管瘤和血管肉瘤之间[2,4]。2015年版WHO肺肿瘤分类,将其归为低到中度的恶性肿瘤[3]。截至目前,国内报道数十例,国外报道逾百例。

【组织起源】目前,其发病原因和机制尚不明确[3,10]。电子显微镜及免疫组织化学研究表明,此肿瘤是来源于血管内皮或内皮前细胞[11-13]。发病机制有两种可能,一种是关于EHE的细胞分子遗传学研究,在分子水平上,EHE的发生需要通过单核细胞趋化蛋白-1刺激内皮细胞的血管生成而促进肿瘤的发展,WWTR1和CAMTA两个基因在肿瘤的发展过程中起着重要作用[14]。分子遗传学研究显示,90%的EHE有WWTR1-CAMTA1融合基因,10%的EHE有YAP1-TFE3融合基因[15,16]。另一种有研究证实该病的发生与慢性巴尔通体感染有关,巴尔通体侵袭和诱导红细胞内及内皮内感染,以及至少3种巴尔通体属(B.henselae, B.quintana, B.bacilliformis)通过上调有丝分裂和促炎基因诱导血管内皮因子介导的血管增殖,致细胞骨架重排和抑制内皮细胞凋亡[17]。

【病理特征】大体均表现为灰白、灰红色结节,单发或多发,体积较小,质硬,边界清楚或不清。PEHE主要由上皮样或组织细胞样的肿瘤细胞组成。病理组织学上肿瘤细胞呈索条状排列,瘤细胞呈上皮样,胞质内有空泡,似新生成的血管。结节周边细胞丰富,肿瘤细胞呈花冠状,充填于肺泡腔内,肺泡间隔结构保存。肿瘤细胞圆形、椭圆形,细胞核空泡状、扭曲,核染色质稀疏,部分可见核仁。胞质红染,可见胞质内空泡,空泡内偶见红细胞。瘤结节的中心部均可见细胞稀疏的黏液透明样变区,在黏液透明样变的间质中仍可见残留的肺泡间隔结构,较大结节的黏液透明样变区可见初级血管形成。邻近胸膜可见肿瘤细胞浸润,肺门淋巴结可见肿瘤转移[18-20]。

组织病理学上,肿瘤细胞呈上皮样形态,胞质丰富,内有Webel-Palad小体、空泡,细胞异型性不明显,核分裂象少见;间质有玻璃样变、黏液样变及骨化、钙化等。肺上皮样血管内皮瘤的病理形态特点为:肿瘤结节周边细胞丰富,上皮样肿瘤细胞呈花冠状充填于肺泡腔,病变中心为黏液透明样变间质,细胞成分稀少,肺泡壁结构保留。肿瘤细胞胞质内有空泡形成,空泡内偶见红细胞。60%的PEHE可出现比较高级别的形态,如异型性明显,核分裂象＞2/HP,出现实性成分和坏死[18]。

免疫组织化学染色显示肿瘤常表达CD31、CD34、ERG、Fli-1,少数肿瘤细胞AE1/AE3灶性阳性,少数局灶表达广谱细胞角蛋白和TFE3。CD31、CD34阳性可以帮助诊断此病,CD31则是相对特异的血管肿瘤标志物[3],Ki-67阳性指数5%～30%。肿瘤细胞TTF-1、波形蛋白和EMA均阴性。FISH检测大多数病例有CAMTA1基因断裂,少数有TFE3基因断裂。

【临床表现】发病年龄7～79岁[21],各年龄组均可发病[22,23],50%的患者发病年龄＜40岁[24],女性多见,男女比例为1:(3～4)[16,25],但也有报道男性多见的[18]。PEH缺乏典型的临床表现,较轻微,主要为气短、轻微胸痛、干咳、低热、关节肿痛、杵状指等,可有咳嗽、咳痰、呼吸困难及胸痛等,咯血少见。文献报道近50%患者无任何临床症状而在体检时偶然发现[26,27]。此肿瘤多发生于深部或浅表软组织,也可见于肝、肺、脑、骨、淋巴结等处。虽然PEHE为低度恶性肿瘤,当多器官同时发生时,很难确定是多中心发生,还是原发病灶转移到其他组织中。肖文波等[28]报道1例肺、肝同时有多发结节状病灶,其影像学改变也符合文献报道的典型的肺、肝脏上皮样血管内皮瘤改变,可能是多中心起源。

PEHE是一种低中度的恶性肿瘤,肺内孤立性病灶或数目较少的病例首选手术切除,术后复发率为10%～20%。预后差别大,患者可以未接受处理而自然消退,到快速进展,甚至死亡[40]。值得一提的是,Kitaichi等[6]复习了21例亚洲地区的PEHE病例,其中有3例经随访观察自行消退。该病生存期1个月至24年,中位生存时间是4.6年[42],5年生存率为60%左右;无症状PEHE中位生存期为180个月,部分可自然消退[21]。

【影像学表现】 报道不多。PEHE影像学改变有一定的特征,典型表现为两肺多发结节,占84%病例,以中下肺野为主。结节最大径可达7.6 cm[18],但大多数结节最大径<1.0 cm,病灶边界常较清楚,但也可模糊不清,多发结节常位于远端血管或支气管周围[21,24,29,30]。部分结节中央凝固性坏死,内部可有透光区,引起钙盐沉积,形成钙化,随着病程的延长或治疗后,钙化结节渐增多。

仅8.9%的病例为单发结节,但也有单发结节占多数的报道。PEHE偶尔可以表现为单个空洞结节或孤立性肿块,类似肺癌(图4-19-1),肿块最大径可达5 cm左右,但极为少见,此时与其他肺部孤立性结节或肿块病变不易鉴别。如肖文波等[28]组其中1例以肺内孤立性肿块为主,肿块位于左肺下叶支气管周围,相应支气管狭窄。肿块边界不规则,增强扫描CT值增加25~35 Hu,与中央型肺癌的影像学表现极为相似。但回顾性阅片时发现,CT显示的支气管旁的血管断面结构较1个月前CT扫描时所见有增多,并且两下肺近胸膜下出现了新的结节病灶。术后病理显示,瘤细胞异型性明显,梭形细胞成分多,核分裂象明显,病变进展较快。较大肿块和多发小结节同时在肺内出现,到底是多中心起源,抑或肺内单发肿块为首发,随后出现肺内转移,尚存争论[28]。

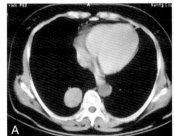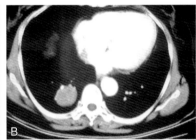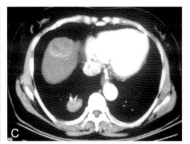

图4-19-1 女性,46岁。CT检查发现右肺下叶后基底段类圆形肿块,最大径4.6 cm,边界光整,无分叶和毛刺,肿块邻近血管,平扫(A)内部密度大致均匀,增强后(B)有强化,并可见贴边挤压的血管影,PET/CT扫描示病灶FDG代谢轻微摄取,SUV$_{max}$为2.4,手术病理证实为上皮样血管内皮瘤。肿块稍下方层面(C)肝右叶近膈顶也可见异常强化灶,可能系合并的肝脏上皮样血管内皮瘤

PEHE在不同临床阶段,部分可出现一些不典型的影像学表现,如在肺底部出现絮状渗出病灶,呈磨玻璃样改变或小叶间隔的增厚,其原因是肿瘤细胞在小动静脉周边腔隙内增殖所致。

与CT相比,PET/CT对鉴别良恶性肺结节更有优势。然而,PEHE是一种罕见肿瘤,目前其[18]F-FDG PET/CT的代谢和影像学特征的研究有限,初步的研究结果表明,其肺结节FDG呈轻度摄取增高,也可以无摄取。Woo等[31]的研究,显示肺部病变的[18]F-脱氧葡萄糖(fluorine-18-fluorodeoxyglucose,[18]F-FDG)摄取增高。Cazzuffi等[32]研究中发现1例双肺多发结节的PEHE患者,行[18]F-FDG PET/CT检查,结节未摄取示踪剂。Nizami等[33]研究中,同样提示具有侵袭性的PEHE接受FDG PET/CT检测,肺结节中只有轻微的FDG吸收。因此,PET代谢阴性也不能排除PEHE,这取决于肺结节的大小和生物学恶性程度,若肺结节最大径≤2 cm,肿瘤细胞密度较低,肿瘤中FDG代谢的活性也低,从而降低了PET/CT诊断的准确性和可靠性[33,34]。Calabrese等[34]报道1例PEHE全身CT扫描未发现任何其他器官受累,骨扫描结果

提示肺肥厚性骨关节病,而 ^{18}F-FDG PET/CT 显示 FDG 在肺叶、上纵隔淋巴结、左髂嵴和左肋异常积聚。作者认为 ^{18}F-FDG PET/CT 比 CT 扫描和骨扫描能更灵敏地检测 PEHE 的转移,推测 FDG 摄取与 PEHE 结节的恶性程度有关,而缺乏示踪剂摄取,则可能是 PEHE 结节的恶性程度低[35,36]。因此,作者建议将 ^{18}F-FDG PET/CT 纳入 PEHE 的分期和随访中。

因病例较少,以肺内孤立性肿块为主的 PEHE 的影像学特征,目前经验积累还不足。因此,单凭形态学与肺癌进行鉴别困难,需依赖病理组织学明确诊断。影像组学能根据图像特征对患者进行分类和评估,建立临床预测模型[37],随着影像组学技术的进一步发展,未来有可能将 PEHE 与肺部其他肿瘤有效地进行区分。

PEHE 有潜在转移能力,约 50.5% 的 PEHE 会发生转移[22],胸膜转移占 20.4%,淋巴结为 10.8%,远处转移包括肝脏、皮肤、骨骼、脾脏、肾脏和中枢神经系统,但转移发生率远低于传统的血管肉瘤[18,38-43]。肺上皮样血管内皮瘤的病理形态上有无间变和坏死,并不总与肿瘤的生物学行为一致[20]。

【鉴别诊断】影像上,肺上皮样血管内皮瘤需要与其他表现为肺部结节或肿块的病变鉴别。

1. 低分化肺癌　与 PEHE 相比,低分化癌中老年男性好发,容易发生肺门和纵隔淋巴结转移,癌细胞异型性明显,不表达血管内皮标志物 CD31 和 CD34[18]。双肺多发的结节,需与浸润性腺癌(既往所谓的肺泡细胞癌)区分,肺泡细胞癌的病变中肺泡上皮增生,细胞有异型性,核分裂易见,细胞排列成腺样或腺泡样;而肺上皮样血管内皮瘤肺泡上皮不增生,免疫组织化学 CD31、CD34 阳性,但可有灶性细胞角蛋白阳性,不要据此而误诊为上皮来源的肿瘤。

2. 转移瘤　呈多发结节的 PEHE 需与肺内转移性肿瘤鉴别。肺内转移性肿瘤多有明确的原发肿瘤,病灶进展较快,分布以双下肺多见,转移肿瘤大小不等,结合病理和免疫组织化学,鉴别不难。

3. 炎性肉芽肿　有时肺上皮样血管内皮瘤结节中肿瘤细胞稀少,几乎均为黏液透明样变区,需要与肉芽肿性炎,特别是肺玻璃样变肉芽肿和淀粉样变性鉴别。肺玻璃样变肉芽肿常为孤立性结节,偶见多灶性,镜下为层状或车辐状排列的玻璃样变的胶原束,周边纤维母细胞增生及炎细胞浸润,肺泡壁结构破坏。

4. 肺淀粉样变　部分可为多结节性,镜下为粉染絮状物,刚果红染色为双折光性。对近期有妊娠及流产史,特别是滋养叶肿瘤的患者,还需与肺蜕膜病鉴别,病史及免疫组织化学对鉴别有意义。

参考文献

[1] Sardaro A, Bardoscia L, Petruzzelli M F, et al. Epithelioid hemangioendothelioma: an overview and update on a rare vascular tumor[J]. Oncol Rev, 2014, 8(2): 259.

[2] Lau K, Massad M, Pollak C, et al. Clinical patterns and outcome in epithelioid hemangioendothelioma with or without pulmonary involvement: insights from an internet registry in the study of a rare cancer[J]. Chest, 2011, 140(5): 1312–1318.

[3] Travis W D, Brambilla E, Nicholson A G, et al. The 2015 World Health Organization classification of lung tumors: impact of genetic, clinical and radiologic advances since the 2004 classification[J]. J Thorac Oncol, 2015, 10(9): 1243–1260.

[4] Rosenberg A, Agulnik M. Epithelioid hemangioendothelioma: update on diagnosis and treatment[J]. Curr Treat Options Oncol, 2018, 19(4): 19.

[5] Erasmus J J, McAdams H P, Carraway M S. A 63-year-old woman with weight loss and multiple lung nodules[J]. Chest, 1997, 111: 236–238.

[6] Kitaichi M, Nagai S, Nishimura K, et al. Pulmonary epithelioid hemangioendothelioma in 21 patients, including three with partial spontaneous regression(Review)[J]. Eur Respir J, 1998, 12: 89–96.

[7] Weiss S W, Ishak K G, Dail D H, et al. Epithelioid hemangioendothelioma and related lesions[J]. Semin Diagn Pathol, 1986, 3(4): 259–287.

[8] Shiba S, Imaoka H, Shioji K, et al. Clinical characteristics of Japanese patients with epithelioid hemangioendothelioma: a multicenter

retrospective study[J]. BMC cancer, 2018, 18(1): 993.

［ 9 ］ Oda Naohiro, Maeda Yoshinobu, Kiura Kastuyuki, et al. Pulmonary epithelioid hemangioendothelioma mimicking lung cancer.[J]. BMJ case reports, 2021, 14(2): e240152.

［10］ 林航,程远大,张春芳.肺上皮样血管内皮瘤的研究进展[J].中国肺癌杂志,2019,22(7)：470–476.

［11］ Dail D H, Liebow A A, Gmelich J T, et al. Intravascular bronchiolar and alveolar tumor of the lung (IVBAT). An analysis of twenty cases of a peculiar sclerosing endothelial tumor[J]. Cancer, 1983, 51: 451–464.

［12］ Weldon-Linne C M, Victor T A, Christ M L, et al. Angiogenic nature of the "intravascular bronchioloalveolar tumor" of the lung: an electron microscopic study[J]. Arch Pathol Lab Med, 1981, 105: 174–179.

［13］ Tsuneyoshi M, Dorfman H D, Bauer T W. Epithioid hemangioendothelioma of bone. A clinicopathologic, ultrastructural and immunohistoche-mical study[J]. Am J SurgPathol, 1986, 10: 754–764.

［14］ Gordillo G M, Onat D, Stockinger M, et al. A key angiogenic role of monocyte chemoattractant protein–1 in hemangioendothelioma proliferation[J]. Am J Physiol Cell Physiol, 2004, 287(4): C866–C873.

［15］ Lamar J M, Motilal Nehru V, Weinberg G. Epithelioid hemangioendothelioma as a model of YAP/TAZ-driven cancer: insights from a rare fusion sarcoma[J]. Cancers (Basel), 2018, 10(7). pii: E229.

［16］ Thway K, Mentzel T, Perrett C M, et al. Multicentric visceral epithelioid hemangioendothelioma, with extremity dermal deposits, unusual late recurrence on the nasal bridge, and TFE3 gene rearrangement[J]. Hum Pathol, 2018, 72: 153–159.

［17］ Mascarelli P E, Iredell J R, Maggi R G, et al. Bartonella species bacteremia in two patients with epithelioid hemangioendothelioma[J]. J Clin Microbiol, 2011, 49(11): 4006–4012.

［18］ 韩静,魏建国,高献荣,等.肺上皮样血管内皮瘤18例临床病理学观察[J].中华病理学杂志,2020,49(6)：550–555.

［19］ 丁志燕,章如松,余波,等.肺上皮样血管内皮细胞瘤临床病理分析[J].中华病理学杂志,2016,45(9)：622–625.

［20］ 冯瑞娥,刘鸿瑞,刘彤华.肺上皮样血管内皮瘤临床病理观察[J].中华病理学杂志,2005,34(1)：38–40.

［21］ 薛志红,徐毅,万涛,等.肺上皮样血管内皮瘤合并骨转移1例及文献复习[J].四川医学,2020,41(7)：773–776.

［22］ Amin R M, Hiroshima K, Kokubo T, et al. Risk factors and independent predictors of survival in patients with pulmonary epithelioid haemangioendothelioma. Review of the literature and a case report[J]. Respirology, 2006, 11(6): 818–825.

［23］ Bagan P, Hassan M, LePimpec Barthes F, et al. Prognostic factors and surgical indications of pulmonary epithelioid hemangioendothelioma: a review of the literature[J]. Ann Thorac Surg 2006, 82(6): 2010–2013.

［24］ 郭志福,姚小鹏,李强,等.肺上皮样血管内皮瘤一例并文献复习[J].中华结核和呼吸杂志,2003,26(10)：626–629.

［25］ Kim E Y, Kim T S, Han J, et al. Thoracic epithelioid hemangioendothelioma: imaging and pathologic features[J]. Acta Radiol, 2011, 52(2): 161–166.

［26］ Onishi Y, Kusumoto M, Goto Y, et al. Epithelioid hemangioendothelioma of the lung: CT findings and clinical course of 35 cases[J]. Jpn J Clin Oncol, 2020, 50(10): 1195–1200.

［27］ 王颖奕,梁远凤,王光宪.肺上皮样血管内皮瘤的CT特征及临床分析[J].中华肺部疾病杂志(电子版),2021,14(4)：462–465.

［28］ 肖文波,王照明,张敏鸣,等.肺上皮样血管内皮瘤二例[J].中华放射学杂志,2006,40(3)：326–327.

［29］ 孙璐,谢琦涛,张宏彬.肺上皮样血管内皮瘤1例[J].医学影像学杂志,2020,30(8)：1544–1545.

［30］ 王忠,莫锦南,鲁璐,等.肺上皮样血管内皮瘤3例报告并文献复习[J].东南国防医药,2018,20(2)：192–195,31.

［31］ Woo J H, Kim T J, Lee K S, et al. Epithelioid hemangioendothelioma in the thorax: Clinicopathologic, CT, PET, and prognostic features[J]. Medicine (Baltimore), 2016, 95(30): e4348.

［32］ Cazzuffi R, Calia N, Ravenna F, et al. Primary pulmonary epithelioid hemangioendothelioma: A rare cause of PET-negative pulmonary nodules[J]. Case Rep Med, 2011, 2011: 262674.

［33］ Nizami I, Mohammed S, Abouzied Mel D. Pulmonary epithelioid hemangioendothelioma PET/ CT findings and review of literature[J]. Ann Saudi Med, 2014, 34(5): 447–449.

［34］ Calabrese C, Gilli M, De Rosa N, et al. Role of FDG–PET scan in staging of pulmonary epithelioid hemangioendothelioma[J]. Open Med (Wars), 2016, 11(1): 158–162.

［35］ 刘君艳,潘诗农.肺上皮样血管内皮瘤的CT及^{18}F–FDG PET/CT表现[J].中国医学影像学杂志,2021,29(3)：216–219.

［36］ 倪志文,黄绥丹,蒙虹伽,等.肺上皮样血管内皮瘤的CT及PET/CT表现[J].中国临床医学影像杂志,2021,32(2)：100–103.

［37］ 黄庆,王卫东,郎鋆义.影像组学技术进展及其在非小细胞肺癌中的应用[J].肿瘤预防与治疗,2018,31(3)：206–212.

［38］ 朱金秀,谢强,钟爱虹,等.16例肺上皮样血管内皮瘤临床分析[J].中华结核和呼吸杂志,2021,44(11)：966–971.

［39］ Lv Y, Zhang X, Liu W. Treatment improvement of pulmonary epithelioid hemangioendothelioma: A case report[J]. Biomed Res(0970–938X), 2018, 29(4): 640–643.

［40］ Zheng Z, Wang H, Jiang H, et al. Apatinib for the treatment of pulmonary epithelioid hemangioendothelioma: A case report and literature review[J]. Medicine, 2017, 96(45): e8507.

［41］ Sardaro A, Bardoscia L, Petruzzelli M F, et al. Pulmonary epithelioid hemangioendothelioma presenting with vertebral metastases: A case report[J]. J Med Case Rep, 2014, 8(1): 201.

［42］ Soo C I, Ng B H, Tan E L, et al. Ambiguous presentations of pulmonary epithelioid hemangioendothelioma: Two case reports of a rare pulmonary malignancy[J]. SAGE Open Med Case Rep, 2016, 4: 2050313x16650323.

［43］ Kim Y H, Mishima M, Miyagawahayashino A. Treatment of pulmonary epithelioid hemangioendothelioma with bevacizumab[J]. J Thoracic Oncol, 2010, 5(7): 1107–1108.

第二十节　肺原发性黏液样肉瘤伴 *EWSR1-CREB1* 易位

　　肺原发性黏液样肉瘤（primary pulmonary myxoid sarcoma, PPMS）是一种罕见的发生在肺实质内的软组织肿瘤。1999年，Nicholson等[1]首次报道了2例，2011年，Thway等[2]报道10例，分子遗传学检测发现原发性黏液样肉瘤具有尤因肉瘤断裂点区域1（Ewing sarcoma break point region 1, EWSR1）基因易位，形成环腺苷酸反应元件结合蛋白1（CREB1）融合基因，将该病定义为伴 *EWSR1-CREB1* 融合基因的PPMS。2015年版WHO肺肿瘤分类[3]，首次将其纳入肺间叶性肿瘤，命名为肺原发性黏液样肉瘤伴 *EWSR1-CREB1* 易位（primary pulmonary myxoid sarcoma with *EWSR1-CREB1* translocation, 简称PPMS），也译为"伴 *EWSR1-CREB1* 易位的肺黏液样肉瘤"。

　　PPMS罕见，目前国内外也大多属个案报道，据不完全统计文献报道，截至目前仅19例[4-10]。该肿瘤常发生在支气管内，呈多结节样生长，镜下瘤细胞主要由梭形细胞或多边形细胞组成，排列呈索条状、梁状或网状结构，背景常出现多少不等的黏液样基质[1,2]。

　　肺黏液样肉瘤伴 *EWSR1-CREB1* 易位肿瘤局限于肺，目前大多认为PPMS是一种低度恶性的间叶源性肿瘤，大部分病例病情进展缓慢，预后较好，少数术后发生脑、肾或骨的远处转移[11]。

　　【组织起源】PPMS尽管具有特征性的组织学结构及 *EWSR1* 基因易位，但该肿瘤的组织学起源及生物学行为仍不清楚。有学者通过超微结构观察到，肿瘤细胞内可见有丰富的粗面内质网，细胞表面形成扇形的指状突起[1]。另有学者观察到肿瘤细胞内有中间丝及致密斑的存在，认为PPMS来自原始的具有纤维母细胞或肌纤维母细胞分化方向的间叶细胞[12]。

　　【病理特征】组织学上，肿瘤均与支气管关系密切，紧邻支气管的肿块或可浸润到周围的肺实质内，也可位于支气管内[13]。大体上，肿瘤呈境界清楚的结节肿块，可存在纤维性假包膜。切面呈灰白、灰黄色、胶冻样，质中-韧。低倍镜下肿瘤呈分叶状，瘤细胞为多角形、梭形或卵圆形，位于黏液样基质中呈网状或索条状排列，形态类似于骨外黏液软骨肉瘤。细胞从轻度异型至明显异型，程度不等。核分裂象为0～32/10 HP，大多数不超5/10 HP。特征性的形态学改变是可见程度不等的间质黏液样变性。大部分病例可见淋巴细胞和浆细胞为主的慢性炎症浸润。

　　免疫组织化学方面，PPMS缺乏特异性的分子标志物。几乎所有病例均表达vimentin，60%病例EMA呈弱或局灶性阳性。而其他的标志物如AE1/AE3、S-100、desmin、SMA、Syn、CD34和CD68等均阴性表达[5,8]，且大部分病例Ki-67增值指数偏低。有研究发现，发生转移病例中，可见较明显的细胞异型性，核分裂象＞5/10 HP，且Ki-67增值指数约60%，明显高于其他病例[9]。

　　PPMS病理诊断不易，需行分子病理检测，逆转录聚合酶链式反应（reverse transcription-polymerase chain reaction, RTPCR）或FISH检测，证实有 *EWSR1-CREB1* 基因融合，肿瘤细胞内见红绿分离信号[14,15]。诊断需要3个要素：① 发病于气道；② 由中等非典型的圆形或梭形肉瘤细胞构成，且富黏液样基质；③ 具有独特的 *EWSR1-CREB1* 基因易位。

　　EWSR1 是一个典型的"随意基因"，倾向在5'端与不同基因融合。该基因编码转录因子TET蛋白家族成员之一的EWSR1蛋白，它的重排可发生在多种肿瘤；除PPMS外，还可发生

在尤因家族肿瘤[16]、促结缔组织增生性小圆细胞肿瘤等[17]、软组织透明细胞肉瘤（clear cell sarcoma, CCS）[18]、骨外黏液样软骨肉瘤（extraskeletal myxoid chondrosarcoma, EMC）[19]、胃肠道透明细胞肉瘤样肿瘤（clear cell sarcoma-like tumor of the gastrointestinal tract, CCSLGT）[20]、血管瘤样纤维组织细胞瘤（angiomatoid fibrous histiocytoma, AFH）[13]。具有 *EWSR1-CREB1* 基因易位的肿瘤，除PPMS外，还包括CCSLGT、CCS和AFH[2]。

【临床表现】综合文献报道，PPMS多发生于中年人，年龄为12～68岁，中位年龄46岁，有青少年发病的报道，最近，谢朝邦等[10]报道1例为女性12岁。女性略多于男性。大部分以咳嗽为主诉就诊，少数患者还可出现咯血、发热、体重减轻、近期肺内结节明显增大的症状。文献报道1例因脑转移而有神经症状，也有无症状而偶然发现胸部肿块。

有报道该病患者术前血清降钙素明显增高，术后复查降至正常[9]，降钙素升高是否为本病的特点，待进一步证实。

【影像学表现】分布上看，上下叶均可发病。金燕等[8]报道的6例CT检查结果显示，3例位于右下肺叶，2例位于右上肺叶，1例位于左下肺叶。表现为肺内单发结节或肺门肿块[8-10]，大小为直径1.5～13.0 cm（中位3.5 cm），有分叶，软组织密度，少数可见囊性为主的囊实性肿块[10]，伴或不伴支气管狭窄阻塞，周围或远端可有渗出或出血改变。易与周围纵隔、心包等粘连。CT增强后有强化，囊实性者，肿块实性成分及分隔轻度强化，内可见血管穿行；位于肺门者，易误诊为肺动脉栓塞；但本病增强后有强化，动态随访发展快（图4-20-1）。

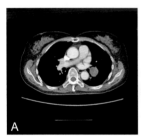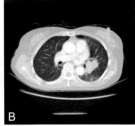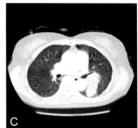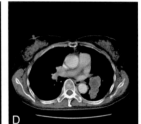

图4-20-1　女性，61岁。CT示左肺门部肿块（A、B），进行性增大，边界清楚（C），呈分叶状，增强后有强化（D）。手术大体标本：肺门部见一灰白色肿块，大小9 cm×8.5 cm×4 cm，界清，质中。病理诊断：（左肺门部）黏液样肉瘤。免疫组织化学：CK（-）、vimentin（+）、desmin（-）、SMA（+）、S-100（弱+）、SCLC（-）、CD34（-）、CD31（-）、p53（-）、AE1/AE3（-）、a-SMA（-）、KPI（-）、h-CALD（-）、Ki-67: 20%。分子病理：FISH法检测t（22q12）（*EWSR1*）：约5%细胞显示有*EWSR1*基因易位。另见区域性约5%细胞显示细胞拷贝数增高（4～10/细胞核），伴有或不伴有易位

仅有的PET/CT文献报道1例右肺上叶后段结节，长径2.2 cm，实性密度，FDG代谢异常增高[9]，但具体SUV特征尚有待研究。

【鉴别诊断】主要靠组织病理学确诊。影像学上需要与肺癌、肺动脉栓塞等相鉴别。

1. 低分化肺癌　中老年好发，靠近肺门的肿瘤，易致同侧肺门或纵隔淋巴结肿大，少数也可造成局部肺动脉侵犯，此时与肺黏液样肉瘤难鉴别。

2. 肺动脉栓塞　多有深静脉血栓或心肺疾病史，伴有胸痛、胸闷、气短等表现。肺动脉CT管造影，可显示一侧、双侧或多发肺动脉及其分支的充盈缺损。临床上，D-二聚体明显升高。

3. 血管瘤样纤维组织细胞瘤（angiomatoid fibrous histiocytoma, AFH）　病理上，PPMS需

与AFH鉴别,两者在镜下形态、免疫表型、分子表型上有重叠,AFH可见血管瘤样结构及瘤周明显的淋巴浆细胞袖套样结构,间质黏液少,desmin阳性可与PPMS相鉴别。

4. 硬化性肺细胞瘤　由Ⅱ型肺泡上皮发生的肺内良性肿瘤,组织学见到细胞呈片状乳头状生长,无异型性及单个细胞管腔形成。中年女性好发,边界光整,周围可伴有出血导致的晕征,部分可有空气新月征,增强后多有明显强化,且生长缓慢,与PPMS鉴别不难。

5. 炎性肌纤维母细胞瘤(inflammatory myofibroblastic tumor, IMT)　影像学表现多变,鉴别靠病理,肺内IMT的肿瘤细胞由梭形细胞组成,呈束状或漩涡状排列,间质内伴有大量的炎症细胞浸润,免疫组织化学检测表达SMA和(或)desmin,分子遗传学显示具有ALK基因重排。

6. 骨外黏液样软骨肉瘤　近年文献有报道原发于肺内的骨外黏液样软骨肉瘤,但极为罕见[21]。多数伴有明显成骨性改变,是鉴别要点。

· 参考文献 ·

[1] Nicholson A G, Baandrup U, Florio R, et al. Malignant myxoid endobronchial tumour: a report of two cases with a unique histological pattern[J]. Histopathology, 1999, 35(4): 313–318.

[2] Thway K, Nicholson A G, Lawson K, et al. Primary pulmonary myxoid sarcoma with *EWSR1–CREB1* fusion: a new tumor entity[J]. Am J Surg Pathol, 2011, 35(11): 1722–1732.

[3] Travis W D, Brambilla E, Burke A P, et al. WHO classification of tumours of the lung, pleura, thymus and heart[M]. 4th. Lyon: IARC Press, 2015.

[4] 田智丹, 黄文斌. 伴有*EWSR1–CREB1*融合原发性肺黏液样肉瘤:一种新的肿瘤实体[J]. 临床与实验病理学杂志, 2012, 28(1): 25.

[5] 李杨, 宣兰兰, 张二春, 等. 肺原发性黏液样肉瘤病理学诊断1例并文献复习[J]. 蚌埠医学院学报, 2016, 41(6): 765–768.

[6] 魏建国, 王强, 张仁亚, 等. 新近认识具有黏液样特征的少见肺部肿瘤的临床病理学特征[J]. 临床病理学杂志, 2017, 46(5): 352–356.

[7] 黄晓明, 陈艳宇, 钟碧玲, 等. *EWSR1–CREB1*融合的肺原发性黏液样肉瘤一例[J]. 中华病理学杂志, 2018, 47(10): 798–799.

[8] 金燕, 沈旭霞, 沈磊, 等. 罕见的伴*EWSR1*易位的6例肺原发性黏液样肉瘤的临床病理分析[J]. 中国癌症杂志, 2017, 27(5): 334–339.

[9] 王前进, 王礼俊, 马达, 等. 肺原发性黏液样肉瘤伴*EWSR1*易位1例[J]. 临床肺科杂志, 2020, 25(2): 321–322.

[10] 谢朝邦, 梁伟东, 符冰, 等. 伴*EWSR1*基因相关易位肺原发性黏液样肉瘤1例[J]. 中国医学影像技术, 2021, 37(11): 1649.

[11] Inayama Y, Hayashi H, Ogawa N, et al. Low-grade pulmonary myxoid sarcoma of uncertain histogenesis[J]. Pathol Int, 2001, 51(3): 204–210.

[12] Jeon Y K, Moon K C, Park S H, et al. Primary pulmonary myxoid sarcomas with *EWSR1–CREB1* translocation might originate from primitive peribronchial mesenchymal cells undergoing (myo)fibroblastic differentiation[J]. Virchows Arch, 2014, 465(4): 453–461.

[13] Thway K, Nicholson A G, Wallace W A, et al. Endobronchial pulmonary angiomatoid fibrous histiocytoma: two cases with *EWSR1–CREB1* and *EWSR1–ATF1* fusions[J]. Am J Surg Pathol, 2012, 36(6): 883–888.

[14] Matsukuma S, Hisaoka M, Obara K, et al. Primary pulmonary myxoid sarcoma with *EWSR1–CREB1* fusion, resembling extraskeletal myxoid chondrosarcoma: case report with a review of literature[J]. Pathol Int, 2012, 62(12): 817–822.

[15] 方三高, 许春伟, 肖华亮, 等. 解读2015年WHO肺、胸膜、胸腺及心脏肿瘤分类(肺)[J]. 重庆医学, 2017, 46(1): 4–23.

[16] Arvand A, Denny C T. Biology of EWS/ETS fusions in Ewing's family tumors[J]. Oncogene, 2001, 20(40): 5747–5754.

[17] Dufresne A, Cassier Philippe, Couraud Laure, et al. Desmoplastic small round cell tumor: current management and recent findings[J]. Sarcoma, 2012, 2012: 714986.

[18] Wang W L, Mayordomo E, Zhang W, et al. Detection and characterization of *EWSR1/ATF1* and *EWSR1–CREB1* chimeric transcripts in clear cell sarcoma (melanoma of soft parts)[J]. Mod Pathol, 2009, 22(9): 1201–1209.

[19] Sciot R, Dalcin P, Fletcher C, et al. t(9; 22)(q22–31; q11–12) is a consistent marker of extraskeletal myxoid chondrosarcoma: evaluation of three cases[J]. Mod Pathol, 1995, 8(7): 765–768.

[20] Wang J, Thway K. Clear cell sarcoma-like tumor of the gastrointestinal tract: an evolving entity[J]. Arch Pathol Lab Med, 2015, 139(3): 407–412.

[21] Balanzá R, Arrangoiz R, Cordera F, et al. Pulmonary extraskeletal myxoid chondrosarcoma: A case report and literature review[J]. Int J Surg Case Rep, 2016, 27: 96–101.

第二十一节　肺炎性肌纤维母细胞瘤

炎性肌纤维母细胞瘤（inflammatory myofibroblastic tumor, IMT）是近年来提出的一个新的组织病理学概念，既往称为"炎性假瘤""浆细胞肉芽肿""纤维组织细胞瘤""炎性肌纤维组织细胞增生""假肉瘤性肌纤维母细胞肿瘤"等[1-3]。WHO将其定义为"由分化的肌纤维母细胞性梭形细胞组成，常伴大量浆细胞和（或）淋巴细胞的一种间叶性肿瘤"[4,5]。2021年版WHO胸部肿瘤分类，将其从"肺间叶性肿瘤"移出，归入"胸部间叶性肿瘤"[6,7]。是一种少见且具有恶性潜能的间叶源性肿瘤，具有局部侵袭、复发，甚至远处转移等恶性肿瘤的生物学行为[8-12]。

IMT可以发生在全身各个部位，包括肺、躯干及四肢软组织、头颈部、消化道、腹膜后、内脏、泌尿生殖道等[13,14]，但最常发生部位是肺[15]，肺炎性肌纤维母细胞瘤占肺肿瘤的0.04%～1%[16,17]，是16岁以下少年和儿童最常见的肺部肿瘤[9]。赵峻等[18]报道IMT占同期中国医学科学院肿瘤医院肺外科手术病例的0.23%，可能与该组成人患者占比为主有关。

【发病机制】IMT的病因和发病机制尚不明确，可能与感染、免疫抑制、放疗、化疗、局部创伤和手术等因素有关[1,19-22]。

随着分子技术的开展，发病机制近10年来有很多进展，最主要的发现是IMT的纤维母细胞中，出现染色体2p23上间变性淋巴瘤激酶（ALK）重排，且此重排具有克隆能力，这可能是IMT有肿瘤复发特征的原因[23]。Coffin等[24]研究40例IMT患者发现，ALK表达阳性的患者年龄更低，更容易复发；但与ALK表达阴性的患者比较，恶性转化的概率相当[25-28]。瘤体具有侵袭、较少量的转移行为及局部复发倾向，因此，支持IMT是一种真性肿瘤，而不单纯是炎性病变[23]。

【病理特征】大体所见，周围型者呈类圆形肿块，无包膜，质韧，切面黄灰色区，体积较大者可见液化坏死区域，少数可有空洞形成。浸润性病变，则表现为大块状，有明显的软组织受侵。

显微镜下所见，肿瘤主要由梭形肌纤维母细胞、纤维母细胞和炎症细胞构成。梭形细胞呈束状、席纹状排列，细胞异型性不明显，核分裂象不常见。淋巴细胞、浆细胞和组织细胞浸润，与梭形细胞混合，并可遮盖肿瘤细胞。浆细胞可能为主要成分，常伴有淋巴滤泡。

根据病理类型，IMT又可以分为淋巴组织细胞型、机化性肺炎型和纤维组织细胞型3种类型[8]。纤维组织细胞型是最常见的类型，其特征是梭形肌纤维母细胞按漩涡状排列[29]。

免疫组织化学对其诊断具有一定价值，但各种标记特异性不高。梭形细胞表达SMA和vimentin，少数病例desmin阳性，约1/3局灶性角蛋白阳性。myogenin、CD117、肌球蛋白和S-100阴性。vimentin、MSA、SMA、ALK表达阳性，有助于本病的诊断[30]。研究发现ALK表达于IMT的胞质内，阳性率为36%～60%[24,25]，其中由集落染色体异常导致的ALK-1的过度表达，被认为与肿瘤的局部侵犯有关，这也提示本病属于肉瘤样病变的真性肿瘤[31-35]。

【临床表现】IMT可发生于任何年龄、任何部位，国内文献报道则多见于40岁以上中年人[36]，发病无性别差异[37]。刘玉建等[36]组的33例临床资料中，多发4例；年龄33～72岁，中位年龄55岁。而国外文献报道本病好发于儿童和青少年，发病年龄为2～74岁，60%的患者明显小于40岁[38]。支气管IMT好发于儿童和青壮年，是儿童最常见的支气管内间叶性病变，但患者年龄范围可为整个成人期。性别差异不明显[39-41]。

IMT的症状多种多样，通常是非特异性的，以咳嗽、咳痰、胸痛、咯血为主[36]。另外，还与肿瘤发生的位置有关,发生于气管、主支气管等大气道者,患者通常有咳嗽、咯血,如果有阻塞性肺炎和肺不张,还可以有发热、气短等[42,43]。严重者主要表现为呼吸困难、喘鸣、喘息、严重呼吸窘迫、甚至缺氧死亡。也有文献报道少数患者早期被误诊为哮喘[44,45]。周围性结节的患者,通常无特殊的症状,结节生长缓慢[46]。

【影像学表现】根据肿瘤发生的部位,分为发生于肺实质和大气道两类,病变位于肺外周部最多,占78.4%[36],后者少见[47-50]。

周围型者,胸部X线片显示孤立性的肿块,病灶最大径为1.0~10 cm,中位最大径约3.2 cm,多数呈圆形,部分可不规则,或呈"心"形,大部分边界清楚,甚至光整,少数边界不清,大部分病灶周围还可见到"晕征",周围可见长毛刺或"桃尖征"。病灶与叶间胸膜、侧胸膜、膈胸膜常常分界不清,但没有侵犯周围结构征象;小的病灶一般呈实性,CT显示不同密度影像,提示不同组织类型混合存在,有的学者归纳为"平直征""桃尖征"等[51-58]。多数内部密度均匀,少数中央密度低,可呈囊状改变,少数有钙化,几乎不见空洞。较大病变常显示中心区坏死,还可出现钙化。巨大病灶往往伴有坏死、液化。无论病灶大小,周围邻近支气管常通畅,管壁无增厚,周围血管影往往穿行其中。肺门及纵隔淋巴结亦无肿大,邻近胸壁、肋骨无侵犯征象,即表现为良性肿瘤的影像学特征[59,60]。

CT增强扫描强化不一,可以是无增强、不均匀增强和外周边缘性强化,但也可显著强化。大多呈不均匀强化,较小的病灶多均匀强化。增强后有渐进性、持续强化的报道,部分病灶可见血管造影征,血管走行自然[61-64]。

有报道肺实质型与气管支气管型强化程度不同。Kim等[65]报道发生于肺实质的5例IMT,其中4例增强后CT值<40 Hu,1例增强后CT值89 Hu;而5例发生于气管、主支气管的IMT,仅有2例增强后强化,CT值分别为45 Hu、17 Hu。而杨新官等[50]报道多数气管支气管病例增强扫描呈明显强化,平均强化值72.35 Hu,少数表现为中度强化,强化值31 Hu。作者遇到1例,患者男性,39岁,右侧胸痛半年余。平片示右肺中叶肿块,CT检查见右下肺野10 cm×10 cm×8 cm肿块,密度均匀,平扫CT值35 Hu左右,增强后60 Hu左右,有强化,且内部可见血管影,术后病理提示系炎性肌纤维母细胞瘤(纤维组织细胞型)(图4-21-1)。发生

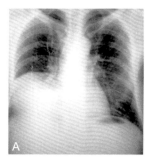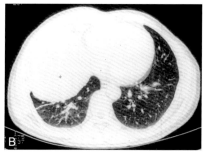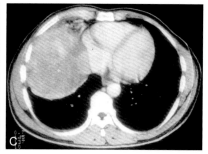

图4-21-1 男性,39岁。右侧胸痛半年余。胸部X线正位片(A)示右中下肺野约10 cm直径的类圆形肿块,边界较光整,右心缘消失。CT肺窗(B)示右中下肺野10 cm×10 cm×8 cm肿块,平扫密度均匀,CT值35 Hu左右,增强后(C)平均值60 Hu左右,有明显强化,并可见粗大血管,后缘见条形被压缩肺组织。右心房受压变形。纵隔内未见肿大淋巴结,无胸腔积液。纤维支气管镜检查右中叶支气管呈外压性狭窄。CT诊断:右肺良性肿瘤。手术:右肺中下叶裂间12 cm×10 cm×10 cm的肿块,与肺表面和心包粘连。表面光滑,包膜完整,有蒂同心膈角相连。同后胸壁和膈肌有少许膜状及束带状粘连。病理:肿瘤大体切面呈灰白色及淡黄色,质偏硬,有光泽。显微镜示:病变主要以梭形细胞及组织细胞为主,可见呈小片状分布的泡沫细胞。细胞无明显异型性,其间有大量中性粒细胞及浆细胞浸润。诊断为良性纤维组织细胞瘤

于气管、支气管的中央型病灶,可能与周围型病灶的大小和内部微血管分布不同有关,尚需进一步研究[66,67]。

浸润性生长的肿物,可呈大块状,有文献报道快速进展,并有转移。常侵犯肺门、邻近纵隔、膈神经、食管和心包,而误诊为纵隔肿瘤[68,69]。

MRI表现为T1WI呈稍低信号,T2WI呈不均匀高信号[70-73]。

文献报道,PET/CT上,IMT的FDG摄取较高。梅鹰等[74]报道11例IMT行^{18}F-FDG PET/CT扫描,SUV_{max}范围3.9～14.9,中位值6.8,SUV_{max}与病灶最大径无明显相关性。展凤麟等[75]报道1例12岁患儿左肺下叶IMFT,最大径约3 cm,ALK阳性的IMT,^{18}F-FDG最大值高达27.8。另Jain等[48]报道1例发生在气管的IMT表现为CT明显强化结节,PET/CT病灶脱氧葡萄糖(FDG)摄取值也非常高(SUV为21.3)。作者遇到1例,FDG代谢也明显增高,SUV_{max}为13.7(图4-21-2)。Dong等[76]认为IMT肿瘤细胞炎性细胞浸润越广泛,代谢值越高。因IMT代谢异常增高,常常被误诊为其他恶性肿瘤,所以,诊断不能单纯依据SUV,还需要结合CT的形态学特征。而且,IMT确切的代谢情况,尚需要更多病例积累。

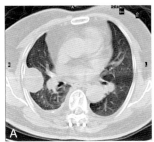 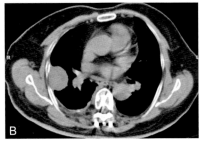 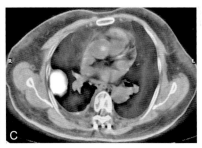

图4-21-2 男性,56岁。右肺中叶外侧段胸膜下肿块,呈类圆形,边界较光整,无明显分叶,内部呈软组织密度,PET/CT检查示FDG代谢明显升高,SUV_{max}为13.7,且上胸椎骨质有破坏,手术病理:炎性肌纤维母细胞瘤

文献报道该瘤可以快速增大,也可见自行吸收[2,77,78],这些现象可能对诊断有提示作用。

【鉴别诊断】由于周围型IMT缺少临床和影像学的特异性表现,诊断上要与肺癌相鉴别。Kakitsubata等[30]认为周围型IMT从影像学特点上很难和肺部的其他病变相鉴别,他认为穿刺活检是非常必要的。

1. 周围型肺癌 常呈类圆形,有分叶,细短毛刺较明显,边缘没有"晕征",病灶累及邻近胸膜,可有典型胸膜凹陷。而PIMT多表现为边缘光滑或为浅分叶,两者的^{18}F-FDG摄取均较高,单纯依据SUV_{max}易误诊为肺癌,因此,两者的鉴别诊断主要依赖于CT影像学表现。

2. 结核性肉芽肿 好发于两肺上叶的尖后段和下叶背段,且有午后低热、夜间盗汗等典型结核中毒症状,结核病灶多表现为边缘光滑,可见卫星灶及钙化,当结核处于活动期时,病灶^{18}F-FDG摄取较高;当结核病灶较小,周围无卫星灶时,两者形态相似,^{18}F-FDG PET/CT影像表现具有一定重叠,与PIMT较难鉴别。

3. 机化性肺炎 局灶性机化性肺炎呈现结构疏松,出现长毛刺的比例较高,更易产生空洞,显示支气管充气征的比例高[79]。PET/CT扫描时,FDG代谢多无明显异常增高。

4. 腺样囊腺癌 最好发于下段气管、主支气管,CT表现为管壁移行的弥漫、环状增厚,少数也呈结节状,但多呈腔内外浸润性生长,肿瘤的密度多低于肌肉密度,强化不明显[80,81]。

5. 类癌 也表现为支气管腔内的类圆形富血供病灶,但CT平扫肿瘤有约30%的钙化率,男性发病率远高于女性,部分患者临床上有类癌综合征、库欣综合征等[82,83]。

6. 淋巴上皮癌　少见。有较明显的地域分布特点,且肿瘤EBER检测常阳性。大多数呈类圆形,边界清楚。PET/CT扫描时,FDG摄取值也很高,这与IMT相似[84]。

· 参考文献 ·

[1] Matsubara O, Tan-Lin N S, Kenney R M, et al. Inflammatory pseydotumous of the lung: progression from organizing pneumonia to fibrous histiocytoma or to plasma cell granuloma in 32 cases[J]. Humpathol, 1988, 19(7): 807–814.

[2] Kim J H, Cho J H, Park M S, et al. Pulmonary inflammatory pseudotumor—a report of 28 cases[J]. Korean J Intern Med, 2002, 17(4): 252–258.

[3] 张诗杰, 李挺, 董颖, 等. 新的 WHO 分类影响临床治疗策略——对炎性肌纤维母细胞瘤的重新认识[J]. 中国全科医学, 2006, 9(7): 554–556.

[4] Flether C D M, Unni K K, Mertens F. World Health Organization classification of tumors. Pathology and genetics of tumors of soft tissue and bone[M]. Lyon IARC Press, 2002, 48–106.

[5] Coindre J M. New WHO classification of tumours of soft tissue and bone[J]. Ann Pathol, 2012, 32: S115–S116.

[6] WHO Classification of Tumours Editorial Board. WHO classification of tumours: thoracic tumours[M]. 5th ed. Lyon: IARC Press, 2021.

[7] 李媛, 谢惠康, 武春燕. WHO 胸部肿瘤分类(第5版)中肺肿瘤部分解读[J]. 中国癌症杂志, 2021, 31(7): 574–580.

[8] Surabhi V R, Chua S, Patel R P, et al. Inflammatory myofibroblastic tumors: current update[J]. Radiol Clin North Am, 2016, 54(3): 553–563.

[9] 周栋, 邹良建, 金海, 等. 巨大肺炎症性肌纤维母细胞瘤并食管侵犯1例[J]. 中华胸心血管外科杂志, 2006, 22(6): 425.

[10] Chen C H, Huang W C, Liu H C, et al. Surgical outcome of inflammatory pseudotumor in the lung[J]. Thorac Cardiovasc Surg, 2008, 56(4): 214–216.

[11] Thistlethwaite P A, Renner J, Duhamel D, et al. Surgical management of endobronchial inflammatory myofibroblastic tumors[J]. Ann Thorac Surg, 2011, 91(2): 367–372.

[12] Lee H J, Kim J S, Choi Y S, et al. Treatment of inflammatory myofibroblastic tumor of the chest: the extent of resection[J]. Ann Thorac Surg, 2007, 84(1): 221–224.

[13] 张江鹄, 高黎, 易俊林, 等. 58例炎性肌纤维母细胞瘤临床特点与疗效分析[J]. 中华放射肿瘤学杂志, 2017, 26(6): 646–649.

[14] Dagash H, Koh C, Cohen M, et al. Inflammatory myofibroblastic tumor of the pancreas: a case report of 2 pediatric cases-steroids or surgery[J]. J Pediatr Surg, 2009, 44(9): 1839–1841.

[15] Gallego L, Santamarta T R, Blanco V, et al. Inflammatory myofibroblastic tumor of the lung and the maxillary region: a benign lesion with aggressive behavior[J]. Case Rep Dent, 2013, 2013: 879792.

[16] Bhagat P, Bal A, Das A, et al. Pulmonary inflammatory myofibroblastic tumor and IgG4– related inflammatory pseudotumor: a diagnostic dilemma[J]. Virchows Arch, 2013, 463(6): 743–747.

[17] Carvalho A, Correia R, Sá F M, et al. Pulmonary inflammatory myofibroblastic tumor: report of 2 cases with radiologic-pathologic correlation[J]. Radiol Case Rep, 2017, 12(2): 251–256.

[18] 赵峻, 薛奇, 张默言, 等. 肺炎症性肌纤维母细胞瘤12例临床病理分析[J]. 中国肿瘤, 2011, 20(12): 937–939.

[19] Li M, Wu N, Lin D M, et al. Multi-slice spiral CT imaging of inflammatory myofibroblastoma[J]. Chinese Journal of Medical Imaging Technology, 2008, 24(12): 1995–1998.

[20] Patnana M, Sevrukov A B, Elsayes K M, et al. Inflammatory pseudotumor: the great mimicker[J]. AJR, 2012, 198: W217–W227.

[21] 陶磊, 崔文静, 卢光明. 肺炎性肌纤维母细胞瘤的CT影像表现及病理对照[J]. 临床放射学杂志, 2017, 36(10): 1531–1534.

[22] 沈凌, 金伟中, 叶健. 肺炎性肌纤维母细胞瘤4例临床分析[J]. 浙江医学, 2018, 40(3): 282–284.

[23] Sethi B, Pai T, Allam A, et al. Anaplastic lymphoma kinase-positive pulmonary inflammatory myofibroblastic tumor with sarcomatous morphology and distant metastases: An unusual histomorphology and behavior[J]. Indian J Pathol Microbiol, 2015, 58(4): 509–512.

[24] Coffin C M, Patel A, Perkins S, et al. ALK1 and p80 expression and chromosomal rearrangements involving 2p23 in inflammatory myofibroblastictumor[J]. Mod Pathol, 2001, 14(6): 569–576.

[25] Coffin C M, Hornick J L, Fletcher C D. Inflammatory myofibroblastic tumor: comparison of clinicopathologic, histologic, and immunohistochemical features including ALK expression in atypical and aggressive cases[J]. Am J Surg Pathol, 2007, 31(4): 509–520.

[26] Butrynski J E, D'Adamo D R, Hornick J L, et al. Crizotinib in ALK rearranged inflammatory myofibroblastictumor[J]. N Engl J Med, 2010, 363(18): 1727–1733.

[27] Chavez C, Hoffman M A. Complete remission of ALK-negative plasma cell granuloma (inflammatory myofibroblastic tumor) of the lung induced by celecoxib: A case report and review of the literature[J]. Oncol Lett, 2013, 5(5): 1672–1676.

[28] Watanabe H, Uruma T, Tazaki G, et al. Remission of ALK-negative primary pulmonary inflammatory myofibroblastic tumor on treatment with clarithromycin: A case report and review of theliterature[J]. Oncol Lett, 2016, 11(3): 1757–1761.

[29] 李成州, 肖湘生, 刘士远, 等. 肺良性纤维组织细胞瘤(附1例报告)[J]. 实用放射学杂志, 2000, 16(10): 635–636.

[30] Kakitsubata Y, Theodorou S J, Theodorou D J, et al. Myofibroblastic inflammatory tumor of the lung: CT findings with pathologic correlation[J]. Comput Med Imaging Graph, 2007, 31: 607–613.

[31] Li R, Morris S W. Development of anaplastic lymphoma kinase (ALK) small-molecule inhibitors for cancer therapy[J]. Med Res Rev, 2008, 28: 372–412.

[32] Biselli R, Ferlini C, Fattorossi A, et al. Inflammatory myofibroblastic tumor (inflammatory pseudo-tumor): DNA flow cytometric analysis

of nine pediatric cases[J]. Cancer, 1996, 77: 778–784.

［33］ Cook J R, Dehner L P, Collins M H, et al. Anaplastic lymphoma kinase (ALK) expression in the inflammatory myofibroblastictumor: a comparative immunohistochemical study[J]. Am J Surg Pathol, 2001, 25: 13641371.

［34］ Cessna M H, Zhou H, Sanger W G, et al. Expression of ALK1 and p80 in inflammatory myofibroblastic tumor and its mesenchymal mimics: a study of 135 cases[J]. Mod Pathol, 2002, 15: 931938.

［35］ 哈正蓬, 罗丕福, 廖昆玲, 等. 儿童ALK阴性的左肺炎性肌纤维母细胞瘤肿瘤1例[J]. 诊断病理学杂志, 2021, 28(9)：789–790, 792.

［36］ 刘玉建, 仲建全, 冯浩, 等. 肺炎性肌纤维母细胞瘤MDCT表现与病理对照研究[J]. 医学影像学杂志, 2021, 31(7)：1160–1162, 1167.

［37］ Jindal T, Kumar A, Kumar R. Inflammatory myofibroblastic tumour[J]. Eur Respir J, 2010, 35: 1422–1423.

［38］ Kovach S J, Fischer A C, Katzman P J, et al. Inflammatory myofibroblastic tumors[J]. J Surg Oncol, 2006, 94: 385391.

［39］ Sivanandan S, Lodha R, Agarwala S, et al. Inflammatory myofibroblastic tumor of the trachea[J]. Pediatr Pulmonol, 2007, 42: 847–850.

［40］ Venizelos I, Papathomas T, Anagnostou E, et al. Pediatric inflammatory myofibroblastic tumor of the trachea: a case report and review of the literature[J]. Pediatr Pulmonol, 2008, 43: 831835.

［41］ Jindal A, Bal A, Agarwal R. Inflammatory myofibroblastic tumor of the trachea in the pediatric age group: case report and systematic review of the literature[J]. J Bronchology Interv Pulmonol, 2015, 22: 58–65.

［42］ Oztuna F, Pehlivanlar M, Abul Y, et al. Adult inflammatory myofibroblastic tumor of the trachea: case report and literature review[J]. Respir Care, 2013, 58: e72–e76.

［43］ Tegeltija D, Lovrenski A, Stojanovic G, et al. Inflammatory myofibroblastic tumours of the respiratory tract: A series of three cases with varying clinical presentations and treatment[J]. Srp Arh Celok Lek, 2015, 143: 458–463.

［44］ Özgül M A, Toru Ü, Acat M, et al. A rare tumor of trachea: Inflammatory myofibroblastic tumor diagnosis and endoscopic treatment[J]. Respir Med Case Rep, 2014, 13(C): 57–60.

［45］ Freitag L, Ernst A, Unger M, et al. A proposed classification system of central airway stenosis[J]. Eur Respir J, 2007, 30: 712.

［46］ 沈凌, 金伟中, 叶健. 肺炎性肌纤维母细胞瘤4例临床分析[J]. 浙江医学, 2018, 40(3)：282–284.

［47］ Pecoraro Y, Diso D, Anile M, et al. Primary inflammatory myofibroblastic tumor of the trachea[J]. Respirol Case Rep, 2014, 2: 147–149.

［48］ Jain S, Chopra P, Agarwal A, et al. Inflammatory myofibroblastic tumor of trachea[J]. J Bronchology Interv Pulmonol, 2013, 20: 80–83.

［49］ Andrade F M, Abou-Mourad O M, Judice L F, et al. Endotracheal inflammatory pseudotumor: the role of interventional bronchoscopy[J]. Ann Thorac Surg, 2010, 90: e36–e37.

［50］ 杨新官, 董骁, 梁嘉敏, 等. 气管主支气管炎性肌纤维母细胞瘤的临床、CT表现[J]. 临床放射学杂志, 2019, 38(3)：431–435.

［51］ 韩晓红, 俞同福. 肺炎性肌纤维母细胞瘤的CT诊断价值[J]. 医学影像学杂志, 2018, 28(1)：51–53.

［52］ 陈明, 王艳艳, 蒋小莉. 肺炎性肌纤维母细胞瘤的CT表现[J]. 医学影像学杂志, 2017, 27(12)：2294–2298.

［53］ 吴小辉. 肺炎性肌纤维母细胞瘤的CT影像表现及病理对照分析[J]. 现代医用影像学, 2019, 28(5)：998–999.

［54］ 张秀芸. 肺部炎性肌纤维母细胞瘤16例患者的CT表现及病理分析[J]. 中国CT和MRI杂志, 2017, 15(9)：67–69.

［55］ 赵云江. 肺炎性肌纤维母细胞瘤的MSCT表现[J]. 医学影像学杂志, 2017, 27(4)：771–773.

［56］ 李利锋, 任欢欢. 肺炎性肌纤维母细胞瘤CT表现[J]. 实用放射学杂志, 2017, 33(1)：144–146.

［57］ 李红兵, 程寿林, 李其祥, 等. 肺炎性肌纤维母细胞瘤的CT表现[J]. 实用医学影像杂志, 2016, 17(3)：236–239.

［58］ 林乐, 唐秉航.《请您诊断》病例97答案: 肺炎性肌纤维母细胞瘤[J]. 放射学实践, 2015, 30(3)：299–300.

［59］ Oguz B, Ozcan H N, Omay B, et al. Imaging of childhood inflammatory myofibroblastictumor[J]. Pediatr adiol, 2015, 45: 1672–1681.

［60］ 李超, 尉志红, 靳宏星, 等. 肺炎性肌纤维母细胞瘤的CT表现[J]. 中国中西医结合影像学杂志, 2016, 14(3)：316–318.

［61］ Kakitsubata Y, Theodorou S J, Theodorou D J, et al. Myofibroblastic inflammatory tumor of the lung: CT findings with pathologic correlation[J]. Comput Med Imaging Graph, 2007, 31(8): 607–613.

［62］ Li L F, Ren H H, Lu H. CT findings of inflammatory myofibroblastic tumor of the lung[J]. J Pract adiol, 2017, 33(1): 144–146.

［63］ 李利锋, 任欢欢, 鲁宏. 肺炎性肌纤维母细胞瘤的CT表现[J]. 实用放射学杂志, 2017, 33(1)：144–146.

［64］ 韩晓红, 俞同福. 肺炎性肌纤维母细胞瘤的CT诊断价值[J]. 医学影像学杂志, 2018, 28(1)：51–53, 56.

［65］ Kim T S, Han J, Kim G Y, et al. Pulmonary inflammatory pseudotumor(inflammatory myofibroblastic tumor): CT features with pathologic correlation[J]. J Comput Assist Tomog, 2005, 29: 633–639.

［66］ 金利, 俞霞, 张涛, 等. 基于CT平扫的影像组学模型鉴别肺炎性肌纤维母细胞瘤和周围型肺癌的研究[J]. 影像诊断与介入放射学, 2021, 30(1)：39–43.

［67］ 魏宝春. 肺炎性肌纤维母细胞瘤的CT特征性表现及其鉴别诊断[J]. 影像研究与医学应用, 2020, 4(15)：47–48.

［68］ 周栋, 邹良建, 金海, 等. 巨大肺炎症性肌纤维母细胞瘤并食管侵犯1例[J]. 中华胸心血管外科杂志, 2006, 22(6)：425.

［69］ Lamas-Pinheiro R, Rodesch G, Devalck C, et al. Pulmonary myofibroblastic tumour involving the pericardium and left atriumin an 18 month infant[J]. Ann Thorac Cardiovasc Surg, 2016, 22(5): 312–314.

［70］ 王娟, 樊长姝, 柯祺, 等. 炎性肌纤维母细胞瘤的MSCT和MRI诊断[J]. 放射学实践, 2009, 24(11)：77–80.

［71］ 王滔, 陈海鹍, 尹阳, 等. 肝脏炎性肌纤维母细胞瘤的多层螺旋CT及MRI表现[J]. 中华普通外科学文献(电子版), 2018, 12(5)：350–353.

［72］ 车锦连, 黄仲奎, 龙莉玲, 等. 常见和非常见部位炎性肌纤维母细胞瘤的CT和MRI表现[J]. 临床放射学杂志, 2015, 34(9)：94–97.

［73］ 李新春, 何建勋, 张卫东, 等. 胸部炎性肌纤维母细胞瘤的CT及MRI评价[J]. 中华生物医学工程杂志, 2010, 16(5)：484–487.

［74］ 梅鹰, 丁重阳. 肺炎性肌纤维母细胞瘤[18]F-FDG PET/CT表现及临床分析[J]. 肿瘤研究与临床, 2018, 30(5)：332–335.

［75］ 展凤麟, 潘博, 倪明, 等. 儿童肺部炎性肌纤维母细胞瘤[18]F-FDG PET/CT显像一例[J]. 放射学实践, 2017, 32(10)：1091–1092.

［76］ Dong A, Wang Y, Dong H, et al. Inflammatory myofibroblastic tumor: FDG PET/CT findings with pathologic correlation[J]. Clin Nucl Med, 2014, 39(2): 113–121.

［77］ Suetsugu S, Yamamoto H, Izumi M, et al. A case of rapidly growing inflammatory myofibroblastic tumor in the lung[J]. Nihon Kokyuki Gakkai Zasshi, 2009, 47(12): 1156–1160.

［78］ Checrallah A, Riachi M, Slaba S. Inflammatory pseudotumors of the lung with spontaneous regression[J]. J Med Liban, 2005, 53(4): 229–233.

［79］ 谭于飞, 李玲. 周围型肺癌与局灶性机化性肺炎的CT影像特点及鉴别价值分析[J]. 中国CT和MRI杂志, 2018, 102(4): 64–66, 80.

［80］ Kwak S H, Lee K S, Chung M J, et al. Adenoid cystic carcinoma of the airways: helical CT and histopathologic correlation[J]. AJR, 2004, 183: 277–281.

［81］ Wang Y Q, Mo Y X, Li S, et al. Low-grade and high-grade mucoepidermoid carcinoma of the lung: CT findings and clinical features of 17 cases[J]. AJR, 2015, 205: 1160–1166.

［82］ Chong S, Lee K S, Chung M J, et al. Neuroendocrine tumors of the lung: clinical, pathologic, and imaging findings[J]. Radiographics, 2006, 26: 41–57.

［83］ Sakr L, Palaniappan R, Payan M J, et al. Tracheal glomus tumor: a multidisciplinary approach to management[J]. Respir Care, 2011, 56: 342346.

［84］ 雷永霞, 李新春, 胡文清, 等. 原发性肺淋巴上皮瘤样癌的CT及PET/CT表现与病理对照[J]. 临床放射学杂志, 2019, 38(3): 441–446.

第二十二节　胸膜肺母细胞瘤

既往将肺母细胞瘤分为3类, 包括经典的双相型肺母细胞瘤(classic biphasic pulmonary blastoma, CBPB)、单相型肺母细胞瘤(monophasic pulmonary blastoma, MPB)和胸膜肺母细胞瘤(pleuropulmonary blastoma, PPB)[1,2]。

1988年和1991年, Manivel和Cohen等分别报道了一组发生于儿童和幼儿的肺母细胞瘤, 瘤组织与成人经典的肺母细胞瘤不同, 它是一种胚胎样肿瘤[3,4]。现命名为胸膜肺母细胞瘤, 2004年版WHO分类将其归入"肺软组织肿瘤", 2015年版分类, 将其归入"胸膜肺间叶组织来源肿瘤"[5]。

【组织起源】研究认为该病具有家族倾向和 *DICER1* 基因突变[6,7]。抑癌基因 *p53* 在PPB中也有改变, 21.5%的PPB病例可有类似的胸腔内肿瘤、其他儿童期实性瘤和各种发育不良性疾病的家族史。在25%~30%患儿家族成员中, 有罹患先天性肺气道畸形、多囊性肾瘤或其他有原始胚芽成分肿瘤的病史[8,9]。

Vargas等研究了2例小儿PPB的染色体核型, 证实均有第8对染色体的三体, 1例有17P缺乏。经荧光原位杂交证实, 这种第8对染色体的三体性存在于所有肿瘤间质成分中, 包括未分化的母细胞、胚胎型横纹肌细胞和成纤维细胞。作者同时观察到第8对染色体畸变在化疗前后是一致的, 而在肿瘤中的上皮细胞内, 则无第8对染色体的三体[10], 因此, 又提示PPB的增殖局限于恶性间质成分中, 此点支持部分学者的观点, 即该肿瘤的上皮成分是非肿瘤性的。

儿童型PB与胚胎型横纹肌肉瘤的免疫学表型和细胞遗传学有相似之处, 染色体17p的部分缺失, 及trisomy2和trisomy8等细胞遗传学的改变, 均有报道[11]。

【病理特征】胸膜肺母细胞瘤主要发生于6岁以下儿童, 故又称儿童型肺母细胞瘤, 偶发于成人[12]。约占肺母细胞瘤的19%~30%[13,14], 约1/4患者有家族史。肿瘤绝大多数发生于6岁以内, 平均3.2岁, 成人仅见1例报告。性别差异不明显[5]。

除肺部受累外, 尚可累及纵隔和胸膜, 故又称胸膜肺母细胞瘤。只含有原始间叶成分的囊性和(或)实性肉瘤, 其囊性成分可能被覆有纤毛的、良性化生性上皮, 由幼稚的间叶成分构成, 而没有恶性上皮成分, 也是一种单向型肿瘤[15]。

胸膜肺母细胞瘤本质上是一种胚胎型肉瘤而非双相型肿瘤, 由恶性胚胎型间充质构成, 瘤细胞主要表现为幼稚型和胚胎型[14]。发生于儿童的肺母细胞瘤, 可分为Ⅰ、Ⅱ、Ⅲ型, Ⅰ

型为囊性,胎儿软骨的小结节或一种透明变性的间质是其特点,Ⅱ型为囊实性,Ⅲ型为实性肿瘤[14]。

80%～91%为右侧肺叶受累,而且15%～25%的病例瘤体主要位于肺外胸膜腔内。一般肿瘤体积较大,最大径可达28 cm,平均10.1 cm,最重可达1 100g[15,16]。边界较清,部分有包膜。肿瘤切面灰白色或多彩状,质极脆,常有囊性变。镜下只见恶性间叶成分而没有恶性的上皮成分。根据囊性成分的多少分为以下3种类型[14,16,17]:

(1)囊肿型(Ⅰ型):瘤体呈囊性,单房或多房,囊壁较薄,部分病例囊腔内可见乳液;囊腔内被覆分化成熟的纤毛柱状上皮,可见黏膜腺体。肿瘤组织少,常位于黏膜上皮下,由原始未分化间叶细胞构成,肿瘤细胞小而圆,排列密集,部分细胞体积增大,胞质丰富红染,可有横纹肌母细胞样分化,看起来像葡萄状肉瘤生发层的原始小细胞,小细胞成分中可有灶性横纹肌母细胞样分化的区域[18]。囊性胸膜肺母细胞瘤极像肺良性囊性和错构瘤样病变[19,20]。

(2)多囊伴实性结节型(Ⅱ型):囊实性的囊壁较厚,可见凸入囊腔的实性结节。在Ⅰ型基础上出现了灶性的实性区,实性区由幼稚的圆形或梭形细胞构成,可以伴有分化的和(或)间变的肉瘤样成分,包括胚胎型横纹肌肉瘤、纤维肉瘤、间变的未分化肉瘤和以上肿瘤的混合成分,并可以出现幼稚的软骨样结节[21]。

(3)实体型(Ⅲ型):为完全实性的包块,切面质软、鱼肉样,出血和坏死常见。无明确囊性结构,但镜下可找到少量上皮组织。肿瘤组织完全由实性的幼稚的间叶细胞构成,由分化很差的肉瘤组织构成,细胞大小不一,染色很深,可见大量瘤巨细胞和未分化淋巴样小细胞,部分细胞排列呈索条状、巢状,似有向上皮分化的趋势,但免疫组织化学仍为间叶表达。大部分病例有突出的横纹肌肉瘤分化,甚至可见到清晰的横纹。另外可出现软骨、纤维等其他肉瘤成分。

胸膜肺母细胞瘤具有母细胞性和肉瘤的特征,侵袭性强,横纹肌肉瘤成分的出现是Ⅱ、Ⅲ型的显著特点。文献有报道从Ⅰ型胸膜肺母细胞瘤,逐渐转变为Ⅱ型、Ⅲ型[14,22]。

综合文献报道,胸膜肺母细胞瘤无特异性免疫表型,大部分表达vimentin、CD34、CD57、CD99,小圆细胞肌上皮标记desmin可呈阳性,横纹肌肉瘤标记MyoA-1和myoglobin可呈阳性。有横纹肌样分化可表达desmin、MyoD1、myogenin及SMA,局灶或表达calretinin、NSE、S-100、MC、vWF。上皮性恶性肿瘤标记CEA可阳性,良性上皮或间皮部分表达CK-pan、E-cadherin、EMA、TTF-1,不表达β-catenin、AFP、CD68、CD45、EGFR、ER、Her-2、Syn[21,23]。显然,当肿瘤中出现间胚叶及疑似上皮组织,且相应免疫组化标记呈阳性表达时,往往能为PPB的确诊提供依据。

【临床表现】儿童型肺母细胞瘤被认为是儿童早期胚胎发育不良或发育障碍的高侵袭性恶性肿瘤。小儿PPB的临床表现无特异性,其主要症状常为反复咳嗽、咳痰、胸痛和发热等,抗炎治疗无效,加之小儿PPB多发生在肺周边或胸膜,早期临床表现比较隐匿,较晚出现呼吸困难、气胸、贫血、消瘦等[24-31];同时且易发生周围浸润和转移而出现肺外症状,干扰早期诊断,故极易误诊。瘤体迅速增大时,患者可出现发热、咳嗽、咯血、呼吸困难或胸痛等症状,也有报道以血胸为首发症状而就诊者,原因可能与囊壁破溃有关[32,33]。

【影像学表现】Priest等[34]研究了50例儿童型胸膜肺母细胞瘤,女性略多于男性,男女发病率无明显差异。两肺发病大致相似或以右肺略多,Michael等统计128例患者,右肺54例,左肺45例。少部分病例发生于肺外胸膜腔或纵隔内[14]。

按发病部位不同可分为中央型和周围型,但以周围型为主。普通X线和CT上肿瘤常表现为圆形或卵圆形的气囊（图4-22 1）或实性肿块，边缘大多光滑，可有分叶（10/45），但所有病例均无毛刺。肿瘤密度多均匀（36/45），伴有较广泛的出血坏死时，可表现为肿瘤中心局限低密度区（8/45），极少数病例可见散在点状钙化。由于该肿瘤有丰富的供血血管，CT增强检查时，肿瘤均有明显强化。纵隔或肺门淋巴结肿大较少见，不到10%[34-36]。

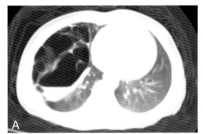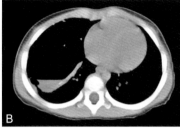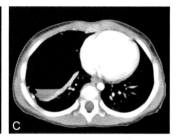

图4-22-1 A～C：男性，6岁。右肺下叶不均匀多房囊腔，壁厚薄不均，肺窗内部可见分隔（A），CT平扫壁呈软组织密度，腔内可见液平，邻近胸膜可见增厚和粘连（B），增强后壁和邻近胸膜组织有明显强化，内缘可见压迫的不张肺组织（C）。手术病理证实为胸膜肺母细胞瘤（Ⅰ型）（感谢浙江大学医学院附属儿童医院放射科赖灿医生提供病例）

Ⅰ型影像学表现多为巨大多囊性病灶，壁薄，占位效应明显，无强化[35]（图4-22-2）。

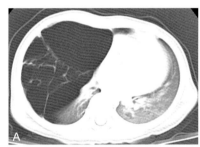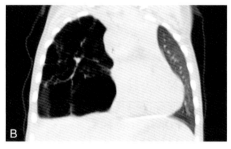

图4-22-2 Ⅰ型PPB。CT平扫轴位示右侧胸腔巨大囊性肿块（A），右肺明显受压，右下叶体积缩小。内部密度不均匀，大部呈低密度伴多发索条状分隔，索条粗细不均匀，并可见结节。冠状位（B）示纵隔和心脏明显向左移位（感谢上海交通大学医学院附属儿童医院放射科柯淑君医生提供病例）

Ⅱ型最多。Ⅱ、Ⅲ型表现为胸腔内巨大的囊实性、实性肿块，常累及胸膜，引起胸腔积液，可完全占据整个胸腔，导致肺不张及纵隔移位。Ⅲ型可见囊变坏死区。肿块内均未见出血及钙化。CT增强扫描肿块实性成分中-重度不均匀强化或延迟强化（图4-22-3），囊性成分不强化[36]。

受累的胸膜表现为广泛增厚，病灶内见大量不规则囊性密度影，胸腔内未见游离液体，增强后实质部分明显强化，邻近肺组织受侵犯或产生胸腔积液外压致膨胀不全。可伸入纵隔内血管间隙，导致大血管和心脏移位[14,37]。侵犯胸壁时可见局部肋骨破坏和胸壁软组织包块。

与成人型肺母细胞瘤一样，胸膜肺母细胞瘤影像学表现无特异性，术前诊断不易，易与其他肺内肿瘤混淆。确诊靠病理，但经皮穿刺肺活检亦常因取材量少或因大量坏死组织而难以做出诊断，对可疑病例，需胸腔镜活检，并结合免疫组化分析，方可确诊。但以下几点同时出现时，应高度提示该肿瘤的可能：①肺内巨大肿块，边缘光整；②肿块与胸壁关系密切；③肿块密度不均，囊性或囊实性病灶进行性增大；④临床症状与影像学表现不一致[38,39]。

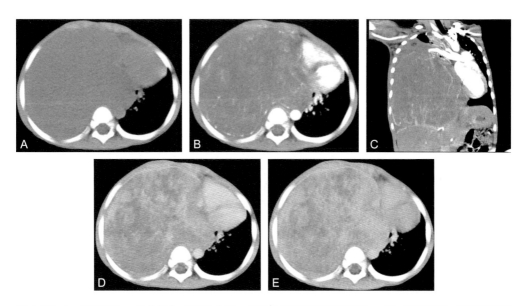

图4-22-3 Ⅲ型PPB。患儿男性，2岁4个月。因"气促10天，咳嗽5天"入院，CT平扫（A）示右侧胸腔巨大肿块，呈实性，内部密度大致均匀，未见钙化等高密度影，右肺明显受压，几乎全肺不张，仅肺尖少许含气，纵隔和心脏明显向左移位伴纵隔疝形成。增强后动脉期轴位（B）和冠状位（C），示肿块明显不均匀强化，并可见多发异常强化血管影。增强静脉期（D）和延迟期（E），肿块内部密度不均匀，可见低密度坏死灶（感谢上海交通大学医学院附属儿童医院放射科柯淑君医生提供病例）

早期诊断是预后良好的关键，尤其是Ⅰ型PPB患儿[41]。Ⅰ型PPB主要为外科手术切除，预后明显好于其他两型。Ⅱ型及Ⅲ型PPB应在完整手术切除的基础上加化疗，且囊变范围越大，预后越好[40]。Messinger等[14]在综合分析350例胸膜肺母细胞瘤患儿的临床资料后得出，胸膜肺母细胞瘤的预后与病理分型有强相关性，Ⅰ型胸膜肺母细胞瘤预后最好，5年生存率可达91%，Ⅱ型、Ⅲ型5年生存率分别为71%和53%。

【鉴别诊断】X线和CT常显示类圆形肿块，密度均匀的病灶，边缘光滑，易误诊为肺良性病变。临床上，需与以下病变鉴别。

1. 囊性病变　由于Ⅰ型PPB仅表现为肺部囊性，应与肺囊肿、先天性肺囊性腺瘤样畸形鉴别。在影像学表现上，肺囊肿与Ⅰ型PPB的CT表现非常相似，极易误诊。均表现为肺内单发的类圆形低密度影，边界清晰，增强扫描不强化。主要的鉴别点在于随访过程中，肺囊肿的大小、形态一般不会发生变化，若合并感染，则囊肿边缘模糊，可见斑片状高密度影，囊内可见气液平面。而PPB为恶性肿瘤，肿瘤可以表现为肺内巨大单囊或多囊性肿物，壁稍厚，随访过程中肿瘤增大，侵犯周围胸膜等组织及远处转移。

先天性肺囊性腺瘤样畸形表现为肺内多发小囊状影，多合并感染，其主要鉴别点在于PPB常位于肺周边部，且体积较大。值得注意的是，10%的Ⅰ型PPB可进展为Ⅱ型或Ⅲ型[14]，故发现肺部囊性病变的患儿应长期随访，且至少至6岁[35]。

2. 肺脓肿　Ⅱ型PPB应与肺脓肿合并脓胸鉴别。肺脓肿多为细菌感染所致，CT表现肺内厚壁空洞性病变，典型者脓腔内可见气液平面，增强扫描脓肿壁环形明显强化，临床抗炎治疗后复查，脓肿缩小、消失，胸腔积液完全吸收，而PPB抗炎治疗无变化。Ⅱ型PPB表现为囊实混合性肿物，此时需要与坏死明显，甚至呈囊性的其他肿瘤，如神经母细胞瘤、神经纤维肉瘤相鉴别。PPB大多呈球形，实质性成分可以位于囊壁上或突出于囊腔内，肿瘤边界清楚，可以有假包膜。瘤体一般不与支气管相通。囊性肺母细胞瘤CT增强扫描呈现壁结节样强化,对诊断有重要价值。

3. 淋巴瘤、孤立性纤维性肿瘤、恶性黑色素瘤 Ⅲ型PPB应与淋巴瘤、孤立性纤维性肿瘤、恶性黑色素瘤等其他胸膜发生的肉瘤鉴别。淋巴瘤为密度均匀实性肿块,囊变及坏死非常少见,常合并纵隔及身体其他部位淋巴结肿大,增强扫描轻-中度均匀强化,而PPB密度多不均匀,且纵隔淋巴结肿大少见。神经母细胞瘤多发生于后纵隔及腹膜后,常可见钙化,而PPB无钙化[35,36]。孤立性纤维性肿瘤也多为均质肿块,坏死少见,增强后轻中度强化。

❖ 参考文献 ❖

[1] Koss M N, Hochholzer L, O'Leary T. Pulmonary blastomas[J]. Cancer, 1991, 67(9): 2368–2381.

[2] Brambilla E, Travis W D, Colby T V, et al. The new World Health Organization classification of lung tumors[J]. EurRespir J, 2001, 18(6): 1059–1068.

[3] Manivel Jc, Priest J R, Watterson J, et al. Pleuropulmonary blastoma. The so-called pulmonary blastoma of childhood[J]. Canner, 1988, 62: 1516.

[4] Yousem S A, Wick M R, Randhawa G, et al. Pulmonary blastomas: an immunohistochemical analysis with comparison with fetal lung in its pseudoglandular stage[J]. Am J Clin Pathol, 1990, 93(2): 167–171.

[5] Travis W D, Brambilla E, Burke A P, et al. Introduction to the 2015 World Health Organization classification of tumors of the lung, pleura, thymus, and heart[J]. J Thorac Oncol, 2015, 10(9): 1240–1242.

[6] Cai S, Zhao W, Nie X, et al. Multimorbidity and genetic characteristics of DICER1 syndrome based on systematic review[J]. J Pediatr Hematol Oncol, 2017, 39(1): 355–361.

[7] Fingeret A, Garcia A, Borczuk A C, et al. Thoracoscopic lobectomy for type Ⅰ pleuropulmonary blastoma in an infant[J]. Pediatr SurgInt, 2014, 30(2): 239–242.

[8] Sciot R, Dal C P, Brock P, et al. Pleuropulmonary blastoma (pulmonary blastoma of childhood): genetic link with other embryonal malignancies[J]. Histopathology, 1994, 24(6): 559.

[9] Kusafuka T, Kuroda S, Inoue M, et al. P53 gene mutations in pleuropulmonary blastomas[J]. Pediatr Hematol Oncol, 2002, 19(2): 117–128.

[10] Vargas S O, Nose V, Fletcher J A, et al. Grains of chromosome 8 are confined to mesenchymal components in pleuropulmonary blastoma[J]. Pediatr Dev Pathol, 2001, 4(5): 434–435.

[11] Yang P, Hasegawa T, Hirose T, et al. Pleuropulmonary blastoma: fluorescence in situ hybridization analysis indicating trisomy 2[J]. Am J Surg Pathol, 1997, 21(7): 854.

[12] Hill D A, Sadeghi S, Schultz M Z, et al. Pleuropulmonary blastoma in an adult: an initial case report[J]. Cancer, 1999, 85: 2368–2374.

[13] Dehner L P. Pleuropulmonary blastoma is THE pulmonary blastoma of childhood[J]. Se min Diagn Patho1, 1994, 11(2): 144–151.

[14] Messinger Y H, Stewart D R, Priest J R, et al. Pleuropulmonary blastoma: a report on 350 central pathology-confirmed pleuropulmonary blastomacases by the International Pleuropulmonary Blastoma Registry[J]. Cancer, 2015, 121(2): 276–285.

[15] 黄志勇. 小儿巨大胸膜肺母细胞瘤1例报告[J]. 第一军医大学学报, 2002, 22(11): 1051.

[16] Zhang Z X, Li Z R. Analysis of thirty one cases of pleuropulmonary blastoma[J]. Chin J Pract Intern Med, 1996, 16(4): 229–230.

[17] 汪凤华, 梁建华, 李乐, 等. 28例小儿胸膜肺母细胞瘤的临床病理特征及预后[J]. 中华肿瘤杂志, 2020, 42(7): 575–579.

[18] Priest J R, Williams G M, Hill D A, et al. Pulmonary cysts in early childhood and the risk of malignancy[J]. Pediatr Pulmonol, 2009, 44(1): 14–30.

[19] 任甄华, 徐赛英, 李东辉, 等. 小儿先天性肺囊性腺瘤样畸形的影像学表现[J]. 中华放射学杂志, 2002, 36(1): 54–57.

[20] 周莺, 朱铭, 李玉华. 小儿囊性肺母细胞瘤一例[J]. 中华放射学杂志, 2004, 38(3): 318.

[21] Yu L, Cheng H, Yang S J. Clinicopathological and extensive immunohistochemical study of a type Ⅱ pleuropulmonary blastoma[J]. Fetal Pediatr Pathol, 2014, 33(1): 1–8.

[22] Wright J R Jr. Pleuropulmonary blastoma: a case report documenting transition from type Ⅰ (cystic) to type Ⅲ (solid)[J]. Cancer, 2000, 88(12): 2853.

[23] 黄清洁, 陈天东, 陈海瑞, 等. 肺母细胞瘤与胸膜肺母细胞瘤的诊断及鉴别诊断[J]. 河南医学研究, 2018, 27(20): 3660–3664.

[24] 庞芸, 陆洪芬, 罗冰清, 等. 小儿胸膜肺母细胞瘤的临床及病理学特征[J]. 临床儿科杂志, 2005, 23(6): 385–387.

[25] 曾骥, 周春菊, 贺延儒, 等. 小儿胸膜肺母细胞瘤[J]. 中华胸心血管外科杂志, 2001, 17(6): 343–345.

[26] Hachitanda Y. Pleuropulmonary blastoma in childhood[J]. Am J Surgpathol, 1993, 17(14): 382.

[27] 束余声, 肖文恩, 陈俊骊. 小儿肺母细胞瘤: 附2例报告[J]. 中国肿瘤临床与康复, 1996, 3: 62–63.

[28] 鹿洪亭, 杨传民, 邹悦, 等. 小儿肺母细胞瘤(附1例报告及文献复习)[J]. 齐鲁医学杂志, 2005, 20(2): 159–160.

[29] Perdikogianni C, Stiakaki E, Danilatou V, et al. Pleuropulmonary blastoma: an aggressive intrathoracic neoplasm of childhood[J]. Pediatr Hematol Oncol, 2001, 18(4): 259.

[30] Kanu A, Oermann C M, Malicki D, et al. Pulmonary lipoblastoma in an 18-month-old child: a unique tumor in children[J]. Pediatr Pulmonol, 2002, 34(2): 150.

[31] Barnard M, Bayani J, Grant R, et al. Use of multicolor spectral karyotyping in genetic analysis of pleuropulmonary blastoma[J]. Pediatr Dev Pathol, 2000, 3(5): 479.

［32］ Lallier M, Bouchard S, Di Lorenzo M, et al. Pleuropulmonary blastoma: a rare pathology with an even rarer presentation[J]. J Pediatr Surg, 1999, 34(7): 1057.

［33］ Teeratakulpisarn J, Wiangnon S, Srinakarin J, et al. Pleuropulmonary blastoma in a child presenting with spontaneous pneumothorax[J]. Journal of the Medical Association of Thailand, 2003, 86(4): 385.

［34］ Priest J R, McDermott M B, Bhatia S, et al. Pleuropulmonary blastoma: a clinicopathologic study of 50 cases[J]. Cancer, 1997, 80(1): 147–161.

［35］ 李保朋, 艾斌, 吴慧荣. 胸膜肺母细胞瘤的影像与病理对照研究[J]. 中国中西医结合影像学杂志, 2015, 13(2): 135–137.

［36］ 童成文, 罗小琴, 陈光斌, 等. 儿童胸膜肺母细胞瘤的CT表现及鉴别诊断[J]. 医学影像学杂志, 2020, 30(3): 504–506.

［37］ 陈旭东, 周晓军, 徐新宇, 等. 胸膜肺母细胞瘤1例报道并文献复习[J]. 临床与实验病理学杂志, 2001, 17(6): 486–489.

［38］ Robert J, Pache J C, Seium Y, et al. Pulmonary blastoma: report of five cases and identification of clinical features suggestive of the disease[J]. Eur J Cardiothorac Surg, 2002, 22(5): 708–711.

［39］ Rossi G, Cavazza A, Sturm N, et al. Pulmonary carcinoma with pleomorphic, sarcomatoid, or sarcomatous elements: a clinicopathologic and immunohistochemical study of 75 cases[J]. Am J Surg Pathol, 2003, 27(3): 311–324.

［40］ Kunisaki S M, Lal D R, Saito J M, et al. Pleuropulmonary blastoma in pediatric lung lesions[J]. Pediatrics, 2021, 147(4): e2020028357.

［41］ Bisogno G, Brennan B, Orbach D, et al. Treatment and prognostic factors in pleuropulmonary blastoma: an EXPeRT report[J]. Eur J Cancer, 2014, 50(1): 178–184.

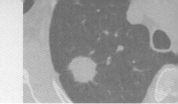

第五章

肺淋巴组织细胞肿瘤

第一节　概　述

根据起源不同,肺淋巴瘤可分为三类:① 肺原发性淋巴瘤(primary pulmonary lymphoma, PPL);② 肺继发性淋巴瘤;③ 与免疫缺陷有关的肺淋巴瘤。2015年版WHO肺、胸膜、纵隔和心脏肿瘤分类,将淋巴组织细胞来源肿瘤(lymphohistiocytic tumors)分为六类,包括:① 黏膜相关淋巴组织结外边缘区淋巴瘤(MALT型边缘区淋巴瘤)(extranodal marginal zone lymphomas of mucosa-associated lymphoid tissue, MALT lymphoma);② 弥漫性大B细胞淋巴瘤(diffuse large B-cell lymphoma);③ 淋巴瘤样肉芽肿病(lymphomatoid granulomatosis);④ 血管内大B细胞淋巴瘤(intravascular large B-cell lymphoma);⑤ 肺朗格汉斯细胞组织细胞增生症(pulmonary Langerhans cell histiocytosis);⑥ Erdheim-Chester病/多骨硬化性组织细胞增生症(Erdheim-Chester disease)。后者系新增[1]。随着临床、病理及基因特征认识的深入,Erdheim-Chester病重新归为淋巴增殖性疾病。这是一种罕见的脂质肉芽肿瘤样增生性病变,以载脂组织细胞浸润骨骼和内脏为特征,20%~30%的Erdheim-Chester病发生于肺内,发病年龄为4~87岁,中位年龄为53岁。患病的高峰期为50~70岁,导致沿淋巴管周围分布的肺间质纤维化。典型的肺部症状有咳嗽和呼吸困难,但也可能无明显肺部症状。约20%的患者产生胸腔积液。一般会有轻度的骨痛(偶尔与软组织肿胀相关)、发热、体重减轻及肌无力等[2]。

肺原发性淋巴瘤指主要病变发生于肺,无或有肺门及纵隔淋巴结受累,在确诊3个月内无肺外淋巴瘤病变者。肺原发性淋巴瘤非常少见,占全部淋巴瘤的0.4%~1.0%,约占淋巴结外淋巴瘤的3.6%,也仅占肺部原发性恶性肿瘤的0.5%~1.0%[3,4]。

肺原发性淋巴瘤的诊断,目前主要依据2004年Kim等[2]提出本病的标准为:① 有明确的组织病理学依据;② 病变累及单侧或双侧肺,伴或不伴肺门、纵隔淋巴结受侵;③ 无其他淋巴结或结外组织器官受侵;④ 排除纵隔腺瘤;⑤ 无淋巴瘤病史;⑥ 确诊后3个月内无胸外器官受侵。

肺原发性淋巴瘤多为非霍奇金淋巴瘤(NHL),占所有NHL淋巴瘤的1%以下,占原发淋巴结外NHL的1.1%~4%。最常见者为MALT淋巴瘤,起源于支气管黏膜相关淋巴组织的结外边缘区B细胞,占70%~90%[4-6]。少数为弥漫性大B细胞NHL、淋巴母细胞淋巴瘤、低度恶性B细胞淋巴瘤伴浆样分化(low-grade B-cell lymphoma with plasmcytoid differentiation)、淋巴瘤样肉芽肿病(lymphoid granulomatosis),器官移植后淋巴增殖失调(post-transplant lymphoproliferative disorders, PTLD)。

·参考文献·

［1］ Travis W D, Brambilla E, Burke A P, et al. WHO classification of tumours of the lung, pleura, thymus and heart[M]. 4th. Lyon: IARC Press, 2015: 153–181.
［2］ 张兵林, 笪冀平. WHO(2015)肺肿瘤组织学分类解读[J]. 诊断病理学杂志, 2016, 23(6): 401–405.
［3］ Cordier J F, Chailleux E, Lauque D, et al. Primary pulmonary lymphomas. A clinical study of 70 cases in nonimmunocompromised patients[J]. Chest, 1993, 103(1): 201–208.
［4］ Parissis H. Forty years literature review of primary lung lymphoma[J]. J Cardiothorac Surg, 2011, 6(5): 607–618.
［5］ Albano D, Borghesi A, Bosio G, et al. Pulmonary mucosa-associated lymphoid tissue lymphoma: ¹⁸F–FDG PET/CT and CT findings in 28 patients[J]. Br J Radiol, 2017, 90(1079): 20170311.
［6］ Tang V K, Vijhani P, Cherian S V, et al. Primary pulmonary lymphoproliferative neoplasms[J]. Lung India, 2018, 35(3): 220–230.

第二节 肺原发性黏膜相关淋巴组织结外边缘区淋巴瘤

肺原发性黏膜相关淋巴组织结外边缘区淋巴瘤（MALT淋巴瘤）是原发性肺淋巴瘤中最常见的病理类型，占70%～90%[1,2]。

近年来，临床上肺原发MALT淋巴瘤发生率似有增加趋势，因早期症状轻微，进展缓慢，形态学表现又缺少特征性，所以，误诊率很高，常误诊为机化性肺炎、慢性炎症，甚至浸润性腺癌[3]。

目前，原发性肺MALT淋巴瘤的诊断标准为：① 组织病理学诊断明确；② 肺及支气管受累，伴或不伴肺门或纵隔淋巴结侵犯；③ 无肺及气管外其他淋巴瘤或淋巴细胞白血病的表现；④ 确诊后3个月内，无肺及支气管外部位的淋巴瘤发生[4,5]。

【组织起源】肺MALT淋巴瘤的发病通常与慢性炎症相关，在持续抗原刺激下，异常克隆发生一系列遗传突变并逐渐替代炎症组织中正常B细胞群，从而导致淋巴瘤的发生[6]。作为MALT 最常累及的脏器之一，肺MALT淋巴瘤的发病同样与慢性炎症刺激相关。部分患者既往存在自身免疫性疾病，也易长期存在慢性炎症刺激，可能与肺 MALT淋巴瘤的发生相关[7]。另有文献[8]报道，肺MALT淋巴瘤可能与木糖氧化无色杆菌感染相关。30%～50%患者存在 *ALT1/API2*基因异常[4]。

【病理特征】肺MALT淋巴瘤组织学特征是在反应性淋巴滤泡边缘区域存在淋巴样浸润，该区域由大量可变的小细胞组成，包括小圆形淋巴细胞、中心细胞样细胞、单核样B细胞。肺内常伴有浆细胞分化，肿瘤细胞侵及细支气管或肺泡上皮，导致淋巴上皮瘤变，其免疫组织化学以CD20、CD79a阳性表达为特征[4]。是一种惰性淋巴瘤，疾病进程缓慢，Ki-67增殖指数通常较低[4]。

【临床表现】肺MALT淋巴瘤主要发生在中老年患者，平均年龄55～59岁[7]，男女比例大致相似。俞巧等[9]总结国内经病理证实的128例，平均年龄56岁，男性占55.5%。MALT患者临床症状无特异性，部分患者有症状，主要为咳嗽、咳痰、干咳、发热、气促、胸闷、胸痛等，少数患者可无任何症状，于体检时偶然发现，实验室检查可无明显异常。原发性肺MALT淋巴瘤病情进展相对缓慢，早期易误诊。

【影像学表现】表现多种多样，是其特点之一。形态上可大致分为结节和（或）肿块（图5-2-1）、斑片或实变影（图5-2-2）、混合性病变、空洞（图5-2-3）、弥漫间质型改变，以及磨玻璃样密度灶。可以单发，也可以多发，原发性肺MALT淋巴瘤分布无肺叶倾向性。

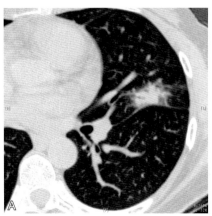
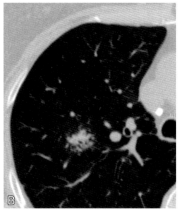

图5-2-1 A：患者，女性，57岁。左肺上叶舌段孤立性类圆形阴影，边界清楚而不光整，无明显分叶和毛刺，内部为实质性密度，有少许支气管充气，邻近斜裂胸膜有牵拉凹陷。病理组织学检查所见：左上叶舌段球形肿块，大小为2.7 cm×2 cm×1.5 cm，灰白色，质硬，边界不清，紧贴胸膜。免疫酶标：CD20（+），CD43（+），CD79a（+），BCL-6 κ-λ（-），CD3（+），CD21（-），BCL-2（+），CK（-）。Ki-67：（5%+）。左肺上叶舌段淋巴组织增生性病变，结合形态及酶标，符合黏膜相关淋巴组织结外边缘区B细胞淋巴瘤（MALT型）。B：患者，女性，66岁。右肺上叶类圆形阴影，形态欠规则，边界欠清楚，可见斑点状影，内部密度不均匀，有支气管充气。手术病理：MALT淋巴瘤

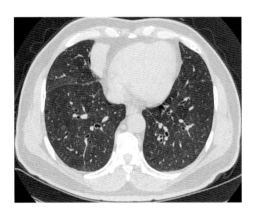

图5-2-2 男性，61岁。咳嗽、咳痰1年余。CT轴位示右肺中叶心缘旁实变影，外侧边缘可见僵硬支气管充气，内部无支气管充气，随访一年多，并对症治疗，阴影无吸收。手术切除病理证实为黏膜相关淋巴组织结外边缘区B细胞淋巴瘤（MALT）。免疫组织化学检查结果CD20（+），CD21（+），CD43（+），CD3（-），Bcl-2（+），Bcl-6（-），CD5（-），CD10（-），CD79a（+），CD23（-），CD43（+），cyclin D1（-），MUM1（+，散在），CD138（-），Kappa（K）（-），lambda（λ）（-），CD30（散在+），CK（淋巴上皮病变形成），Ki-67（+，30%）

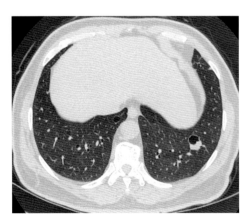

图5-2-3 同图5-2-2病例。男性，61岁。咳嗽、咳痰1年余。轴位CT示左肺下叶外基底段近膈肌见一空腔，最大径约1.8 cm，后缘壁明显增厚，厚度约0.7 cm，轮廓尚光整，动态随访进行性增大。手术病理诊断为黏膜相关淋巴组织边缘区B细胞淋巴瘤（MALT）

肺实变为肺MALT淋巴瘤最常见的影像学表现[2,10-13]，表现为大小、范围不等的斑片状致密影，边界清楚而不光整，界面较炎症要清楚，少有渗出，但又较混杂磨玻璃为主的腺癌要模糊，少见毛刺征、分叶征；由于其沿支气管、肺泡、肺间质蔓延走行，侵犯支气管黏膜上皮，但不破坏或阻塞支气管及血管，文献报道34.4%的病例出现支气管充气征，部分实变中可出现"枯树枝"样征象。实变肺组织中常可出现扩张的支气管，被认为是肺MALT淋巴瘤的特征性征象[13,14]。有学者认为实变区内支气管充气征周围及肺实变边缘区出现大小不等的空泡是肺MALT淋巴瘤最具特征性的CT表现[13]。空泡的形成可能是由于淋巴瘤累及的肺泡塌陷及支气管周围实质破坏造成的支气管牵拉性扩张[11,15]。因此，CT常可见支气管充气征和增强后的血管造影征（图5-2-4），此征象具有一定的诊断价值。

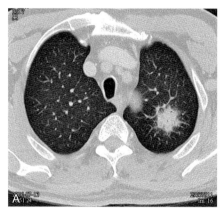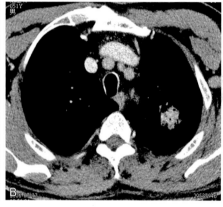

图5-2-4 男性，51岁。左肺上叶尖后段孤立性类圆形阴影，边界欠清楚，周围可见少许渗出，呈晕征（A）。内部为实质性密度，有少许支气管充气，CT增强后有较明显强化（B）。手术病理：黏膜相关淋巴组织结外边缘区B细胞淋巴瘤（MALT）

结节和肿块是仅次于肺实变的影像学表现[2]。结节内及肿块周围出现的支气管充气征亦是肺MALT淋巴瘤的特征之一[13]。肺实变、结节或肿块病灶边缘的磨玻璃影或晕征是肿瘤浸润周围肺间质所致，约7%的肺MALT淋巴瘤患者可出现磨玻璃影[12]，结节肿块可单发或多发，边界清楚而不光整，部分边缘毛糙，可有短细毛刺征[12,13]，但发生比例较低。瘤肺界面清晰程度介于炎症与浸润性腺癌之间，形态可不规则，实性密度。

肺气囊，或称肺气腔、肺囊肿、肺囊腔、薄壁含气囊腔等[2,11,16-18]，发生率较低，但在合并肺实变及结节灶时，具有诊断意义，它的形成可能与淋巴瘤组织浸润细支气管壁，引起管腔狭窄，支气管活瓣性阻塞，空气潴留导致继发性肺大疱相关[17,18]。

弥漫肺炎型则表现为一侧肺叶内或双肺弥漫的斑片、块状软组织密度影，可多种形态并存，是其特点[19-32]。

近年来，有关原发性肺MALT淋巴瘤的[18]F-FDG PET/CT影像学表现的文献报道逐渐增多，FDG呈轻至中度摄取增高是其特点[5,10,33-38]，摄取值明显低于弥漫大B细胞淋巴瘤。高梦珂等[5]报道一组9例，其中3例患者[18]F-FDG PET/CT表现为肿块型，肿块大小分别为4.8 cm×2.9 cm、3.5 cm×2.6 cm、4.0 cm×3.9 cm，[18]F-FDG代谢轻微摄取，或呈不均匀增高，SUV_{max}分别为4.3、2.6和6.8（图5-2-5）。丁重阳等[38]报道一组9例，所有病灶[18]F-FDG代谢也呈不均匀增高，SUV_{max}为2.6～8.3，中位数6.0。

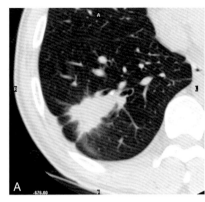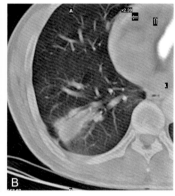

图5-2-5 男性，46岁。发现右肺下叶外基底段不规则肿块影2年，边界清楚而不光整，有分叶和毛刺，部分边缘可见磨玻璃密度，内部为实质性密度，有少许支气管充气（A）；PET/CT病灶局部FDG代谢轻微增高（B）。手术病理：MALT淋巴瘤

据Kang等[39]报道，6%～10%的肺MALT淋巴瘤可合并弥漫性间质性改变。仅约30%的肺MLATI淋巴瘤患者有肺门和纵隔淋巴结肿大，发生率较低；有8.6%～10%的患者有胸腔积液[2]，这些是肺MALT淋巴瘤少见的影像学表现[40,41]。肺MALT淋巴瘤进展缓慢，抗炎治疗无效，是其重要特点[42,43]。文献曾有报道，CT引导下经皮穿刺肺活检后，肺MALT自行消退[44]。

原发性肺MALT淋巴瘤临床症状常与影像学表现不一致，影像学病灶范围较大，而临床症状比较轻或无，且抗炎治疗后无吸收。[18]F-FDG PET/CT上，若出现斑片状致密影或实变影，伴有支气管充气征等特征性表现，[18]F-FDG摄取轻至中度增高，结合相对缓慢的病程，需考虑原发性肺MALT淋巴瘤的可能[45,46]。当然，确诊仍需有赖经皮穿刺肺活检和气管镜等，行病理组织学结合免疫组织化学分析，并排除小B细胞淋巴瘤（图5-2-6）等其他疾病。

【鉴别诊断】不同表现类型的原发性肺MALT淋巴瘤需与不同疾病相鉴别。少数可表现为单发结节或肿块型，此时，需要与周围型肺癌相鉴别。

1. 大叶性肺炎　多有典型的临床症状，如高热、咳铁锈色痰等，病灶常单发，其支气管充气征不伴支气管扩张及空泡影，且大叶性肺炎发病突然，抗炎治疗有效，病程短，而肺MALT淋巴瘤临床症状与影像学表现不一致，抗炎治疗无效。

2. 周围型肺癌　特别是单发实变型的肺腺癌，病灶常为不规则或斑块状，边界多清楚，内部可呈"枯树枝"样改变，但一般没有空泡，实性部分[18]F-FDG呈高度摄取，近端支气管常受侵犯而导致狭窄或截断，纵隔及肺门淋巴结肿大且代谢摄取增高，类圆形者，内部也少有支气管充气征。多发实变型和弥漫肺炎型肺MALT还需要与多中心的肺腺癌鉴别。多发肺腺癌中，部分结节有典型周围型肺癌表现，少有支气管充气征，或实变部分虽有支气管充气，但多呈扭曲、狭窄状，实质部分FDG代谢明显增高；而肺MALT淋巴瘤支气管多走行相对自然，可达肺野边缘，FDG代谢多呈轻至中度摄取增高。

3. 微浸润性腺癌或伴伏壁成分的浸润性腺癌　表现为磨玻璃密度者，则需要与微浸润性腺癌或伴伏壁成分的浸润性腺癌相鉴别。前者多呈类圆形，边界清楚，内部为纯磨玻璃密度，或仅为少许实性成分。后者圆形或不规则形，有分叶，边界清楚，无渗出，部分边缘可有凹陷，[18]F-FDG PET/CT多无异常或仅轻微代谢增高。

4. 干酪性肺炎　症状常较MALT明显，部分患者有结核中毒症状，两肺上叶和下叶背段好发；常伴干酪性坏死、钙化，而出现无壁空洞，支气管充气征少见，周围伴卫星灶，增强后可呈

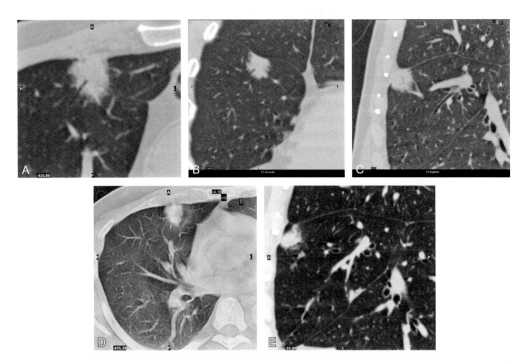

图5-2-6 男性,40岁。因咳嗽1个月余,发现右肺中叶近胸膜下结节,类圆形,边界清楚,有浅分叶,边缘似见有磨玻璃密度成分,有小血管进入病灶,内部为实质性密度,肿块有支气管充气,邻近水平叶裂胸膜有牵拉凹陷,PET/CT扫描示糖代谢稍增高,$SUV_{max}=3.5$。另其靠膈肌方向,右肺中叶斜裂前方另见一枚小结节,大致呈圆形,边界清楚而不光整,内部密度不均匀,局部胸膜出可见凹陷,SUV呈本底摄取。手术病理证实均为小B细胞性淋巴瘤

环形强化或不强化,^{18}F-FDG代谢摄取明显增高。此外,邻近支气管内膜可呈不规则增厚。结核菌素试验多为阳性。

5. 淋巴瘤样肉芽肿 本病实变少见,多以结节或肿块为主,病变常累及肺基底部,支气管充气征少见,常迅速进展、形成空洞。两者鉴别不易。

参考文献

[1] Parissis H. Forty years literature review of primary lung lymphoma[J]. J Cardiothorac Surg, 2011, 6(5): 607–618.

[2] Albano D, Borghesi A, Bosio G, et al. Pulmonary mucosa-associated lymphoid tissue lymphoma: ^{18}F–FDG PET/CT and CT findings in 28 patients[J]. Br J Radiol, 2017, 90(1079): 20170311.

[3] Yao D, Zhang L, Wu P L, et al. Clinical and misdiagnosed analysis of primary pulmonary lymphoma: a retrospective study[J]. BMC Cancer, 2018, 18(1): 281.

[4] Borie R, Wislez M, Antoine M, et a1. Pulmonary mucosa-associated lymphoid tissue lymphoma revisited[J]. Eur Respir J, 2016, 47(4): 1244–1260.

[5] 高珂梦,丁重阳,孙晋,等.原发性肺黏膜相关淋巴组织淋巴瘤的^{18}F–FDG PET/CT影像学表现[J].国际放射医学核医学杂志,2019, 43(2): 140–144.

[6] Foo S Y, Phipps S. Regulation of inducible BALT formation and contribution to immunity and pathology[J]. Mucosal Immunol, 2010, 3(6): 537–544.

[7] 施森颉,魏征,庄静丽,等.肺黏膜相关淋巴组织淋巴瘤临床特征及预后分析[J].中国临床医学,2021,28(5): 765–770.

[8] Adam P, Czapiewski P, Colak S, et al. Prevalence of Achromobacter xylosoxidans in pulmonary mucosa-associated lymphoid tissue lymphoma in different regions of Europe[J]. Br J Haematol, 2014, 164(6): 804–810.

[9] 俞巧,陈琼,胡成平.原发性肺黏膜相关淋巴组织淋巴瘤的临床特点分析——综合国内128例分析[C]// 中华医学会呼吸病学年会——2013第十四次全国呼吸病学学术会议论文汇编,2013: 343.

[10] 雷强,李新春,万齐,等.肺黏膜相关淋巴组织淋巴瘤的CT、PET/CT表现及预后随访[J].中国临床医学影像杂志,2018,29(9): 620–623.

［11］ 杨新官,董晓,梁嘉敏,等.肺黏膜相关淋巴组织淋巴瘤的CT表现特征[J].实用放射学杂志,2018,34(6)：861–864.

［12］ 张艳,余建群,朱洪基,等.肺黏膜相关淋巴组织淋巴瘤的CT和临床表现及其病理学基础[J].放射学实践,2016,31(8)：734–738.

［13］ 陈利军,韩月东,张明.肺黏膜相关淋巴组织淋巴瘤的CT表现[J].肿瘤影像学,2021,30(3)：191–194.

［14］ 陈来荣,俞同福.肺黏膜相关淋巴组织淋巴瘤的CT表现[J].医学影像学杂志,2016,26(1)：130–132.

［15］ 刘云,张曦,张松.肺黏膜相关淋巴组织淋巴瘤MSCT表现与病理学基础[J].中华肺部疾病杂志(电子版),2019,12(3)：281–284.

［16］ Noguchi S, Yatera K, Kido T, et al. Pulmonary mucosa associated lymphoid tissue (MALT) lymphoma with multiple thin-walled pulmonary cysts: a case report and review of the literature[J]. Intern Med, 2013, 52(20): 2325–2329.

［17］ Nagahiro I, Nouso H, Kawai T, et al. Pulmonary mucosa associated lymphoid tissue (MALT) lymphoma accompanied with cystic change[J]. Kyobu Geka, 2010, 63(4): 332–335.

［18］ Miao L Y, Cai H R. Cystic changes in mucosa-associated lymphoid tissue lymphoma of lung: a case report[J]. Chin Med J (Engl), 2009, 122(6): 748–751.

［19］ Li T N, Huang Q J, Ding C Y, et al. Imaging appearances of pulmonary mucosa-associated lymphoid tissue type lymphoma[J]. Chin J Radiol, 2011, 45(2): 149–152.

［20］ 李天女,黄庆娟,丁重阳,等.肺黏膜相关淋巴组织型淋巴瘤的影像表现[J].中华放射学杂志,2011,45(2)：149–152.

［21］ 陈来荣,俞同福.肺黏膜相关淋巴组织淋巴瘤的CT表现[J].医学影像学杂志,2016,26(1)：130–132.

［22］ Noguchi S, Yatera K, Kido T, et al. Pulmonary mucosa—associated lymphoid tissue(MALT)lymphoma with multiple thin-walled pulmonary cysts: a case report and review of the literature[J]. Intern Med, 201 3, 52(20): 2325–2329.

［23］ Lantuejoul S, Moulai N, Quetant S, et al. Unusual cystic presentation of pulmonary nodular amyloidosis associated with MALT-type lymphoma[J]. Eur Rcspir J, 2007, 30(3): 589–592.

［24］ 周卫平,昝星有,陈宏伟,等.肺黏膜相关淋巴组织型淋巴瘤的CT表现分析[J].临床放射学杂志,2013,32(6)：811–815.

［25］ 强军,齐鹏飞,高万勤,等.肺黏膜相关淋巴组织淋巴瘤的CT平扫、增强及HRCT表现[J].中华医学杂志,2013,93(21)：1634–1636.

［26］ 朱小云,单飞,邢伟,等.肺黏膜相关淋巴组织淋巴瘤的CT表现[J].临床放射学杂志,2014,33(3)：456–459.

［27］ 房辉,李晔雄,宋永文,等.14例肺原发性黏膜相关淋巴组织淋巴瘤疗效分析[J].中华放射肿瘤学杂志,2014,23(1)：14–16.

［28］ 包晨,王晓岑,胡湘麟,等.肺原发性黏膜相关淋巴组织淋巴瘤临床特征分析[J].中华医学杂志,2018(1)：1419–1423.

［29］ 郭玲玲,段凤英,童波,等.肺黏膜相关淋巴组织淋巴瘤临床特征分析[J].国际呼吸杂志,2016(4)：254–257.

［30］ 李爱武,徐建芳,周彩存,等.肺黏膜相关淋巴组织淋巴瘤的临床特征与诊断[J].中华肿瘤杂志,2012,34(5)：390–393.

［31］ 隋昕,宋伟,金征宇,等.肺黏膜相关淋巴组织淋巴瘤的临床与影像表现[J].中国医学科学院学报,2012(1)：47–51.

［32］ 宋伟,李丽萍,严洪珍.肺淋巴增生性疾病的影像学表现[J].中华放射学杂志,2002,36(12)：1109–1111.

［33］ 陈淮,曾庆思,伍筱梅,等.肺黏膜相关淋巴组织淋巴瘤的CT及PET/CT表现[J].临床放射学杂志,2015,34(4)：548–551.

［34］ Dong A, Xiao Z, Yang J, et al. CT, MRI, and 18F–FDG PET/CT findings in untreated pulmonary and hepatic B—cell lymphoma of mucosa-associated lymphoid tissue (MALT) over a five-year period: a case report[J/OL]. Medicine (Baltimore), 2016, 95(12): e3197.

［35］ Zhang W, Guan Y, Li C, et al. Pulmonary mucosa-associated lymphoid tissue lymphoma: computed tomography and 18F fluorodeoxyglucose-positron emission tomography/computed tomography imaging findings and follow-up[J]. J Comput Assist Tomogr, 2011, 35(5): 608–613.

［36］ 刘海平,陈萍,刘清奎,等.8例肺黏膜相关淋巴组织淋巴瘤18F–FDG PET/CT显像并文献复习[J].中国医学影像技术,2014,30(4)：522–526.

［37］ 党娜,徐文贵,宋秀宇,等.18F–FDG PET/CT显像在原发结外淋巴瘤诊断中的应用价值[J].中华血液学杂志,2014,35(1)：35–39.

［38］ 高珂梦,丁重阳,孙晋,等.原发性肺黏膜相关淋巴组织淋巴瘤的18F–FDG PET/CT影像学表现[J].国际放射医学核医学杂志,2019,43(2)：140–144.

［39］ Kang H S, Lee H Y, Kim S J, et al. An unusual presentation of pulmonary mucosa-associated lymphoid tissue lymphoma as diffuse pulmonary infiltrates with spontaneous regression[J]. Cancer Res Treat, 2015, 47(4): 943–948.

［40］ Wu Y, Zhao L, Chai Y. Pulmonary extranodal marginal zone B-cell lymphoma of mucosa-associated lymph tissue: a case report and literature review[J]. Niger J Clin Pract, 2018, 21(3): 392–394.

［41］ Couto C, Martins V, Ribeiro V, et al. Primary pulmonary MALT lymphoma: a case report and literature review[J]. Biomed Hub, 2019, 4(3): 1–5.

［42］ 温戈,张玉晶,张金山,等.早期肺原发黏膜相关淋巴组织淋巴瘤的预后分析及文献回顾[J].中华放射肿瘤学杂志,2016,25(7)：713–717.

［43］ 李琳,李晓欧,文富强,等.肺黏膜相关淋巴组织淋巴瘤临床特征及预后分析[J].中国肿瘤临床,2012,39(3)：149–152.

［44］ Fukushima K, Hirosako S, Tenjin Y, et al. Pulmonary mucosa-associated lymphoid tissue lymphoma with spontaneous regression after computed tomography-guided needle biopsy: a case report and summary of 8 reported cases[J]. Intern Med, 2016, 55(24): 3655–3660.

［45］ 李萍,周荣富,李爱梅,等.7例原发肺黏膜相关淋巴组织淋巴瘤的临床分析[J].临床肿瘤学杂志,2016,21(3)：238–241.

［46］ 郭玲玲,段凤英,童波,等.肺黏膜相关淋巴组织淋巴瘤临床特征分析[J].国际呼吸杂志,2016,36(4)：254–257.

第三节　原发性肺弥漫大 B 细胞淋巴瘤

原发性肺弥漫大 B 细胞淋巴瘤（diffuse large B-cell lymphoma, DLBCL）少见，在恶性淋巴瘤及肺部原发性恶性肿瘤中，所占的比例均不到1%[1]。DLBCL是一种成熟的大 B 细胞淋巴瘤,侵袭性强且生长迅速,是非霍奇金淋巴瘤常见的亚型,几乎占所有病例的1/3[2]。欧美国家以淋巴结为主要发病部位,原发于淋巴结外的仅占10%～25%[3],而我国原发于淋巴结外的高达24%～53.7%[4],超过50%的患者在就诊时,就已存在某些结外部位受累,最常见的是消化道(胃及回盲部)和骨髓,各见于15%～20%的患者[2]。

【组织起源】原发性肺DLBCL的发病机制仍不明确,研究显示,DLBCL可以原发[5],也可以由恶性程度较低的淋巴瘤转化而来[6]。有文献报道,这种演变可能与一些染色体结构的改变有关,如黏膜相关性淋巴组织淋巴瘤转化为DLBCL,是由于存在t(11;18)(q21;q21)染色体易位[7,8]。

肺黏膜相关淋巴组织(mucosa associated lymphoid tissue, MALT)淋巴瘤起源于支气管黏膜相关淋巴组织的边缘区B细胞,属于低度恶性淋巴瘤;相比之下,原发性肺DLBCL则更具有侵袭性,几乎50%的原发性肺DLBCL与肺MALT淋巴瘤并存,因此,有学者认为,原发性肺DLBCL也可能是从MALT进展而来[5],但相关机制尚有待研究[9]。

【病理特征】大体检查结节通常呈实性,切面为新鲜鱼肉状,可坏死、出血,呈与坏死有关的苍白和软化区,伴或不伴有纤维化,在结外部位,淋巴瘤细胞除了形成肿块,还常浸润组织间隙,导致正常结构的间隔明显增宽,正常结构消失,肿瘤可浸润至上皮内,常见黏膜溃疡[3,7]。

镜下,原发性肺DLBCL与其他部位的DLBCL相似,肿瘤由弥漫成片的大的母细胞性淋巴样细胞组成,其大小为正常淋巴细胞的2～4倍,常比巨噬细胞核大,核呈圆形,或有凹陷或不规则折叠,染色质结构呈囊泡状或粗颗粒状,核仁明显,单个或多个,与核膜连接或位于中心,核分裂象易见[10]。胞质的量中等-多量,可呈嗜双色性、嗜碱性、淡染或透明,在有些病例中,胞质呈浆细胞样,具有淡染的核旁高尔基区,可见分离的嗜碱性胞质片段,类似于炎症反应中见到的"浆细胞小体",可浸润和破坏肺实质,血管浸润和胸膜受累常见,坏死也较常见,偶尔发生完全性梗死。有些病例可显示"星天"结构,由反应性组织细胞形成,有时背景中可见上皮样细胞、组织细胞、浆细胞和嗜酸粒细胞[11]。

依据DLBCL形态特点可分为以下变型[11]。① 中心母细胞变型:最常见,约占DLBCL的75%。肿瘤由中等大细胞和大细胞构成。② 免疫母细胞变型:90%以上的瘤细胞为B免疫母细胞,瘤细胞大,核仁大而居中,胞质嗜碱性,可有浆细胞分化。③ 富T细胞或组织细胞变型:病变背景中多为非肿瘤性T细胞,伴或不伴有组织细胞或上皮样细胞增生,肿瘤性大B细胞仅占10%,可以呈L&H细胞、中心母细胞、免疫母细胞或R-S/H细胞。④ 间变细胞变型:其特征是瘤细胞具有怪异多形核,可似R-S细胞,可呈窦性或黏附性生长,而似间变性大细胞淋巴瘤。⑤ 其他少见形态:细胞呈梭形,印戒样,间质黏液样变型等。

形态学很难可靠地区分DLBCL和外周T细胞淋巴瘤,免疫组织化学法也是诊断DLBCL的主要方法,典型的DLBCL可表达多种B细胞标志物,如CD19、CD20、CD22、CD79a等。而借助于免疫组织化学检测CD10、Bcl-6和多发性骨髓瘤癌基因1(multiple myeloma oncogene 1, MUM-1)这些标志物的表达,可以将DLBCL分为具有生发中心信号的生发中心B细胞(germinal center B-cell like, GCB)亚型和具有活化B信号的非GCB亚型,即CD10(+)或CD10(-)/Bcl-6(+)、而MUM-1(-)时,为GCB;MUM-1(+)时,为非GCB[12]。研究表明Bcl-6(+)/CD10(+)的DLBCL的预后较好[13-15]。

此外,还有一些免疫标记对DLBCL的预后评估有一定帮助,如LMO2+(LIM domain only 2)在GCB提示预后良好;FOXP1(Forkhead box protein P1)为非GCB不良预后;p53突变和高Ki-67指数也被认为是独立的不良预后参数[16,17]。

遗传学上,肿瘤细胞大多数呈现*IgH*和*IgL*基因的克隆性重排,并且与预后相关[11]。

【临床表现】大多数原发性肺DLBCL患者,在疾病的初始阶段并没有明显的症状;随着疾病的进展,很可能出现呼吸道症状,如咳嗽、咳痰、胸痛、呼吸困难等,以及痰中带血、畏寒、发热等阻塞性和感染性症状,也可能出现发热和体重下降等全身症状[9]。也有表现为持续性低热者,对于不明原因发热为主要表现的患者,要考虑淋巴瘤的可能。

原发性肺DLBCL好发于老年患者,Neri N等[18]报道了82例原发性DLBCL的大宗病例总结,其中男性40例,女性42例,平均年龄61.3岁(38~83岁),临床表现以咳嗽和胸痛为主[18]。上官宗校等[4]检索中国生物医学数据库,国内1980年1月1日至2004年12月31日期间共94例肺原发性NHL(PPNHL)患者,年龄18~75岁,平均年龄(52.7±12.3)岁。起病至确诊时间1个月至11年。

由于原发性肺DLBCL的发生率较低,且和其他一些感染性疾病和非坏死性疾病有相同的临床表现,并无特异性,因此,常常给诊断造成一定困难。

【影像学表现】原发性DLBCL的影像学表现多种多样,可分为结节肿块型、肺炎肺泡型、混合型、间质型和粟粒型[19-25]。① 结节、肿块型:原发性肺DLBCL的CT特征以单侧肺部肿块或实变影为主,表现为两肺单发或多发结节或肿块,形态不规则,大小为直径2~15 cm(图5-3-1),主要分布在肺间质内,支气管旁、胸膜下,边界不整或模糊,少数可见钙化,偶可见空洞及液气平面,类似脓肿的表现[26]。病变早期者可呈弥漫性肺炎样改变,其内见支气管充气征,发展快者,则病灶迅速融合呈片状或块状。肿块型和混合型者,CT增强扫描,均呈轻度至

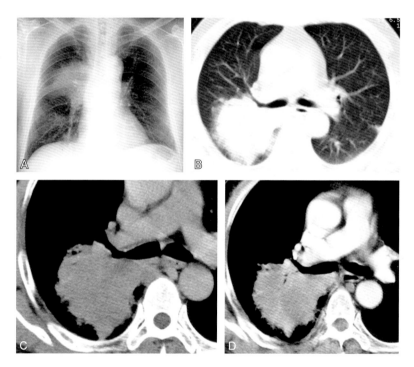

图5-3-1　男性,55岁。因咳嗽发现右上肺门肿块2周,正位胸片(A)CT轴位肺窗(B)示右上肺门巨大肿块,长径约8 cm,类圆形,边界欠清楚,周围似见有渗出,无明显分叶和毛刺,CT平扫轴位(C)示内部为实质性密度,肿块有支气管充气,近端右上叶支气管壁增厚,但管腔尚通畅,无狭窄,右上叶后段支气管有狭窄,但未闭塞。平扫CT 36.0~40.1 Hu,增强(D)和延迟扫描平均CT值为60~65.1 Hu,有明显强化。手术病理:弥漫性大B细胞淋巴瘤

中度强化,肿瘤边缘血管可受压推移。② 肺炎肺泡型:CT表现为斑片实变及大片实变,病灶边缘可清楚,也可模糊,其内见充气支气管征,充气的支气管走行自然,内壁多数不光滑,可见不均匀狭窄,但无中断征象及远端支气管闭塞;增强后病灶内可见明显强化肺血管影,其形态及走行正常,其余部分呈轻度均匀强化。③ 混合型:CT表现为斑片实变影与结节肿块合并存在,各种病理类型均可混合存在。④ 间质型和粟粒型:间质型表现为肺门向肺野发出放射状网状阴影,支气管血管束增粗、扭曲,支气管周围多发结节,支气管充气征,小叶间隔增厚,可呈磨玻璃样变。粟粒型者,表现为最大径<1 cm的多发小结节,弥漫分布,边界粗糙[27]。

影像学表现为肺结节肿块或肿块样实变,而临床症状相对较轻,是其特点之一,应考虑到原发性肺DLBCL的可能。DLBCL很少合并有肺不张和胸腔积液[28]。

原发性肺弥漫大B细胞淋瘤的^{18}F-FDG PET/CT显像病例的研究尚少,系统的代谢特征等尚待进一步总结。有研究结果显示,DLBCL于^{18}F-FDG PET/CT影像学上,可表现为边界光滑的巨大软组织肿块,^{18}F-FDG代谢明显异常增高,SUV$_{max}$可高达26.2,明显高于普通病理类型的支气管肺癌,为DLBCL的诊断提供重要的依据(图5-3-2)。肺部原发的非MALT类型淋巴瘤的SUV$_{max}$较MALT淋巴瘤明显高,在一定程度上说明,恶性程度越高,病灶摄取示踪剂的能力越强。然而,肺低分化癌、未分化癌、淋巴上皮癌等的SUV$_{max}$也很高,需要鉴别[29-33]。

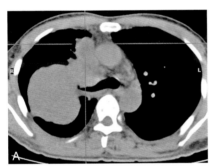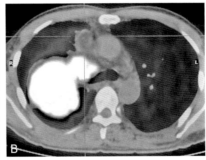

图5-3-2　男性,40岁。发现右上肺门肿块1周余,右上肺门巨大肿块,类圆形,边界清楚且较光整,无明显分叶和毛刺,内部为实性密度,近端右上叶支气管壁增厚,鼠尾样狭窄,肿块边缘可见少许支气管充气;经皮穿刺肺活检证实为弥漫性大B细胞淋巴瘤

原发性肺DLBCL少见,无特异性的症状和体征,胸部CT表现各异。对于临床表现较轻,肺部病灶相对生长较缓慢的患者,应想到原发性肺DLBCL的可能。CT引导下的经皮穿刺肺活检并结合组织病理学和免疫组织化学,是该病的有效诊断方法之一[34]。

【鉴别诊断】表现孤立性结节或肿块的DLBCL,主要需要与以下疾病相鉴别。

1. 周围型肺癌　较大肿块的周围型肺癌常边界清楚而不光整,呈分叶状,内部易出现坏死,而形成空洞,病灶内不出现充气支气管征或于病灶边缘截断;钙化较淋巴瘤多见,增强后强化明显。相较淋巴瘤,容易出现肺门、纵隔淋巴结转移,同侧胸腔积液多见。

2. 实变型肺腺癌　肺炎肺泡型的原发性肺淋巴瘤需要与之鉴别,病灶呈大叶实变伴支气管充气征时,周围常无渗出,但边界清楚,部分边缘可有磨玻璃密度,有分叶,内部可有支气管充气,呈"枯树枝"样,实变部分无支气管充气,增强后该部位常有明显强化,PET/CT局部FDG代谢稍增高。可疑病例应建议经皮穿刺肺活检或支气管镜检查。

3. 肺淋巴瘤样肉芽肿病　多呈结节状,以血管中心性坏死、淋巴样增生浸润,并伴有肉芽肿形成为特点,与一般DLBCL形态学上有一定的区别,且T细胞淋巴瘤的浸润,通常比

DLBCL更为显著。肺淋巴瘤样肉芽肿病通常是EB病毒的克隆性B细胞增殖，因此，EB病毒检测可能对鉴别有所帮助。

4. 孤立结节型肺隐球菌病　本病病程也较长，进展相对缓慢，病灶常多发伴子灶，也可有支气管充气征，故形态学鉴别不易。实验室检查乳胶凝集试验和半乳甘露聚糖抗原（GM）试验阳性，可资鉴别。

· 参考文献 ·

［ 1 ］ Yoshino N, Hirata T, Takeuchi C, et al. A case of primary pulmonary diffuse large B-cell lymphoma diagnosed by transbronchial biopsy[J]. Ann Thorac Cardiovasc Surg, 2015, 21(4): 396–398.

［ 2 ］ Cordier J F, Chailleuz E, Lanque D, et al. Primary pulmonary lymphomas: a clinical study of 70 cases in nonimmunocompromised patients[J]. Chest, 1993, 103: 201–208.

［ 3 ］ Graham B B, Mathisen D J, Mark E J, et al. Primary pulmonary lymphoma[J]. Ann Thorac Surg, 2005, 80: 1248–1253.

［ 4 ］ 上官宗校, 周先勇, 周建英. 原发性肺非霍奇金淋巴瘤的诊断和治疗 —— 综合国内94例分析[J]. 中华肿瘤防治杂志, 2008, 15(1): 55–58.

［ 5 ］ Zhu Z, Liu W, Mamlouk O, et al. Primary pulmonary diffuse large B cell non-Hodgkin's lymphoma: a case report and literature review[J]. Am J Case Rep, 2017, 18: 286–290.

［ 6 ］ Kos Z, Burns B F, Gomes M M, et al. A rare case of anaplastic variant of diffuse large B-cell lymphoma presenting as a lung primary[J]. Int J Surg Pathol, 2014, 22(2): 167–171.

［ 7 ］ Wróbel T, Dzietczenia J, Prochorec-Sobieszek M, et al. Primary pulmonary diffuse large B-cell lymphoma[J]. Am J Hematol, 2012, 87(1): 107–108.

［ 8 ］ Arslan S H, Uyetürk U, Tekgündüz E, et al. Primary breast mucosa-associated lymphoid tissue (MALT) lymphoma transformation to diffuse large B-cell lymphoma: a case report[J]. Turk J Haematol, 2012, 29(3): 274–277.

［ 9 ］ Jiang A G, Gao X Y, Lu H Y. Diagnosis and management of a patient with primary pulmonary diffuse large B-cell lymphoma: a case report and review of the literature[J]. ExpTher Med, 2014, 8(3): 797–800.

［10］ 段立, 潘铁成, 魏翔, 等. 原发性肺大B细胞淋巴瘤的临床病理研究[J]. 临床肺科杂志, 2009, 14(8): 1004–1005.

［11］ 张文书, 路名芝, 刘勇. 弥漫性大B细胞淋巴瘤的研究现状[J]. 赣南医学院学报, 2006, 26(1): 134–137.

［12］ deLeval L, Harris N L. Variability in immunophenotype in diffuse large B-cell lymphoma and its clinical relevance[J]. Histopathology, 2003, 43(6): 509–528.

［13］ Spier C M, Grogan T M, Lippman S M, et al. The aberrancy of immunophenotype and immunoglobulin status as indicators of prognosis in B cell diffuse large lymphoma[J]. Am J Pathol, 1988, 133(1): 118–126.

［14］ 陶琨, 朱雄增, 徐薇荣, 等. 弥漫性大B细胞淋巴瘤的临床病理和免疫组织化学特征[J]. 中华病理学杂志, 2002, 31(2): 112–115.

［15］ 田欣伦, 冯瑞娥, 施举红, 等. 原发性肺淋巴瘤18例临床和影像及病理特点[J]. 中华结核和呼吸杂志, 2008, 31: 401–405.

［16］ Leroy K, Haioun C, Lepage E, et al. P53 gene mutations are associated with poor survival in low and low-intermediate risk diffuse large B cell lymphoma[J]. Ann Oneol, 2002, 13(7): 1108–1115.

［17］ Miller T P, Grogan T M, Dahlberg S, et al. Prognostic significance of the Ki-67–associated proliferatiove antigen in aggressive non-Hodgkin's lymphomas: a prospective Southwest Oncology Group trial[J]. Blood, 1994, 83: 1460–1466.

［18］ Neri N, Jesús Nambo M, Avilés A. Diffuse large B-cell lymphoma primary of lung[J]. Hematology, 2011, 16(2): 110–112.

［19］ 梁文杰, 周先勇, 许顺良. 原发性肺非霍奇金淋巴瘤17例CT表现与病理[J]. 浙江大学学报(医学版), 2009, 38: 199–203.

［20］ 邱乾德, 吴海, 林达, 等. 原发性肺非霍奇金淋巴瘤CT诊断[J]. 放射学实践, 2011, 26: 836–840.

［21］ 冉鹏程, 田嘉禾, 王瑞民, 等. ^{18}F–FDG PET/CT诊断原发性肺淋巴瘤[J]. 中国医学影像技术, 2011, 27(10): 2012–2025.

［22］ 张小波, 邓东, 龙莉玲, 等. 原发性肺非霍奇金淋巴瘤的多层螺旋CT诊断[J]. 实用放射学杂志, 2012, 28: 54–56.

［23］ 贾传忠. 原发性肺淋巴瘤的影像CT学表现[J]. 中国药物与临床, 2013, 13(5): 617–618.

［24］ 陈哲, 陈庆东, 周海生, 等. 原发性肺淋巴瘤的多层螺旋CT诊断[J]. 医学影像学杂志, 2014, 24(5): 741–744.

［25］ 张金棒, 曹洁. 原发性肺弥漫大B细胞淋巴瘤的临床病理分析[J]. 医学综述, 2017, 23(19): 3781–3784, 3789.

［26］ Matsumoto T, Otsuka K, Funayama Y, et al. Primary pulmonary lymphoma mimicking a refractory lung abscess: a case report[J]. Oncol Lett, 2015, 9(4): 1575–1578.

［27］ Shinoda K, Taki H, Tsuda T, et al. Primary pulmonary lymphoma presenting with multiple lung nodules[J]. Am J Respir Crit Care Med, 2014, 190(9): e30–e31.

［28］ Kim J H, Lee S H, Park J, et al. Primary pulmonary non-Hodgkin's lymphoma[J]. Jpn J Clin Oncol, 2004, 34(9): 510–514.

［29］ Xu H, Xu K, Wang R, et al. Primary pulmonary diffuse large B-cell lymphoma on FDG PET/CT–MRI and DWI[J]. Medicine (Baltimore), 2015, 94(29): e1210.

［30］ Agarwal K K, Dhanapathi H, Nazar A H, et al. Primary pulmonary lymphoma-role of fluoro-deoxy-glucose positron emission tomography-computed tomography in the initial staging and evaluating response to treatment-case reports and review of literature[J]. Indian J Nucl Med, 2016, 31(3): 194–197.

［31］ 彭培梅, 刘翱, 樊满齐, 等. ^{18}F–FDG PET/CT对原发性肺淋巴瘤的诊断价值与疗效评价[J]. 功能与分子医学影像学杂志(电子版), 2017, 6(1): 1112–1117.

［32］ 来瑞鹤, 丁重阳. 原发性肺弥漫大B细胞淋巴瘤^{18}F–FDG PET/CT显像一例[J]. 国际放射医学核医学杂志, 2018, 42(2): 186–188.

［33］赵青春,韦森,李昕,等.原发性肺淋巴瘤1例[J].中国肺癌杂志,2014,17(10): 765-768.

［34］Wang Z, Li X, Chen J, et al. Value of computed tomography guided core needle biopsy in diagnosis of primary pulmonary lymphomas[J]. J Vasc Interv Radiol, 2013, 24(1): 97-102.

第四节　肺淋巴瘤样肉芽肿

淋巴瘤样肉芽肿(pulmonary lymphomatoid granulomatosis, PLG)是一种与EB病毒(EBV)密切相关的增殖性疾病,发生在结外,以血管为中心、伴血管损伤的B淋巴细胞增生性疾病[1]。可累及多个系统,肺部最常受累(90%),其次是皮肤(25%~59%)、肾脏(32%)、肝(29%)和神经系统(30%)等[2-4]。上呼吸道、胃肠道、肾上腺和心脏也可被侵及,但淋巴结和脾很少受累[5,6]。

该病首先由Liebow等[7]于1972年报道,当时他在研究韦格纳(Wegener)肉芽肿时,发现的一种淋巴结以外的、以血管为中心伴血管损害的淋巴增生性病变。因不能确定其为韦格纳肉芽肿的一种变异型,或还是一种淋巴瘤,于是把这一具有独特临床病理特征的疾病,称为淋巴瘤样肉芽肿病。几十年来,对其起源和性质一直存在争议[8-11]。

2016年,WHO将该病归于慢性B细胞淋巴瘤,描述其为结外、血管中心性、富T细胞的B细胞淋巴瘤。即使是低级别PLG,仍有约15%的病例进展为侵袭性淋巴瘤,高级别PLG与弥漫大B细胞淋巴瘤(diffuse large B cell lymphoma, DLBCL)间的病理特征非常相似[12]。

【发病机制】该病病因不明,常伴有免疫或系统性疾病,如胆汁性肝硬化、结节病、溃疡性结肠炎、淋巴造血系统疾病、干燥综合征及类风湿关节炎[13-15]。绝大多数PLG中,肿瘤性B细胞与EB病毒相关[16],且受累组织原位杂交可见EB病毒编码的RNA(EBER),这些患者机体感染EB病毒后,EB病毒与B细胞的CD21受体结合,首先导致B细胞的单克隆性增生[17]。正常机体可借助T细胞的免疫杀伤机制消灭病毒,但这部分患者伴有免疫缺陷、免疫抑制或T细胞发育异常,细胞免疫缺陷阻碍EBV的清除,不能抑制受EBV感染的B细胞的增殖,导致慢性或潜伏期EBV感染的原发及继发性免疫缺陷患者易发展为PLG[18]。

【病理特征】主要是以血管为中心并伴血管破坏,以及EBV阳性的异型性B细胞和大量反应性T细胞为特点[19,20]。大体上,肺组织通常显示多发的、大小不一的实性结节或巨块,切面黄白色、界限清楚,可呈颗粒状、干酪样外观,通常呈"炮弹"样表现。较大结节中心坏死,可形成空洞[21]。

镜下,典型的PLG呈三联征[22]:① 显著的血管炎,主要累及动脉和静脉,血管壁全层有较多淋巴细胞浸润,内膜显著增厚,管腔狭窄,乃至闭锁,但管壁无坏死。② 背景中可见多种类型细胞浸润,以小淋巴细胞为主,少量浆细胞、组织细胞、多核巨细胞及体积较大的不典型淋巴细胞,但一般无中性粒细胞和嗜酸性粒细胞。③ 伴有片状缺血性坏死,可呈地图状。

EBV阳性的B细胞一般表达CD20,CD79α可不同程度阳性,CD30阳性的细胞数量多少不一,但一般CD15阴性。LMP1常在异形的大细胞和更多形的细胞中表达。背景小淋巴细胞多为CD2、CD3、CD4及CD45RO(+)的T辅助细胞,少数为CD8(+)的T杀伤细胞和CD56(+)的自然杀伤细胞[23]。

根据大B细胞数目及原位杂交EBER阳性所占的比例分为Ⅰ、Ⅱ(低级别)和Ⅲ级(高级别),且分级可随时间和部位而异。Ⅰ级EB病毒阳性,大B细胞少见;Ⅱ级5~20/HP;Ⅲ级可见不典型大B细胞、大量EB病毒阳性[24]。

【临床表现】流行病学调查发现该病可发生在各个年龄段（2～85岁），多发于40～60岁[25]。好发于男性,西方国家多见。

临床表现缺少特异性,可隐匿起病,没有任何症状,也可表现为恶性淋巴瘤的非特异表现,如盗汗、不明原因发热、消瘦等。发生在肺部主要表现有干咳、呼吸困难、极度的胸部不适、胸膜炎性胸痛和咯血等。若病变侵犯皮肤,常常表现为皮肤脂膜炎、皮疹、皮下结节、合并溃疡、非坏死性的肉芽肿等不典型症状[5]。侵犯中枢神经系统时,造成脑实质及神经的损伤,可表现为癫痫、偏瘫、昏迷、构音困难、精神障碍、记忆力障碍等非特异的症状,主要与病变侵犯的部位及范围有关。

【影像学表现】主要表现包括双肺多发结节,以及由血管炎引起的片状阴影或呈大块状肺浸润（图5-4-1A、B）;前者为沿支气管血管束分布的多发性结节状阴影,大小不一,最大径1～9 cm不等,可单发或多发,边缘模糊,可形成空洞,常有融合[26];70%的患者显示为双侧,以两肺下叶周边多见,40%的病例可见轻度胸膜炎,病变累及胸膜,可出现胸腔积液,25%发生气胸[27]。

胸部CT扫描半数患者可见多发结节或肿块,伴厚壁空洞[28],亦可见周围磨玻璃样低密度阴影,甚至边缘密度高,中间密度低的反晕征,也有报道[29]。可随时间增大和缩小,甚至胸片上部分病灶消失。少数患者表现为孤立性结节、弥漫网状结节或肺泡浸润。片状实变阴影区常有支气管充气征（图5-4-1C）。

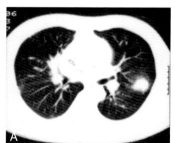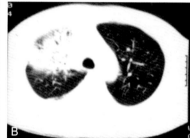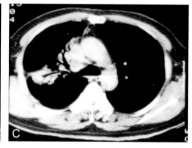

图5-4-1 淋巴瘤样肉芽肿病。男性,52岁。双肺多发结节,其中左肺上叶舌段斜裂旁肿块,类圆形,边界清楚,有"晕征",内部呈软组织密度（A）。右肺上叶尖段可见由血管炎引起的片状阴影,呈大块状肺浸润（B）。右肺上叶后段实变影内,可见支气管充气征（C）（感谢中国人民解放军南部战区总医院放射科钱民医生提供病例）

MRI上,T1加权为中等信号,T2为高信号,与淋巴瘤表现相似。MRI对观察化疗效果较有价值,表现为肿块缩小和T2加权上信号明显降低。

本病肺门和纵隔淋巴结肿大较少见[30],病变可侵犯胸膜。病程缓慢,晚期肺的大部分和胸膜均受累,病变累及胸膜时,可出现胸腔积液。除了肺部之外,还可累及皮肤、肾脏、肝和神经系统等多脏器和系统[31]（图5-4-2）。

影像学检查是发现及动态观察本病变化的主要手段,然而,淋巴瘤样肉芽肿的胸部影像学表现无特异性,确诊需病理检查,必须通过活检,甚至胸腔镜下肺活检方能最后确诊。EBER阳性的大B细胞及血管侵蚀是诊断淋巴瘤样肉芽肿的关键。最常见的肺淋巴瘤样肉芽肿（PLG）组织学表现为多发结节性病变、多形淋巴细胞浸润性血管炎及中心性坏死的肉芽肿三联征[32]。

【鉴别诊断】临床上,需要与包括以下在内的多种疾病鉴别。

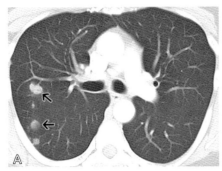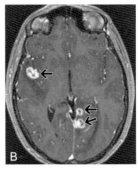

图5-4-2　淋巴瘤样肉芽肿病。女性,44岁。轴位CT(A)显示肺多发结节,部分呈磨玻璃样密度结节(箭头);脑MR轴位增强后T1WI(B)显示多个周边强化病灶(箭头),代表中枢神经系统被淋巴瘤样肉芽肿病累及(摘自:Sirajuddin A, Raparia K, Lewis V A, et al. Primary pulmonary lymphoid lesions: radiologic and pathologic findings[J]. Radiographics, 2016, 36(1): 53-70.)

1. 肉芽肿性多血管炎　常累及鼻腔、肺、肾等多脏器,很少侵及中枢神经系统。组织学表现为小血管炎、纤维素样坏死性及多核巨细胞性肉芽肿。鉴别要点是坏死区内含多量中性粒细胞,缺乏CD79 a和CD20的不典型B细胞[33]。

2. EB病毒阳性弥漫大B细胞淋巴瘤　EB病毒阳性的不典型大B细胞淋巴瘤,不伴有多形性背景,好发于无免疫功能缺陷的老年患者,临床常表现为浅表淋巴结肿大,肺门、纵隔淋巴结及肝脾肿大,PLG很少累及淋巴结及脾脏。由于肺淋巴瘤组织学分类复杂,且淋巴瘤样肉芽肿Ⅲ级归为B细胞淋巴瘤,最终组织学诊断需借助免疫组织化学及基因重排等手段明确[34]。

3. 淋巴细胞性间质性肺炎　是对各种外部刺激或系统性疾病的良性肺部炎性反应。组织学表现为弥漫的多克隆的淋巴细胞浸润呼吸道周围并扩展到肺间质,有时可见到非干酪样肉芽肿及淋巴滤泡。不见淋巴瘤样肉芽肿中坏死及血管炎结构,应用免疫组织化学等方法可将其区分开。

4. 多中心性肺癌和肺转移癌　多见于中老年患者,胸部CT显示肿瘤边界不清,可见分叶、毛刺及胸膜凹陷征等,常伴有淋巴结转移。通过纤维支气管镜、经皮穿刺肺活检等,易于发现癌组织[35]。

5. 肺结核　淋巴瘤样肉芽肿出现空洞时,两者需要鉴别,典型的结核病变好发于上叶尖后段和下叶背段,常有结节、渗出、空洞和斑片等多种性质的病变并存,病理上表现为上皮样细胞肉芽肿、干酪样坏死及朗格汉斯巨细胞,抗酸染色阳性[34-41]。

· 参考文献 ·

[1] 刘香丽,张明智. 淋巴瘤样肉芽肿研究进展[J]. 白血病·淋巴瘤,2018,27(11): 694-697.

[2] 周璇,陈少贤,陈彦凡. 淋巴瘤样肉芽肿病的诊治新进展[J]. 实用医学杂志,2010,26(11): 1888-1889.

[3] Hu Y H, Shao E D, Wu J L, et al. Isolated neurological involvement of lymphomatoid granulomatosis[J]. Chin Med J (Engl), 2010, 123(21): 3163-3166.

[4] 赵贺玲,曹秉振. 淋巴瘤样肉芽肿神经系统损害[J]. 中国神经免疫学和神经病学杂志,2009,16(5): 377-380.

[5] Swerdlow S H, Harris N L, Pileri S A. 造血与淋巴组织肿瘤WHO分类[M]. 周小鸽,陈辉树译. 北京: 人民卫生出版社,2010: 463-446.

[6] Roschewski M, Wilson W H. Lymphomatoid granulomatosis[J]. Cancer J, 2012, 18(5): 469-474.

[7] Liebow A A, Carrington C R, Friedman P J. Lymphomatoid granulomatosis[J]. Hum Pathol, 1972, 3: 457-458.

[8] Katzenstein A L, Carrington C B, Liebow A A. Lymphomatoid granulomatosis: a clinicopathologic study of 152 cases[J]. Cancer, 1979, 43: 360-373.

[9] Glickstein M, Kornstein M J, Pietra G G, et al. Nonlymphomatous lymphoid disorders of the lung[J]. AJR, 1986, 147: 227-237.

［10］ Bragg D G, Chor P J, Murray K A, et al. Lymphoproliferative disorders of the lung: histopathology, clinical manifestations, and imaging features[J]. AJR, 1994, 163: 273–281.

［11］ Ryu J, Habermann T. Pulmonary lymphoma: primary and systemic disease[J]. Seminars in Respiratory and Care Medicine, 1997, 4: 341.

［12］ Makol A, Kosuri K, Tamkus D, et al. Lymphomatoid granulomatosis masquerading as interstitial pneumonia in a 66-year-old man: a case report and review of literature[J]. J Hematol Oncol, 2009, 4(2): 39.

［13］ Skala S L, Hristov A C, Gudjonsson J E, et al. Unsuspected lymphomatoid granulomatosis in a patient with antisynthetase syndrome[J]. Cutis, 2017, 100(4): E22–E26.

［14］ Bartosik W, Raza A, Kalimuthu S, et al. Pulmonary lymphomatoid granulomatosis mimicking lung cancer[J]. Interact Cardiovasc Thorac Surg, 2012, 14(5): 662–664.

［15］ Joseph R, Chacko B, Manipadam M T, et al. Pulmonary lymphomatoid granulomatosis in a renal allograft recipient[J]. Transpl Infect Dis, 2008, 10(1), 52–55.

［16］ Arai H, Oshiro H, Yamanaka S, et al. Grade Ⅰ lymphomatoid granulomatosis with increased uptake of fluorodeoxyglucose in positron emission tomography: a case report[J]. J Clin Exp Hematop, 2009, 49(1): 39–44.

［17］ Shanti R M, Torres-Cabala C A, Jaffe E S, et al. Lymphomatoid granulomatosis with involvement of the hard palate: a case report[J]. J Oral Maxillofac Surg, 2008, 66(10): 2161–2163.

［18］ Menon M P, Pittaluga S, Jaffe E S. The histological and biological spectrum of diffuse large B-cell lymphoma in the World Health Organization classification[J]. Cancer J, 2012, 18(5): 411–420.

［19］ 宋捷,林洁,周磊,等.原发性中枢神经系统淋巴瘤样肉芽肿一例[J].中华神经科杂志,2016,49(3): 249–251.

［20］ 杨春蓉,郑晓丹,胡余昌,等.肺淋巴瘤样肉芽肿5例临床病理分析[J].临床与实验病理学杂志,2016,32(8): 924–926,930.

［21］ Oosting-Lenstra S F, van Marwijk K M. Failure of CHOP with rituximab for lymphomatoid granulomatosis[J]. Neth J Med, 2007, 65(11): 442–447.

［22］ Kendi A T, McKinney A M, Clark H B, et al. A pediatric case of low-grade lymphomatoid granulomatosis presenting with a cerebellar mass[J]. AJNR Am J Neuroradiol, 2007, 28(9): 1803–1805.

［23］ Corrado L, Pasquale D B, Franceseo D, et al. Primary cerebral lymphomatoid granulomatosis: report of four cases and literature review[J]. J Neurooncol, 2009, 94(2): 235–242.

［24］ Jaffe E S, Wilson W H. Lymphomatoid granulomatosis: pathogenesis, pathology and clinical implications[J]. Cancer Surv, 1997, 30: 233 – 248.

［25］ Berg S E, Downs L H, Torigian D A, et al. Successful treatment of relapsed lymphomatoid granulomatosis with bexarotene[J]. Cancer Biol Ther, 2008, 7(10): 1544–1546.

［26］ Vahid B, Salerno D A, Marik P E. Lymphomatoid granulomatosis: a rare cause of multiple pulmonary nodules[J]. Respir Care, 2008, 53(9): 1227–1229.

［27］ Magro C M, Dyrsen M. Angiocentric lesions of the head and neck[J]. Head Neck Pathol, 2008, 2(2): 116–130.

［28］ Ishiura H, Morikawa M, Hamada M, et al. Lymphomatoid granulomatosis involving central nervous system successfully treated with rituximab alone[J]. Arch Neurol, 2008, 65(5): 662–665.

［29］ Benamore R E, Weisbrod G L, Hwang D M, et al. Reversed halo sign in lymphomatoid granulomatosis[J]. Br J Radiol, 2007, 80(956): e162–e166.

［30］ Roschewski M, Wilson W H. Lymphomatoid granulomatosis[J]. Cancer J, 2012, 18(5): 469–474.

［31］ Sirajuddin A, Raparia K, Lewis V A, et al. Primary pulmonary lymphoid lesions: radiologic and pathologic findings[J]. Radiographics, 2016, 36(1): 53–70.

［32］ Katzenstein A L, Doxtader E, Narendra S. Lymphomatoid granulomatosis: insights gained over 4 decades[J]. Am J Surg Pathol, 2010, 34(12): e35–e48.

［33］ Srivali N, Thongprayoon C, Cheungpasitporn W, et al. Lymphomatoid granulomatosis mimicking vasculitis[J]. Ann Hematol, 2016, 95(2): 345–346.

［34］ 王承志,章明放.肺淋巴瘤样肉芽肿病研究进展[J].医学综述,2011,17(23): 3569–3571,3578.

［35］ 钱民,王伟中,黄文杰.肺淋巴瘤样肉芽肿二例[J].临床放射学杂志,1999,18(1): 62–63.

［36］ 何春年,张静,段国辰.淋巴瘤样肉芽肿的临床病理特点[J].中华病理学杂志,2007,36(5): 336–338.

［37］ 孙红,白友贤,蔡祖龙,等.肺淋巴瘤样肉芽肿的X线与CT诊断(附三例报告)[J].中华放射学杂志,1998,3: 212.

［38］ 侯显明.淋巴瘤样肉芽肿[J].中国实用内科杂志,1994,10: 582.

［39］ 瞿中威.肺淋巴瘤样肉芽肿病一例误诊[J].临床误诊误治,2004,17(3): 179.

［40］ 陈晓红,张书盛.肺淋巴瘤样肉芽肿1例[J].中国临床医学影像杂志,2003,14(1): 71.

［41］ 于君,郭湘云.肺淋巴瘤样肉芽肿病1例[J].中国实用内科杂志,2003,23(2): 83.

第六章

肺异位组织肿瘤

2015年版WHO肺肿瘤分类,将肺生殖细胞瘤、肺内畸胎瘤、黑色素瘤、脑膜瘤归为"异位组织肿瘤"。2021年版的WHO肺肿瘤分类,则在"肺异位组织肿瘤"目录中,删除了生殖细胞肿瘤和肺内胸腺瘤(详见第一章),本文为了方便读者参阅和实际临床影像鉴别诊断的需要,还是予以介绍。

第一节 肺异位甲状腺

甲状腺来源于咽部内胚层。异位甲状腺(ectopic thyroid gland, ETG)系甲状腺先天性发育异常,是一种临床上少见的疾病。异位甲状腺可发生于身体任何部位,但以颈中线或近中线舌盲孔至胸骨切迹的范围为主(包括淋巴结),相对好发部位,包括舌底部、颈中线的皮下、胸骨后、纵隔、心包、心腔、气管或食管[1]。以舌根部甲状腺最为常见,占80%～90%[2-4],可形成囊肿或腺瘤,临床上可表现为颈部肿物,有颈部异物感和气管的压迫症状,易被误诊为舌根部的纤维瘤、甲状舌管囊肿、淋巴瘤等。颈正中异位甲状腺多在舌骨与甲状腺峡部之间的中线上,纵隔甲状腺多在前纵隔,心包内甲状腺多与主动脉根部相连。也可见于颌下腺、腮腺等部位,偶可见于头颅顶枕部、颅内、脊髓、胸壁、宫颈及卵巢内[1,5-7]。ETG多为单发,极少数可多发。

异位甲状腺可分两类,一类称迷走甲状腺,即其他部位出现甲状腺组织,而固有部位甲状腺缺如,此种类型约占异位甲状腺的70%,其异位可出现1～2处;另一类称副甲状腺或额外甲状腺,指固有部位存在甲状腺,而其他部位同时出现甲状腺组织。两类发生比例大约7:3[1]。

异位甲状腺患者,异位甲状腺及正常位置甲状腺均合成甲状腺激素。少数异位甲状腺患者,颈部正常位置甲状腺可部分发育或发育不良,或仅有一叶,另一叶缺如;有异位甲状腺组织的患者,70%～80%正常位置的甲状腺缺如,因此,异位甲状腺是患者唯一的甲状腺组织和甲状腺激素唯一的来源。所以在做异位甲状腺切除之前,若想到该病,应先检查正常位置有无甲状腺,同时,避免术中过度挤压异位甲状腺组织,以免促使大量甲状腺激素进入血液中,而引发甲状腺危象;临床上,若手术误切,术后又因断绝或减少了部分甲状腺激素的来源,可引发严重的甲状腺功能低下,造成患者终身服用甲状腺素的后果,应引起高度重视。

异位甲状腺组织也可发生甲状腺肿或肿瘤,异位甲状腺的恶变率为5%～6%[8]。异位甲状腺癌是甲状腺癌的一种特殊类型,占甲状腺癌发病率的0.3%～0.5%[1,9,10]。

发生于肺而表现为孤立性肺结节者,非常罕见。作者检索1994年至今的中国知网文献数据库及1989年至今的维普期刊数据库,剔除重复者,报道的肺异位甲状腺仅7例[11-18](表6-1-1),其中4例良性,3例恶性。查阅1950年至今的Medline外文数据库,有关肺异位甲状腺的报道仅2例,均为良性,其中1例为尸检时偶然发现[17]。肺异位甲状腺癌尚无外文文献报道。

表6-1-1　肺异位甲状腺文献资料不全统计

文献作者	患者性别	患者年龄（岁）	主要症状	影像学表现	发表杂志
杨桂兰,等	女性	38	无症状	左肺上叶尖后段肿块,最大径3 cm	左肺异位甲状腺腺瘤1例[J].中华胸心血管外科杂志,1995,11（2）:72.
高建华,等	男性	29	干咳1个月	右主支气管后方结节,软组织肿块,外缘光整,大小约2.5 cm×2.5 cm	右肺门异位甲状腺肿一例[J].临床放射学杂志,2003,22（9）:763.
张伟光,等	女性	67	剑突下右侧疼痛	左肺下叶背段,圆形结节,大小约3.0 cm×2.0 cm,有分叶	肺内异位甲状腺1例报告[J].吉林医学,2004,25（6）:45.
崔晋峰,等	女性	52	外伤就诊,偶然发现	左肺下叶内前基底段肿块,长径约4 cm,圆形软组织密度影,边缘光整,密度均匀,CT值40 Hu	左下肺异位甲状腺腺瘤部分癌变一例[J].放射学实践,2007,22（12）:39.
颜维军,等	女性	50	咳嗽、气短、胸闷	左肺下叶内基底部肿块,椭圆形,软组织密度,长径约6 cm,边缘不光滑,密度不均匀,CT值40 Hu	甲状腺左肺异位并癌变1例[J].甘肃医药,2009,28（5）:399-400.
徐峰,等	男性	70	无症状	右上肺后段肿块,大小约3.0 cm×2.0 cm×2.0 cm	右上肺异位甲状腺癌1例并文献复习[J].实用肿瘤杂志,2012,27（2）:162-165.
于群,等	女性	32	无症状,体检发现	右肺下叶内基底段结节,大小约2.0 cm×1.7 cm	右下肺异位甲状腺囊性变1例报道及文献复习[J].浙江医学,2021,43（1）:96-97,121.

　　【组织起源】异位甲状腺是一种少见的胚胎发育异常的疾病,通常认为是胚胎时期甲状腺囊向尾侧的生长过程中,偶有部分原基发展成为另一部分独立甲状腺组织引起,又称迷走甲状腺,位置不定,可并发腺瘤、囊肿或癌变。但是,很难解释肺、胆囊、卵巢等异位甲状腺的发生,虽然国外有文献报道可能为局部组织的异常分化形成[8],但至今还没有统一的定论。

　　甲状腺组织胚胎发生过程有一定的个体差异,同一腺体在不同的部位发育亦存在不同步性。在胚胎发育过程中,若甲状腺正中始基和两个外侧始基发生下降障碍或出现弥散现象,使得甲状腺不能最终下降到气管前方的正常解剖位置,从而形成ETG。从遗传学角度来讲,有研究表明,对甲状腺的成熟和分化重要的基因转录因子 *TITF-1*、*TITF-2*、*NKX2-1*、*PAX8*、*HHEX* 和 *FOXA1* 等的突变可能会导致甲状腺的异常迁移[18]。

　　【病理特征】大体呈暗红色,表面不平,可有包膜或无包膜,质软,切面灰褐色,大部分质实,部分结构区出血。

　　镜检瘤组织被纤维组织被膜包裹,大部分为甲状腺滤泡型腺瘤结构,滤泡大小较均匀,充满胶质。如果甲状腺组织癌变,癌细胞排列成乳头状,或滤泡、实性巢索或小梁状,滤泡内含少量胶质。癌细胞稍大,染色深,乳头状结构之间有极少许纤维组织包绕,癌组织与腺瘤部分有移行关系。

免疫组织化学标记TTF-1、甲状腺球蛋白、低分子量CK和Bcl-2等可阳性表达[19]。

【临床表现】异位甲状腺多见于29～70岁,以女性多见[20],国内7例中,女性5例,2例男性。

异位甲状腺或异位甲状腺癌属临床少见病,临床症状多无特征性。有些部位,如颈部者,临床表现与ETG的大小及有无发生病变密切相关。早期患者通常无症状或仅有咽部异物感,在青春期、妊娠期及月经期或有压力、应激的情况下,由于机体对甲状腺激素的需求量增加,可使TSH分泌增多并导致ETG滤泡的增生,肿块迅速增大而临床症状加重,常表现为咽痛、吞咽困难、发音障碍、呼吸困难、出血等[2,3],患者就诊多在此时。肺部者,多无症状或偶然发现。

对可疑病例,或颈部正常甲状腺缺如,肺部单发结节时,要想到异位甲状腺可能,则应行[131]I扫描或[99]Tc扫描,以明确肺结节性质,并可鉴别是迷走甲状腺和副甲状腺,有学者[21]认为此两项检查是本病优先应用的检查手段。

为确诊,也是为了避免误切[22],应行细针穿刺细胞学检查,以进一步帮助诊断,但不主张粗针穿刺活检,以免引起大出血[23]。

【影像学表现】由于含碘量高,异位甲状腺CT平扫表现为特征性的较高密度软组织肿块,CT值达100 Hu左右,最高平均CT值可达213 Hu[19],是重要指征。但是,回顾文献资料,肺部结节密度也可不高,故常误诊为其他肿瘤,最终确诊还需病理学检查。

CT扫描,肺部异位者常表现为单发结节,呈圆形或椭圆形,最大径为1.2～6.0 cm,边缘光整,内部密度大致均匀,平扫CT值40～57 Hu。与舌根部等的异位甲状腺平扫CT常常呈高密度不同,肺部者,则呈软组织密度。颈部ETG血供较丰富,增强扫描肿块可明显强化,有时单凭CT表现难以与血管瘤鉴别[24]。然而,肺部ETG肿块增强扫描可无强化或轻至中等强化(图6-1-1)。

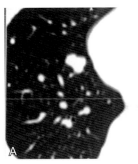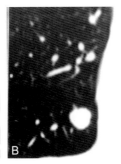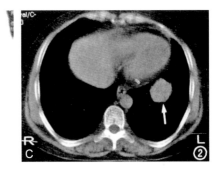

图6-1-1　A、B:女性,32岁。体检发现右下肺结节2年余。双侧甲状腺无肿大。CT检查轴位(A)和冠状位(B)右肺下叶内基底段心缘旁见一结节(A),大小约19 mm×17 mm,分叶状,边界较光整,内部密度均匀,CT值为213 Hu。[18]F-FDG PET/CT检查,氟代脱氧葡萄糖未见明显升高。胸腔镜手术,结节呈黄色囊泡状,表面光滑,包膜完整,质软。病理检查:病变组织内可见分化良好的甲状腺滤泡,呈结节性甲状腺肿样改变,为甲状腺滤泡及胶质,滤泡细胞核小,单个并排排列,无明显异型性,滤泡大小不一,胶质丰富,并可见囊性变。免疫组织化学甲状腺滤泡上皮CK7(+)、TTF-1(+)、Tg(+)、CK19(+)。结合HE染色及免疫组织化学病理检查所见,诊断为异位甲状腺囊性变(感谢武警浙江总队医院胸外科张志豪医生提供病例)。C:女性,52岁。因外伤就诊,胸部CT(C)左肺下叶前内基底段可见一类圆形肿块,直径约4 cm,边缘光整,密度均匀,CT值40 Hu。手术所见:肿物位于左肺下叶前内基底段,呈暗红色,表面光滑,质中等。病理检查:肿物为直径4 cm圆形软组织块,暗红色,有完整包膜;镜下观察:瘤组织被纤维组织被膜包裹,大部分为甲状腺滤泡型腺瘤结构,滤泡大小较均匀,充满胶质,边缘部甲状腺组织癌变,癌细胞排列成乳头状,乳头间有极少许纤维组织包绕。病理诊断:异位甲状腺滤泡型腺瘤,部分癌变(感谢中国人民解放军白求恩国际和平医院第256临床部崔晋峰医生提供病例)

甲状腺MRI表现具有一定的特征性,MRI平扫示等T1长T2信号灶,T1WI稍高于肌肉信号,T2WI常为高信号,信号均匀,边界清晰。单纯甲状腺肿T2WI呈水样高信号[1]。

由于血供丰富程度的不同,MRI增强扫描肿块可明显强化、轻度强化或无明显强化,根据其信号特点,结合正常甲状腺部位未见甲状腺组织,可与舌根部肌源性肿瘤及血管瘤相鉴别,然而,肺ETG的MRI征象尚未见报道。

超声检查可证实颈部甲状腺的有无及其大小、位置等,同时可引导细针穿刺行细胞学检查。

在异位甲状腺诊断方式中,超声、CT、MRI是影像学诊断,不能最终定性[24];肺部穿刺活检虽可明确诊断,但具创伤性;纤维支气管镜对靠近肺门和支气管旁者,有一定价值,文献资料仅1例纤维支气管镜活检病理确诊外,其余均是手术切除病理确诊。

甲状腺核素显像是功能显像,既可诊断肺部结节或肿块是否为甲状腺组织,又可同时判断颈部正常位置上有无甲状腺存在,还能反映甲状腺摄取Na^{131}I或^{99m}Tc O$_4$的能力,其特异性与准确性远优于其他影像学检查,而且方法简便、无创伤性,所以核素显像是定位、定性诊断异位甲状腺的首选方法,它可显示异位甲状腺形态、大小、位置、功能,判断正常位置有无甲状腺[24]。但少数功能低下或无功能的ETG通常核素不显影,需参考其他影像学检查结果综合判断[24]。

由于CT对比剂影响甲状腺对核素的吸收,因此,核素扫描应在CT增强检查前或CT增强扫描至少1个月后进行[24-26]。

另外,有些异位的甲状腺,如新生儿异位甲状腺,可伴有甲状腺功能低下,所以,结合影像和血清T3、T4化验,不仅对诊断,而且对治疗也有帮助。

于群等[19]报道1例右肺下叶异位甲状腺结节,PET/CT检查未见FDG代谢增高。毕晓等[27]报道1例右心室异位甲状腺,MRI显示高灌注,提示系富血供病变,并有延迟强化,诊断肿瘤性病变,而非血栓。一体化PET/MRI扫描显示病变轻微摄取FDG,代谢最大标准摄取值为1.5,与血池及心肌壁相仿(心肌SUV$_{max}$为1.6),进一步验证其为良性病变。肺内者,目前未见其他异常文献报道。确切的代谢情况,有待更多病例积累。

【鉴别诊断】 放射性核素显像对异位甲状腺诊断不失为一种准确、可靠、方法简便的检查手段。只要加强对该病的认识,典型的异位甲状腺根据临床症状,结合多种影像学检查方法,尤其是核素扫描,能准确诊断[28]。同时,还应注意颈部有无正常甲状腺及甲状腺功能状况,这对治疗及预后均有重要意义。肺ETG误诊率高,需与以下疾病鉴别。

1. 甲状腺癌肺转移 当患者颈部甲状腺存在,且有多发肿块时,在没有病理明确之前,肺部结节应首先考虑为甲状腺癌肺转移。对于鉴别肺异位甲状腺癌与甲状腺癌转移,首先需排除颈部甲状腺有无癌变,连续病理切片,能有效帮助排除[17]。当组织学检查及免疫组织化学对区分异位甲状腺与甲状腺癌转移依据不够充分时,分子克隆分析使用X染色体连锁基因来区分,很有必要[29]。

2. 硬化性肺细胞瘤 边缘光整,内部常有钙化,增强后可有明显强化,动态随访多无明显变化。

3. 肺错构瘤 边界光整,内部有钙化,典型者为"爆米花"样,增强后多无强化。内部有脂肪成分者,可确诊。无钙化和无脂肪者,与ETG影像不能鉴别。

4. 平滑肌瘤 内部不含钙化和脂肪,增强后多为轻至中等强化,鉴别困难,甲状腺放射性核素检查可资鉴别。

◆ 参考文献 ◆

［1］徐祺,黄天桥,黄沂传,等.异位甲状腺的诊断及治疗研究进展[J].山东医药,2020,60(19):104-107.

［2］Toso A, Colombani F, Averono G, et al. Lingual thyroid causing dysphagia and dyspnoea. Case reports and review of the literature[J]. Acta Otorhinolaryngol Ital, 2009, 29(4): 213-217.

［3］Baldwin R L, Copeland S K. Lingual thyroid and associated epiglottitis[J]. S Med J, 1988, 81: 1538.

［4］Kalan A, Tariq M. Lingual thyroid gland: clinical evaluation and comprehensive management[J]. ENT J, 1999, 78: 340.

［5］杨本涛,刘淑玲,王振常,等.舌根异位甲状腺的CT和MRI表现[J].中国医学影像技术,2009,11(6):1996-1999.

［6］徐海波,冯敢生,邱光准,等.颅内异位甲状腺伴部分癌变1例报告[J].实用放射学杂志,1994,20(9):566-567.

［7］刘斌,匡安仁,潘明志,等.异位甲状腺伴癌变1例[J].中国临床医学影像杂志,2009,20(4):303-304.

［8］Rilif T G. Follicular carcinoma in ectopic thyroid gland[J]. G Chir, 2000, 18(3): 97.

［9］Pérez J S, Muoz M, Naval L, et al. Papillary carcinoma arising in lingual thyroid[J]. J Craniomaxillofac Surg, 2003, 31(3): 179-182.

［10］陈灿中.左侧顶枕部异位甲状腺癌变一例[J].中华神经外科杂志,2004,20(5):431.

［11］杨桂兰,赵国义,李亚君,等.左肺异位甲状腺腺瘤1例[J].中华胸心血管外科杂志,1995,11(2):72.

［12］张伟光,张军.肺内异位甲状腺1例报告[J].吉林医学,2004,25(6):45.

［13］高建华,惠萍,张瑞平,等.右肺门异位甲状腺肿一例[J].临床放射学杂志,2003,22(9):763.

［14］易小兵,孙苏印,蒋乃,等.左下肺异位甲状腺腺瘤合并癌变1例[J].中国误诊学杂志,2006,6(15):3064.

［15］崔晋峰,张银山,李文英,等.左下肺异位甲状腺腺瘤部分癌变一例[J].放射学实践,2007,22(12):39.

［16］颜维军,陈永林.甲状腺左肺异位并癌变1例[J].甘肃医药,2009,28(5):399-400.

［17］徐峰,邓甫川,孙爱静,等.右上肺异位甲状腺癌1例并文献复习[J].实用肿瘤杂志,2012,27(2):162-165.

［18］De Felice M, Di Lauro R. Thyroid development and its disorders: genetics and molecular mechanisms[J]. Endocrine Reviews, 2004, 25(5): 722-746.

［19］于群,张东良,张志豪.右下肺异位甲状腺囊性变1例报道及文献复习[J].浙江医学,2021,43(1):96-97,121.

［20］胡柏来,相学平,洪波,等.肾上腺异位甲状腺一例[J].中华病理学杂志,2016,45(6):421-422.

［21］祁乐凌,蔡宗萍,王瑛,等.甲状腺冷、凉结节⁹⁹Tc MIBI显像对98例甲状腺癌的诊断分析[J].重庆医学,2005,34(9):1401.

［22］苏绍东,胡新文.误切异位甲状腺致甲状腺功能减退症[J].临床误诊误治,2006,19(3):90.

［23］丁月峰,沈国芳,高子彬.异位甲状腺10例诊治分析[J].东南大学学报(医学版),2005,(3):198.

［24］徐枫,江旭峰,陶晓峰,等.异位甲状腺在CT、MRI、核素平面及SPECT/CT显像的影像特点[J].中国医学影像学杂志,2015,23(7):494-497.

［25］Rahbar R, Yoon M J, Connolly L P, et al. Lingual thyroid in children: a rare clinical entity[J]. Laryngoscope, 2008, 118(7): 1174-1179.

［26］Kennedy T L, Riefkohl W L. Lingual thyroid carcinoma with nodal metastasis[J]. Laryngoscope, 2007, 117(11): 1969-1973.

［27］毕晓,关志伟.右心室异位甲状腺¹⁸F-FDG PET/MR显像一例[J].中华核医学与分子影像杂志,2020,40(10):611-613.

［28］冯凌,杨一帆,杨帆,等.异位甲状腺的诊断及治疗分析[J].国际外科学杂志,2018,45(12):806-810,865.

［29］罗庆华,裴德翠,张云枢,等.异位甲状腺影像表现及诊断价值[J].重庆医学,2007,36(11):1089-1090.

第二节 肺内胸腺瘤

　　胸腺瘤通常位于前纵隔,异位胸腺瘤(ectopic thymoma)是指位于前纵隔以外部位的胸腺瘤,罕见,不超过所有胸腺瘤的4%[1]。异位胸腺瘤多位于颈部、甲状腺、肺实质、中或后纵隔、心包、胸膜等位置[2,3]。肺内胸腺瘤(intrapulmonary thymoma)极罕见[2]。目前文献报道约50例,男女均可发生,发病年龄为25~77岁,以40~50岁的中年女性较为多见。肺内胸腺瘤生物学行为与原发于纵隔的胸腺瘤类似,生长缓慢。

　　2015年版WHO肺、胸膜、胸腺和心脏肿瘤分类中,将其归为肺异位性肿瘤[3],而2021年版WHO肺肿瘤分类中,则在"肺异位组织肿瘤"目录下,删除了肺内胸腺瘤[4,5]。

　　【组织起源】胸腺组织起源于第三或第四对咽囊,增生形成两条细胞索,在胚胎发育过程中,下降至前纵隔,当细胞索退化不全,残留在颈部、甲状腺等其他部位,则形成异位胸腺组织。

　　【病理特征】组织学表现如同起源于纵隔的胸腺瘤,根据肿瘤性上皮细胞的形态、异型性,以及上皮细胞/淋巴细胞的比例可分为A、AB、B1、B2、B3等几个类型[2,6]。

　　大体形态较为特殊,表面可呈结节状突起,有厚的包膜,呈蛋壳样。切面分叶状,瘤体实性,灰白色,鱼肉状,灰白间灶性红褐色,可伴囊性变。

镜下，肿瘤由不同比例的瘤样上皮细胞及淋巴细胞混合组成，肿瘤内淋巴细胞丰富，大多数表现为不成熟外观，可见核仁及核分裂象，无扭曲核。上皮性肿瘤细胞散在于淋巴细胞之间，呈圆形或多角形，细胞较肥大，核泡状，有明显核仁。未见明显的髓质分化区。

如果属梭形细胞变异型，镜检可示大量梭形肿瘤细胞，瘤细胞较丰满，生长活跃，染色质增多，胞核呈多形性，有丝分裂象和坏死；可见肿瘤细胞围绕血管间隙呈栅栏状排列。网状纤维染色未见纤维明显增加，很少见淋巴细胞浸润[7,8]。

免疫组织化学，肿瘤内上皮细胞表达细胞角蛋白，上皮细胞CK阳性或局灶阳性，上皮细胞膜抗原（EMA）阳性或阴性；p63可呈阳性表达，CD20部分阳性；除了CK20阴性外，其他相对分子质量的CK，均显示不同程度的表达；淋巴细胞表达T细胞标记和TdT，常常有很高增殖活性，但细胞核不扭曲，也无TCR受体基因重排。CD3和CD5常阳性表达，波形蛋白（vimentin）可阳性。酶标示间皮细胞（mesothelial cell）、结蛋白（desmin）、肌动蛋白（actin）、平滑肌肌动蛋白（SMA）、S-100蛋白、CD34、Ⅷ因子相关抗原（factor Ⅷ-related antigen）和α₁-抗胰蛋白酶（AAT）阴性。p53、Ki-67阳性率低或不表达，后者未成熟淋巴细胞阳性率为2%～50%，取决于其病理亚型[7-9]。

【临床表现】多无特异性临床症状，偶可有间歇性刺痛，伴咳嗽、气急等。部分因咳嗽、咳痰，无意中检查发现。肿块较大时，可有气道压迫症状。个别病例可伴发副肿瘤综合征，而影响预后[2]。也有异位胸腺瘤合并单纯红细胞再生障碍性贫血的报道[10]。

Myers等[2]从数据库中检索出已报道的25例原发性肺内胸腺瘤，分析发现肿瘤的组织学亚型、临床分期、肿瘤大小均不影响患者预后。然而，副肿瘤综合征的伴发，却可降低患者的生存率。治疗上，局限于肺内的胸腺瘤仅行手术切除即可，患者预后良好，不过对于侵犯壁胸膜、出现血性胸腔积液的患者，可辅以放疗。肺内胸腺瘤有局部复发的危险，因此，需长期随访。

【影像学表现】主要表现为孤立性结节或肿块，可在肺门、肺内或胸膜内侧形成肿块（图6-2-1），长径为0.5～13 cm，大多数为3.0～6.0 cm，也有呈巨大胸腔占位的报道[11-13]。影像学上极易误诊为肺癌或肉瘤，因部分有完整包膜，边界清楚，或较光整，可呈分叶状，密度均匀或不均质，内部可发生囊变和钙化[14-18]。

增强CT可见明显强化，均匀或不均匀[19]。肿物较大时，可出现钙化、囊变、坏死而呈现不均匀密度及强化。个别病例因肿瘤较大，可侵犯壁层胸膜，引起血性胸腔积液[13,20]。

对于肺内或者胸膜的异位胸腺瘤的PET/CT表现已有报道[9,12,13,21,22]，既往研究显示，异位胸腺瘤的¹⁸F-FDG PET/CT显像与胸腺瘤相似，FDG摄取增高[7]，但是摄取程度差异较大（SUV_max为3.6～11.3）[21]。摄取程度一般认为与胸腺瘤的分级、分化程度及Ki-67有关[22]。作为无创性方法，对部分怀疑低分化肺癌或肉瘤，以及欲明确分期和评估全身情况的，PET/CT

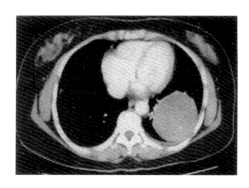

图6-2-1　女性，45岁。因"左胸间歇性刺痛伴咳嗽、气急2周"入院。胸部CT轴位示左肺下叶肿块，类圆形，大小约6.5 cm×6.5 cm×6.0 cm，边界清楚。手术切除标本免疫酶标示波形蛋白（vimentin）、上皮膜抗原（EMA）阳性，间皮细胞（mesothelial cell）、结蛋白（desmin）、肌动蛋白（actin）、平滑肌肌动蛋白（SMA）、S-100蛋白、CD34、Ⅷ因子相关抗原（factor Ⅷ-related antigen）和α₁-抗胰蛋白酶（AAT）阴性。病理诊断：肺内胸腺瘤（B3，梭形细胞变异型，侵及壁层胸膜）（感谢复旦大学附属中山医院放射科叶晓丹医生提供病例）

可选择性应用,有一定诊断和鉴别诊断价值[9]。

【鉴别诊断】本病发病率太低,影像学又缺少特异性,术前常误诊为周围型肺癌,鉴别主要靠病理。肺内胸腺瘤需与以下疾病鉴别。

1. 肉瘤样间皮瘤　倾向于弥漫性,累及胸膜;梭形肿瘤细胞可呈编织样排列;有裂隙样结构,有时可见双向分化,网状纤维染色可见瘤细胞之间纤维明显增加。胸腺瘤(B3,梭形细胞变异型)肿瘤主要生长在肺内,瘤细胞呈车轮样排列成大片块状,可见肿瘤细胞围绕血管间隙呈栅栏状排列,网状纤维染色显示为上皮性肿瘤,该肿瘤是胸腺瘤的特殊类型,很少见淋巴细胞浸润,波形蛋白(vimentin)、上皮膜抗原(EMA)可呈阳性[7]。

2. 肺梭形细胞癌或神经内分泌癌　以梭形细胞为主的A型胸腺瘤,可能会误诊为肺梭形细胞癌或梭形细胞为主的神经内分泌癌,前者无细胞核异型性,后两者相反,细胞异型性较大,可见到病理性核分裂和肿瘤性坏死。免疫组织化学CD56、Syn等标记阴性,可排除神经内分泌癌。超微结构鳞癌细胞胞质内可见角蛋白中间丝,神经内分泌癌胞质内有神经内分泌颗粒可以鉴别[8]。

3. 淋巴瘤　富淋巴细胞的胸腺瘤与T细胞型淋巴瘤不易鉴别,两者都有不成熟的淋巴细胞浸润和较高的增殖活性,仔细观察,胸腺瘤的淋巴细胞核较规则,有少量胞质,没有扭曲的核形,总能在淋巴细胞间找到肿瘤性上皮细胞。重要的是,胸腺瘤未成熟淋巴细胞不出现TCR受体基因重排。

4. 小细胞肺癌　由于两者细胞形态近似,都出现Ki-67高表达,因此,在肺穿刺肺活检标本中,两者的鉴别非常重要。小细胞癌核异型性明显,可见较多核分裂。免疫组织化学淋巴细胞标志物和神经内分泌标志物有助于两者鉴别。

· 参考文献 ·

[1] Weissferdt A, Moran C A. The spectrum of ectopic thymomas[J]. Virchows Arch, 2016, 469(3): 245–254.

[2] Myers P O, Kritikos N, Bongiovanni M, et al. Primary intrapulmonary thymoma: a systematic review[J]. Eur J Surg Oncol, 2007, 33(10): 1137–1141.

[3] Travis W D, Brambilla E, Burke A P, et al. WHO classification of tumours of the lung, pleura, thymus and heart[M]. 4th. Lyon: IARC Press, 2015: 153–181.

[4] WHO Classification of Tumours Editorial Board. WHO classification of tumours: thoracic tumours[M]. 5th ed. Lyon: IARC Press, 2021.

[5] 李媛,谢惠康,武春燕. WHO胸部肿瘤分类(第5版)中肺肿瘤部分解读[J]. 中国癌症杂志, 2021, 31(7): 574–580.

[6] 陈岗,朱雄增. 介绍WHO的胸腺上皮肿瘤分类[J]. 临床与实验病理学杂志, 2001, 17(1): 72–74.

[7] 蹇顺海,刘钧,文彬. 肺内胸腺瘤1例[J]. 临床与实验病理学杂志, 2009, 25(5): 484.

[8] 岳振营,蒋君男,王慧,等. 肺内A型胸腺瘤一例[J]. 中华病理学杂志, 2016, 45(12): 879–880.

[9] 康磊,朱祥,刘佳,等. 肺门异位胸腺瘤PET/CT显像1例[J]. 中国肿瘤临床, 2018, 45(21): 1127–1128.

[10] 刁明强,孙晓康,青惟兰,等. 异位胸腺瘤合并单纯红细胞再生障碍性贫血一例[J]. 华西医学, 2012, (5): 756–757.

[11] 柯祥杰,李胜. 肺内巨大异位胸腺瘤1例[J]. 西部医学, 2010, 22(3): 563.

[12] Aydin Y, Sipal S, Celik M, et al. A rare thymoma type presenting as a giant intrathoracic tumor: lipofibroadenoma[J]. Eurasian J Med, 2012, 44(3): 176–178.

[13] Filosso P L, Delsedime L, Cristofori R C, et al. Ectopic pleural thymoma mimicking a giant solitary fibrous tumour of the pleura[J]. Interact Cardiovasc Thorac Surg, 2012, 15(5): 930–932.

[14] 侯庆宝,李前生,金明华,等. 肺内胸腺瘤1例[J]. 中华胸心血管外科杂志, 1996, 12(1): 1.

[15] 马红霞,王育东,李洪伦,等. 肺内罕见良性肿瘤或肿瘤样病变的临床及影像学表现[J]. 现代医用影像学, 2004, 13(6): 270–273.

[16] 周子健,徐鑫,邵文龙,等. 肺内异位胸腺瘤1例[J]. 中华胸心血管外科杂志, 2009, 25(1): 49.

[17] 茅怡铭,魏长江. 肺内胸腺瘤1例[J]. 中华胸心血管外科杂志, 2015, 32(31): 636.

[18] 张小伟,陈艳,蒋红权. 左上肺肺内胸腺瘤1例[J]. 中华胸心血管外科杂志, 2018, 34(10): 627–628.

[19] 陈岗,黄平. 肺内胸腺瘤一例报告[J]. 诊断学理论与实践, 2003, 2(1): 65.

[20] 王士猛. 有胸腔肺内胸腺瘤误诊为肺结核1例[J]. 中华胸部外科电子杂志, 2016, 3(4): 250–251.

[21] 董科,崔operator霞,王利霞,等. 异位胸腺瘤5例影像学表现的临床分析[J]. 中国医药导报, 2017, 14(8): 127–131.

[22] Ishikawa Y, Kato K, Taniguchi T, et al. Imaging of a case of metaplastic thymoma on ^{18}F–FDG PET/CT[J]. Clin Nucl Med, 2013, 38(12): 463–464.

第三节　肺内畸胎瘤

畸胎瘤是一种生殖细胞肿瘤,主要由2种或3种胚层(内胚层、中胚层、外胚层)分化的组织构成[1]。最常见于卵巢、睾丸等部位,而性腺外畸胎瘤的部位常见于纵隔和中枢神经系统等[2,3]。肺内畸胎瘤(intrapulmonary teratoma, IPT)临床罕见,国内外文献记载多数为个案报道。2015年版WHO肺、胸膜、胸腺和心脏肿瘤分类,将其归为"肺异位性肿瘤"[4],而2021年版WHO分类中,则在"异位性肿瘤"中,删除了生殖细胞肿瘤[5,6]。但因为临床鉴别诊断的需要,也为方便读者认识,本书仍做介绍。

赵冰融等[7]检索2000年至2016年肺内畸胎瘤相关的国内外文献,以"肺内畸胎瘤"为关键词检索万方数据库、中国期刊网全文数据库,以"intrapulmonary teratoma"为关键词检索PubMed、Medline数据库,并剔除非相关文献、临床资料不全及可能重复者,共检索到肺内畸胎瘤患者54例[7-58]。男性36例,女性18例,男女比例2∶1。发病年龄2～59岁,平均年龄33岁。病灶位于左肺34例,右肺20例,左、右肺比例1.7∶1;其中左肺上叶占55.6%(30/54),发病率最高,右肺上叶占20.4%(11/54),右肺中叶占9.3%(5/54),左全肺占5.51%(3/54),右全肺占1.9%(1/54);累及右肺上叶和右肺中叶1例,右中叶和右肺下叶2例。

既往文献报道发现肺恶性畸胎瘤好发于男性患者,发病年龄从10个月至68岁不等,病灶部位位于左肺偏多[27,59,60]。赵冰融等[7]研究中,4例患者病理诊断为恶性畸胎瘤,其中病灶位于左肺3例,右肺1例。有记录的总生存时间从数天到2年不等,提示肺恶性畸胎瘤预后较差。也有作者报道1例恶性畸胎瘤者,手术切除后17年仍存活[20]。

【组织起源】畸胎瘤是一种生殖细胞肿瘤,由多能胚胎干细胞分化而来。Asano等[10]认为肺内畸胎瘤的发病机制与第三咽囊的衍生器官胸腺有关。

【病理特征】肺畸胎瘤大多数(90%～95%)为良性,称良性囊性畸胎瘤或成熟性畸胎瘤,实质性肿瘤小部分为恶性。赵冰融等[7]综合分析54例中,50例(92.6%)确诊为良性畸胎瘤,4例为恶性畸胎瘤。

肺成熟性畸胎瘤常表现为单个的大囊,囊内充满皮脂样物及数量不等的毛发,可与段支气管相通。切面常可见皮肤、脂肪、骨、软骨等结构,有的还可见牙齿。镜下见肿瘤由分化成熟的内、中、外三个胚层来源的组织或器官样结构组成,常见的为皮肤组织及其附属器,还可见脂肪组织、软骨及胸腺组织,其他如胰腺组织、骨、胃肠道黏膜、甲状腺及神经组织、涎腺等均少见。迄今报道肿瘤成分最多者为15种[20]。少数畸胎瘤为实性。

某些组织成分分化不成熟,如胚胎组织、神经组织等,为不成熟畸胎瘤,具有恶变潜能,镜检可看到自良性成分至增生、原位癌及恶性成分的过渡变化。畸胎瘤有可能恶变为畸胎肉瘤。如病理学检查发现肿瘤中可见原始神经管、低分化间叶组织及上皮组织,提示为恶性畸胎瘤,容易早期转移。

【临床表现】IPT临床表现多样,缺乏特异性,部分患者可无症状,继发肺部感染的患者,则有发热、咳脓痰、咯血、胸痛等症状,亦有患者表现为脓胸[21]。赵冰融等[7]统计资料中,咳嗽50例(92.6%),咯血39例(72.2%),咳痰31例(57.4%),胸痛16例(29.6%),发热14例(25.9%),呼吸困难7例(13.0%),盗汗1例(1.9%),体重减轻2例(3.7%)。其中咳毛发样物质12例(22.2%),咳皮脂样物质2例(3.7%)。咯血是较常见的症状,肿瘤容易侵袭血管或合并支气管扩张,则导致咯血,部分患者甚至出现大咯血,多少不一,最多可达1 000 mL。病灶与支气管相通的患者,可咳出油脂样物或毛发,是本病的特征性表现,应高度怀疑IPT,但较少见。要注意,不应误解毛发必然为黑色,有时毛发是白色的[9,21]。

【影像学表现】两肺各个肺叶均有分布,但以左肺上叶为多。X线胸片常表现为肺实质内靠近前纵隔的单发的密度不均的肿块影,边界清楚。肿块较大,长径多在5～10 cm。赵冰融等[7]统计的54例均表现为肿块或结节、空洞影,可呈囊性、实质性;11例可见到钙化灶。其中9例患者占位性病变中可见空腔、空泡样改变;4例合并支气管扩张,3例合并胸腔积液。

X线胸片有时可显示肿瘤内钙化。CT图像内可见钙化、牙齿、骨质、脂肪、液体、软组织等多种不同密度物质[10,20,28,29]。空洞内可见混杂密度结节,类似"新月征",与侵袭性肺曲霉病(曲霉球)影像学改变相似;多种不同密度成分,伴周围空腔或肿块周边透亮,为IPT特征性表现(图6-3-1)。

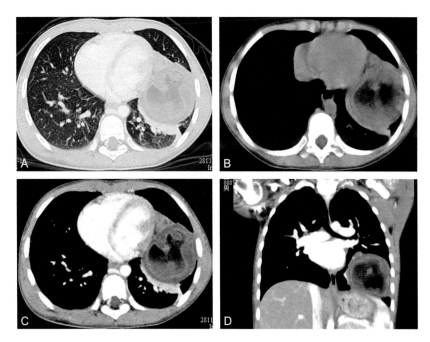

图6-3-1　男性,8岁。咳嗽伴痰中带血半年。胸部CT轴位(A)示左肺上叶下舌段心缘旁肿块,类圆形,边界清楚,纵隔窗(B)示内部密度不均匀,可见低密度脂肪成分,近端左上叶舌段支气管外压狭窄,周围肺组织膨胀不全,增强后肿块边缘有明显强化(C、D)。支气管镜检查曾发现左上叶舌段支气管口炎性反应出血改变。左上肺叶切除,病理诊断:左上肺成熟畸胎瘤

若合并感染,可见肿块影模糊不清,甚至呈大片阴影,类似肺脓肿、肺炎或肺不张。继发感染炎症吸收后,CT上可显示肿块的边缘,少数边缘清楚或光滑锐利,似肿瘤分叶,此时需要与周围型肺癌相鉴别。

值得注意的是,纵隔等部位的恶性畸胎瘤可转移至肺,此时肺部可表现为多发实性结节,也可表现为孤立性结节(图6-3-2),此时表现与周围型肺癌或其他SPN无异,需结合病史,并密切动态随访是关键。

【鉴别诊断】支气管镜检查有重要的诊断价值,少部分患者,镜下可见毛发样和豆腐渣样坏死物质,是IPT的特征性表现。

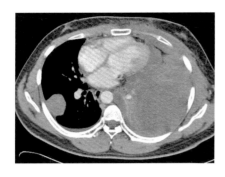

图6-3-2 男性,26岁。纵隔恶性畸胎瘤术后1年,左侧胸腔内肿瘤复发,CT检查发现右肺胸膜下单发结节,进行性增大,穿刺活检证实恶性畸胎瘤转移

IPT术前误诊率高,赵冰融等[7]统计的54例中,30例患者被误诊,占55.6%。分别误诊为肺结核12例(22.2%)、肺脓肿8例(14.8%)、支气管扩张3例(5.5%)、侵袭性肺曲霉病2例(3.7%)、肺癌2例(3.7%)、肺囊肿2例(3.7%)、心包囊肿1例(1.9%)。

1. 肺结核　好发于两肺上叶的尖后段或下叶背段,常有结节、空洞、斑片和钙化等多种性质的病灶并存,可伴有发热、食欲不振、咳嗽和咯血等症状,痰抗酸杆菌培养常阳性,可以确诊。

2. 肺脓肿　多有畏寒、高热、血象升高等急性中毒症状,典型者有臭脓痰。影像上先表现为大片实变,边缘模糊,中间密度高,后内部液化坏死,形成空洞,经及时治疗,短期内病变明显吸收。

3. 支气管扩张　合并感染时,可有咳嗽、咳痰、咯血等症状,反复发作。影像上,中下肺野较多,呈囊状、柱状或混合型,形态不规则,周围渗出较少,内部可有积液,但无脂肪和牙齿等。

4. 侵袭性肺曲霉病　如合并变应性支气管肺曲霉病,则可持续咳嗽、咳痰,并有咯血。多寄生在结核净化空洞、支气管扩张腔内,可见"新月征"或裂隙征,部分有"水上浮莲征",改变体位后CT扫描,内容物会移动。CT像上,腔内通常无钙化、牙齿或脂肪成分。

参考文献

[1] Otani M, Tsujimoto S, Miura M, et al. Intrarenal mature cystic teratoma associated with renal dysplasia: case report and literature review[J]. Pathol Int, 2001, 51(7): 560–564.

[2] Gatcombe H G, Assikis V, Kooby D, et al. Primary retroperitoneal teratomas: a review of the literature[J]. J Surg Oncol, 2004, 86(2): 107–113.

[3] Arlikar J D, Mane S B, Dhende N P, et al. Fetus in fetu: two case reports and review of literature[J]. Pediatr Surg Int, 2009, 25(3): 289–292.

[4] Travis W D, Brambilla E, Burke A P, et al. WHO classification of tumours of the lung, pleura, thymus and heart[M]. 4th. Lyon: IARC Press, 2015: 153–181.

[5] WHO Classification of Tumours Editorial Board. WHO classification of tumours: thoracic tumours[M]. 5th ed. Lyon: IARC Press, 2021.

[6] 李媛,谢惠康,武春燕。WHO胸部肿瘤分类(第5版)中肺肿瘤部分解读[J]. 中国癌症杂志,2021,31(7):574–580.

[7] 赵冰融,李园园,胡成平,等。肺内畸胎瘤临床特点及文献复习[J]. 中华肺部疾病杂志(电子版),2017,10(6):704–708.

[8] Breatnach É, Weeks J. Unusual intrapulmonary tumor. A rare of bronchiectasis[J]. Chest, 1990, 97(I): 197–198.

[9] Okamura M, Nishikawa M, Kenmotsu H, et al. A case of intrapulmonary teratoma presenting with expectoration of white hair and cheese-like material[J]. Nihon Kokyuki Gakkai Zasshi, 2003, 41(3): 191–195.

[10] Asano S, Hoshikawa Y, Yamane Y, et al. An intrapulmonary teratoma associated with bronchiectasia containing various kinds of primordium: a case report and review of the literature[J]. Virchows Arch, 2000, 436(4): 384–388.

[11] Fatimi S H, Sheikh S. Benign intrapulmonary teratoma[J]. Mayo Clin Proc, 2006, 81(10): 1284.

[12] Eren M N, Balci A E, Eren S. Benign intrapulmonary teratoma: report of a case[J]. J Thorac Cardiovasc Surg, 2003, 126(3): 855–857.

[13] Cai C, Zeng Y, Chen H, et al. Fibrobronchoscopic evidence of endobronchial hairs in intrapulmonary teratoma with hemoptysis but without trichoptysis[J]. Am J Med Sci, 2008, 336(5): 441–444.

[14] Dar R A, Mushtaque M, Wani S H, et al. Giant intrapulmonary teratoma: a rare case[J]. Case Rep Pulmonol, 2011, 2011: 298653.

[15] Zenker D, Aleksic I. Intrapulmonary cystic benign teratoma: a case report and review of the literature[J]. Ann Thorac Cardiovasc Surg, 2004, 10(5): 290–292.

[16] Macht M, Mitchell J D, Cool C, et al. A 31-year-old woman with hemoptysis and an intrathoracic mass[J]. Chest, 2010, 138(1): 213–219.

[17] Sawant A C, Kandra A, Narra S R. Intrapulmonary cystic teratoma mimicking malignant pulmonary neoplasm[J]. BMJ Case Rep, 2012, 8(141): bcr0220125770.

[18] Saini M L, Krishnamurthy S, Kumar R V. Intrapulmonary mature teratoma[J]. Diagn Pathol, 2006, 1: 38.

[19] Iwasaki T, Iuchi K, Matsumura A, et al. Intrapulmonary mature teratoma[J]. Jpn J Thorac Cardiovasc Surg, 2000, 48(7): 468–472.

[20] Barreto M M, Valiante P M, Zanetti G, et al. Intrapulmonary mature teratoma mimicking a fungus ball[J]. Lung, 2015, 193(3): 443–445.

[21] Faria R A, Bizon J A, Saad J R, et al. Intrapulmonary teratoma[J]. J Bras Pneumol, 2007, 33(5): 612–615.

[22] Rana S S, Swami N, Mehta S, et al. Intrapulmonary teratoma: an exceptional disease[J]. Ann Thorac Surg, 2007, 83(3): 1194–1196.

［23］ Dasbaksi K, Haldar S, Mukherjee K, et al. Intrapulmonary teratoma: Report of a case and review of literature[J]. Asian Cardiovasc Thorac Ann, 2016, 24(6): 574–577.

［24］ Fritzsche F R, Kristiansen G, Frauenfelder T, et al. Large mixed germ cell tumor in a young patient presenting as an intrapulmonary mass[J]. Pathol Res Pract, 2009, 205(8): 572–578.

［25］ Mondal S K, Dasgupta S. Mature cystic teratoma of the lung[J]. Singapore Med J, 2012, 53(11): e237–e239.

［26］ Giunchi F, Segura J J. Primary malignant teratoma of lung: report of a case and review of the literature[J]. Int J Surg Pathol, 2012, 20(5): 523–527.

［27］ Turna A, Ozgul A, Kahraman S, et al. Primary pulmonary teratoma: Report of a case and the proposition of "bronchotrichosis" as a new term[J]. Ann Thorac Cardiovasc Surg, 2009, 15(4): 247–249.

［28］ Alper F, Kaynar H, Kantarci M, et al. Trichoptysis caused by intrapulmonary teratoma: computed tomography and magnetic resonance imaging findings[J]. Australas Radiol, 2005, 49(1): 53–56.

［29］ Agarwal R, Srinivas R, Saxena A K. Trichoptysis due to an intrapulmonary teratoma[J]. Respir Care, 2007, 52(12): 1779–1781.

［30］ Makarawo T P, Finnikin S, Woolley S, et al. Trichoptysis: a hairy presentation of a rare tumour[J]. Interact Cardiovasc Thorac Surg, 2009, 9(4): 733–735.

［31］ 陈金勇,朱露林,陈渊辉,等. 第98例 —— 肺内巨大囊性畸胎瘤 [J]. 中华结核和呼吸杂志,2008,31(9): 712.

［32］ 刘存旭.肺部阴影病因多诊断需要细琢磨 —— 2例肺畸胎瘤误诊的教训 [J]. 新医学,2004,35(1): 43–44.

［33］ 于萍,步宏,魏兵,等.肺成熟性畸胎瘤 [J]. 中国肺癌杂志,2002,5(1): 64–65.

［34］ 赖勇,冯海娟.肺畸胎瘤1例[J]. 西南国防医药,2006,16(6): 688.

［35］ 胡涛,刘跃建.肺畸胎瘤1例[J]. 临床肺科杂志,2005,10(5): 606.

［36］ 王永保.肺畸胎瘤2例[J]. 罕少疾病杂志,2002,9(2): 48.

［37］ 陈鸿远.肺畸胎瘤伴纵隔脂肪瘤1例报告及文献复习 [J]. 中国社区医师(医学专业),2012,14(6): 284.

［38］ 于宁,王娜娜,赵大华.肺畸胎瘤一例[J]. 肿瘤研究与临床,2014,26(2): 142–143.

［39］ 张家耀,黄晓星.肺畸胎瘤一例[J]. 临床外科杂志,2001,9(1): 43.

［40］ 施荣杰,李正金,黄维彦.肺畸胎瘤一例[J]. 中华肿瘤杂志,2001,23(5): 425.

［41］ 陈现平,孙华,王福红,等.肺巨大畸胎瘤一例报告[J]. 肿瘤防治杂志,2003,10(4): 409.

［42］ 张文林,吴应轩,王兆彬.肺囊性畸胎瘤1例[J]. 心肺血管病杂志,2006,25(1): 15,35.

［43］ 付红霞,苏秀霞,李艳丽,等.肺囊性畸胎瘤伴先天性支气管囊肿1例[J]. 临床合理用药杂志,2014,7(1): 14.

［44］ 周正国,苏东金.肺内成熟畸胎瘤1例[J]. 实用医学杂志,2005,21(18): 999.

［45］ 郭行志,强永乾.肺内恶性畸胎瘤1例[J]. 现代医用影像学,2001,10(5): 225.

［46］ 谭振,姚其能,施子廷,等.肺内畸胎瘤X线诊断和鉴别[J]. 实用放射学杂志,2005,21(7): 778–780.

［47］ 赵勇,董德群,王先梅.肺内畸胎瘤——附2例报告并文献复习[J]. 罕少疾病杂志,2002,9(1): 19–20.

［48］ 罗立,吴嘹,唐晓燕,等.肺内畸胎瘤合并肺结核一例[J]. 中国呼吸与危重监护杂志,2006,5(4): 308,插2.

［49］ 张晓明,殷桂林,韩洪舜.肺内畸胎瘤合并咯血误诊结核瘤一例[J]. 临床外科杂志,2001,9(3): 157.

［50］ 汤茂功,顾建军.肺内畸胎瘤一例[J/CD]. 中华临床医师杂志(电子版),2013,7(3): 1335–1336.

［51］ 任勇,陈寿松,齐曼丽.肺内畸胎瘤[J]. 中华结核和呼吸杂志,2001,24(9): 517.

［52］ 邓毅书,李海峰,李曙芳.肺内畸胎瘤一例报道及文献复习[J]. 现代医学,2004,32(3): 202–203.

［53］ 倪孔守,黄柳芝,张冰,等.肺内巨大恶性畸胎瘤一例[J]. 中华医学杂志,2015,95(6): 466–467.

［54］ 胡兴荣,王红莉.肺内囊性畸胎瘤1例[J]. 中国临床医学影像杂志,2002,13(5): 362.

［55］ 李爱民,李庄,王俊东.右肺上叶畸胎瘤并中叶纤维化大咯血1例[J]. 中华胸心血管外科杂志,2001,17(2): 81.

［56］ 郭能瑞,王京燕.左肺上叶畸胎瘤一例[J]. 中国胸心血管外科临床杂志,2004,11(2): 146.

［57］ 全燕,李福祥,张彦.纤支镜检查发现左肺舌叶畸胎瘤1例[J/CD]. 中华肺部疾病杂志(电子版),2009,2(1): 87–88.

［58］ 张杨杨,单龄童,陈超,等.胸腔镜切除肺内畸胎瘤1例报告及文献复习[J]. 外科研究与新技术,2017,6(1): 37–38.

［59］ Gautam H P. Intrapulmonary malignant teratoma[J]. Am Rev Respir Dis, 1969, 100(6): 863–865.

［60］ Pound A W, Willis R A. A malignant treatoma of the lung in an infant[J]. J Pathol, 1969, 98(2): 111–114.

第四节　肺原发黑色素瘤

黑色素瘤是一种来源于黑色素细胞的高度恶性肿瘤,可发生于人体的任何部位,多见于皮肤和邻近皮肤的黏膜,如四肢、头面部、会阴等色素沉着较多的部位,其中最常见于皮肤,约占全身恶性肿瘤的3%。约有10%的黑色素瘤发生于皮肤以外的其他部位,常见部位包括眼球的色素膜、脑膜的脉络丛、口腔、肛门等消化道黏膜,以及生殖系统黏膜等[1]。

肺原发黑色素瘤极为罕见(primary pulmonary melanoma, PPM),发生率约占恶性黑色素瘤的0.4%[1],仅占肺部肿瘤的0.01%[2]。目前国内及国外数据库中的报道均不到50例。段甲利等[3]检索万方医学数据库、中国知网期刊全文数据库、维普期刊网,截至2020年8月,共报道我国肺原发黑色素瘤42例[3-39]。加上最近一年多以来的报道,也不足50例[40-42],详见表6-4-1。

表6-4-1 国内文献报道肺原发黑色素瘤不完全统计资料

序号	性别	年龄（岁）	发病至确诊时间	临床症状	病变部位	影像和气管镜所见	确诊至死亡时间
1	男性	45	15天	咳嗽、活动后憋气、乏力	右肺门	右下叶支气管可见新生物	不详
2	男性	61	1个月	胸痛、气短、咳嗽	左肺上叶	左肺上叶开口狭窄	约4周
3	女性	42	2个月	干咳	右中叶	文献未记录	9个月
4	女性	51	3个月	腰痛	右中下肺	右中叶新生物	4个月
5	女性	42	1个月	体检发现	右肺上叶	文献未记录	8个月
6	女性	54	2个月	咳嗽	右下肺	右下叶背段开口有黑褐色息肉样新生物	不详
7	男性	63	2周	咳嗽、咳痰、痰中带血	左上肺	文献未记录	1年
8	男性	54	10天	咳嗽、咳少量白色泡沫痰	右上肺占位	文献未记录	不详
9	男性	72	1个月	咳血痰	左肺下叶背段	文献未记录	27天
10	男性	22	10天	咳嗽、胸痛、咳血丝痰	右肺中叶	右肺中叶内段支气管腔内有息肉状组织凸入，表面见局灶性色素沉着	不详
11	女性	56	25天	咳嗽、痰中带血	右肺中叶	右中叶支气管可见新生物	不详
12	女性	40	1个月	咯血	左肺下叶	左肺下叶开口黏膜外突	不详
13	男性	69	20天	胸痛	右肺中叶	文献未记录	2年
14	男性	62	2周	咳嗽、咳痰、气促	右下肺	右主支气管后新生物，管腔明显狭窄	不详
15	女性	68	1个月	咳嗽、咳痰、咯血	右上肺	右上叶支气管黏膜增生性肥厚，吸出黑色"血块"和坏死组织	不详
16	男性	41	1个月	咳嗽、痰血、胸痛	左舌叶	文献未记录	22天
17	男性	40	3个月	胸痛	右上叶	文献未记录	5个月
18	男性	69	20天	胸痛、胸闷	右肺中叶	右肺中叶开口黏膜红肿，间嵴肥厚	不详
19	男性	51	3个月	咳嗽、咳痰	左肺上叶	文献未记录	6个月
20	女性	56	2个月	咳嗽、痰中带血	右肺中叶、上叶	文献未记录	5个月

续 表

序号	性别	年龄（岁）	发病至确诊时间	临床症状	病变部位	影像和气管镜所见	确诊至死亡时间
21	女性	47	15天	咳嗽、胸痛	右肺下叶	文献未记录	11个月
22	男性	65	1个月	咳嗽、咳痰、腰痛	右中下叶	右中间支气管占位	4个月
23	女性	58	3个月	反复咳嗽、咳痰	左肺上叶舌段	左上叶舌段支气管壁增厚	7个月
24	男性	60	1周	右侧胸痛、左下肢疼痛伴麻木	右肺上叶前段	右肺上叶前段亚段支气管新生物	4个月死亡
25	男性	66	1个月	间断咳嗽、咳痰，胸闷、气短	左肺，具体不详	经皮穿刺肺活检	5.5个月
26	女性	65	2周	咳嗽	右肺下叶后基底段	经皮穿刺肺活检	随访中
27	男性	76	1个月余	反复干咳伴痰中带血	右肺中叶	肿块6.5 cm×3.7 cm，纤维支气管镜右中叶支气管新生物	5个月余
28	男性	56	1年	体检发现	右上叶后段	最大径为0.6 cm结节	不详
29	男性	90	1个月余	咳嗽、咳痰伴咯血	右肺下叶后基底段	3.0 cm×2.8 cm肿块	8个月
30	男性	65	2个月余	咳嗽伴咯血2个月余	右肺上叶	右上叶后段胸膜下肿块，大小未描述，穿刺活检	3个月
31	男性	62	3个月	劳累后胸闷3个月余	右肺下叶	外基底段1.9 cm×1.3 cm结节	随访9个月，未转移

诊断首先应排除肺转移性黑色素瘤，需全面检查，以排除肺外病灶的转移，如有无任何皮肤病灶切除史，尤其是有色素沉着时，无论位于何处，即使无上述病史或临床上无明显色素沉着的皮肤肿瘤，也须考虑原发性黑色素瘤自行消退的可能，但非常困难，所以，有些文献报道的病例，并不能完全排除肺内转移的可能。特殊部位，如眼、喉、食道、直肠、阴道等也须重视，眼黑色素瘤可在发病后数年，才发生肺内转移。Wilson等[1]提出的肺原发恶性黑色素瘤诊断标准，包括：①无皮肤、黏膜或眼部手术或电灼史；②孤立的肺肿瘤；③病理证实为恶性黑色素瘤；④诊断时未见其他任何部位的肿瘤。因此，详细的皮肤科、眼科、妇科等检查后，如果未发现原发性色素性病变，方能支持原发性肺黑色素瘤的诊断。

【组织起源】PPM的组织学起源尚不明确，多数学者倾向于支持黑色素细胞是在胚胎发育过程中伴随呼吸道和肺发育迁移而来的推断，已有研究发现黑色素细胞存在于喉和食管黏膜，也有文献报道原发于喉和食管的恶性黑色素瘤，而且在早期器官分化发育方面，喉、食管和肺在胚胎发育过程中有共同的组织学起源，因此，也提示了黑色素细胞在胚胎发育过程中伴随迁移的可能[43]。此外，也有推测可能是未发现的，或者是自行退化的皮肤黏膜的原发黑色素瘤转移而来,或者由下呼吸道中的多能干细胞向黑色素细胞分化而产生[1]。近年认为,恶性黑色素瘤来源于神经嵴的黑素细胞,是在免疫缺陷、遗传因素及多种理化因素等的影响下恶变而形成的恶性肿瘤,其前身是正常的黑素细胞[44]。

研究表明某些黑色素瘤的发生与位于9P的抑癌基因*P16*(又称*CDKN2A*)的缺失相关。部分由恶性雀斑样痣、先天性痣、细胞痣等演变而来。此外,外伤、病毒感染、机体免疫功能低下等也可能与本病的发生和发展相关[45,46]。

【病理特征】病理学检查是本病确诊和分期的金标准,对于诊断、分期、治疗及预后判断具有重要意义。中央型病例在气管镜下可见到异常新生物,管腔狭窄,色素沉着样病变,但不一定呈黑色,也有土黄色的报道,有相当比例者无色素沉着。

大体标本示肿瘤质韧,可有脐凹征,切面呈灰黑色或灰白色,可侵犯脏层胸膜、心包和邻近胸壁。组织学表现按形态可分为上皮细胞型、肉瘤细胞型和梭形细胞型三种,以前两种常见。典型表现为瘤细胞内可见褐色色素[47]。

免疫组织化学是鉴别黑色素瘤的主要辅助方法,黑色素瘤标志物HMB45、S-100、黑色素A抗体、波形蛋白(vimentin)常阳性表达,为恶性黑色素瘤的特点。HMB45、S-100及波形蛋白是诊断本病较特异性的指标[48,49],特别是HMB45是恶性黑色素瘤较为特异的抗原,比S-100更有优势[50]。其他标志物,如TTF-1、CK、CK7、Napsin A、CK5/6、p63、p40、CD56、突触素、嗜铬颗粒蛋白A、间变性淋巴瘤激酶、表皮生长因子受体等均阴性,Ki-67指数为10%~70%(+)[29,41,51]。

【临床表现】PPM发病年龄为22~90岁,多发生于中老年人,中位年龄55岁,男性稍多[37]。发病至确诊时间最短10天,最长3个月,中位时间37天。确诊至死亡时间最短22天,最长2年,中位时间209天[22]。呼吸道症状按频次依次为咳嗽、咳痰、胸痛、咯血、气促。中央型者通常发生于支气管近端,呈息肉样生长,临床上表现为气道狭窄或阻塞症状,可发生咯血。约30%的患者无症状。

淋巴结受累往往提示预后不良。即使为孤立性的肺转移病灶,而原发黑色素瘤病灶不明,切除肺转移灶,仍可能使患者受益,5年生存率达25%[5,9,51]。

【影像学表现】病变部位无倾向性。表现为孤立性结节或肿块,最大径为1~10 cm。呈圆形或类圆形,边界光整,可有偏心性空洞,CT值为软组织密度,增强后呈持续强化,强化欠均匀,CT值可高达100 Hu[52,53]。位于段或叶支气管的病变还可以引起阻塞性肺炎、肺不张等改变[8,11,23,54]。肺门和纵隔淋巴结转移少见,淋巴结受累往往提示预后不良。

胸部MRI平扫表现为类圆形结节,边界清楚。典型黑色素瘤因富含黑色素,呈特征性的短T1、短T2信号,MRI常表现为T1WI高信号,T2WI低信号[55],扩散加权成像(DWI)序列扩散明显受限。抑脂T1WI为高信号,因含黑色素成分,内可见斑片状低信号;DWI序列示肿块内见结节状扩散受限区。增强后病灶强化不明显(图6-4-1)。MRI能观察不典型黑色素瘤内的黑色素成分及瘤内出血,对该病的诊断,能起到提示作用。同时,肺部MRI可以明确肿块的位置、形态、大小、范围和区域淋巴结情况,以及与胸壁等周围组织的关系。

PPM的PET/CT诊断也有个别报道[3,28,56]。病灶FDG呈中度或明显摄取增高,SUV_{max}分别可达8.2[28]、8.8[56]。同时,全身PET/CT扫描还可以精确评估脑、骨骼等部位的全身转移情况[3]。

【鉴别诊断】周围型PPM多表现为边缘光整的类圆形结节,主要需与类似形态学的结节相鉴别,但术前诊断困难。

1. **转移性肺黑色素瘤** 皮肤等原发黑色素瘤的肺转移,通常以多个结节或肿块为主要表

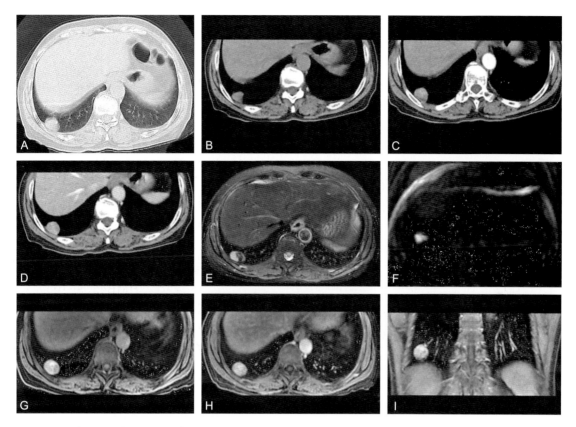

图6-4-1　女性，65岁。无明显诱因出现咳嗽2周，CT发现右下叶结节，B超引导下经皮穿刺肺活检确诊黑色素瘤。CT平扫肺窗（A）示右肺下叶结节，边界清晰；CT纵隔窗（B～D）示结节增强扫描前后对比，呈明显持续强化；MRI平扫T2WI（E）结节内部低信号，DWI（F）示结节扩散受限；MRI增强扫描前脂肪抑脂T1WI（G），结节为高信号，内见斑片状低信号，增强扫描后［横轴位（H），冠状位（I）］，肿块未见明显强化（感谢浙江大学医学院附属第二医院放射科张敏鸣医生提供病例）

现，短期内复查，可出现肺内或其他部位的多发病灶。少累及支气管旁、肺门和纵隔淋巴结，而以原发病灶的区域淋巴结转移为主。PPM常表现为孤立结节或肿块，常累及支气管管腔，容易发生同侧肺门和纵隔淋巴结转移[57]。没有肺外明确病灶者，或仅有肺内寡转移者，则临床处理方法相同。

2. 周围型肺癌　尤其是需与生长速度快的低分化或未分化型肺癌鉴别，大多有分叶，部分可见细短毛刺，但术前鉴别困难。肺原发黑色素瘤是罕见病例，影像学表现与肺癌类似，典型者MRI信号有特点，可以帮助诊断，确诊靠病理，而部分病例不能观察到明显的色素沉着，免疫组织化学方法可协助鉴别诊断。

3. 硬化性肺细胞瘤　硬化性肺细胞瘤表现为边界光整结节或肿块，部分内部可有钙化，典型者有空气新月征，增强CT可明显强化，PET/CT多无明显糖代谢异常或仅轻微摄取增高，动态随访病灶无明显增大，可资鉴别。

◆ 参考文献 ◆

[1]　Wilson R W, Moran C A. Primary melanoma of the lung: a clinicpathologic and immunohistochemical study of eight cases[J]. Am J Surg Pathol, 1997, 21(10): 1196–1202.

［2］ Seitelman E, Donenfeld P, Kay K, et al. Successful treatment of primary pulmonary melanoma[J]. J Thorac Dis, 2011, 3: 207–208.

［3］ 段甲利, 邢丽华. 肺原发恶性黑色素瘤一例并文献回顾[J]. 中国医师杂志, 2021, 23(11): 1628–1632.

［4］ 黄飞. 左上肺巨大原发恶性黑色素瘤一例[J]. 中华放射学杂志, 1993, 27(10): 718.

［5］ 赵锡江, 王凤明. 肺原发恶性黑色素瘤 2 例[J]. 中华胸心血管外科杂志, 1998, 14(4): 249.

［6］ 孟宇宏, 王茹娟, 段玮, 等. 肺原发性恶性黑色素瘤 1 例报告[J]. 肿瘤防治研究, 2000, 27(2): 封3, 封2.

［7］ 飞勇, 丁莹莹, 苏平, 等. 肺黑素瘤 1 例[J]. 中华胸心血管外科杂志, 2002, 8(4): 235.

［8］ 赵光敏, 土应果, 戴莉萍. 原发性肺恶性黑色素瘤 2 例[J]. 罕少疾病杂志, 2002, 9(1): 44.

［9］ 赵晓东, 沈韦羽, 田辉. 肺原发黑色素瘤一例[J]. 中国肿瘤临床与康复, 2004, 11(2): 137.

［10］ 霍真, 崔全才. 穿刺确诊肺及胸膜恶性黑色素瘤 1 例[J]. 诊断病理学杂志, 2004, 11(4): 243.

［11］ 马跃东, 王勇, 党红星. 肺原发性恶性黑色素瘤一例[J]. 中华结核和呼吸杂志, 2004, 27(6): 389.

［12］ 冯友权. 肺原发性恶性黑色素瘤伴多器官转移 1 例报告并文献复习[J]. 中国误诊学杂志, 2005, 5(7): 1210–1212.

［13］ 薛继军, 朱自江, 朱小康, 等. 右肺原发恶性黑色素瘤一例[J]. 中国胸心血管外科临床杂志, 2015, 22(11): 1082–1083.

［14］ 巫正伟, 李高峰. 肺原发性恶性黑色素瘤一例[J]. 中国肺癌杂志, 2005, 8(4): 273.

［15］ 孟庆贺, 汪萤. 肺原发性恶性黑色素瘤一例[J]. 中国临床保健杂志, 2005, 8(1): 42.

［16］ 孙桂芳, 张兴堂, 赵晋齐. 肺原发性恶性黑色素瘤并肺内转移一例[J]. 临床放射学杂志, 2008, 27(12): 1650.

［17］ 律方, 冯晓莉, 刘向阳, 等. 肺原发性恶性黑色素瘤诊治分析[J]. 中国医刊, 2012, 47(1): 62–65.

［18］ 贾建军, 刘瑞娟, 韩丽萍. 原发性肺黑色素瘤 1 例报道并文献复习[J]. 国际呼吸杂志, 2013, 33(18): 1380–1382.

［19］ 黄玉民, 陶玉坚, 吴丰芹. 原发性肺黑色素瘤 1 例报道并文献复习[J]. 临床肺科杂志, 2013, 18(2): 379–381.

［20］ 杨晓利, 王峰, 樊青霞, 等. 原发性肺恶性黑色素瘤并类白血病反应 1 例[J]. 肿瘤防治研究, 2013, 40(8): 817–818.

［21］ 汪琛, 邹嵩, 郭广秀, 等. 原发性肺恶性黑色素瘤并多脏器转移 1 例报道[J]. 实用肿瘤杂志, 2013, 28(1): 87–89.

［22］ 唐玫艳, 薛青, 焦维克, 等. 肺原发恶性黑色素瘤 1 例并文献复习[J]. 中华肺部疾病杂志(电子版), 2014, 7(1): 102–104.

［23］ 仝丽, 史亮, 蔡毅然, 等. 肺原发黑色素瘤 1 例报告并文献复习[J]. 北京医学, 2014, 36(6): 454–457.

［24］ 岳振营, 苗杰, 王慧, 等. 肺原发性恶性黑色素瘤 1 例[J]. 诊断病理学杂志, 2017, 24(1): 77–78.

［25］ 黄巍, 储兵. 原发性肺恶性黑色素瘤并空肠等多脏器转移 1 例分析[J]. 中国卫生标准管理, 2017, 8(27): 133–135.

［26］ 祁亚龙, 张勇, 高全立. 肺原发性恶性黑色素瘤一例[J]. 中国实用医刊, 2017, 44(22): 127–128.

［27］ 朱林霄, 黎友伦. 肺原发性恶性黑色素瘤一例[J]. 临床内科杂志, 2018, 35(8): 569.

［28］ 刘艳, 谢新立, 王瑞华, 等. 肺原发性恶性黑色素瘤 ^{18}F-FDG PET/CT 显像一例[J]. 中华核医学与分子影像杂志, 2018, 38(9): 625–626.

［29］ 宋晓庆, 周永胜, 张爱兵, 等. 肺原发恶性黑色素瘤一例并文献复习[J]. 肿瘤研究与临床, 2019, 31(5): 345–346.

［30］ 卞巍, 张敏鸣. 肺原发黑色素瘤一例[J]. 临床放射学杂志, 2019, 38(3): 400–401.

［31］ 马元, 孙淙莉, 黄珍恺, 等. 肺原发恶性黑色素瘤二例并文献复习[J]. 国际呼吸杂志, 2019, 39(3): 178–185.

［32］ 李厚强, 晋龙, 陈小岩. 肺原发恶性黑色素瘤 1 例[J]. 临床与实验病理学杂志, 2019, 35(2): 245–246.

［33］ Shi Y, Bing Z, Xu X, et al. Primary pulmonary malignant melanoma: Case report and literature review[J]. Thorac Cancer, 2018, 9(9): 1185–1189.

［34］ Peng J, Han F, Yang T, et al. Primary malignant melanoma of the lung: A case report and literature review[J]. Medicine(Baltimore), 2017, 96(46): e8772.

［35］ Zhang X, Wang Y, Du J. Primary malignant melanoma of left lower lobe of lung: A case report and review of the literature[J]. Oncol Lett, 2015, 10(1): 528–530.

［36］ Liu G H, Liu J, Dong H, et al. Primary malignant melanoma of the lung: a case report[J]. Int J Clin Exp Med, 2014, 7(7): 1757–1759.

［37］ Pan X D, Zhang B, Guo L C, et al. Primary malignant melanoma of the lung in the elderly: case report and literature review[J]. Chin Med J, 2010, 123(13): 1815–1817.

［38］ Lie C H, Chao T Y, Chung Y H, et al. Primary pulmonary malignant melanoma presenting with haemoptysis[J]. Melanoma Res, 2005, 15(3): 219–221.

［39］ Deng S, Sun X, Zhu Z, et al. Primary malignant melanoma of the lung: a case report and literature review[J]. BMC Pulm Med, 2020, 20(1): 94.

［40］ 王福栋, 翁鸢, 耿纪群, 等. 肺原发性恶性黑色素瘤一例并文献复习[J]. 中国实用医刊, 2020, 47(18): 122–124.

［41］ 韩安强, 胡良建. 肺原发性恶性黑色素瘤 1 例[J]. 江苏医药, 2020, 46(6): 647–649.

［42］ 陈苏杭, 陈玲, 胡祥华, 等. 肺原发性恶性黑色素瘤 1 例[J]. 温州医科大学学报, 2021, 51(12): 1017–1019.

［43］ Busuttil A. Dendritic pigmented cells within human laryngeal mucosa[J]. Arch Otolaryngol, 1976, 102(1): 43–44.

［44］ 胡莹莹, 林晓平, 梁治炎. ^{18}F-FDG PET /CT 在恶性黑色素瘤诊断及分期中的应用价值[J]. 中国医学影像技术, 2009, 25: 685–688.

［45］ Raghavan D, Brecher M, Johnson D H, et al. Textbook of uncommon cancer 3th edition[M]. John Wiley & Sons Ltd, 2006: 293–298.

［46］ Pander M, Mathew A, Abraham E K, et al. Mucosal melanoma of the upper aerodigestive tract: review of 60 published cases from India[J]. Eur J Cancer Prev, 2002, 11(1): 310.

［47］ Maeda R, Isowa N, Onuma H, et al. Primary malignant melanoma of the lung with rapid progression[J]. Gen Thorac Cardiovasc Surg, 2009, 57: 671–674.

［48］ 纪小龙, 徐薪. 黏膜黑色素瘤的常见临床病理特点[J]. 诊断病理学杂志, 2002, 9(2): 108.

［49］ 黄经光. 恶性黑色素瘤 42 例病理分析[J]. 中国误诊学杂志, 2004, 4(10): 1608–1610.

［50］ Lazarou I, Purek L, Duc C, et al. Primary malignant achromic melanoma of the lung[J]. Thorac Cancer, 2014, 5: 85–88.

［51］ 孙荣安, 刘海燕. 肺原发性恶性黑色素瘤 5 例 I 临床病理分析[J]. 徐州医学院学, 2009, 29(3): 186–187.

［52］ 雷静, 韩丹, 王克超. 恶性黑色素瘤的 CT 诊断[J]. 临床放射学杂志, 2006, 25: 727–730.

［53］ 许小燕, 胡俊峰, 汪秀玲, 等. 黑色素瘤的影像学表现[J]. 医学影像学杂志, 2016, 26: 972–975.

［54］ 邵亮, 高兰平. 肺部恶性黑色素瘤伴多器官转移 1 例[J]. 河北医药, 2008, 1(30): 51.

[55] 虞浩,许尚文,王晓阳,等.中枢神经系统黑色素瘤的MRI表现[J].放射学实践,2016,31:914-918.

[56] 张依凡,汪世存,潘博,等.肺原发性恶性黑色素瘤[18]F-FDG PET/CT显像一例[J].临床放射学杂志,2015,34(4):618-619.

[57] 李图,林宝和,范阳,等.[99m]Tc-利妥昔单克隆抗体前哨淋巴结活组织检查与皮肤恶性黑色素瘤分期及患者生存期的关系[J].中华核医学与分子影像杂志,2016,36(5):426-430.

第五节　肺子宫内膜异位症

子宫内膜异位症（endometrisis, EM）是指具有活性的子宫内膜组织（腺体和间质）出现在子宫宫腔以外的部位,导致以月经量过多、痛经、异位部位组织疼痛、出血为主要症状的临床病症,可侵犯身体的单个或多个器官[1-4]。常见于育龄期女性,发病率为6%~10%[5,6]。

子宫内膜异位在肺实质、横膈或胸膜,导致月经性气胸（catamenial pneumothorax, CP）、血胸、咯血和肺结节,产生的一系列临床和影像学表现,称为胸腔子宫内膜异位综合征（thoracic endometriosis syndrome, TES）,在被诊断患有TES的女性中,有50%~85%患有盆腔子宫内膜异位症。气胸是TES最常见的临床表现。在TES患者中,约5%发生在肺实质,称为肺部子宫内膜异位症（pulmonary endometrosis, PEM）[7-9]。

PEM罕见,以育龄女性的反复月经周期性咯血为特征,影像学可表现为孤立性结节或空洞,大小可随月经周期变化,可逐渐自愈。多数伴有盆腔的子宫内膜异位症,也可肺部单独发病[10]。

【组织起源】关于子宫内膜异位症的发生原因主要有：① 种植学说,认为月经期间脱落的子宫内膜碎屑可随经血倒流入输卵管,移植于子宫腔表面以外的其他脏器或组织继续生长,从而发展成子宫内膜异位症；② 转移学说,即指破碎的子宫内膜进入淋巴管或血管而播散至其他脏器或组织继续生长；③ 体腔上皮化生学说,认为在胚胎期产生胚芽及中肾管,有可能发生体腔上皮异位其中,日后组织可化生,而在其他部位形成子宫内膜异位症；④ 医源性,是指由医务人员在做手术时,意外地将子宫内膜移植于切口处所致。一般认为肺、淋巴结、肝及四肢的病灶,只能用血行和淋巴管播散解释[11-13]。

【病理特征】异位的子宫内膜组织在微观上含有子宫内膜腺体、子宫内膜间质、纤维素和出血等4种成分。病理检查含上述2种以上成分,即可诊断[13,14]。

大体上,肺子宫内膜异位症可出现有假包膜的圆形结节,单灶或多灶、囊性或混合性；实质结节切面灰白色,最大径分别为数毫米至1.5 cm不等,似有包膜。较大结节可呈囊状,切面见多个分隔囊腔,内含稀薄灰白色黏液,囊壁厚0.05~0.1 cm。

镜检,较大结节为多囊性,囊内充满黏液样分泌物,内衬纤毛柱状上皮或高柱状黏液上皮；部分囊内有乳头状结构,表面被覆单层立方或柱状上皮；囊壁局部见浆（黏）液腺及细支气管残留。实性小结节与周围肺组织分界清楚,伴假包膜形成；由增殖型子宫内膜样腺体及内膜样间质成分组成,腺体内衬单层立方或柱状上皮,部分腺腔微囊型扩张；部分腺体呈Müllerin管上皮化生,如子宫颈黏液上皮化生或分泌型改变,间质细胞圆形或卵圆形,类似子宫内膜间质。间质细胞圆形或卵圆形,部分区域可见平滑肌样分化,并有螺旋样细动脉形成；间质部分区域结构疏松,散在淋巴细胞、浆细胞浸润,局灶区域见宫颈管息肉样增生形态。实性、囊性混合性结节兼有上述2种组织成分[14]。

免疫组织化学和特殊染色,腺上皮CK7、CK（AE1/AE3）呈阳性表达,部分间质细胞CD10、desmin、SMA、vimentin、PR可呈阳性,囊壁黏液上皮PAS阳性,可帮助诊断[15]。

【临床表现】PEM患者年龄19～52岁,平均34.6±5.7岁,多发生于生育期30～40岁女性。临床症状主要有咯血、气胸、血胸、胸闷、胸痛、咳嗽等,多为有规律的周期性咯血,较轻者可无症状。每于月经来潮时发作,持续时间长短不一,量为3～7 mL,少数可多达200 mL,月经净后咯血自行停止。发生于近胸膜部位的肺子宫内膜异位症累及胸膜,可伴发月经性气胸、血胸或胸腔积液,从而引起胸闷、憋气或胸痛等症状[13]。若同时合并其他部位的子宫内膜异位症,则还可伴有相应的临床症状[13,15-17]。经期呼吸系统症状,如咯血、气急、胸痛和气胸等,有一定特征性,但部分病例可症状轻微。

子宫内膜异位症患者常伴有月经不调与异常、痛经、不孕及内膜移位部位出血[18]。大部分患者有流产、子宫手术及家族史。

【影像学表现】肺部子宫内膜异位症最常见的表现有4种,包括月经性气胸、月经性血胸、内膜异位症咯血及肺部结节,其中月经性气胸的发生率最高[18]。

肺子宫内膜异位症影像学多表现为类似肺炎的渗出性病变、结节、空洞。咯血患者胸部CT主要表现为磨玻璃样渗出影和炎性浸润阴影,系肺出血,为浅淡的絮状密度增高影,密度不均匀,边缘不清晰[19-22]。

结节可单发或多发,呈圆形或卵圆形;直径一般较小,最大径为2～3 cm。软组织密度,均匀一致,边缘清楚。病灶月经净后明显缩小,密度减低,边缘模糊,少数有粟粒状表现或空洞形成(图6-5-1A、B)。反复发作后可机化,最后钙化[21-26]。个别病例可表现为弥漫性结节,胸片和CT示两肺散在大小不等结节,最大径为0.3～1.5 cm,以右肺中、上叶和左肺上叶明显,且渐增大、增多[14]。易误诊为转移性肿瘤。PET/CT(图6-5-1C、D)上,PEM的FDG呈高代谢[27]。

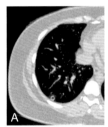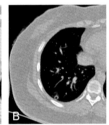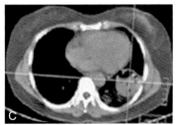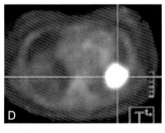

图6-5-1　A、B:女性,26岁。未婚。因"无明显诱因咯血伴咳嗽、咽痛"就诊,胸部CT显示右肺下叶前基底段、外基底段及后基底段多发结节,边界清楚,部分空洞形成(A)。月经期后CT复查显示病灶明显缩小(B)。经病理穿刺活检诊断为子宫内膜异位症。(感谢上海市第一人民医院宝山分院放射科孙莉医生、何光武医生提供病例)　C、D:女性,47岁。间歇性干咳伴轻度咯血3个月。CT示左肺下叶肿块(C),影响到侧胸膜及膈表面;增强CT同时发现纤维和索条样子宫及异常子宫颈肿块。PET/CT示肺部肿块(D)和子宫FDG浓聚。纤维支气管镜及活检示非气管上皮来源,术后病理诊断为子宫内膜异位症[27](摘自:Derman A Y, Sperling D, Merav A, et al. Endometrioma presenting as a cavitary long mass with intense 18F-FDG uptake on PET/CT. J Thorac Imaging, 2007, 22: 172-175.)

累及支气管时,可导致管腔狭窄[28]。病变靠近胸膜或累及胸膜时,会出现不同程度的气胸、血胸和血气胸征象[17],但均无特征性。

上述肺部征象于月经期过后复查,其肺内病灶可消失或大部分消失,病变范围大小随月经周期而变化,是本病的特征。

肺部子宫内膜异位症术前诊断率很低,影像学表现为片状阴影、结节、薄壁囊肿(腔)等,缺少特异性。最后诊断有赖病理组织学,病灶多发生在周围肺间质内,纤维支气管镜检查常难有阳性发现,文献报道经皮穿刺肺活检,可以确诊[18,29]。但临床病史对诊断非常重要,诊断依据包括:① 生育期女性,与月经周期有关的周期性咯血,咯血通常发生在月经前后数天内,以及胸痛、胸闷等气胸和血气胸症状,而月经间期肺内无异常或咯血停止。② 既往有痛经、人工流产或盆腔手术史,但也可发生于未生育者或无宫腔手术史者。③ 胸部影像学病变,可随月经周期而变化。④ 妊娠或服用抑制排卵药物后,症状即可控制[30]。

子宫内膜异位症的恶变率为1%。常见类型为子宫内膜样癌、透明细胞癌,其次为上皮性癌和肉瘤,而特殊部位的EMT以子宫内膜样癌及肉瘤为多[30]。曾有报道1例膀胱EMT恶变为膀胱子宫内膜肉瘤。Geder等[31]报道雌激素刺激可使卵巢外的EMT恶变率上升。已有EMT史的患者,应慎用雌激素替代治疗,并注意症状和体征的变化,及早发现癌变。

【鉴别诊断】文献报道[32]显示,肺部子宫内膜异位症患者确诊前,常误诊为肺部感染、肺脓肿、支气管扩张或肺结核,个别患者误诊、误治长达数年。

1. 支气管扩张伴感染　多呈柱状、囊状或混杂型,两下肺靠近肺门方向多见,近端支气管通畅。反复发作,伴脓痰,无周期性。

2. 肺炎　无明显周期性,典型者有咳嗽、咳痰,多为脓痰,伴发热、血象升高等,一般咯血少见。

3. 周围型肺癌　孤立性空洞的EMT需要与之鉴别。中老年男性多见,常有吸烟史。病灶常单发,典型表现为类圆形结节,边界清楚而不光整,典型者呈分叶状,边缘有毛刺。不典型者,尤其是女性患者多见的腺癌,结节呈不规则形,内有空泡征。动态观察呈进行性增大,对可疑病例,尤其周围型者,应尽早行经皮穿刺肺活检术或胸腔镜活检。

4. 肺转移性恶性肿瘤　两肺弥漫性结节,诊断应首先考虑本病。但对中青年女性患者,尤其有子宫腺肌病和子宫内膜异位症手术史者,且无其他恶性原发病灶者,应想到肺子宫内膜异位症。若临床不能明确诊断时,应行肺结节活检。

5. 肺间叶性囊性错构瘤　为非常少见的肺良性囊肿性疾病,该病生长缓慢,病程可达数年,当结节最大径超过1 cm时可呈囊性。常见症状为咯血及轻中度呼吸困难,最严重的并发症为突然出血、气胸及血胸。影像学检查见两肺多发性结节,囊肿或混合性,且可在无任何诱因下出现新结节增多和囊腔扩大[33]。弥漫性肺子宫内膜异位症需要与之鉴别,同样,月经周期的相关性是重要鉴别点。

6. 转移性低级别子宫内膜间质肉瘤　可表现为两肺多发性直径约1 cm大小的囊性结节。该瘤的诊断亦较困难,但应有子宫内膜间质肉瘤的病史[34]。而多发性肺子宫内膜异位症患者,常有明确的子宫腺肌病和盆腔子宫内膜异位症手术史,肺部病灶除良性间质细胞外,还有子宫内膜型和子宫颈型良性Müllerin管上皮,与子宫内膜间质肉瘤肺转移不同。

❖ 参考文献 ❖

[1] Jelikovsky T, Grant A F. Endometriosis of the lung: A case report and brief review of the literature[J]. Thorax, 1968, 23(4): 434.

[2] Assot D. Endometriosis of the lung: report of a case[J]. Am J Clin Pathol, 1972, 57: 311.

[3] ShimiguI. An endometrial nodule in the lung without pelvic endometriosis[J]. J Cardiovac Surg, 1998, 9(6): 867.

[4] Seydel A S, Joshua Z S, Eligabeth D W, et al. Extrapelvic endometriosis diagnosis and treatment[J]. Am J Surg, 1996, 171(2): 2395.

[5] Morassutto C, Monasta L, Ricci G, et al. Incidence and estimated prevalence of endometriosis and adenomyosis in northeast Italy: a data linkage study[J]. PLoS One, 2016, 11(4): e0154227.

[6] Nezhat C, Lindheim S R, Backhus L, et al. Thoracic endometriosis syndrome: a review of diagnosis and management[J]. JSLS: Journal of the Society of Laparoendoscopic Surgeons, 2019, 23(3): 2019–2029.

[7] Alwadhi S, Kohli S, Chaudhary B, et al. Thoracic endometriosis-a rare cause of haemoptysis[J]. J Clin Diagn Res, 2016, 10(4): TD01–TD02.

［ 8 ］ Sun M, Chung W, Byung S, et al. Clinical features of thoracic endometriosis: A single center analysis[J]. Obstet Gynecol Sci, 2015, 58(3): 223–231.

［ 9 ］ Nair S S, Nayar J. Thoracic endometriosis syndrome: A veritable pandora's box[J]. J Clin Diagn Res, 2016, 10(4): QR04–QR08.

［10］ Huang H, Li C, Zarogoulidis P, et al. Endometriosis of the lung: report of a case and literature review[J]. Eur J Med Res, 2013, 18: 13.

［11］ Czyayk A, Podfigurna A, Szeliga A, et al. Update on endometriosis pathogenesis[J]. Minerva Ginecologica, 2017, 69(5): 447.

［12］ 陈建梅, 赵文卿, 董蔚. 医源性子宫内膜异位症23例报告[J]. 现代妇产科进展, 2000, 9(2): 150.

［13］ 李亚里, 关铮, 雷小玲, 等. 特殊部位子宫内膜异位症临床诊治分析[J]. 解放军医学杂志, 2001, 26: 285.

［14］ 黄伟良, 蒋智铭, 陆惠娟, 等. 两肺弥漫结节性子宫内膜异位症1例[J]. 临床与实验病理学杂志, 2005, 21(1): 126–127.

［15］ Flieder D B, Moran C A, Travis W D, et al. Pleuro-pulmonary endometriosis and pulmonary ectopic deciduosis: a clinicopathologic and immunohistochemical study of 10 cases with emphasis on diagnostic pitfalls[J]. Hum Pathol, 1998, 29: 1495.

［16］ 宋克汉. 腹直肌子宫内膜异位症1例[J]. 临床放射学杂志, 1995, 6: 360.

［17］ Mangal R, Taskin O, Nezhat C, et al. Lapaoroscopic vaporization of diaphagmatic pain: a case report[J]. J Reprod Med, 1996, 11(1): 64.

［18］ 孙莉, 郑晓婷, 何光武. 肺部子宫内膜异位症1例[J]. 医学影像学杂志, 2021, 31(8): 1375, 1416.

［19］ 秦书红, 余健民. 肺内子宫内膜异位症[J]. 九江医学, 1995, 10(4): 243.

［20］ 李镇中. 肺部子宫内膜异位症1例报告[J]. 现代医用影像学, 1997, 6(5): 236.

［21］ 王文秀, 王新举, 蔡杰. 肺内子宫内膜异位症1例报告[J]. 罕少见病杂志, 2001, 8(3): 46.

［22］ 昝雪荣, 许东霞. 子宫内膜异位症1例[J]. 菏泽医专学报, 2002, 14: 32.

［23］ 毛启玉, 曾薇. 肺子宫内膜异位症1例[J]. 医学影像学杂志, 2003, 12: 902.

［24］ 孙自玲, 黄士庭, 彭红娟, 等. 肺子宫内膜异位症2例[J]. 医学影像学杂志, 2006, 16(11): 1206.

［25］ 陈琛, 曾石生, 李风波, 等. 肺子宫内膜异位症1例报道及文献复习[J]. 华中科技大学学报(医学版), 2015, 44(6): 745–747.

［26］ 陈永斌, 陈富星, 陈水芳. 肺部子宫内膜异位症2例并文献复习[J]. 健康研究, 2018, 38(5): 76–78.

［27］ Derman A Y, Sperling D, Merav A, et al. Endometrioma presenting as a cavitary long mass with intense ^{18}F–FDG uptake on PET/CT[J]. J Thorac Imaging, 2007, 22: 172–175.

［28］ Terada Y, Chen F S, Shoji T, et al. A case of endobronchial endometriosis treated by subsegmentectomy[J]. Chest, 1999, 115: 1475.

［29］ Granberg I. Endometriosis of the lung and pluera diagnosed by aspiration biopsy[J]. Acta Cytol, 1977, 21: 295.

［30］ 戴毅, 郎景和, 朱兰, 等. 子宫内膜异位症诊治的现在和未来[J]. 中国科学: 生命科学, 2021, 51(8): 1017–1023.

［31］ Geder F, Pieber D, Arikan M G. Malignancy arising in extraovarian endometriosis during estrogen stimulation[J]. Eur J Gynaecol Oncol, 1998, 19(1): 39.

［32］ Triponez F, Alifano M, Bobbio A, et al. Endometriosis related spontaneous diaphragmatic rupture[J]. Interact Cardiovasc Thorac Surg, 2010, 11(4): 485–487.

［33］ Mark E J. Mesenchymal cystic hamartoma of the lung[J]. N Engl J Med, 1986, 315: 1255.

［34］ Abrams J, Talcott J, Corson J M. Pulmonary metastases in patients with low-grade endometrial stromal sarcoma. Clinicopathologic findings with immunohistochemical characterization[J]. Am J Surg Pathol, 1989, 13: 133.

第六节　肺原发性绒毛膜癌

　　绒毛膜癌是一种起源于滋养层细胞的高度恶性肿瘤, 由单核滋养层细胞(细胞滋养层细胞和中间滋养层细胞)与合体滋养层细胞组成, 分为妊娠性绒毛膜癌和非妊娠性绒毛膜癌[1], 也是产生HCG肿瘤的经典代表。妊娠性绒毛膜癌转移的第一站通常是肺, 常发生于宫内妊娠, 特别是水泡状胎块, 也可发生于足月妊娠、异位妊娠或自发流产后。非妊娠性绒毛膜癌多发生于生殖系统或中线部位[2], 性腺外非妊娠相关性绒毛膜癌少见, 仅占所有生殖细胞肿瘤的2%～5%, 大部分发生于中线部位, 如腹膜后、纵隔和颅内松果体附近。在男性常发生于睾丸, 其他脏器, 如食管、胃、小肠、前列腺及膀胱等少见[3,4], 而发生于肺极其罕见。

　　自1935年Gerber[5]首次报道1例肺原发性绒毛膜癌(primary pulmonary choriocarcinoma, PPC), 截至2020年初, 作者在浦学慧等[6]检索结果的基础上, 并综合复习国内外文献资料, 不完全统计, 共有48例[6–47]。患者年龄4个月至77岁不等, 男性26例, 女性22例, 无明显性别差异。

　　【组织起源】性腺外绒毛膜癌的发生机制不清楚。关于肺的绒毛膜癌的发生, 存在多种学说: ① 在胚胎发育过程中, 原始生殖细胞异位, 并且发生肿瘤性转化。② 肿瘤来源于性腺绒毛膜癌的转移, 而性腺原发肿瘤已自发性退变[31]; 或发生于长期潜伏的与水泡状胎块妊娠有关的滋养层细胞栓子。③ 分娩或流产时, 与妊娠有关的滋养层细胞栓子经血管到达肺, 并且发生了肿瘤性转化。④ 肺癌细胞可能发生滋养细胞分化，从而导致绒毛膜癌或混合型癌[10]。⑤ 由早期胚胎发育过程中残留的多潜能干细胞发展而来[48,49]。

【病理特征】 95%（19/20）的肿瘤位于肺的外周或胸膜下，肉眼观为界限清楚的单发或多发结节或肿块[46]。肉眼观，切面见大部分区域明显出血、坏死伴血凝块形成，易脱落，暗红色，呈海绵状，质软，边界较清楚。镜检，镜下见增生与分化不良的合体滋养细胞，伴有出血、坏死；岛状的细胞滋养层细胞被片状合体滋养层细胞所包绕。瘤组织由中等大小有透明胞质的细胞（细胞滋养层细胞）和大的多核巨细胞（合体滋养层细胞）构成，后者异型明显，胞质丰富，粉染或空泡状。可见血管内瘤栓。组织学观察显示，在几乎完全出血和坏死的背景上，有少量呈细胞滋养层细胞和合体滋养层细胞样形态的肿瘤细胞浸润。

病理形态上，易误诊为鳞状上皮癌，甚至肉瘤[46,50]。合体滋养细胞具有显著的吞噬能力，具有较强的侵蚀能力，尤其容易取代血管内皮细胞而形成血管的内皮层，从而引起出血，临床多见的咯血症状、早期易血行转移等，多与此有关。文献中多例患者在术中探查胸腔时，发现肿瘤侵犯胸壁或周围重要脏器，也说明了该肿瘤具有较强的侵袭性。

肺绒毛膜癌特征性的免疫组织化学标志物绒毛膜促性腺激素（human chorionic gonadotropin, β-HCG）强阳性，人胎盘催乳素（human placental lactogen, HPL）弱阳性[46]。有学者报道发生于肺的绒毛膜癌可以表达p40、p63[50]。瘤细胞特别是合体滋养层细胞，表达HCG、CK（AE1/AE3）、CK7、PLAP、Ki-67及p53；但不表达CEA、TTF-1、CK20、AFP等。

【临床表现】 确切的男女发病比例还不明确。作者统计的48例中，男性26例，女性22例；Shintaku等[51]统计的28例肺原发性绒毛膜癌中，女性患者略多于男性。该病的男性患者多在40岁或以上，而女性患者则以40岁以下者多见。肺原发性绒毛膜癌临床表现多样，主要取决于肿瘤的发生部位及大小，多数有症状（89%）。常见症状依次为咯血、慢性咳嗽、体重减轻、胸痛、呼吸困难、气胸和血气胸等[41]。男性患者会出现一些女性化体征，如男性乳腺增殖、性欲减退及睾丸萎缩。咯血是本病最常见的症状。

患者血和尿的β-HCG水平都明显升高，其主要是有合体滋养层细胞分泌。放射免疫学证明低分化肺癌，如大细胞癌、腺癌也可分泌β-HCG，但是男性肺原发性绒毛膜癌的β-HCG升高更显著，多＞100 000 U/L（正常为＜5 U/L）[18]。

与妊娠相关绒毛膜癌相比，肺原发性绒毛膜癌的自然病程短，大部分患者是快速致死性的，中位生存期是5个月。预后极差。

【影像学表现】 影像学表现不典型，可为单发或多发肺部结节（图6-6-1），位于单侧肺或累及双肺，有文献认为发生部位以右肺多见，大小不等，肿瘤范围1.6～20 cm，多在5 cm以上，可见累及支气管[45]。边界较光整，内部呈软组织密度，也可以出现偏心空洞[46]，CT增强边缘强化，中央强化不明显。有报道，个别绒毛膜癌可位于肺动脉内，增强后类似于肺动脉栓塞[30,52]。也有报道PPC与小细胞肺癌、肺腺癌、胚胎细胞癌等伴生[15,23,28]。可有淋巴结转移。文献也有表现为弥漫性肺泡出血样改变的报道[53]。

与其他恶性肿瘤一样，PET/CT对转移性PPC的诊断和评估有较好的价值[54]。

【鉴别诊断】 肺原发性绒毛膜癌是一种罕见的高度恶性肿瘤，具有特征性的β-HCG升高；肺部结节或肿块，合并血、尿β-HCG升高时，应高度怀疑本病的可能，因为β-HCG对于绒毛膜癌的诊断是较为可靠的，但尚需排除转移性绒毛膜癌和其他能分泌少量β-HCG的低分化肺癌[50]。确诊要靠病理学检查。CT引导下经皮穿刺肺活检术或纤维支气管镜活检，经常不能明确诊断或引起漏诊，此时往往需开胸活检帮助诊断。

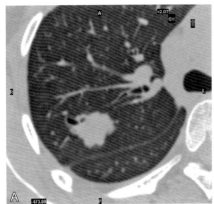
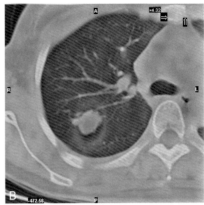

图6-6-1　女性，29岁。因HCG持续升高近1年余，近3个月血液HCG值自80 U/L升高至250.6 U/L。CT发现右肺上叶后段近胸膜下结节（A），类圆形，长径2.3 cm，边界清楚，有浅分叶，可见支气管于结节边缘截断，内部呈实性，无明显钙化，PET/CT示FDG轻度代谢增高（B），平均SUV为2.0，最大SUV为2.5。既往无妇科肿瘤病史，妇科超声、PET和宫腔诊断性刮宫均未见异常。手术病理：肺绒毛膜上皮腺癌

1. 肺转移性绒毛膜癌　　肺是绒毛膜癌常见的转移部位，因此，肺原发性绒毛膜癌的诊断必须非常谨慎，要求仔细全面的全身检查，以排除其他部位隐性原发病灶。绒毛膜癌最常见的发生部位是生殖系统，其他器官（如脑、大肠和胰腺等）也能发生，易通过血行转移至肺，应结合影像学和其他检查，排除生殖系统和其他部位是否有原发病灶。

2. 伴β-HCG升高的肺巨细胞癌　　这是非小细胞癌的一个类型，属高度恶性肿瘤。病理形态上可伴有明显多核巨细胞并表达HCG，甚至在血清学检测时可发现β-HCG水平升高。巨细胞癌中，多核巨细胞的数量和体积通常比PPC少而小，瘤细胞数量更丰富，成分更复杂，常伴有大量炎细胞背景，免疫组织化学标记可表达TTF-1及CEA。PPC是在出血和坏死的背景上有少量滋养层细胞和合体滋养层细胞样形态的肿瘤细胞浸润。免疫组织化学显示HCG的表达在原发性绒毛膜癌中，比巨细胞癌更强。免疫组织化学染色示瘤细胞表达HCG、SALL4及CK，不表达CEA和TTF-1[41]。该结果也反映了患者血清β-HCG检测的结果，即原发性绒毛膜癌血清β-HCG水平升高的程度大大高于巨细胞癌。男性肺原发性绒毛膜癌的β-HCG升高更显著，多＞100 000 U/L（正常为＜5 U/L）[46]。影像学上，通常肺巨细胞癌CT和MRI增强后，强化更明显，易发生肺门和纵隔淋巴结转移。

3. 低分化癌（肺低分化鳞状细胞癌、实体型腺癌和肉瘤样癌）　　分化差及核异型明显时，甚至有时会出现瘤巨细胞，尤其肉瘤样癌易出现大片坏死，与绒毛膜癌相混淆。后者肿瘤细胞中无浸润性癌引起的间质纤维组织增生，残存的肿瘤细胞似漂浮在大片出血坏死组织中。免疫组织化学标记，前者鳞状细胞癌CK5/6、p40和p63阳性，腺癌TTF-1和Napsin A阳性；绒毛膜癌则特异性标记HCG阳性，有助于鉴别诊断[46]。

4. 纵隔胚胎型癌浸润转移至肺　　前者部分细胞明显异型，部分瘤巨细胞形态类似于合体滋养细胞，免疫组织化学标记CD30和AFP阳性，绒毛膜癌CD30和AFP均阴性。

5. 包含有巨细胞的肿瘤　　如肺孤立性纤维性肿瘤、间变性大细胞淋巴瘤、恶性黑色素瘤、霍奇金淋巴瘤及转移性骨巨细胞瘤等，但均有各自典型的组织形态学和免疫表型。结合临床表现、血清学指标、病理形态及免疫表型，可资鉴别。

◆ 参考文献 ◆

［1］ Lazare C, Zhi W, Dai J, et al. A pilot study comparing the genetic molecular biology of gestational and non-gestational choriocarcinoma[J]. Am J Transl Res, 2019, 11(11): 7049–7062.

［2］ Kamata S, Sakurada A, Sato N, et al. A case of primary pulmonary choriocarcinoma successfully treated by surgery[J]. Gen Thorac Cardiovasc Surg, 2017, 65(6): 361–364.

［3］ Ramachandran B S, Murugesan M, Ali M, et al. Primary pancreatic choriocarcinoma presenting as pancreatitis[J]. JOP, 2012, 13(2): 217–218.

［4］ 骆莉莉,王欣,张颖,等. 男性胃原发性绒毛膜癌一例并文献复习[J]. 皖南医学院学报,2014,33(6)：540–542.

［5］ Chen F, Tatsumi A, Numoto S, et al. Combined choriocarcinoma and adenocarcinoma of the lung occurring in a man: case report and review of the literature[J]. Cancer, 2001, 91: 123–129.

［6］ 浦学慧,李海,丁宁,等. 男性肺原发性绒毛膜癌1例并文献复习[J]. 临床与病理杂志,2017,37(8)：1748–1753.

［7］ Hadgu A, Tindni A, Panda M. Primary pulmonary choriocarcinoma in a male[J]. BMJ Case Rep, 2010, 2010: bcr0220102712.

［8］ Sridhar K S, Saldana M J, Thurer R J, et al. Primary choriocarcinoma of the lung: report of a case treated with intensive multimodality therapy and review of the literature[J]. J Surg Oncol, 1989, 41(2): 93–97.

［9］ Kay S, Reed W G. Chorioepithelioma of the lung in a female infant seven months old[J]. Am J Pathol, 1953, 29(3): 555–567.

［10］ Hayakawa K, Takahashi M, Sasaki K, et al. Primary choriocarcinoma of the lung[J]. Acta Pathol Jpn, 1977, 27(1): 123–135.

［11］ Zapatero J, Bellon J, Baamonde C, et al. Primary choriocarcinoma of the lung: presentation of a case and review of the literature[J]. Scand J Thorac Cardiovasc Surg, 1982, 16(3): 279–281.

［12］ Tanimura A, Natsuyama H, Kawano M, et al. Primary choriocarcinoma of the lung[J]. Hum Pathol, 1985, 16(12): 1281–1284.

［13］ Rhee Y K, Kim J H, Kim W H, et al. Primary choriocarcinoma of the lung[J]. Korean J Intern Med, 1987, 2(2): 269–272.

［14］ McLeod D T. Gestational choriocarcinoma presenting as endobronchial carcinoma[J]. Thorax, 1988, 43(5): 410–411.

［15］ Adachi H, Aki T, Yoshida H, et al. Combined choriocarcinoma and adenocarcinoma of the lung[J]. Acta Pathol Jpn, 1989, 39(2): 147–152.

［16］ Durieu I, Berger N, Loire R, et al. Contralateral haemorrhagic pulmonary metastases ("choriocarcinoma syndrome") after pneumonectomy for primary pulmonary choriocarcinoma[J]. Thorax, 1994, 49(5): 523–524.

［17］ Van Nostrand K M, Lucci J A, Liao S Y, et al. Primary lung choriocarcinoma masquerading as a metastatic gestational neoplasm[J]. Gynecol Oncol, 1994, 53(3): 361–365.

［18］ Otsuka T, Ohshima Y, Sunaga Y, et al. Primary pulmonary choriocarcinoma in a four month old boy complicated with precocious puberty[J]. Acta Paediatr Jpn, 1994, 36(4): 404–407.

［19］ Toda S, Inoue Y, Ishino T, et al. A rare case of primary pulmonary choriocarcinoma in a male: immunohistochemical detection for human chorionic gonadotropin, epidermal growth factor (EGF) and EGF receptor[J]. Endocr J, 1995, 42(5): 655–659.

［20］ Aparicio J, Oltra A, Martinez-Moragon E, et al. Extragonadal nongestational choriocarcinoma involving the lung: a report of three cases[J]. Respiration, 1996, 63(4): 251–253.

［21］ Canver C C, Voytovich M C. Resection of an unsuspected primary pulmonary choriocarcinoma[J]. Ann Thorac Surg, 1996, 61(4): 1249–1251.

［22］ Ikura Y, Inoue T, Tsukuda H, et al. Primary choriocarcinoma and human chorionic gonadotropin-producing giant cell carcinoma of the lung: are they independent entities[J]. Histopathology, 2000, 36(1): 17–25.

［23］ Chen F, Tatsumi A, Numoto S. Combined choriocarcinoma and adenocarcinoma of the lung occurring in a man[J]. Cancer, 2001, 91(1): 123–129.

［24］ Okur E, Halezeroglu S, Somay A, et al. Unusual intrathoracic location of a primary germ cell tumour[J]. Eur J Cardiothorac Surg, 2002, 22(4): 651–653.

［25］ Arslanian A, Pischedda F, Filosso P L, et al. Primary choriocarcinoma of the lung[J]. J Thorac Cardiovasc Surg, 2003, 125(1): 193–196.

［26］ Umemori Y, Hiraki A, Aoe K, et al. Primary choriocarcinoma of the lung[J]. Anticancer Res, 2004, 24(3b): 1905–1910.

［27］ Shintaku M, Hwang M H, Amitani R. Primary choriocarcinoma of the lung manifesting as diffuse alveolar hemorrhage[J]. Arch Pathol Lab Med, 2006, 130(4): 540–543.

［28］ Yamamoto S, Tanaka H, Takeo H, et al. Primary pulmonary choriocarcinoma combined with adenocarcinoma[J]. Pathol Int, 2006, 56(7): 402–407.

［29］ Vegh G L, Szigetvari I, Soltesz I, et al. Primary pulmonary choriocarcinoma: a case report[J]. J Reprod Med, 2008, 53(5): 369–372.

［30］ Tajiri S, Ozawa H, Komatsu M, et al. A case of choriocarcinoma of suspected lung origin manifesting pulmonary embolism[J]. Nihon Kokyuki Gakkai Zasshi, 2008, 46(12): 1029–1033.

［31］ Corpa Rodriguez M E, Fernandez Lahera J, Guadalajara Labajo H, et al. Choriocarcinoma of the lung[J]. Arch Bronconeumol, 2009, 45(3): 153–155.

［32］ Seol H J, Lee J H, Lee K Y, et al. Primary pulmonary choriocarcinoma presenting with a hemothorax[J]. J Thorac Oncol, 2009, 4(5): 663–665.

［33］ Maesta I, Leite F V, Michelin O C, et al. Primary pulmonary choriocarcinoma after human chorionic gonadotropin normalization following hydatidiform mole: a report of two cases[J]. J Reprod Med, 2010, 55(7/8): 311–316.

［34］ Serno J, Zeppernick F, Jakel J, et al. Primary pulmonary choriocarcinoma: case report and review of the literature[J]. Gynecol Obstet Invest, 2012, 74(2): 171–176.

［35］ Di Crescenzo V, Laperuta P, Napolitano F, et al. An unusual case of primary choriocarcinoma of the lung[J]. BMC Surg, 2013, 13(2): S33.

［36］ Perwaiz M, Boujaoude Z, Ranasuriya G, et al. Primary pulmonary choriocarcinoma: a diagnostic dilemma[J]. J Bronchology Interv Pulmonol, 2015, 22(2): 183–185.

［37］ Kamata S, Sakurada A, Sato N, et al. A case of primary pulmonary choriocarcinoma successfully treated by surgery[J]. Gen Thorac Cardiovasc Surg, 2017, 65(28): 1–4.

［38］ Takahashi T, Kobayashi R. Choriocarcinoma syndrome after resection of primary pulmonary choriocarcinoma: report of a case[J]. Surg Case Rep, 2016, 2(1): 122.

［39］ 沈钢, 柴滢, 张国飞, 等. 男性肺原发性绒毛膜癌1例报道附文献复习[J]. 杭州师范学院学报(自然科学版), 2005, 4(3): 170–173.

［40］ 刘艳辉, 庄恒国, 谢淙, 等. 肺原发性绒毛膜癌1例报道及文献复习[J]. 临床与实验病理学杂志, 2006, 22(6): 703–706.

［41］ 巩丽, 赵建业, 韩秀娟, 等. 男性肺原发性绒毛膜癌3例临床病理学特点[J]. 诊断病理学杂志, 2008, 15(1): 8–11.

［42］ 贺磊. 男性肺原发性绒毛膜癌—附2例病例报告[D]. 杭州: 浙江大学, 2009.

［43］ 李琴, 孔欣, 古巧平, 等. 原发性肺绒毛膜癌致血气胸1例[J]. 实用妇产科杂志, 2015, 31(5): 395–396.

［44］ 孟娟, 王美清, 高元慧, 等. 男性肺原发性肺绒毛膜癌合并溶血性贫血一例报告并文献复习[J]. 中华肿瘤防治杂志, 2018, 25(22): 69–72.

［45］ 彭燕, 李传应, 王志华, 等. 男性肺原发性绒毛膜癌2例[J]. 临床与实验病理学杂志, 2018, 34(3): 353–354.

［46］ 申发燕, 赵继开, 张海萍, 等. 肺绒毛膜癌免疫组化诊断线索及陷阱[J]. 诊断病理学杂志, 2020, 27(12): 854–858.

［47］ Yen C C, Tsai H W, Yen C J. Postmolar metastatic choriocarcinoma mimicking primary lung cancer[J]. Chin J Cancer Res, 2019, 6(1): 41–44.

［48］ Kyriakou F, Vaslamatzis M M, Bastani S, et al. Primary choriocarcinoma of the renal pelvis presenting as intracerebral hemorrhage: a case report and review of the literature[J]. J Med Case Rep, 2011, 5(1): 501.

［49］ Berthod G, Bouzourene H, Pachinger C, et al. Solitary choriocarcinoma in the lung[J]. J Thorac Oncol, 2010, 5(4): 574–575.

［50］ Matsukuma S, Obara K, Utsumi Y, et al. Focal positivity of immunohistochemical markers for pulmonary squamous cell carcinoma in primary pulmonary choriocarcinoma: A histopathological study[J]. Oncol lett, 2018, 16(6): 7256–7263.

［51］ Shintaku M, Hwang M H, Amitami R. Primary choriocarcinoma of the lung manifesting as diffuse alveolar hemorrhage[J]. Arch Pathol Lab Med, 2006, 130(4): 540–543.

［52］ Trubenbach J, Pereira P L, Huppert P E, et al. Primary choriocarcinoma of the pulmonary artery mimicking pulmonary embolism[J]. Br J Radiol, 1997, 70(836): 843–845.

［53］ Shintaku M, Hwang M H, Amitami R. Primary choriocarcinoma of the lung manifesting as diffuse alveolar hemorrhage[J]. Arch Pathol Lab Med, 2006, 130(4): 540–543.

［54］ Maruoka Y, Abe K, Baba S, et al. A case of pulmonary choriocarcinoma metastasis with unusual FDG–PET and CT findings: correlation with pathology[J]. Ann Nucl Med, 2012, 26(10): 835–839.

第七节　肺原发性脑膜瘤

脑膜瘤是一种常见的中枢神经系统原发肿瘤。原发性异位脑膜瘤十分罕见,占脑膜瘤的1%～2%,常好发于头、颈部、眼眶、鼻、鼻窦、口咽部[1],文献报道有头部、颈部、皮肤和周围神经原发性脑膜瘤[2-4]。肺原发性脑膜瘤(primary pulmonary meningioma, PPM)更是非常罕见[5],1982年, Kemnitz等[6]首次报道,目前国外文献报道40多例。作者检索中国知网,截至2022年1月,国内报道27例[7-20]。女性略多[21],发病中位年龄57岁。一般为单发良性结节,生长缓慢。

【组织起源】研究证实肺脑膜瘤与颅内连于硬脑膜表面蛛网膜细胞(arachnoidal cell)发生的肿瘤相对应,原发于肺而无中枢神经系统(CNS)累及。其确切的组织来源仍不明确,主要有两个假说[22]: ① 这些肿瘤细胞可能起源于肺多潜能细胞(pluripotent cell); ② 来源于异位的胚胎残余(heterotopic embryonic rests)或脑膜上皮样结节(meningothelioid nodules),虽然孤立性脑膜上皮样结节缺乏突变损伤,但多发性者因基因转变,促进其发生肿瘤性增生。

【病理特征】组织学分为良性、非典型性和恶性,多为良性,恶性罕见[23-25]。国外文献报道的病例中,27例有完整的影像学及组织病理资料,男性11例,女性16例,年龄24～108岁,其中24例良性,3例恶性,1例非典型性[12]。与中枢神经系统(CNS)同名肿瘤一样,2015年版WHO肺肿瘤分类中列举了各型脑膜瘤的WHO分级及ICD-O编码,呈"933模式",即9种良性[WHO分级Ⅰ级,分别为脑膜上皮型、纤维型(纤维母细胞型)、过渡型(混合型)、砂粒体型、血管瘤样型、微囊型、分泌型、富淋巴浆细胞型、化生型],3种中间型/交界性(WHO分级

Ⅱ级,分别为脊索样型、透明细胞型、非典型)及3种恶性型(乳头型、横纹肌样型、间变型,为WHO分级Ⅲ级)[26]。

镜检,大多数边界清楚,质硬,切面灰白色到黄褐色,最大径0.4～20.0 cm(中位数1.8 cm)。镜下各种组织学亚型均可发生,以过渡型及砂粒体型多见。一般表现为无异型性的梭形肿瘤细胞,呈漩涡状或洋葱皮样排列,有时可见砂粒体,间质可有不同程度的胶原化,瘤细胞之间有指状突起和桥粒连接[11,18,26]。而恶性有轻度的异型性,失去此排列方式,核分裂增多,核仁明显,甚至出现坏死[24]。

免疫组织化学以肿瘤细胞表达EMA、vimentin呈阳性为特征[18,27-29],CK、PR、ER、CEA、S-100、NES、CK68、desmin可为阳性[30]。

【临床表现】国内文献报道女性发病略多,中位年龄57岁。良性肺原发性脑膜瘤多数病例无临床症状,少数可有支气管炎、咯血、胸闷、胸痛等;恶性中,有呼吸困难、气喘、吞咽困难、食欲不振、体重下降等症状。肿瘤生长缓慢。恶性肺原发性脑膜瘤可侵犯气管、肺门淋巴结、血管、胸膜等,此时,会出现咳嗽、呼吸困难、夜间喘息及吞咽困难等症状[23,24],也可出现肝脏等远处转移[25]。

【影像学表现】PPM主要表现为孤立性结节。回顾国内文献[12],单发病灶18例,其中2例位于支气管腔内,2例为多发结节[13,17],1例为弥漫性结节[14],2例为磨玻璃密度结节[19,20]。肿瘤最大径2～20 cm。孤立性肺结节CT表现为边界清楚,可有分叶,内部无明显钙化。多发结节PPM呈边界清楚的多发结节[31]。

CT和MRI表现为位于胸膜下、肺内大小不等、密度均匀、边界光整、轮廓清楚的圆形或椭圆形的孤立性结节或肿块影,常无明显分叶,无毛刺和胸膜凹陷等征象(图6-7-1)。MRI T1WI示肿块呈均匀等、略低信号,T2WI示肿块呈不均质混杂信号,此与肿瘤内血管、钙化、囊变、砂粒体和肿瘤内纤维分隔有关;肿瘤较大时,T1WI和T2WI可显示肿块内粗细不均的肿瘤血管流空信号。CT和MRI增强扫描肿块有不同程度非均匀强化,有别于颅内脑膜瘤的均匀一致的明显增强。肺原发性脑膜瘤患者,应定期头颅MRI随访,明确是否有颅内脑膜瘤。极少数PPM为中央型,陈琼琚等[12]报道1例,胸部CT表现为左肺下叶肺不张,气管镜见左下叶基底干后亚段支气管管腔狭窄,更为少见。

PPM的PET/CT应用也有报道[8,13],文献结果表明,PPM糖代谢呈轻微升高,也不具有特征性,有待进一步总结。张文强等[13]报道一例肺原发脑膜瘤(纤维型),PET/CT检查示右肺

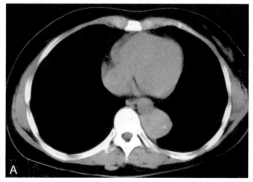
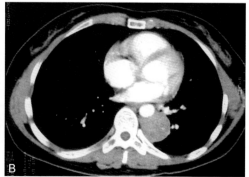

图6-7-1 女性,37岁。因体检发现左肺下叶脊柱旁阴影,CT示降主动脉后方肿块,边界光整,无分叶,内部密度均匀,实性,无明显钙化。CT平扫CT值30.9 Hu,增强动脉期68.4 Hu,延迟期86.7 Hu,有明显强化。手术病理:脑膜瘤

上叶有一长径4.0 cm肿块,伴左肺上叶、左肺下叶和右肺下叶共4枚小结节,最大肿块SUV_{max}为3.8,仅轻度摄取增高,余小结节SUV无异常摄取。国外文献27个病例中,4例接受了PET/CT检查,均显示^{18}F-FDG糖代谢增高[12]。恶性肺原发性脑膜瘤可侵犯气管、肺门淋巴结、血管、胸膜等,PET/CT的诊断价值可能较高,不仅能帮助定性,还可评估远处转移。

【鉴别诊断】PPM的诊断须同时具备以下几点:① 发生在没有脑膜组织的肺组织;② 经CT或MRI检查确定不伴有颅内或椎管内脑膜瘤,以排除脑膜瘤颅外转移的可能性;③ 必须具有典型脑膜瘤的组织结构和免疫组织化学特征。PPM确诊需依赖影像学、组织病理学和免疫组织化学的综合分析。影像上,还需与周围型肺癌、间叶源性肿瘤等鉴别;病理上,主要与肺转移性脑膜瘤、肺内梭形细胞胸腺瘤等鉴别。

1. 原发性周围型肺癌 为常见肺部原发性恶性肿瘤,临床多有刺激性咳嗽、咳痰、痰中带血、胸痛及进行性消瘦等表现,影像学表现为肺内边界清楚的肿块,可有空泡征、分叶征、脐凹征和切迹,以及长短不一、粗细不等的毛刺,肿瘤较大者可见偏心、厚壁、内壁不规则的空洞,可伴有纵隔、肺门淋巴结肿大、周围血管集中和胸膜凹陷等,增强扫描肿瘤强化明显,鉴别不难。

2. 转移性肺癌 为常见肺部肿瘤,常有原发肿瘤病史,皆有原发肿瘤相应的症状和体征,多为两肺多发病灶,单发少见。对可疑的原发灶做仔细筛查,影像学及临床上发现原发肿瘤可助鉴别。

3. 局限型胸膜间皮瘤 为起源于脏层或壁层胸膜间皮细胞与纤维细胞的肿瘤,较多见。病理上可分为上皮型、纤维型和混合型,有良性和恶性两种类型。多发生在肋胸膜,呈类圆形或分叶状肿块,边缘光滑锐利,可带蒂,呼吸时随肋骨运动,增强扫描多呈均匀一致的强化,多伴有血性胸腔积液,MRI呈短T1,长T2信号,较为特殊,易于鉴别。

4. 孤立性纤维性肿瘤 发生于胸腔,可附于脏层胸膜。肿瘤由梭形成纤维细胞交织构成,伴有大量粗大紊乱的胶原纤维,胶原成分常有玻璃样变,免疫组织化学CD34阳性,而无EMA表达。

5. 神经鞘瘤 又称施万瘤,好发于后纵隔脊椎旁,通常表现为单发类圆形肿块,包膜完整,可发生瘤内出血、囊变,肿瘤呈均匀密度或混合密度,较大肿块中央常有囊变或坏死区域。CT平扫肿瘤呈软组织密度,增强扫描呈中高度均匀或不均匀强化;MRI的T1WI呈肌肉信号,T2WI呈中高信号,有别于PPM的表现。

6. 肺化学感受器瘤 少见,一般无临床症状,最大径多为1~4 cm的实性孤立性结节,常位于肺野外围,影像学无特征表现;肿瘤细胞明显呈巢,富血窦,在细胞巢周边部有S-100蛋白阳性的支持细胞,容易鉴别。

❖ 参考文献

[1] Muzumdar D, Vengsarkar U, Bhatjiwale M, et al. Diffuse calvarial meningioma: a case report[J]. J Postgrad Med, 2001, 47(2): 116–118.

[2] 伍琴琴,汤勇,丛林海,等. 原发性鼻腔-鼻窦砂粒体型脑膜瘤1例报道并文献复习[J]. 中国耳鼻咽喉颅底外科杂志, 2021, 27(4): 465–468.

[3] 黄文鹏,李莉明,韩懿静,等. 颈部左侧原发性异位脑膜瘤1例[J]. 中国医学影像技术, 2021, 37(8): 1269.

[4] 计伟,江涛,胡阳春,等. 原发性腮腺脑膜瘤1例并文献复习[J]. 中国微侵袭神经外科杂志, 2021, 26(3): 131–132.

[5] Incarbone M, Ceresoli G L, Di Tommaso L, et al. Primary pulmonary meningioma: report of a case and review of the literature[J]. Lung Cancer, 2008, 62(3): 401–407.

[6] Kemnitz P, Spormann H, Heinrich P. Meningioma of lung: first report with light and electronmicroscopic findings[J]. Ultrastruct Pathol, 1982, 3(4): 359–365.

[7] 王琪,田昭俭,王海,等. 肺原发性异位脑膜瘤的诊断(附1例报告)[J]. 山东医药, 2009, 49(26): 105–106.

[8] 杨明,冯彦林,余丰文,等. 原发肺内脑膜瘤^{18}F-FDG PET/CT显像一例[J]. 中华核医学杂志, 2009, 29(1): 62–63.

［9］ 汪春年,何向蕾,潘登,等.原发性异位脑膜瘤4例临床病理分析[J].实用肿瘤杂志,2010,25(2)：211−213.

［10］ 林闽江,董海波,姚凤明,等.原发性异位脑膜瘤的影像学诊断(附4例分析)[J].现代实用医学,2010,22(7)：819−821.

［11］ 张慧芝,沈晓涵,王素英,等.原发性肺脑膜瘤4例临床病理分析及文献复习[J].临床与实验病理学杂志,2018,34(9)：57−60.

［12］ 陈琼琚,谷伟.以肺不张为影像表现的肺原发性脑膜瘤病例1例伴文献复习[J].临床肺科杂志,2017,22(7)：1350−1352.

［13］ 张文强,陈培楠,孔晓煌,等.双肺多发原发性脑膜瘤一例及文献复习[J].郑州大学学报(医学版),2016,51(3)：433−436.

［14］ 张静,赵玥铭.以弥漫性肺结节为表现的原发性脑膜瘤1例[J].牡丹江医学院学报,2020,41(6)：89−92.

［15］ 张小伟,吴爱姣,沈湘萍,等.右上肺原发性异位脑膜瘤1例[J].中华胸心血管外科杂志,2020,36(6)：382−382.

［16］ 吴丽情,袁静萍,吴昊,等.肺原发性微小脑膜瘤样结节病理分析[J].诊断病理学杂志,2020,27(5)：346−349.

［17］ 邓旭锋,沈玉光,瞿中成,等.原发性肺脑膜瘤1例并文献复习[J].现代医药卫生,2020,36(9)：1431−1432.

［18］ 王文娟,闫庆娜,战忠利.肺原发性脑膜瘤2例临床病理观察[J].诊断病理学杂志,2020,27(3)：162−166.

［19］ 李伟大,赵奋华,郭江莉,等.肺原发性脑膜瘤1例[J].医学影像学杂志,2022,31(12)：2070.

［20］ 董铿,许晓金,张顺镇,等.肺内磨玻璃结节样原发性异位脑膜瘤1例[J].医学影像学杂志,2021,31(9)：1453,1457.

［21］ Cordera S, Bottacchi E, D'Alessandro G, et al. Epidemiology of primary intracranial tumours in NW Italy, apopulation based study: stable incidence in the last two decades[J]. J Neurol, 2002, 249(3): 281−284.

［22］ 王文娟,闫庆娜,战忠利.肺原发性巨大脑膜瘤1例[J].临床与实验病理学杂志,2015,31(4)：475−476.

［23］ Prayson R A, Farver C F. Primary pulmonary malignant meningioma[J]. Am J Surg Pathol, 1999, 23(6): 722−726.

［24］ van der Meij J J, Boomars K A, van den Bancosch J M, et al. Primary pulmonary malignant meningioma[J]. Ann Thorac Surg, 2005, 80(4): 1523−1525.

［25］ Weber C, Pautex S, Zulian G B, et al. Primary pulmonary malignant meningioma with lymph node and liver metastasis in a centenary woman, an autopsy case[J]. Virchows Arch, 2013, 462(4): 481−485.

［26］ Travis W D, Brambilla E, Burke A P, et al. WHO classification of tumours of the lung, pleura, thymus and heart[M]. 4th. Lyon: IARC Press, 2015: 153−181.

［27］ Spinelli M, Claren R, Colombi R, et al. Primary pulmonary meningioma may arise from meningothelial-like nodules[J]. Adv Clin Path, 2000, 4(1): 35−39.

［28］ Cesario A, Galetta D, Margaritora S, et al. Unsuspected primary pulmonary meningioma[J]. Eur J Cardiothorac Surg, 2002, 21(3): 553−555.

［29］ Gomez A V, Mayayo E, Alvira R, et al. Fine needle aspiration cytology of primary pulmonary meningioma associated with minute meningothelial like nodules. Report of a case with histologic, immunohistochemical and ultrastructural studies[J]. Acta Cytol, 2002, 46(5): 899−903.

［30］ Masago K, Hosada W, Sasaki E, et al. Is primary pulmonary meningioma a giant form of a meningothelial-like nodule? A case report and review of the literature[J]. Case Rep Oncol, 2012, 5(2): 471−478.

［31］ Incarbone M, Ceresoli G L, Di Tommaso L, et al. Primary pulmonary meningioma: report of a case and review of the literature[J]. Lung Cancer, 2008, 62(3): 401−407.

第七章

孤立性肺转移瘤

孤立性肺转移瘤（solitary pulmonary metastasis, SPM）是肺转移瘤的一种少见表现，易与原发周围型肺癌、良性病变混淆，影像学诊断较为困难[1]。半数以上的SPM为原发肿瘤治疗过程中常规随访时发现；也有少数病例，没有明确的肿瘤病史，或首先表现为肺部孤立性结节者。诊断转移、原发肺癌还是良性结节，对再分期、治疗方案选择和预后评估都非常重要[1,2]。

【发生概率】肺部是转移性肿瘤的好发部位，恶性肿瘤的肺转移率高达40%～50%，在所有的肺转移瘤中，80%～90%为多发转移，影像学多容易诊断；但有10%～20%呈局限性或孤立性病灶，称为孤立性肺转移瘤（SPM）[1,3]。

SPM的诊断首先要明确有无原发恶性肿瘤，以及原发肿瘤的部位器官和病理类型，不同器官的原发肿瘤，出现肺部转移，尤其是单发转移的概率不同。无原发肿瘤的患者，其SPM为转移瘤的概率仅为0.4%～0.9%[1]。

【与原发肿瘤的相关性】总的来说，出现SPM的原发肿瘤以结直肠癌、乳腺癌、肾癌和各类肉瘤为多，尤以结直肠癌最多。李成州等[3]报道一组101例肿瘤患者的SPN，为孤立性转移瘤者的原发肿瘤以大肠癌最多；而SPN证实为原发周围型肺癌者，其原发肿瘤依次为贲门、胃和十二指肠癌，乳腺癌，以及头颈部肿瘤（表7-0-1）。张峰等[4]报道一组SPM，原发肿瘤为癌者，不包括肉瘤的134例中，其中结直肠癌孤立性肺转移瘤占48例。

表7-0-1　101例肺外恶性肿瘤的病理类型及其肺内病灶性质

原发肿瘤	合计	原发性肺癌	孤立性肺转移	良性病灶
头颈部肿瘤	14	8	4	2
乳腺癌	13	10	2	1
食管癌	6	5	0	1
贲门、胃和十二指肠癌	17	12	5	0
大肠癌	18	4	13	1
肾细胞癌	7	0	7	0
膀胱移行细胞癌	3	2	1	0
肝细胞癌、胆总管癌、胰头癌	7	1	6	0
骨肉瘤左大腿横纹肌肉瘤	5	0	4	1
卵巢癌、宫颈癌、宫体癌	4	2	1	1
淋巴瘤	6	2	4	0
黑色素瘤	1	0	1	0
合　计	101	46	48	7

对于术前影像学检查提示为小结节的患者,特别是上述容易发生肺转移者,应结合影像学形态仔细分析,也可以行PET/CT,甚至PET/MRI检查,敏感性更高,对定性诊断有帮助。

术后定期随访中,需要进行短期的密切影像学观察。有研究发现肺转移瘤的倍增时间平均约为40天。一旦随访过程中,短期内出现结节进行性增大,或出现其他小结节,则强烈提示转移。如生长速度不明显,也可结合肿瘤指标、PET/CT,甚至PET/MRI等综合分析。

【影像学表现】SPM影像学上可表现为实性结节(图7-0-1)、不规则形和空洞,后者少见。CT无疑是首选的方法,诊断敏感性、特异性和准确性与病灶大小、CT扫描技术,特别是层厚有较大的相关性。很多学者对高分辨率计算机断层扫描(high resolution computed tomography,HRCT)对诊断肺转移瘤的敏感性做了研究。Pfannschmidt等[5]报道HRCT在扫面层厚分别为3 mm和5 mm时,对诊断肺转移瘤的敏感性分别达88.8%和83.7%,对诊断长径1 mm和4 mm肺转移瘤的敏感性分别为74.7%和64.0%。Margaritora等[6]报道了普通CT和HRCT对诊断肺转移瘤的敏感性,肺转移瘤直径＞1 cm时,两者均达到了100%的敏感性,而当肺转移瘤直径＜6 mm时,普通CT和HRCT的敏感性,则分别降至62%和48%,但总体来说,两者对诊断肺转移瘤的灵敏度达到82.1%。

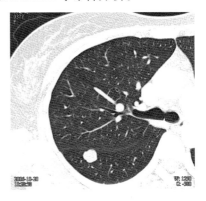

图7-0-1 女性,38岁。右肺下叶背段孤立性结节,圆形,边界光整,有浅分叶,无明显毛刺,内部密度均匀,无钙化,增强后有强化。胸腔镜手术病理:转移性肾癌

(1)大小:SPM直径多＜3 cm,＞3 cm者少见,尤以＞5 cm者更少见,但也有更大的报道[7-9],作者遇到1例黑色素瘤右肺中叶单发转移,长径达14cm。部分也可以表现为形态不规则(图7-0-2)。

(2)边缘:多较光整。因为肿瘤在毛细血管内停留后生长,故转移瘤生长在由结缔组织构成而缺乏血供的肺间质内,不易被肿瘤破坏,瘤体被结缔组织和周围压缩的肺组织包绕,故SPM呈圆形或椭圆形,且表面光整者多见。由于肿瘤呈扩张性生长,因生长快而压迫周围肺组织支气管(图7-0-3),形成肺膨胀不全带,与肿瘤大小无关,此时易误诊为肺部良性病变[2]。SPM分叶征出现率与周围型肺癌无显著差异,而毛刺征则不常见[8,9]。极少数的肺转移瘤还可出现"晕征"(图7-0-4),系肿瘤向周围肺组织浸润生长所致。

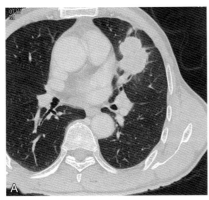

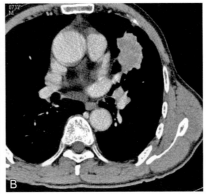

图7-0-2 右足黑色素瘤肺转移。男性,73岁。右足黑色素瘤术后,定期随访发现左肺上叶结节,形态不规则,进行性增大,边界清楚,分叶状,近端支气管有狭窄(A),内部无钙化,增强后不均匀强化,内部可见明显液化坏死(B),易误诊为原发肺癌,经皮穿刺肺活检,证实为转移性黑色素瘤

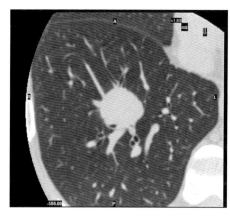

图7-0-3 男性，45岁。右肺下叶转移性透明细胞癌。左肾透明细胞癌术后5年，随访发现右肺下叶结节，进行性增大，边缘光整，无明显分叶和毛刺，邻近支气管受压移位

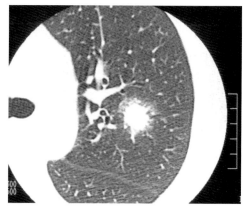

图7-0-4 男性，47岁。直肠癌根治术后3年，因肿瘤指标进行性升高，检查发现左肺上叶结节，边缘呈磨玻璃样密度，外缘大致清晰，内部呈软组织密度，抗炎治疗无改变，手术病理证实：转移性腺癌，符合直肠癌来源

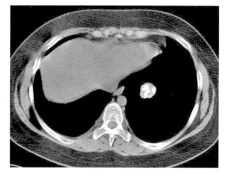

图7-0-5 左肺下叶转移性骨肉瘤。女性，13岁。左股骨下端骨肉瘤术后2年，定期随访发现左肺下叶结节，边界光滑，内部呈明显钙化，进行性增大

（3）密度：SPM大多表现为均匀软组织密度，少部分病例由于原发肿瘤性质，可出现钙化、空洞及内部低密度坏死区等改变，如原发肿瘤为骨肉瘤、软骨肉瘤时，SPM常可见钙化，甚至整体钙化或成骨改变[10]（图7-0-5）。消化道肿瘤可出现弥漫沙砾样钙化（图7-0-6）。

（4）空洞：薄壁多见，或厚薄不均匀，外壁光整，厚壁者内壁可凹凸不平。原发肿瘤为肺癌、喉癌、宫颈鳞癌、食管癌或其他肿瘤时，均有出现空洞转移的报道。有研究认为，出现空洞与是否接受化疗没有相关性[15-18]。作者遇到1例，左下叶前基底段环形空洞，壁均匀，手术病理证实为食管癌转移（图7-0-7）。此时，

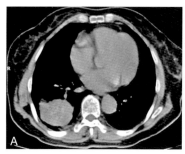
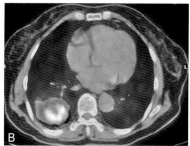
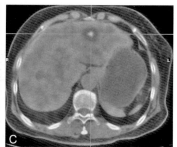

图7-0-6 直肠癌肺孤立性转移。女性，73岁。直肠癌术后，发现右肺下叶背段孤立性肿块，呈类圆形，长径约7.4 cm，边缘较光整，见浅分叶，边界清楚，内部密度不均匀，可见弥漫沙砾样钙化（A），FDG摄取增高（B），平均SUV=5.4，最大SUV=6.7。经皮穿刺肺活检证实为转移性直肠腺癌。另外，肝左外叶见一圆形稍低密度影，长径约1.7 cm，FDG摄取增高，最大SUV=6.4，考虑转移（C）

需要与囊腔样腺癌鉴别,后者壁多不规则,边缘常有磨玻璃样成分[11-14]。

（5）支气管充气征象：由于转移瘤非气道起源,且多呈膨胀性扩大,压迫周围肺组织形成分界清楚的肿块影,与支气管无明显关系,一般不侵犯局部支气管,故也缺少支气管充气等征象[10]。

PET/CT对转移瘤的研究也有报道。各种组织类型和分化程度的肿瘤,其肺部孤立转移瘤的PET/CT代谢程度不尽相同,目前,大宗病例总结的报道有限。Fortes等[19]报道了PET/CT对诊断肺转移瘤的灵敏度达到了65.7%,对于那些结节最大径＞1 cm的肺转移瘤,敏感性提升到了87.8%（图7-0-8）,而对于最大径＜1 cm的肺转移瘤,敏感性仅为29.6%。并且对不同的原发肿瘤引起的肺转移瘤灵敏度也不同,对鳞状细胞癌则达到93%,对于肉瘤的敏感性仅为44%（图7-0-9）。因此,有学者认为PET/CT对孤立性肺结节的定性价值尚有待进一步研究[20,21]。

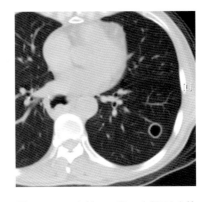

图7-0-7 女性,67岁。左肺下叶外基底段孤立性空洞,外缘光整,无分叶和毛刺,薄壁,内缘光整,周围无卫星病灶。另食管下段可见手术后改变。手术病理：转移瘤,符合食管癌转移

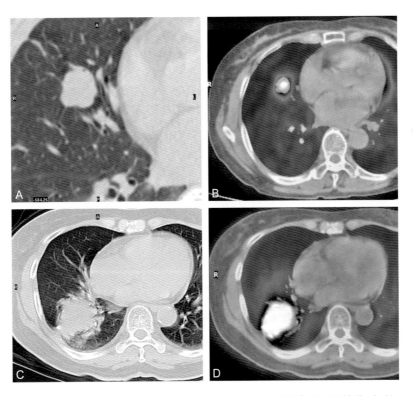

图7-0-8 A、B：甲状腺癌孤立性转移。女性,71岁。右肺中叶纵隔旁孤立性结节,长径2.6 cm,类圆形,边界清楚,有浅分叶（A）,内部密度均匀,内侧支气管受压,远端管腔尚通畅,PET/CT（B）代谢明显增高,SUV_{max}=5.6。手术病理：甲状腺癌转移瘤。C、D：女性,60岁。膀胱浸润性尿路上皮癌术后,发现右肺下叶肿块,边缘可见支气管充气（C）,近端右下叶支气管外压性改变,PET/CT代谢明显增高（D）,经皮穿刺肺活检,证实为转移性移行上皮癌

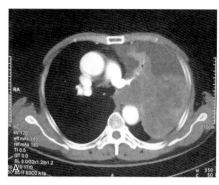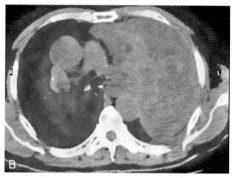

图7-0-9 平滑肌肉瘤肺转移。男性，68岁。左大腿平滑肌肉瘤术后3年。咳嗽伴胸痛和消瘦2个月余。CT示左侧胸腔见一巨大肿块，大小约15.8 cm×9.7 cm，累及左侧胸壁、左肺下叶、左肺动脉、左肺门和纵隔，纵隔明显向右移位；左固有上叶支气管闭塞，远端左上叶肺不张。CT增强后肿块明显不均匀强化（A），并可见条形迂曲血管影，PET/CT扫描，肿块FDG轻微摄取（B）

对于有肿瘤病史的SPN，某一具体案例的鉴别诊断，要考虑患者性别、年龄、吸烟史、原发肿瘤的部位和病理类型、无病间隔期、SPN的形态学特征，如分叶和毛刺等。对于肺外为肉瘤或腺癌者，特别是原发于结直肠、肾脏等的，间隔时间相对较短的，更倾向于孤立性转移。

头颈部肿瘤和食管癌，病理类型以鳞状细胞癌为主，主要为淋巴管转移，虽属体静脉系，肺部血行转移相对较晚和少，肺癌是其伴发率最高的恶性肿瘤，其SPM为周围型肺癌的概率大于孤立性转移瘤；乳腺癌的孤立性肺结节（SPN），原发周围型肺癌要远高于单发转移；贲门癌和胃癌患者的孤立性肺结节（SPN），则原发周围型肺癌的概率也要大于单发转移；而对肾透明细胞癌，则正好相反，其孤立性肺结节（SPN）为转移的比率，远高于原发周围型肺癌；对淋巴瘤患者而言，其孤立性肺结节并非属通常认为的肺内浸润，原发性支气管肺癌也占一定的比例，尤其要注意鉴别诊断；而对于睾丸癌、子宫内膜癌、黑色素瘤和肉瘤而言，其孤立性肺结节（SPN），则几乎都是转移[7-10]。值得注意的是，某些肿瘤患者的孤立性肺结节（SPN），有可能属伴随的肺良性肿瘤或肉芽肿。

免疫组织化学对鉴别肺内结节的性质、来源、与原肺外恶性肿瘤的关系有重要价值，ETM-SPN在明确病理诊断之前，应以原发性肺癌对待，避免误诊误治[7]。

【鉴别诊断】SPM的诊断，其恶性肿瘤病史非常重要，除此之外，肺部结节动态随访也很重要，多数肺转移性肿瘤倍增时间很短（图7-0-10），能有效帮助评估结节的变化[22]。在实际临床中，应综合分析，以争取第一时间明确诊断。有研究表明，单发转移瘤单纯手术切除，也有较好的预后[4,23,24]。SPM需注意与以下病变鉴别。

1. 肺内淋巴结 属良性病变，其HRCT表现，有以下几点特征：① 绝大部分位于气管隆突水平以下；② 长径多数不超过1 cm；③ 形状多为不规则形，部分可见尖角，边界清楚；④ 多为质地均匀的实性结节；⑤ 多位于距脏层胸膜1 cm以内的肺实质内；⑥ 绝大部分可见数目不等的与胸膜和（或）肺纹理相连的细线样密度影[25,26]，动态随访无明显变化。

2. 肺炎性肉芽肿或非特异性纤维化 表现为"晕征"的SPM主要和球形肺炎相鉴别，球形肺炎有肺部感染的临床症状，抗炎治疗病灶明显缩小，近胸膜的病变可见"方形"征可资鉴别。边缘伴有磨玻璃样密度影的SPM要和肺嗜酸性肉芽肿相鉴别，嗜酸性肉芽肿急性起病，可伴有肺外其他部位的病变，病变形态多样，激素治疗有效，这有别于SPM。表现为磨玻璃密度影的病变可见于SPM、腺癌早期、肺泡炎及肺泡内积血。肺泡炎及肺泡内积血经临床治疗短

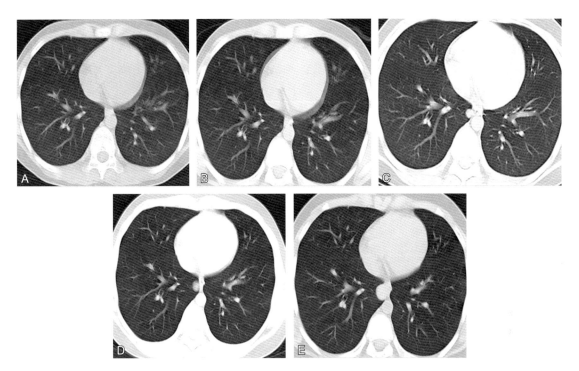

图7-0-10　骨肉瘤右肺下叶孤立性转移。男性，17岁。右股骨"骨肉瘤"术后2年。初次发现右肺下叶内基底段食管旁小结节（A：2009年6月15日），后密切随访（B：2009年7月9日；C：2009年8月24日；D：2009年9月15日；E：2009年10月9日），发现该结节进行性快速增大

期可以吸收好转。表现为不规则小片状浸润影的SPM，影像学上和炎性病变无法鉴别，抗炎治疗并复查是最好的鉴别方法。

3. 硬化性肺细胞瘤　多无恶性肿瘤病史，中青年女性好发，典型者内部可有空气新月征或环形空气征，内部可有明显钙化，增强后多数强化不明显，少数也可呈明显强化，PET/CT无异常糖代谢或仅轻微摄取，据此可与大多数孤立性转移瘤鉴别。偶可与肺内其他病变并存。

4. 肺错构瘤　肺内最常见良性肿瘤，常常于常规检查时偶然发现。绝大多数为单发，边界光整，少数可有分叶，典型者内部可有脂肪或"爆米花样"钙化，鉴别不难。不含钙化或脂肪者，需与转移瘤鉴别，但肺错构瘤增强后无强化，PET/CT无异常糖代谢增高，动态随访无明显变化，两者区分不难。

5. 肺低分化癌、肺肉瘤样癌　也多呈类圆形，肿块多较大，边界较光整，有分叶，若为肉瘤，内部可坏死明显。肺门和纵隔淋巴结常常有转移。而SPM多不伴有肺门纵隔淋巴结转移。诊断时还需考虑原发肿瘤的部位，结直肠癌易出现SPM；原发肿瘤的病理类型，肺外恶性肿瘤为腺癌时，肺部出现单发转移的概率高于肺外为鳞癌者；如若原发为肉瘤、黑色素瘤和精原细胞瘤等，则肺内结节转移可能性大；原发肿瘤与肺内病灶的间隔时间长，则后者为原发性周围型的可能性增加。

6. 肺原发性肉瘤　发病年龄较轻，肿块大部生长快速，内部可为大部分液化坏死组织，穿刺活检成功率低。CT增强不明显强化，鉴别较难；如PET/CT糖代谢明显高，无其他部位异常，应建议开胸活检或手术，以免贻误病情。

总之，SPM受血行转移过程及原发肿瘤的病理及生物学行为双重影响，表现形式多样，和

众多的肺内孤立性结节鉴别较为困难。在临床诊断中,首先要看有无原发肿瘤病史;其次要看肺内孤立性结节是否具有肺血行转移的一般表现;再次,要看其是否具有原发瘤的病理及生物学行为;第四,要和其他众多的肺内孤立性结节相鉴别,避免草率下结论。严密观察下的短期随访复查,对定性诊断意义重大。

· 参考文献 ·

[1] Quint L E, Park C H, Innettoni M D. Solitary pulmonary nodules in patients with extrapulmonary neoplasms[J]. Radiology, 2000, 217(1): 257–261.

[2] 吴宁, 石木兰. 结、直肠癌术后孤立性肺转移[J]. 临床放射学杂志, 1997, 16(5): 274–276.

[3] 李成州, 肖湘生, 朱珠华, 等. 原发抑或转移: 恶性肿瘤患者孤立性肺病灶的鉴别诊断[J]. 放射学实践, 2007, 22(12): 1293–1296.

[4] 张辉, 陈晓峰, 王海兵, 等. 孤立性肺转移瘤的诊断与外科治疗(附56例报告)[J]. 中国肺癌杂志, 2012, 15(4): 223–227.

[5] Pfannschmidt J, Bischoff M, Muley T, et al. Diagnosis of pulmonary metastases with helical CT: the effect of imaging techniques[J]. Thorac CardiovascSurg, 2008, 56(8): 471–475.

[6] Margaritora S, Porziella V, D'Andrilli A, et al. Pulmonary metastases: can accurate radiological evaluation avoid thoracotomic approach[J]. Eur J Cardiothorac Surg, 2002, 21(6): 1111–1114.

[7] 李成州, 肖湘生, 刘会敏, 等. 肺外恶性肿瘤患者肺内孤立性结节的CT–病理对照研究[J]. 中华放射学杂志, 2004, 38(8): 824–830.

[8] 李成州. 肺外恶性肿瘤患者肺内孤立性结节的CT–病理对照研究[D]. 上海: 第二军医大学, 2003.

[9] 李成州, 肖湘生, 刘会敏, 等. 肺外恶性肿瘤患者肺内孤立性结节的鉴别诊断(附103例报告)[J]. 第二军医大学学报, 2004, 25(9): 1001–1004.

[10] 丁娟, 李惠民, 肖湘生, 等. 不典型肺转移瘤的CT表现[J]. 临床放射学杂志, 2004, 23(12): 1044–1047.

[11] 丁长青, 李军. 非典型肺转移瘤的CT表现(32例报道及文献复习)[J]. 中国临床医学影像杂志, 2006, 17(4): 211–213.

[12] 卜学勇, 覃艾球. 孤立性肺转移瘤的CT诊断[J]. 实用放射学杂志, 2005, 21(1): 36–39.

[13] 王伟, 任雪丽. 孤立性肺转移瘤的CT诊断[J]. 河南医学高等专科学校学报, 2007, 19(2): 123–125.

[14] 张辉, 陈晓峰, 王海兵, 等. 孤立性肺转移瘤的诊断与外科治疗(附156例报告)[J]. 中国肺癌杂志, 2012, 15(4): 223–227.

[15] 王宏菁. 不典型肺转移瘤CT表现35例分析[J]. 中国临床实用医学, 2010, 4(5): 161–162.

[16] 刘伟. 15例肺转移瘤的不典型CT表现[J]. 中国临床研究, 2009, 22(3): 338–339.

[17] 陈建华. 孤立性肺转移瘤的CT诊断[J]. 基层医学论坛, 2011(S1): 88–89.

[18] 陈晓玲. 空洞型肺转移瘤的CT诊断[J]. 吉林医学, 2013, 34(11): 2120–2121.

[19] Fortes D L, Allen M S, Lowe V J, et al. The sensitivity of ^{18}F-fluorodeoxyglucose positron emission tomography in the evaluation of metastatic pulmonary nodules[J]. Eur J Cardiothorac Surg, 2008, 34(6): 1223–1227.

[20] 张立万. ^{18}F–FDG PET/CT对消化道恶性肿瘤伴肺转移与多原发癌的鉴别价值[D]. 福州: 福建医科大学, 2013.

[21] 党亚萍, 王琦. 肺转移瘤[18]F–FDG PET/CT显像分析[J]. 中国医学影像技术, 2009, 25(9): 1693–1696.

[22] 路国红. 与原发肺癌难以鉴别的孤立性转移肺肿瘤的分析[J]. 解放军医药杂志, 1999(5): 398.

[23] 金庆文, 张熙曾. 孤立性肺转移瘤的外科治疗(附17例分析)[J]. 中国肿瘤临床, 1993, 20(5): 363–365.

[24] 臧琦, 王连生, 王伟, 等. 肺部孤立性转移瘤的诊断与治疗(附36例报告)[J]. 山东医药, 2003, 43(33): 20–21.

[25] Wang C W, Teng Y H, Huang C C, et al. Intrapulmonary lymph nodes: computed tomography findings with histopathologic correlations[J]. Clinical Imaging, 2013, 37: 487–492.

[26] 叶爱华, 胡粟, 苗焕民, 等. 肺内淋巴结的HRCT特征分析[J]. 临床放射学杂志, 2017, 36(12): 35–38.

第三部分

需与周围型肺癌鉴别的其他肺部疾病

第八章

肺先天性病变和正常变异

第一节　支气管肺囊肿

　　支气管肺囊肿是较常见的先天性肺发育畸形,发生率约占先天性肺囊性疾病的50%[1]。先天性肺囊性疾病包括先天性囊性腺瘤样畸形（congenital cystic adenomatoid malformation, CCAM）、肺隔离症、先天性肺囊肿和先天性大叶性肺气肿（congenital lobar emphysema, CLE）4类。发生于纵隔内者,称为纵隔支气管源性囊肿,也称为中央型肺囊肿,多为含液囊肿,含气囊肿甚少见。发生在肺内者,称为肺囊肿,也被称为周围型肺囊肿,可为含气囊肿、含液囊肿,或为气液囊肿[1,2]。因反复感染或机化,含液肺囊肿囊内容物密度增高,易误诊为周围型肺癌或良性肿瘤;含气囊肿,则易误诊为囊腔样肺癌。文献报道肺囊肿误诊率为28.3%～93.3%[1,3-5]。李清华等[6]报道1989年9月至2006年9月间,经手术病理证实先天性支气管肺囊肿226例,其中68例术前误诊。少数病例可误诊为周围型肺癌,误诊时间2个月至30年,平均4.2年[5]。

　　【组织起源】支气管肺囊肿是一种由于胚胎发育时期,气管、支气管树或肺芽发育障碍引起的先天性疾病。主要是胚胎期原肠发出的胚芽部分发育障碍,其远端的原始支气管组织与近端组织脱离,由远端肺实质的一小堆细胞与肺芽脱离,单独发育而形成盲管,腔内分泌物潴留,形成一种局部肺实质囊性病变,表现为位于肺实质的单发性、孤立性肺囊肿和多发性、复合性肺囊肿或多囊肺[1,2]。

　　【临床表现】本病多发生于儿童及青少年,但亦可发生于任何年龄。男性略多于女性,年龄7～72岁,平均24～36.4岁。先天性支气管源性肺囊肿临床上缺乏特异性症状和体征。与囊肿的大小、数量以及是否与支气管相通有关。绝大多数有症状,有报道比例高达94.1%[7-12]。一旦与支气管相通,则可引起长期的反复发热、咳嗽、咳痰、咯血及胸闷等症状,病程长,并且多在幼年或青壮年起病,易反复。咳黄黏胶样痰是本病的特征性症状,对本病有重要诊断价值[3]。但是,由于患者病程长及混合感染等因素,除少数外,通常不易追问到这一典型病史。

　　由于上述临床症状与肺结核、肺脓肿、肺大疱、支气管扩张症等疾病极为相似,易引起误诊、误治[2,6-9]。小的囊肿可以没有症状,多在体检时发现。

　　【影像学表现】可单发或多发,一半以上为单发,各叶均可发病,以下叶居多[13]。常在肺的一叶或一段,一个肺叶或多肺叶可见多发性、大小不等的薄壁空洞,甚至相互重叠,呈"蜂窝状"多囊肺。也可累及全肺[6-13]。

　　X线胸片或CT上,囊肿形态均呈圆形或卵圆形,壁薄,直径2～14 cm[14]。可分为气囊肿、液囊肿和气液囊肿3种类型（图8-1-1）,其中以气液囊肿最常见,内含液平,呈张力状。气囊肿呈圆形空腔阴影,薄壁环形气囊肿特点是密度均匀,内壁光滑;液囊肿为边界清楚,边缘光

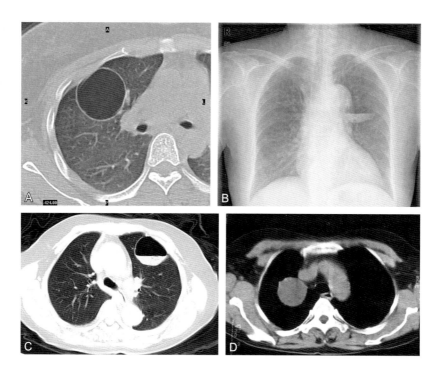

图8-1-1　A: 女性, 34岁。轴位CT显示右肺上叶前段单发类圆形气囊, 边界光整, 壁薄且均匀, 内部无液平。考虑肺囊肿。B、C: 女性, 71岁。后前位立位胸片示左上肺野透亮气腔, 外壁光整, 腔内可见液平(B)。轴位CT肺窗示空腔壁均匀, 内壁光整, 可见液平, 属含液囊肿(C)。D: 女性, 57岁。轴位CT显示右肺上叶尖段纵隔旁类圆形肿块, 边界清楚且较光整, 无明显分叶和毛刺, 平扫内部密度均匀, 无钙化, 平均CT值19.5 Hu。手术病理: 支气管囊肿

滑锐利, 无分叶、无毛刺, 密度均匀一致, 呈水样或稍高密度的球形病灶。多发气囊肿, 则呈簇性薄壁重叠的多环形阴影, 形如蜂窝状。张力性气囊肿在X线平片上, 可见囊肿向周围膨胀性扩张, 在囊肿周边可见被压迫的肺组织血管纹理聚拢征象, 囊肿巨大时, 仅在肺尖、膈角可见正常肺组织, 透视下可随呼吸而改变大小, 与肺大疱和气胸不同[14,15]。

含气囊肿继发感染, 则形成含气液囊肿, 含液囊肿的内容物可因反复感染、出血, 蛋白质含量增高或钙乳, CT值高低不等, 一般在0～20 Hu左右, 最高达80.5 Hu[17], 有时易误诊为实性肿瘤[8,9,11,17], 但CT增强扫描无强化(图8-1-2)。气液囊肿因与支气管相通, 感染导致囊壁与周围肺组织界限不清, X线平片或CT上, 可呈急性肺脓肿样改变, 这时很容易误诊为肺脓肿, 有报道误诊比例高达66.7%[15]。反复感染导致囊肿周围纤维化, 囊肿壁增厚、实变, 应注意与慢性肺脓肿鉴别; 囊壁还可钙化[16]。发生于下叶后基底段者, 应与肺隔离症鉴别[10]。

容积CT的SSD和MPR等先进的后处理技术, 使肺囊肿的影像学表现富有立体感, 有利于明确囊肿与支气管的关系[18,19]。

MRI表现为典型液体信号(图8-1-3), 但因内部富含蛋白质, 故T1WI可呈明显高信号, 增强后无强化, 或仅囊壁有轻度强化。

【鉴别诊断】先天性囊性腺瘤样畸形(congenital cystic adenomatoid malformation, CCAM)、肺隔离症、先天性肺囊肿及先天性大叶性肺气肿(congenital lobar emphysema, CLE)这4类疾病临床表现相似, 影像学上有时难以区分, 需要病理确诊。由于肺部感染后可出现坏死及囊性变, 短期内很难区分坏死性肺炎及肺囊性疾病继发感染。

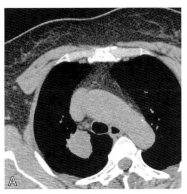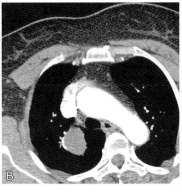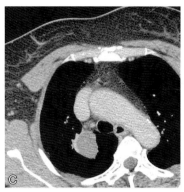

图8-1-2　女性,61岁。轴位CT显示右肺上叶尖段纵隔旁类圆形结节,边界光整,无分叶和毛刺(A),内部密度均匀,无明显钙化,增强(B)和延迟(C)后无强化。手术病理:支气管肺囊肿

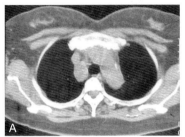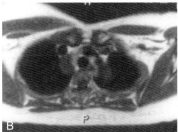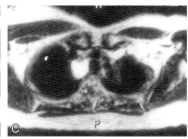

图8-1-3　A、B:女性,50岁。轴位CT(A)显示右上纵隔气管旁结节,边界光整,无分叶和毛刺,CT平扫内部密度均匀,无明显钙化。MRI上,T1WI呈低信号(B),T2WI呈均匀明显高信号(C)。手术病理:支气管肺囊肿

1. 先天性囊性腺瘤样畸形　形态多不规则,实性和囊性成分并存,通常含多个含气或含气液平面的囊腔,肺囊肿与发生于下叶后基底段CCAM并伴发感染难以鉴别[11,19]。

2. 肺脓肿　气液囊肿因长期反复感染,肺囊肿囊壁与周围肺组织失去明显界线,其CT表现呈急性肺脓肿样改变。支气管囊肿病史长,反复发作,合并感染时,中毒症状一般较肺脓肿轻,痰液稀薄,无坏死的肺组织略出,经抗炎治疗或体位引流后,常常恢复肺囊肿原有形态[2,6,11]。

3. 肺隔离症　同样属肺先天性囊性疾病,是指部分肺组织与正常的支气管肺组织无交通,病变肺无正常肺功能,不接受肺动脉供血,异位的动脉通常来源于体循环。肺隔离症分为叶内型和叶外型,通常位于两肺的下叶后基底段,叶内型因与支气管相通,常常合并感染,出现液性、气液性,甚至实性病变,与肺囊肿不易鉴别。叶外型需与含液囊肿鉴别,叶内型需与含气或气液囊肿鉴别。胸部X线片表现多为下叶内后方脊椎旁致密影,呈肿块样或不规则形。增强CT检查,可直观显示肺隔离症的异常动脉供血,支气管肺囊肿没有异常体循环供血[2]。

4. 坏死性肺炎　最常见的病原菌是肺炎链球菌、金黄色葡萄球菌、腺病毒和肺炎支原体,临床上常表现为长期的发热、咳脓痰、胸痛、呼吸急促等,急性感染可导致肺坏死空洞出现,抗感染治疗效果好,治疗后空洞可消失,完全恢复正常,不留后遗症。

5. 结核球　含气囊肿需与薄壁空洞型结核鉴别。液性囊肿常表现为圆形或类圆形边缘光整锐利、密度均匀肿块,增强后内部同样无强化,易与结核球或肺癌相混淆。结核球的X线特征是密度较高,且不均匀,病灶中心常有斑点状或弧形钙化,周边可见卫星灶。而液性囊肿密

度低且较均匀,边缘光整,多不伴钙化或卫星灶。液囊肿CT值一般低于结核球,甚至有时完全可为液性[5,6]。

6. 神经源性肿瘤　含液支气管肺囊肿位于肺门或纵隔旁时,需与神经源性肿瘤鉴别,后者通常位于脊柱旁沟,可能伴有椎间孔扩大,CT增强后尽管也可强化不明显,但内部密度不如囊肿液体均匀[2]。

7. 周围型肺癌　成年人单发液囊肿合并感染时,囊壁出现不规则增厚,因发生浸润粘连而形成粗条状阴影时[20],肿块边缘不光整,不易与肺癌伴坏死鉴别,但动态观察囊肿增大不明显,而肺癌则表现为进行性增大,有分叶、毛刺,内部呈实质密度,增强后有强化,并且常伴肺门和纵隔淋巴结肿大。需要了解既往发作史,病灶有无增大,CT或MRI增强扫描,以及PET/CT对定性诊断有很大的价值[21]。

❖ 参考文献 ❖

[1] Dienemann H C, Hoffmann H, Detterbeck F C. Chest Surgery[M]. Berlin: Springer, 2014.
[2] Chang Y C, Chang Y L, Chen S Y, et al. Intrapulmonary brochogenic cysts: computed tomography, clinical and histopatholotic correlatios[J]. J Formos Med Assoc, 2007, 106: 815.
[3] 李国仁,戴建华,邵仲凡,等. 先天性支气管源性肺囊肿52例[J]. 中华胸心血管外科杂志,2004,20(4): 246.
[4] 杨鲲鹏. 34例支气管源性肺囊肿诊治体会[J]. 临床医学,1994,14(6): 319-320.
[5] 袁五营,汤少鹏,李遂莹. 先天性支气管肺囊肿误诊68例分析[J]. 中国误诊学杂志,2007,7(1): 76.
[6] 李清华,袁五营,汤少鹏. 68例先天性支气管肺囊肿的临床特点及误诊分析[J]. 中国实用医刊,2008,35(16): 18-19.
[7] McAdams H P, Kirejczyk W M, Rosado-de-Christenson M L, et al. Bronchogenic cyst: imaging features with clinical and histopathologic correlation[J]. Radiology, 2000, 217(2): 441-446.
[8] 董丽华,李德芬,刘莹. 46例先天性支气管囊肿误诊原因分析[J]. 天津医药,2000,28(2): 111-112.
[9] 常丽,常洪田,袁永. 先天性支气管囊肿72例误诊原因分析[J]. 临床误诊误治,1999,12(1): 35.
[10] 陈正光,马欣,严洪珍,等. 支气管囊肿的X线诊断及其组织胚胎学基础[J]. 临床放射学杂志,1995,14(3): 154.
[11] 郭润,邹映雪,翟嘉,等. 先天性肺囊性疾病96例临床分析[J]. 中华儿科杂志,2020,58(1): 19-24.
[12] 王涛,蒋学武. 小儿支气管肺囊肿影像与临床病理学研究进展[J]. 临床小儿外科杂志,2008,7(5): 60-62.
[13] 左自军,刘秀民,于四堂,等. 肺囊肿的CT表现与病理对照分析[J]. 中国医学影像学杂志,2004,12(1): 26-27.
[14] 董其龙,沈永榕,肖慧,等. 先天性肺支气管囊肿X线、CT诊断[J]. 罕少疾病杂志,2003,10(1): 7-10.
[15] 胡爱华,何地平. 支气管囊肿的X线和CT表现及对比分析[J]. 临床肺科杂志,2012,17(6): 1155.
[16] 王新强,柴修山. 先天性支气管囊肿CT表现特点及临床病理分析[J]. 中国中西医结合影像学杂志,2013,11(5): 529-531.
[17] 尤小芳,侯准,肖湘生,等. 肺内支气管囊肿的CT表现[J]. 中国医学影像技术,2011,27(8): 1610-1613.
[18] 谭光喜,余成新,张晓磷,等. 先天性支气管肺囊肿多层螺旋CT的SSD、MPR表现[J]. 中国临床医学影像杂志,2005,16(7): 376-378.
[19] 尹成俊,鲁国卫,章宏,等. 先天性支气管发育不良的多层螺旋CT表现分析[J]. 中国CT和MRI杂志,2016,14(4): 52-54.
[20] 汪全治,朱曾和,林承露. 肺囊肿的CT表现与病理对照分析[J]. 安徽医学,2008,29(1): 74-75.
[21] 翟跃杰,吉金钟. 成人先天性肺内支气管囊肿的影像学诊断[J]. 医学影像学杂志,2007,17(12): 1346-1348.

第二节　先天性肺囊性腺瘤样畸形

先天性肺囊性腺瘤样畸形(congenital cystic adenomatoid malformation, CCAM)是一种少见的先天性肺发育异常类疾病,先天性肺囊性疾病的一种,发病率为1/11 000～1/35 000[1],多见于胎儿、新生儿或儿童,成人CCAM更为罕见,目前国内外报道较少[2]。

【组织起源】CCAM是一种极为少见的肺发育异常疾病,占先天性肺部畸形的25%,由于不明原因的局部细支气管发育停滞、支气管闭锁、肺泡不发育及肺间质大量增生,形成多房样错构瘤样结构[3,4],多发生于单肺单叶,极少累及双肺多叶段。

某些类型的CCAM和恶性肿瘤有关联,如胸膜肺母细胞瘤、横纹肌肉瘤等,应引起重视,早期手术可减少恶变的风险[5]。

【病理特征】Stocker等[1]将CCAM按照临床表现、大体病理及显微镜下表现分为以下3型。

Ⅰ型为单发或多发大囊型(直径＞2 cm),常伴发纵隔疝,囊壁内衬假纤毛柱状上皮,囊壁可见平滑肌及弹力纤维,近1/3的病理中可见到黏液细胞,囊壁罕见软骨,囊间可见正常肺泡结构,此型预后好。大体切面见囊性结构,多数为大囊型,最大囊腔直径约6 cm,囊壁光滑,内衬假复层纤毛柱状上皮,部分内可见黏液,囊壁可见间质纤维增生,少量平滑肌束及不规则支气管腔,并有淋巴细胞、浆细胞等炎细胞浸润,囊肿间可见不规整肺泡结构。该型少数可合并曲霉感染。

Ⅱ型为多发小囊状型(直径多＜1 cm),切面呈蜂窝样结构,多发大小不等囊腔,最大径约1.5 cm,内衬纤毛立方或柱状上皮,部分壁内见平滑肌及弹力组织,可见炎细胞浸润,囊间可见类似细支气管结构及扩张肺泡。

Ⅲ型为实性病变,无肉眼所见囊腔,可伴纵隔移位,显微镜下可见细小肺泡样小囊腔,细支气管壁样结构内衬纤毛立方上皮。

这3种类型中Ⅰ型最多见,占65%,Ⅱ型占25%,Ⅲ型最少见,占10%[1]。病理特点是以支气管腺瘤样增生代替正常的肺组织,肺呈块状和多个囊性病变。

【临床表现】无性别差异。临床症状多无特异性,易出现反复的肺部感染,可有咳嗽、咳痰、发热、呼吸急促、发绀等症状,也可全无症状[2,6,7]。CCAM反复感染,有恶变可能,此时,可有病灶增大致胸闷、气急等压迫症状,痰中带血、刺激性咳嗽等,应引起重视[5,6]。

【影像学表现】本病多单肺、单叶发病。CCAM为肺部囊肿与腺瘤样畸形的混合,CT上表现为边缘清楚的软组织密度影,内有囊性影像,可见单个或多个囊性病变,可伴有实性肿块。

Stocker Ⅰ型CT所示单囊或少囊,最大囊腔直径均＞2 cm,少数为多囊(＞3个)。多数囊内为充满液性成分(图8-2-1),若含蛋白质成分,密度可较高,并且其壁光滑,无突起,强化均匀,单囊或少囊型病变内液性成分可能是由黏液细胞分泌所致,与感染无关,故抗炎治疗后,病变多无明显变化。而多囊病例,囊壁可不光滑,厚薄不均,较大囊中可见嵴状突起,并可见分隔,囊腔内含气,部分可见气液平。即使均为大囊型,其CT表现也不尽相同,单囊或少囊型病变洞壁光滑,其内含液性成分为主,而多囊型囊壁厚薄不均,可见突起,腔内含气为主[2,8,9]。Stocker Ⅰ型病例中,少数CT平扫可见腔内寄生性曲霉感染(图8-2-2),表现为实性结节,结

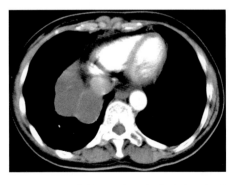 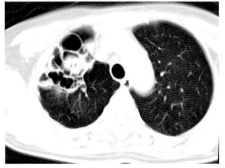

图8-2-1 女性,51岁。右肺下叶心包后方紧贴纵隔可见一囊性密度肿块,边界清楚,增强后内容物为液体密度,无强化,可见分隔,手术证实为少囊型囊性腺瘤样畸形

图8-2-2 女性,55岁。轴位CT显示右肺上叶前段混杂密度阴影,其内见多个囊腔,呈圆形或不规则形,大小不等,大者长径约2 cm,边缘光整,壁薄,均匀,间以不均匀实性成分,大囊腔内可见游离内容物,右肺上叶体积缩小,右上胸廓缩小。手术切除后病理证实为囊性腺瘤样畸形伴寄生性曲霉感染

节与洞壁间可见新月形裂隙。Ⅱ型者,CT表现为小囊型,典型者,多发细小蜂窝状囊性结构,囊腔直径均<1.5 cm,囊壁不均匀增厚,部分可见气液平[2,9],周围肺组织内可有多发炎性斑片影,CT诊断不难(图8-2-3)。Stocker Ⅲ型发病率低,常合并其他部位畸形,致死率高可能也是相对少见的原因之一[10]。

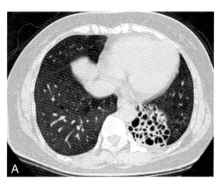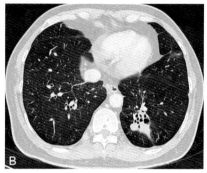

图8-2-3　A:女性,32岁。左肺下叶体积缩小,叶间裂移位,局部呈蜂窝状多囊改变,囊较小,且大致均匀,最大囊腔直径<1.5 cm,增强CT扫描未见异常体循环供血动脉。手术病理:囊性腺瘤样畸形。B:男性,57岁。轴位CT显示左肺下叶后基底段类圆形混杂密度阴影,边界清楚,实性成分内部可见多发气囊影,内壁光整,大者长径约1 cm。手术后病理:囊性腺瘤样畸形

　　囊腔较大者,纵隔旁者,可发生纵隔移位,可能因为纵隔移位与肺内囊腔大小及位置有关[10]。增强扫描病例可见囊壁均匀强化,囊内容物无强化,均未见异常动脉供血。

　　肺囊性腺瘤样畸形发病率低,容易误诊,但仔细分析其CT表现具有一定的特点,多为单肺单叶发病,大囊型中少囊或单囊的洞壁光滑,其内含液性成分为主,而多囊型洞壁不光滑,可见嵴状突起,腔内含气,可伴纵隔移位。而小囊型主要呈蜂窝样改变,囊大小较均匀一致。若伴发感染,囊壁增厚,囊内积液,可见气液平,术前行CT扫描及增强扫描可以推测病理类型,提高诊断的准确性[11]。由于CCAM常反复感染,并且有恶变可能,手术切除是首选治疗方法,行肺叶或肺段切除,术后预后较好,可有效防止CCAM相关并发症发生,提高患者生存质量,延长生存时间[12]。

　　【鉴别诊断】CCAM主要需与其他囊性病变和坏死性肺炎等鉴别。

　　1. 支气管源性肺囊肿　先天性支气管源性肺囊肿的形成是由于肺芽的发育障碍,远端肺芽被隔离,与正常支气管树不相通,支气管内分泌物不能被排出,而逐渐积聚膨胀形成囊肿[11]。其多为一个囊腔或多个囊腔,囊壁光滑,囊内容物密度较多变,可为液性囊肿或液气囊肿,可发生于纵隔旁、食管旁及肺内,肺内型较易于CCAM混淆,当囊壁不规则,可见嵴样突起时,可有助于鉴别[10]。

　　2. 肺隔离症　由异位主动脉分支供血的一部分肺组织,发育不全并与正常支气管肺组织无交通,好发于下叶后基底段。叶内型容易出现反复感染,当发生感染时,病变肺组织可与正常支气管相通,形成多个含气或含气液平面的囊腔,与发生于下叶后基底段CCAM并伴发感染难以区分,增强CT检查,可直观显示肺隔离症的异常动脉供血,而CCAM通常没有异常动脉供血。

　　3. 坏死性肺炎　最常见的病原是肺炎链球菌、金黄色葡萄球菌、腺病毒和肺炎支原体,临床上常表现为长期的发热、咳脓痰、胸痛、呼吸急促等,急性感染可导致肺坏死空洞出现,抗感

染治疗效果好,治疗后空洞可消失,完全恢复正常,不留后遗症。

4. 大叶性肺气肿   目前认为大叶性肺气肿是由于支气管软骨发育不良,黏膜增生,分泌物潴留的原因造成活瓣样结构,使吸气自如,呼气受限,导致气肿形成。常发生于一个肺叶,左肺上叶常见,可见患侧肺叶膨胀性改变,透亮度增高,其内可见稀疏的肺血管束向四周伸展[13]。

5. 囊性支气管扩张   可为先天性,多发生于下叶,可见沿支气管走行呈簇状排列的囊腔,当发生感染时可见囊壁增厚,其内可见气液平,常可见不成比例扩张的支气管囊腔与肺动脉伴行,形成"印戒征",可与CCAM加以区分[2]。

6. 囊腔样腺癌   常单发,单房或多房。壁常不均匀增厚,且常伴有混杂磨玻璃成分,这是重要的鉴别诊断点。通常不会因感染出现形态和大小的改变。

7. 食管裂孔疝或膈疝   当膈下腹腔内容物通过食管裂孔或膈肌缺如疝入胸腔时,可能会误诊为"囊性病变"。CT多平面重建,可多角度观察病变起源,鉴别困难时,可口服造影剂,观察造影剂是否进入病变内,帮助诊断[10]。

• 参考文献 •

[1] Stocker J T, Madewell J E, Drake R M. Congenital cystic adenomatoid malformation of the lung[J]. Classification and morphologic spectrum[J]. Hum Pathol, 1977, 8(2): 155–171.
[2] 常娜,郭启勇. 成人先天性肺囊性腺瘤样畸形CT诊断[J]. 中国临床医学影像杂志,2016,27(5): 341–344.
[3] Argeitis J, Botsis D, Kairi-Vassilatou E, et al. Congenital cystic adenomatoid lung malformation: report of two cases and literature review[J]. Clin Exp Obstet Gynecol, 2008, 35(1): 76–80.
[4] Moerman P, Fryns J P, Vandenberghe K, et al. Pathogenesis of congenital cystic adenomatoid malformation of the lung[J]. Histopathology, 1992, 21(4): 315–321.
[5] Boucherat O, Jeannotte L, Hadchouel A, et al. Pathomechanisms of congenital malformation and pleuropulmoanry blastoma[J]. Pediatr Respir Rev, 2016, 19: 62–68.
[6] 席艳丽,唐文伟,张新荣. 小儿先天性肺囊性腺瘤样畸形的影像与病理对照分析[J]. 中国医学影像技术,2010,26(8): 1488–1491.
[7] 卢根,申昆玲,胡英惠,等. 小儿先天性肺囊性腺瘤样畸形23例诊治分析[J]. 中国实用儿科杂志,2009,24(7): 539–541.
[8] 吴德红,龚晓虹,陈文,等. 先天性肺囊性腺瘤样畸形CT表现[J]. 医学影像学杂志,2015,25(2): 242–245.
[9] 苏亮亮,周利民,纪建松,等. 先天性肺囊性腺瘤样畸形的CT表现[J]. 放射学实践,2012,27(1): 46–48.
[10] Zhang Z J, Huang M X. Children with congenital cystic adenomatoid malformation of the lung CT diagnosis[J]. Int J Clin Exp Med, 2015, 8(3): 4415–4419.
[11] McAdams H P, Kirejczyk W M, Rosado-de-Christenson M L, et al. Bronchogenic cyst: imaging features with clinical and histopathologic correlation[J]. Radiology, 2000, 217(2): 441–446.
[12] Muller C O, Berrebi D, Kheniche A, et al. Is radical lobectomy required in congenital cystic adenomatoid malformation[J]. J Pediatr Surg, 2012, 47(4): 642–645.
[13] Pardes J G, Auh Y H, Blomquist K, et al. CT diagnosis of congenital lobar emphysema[J]. J Comput Assist Tomogr, 1983, 7(6): 1095–1097.

第三节 肺内淋巴结

肺内淋巴结(intrapulmonary lymph node, IPLN)是肺四级支气管平面以下、肺实质内正常淋巴结反应性增生形成的淋巴结,是一种肺实质内少见的良性病变,整体发生率偏低,在1.5%～7%之间[1,2],IPLN属良性肺结节,Trapnell等[3]用淋巴管造影的方法,发现尸肺中有7%存在IPLN。

随着高分辨率CT(high resolution computed tomography, HRCT)的广泛使用,IPLN的检出率不断提高,而临床工作中对此病的认识尚有待提高,定性和处理成为一个难题,导致部分患者接受了不必要的胸腔镜手术[4]。有研究表明,在同期手术切除的最大径＜1 cm的周围型结节中,IPLN占10.8%[5]。

【组织起源】大多数文献[6,7]认为IPLN患者中以男性为主,并且与吸烟因素有密切关系,吸烟导致的炎症反应,引起了胸膜下淋巴组织增生。吸烟是诱发IPLN的重要因素,由于肺淋巴系统是清除吸入尘粒的重要途径,因此,被动吸烟或雾霾可能也是诱发IPLN疾病发生的因素。

【病理特征】病灶为黑褐色质硬小结节,边界清,无包膜。镜下见淋巴组织呈局灶分布,其内可见炭末沉积,淋巴组织边缘可见较丰富的淋巴管和血管,病变周围肺泡小叶间可见增生的纤维组织与之相连。表现为磨玻璃密度者,其内仅有少量的炭末沉积,没有明显的纤维组织增生。成年人IPLN病理标本总体呈暗褐色,结节质韧偏硬,通过显微镜观察可见炭末沉积。小儿IPLN病理形态呈灰红色,质地偏软,而在成人患者中则多呈黑色、质硬,且随着年龄增大IPLN细胞内炭末沉积增多,这提示炭末沉积可能是诊断IPLN的重要病理特征[7]。

【影像学表现】IPLN右肺略多见,约占60%;多位于双肺下叶、胸膜下或叶间裂旁、相邻肺小叶之间或相邻肺小叶与胸膜之间,位于胸膜下10 mm以内的,约占90%,1/3紧贴胸膜或与胸膜呈宽基底相连[8]。有学者认为这种分布特点,与双肺下叶的淋巴引流较多,胸膜下区域的淋巴管网更为丰富有关[1,7-9]。

IPLN的形态不一,类圆形和卵圆形居多,其次为三角形和多边形[11-13,16]。但也有研究发现IPLN以多边形或三角形多见[10]。甚至约85%表现为多边形或不规则形(图8-3-1),少数呈圆形或卵圆形。IPLN最大径范围2.6~12.8 mm,平均最大径(6.6±2.3)~(7.03±1.73)mm[14-18]。少数可呈磨玻璃密度外,其余均为实性密度结节,病灶边缘清楚,IPLN具有完整包膜,不易浸润周围肺组织有关[8],密度均匀,无钙化。病灶周围可见细线样影(图8-3-2),超过90%的患者HRCT可发现2条及以上者,而常规CT发现率有限。而局部胸膜未出现增厚或凹陷,Ishikawa等[10]认为这与小叶间隔增厚和淋巴组织增生导致淋巴管回流受阻有关,进一步的病理研究,证实了结节边缘的线性致密影为增厚的小叶间隔,并且与胸膜或肺静脉相连。该征象也是其与恶性肺结节鉴别的重要特点。

IPLN呈磨玻璃密度非常少见,发生率不到10%[2,19,20],磨玻璃密度的产生可能是因为CT容积伪影,特别是在层厚>3 mm的时候。在组织学上,磨玻璃结节含比较少的炭疽色素和硅酸盐颗粒,在其内几乎没有纤维组织,因此CT表现为相应的低密度。IPLN伴钙化或者空泡也比较罕见[20],空泡比较多发生于早期原发性肺癌内[21]。

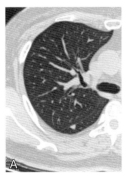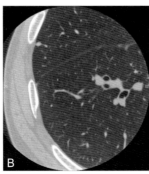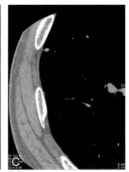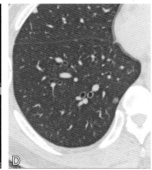

图8-3-1 A:女性,59岁。轴位CT(A)显示右肺下叶背段斜裂旁小结节,略呈三角形,边界清楚,内部呈实性,邻近胸膜无明显增厚粘连。手术病理:肺内淋巴结。B、C:男性,55岁。右肺中叶外侧段胸膜下小结节,类圆形,边界光整,内部为实性密度,内侧可见细索条影。手术病理:肺内淋巴结。D:男性,55岁。右肺中叶外侧段胸膜下小结节,略呈三角形,边界光整,实性密度,手术病理:肺内淋巴结,右肺下叶基底段脊柱旁GGN,手术病理系MIA

少数IPLN于PET/CT或PET/MR上,可有FDG代谢轻度增高(图8-3-3),这是非常有意思的现象,可能与急性炎症反应有关,此时更应结合形态学表现,以免与周围型肺癌和转移瘤混淆。

总结IPLN的HRCT表现,有以下几点特征:① 绝大部分位于气管隆突水平以下;② 多位于距脏层胸膜1 cm以内的肺实质内,长径多数不超过1 cm;③ 常为多边形或不规则形,部分可见尖角,边界清楚且较光整;④ 多为质地均匀的实性结节;⑤ 绝大部分IPLN周围可见数目不等的与胸膜和(或)肺纹理相连的细线样密度影。细线样影是增厚的小叶间隔,内含增粗的淋巴管和肺静脉[2],此征象为鉴别IPLN与其他实性小结节最有价值的征象[16]。

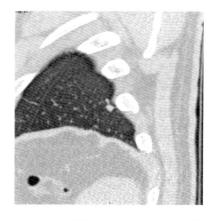

图8-3-2　男性,55岁。左肺下叶内前基底段胸膜下肺内淋巴结。CT矢状位重建显示2枚相邻小结节,边界清楚,且较光整,较大结节外侧可见一光整的细线影,与胸膜相连

总之,对于胸部CT发现的气管隆突水平以下、边界清楚、形态不规则、最大径≤10 mm、胸膜下区域的实性结节,需要考虑IPLN的可能。如果在其边缘发现了一条至多条细线样影,且有一条与胸膜相连,更可作为与其他实性结节相鉴别的依据。而HRCT常能发现密度较低或横断位呈点状无法分辨的细线样影,为诊断IPLN提供了更为可靠的信息[24]。

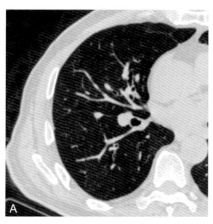
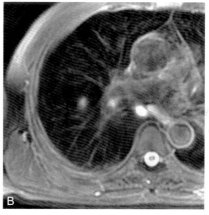

图8-3-3　男性,77岁。轴位CT显示右肺下叶背段斜裂旁小结节(A),略呈三角形,边界清楚,内部呈实性,邻近胸膜无明显增厚粘连。PET/MRI扫描时,发现该结节FDG代谢增高,最大SUV为2.8(B)。手术病理:肺内淋巴结

【鉴别诊断】IPLN主要需与早期小肺癌和血行转移瘤相鉴别。

1. 转移瘤　常有恶性肿瘤病史,多发病灶,胸膜下分布为主。而转移瘤常通过血行转移,结节多呈圆形或卵圆形[8],边缘光整,密度较低。倍增时间快,PET/CT多数SUV摄取增高或稍增高,有鉴别意义。通过淋巴管转移的结节常有支气管血管束增粗,小叶间隔呈"串珠"状或不规则增粗,与IPLN多见的细线样影不同。Hyodo[14]曾比较了IPLN和肺转移瘤的CT特征,认为细线样影是诊断IPLN最可靠的依据。

2. 周围型小肺癌　早期小腺癌形态也常不规则,但边界清楚而不光整,可有分叶或细短毛刺,内部密度多不均匀,可有空泡征[22,23],早期可侵犯胸膜,与胸膜相连处可出现典型胸膜凹

陷征[15]，而 IPLN 与胸膜相连处并无此征象出现。如果是鳞癌或低分化癌，则常为实性、边界欠光整的小结节，但形态多较 IPLN 规则，动态随访非常重要，病灶渐增大。

3. 炎性肉芽肿　IPLN 较难与胸膜下的小肉芽肿鉴别，后者叶裂旁分布少，形态多呈类圆形，边界没有 IPLN 光整，密度可不均匀。值得注意的是，两者常合并存在，增加了诊断的难度。

◆ 参考文献 ◆

［1］ Miyake H, Yamada Y, Kawagoe T, et al. Intrapulmonary lymphnodes: CT and pathological features[J]. Clin Radiol, 1999, 54(10): 640–643.
［2］ Wang C, Teng Y, Huang C, et al. Intrapulmonary lymph nodes: computed tomography findings with histopathologic correlations[J]. Clinical Imaging, 2013, 37(3): 487–492.
［3］ Trapnell D H. Recognition and incidence of intrapulmonary lymphnodes[J]. Thorax, 1964, 19: 44–50.
［4］ Hochhegger B, Hochhegger D Q, Irion K, et al. Intrapulmonary lymph node: a common and under recognized tomography finding[J]. Jornal Brasileiro de Pneumologia, 2013, 39(6): 757–758.
［5］ 隋锡朝, 李运, 王煦, 等. 肺内淋巴结的临床和影像学特点[J]. 中华胸心血管外科杂志, 2012, 28: 271–273.
［6］ Kinoshita A, Nakano M, Suyama N, et al. Intrapulmonary lymph nodes[J]. Intern Med, 1994, 33(11): 727–729.
［7］ Takenaka M, Uramoto H, Shimokawa H, et al. Discriminative features of thin-slice computed tomography for peripheral intrapulmonary lymph nodes[J]. Asian Journal of Surgery, 2013, 36(2): 69–73.
［8］ 丛振杰, 王彬, 董成功, 等. 肺内淋巴结的多层螺旋 CT 特征分析[J]. 中华解剖与临床杂志, 2018, 23(3): 229–233.
［9］ 谢东, 徐锦霞, 何聪, 等. 肺内淋巴结的 CT 特征分析[J]. 医学影像学杂志, 2021, 31(10): 1691–1694.
［10］ Ishikawa H, Koizumi N, MoritaT, et al. Ultrasmall intrapulmonary lymph node: usual high-resolution computed tomographic findings with histopathologic correlation[J]. J Comput Assist Tomogr, 2007, 31(3): 409–413.
［11］ 谭瑜, 邓皓林, 郑晓涛, 等. 肺内淋巴结的多层螺旋 CT 特征分析[J]. 广州医科大学学报, 2021, 49(2): 32–36, 64.
［12］ 王君, 沈聪, 银楠, 等. 肺内淋巴结的影像学诊断与鉴别[J]. 实用放射学杂志, 2019, 35(11): 1859–1861.
［13］ Tanaka O, Kiryu T, Iwata H, et al. Intrapulmonary lymph node mimicking a pulmonary metastasis associated with adenocarcinoma on high resolution computed tomography (HR-CT) findings[J]. European Journal of Radiology Extra, 2005, 56: 7–9.
［14］ Hyodo T, Kanazawa S, Dendo S, et al. Intrapulmonary lymph nodes: thin-section CT findings, pathological findings, and CT differential diagnosis from pulmonary metastatic nodules[J]. Acta Med Okayama, 2004, 58: 235–240.
［15］ 罗凤莲, 王亮, 李玉伟. 最大径 2 cm 以下肺小结节诊断中超高分辨率薄层 CT 的应用[J]. 实用医学杂志, 2015, 31: 604–606.
［16］ 叶爱华, 胡粟, 苗焕民, 等. 肺内淋巴结的 HRCT 特征分析[J]. 临床放射学杂志, 2017, 36(12): 35–38.
［17］ 杨洋, 陈燕清, 江森, 等. 肺内淋巴结的多层螺旋 CT 征象分析[J]. 中华放射学杂志, 2012, 46(7): 654–656.
［18］ 吴光耀, 唐丽萍, 邓宇, 等. 肺内淋巴结薄层 CT 表现及其与胸膜下相似肺结节的鉴别诊断[J]. 中国临床医学影像杂志, 2018, 29(9): 23–27.
［19］ 唐丽萍, 伍建林. 肺内淋巴结的临床与影像表现[J]. 中国临床医学影像杂志, 2016, 27(11): 826–828.
［20］ Ishikawa H, Koizumi N, Morita T, et al. Ultrasmall pulmonary opacities on multidetector-row high-resolution computed tomography[J]. J Comput Assist Tomogr, 2005, 29(5): 621–625.
［21］ 王利伟, 王自正, 顾建平, 等. 孤立性肺结节的 CT 诊断[J]. 医学影像学杂志, 2006, 16(8): 882–883.
［22］ 肖永鑫, 于红, 刘士远, 等. 周围型小细胞肺癌的 CT 征象分析[J]. 实用放射学杂志, 2017, 33(4): 513–516, 532.
［23］ 马小伟, 吴坚, 赵绍宏, 等. MSCT 诊断多原发肺癌的临床应用价值[J]. 实用放射学杂志, 2016, 32(8): 1319–1321.
［24］ Matsuki M, Noma S, Kuroda Y, et al. Thin-section CT features of intrapulmonary lymph nodes[J]. J Comput Assist Tomogr, 2001, 25(5): 753–756.

第四节　肺隔离症

肺隔离症（pulmonary sequestration, PS）是少见的先天性肺发育异常，又称为支气管组织分离，是由体循环供血，而又没有正常肺功能的肺组织，其发病率占所有先天性肺发育畸形的 10% 左右[1]。

发病年龄最小 1 个月，最大 77 岁，13 岁以下约占 80%，PS 多见于男性，男女在肺叶内型之比约为 1.5∶1[2,3]，在肺叶外型之比为（3～4）∶1[2-4]。魏勇等[5]统计并分析 1998 年至 2008 年间中国期刊全文数据库检索到的肺隔离症 2 625 例，其中男性 1 607 例，女性 1 018 例，男∶女为 1.58∶1。

【组织起源】本病是一种先天性肺胚胎发育畸形，是由胚胎的前原肠，额外发育的支气管和气管肺芽接受体循环的血液供应而形成的无功能肺组织团块。但有少数肺隔离症没有异常动脉,或者有异常动脉,却没有隔离肺。因此,发生机制有待进一步研讨[3]。

根据隔离肺有无独立的脏层胸膜,可将本病分为两大类型:① 叶内型,在胚胎肺组织与原肠发生脱落时受到牵引,隔开的肺在肺叶之内,为同一脏层胸膜所包被,其囊腔病变与正常的支气管相通或不相通。此型最常发生在两肺下叶后基底段,其2/3发生在左侧,1/3在右侧,发生在两肺上叶者极少见,同时发生在两肺下叶者也有报道。② 叶外型,在胚胎肺组织与原肠发生脱离之后受到牵引,不包括在同一脏层胸膜内,其囊腔病变与正常的支气管不相通。此型多发生于后肋膈角处,位于膈肌与下叶之间,也大多发生在左侧[4,6]。

【病理特征】肺叶内型比肺叶外型约多5倍,肺叶内外混合型极少见。魏勇等[5]统计有明确分型者2 234例,肺叶内型1 873例,占83.84%;肺叶外型358例,占16.02%,混合型3例,仅占0.13%。隔离肺为无功能的肺组织,因此,多无炭末沉着,外观呈粉红色或灰白色。切面多表现为囊状,可为单囊或多囊,后者多见;少数表现为实性肿块。囊壁由柱状上皮覆盖,囊内有黄色黏液。隔离肺组织内均有不同程度的炎症存在,大多表现慢性非特异性机化性肺炎,伴有不同程度间质纤维化,少数可有脓肿形成。隔离肺内支气管多发育不良,可有支气管扩张改变。异常动脉的弹力纤维层和肌层发育较为薄弱,血管发生闭塞性变化。

魏勇等[5]统计有明确肺部定位的肺隔离症2 037例,位于左肺下叶1 457例,占71.52%;右肺下叶529例,占25.96%;左肺上叶38例,占1.86%;另左肺上叶舌段5例,右肺上叶6例,右肺中叶2例。文献报道少数PS发生在肺内中上叶,甚至可发生于膈下[8,9]。王海琴等[10]报道一组43例肺隔离症,其中2例位于左上叶。

肺叶外型PS并发其他畸形占50%左右。最常见的畸形为先天性膈疝;其次为膈膨升、漏斗胸、先天性心脏病、心包脓肿或先天性心包缺如;少见的有椎体畸形、前肠重复畸形、先天性巨结肠等[1,7]。肺叶内型PS很少并发上述畸形。但2种类型PS均可能有瘘管与食管或胃相通。

PS的血液供应来自体循环,通常来自胸内降主动脉发出的异常分支,10%~15%来自腹主动脉和腹腔动脉发出的异常分支,尚可来自主动脉弓、无名动脉、内乳动脉、肋间动脉、锁骨下动脉、膈动脉或肾动脉等发出分支[1]。魏勇等[5]统计有1 805例有供血动脉的报道,供血动脉起源于胸主动脉的为1 384例(76.54%),腹主动脉为334例(18.47%),肋间动脉36例(1.99%),膈动脉28例(1.54%),主动脉弓7例(0.38%),锁骨下动脉6例(0.33%),肺动脉4例(0.22%),胃左动脉供血3例(0.16%),冠状动脉2例(0.11%),腹腔干1例(0.05%)。

PS的供血管通常为1条,此时血管较粗,直径在0.5~2.0 cm之间;也可为多条,最多可达6条,此时血管较细,直径在0.3 cm以下。魏勇等[5]统计813例有供血动脉支数的患者,其中1支动脉643例(79.08%),2支130例(16.00%),≥3支40例(4.92%)。

肺叶内型PS的静脉通常回流到肺静脉,特别是下肺静脉,有时回流到奇静脉、半奇静脉,偶有回流到肋间静脉或无名静脉[1]。肺叶外型PS的静脉多回流到奇静脉和半奇静脉,或经腔静脉至右心房,25%可回流至肺静脉。魏勇等[5]统计476例有回流静脉的文献,回流至肺静脉的为433例(90.97%),奇静脉20例(4.20%),半奇静脉18例(3.78%),下腔静脉4例(0.84%),膈静脉1例(0.21%)。

【临床表现】肺叶内型的临床症状较肺叶外型相对较多,约有40%在10岁以前反复出现肺部感染症状,表现为发热、咳嗽、胸痛、时有咳血性黏液痰,严重者出现全身中毒症状,常被误诊为肺炎、肺脓肿及肺囊肿合并感染;有的患者在肺下叶同一部位反复发生肺炎改变,经抗炎药物治疗后,症状可暂时性缓解,但有的病程可迁延数月甚至数年之久[11-16]。叶外型和与支气管不相通的叶内型,可以到青壮年而无任何症状,常在体检时偶然发现肺内阴影。若隔离肺与食管或胃有瘘管相通,可有咽下困难、食物反流、呕吐及呕血症状[1,7]。

【影像学表现】 B超和彩色多普勒超声在诊断本病中具有重要价值。B超不但能够显示肺内病变内部结构特点,尚可发现异常动脉,此乃诊断本病的可靠证据。PS的超声特点是,肺内圆形或类圆形及不规则实性肿块,其边缘清楚,形态规整,内部回声不均,常可见到大小不等的液性暗区。病变边缘处常可见到1支或几支粗细不等的血管样结构进入肿块内,用多普勒探测时,可探及动脉多普勒波形。B超可用于胎儿的PS诊断[17,18]。对囊性肿块PS,在合并感染时做B超检查,更易发现异常动脉。而无合并感染时,由于囊内气体的干扰,反而不利于B超的诊断[5]。

PS的X线检查常表现为心影后方或膈肌上方阴影,类似良性肿瘤。合并感染时,病变边缘模糊,呈片状阴影。若在感染后与正常肺的支气管相通,则呈现为含气的囊肿样肿物,单个大囊或多个小囊,内可有液气平面,病变区域可因病程演变而有大小改变。在感染时,经消炎治疗后病变可缩小,边缘变清晰,但病变始终不完全吸收,这是本病影像上的一个特点。PS囊肿或肿块2种不同X线形态,在治疗后的随访观察中可以互相转化,这是本病在X线平片的另一个特点。肺叶外型表现为邻近后纵隔或膈上的密度增高影,边缘清晰,密度均匀,很少发生囊性变。巨大的肺叶外型PS,可伴有同侧胸腔积液。食管、胃钡餐检查有助于发现PS是否与食管或胃有瘘管相通,以便为手术处理提供依据[19]。

PS的CT表现可分为囊性、囊实性和实性肿块3种。魏勇等[5]分析1 106例有胸部CT检查者,表现为肺内肿块542例(49.00%),肺内囊性变316例(28.57%),肺内囊实性变128例(11.57%)。

肺叶内型主要表现为密度均匀肿块,呈圆形、卵圆形,少数可呈三角形或多边形,边界清晰,密度均匀者CT值与肌肉相仿;肺叶内型与支气管相通者,则表现为密度不均匀,内见液体,有时见到气体,如合并感染,则可见到液平,短期内可有改变(图8-4-1)。

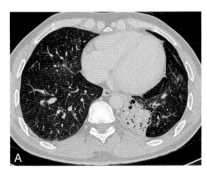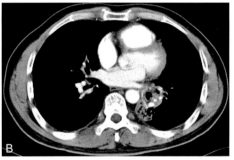

图8-4-1　肺隔离症(叶内型)。男性,41岁。反复肺炎发作20余年,轴位CT(A)显示左肺下叶体积缩小,斜裂向内下方移位,左肺下叶组织发育不良,呈实变,内有支气管充气和蜂窝样改变,近端左下叶支气管通畅。增强(B)后病灶不均匀强化,动脉期示左肺动脉异常供血,局部血管迂曲扩张,未见降主动脉异常供血

肺叶外型表现为邻近后纵隔或膈上的密度增高影,边缘清晰,密度均匀,很少发生囊性变(图8-4-2)。腹腔内PS在CT可明确部位,病变的改变与肺叶外型基本相同。增强扫描多见均匀强化,囊变低密度区不强化,并发现异常血管。螺旋CT不但能够很好提供病变位置、形

态、内部结构及密度,且血管CT造影(CTA)的应用,并经二维或三维图像处理后,对异常动脉的显示及内部结构具有更大的优越性(图8-4-3),而且对于引流静脉也能够很好地显示,且其立体图像立体感强,可多角度观察异常供血动脉来源,以及回流静脉。结合MIP轴位、VR后处理技术,几乎100%能发现来自体循环的供血动脉,并能准确显示引流静脉,为临床制订手术方案提供影像学指导[19-24]。螺旋CT成像分辨率高,简便快速且无创,因此,它正逐渐代替传统的血管造影。对可疑病例,应扩大扫描范围,包括腹腔干水平。

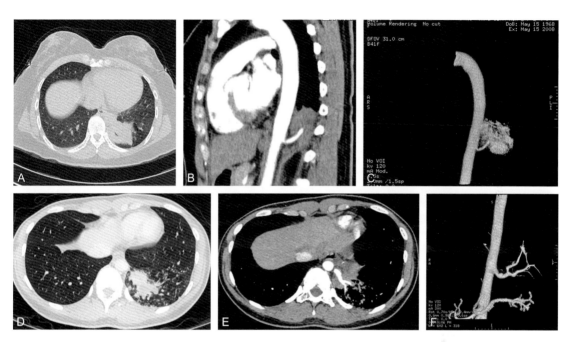

图8-4-2 A~C:左肺下叶肺隔离症(叶内型)。女性,40岁。反复肺炎发作20余年,轴位CT显示左肺下叶后基底段实变,形态欠规则,边缘不清楚,内部呈实变(A),增强后矢状位重建(B)和容积呈现(VR)(C)可见一支异常粗大供血动脉,自降主动脉左侧壁发出,实变组织内可见血管造影征。D~E:左肺下叶肺隔离症(叶内型)。女性,26岁。反复肺炎发作11年余,轴位CT(D)显示左肺下叶实变,边界不清,周围可见渗出灶,内部呈实变,CT增强后轴位(E)和SSD三维重建(F)可见一支粗大的异常供血动脉,自降主动脉左侧壁发出,实变组织内可见血管造影征

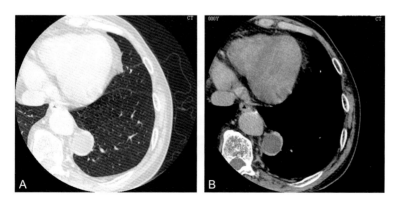

图8-4-3 男性,76岁。体检发现左肺下叶阴影,轴位CT显示左肺下叶后基底段脊柱旁阴影,呈类圆形,轮廓光整,外缘有较均匀的壁(A),内部密度较低,呈囊性,增强后延迟扫描外周囊壁有强化,而内部无强化,可见一枝细小供血动脉,自降主动脉左侧壁发出(B)。手术证实为肺段隔离症,叶外型

　　MR图像上,肺叶内型与支气管不相通者及肺叶外型,T1WI呈中低信号,T2WI呈高信号,信号均匀,边界清楚,如有伴发感染,则病变呈片状影,边界模糊;肺叶内型与支气管相通者,则表现为肿块及囊变混合,其内可见到气液平。不同横断位、冠状位、矢状位层面能清晰显示病变与纵隔及横膈关系。由于MRI的血管流空效应、梯度回波序列(GRE)和2D TOF、3D TOF及电影MR等多平面的成像能力,三维动态磁共振血管造影(3D DCE-MRA)对血管显示这一新技术的发展,明显提高了血管MRA的成像质量,可多角度显示隔离肺的供血动脉的起源、数目、大小和引流静脉回流情况,并可观察隔离肺内部结构的情况[1-3](图8-4-4)。因此,MR对供血动脉的显示具有一定的优势,但MR对病变及周围结构的显示不如CT[25]。

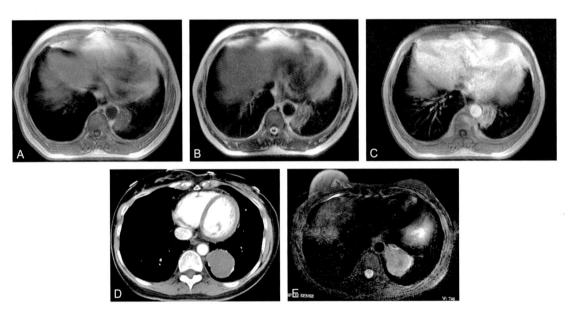

　　图8-4-4　A~C:男性,29岁。体检发现左肺下叶脊柱旁阴影,T1WI(A)呈等信号,T2WI(B)内可见囊性高信号,MR增强后T1WI轴位(C)示不规则阴影,内可见条状低密度黏液栓塞,并有支气管充气。但对细小异常血管显示不清。手术证实为肺隔离症,叶内型。D、E:女性,52岁。体检发现左肺下叶肿块,CT呈囊性密度,增强后无强化(D),MR T2WI像上呈大致均匀高信号(E),手术病理为肺隔离症,叶外型

　　选择性血管造影和数字血管减影(DSA)对PS供血动脉和引流静脉的显示具有更大的优越性,也可多角度显示异常血管情况,可直接显示主动脉及异常供血动脉的起源、数目、行程及大小,并可显示回流静脉情况,对外科手术制订方案非常有价值[26]。但病灶的内部情况,则不能明显地显示,对病变的实际大小及周围也不能明确了解,且具有创伤性。

　　放射性核素血管造影有时也用于诊断PS,然而它不能清晰准确地显示供血动脉的解剖部位,故较少应用。PET/CT对PS的鉴别有一定的价值,肺叶外型因内部机化或液化,常常表现为FDG代谢缺失;而肺叶内型因与支气管相通,容易合并感染,此时,FDG代谢可不均匀轻度升高(图8-4-5)。

　　MSCT血管成像结合3D重建目前是评估隔离肺,显示隔离肺的供血血管和引流血管的最佳选择,还能显示肺部其他病变;MRI和MRA在对碘剂过敏者是较好的选择;超声对胎儿、新生儿是一种可靠的检查方法;DSA既是明确诊断PS的金标准,也是介入栓塞治疗的手段[26]。

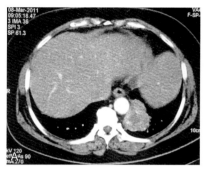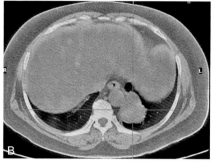

图8-4-5　女性,58岁。反复肺炎发作20余年,轴位CT(A)显示左肺下叶类圆形肿块,边界清楚,呈实变,内无明显支气管充气,近端左肺下叶支气管通畅。增强后病灶不均匀强化,动脉期示异常供血动脉,自降主动脉发出。PET/CT(B)显像示FDG代谢无明显增高。手术病理:肺隔离症,叶内型

通过B超、CT、MR及血管造影,发现病变异常供血动脉,是诊断PS与其他疾病鉴别的可靠方法。各种影像方法对PS的诊断都有其优越性,常规X线对评估病灶部位和大小及治疗后复查有价值,MR对病灶的显示不如CT,主动脉造影具有创伤性,且对病灶显示较差;而螺旋CT和MR对PS异常供血动脉和引流静脉的显示有其优越性,且为无创性检查,具有普通血管造影和核素所不具备的许多优点,是PS的首选诊断手段[5,27]。

【鉴别诊断】PS误诊率较高,有报道高达59%的病例误诊。魏勇等[5]回顾性分析2 625例PS,其中713例存在术前误诊。PS需注意主要与以下病变相鉴别。

1. 支气管肺癌　发病年龄偏大,多发生于40岁以上,各肺叶均可发病,两肺上叶稍多,结节呈类圆形,边界清楚而不光整,部分可有分叶和毛刺,病灶进行性增大,并可发生肺门、纵隔淋巴结转移,甚至全身转移。没有体循环的异常供血动脉,螺旋CT和MR易于对两者的鉴别。

2. 支气管扩张并感染　与叶内型的鉴别较难,特别是PS合并感染时[28]。支气管扩张发生部位不定,而PS约90%以上发生于肺下叶后基底段。螺旋CT和MR可发现异常供血动脉,有助于两者的鉴别。

3. 支气管肺囊肿　中下肺野胸膜下多发,通常属偶然发现,无临床症状,动态随访无变化[29]。位于后基底段者,需要与叶外型PS鉴别,CT增强或血管造影能否发现异常体循环供血动脉是重要鉴别点。

·参考文献·

[1] Kouchi K, Yoshida H, Matsunaga T, et al. Intralobar bronch pulmonary sequestration evaluated by contrast-enhanced three-dimensional MR angiography[J]. Pediatr Radiol, 2000, 30(11): 774–775.

[2] Zhang M, Zhu J, Wang Q, et a1. Contrast enhanced MR angiography in PS[J]. Chin Med J(Engl Ed), 2001, 114(12): 1326–1328.

[3] Aus V W, Chan J K, Chan F L, et al. PS diagnosed by contrast-enhanced three-dimensional MR angiography[J]. Br J Radiol, 1999, 72(7): 709–711.

[4] 陈莹,陆健,张涛. 256层CT扫描联合CTA血管重建技术在肺叶内型肺隔离症诊断中的应用[J]. 中国临床医学影像杂志,2020, 31(10): 723–726.

[5] 魏勇,李凡. 肺隔离症2625例文献复习[J]. 中华全科医师杂志,2010,9(10): 714–715.

[6] 郑巍,李霄. 多层螺旋CT血管成像诊断肺隔离症的影像特征及应用分析[J]. 当代医学,2022,28(3): 139–142.

[7] 张娜,曾胡,张旭. 两种不同类型肺隔离症临床表现及诊治的回顾性研究[J]. 中华小儿外科杂志,2018,39(4): 270–273.

[8] 范懿魏,单一波,史宏灿,等. 肺隔离症25例外科诊治分析[J]. 临床肺科杂志,2017,22(5): 833–836.

[9] 谢明汛,张枢书,龚明福,等. 罕见部位肺隔离症CT表现及误诊分析[J]. 中华肺部疾病杂志(电子版),2020,13(2): 247–250.

[10] 王海琴. 肺隔离症临床、影像、病理特征43例分析[D]. 杭州:浙江大学,2016.

[11] 邱喜雄,陈志刚. 肺隔离症的影像学诊断[J]. 实用放射学杂志,2007,23(4): 554–556.

[12] 李栋,张志泰,区颂雷,等. 肺隔离症的外科诊治分析[J]. 中华胸心血管外科杂志,2012,28(3): 135–137.

［13］鲍军,武百强,潘琦,等.33例肺隔离症的临床诊治经验[J].中华全科医学,2012,10(4):59-60.

［14］肖静,刘立恒,吴玉芬.叶内型肺隔离症诊治分析[J].临床肺科杂志,2013,18(9):102-104.

［15］范懿魏,单一波,史宏灿,等.肺隔离症25例外科诊治分析[J].临床肺科杂志,2017,22(5):833-836.

［16］梁艳山.多层螺旋CT常规扫描及后处理技术在肺隔离症中的应用价值研究[J].中国CT和MRI杂志,2019,17(1):78-80.

［17］齐红梅.产前超声诊断胎儿肺隔离症的研究进展[J].中国医疗器械信息,2019,25(23):28-29.

［18］闫冰.彩色多普勒超声与磁共振成像检查对胎儿肺隔离症的诊断价值[J].新乡医学院学报,2021,38(3):278-280.

［19］郭海燕,曹阿丹,徐文中,等.多层螺旋CT三维血管重建技术诊断肺隔离症的价值[J].中华实用诊断与治疗杂志,2017,31(3):276-277.

［20］纪建松,章士正,王丽华,等.螺旋CT及重建技术对肺隔离症的诊断价值[J].中华结核和呼吸杂志,2007,30(8):620-621.

［21］徐小雄,涂建飞,纪建松,等.多层螺旋CT及三维重组技术对肺隔离症的诊断价值[J].放射学实践,2008,23(1):29-32.

［22］李晓军,李诚,周蓉,等.CT对肺隔离症的诊断及介入治疗的临床指导价值[J].医学影像学杂志,2023,33(10):1792-1795.

［23］周静然,杨峰,余河,等.多层螺旋CT后重组技术在肺隔离症诊断中的应用[J].中国CT和MRI杂志,2014,12(5):47-49.

［24］朱晓龙,刘庆啸,邹殿俊,等.肺隔离症术前320排容积CT增强与术后病理对比分析[J].中国临床医生杂志,2020,48(7):832-834.

［25］张效杰.肺隔离症的影像诊断再认识[J].中国误诊学杂志,2003,3(1):44-45.

［26］郭建伟,肖恩华.肺隔离症影像诊断与介入治疗[J].国际医学放射学杂志,2017,40(3):294-297.

［27］张晓斌,郑玄中.肺隔离症的影像学诊断及比较影像学进展[J].山西医药杂志(下半月刊),2010,(1):36-38.

［28］刘冰冰,赵宗珉,陈佰义.肺隔离症合并肺曲霉病的诊治——病例报告及文献复习[J].中国全科医学,2020,23(S1):273-275.

［29］金鑫,赵绍宏,蔡祖龙,等.肺叶内型肺隔离症的CT表现[J].中国医学影像技术,2013,29(5):744-747.

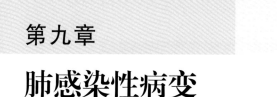

第九章

肺感染性病变

第一节　肺脓肿及孤立性空洞的鉴别诊断

　　空洞是肺部常见的影像学征象,是指在实变、肿块或结节中出现的,具有完整壁的含气腔隙,洞壁厚度1mm以上[1]。最常见于肺癌、肺结核和肺脓肿病变中,但很多疾病可表现为单发空洞,此时,鉴别诊断尤为重要。影像学在空洞的诊断和鉴别诊断方面,有着重要的地位,CT检查,包括高分辨率CT(HRCT)比X线平片能更清楚地确定空洞的存在,能够提供更多的影像学信息,有利于做出定性诊断[2]。充分认识空洞的影像特点对于疾病的鉴别诊断十分重要。

　　根据空洞的数目,分为单发和多发空洞,本节仅讨论单发空洞的鉴别诊断。

　　【病理特征】不同的病理类型病变的肺内空洞的形成机制各不相同,主要包括:①肺组织坏死液化经支气管排出后而形成的空洞,如肺脓肿、肺结核等感染性病变,肉芽肿类病变直接破坏肺组织而形成空洞;病理上空洞是病变坏死后的液化成分,经支气管排出,并引入空气而形成。肺结核空洞为干酪样物质坏死液化排出后形成,主要见于继发性肺结核。肺脓肿病灶中心化脓性液化坏死物常侵入气道,导致坏死物引流形成空洞。空洞的壁保留着原有病变的病理特征[3]。病变内未引入气体者,不属于空洞,而称为坏死或脓肿[1,2]。②肺新生物组织坏死液化经支气管排出后形成,如肺鳞癌、腺癌等;肺癌瘤体逐渐增大,侵犯供血动脉或中心供血不足,产生缺血坏死,坏死组织经近端引流支气管排出并引入空气后形成空洞。病变与外界相通后,可合并感染。③肺部病变组织包裹或不完全侵犯含气的肺泡或支气管后形成,如沿肺泡壁或肺大疱壁生长的所谓囊腔样癌。但有一些病变的空洞形成机制仍不清楚,如一些肺转移瘤空洞,可能与肿瘤供血不足引起坏死,肿瘤继发脓肿,鳞癌中心角化物排空,化疗后肿瘤坏死等作用机制有关[5],但也无一种机制能解释全部转移性肺癌的空洞现象[6]。

　　【临床表现】临床症状对肺空洞的鉴别很重要,包括发病快慢、热型等,另外,患者年龄、有无糖尿病和免疫缺陷等,对诊断也有很大价值[7-9]。多数患者可出现咳嗽、咳痰,肺结核则低热多见[10];肺脓肿起病突然,多出现高热、大量脓痰等;部分肺癌病例可有发热,痰中带血或咯血等[4]。

　　【影像学表现】

　　1.发病部位　超过80%的肺结核空洞位于上叶尖后段及下叶背段[11,12],尽管肺癌发生率也于两肺上叶为多,但各叶差异并不显著;肺脓肿发生部位也多位于中上肺野,但个案发生呈随机性[11]。肺癌多为偏心空洞,且空洞多位于远心侧,而肺结核空洞,则多位于近心端[13,14]。

　　2.空洞大小　长径2cm以下的单发空洞,以肺结核多见,肺癌在直径2cm以下较少发生空洞[15](图9-1-1)。直径4cm以上的肿块发生空洞多见于肺癌。有的肺结核空洞,如纤维厚壁空洞和纤维干酪空洞也较大,前者形态不规则,后者有的与肺癌鉴别困难,需结合临床和

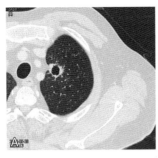
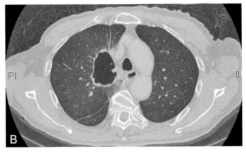

图9-1-1 A：男性，59岁。左肺上叶尖后段纵隔旁见空洞，外壁清楚而不光整，有分叶，内壁凹凸不平。手术病理证实为肺腺癌。B：男性，83岁。胸痛3个月余，右肺上叶尖段纵隔旁见空洞，壁较薄，大致均匀，内壁略有凹凸不平。内缘与纵隔关系密切，脂肪间隙消失，是其与肺大疱鉴别的重要依据。纤维支气管镜检病理证实为鳞状细胞癌

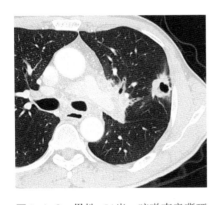

图9-1-2 男性，54岁。咳嗽声音嘶哑2个月余，轴位CT显示左肺上叶尖后段空洞，外缘清楚而不光整，可见分叶状，并有毛刺，内壁凹凸不平。左肺门和纵隔可见多发淋巴结肿大，增强后呈环形强化。手术病理：低分化鳞状细胞癌

实验室检查。慢性肺脓肿空洞可较大或较小，煤工尘肺空洞病灶较大[3]。

3. 空洞外壁 肺癌空洞的边缘多清楚而不光整，典型者可能有分叶、毛刺（图9-1-2），肺癌多为短毛刺，有的肺癌空洞的外缘也光滑清楚。外缘有毛刺及"放射冠"影像者见于肺结核的纤维厚壁空洞和肺癌，外缘有分叶者多见于肺癌。急性期肺脓肿边缘多模糊，呈渗出性改变，亚急性期或慢性者，边界可变清楚，多无毛刺，慢性者可见长索条；肺结核多为长毛刺。空洞外缘光整者，见于肺结核纤维干酪空洞、慢性肺脓肿[14,15]。

4. 洞壁厚度 一般将洞壁厚≥3 mm者，称为厚壁空洞；<3 mm者，为薄壁空洞[16,17]。空洞的大小与壁厚对诊断的价值，许多学者[1,11]通过对肺内空洞的研究，认为空洞最大径<3.0 cm，壁厚<4.0 mm以良性多见，最大径>3.0 cm、壁厚>15 mm多为恶性肿瘤；Woodring[18]对肺部65例空洞的研究中发现，壁厚<4 mm空洞中，92%为良性，壁厚5~15 mm中，良、恶性各半，而壁厚>15 mm的空洞，95%为恶性（图9-1-3）。

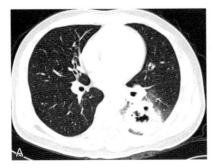
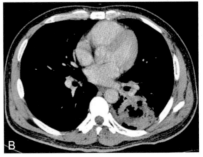

图9-1-3 男性，53岁。咳嗽、痰中带血1个月余。CT轴位（A）示左肺下叶背段空洞，外壁清楚而不光整，薄厚不均，内壁凹凸不平，周围有渗出性改变，可能系合并感染或咯血吸入性改变所致。增强后延迟扫描（B）示空洞壁不均匀强化。纤维支气管镜活检病理证实为低分化腺癌

　　值得指出的是,空洞壁常常厚薄不均,这时需要评估壁的最厚和最薄处。厚壁空洞常见于肺癌、急性肺脓肿和结核性纤维干酪空洞,薄壁空洞多见于结核性浸润干酪空洞和纤维净化空洞[19],肺结核空洞壁厚度与病变的发展阶段相关。肺癌空洞虽多为厚壁,但薄壁空洞肺癌亦有报道[3,20,21]。均匀的薄壁空洞少见,偶见于浸润型肺结核和转移瘤(图9-1-4)。

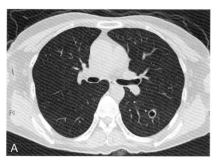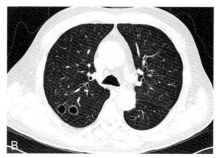

图9-1-4　A:女性,52岁。左肺下叶背段薄壁空洞,内外壁光整,无液平。邻近斜裂胸膜有凹陷。手术后病理证实为结核。B:男性,65岁。肺癌术后2年,随访发现右肺两枚薄壁空洞,结合临床病史和治疗经过,考虑转移

　　因此,仅依靠空洞壁厚度鉴别三者有一定困难,需结合内外壁是否光整,是否有壁结节,有否卫星病灶等其他征象。空洞壁薄厚不均见于肺癌和肺结核,明显的厚度不均匀,使空洞为偏心性或特殊形态。肺癌空洞的壁一般在肺门侧较厚,空洞多偏于外侧。结核球在引流支气管开口处的干酪病变最先软化[13],因此,空洞腔开始多位于病变的肺门侧,即与引流支气管相连处,呈小圆形。空洞进一步发展呈新月状,也多位于病变的肺门侧,最后可形成类圆形空洞[14]。霉菌引起的空洞,根据病原菌种类不同,可为厚壁、薄壁或厚度不均匀。

　　5. 洞壁强化程度　增强CT扫描一般用于直径2～3cm大小的厚壁空洞病变的鉴别诊断,不同病理类型的空洞,其强化程度和模式不同。肺癌空洞的壁大部分有明显强化[22,23],肺脓肿也明显强化,但延迟扫描可见边界清楚的坏死边缘。肺结核浸润干酪灶的空洞壁可有强化,而纤维干酪空洞的洞壁则不强化,仅少数呈现特征性的外周薄层包膜强化[24,25]。

　　6. 空洞内壁　光滑内壁见于肺脓肿、肺结核纤维空洞;内壁毛糙见于肺脓肿、肺结核的纤维干酪空洞;空洞内缘凹凸不平,见于肺癌和肺结核纤维干酪空洞[25];空洞内缘的壁结节主要发生在肺癌,肺结核纤维干酪空洞内的未液化的干酪物质也可形成壁结节[3]。

　　7. 空洞内容物　气液平主要见于急性肺脓肿。一般认为肺结核空洞无气液平,但有研究指出,气液平在肺结核空洞占9%～21%[15],多为合并感染及出血。空洞内的固体成分为肿瘤结节、干酪坏死物、凝血块和曲霉球等,在空洞内形成气液平[26]。肺癌合并感染时,也可以出现气液平(图9-1-5),但较少见[25,27]。

　　8. 空洞周围征象　结核性空洞通常是活动性的,常经引流支气管由近及远向周围肺组织播散,出现卫星病灶,见于肺结核的各种空洞(图9-1-6)。空洞周围有片状浸润影像者,为急性肺脓肿、浸润干酪灶空洞。慢性肺脓肿附近有的可见局限的片状影像。空洞周围有明显的肺气肿和纤维索条影者,多见于尘肺。病变与胸膜之间的线状影像在肺癌、肺结核和肺脓肿空洞均可出现。肺癌通常不伴有卫星病灶,若有,则可能为阻塞性肺炎,或为气道播散(STAS),肺癌"卫星灶"大多(87.50%)位于远端,近端支气管壁可有增厚、支气管播散灶及纵隔淋巴结肿大等征象[3,28]。

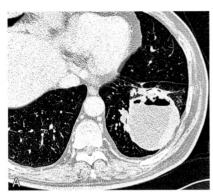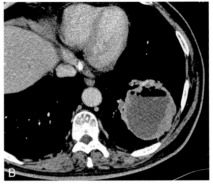

图9-1-5 男性,50岁。左肺下叶空洞,外壁清楚而不光整,腔内可见液平,内壁凹凸不平,周围无明显渗出性改变(A)。增强后延迟扫描(B)壁厚薄不均,有强化。纤维支气管镜活检病理证实为低分化腺癌

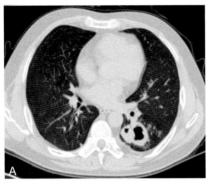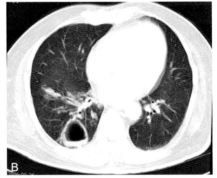

图9-1-6 A:男性,40岁,肾移植术后3年,左肺下叶空洞,外壁清楚,且较光整,壁厚,内壁较光整,无液平,周围可见卫星病灶。纤维支气管镜活检病理证实为肺结核。B:男性,62岁。右肺下叶后基底段空洞,壁稍厚,大致均匀,内壁光整,似见少许液平。右下叶内、前、外、后段支气管周围可见多发小结节,沿支气管分布,考虑系肺癌沿支气管播散。纤维支气管镜活检病理证实为肺腺癌

【鉴别诊断】病因上,肺部空洞包括感染性、肿瘤性和非肿瘤性非感染性病变,后者少见,其病因还可分为以下几种:① 自身免疫性疾病,如肉芽肿性血管炎、机化性肺炎、IgG4相关性肺疾病、原发性支气管肺淀粉样变、风湿性疾病等[29-31];② 血管性病变、肺隔离症、肺梗死等;③ 其他,如硅肺,部分影像上亦可见空洞形成[8]。

临床上,单发空洞的鉴别诊断主要根据空洞的大小、洞壁的厚度、空洞内外缘的表现、洞内及周围的征象等,并需要结合病史、体征、实验室检查及短期治疗后复查等,最终有赖痰细胞学、痰培养、支气管镜或经皮穿刺肺活检,以及手术病理确诊。影像上,肺内单发空洞需要鉴别的病种,主要有以下几种。

1. 肺癌空洞 周围型肺癌的空洞发生率为2%~16%,单发或多发。其中鳞状细胞癌占80%,腺癌和大细胞癌占20%[1,4],孤立性癌性空洞中,小细胞未分化癌占比很低,但也有报道(图9-1-7)。边界清楚而不光整,分叶征和边缘毛刺等征象具特征性[2]。病理学上,分叶和毛刺与肺癌分型密切相关,鳞癌多为支气管及肺泡内填充式生长,且因生长速度差异,常见分叶;腺癌多为伏壁生长,肿瘤直接向邻近支气管鞘内浸润,毛刺更常见[11]。大部分的癌性空洞表现为厚壁空洞,壁厚薄不均匀,并可见壁结节,肺癌肿瘤细胞产生血管生成因子,诱发

肿瘤新生血管，CT显示实质点条状强化、不均匀强化或筛孔状毛细血管网的均匀强化[10]。也有薄壁原发肺癌空洞，近年陆续有报道，薄壁囊腔样肺癌，起始即为空洞或空腔，多见于肺腺癌或既往所谓的肺泡细胞癌[32]，也见于淋巴上皮癌等其他病理类型[33]。靠近肺门处肺癌的近端支气管壁不规则增厚伴软组织影，为肺癌特有征象，应为肿瘤组织的一部分或肿瘤组织近端浸润或肺门侧肿大的淋巴结。当空洞呈分叶状，有毛刺，洞壁及壁结节强化，未见明显卫星病灶或卫星灶位于病变远端时，应首先考虑肺癌；近端支气管阻塞、同侧肺门可见淋巴结增大时，肺癌的可能性大大增加[34-40]。

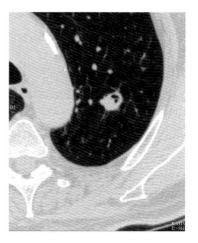

图9-1-7　男性，66岁。左锁骨上淋巴结肿大1个月余。CT示左肺上叶尖后段结节伴空洞形成，类圆形，边界清楚而不光整，内见空洞，厚壁，内壁不光整，无液平。左肺上叶尖后段病灶穿刺活检，诊断为小细胞性肺癌

2. **肺结核空洞**　成人肺结核空洞的出现率约占40%[10-12]。约82.50%发生于肺上叶尖后段及下叶背段[1,12]；主要见于继发性肺结核，少数原发结核病灶也可形成空洞。形态上，肺结核空洞包括厚壁空洞、薄壁空洞、虫蚀样空洞，而虫蚀样空洞，又称无壁空洞，是大片坏死组织内的空洞[35]。病理上，肺结核的空洞分为以下几种[13]。① 浸润干酪灶的空洞：为浸润病变内发生干酪性坏死后产生的空洞。洞壁较薄，主要由增生的结核性肉芽组织构成，内壁为较薄层的干酪性物质。② 纤维干酪空洞及干酪空洞：为结核球或干酪病灶发生的空洞，洞壁有较厚的干酪层及较薄的结核性肉芽组织和纤维包膜。结核球的纤维包膜完整。③ **纤维空洞**：具有典型的干酪性坏死、结核性肉芽组织和纤维组织三层结构。纤维组织为空洞壁的主要成分，由于纤维组织的收缩与牵拉，空洞形态不规则。边缘可有长毛刺和索条[13]，多伴有卫星病灶，影像表现为点状、小斑片及结节，HRCT可见分支线状影或"树芽征"，为小叶中心细支气管渗出或干酪物质填充其内。空洞内壁多光整，但部分可附着较低密度影，而形成类似壁结节样不规整，增强扫描无强化，推测为残存或处于干酪化期的干酪物质[41]。增强扫描有明显鉴别意义，结核球纤维包膜较薄，内层肉芽组织和血管成分较少，以干酪物质为主，除少数可显示包膜强化外，基本无强化[19]，包膜强化是诊断球形结核的重要依据[42,43]。肺结核近端支气管可均匀增厚，可能是支气管结核或炎性浸润的一种表现[19]。肺结核病例可有纵隔淋巴结肿大，增强扫描，活动期呈典型的花环样强化；慢性期，则无强化或钙化。因此，如空洞发生于肺结核好发部位，有点状、结节及片状卫星病灶，洞壁实质无明显强化或环形包膜强化时，应考虑肺结核。

3. **肺脓肿空洞**　常边缘模糊，多表现为磨玻璃影或片絮状，为炎性浸润表现，病程稍长可出现柔软的长索条影，为炎症吸收过程中出现的纤维化成分[10]。空洞多位于病变中心低密度液化区内，壁多光滑，呈圆形，由于急性肺脓肿的壁主要为炎性渗出病变，脓肿壁含有血管丰富的纤维肉芽组织，故强化明显（图9-1-8）。慢性肺脓肿的壁以纤维组织占主要成分（图9-1-9），部分近端支气管壁亦可显示炎性浸润的均匀增厚。纵隔淋巴结肿大极少见。

肺脓肿发生于肺炎后、吸入性或由肺外病变蔓延而来，后者见于阿米巴肺脓肿[3,44]。病程较短，病变边缘模糊、有絮状的病变周围炎、洞壁明显强化、内壁相对光滑时，应多考虑肺脓肿可能。

4. **肺曲霉病**　主要见于新型隐球菌、曲霉[26]等。真菌性空洞CT表现为空洞周围边缘模糊

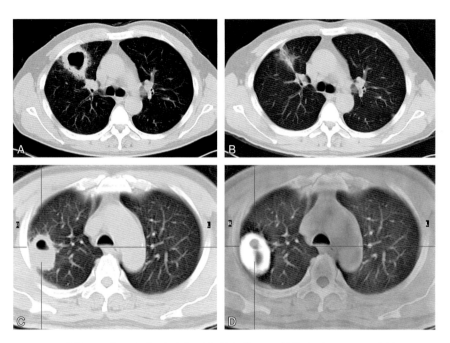

图9-1-8 A、B：男性，45岁。咳嗽、咳脓痰1周，伴发热。CT轴位（A）示右肺上叶前段空洞，边缘模糊、厚壁，壁内可见支气管充气，内壁光整，无液平，诊断急性肺脓肿，对症治疗后30天，复查CT（B）示空洞已吸收。C、D：男性，54岁。右肺上叶空洞，壁较厚，外缘大致清晰，内可见液平（C）。PET/CT示病灶FDG代谢明显增高（D），诊断急性肺脓肿，治疗后吸收好转

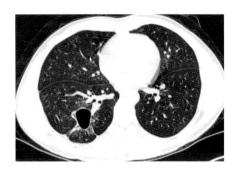

图9-1-9 男性，30岁。既往有急性肺脓肿病史，治疗后CT右肺下叶见一空腔，薄壁，外缘见少许纤维索条，内壁光整，无液平，诊断慢性肺脓疡

的磨玻璃样阴影，即"晕征"和"空气新月征"，内容物为圆形或类圆形，在空洞内呈游离状态，且随体位改变而变动的"洞中球征"为特异性表现[1,26]。曲霉球多发生于肺结核及慢性肺脓肿空洞，或支气管扩张、肺囊肿内，也可寄生于肺癌空洞内，为类圆形可移动的结节，多位于坠积部位，影像表现随内容物与壁附着的部位而不同。新月形空洞为弧形的气体影，总是位于曲霉球的上方，也可呈环形，位于洞壁与曲霉球内容物之间。若空洞内容物与洞壁附着，如侵袭性曲霉菌病[26,45]、肺癌、肺结核空洞，新月形的气体影可位于空洞的侧方或下方。如空洞内容物与空洞的前壁或后壁附着，在后前位投影形成"靶心征"，CT上可见阴影与空洞壁之间的裂隙样气体影。鉴别不难。而部分系原发性霉菌感染伴空洞形成（图9-1-10），此时与肺癌和结核空洞鉴别不易，需结合临床病史和实验室检查。

5. 肺大疱合并感染 肺大疱周围肺组织实变，表现为片状影或肺实变影内有圆形透亮区，或合并液平，类似肺脓肿。鉴别诊断时应注意肺大疱易发生在肺尖、肺底及肺外带。在病变周围及对侧具有肺大疱及肺气肿影像，炎症吸收后复查可证实[4]。最常见征象是腔内出现液平。

6. 细粒棘球蚴 多发生在疫区，有的固态内容物位于腔内液体之上，形成"水上浮萍征"，见于细粒棘球蚴囊肿的内膜破裂后，此症属于空腔病变，但应与空洞鉴别[3]。

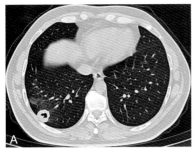
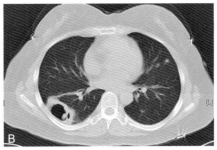
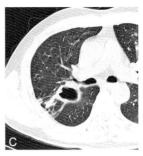

图9-1-10　A：男性，40岁。因咳嗽、咳痰，发现右肺阴影半年。轴位CT示右肺下叶外基底段空洞，厚壁，外壁光整，无液平，周围无明显卫星病灶。CT引导下经皮穿刺肺活检，确诊为隐球菌病（感谢浙江大学医学院附属邵逸夫医院放射科谢剑医生供图）。B：女性，42岁。确诊右肺曲霉感染。CT示右肺下叶背段胸膜下空洞，外缘大致清楚，有少许渗出，内壁光整，腔内可见一游离体影。C：男性，58岁。确诊两肺毛霉菌感染。右肺下叶背段见一空洞，外缘大致清晰，与周围支气管有粘连，远端有少许斑片，内壁光整，并可见少许内容物

7. 淋巴瘤　肺淋巴瘤空洞发生率很低，可见于弥漫大B细胞淋巴瘤、霍奇金淋巴瘤和MALT淋巴瘤（见图5-2-3）[46-48]，洞壁可光整，类似于结核性空洞，也可表现为多囊腔样，此时，与肺癌空洞鉴别困难[49]。

8. 肉芽肿性多血管炎　表现为肉芽肿性炎伴小血管炎，为系统性疾病，主要侵犯上、下呼吸道和肾，可有血尿等肾脏及全身其他系统受累表现，常为多发，表现为单发肺部空洞者少见[50,51]。实验室检查可发现ANCA呈阳性，其中以胞质型（c-ANCA）多见[51]。

9. 肺梗死　主要以急性胸痛为首发症状，随后出现持续较长时间的发热。影像上主要为两下肺胸膜下分布为主的三角形实变影，内部可见液化坏死，少数可形成空洞。CT增强示主肺动脉或左右肺主动脉主干的充盈缺损。结合临床病史、体征、影像学表现和D-二聚体，诊断不难。

10. 尘肺空洞　有明确的职业病史，空洞发生在进行性尘肺融合块的基础上，常合并肺结核。空洞病灶较大，形态不规则，洞壁以厚壁为主，薄厚不均[2]（图9-1-11）。

11. 结节病　结节病伴肺空洞少见。文献报道一组159例结节病中，仅有空洞3例[52]。

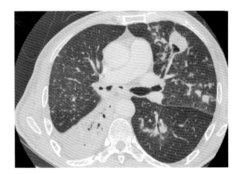

图9-1-11　男性，65岁。确诊尘肺20年，咳嗽伴低热3个月余。肺部CT示右肺上叶前段空洞伴两肺多发结节和渗出灶，空洞边界清楚，无明显分叶，有细长毛刺，内部空洞位于肺门侧，并可见引流支气管，内壁光整，有少许液平。经纤维支气管镜检查，确诊为肺结核

❖ 参考文献 ❖

［1］ Fraser R S, Pare P D. Diagnosis of diseases of the chest[M]. 4th ed. Philadelphia: Saunders, 1999.

［2］ Honda O, Tsubamoto M, Inoue A, et al. Pulmonary cavitary nodules on computed tomography: differentiation of malignancy and benignancy[J]. J Comput Assist Tomogr, 2007, 31(6): 943-949.

［3］ 李铁一. 肺部疾病的X线影像及其病理基础[M]. 北京：人民卫生出版社，1985.

［4］ 马大庆. 肺部空洞影像的鉴别诊断[J]. 中华放射学杂志，2004,38(1)：7-9,14.

［5］ 陈昆涛，何健垣，仇光禹. 肺空洞性病变的CT定量分析[J]. 实用医学影像杂志，2008,9(1)：16-18.

［6］ Seo J B, Im J G, Goo J M, et al. Atypical pulmonary metastases: spectrum of radiologic findings[J]. Radiographics, 2001, 21: 403-417.

［7］ 马大庆，赵大伟，潘克. 免疫损害患者肺结核的影像诊断[J]. 中华放射学杂志，2000,34：595-598.

［8］ 任明霞,李坑,金发光,等.51例非感染性肺空洞疾病的临床分析[J].中华肺部疾病杂志(电子版),2021,14(5):584–589.

［9］ 周新华.糖尿病合并肺结核的动态影像学表现[J].中华放射学杂志,2000,34:591–594.

［10］ Ko K S, Lee K S, Kim Y, et al. Reversible cystic disease associated with pulmonary tuberculosis: radiologic findings[J]. Radiology, 1997, 204(1): 165–169.

［11］ Woodring J H, Vandiviere H M, Fried A M, et al. Update: the radiographic features of pulmonary tuberculosis[J]. AJR, 1986, 146: 497–506.

［12］ 吕岩,谢汝明,徐金津,等.肺部孤立团块伴空洞的CT诊断及鉴别诊断[J].中国医学影像技术,2009,25(3):121–124.

［13］ 谢惠安,阳国太,林善梓,等.现代结核病学[M].北京:人民卫生出版社,1999,114.

［14］ 马大庆.肺内孤立结节的CT鉴别诊断[J].中华结核和呼吸杂志,2003,36:104–105.

［15］ Miller W T, Miller W T Jr. Tuberculosis in the normal host: radiological findings[J]. Semin Roentgenol, 1993, 28: 109–118.

［16］ Gafoor K, Patel S, Girvin F, et al. Cavitary lung diseases: A clinical-radiologic algorithmic approach[J]. Chest, 2018, 153(6): 1443.

［17］ 李林阳,陈林利,李琦.结核感染T细胞斑点试验对肺结核的临床诊断价值[J].中华肺部疾病杂志(电子版),2014,7(6):646.

［18］ Woodring J H. Pitfalls in the radiologic diagnosis of lung cancer[J]. AJR, 1990, 154: 1165.

［19］ 左玉强,邢维明,李玉然,等.肺内单发薄壁空洞型肺结核的CT表现[J].中国医疗设备,2016,15(6):73.

［20］ Weisbrod G L, Towers M J, Chamberlain D W, et al. Thin-walled cystic lesions in bronchioalveolar carcinoma[J]. Radiology, 1992, 185: 401–405.

［21］ 祁增亮,朱石柱.薄壁空洞周围型肺癌的CT影像学临床特征[J].中国肿瘤临床与康复,2017,24(7):821.

［22］ 马大庆.肺内多发小结节的高分辨率CT鉴别诊断[J].中华放射学杂志,2001,35:647–650.

［23］ 李月河,赵志梅,全松石,等.多层螺旋CT同层动态增强扫描对孤立性肺结节的诊断意义[J].临床放射学杂志,2007,26(3):260–262.

［24］ 李五路.肺部孤立团块伴空洞的CT诊断及鉴别诊断分析[J].影像研究与医学应用,2018,2(13):143 144.

［25］ 杨政.孤立性肺空洞性病变的CT诊断与鉴别诊断[D].上海:第二军医大学,2005.

［26］ Curtis A M, Smith G J, Ravin C E. Air crescent sign of invasive aspergillosis[J]. Radiology, 1979, 133: 17–21.

［27］ 王海军.孤立性肺空洞性病变的CT诊断与鉴别效果分析[J].世界最新医学信息文摘(电子版),2016,16(86):56–57.

［28］ 周旭辉,李子平,谭国胜,等.高分辨率CT征象概率判别法在肺结节鉴别诊断中的应用研究[J].中华放射学杂志,2005,39(1):29–33.

［29］ Shi X, Zhang Y, Lu Y. Risk factors and treatment of pneumothorax secondary to granulomatosis with polyangiitis: a clinical analysis of 25 cases[J]. J Cardiothor Surg, 2018, 13(1): 1–7.

［30］ Bailey R, Sindu M, Rachandeep C, et al. Prognostic significance of cavitary lung nodules in granulomatosis with polyangiitis (Wegener's): A clinical and imaging study of 225 patients[J]. Arthr Care Res, 2018, 70(7): 1082–1089.

［31］ Feng J, Li J, Ling C, et al. A rare case of muhinodular pulmonary amyloidosis[J]. Clin Respir J, 2016, 10(3): 389–392.

［32］ Weisbrod G L, Towers M J, Chamberlain D W, et al. Thin-walled cystic lesions in bronchioalveolar carcinoma[J]. Radiology, 1992, 185: 401–405.

［33］ Hsieh M M, Wu C M, Chang Y M. Unusual presentation of lymphoepithelioma-like carcinoma of lung as a thin-walled cavity[J]. Annals of Thoracic Surgery, 2013, 96(5): 1857.

［34］ Gafoor K, Patel S, Girvin F, et al. Cavitary lung diseases: A clinical-radiologic algorithmic approach[J]. Chest, 2018, 153(6): 1443.

［35］ 李发洲,李本美,张方园,等.多层螺旋CT鉴别诊断肺结核空洞与肺癌空洞的价值分析[J].中外医学研究,2021,19(15):81–83.

［36］ 雷后卫.多层螺旋CT在肺结核与肺癌空洞鉴别诊断中的临床价值[J].影像研究与医学应用,2021,5(3):223–224.

［37］ 左开荣,何桂明,蒋明.肺结核空洞和癌性空洞的CT表现及鉴别诊断[J].中国现代医药杂志,2008,10(12):119.

［38］ 彭东,杨军,张雷.肺结核空洞与肺癌空洞的CT影像差异分析[J].癌症进展,2018,9(8):954,993.

［39］ 周亚兴.肺结核空洞与肺癌空洞的CT鉴别诊断[J].影像研究与医学应用,2017,1(1):95.

［40］ 潘杨军.肺结核性空洞与癌性空洞的CT表现与临床分析[J].医学影像学杂志,2015,11(6):1108.

［41］ 康洁.成人继发性肺结核空洞类型与肺内其他病变的HRCT影像学特点研究[J].中国现代医学杂志,2015,25(6):66.

［42］ 李成洲,肖湘生,刘士远.Gd–DTPA增强MRI胸部组织序列信号变化的临床研究[J].实用放射学杂志,1997,13(6):336.

［43］ 李成洲,肖湘生,刘士远,等.MRI增强薄层环状强化模式对结核瘤的诊断价值[J].放射学实践,2005,20(6):471–473.

［44］ 胡蝶.多层螺旋CT对肺脓肿诊断及疗效评估的价值分析[J].中国CT和MRI杂志,2020,18(1):82.

［45］ Ravin C E. Air crescent sign of invasive aspergillosis[J]. Radiology, 1979, 133: 17–21.

［46］ Mondschein J F, Lazarus A A. Multiple bilateral upper lobe cavitary lesions in a patient with inguinal diffuse large cell lymphoma[J]. Chest, 1993, 103: 583–584.

［47］ 魏岩,刘占祥,朱成英,等.结节伴空洞表现的肺霍奇金淋巴瘤1例伴文献复习[J].解放军医学院学报,2018,39(4):356–359.

［48］ 任红波,周家善,袁承泰,等.以右下肺空洞为表现的原发性肺黏膜相关淋巴瘤一例[J].临床内科杂志,2004,21(9):646.

［49］ 龙林俊.空洞型肺癌的CT表现及误诊分析[J].世界最新医学信息文摘,2017,17(20):141.

［50］ Cordier J F, Valeyre D, Guillevin L, et al. Pulmonary Wegener's granulomatosis: a clinical and imaging study of 77 cases[J]. Chest, 1990, 97: 906–912.

［51］ 郑倩文,王琦,李君瑶,等.以肺部空洞为表现的肉芽肿性多血管炎临床及影像学特征分析[J].中国医药,2019,14(12):1796–1799.

［52］ Grenier P, Valeyre D, Cluzel P, et al. Chronic diffuse interstitial lung disease: diagnostic value of chest radiography and high-resolution CT[J]. Radiology, 1991, 179: 123–132.

第二节 球形肺炎

球形肺炎是由细菌或病毒引起的急性炎症,以前者多见,常为肺炎双球菌和葡萄球菌感染,因其影像学上表现为球形或类球形而称之为球形肺炎(spherical pneumonia)[1],是肺部急性炎症的一种特殊表现。病变过程中,肺泡壁和其他肺结构没有造成损坏或坏死[2],有别于机化性肺炎、肺炎后形成的炎性假瘤及球形肺不张[3]。因其形态呈球形,容易与肺内其他球形病变,尤其是周围型肺癌相混淆。

【发病机制】其发病的病理基础为炎性渗出物,经抗炎治疗后,能完全吸收或基本吸收。目前形成机制尚不很清楚,可能与下列因素有关[1,4-6]:① 炎性渗液通过肺泡间孔向周围呈离心性等距扩散,而呈球形轮廓;② 抗生素大量使用,导致节段性肺炎或者大叶性肺炎的发展受到了限制,或者大叶性肺炎从边缘开始吸收消散,吸收过程中,影像上可表现为球形灶;③ 肺化脓症在空洞形成前或排脓不畅时,亦可为球形灶;④ 支气管内痰栓引起相应支气管梗阻性炎症和肺不张。

【临床表现】主要临床症状为咳嗽、胸痛、黄脓痰、白色黏稠痰、血丝等,虽说是肺部急性炎症,也不是所有球形肺炎病例都有咳嗽、黄痰、发热等症状,少数可无任何症状[1]。病程大多数在3~5周。实验室检查,部分病例外周血中性粒细胞升高,血沉加快等。少数患者痰细菌培养阳性。

【影像学表现】球形肺炎各肺叶均可发生,大多位于肺背部,靠近或紧贴胸膜[7];有学者认为病变多位于分泌物易滞留的下垂部位[1]。病灶为单发,类圆形、方形或楔形阴影,病变邻近胸膜时,病灶两侧缘垂直于胸膜,呈刀切样边缘,病变呈方形,蔡祖龙等[1]称之为"方形征",认为此征具有特征性,无论是堆集式生长还是伏壁式生长的肺癌均未见有此特征;病灶最大径2~10 cm,平均约为5 cm[1,7,8],病变边缘可不规则,有锯齿状改变,但较模糊(图9-2-1),周边有淡薄的小斑片影。多数病灶内部密度欠均匀,周边低密度,即呈"晕圈样"改变,此与其他疾病的CT表现不同;中央高密度,少数病灶内可见空洞、空泡或支气管充气征[1,7-20]。增强扫描可见病变明显强化,部分内部可见液化坏死,但与其他良恶性病变间的强化程度和模式多有重叠[21-26];病灶周围肺纹理明显增粗、增多、紊乱、扭曲,绕过病灶,即"局部充血征"[27,28],这也是球形肺炎的特点之一[1,5,7]。远端多数病灶有明显胸膜反应,紧贴胸膜者病灶与胸壁呈直角,即"刀切征"或"方形征";周围胸膜,包括叶间胸膜反应显著,广泛增厚[1,5],文献报道出现率可高达94%[10]。

一般无纵隔、肺门淋巴结肿大;连续多次复查可见病变位置、形态随炎症吸收而发生变化,病灶离开胸壁,由圆形或方形变为不规则形,边缘毛糙;抗炎治疗后,病变常可完全吸收,有的可遗留纤维索条。

影像上主要表现为病变炎性渗出、充血、水肿等病理基础导致的CT征象,X线胸片误诊率高[1,29-33]。发现此类征象时,可与患者的病史相结合以进行确诊,当患者近期存在呼吸道感染症状如白细胞计数升高、感冒发热、胸痛等时,此时高度怀疑为球形肺炎[1]。积极抗炎治疗后复查,一般患者2~4周内病灶即有缩小,故抗炎治疗过程中,3~4周进行CT复查。老年人或糖尿病患者等抵抗力下降者,吸收缓慢,可持续4~6周方能吸收,个别病例1.5年后才完全吸收(图9-2-2)。延迟不吸收者,可以行经皮穿刺肺活检,以排除肺癌[7]。

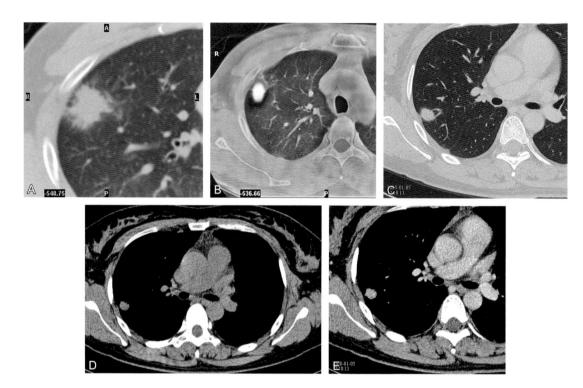

图9-2-1　A、B：男性，40岁。发热伴咳嗽1周余。CT（A）示右肺上叶前段见一结节影，呈类圆形，大小约2.4 cm×1.8 cm，边界清楚而不光整，有渗出，有毛刺，密度欠均匀，有液体密度。PET/CT扫描（B），病灶FDG摄取增高，平均SUV=4.9，最大SUV=5.7，邻近侧胸膜粘连、牵拉，病灶周围和近肺门侧可见模糊渗出。诊断肺炎可能性大，对症治疗后1个月复查，病灶明显吸收。C～E：女性，38岁。体检发现右肺上叶后段近胸膜下结节，CT肺窗（C）呈类圆形，边界清楚而不光整，似有短毛刺，邻近胸膜稍有牵拉，内部密度大致均匀（D），增强后有明显强化（E），术前诊为周围型肺癌，手术证实系炎症

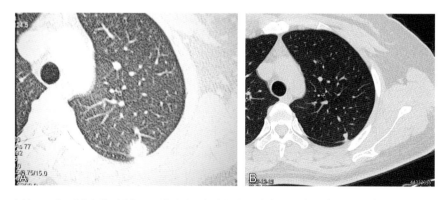

图9-2-2　女性，31岁。因咳嗽1周余，CT检查（A）示左肺上叶尖后段斜裂旁结节，呈类圆形，边界清楚而不光整，周围似有少许渗出，初步诊断为炎性结节，短期对症治疗后，结节似有缩小，密切定期随访，31个月后已明显缩小（B）

【鉴别诊断】对于有明显感染中毒症状者，诊断不难，结合实验室检查，可明确。而对于临床症状不明显者，主要与肺癌、肺良性肿瘤和结核瘤等鉴别。

1. 周围型肺癌　临床上无急性呼吸道感染症状。CT上多为边界清楚而不光整，无"晕圈样"改变，无"刀切样"边缘（方形征）；多有深分叶、锯齿征及细短毛刺，但其边缘多不模糊，

多无卫星病灶，少数病例于胸膜侧可有小片状模糊影，为节段性小（细）支气管阻塞性炎症和节段性肺不张表现，而非胸膜侧多无模糊小片影，病变远端可有胸膜凹陷征，胸膜无明显增厚粘连[1]。

2. 炎性肌纤维母细胞瘤 多数呈圆形，部分可不规则，或呈"心"形，大部分边界清楚，甚至光整，少数边界不清，可有"晕征"，周围可见长毛刺或"桃尖征"。CT多数内部密度均匀，少数中央密度低，可呈囊状改变，少数有钙化，几乎不见空洞。CT增强大多示不均匀强化，较大病变常显示中心区坏死，还可出现钙化。有文献报道IMT可快速进展，并常侵犯肺门、邻近纵隔、膈神经和心包。而球形肺炎一旦发现，短期治疗后均有吸收变小，内部钙化少见，病变周围可有模糊渗出，邻近胸膜有增厚粘连等，短期内密切随访，两者鉴别不难。

3. 结核性肺炎或肉芽肿 起病缓慢，病灶境界清楚，轮廓规整，密度较高，可见钙化，或有边缘性空洞，病灶周围有卫星灶，一般呈斑点状或小结节状，密度较高，反映其腺泡结节性病变的特点，抗炎治疗无效，而球形肺炎治疗后或随访多有吸收，CT上两者一般不难鉴别。

参考文献

[1] 蔡祖龙,郝敬明,郭天舜,等.球形肺炎的CT诊断[J].中华放射学杂志,1996,30：528-531.
[2] 崔祥,王鸣歧,萨藤三.实用肺脏病学[M].上海：上海科学技术出版社,1991.
[3] 荣独山.X线诊断学.第1册[M].上海：上海科学技术出版社,1993.
[4] 刘昌杰,周松.球形肺炎的CT诊断(20例分析)[J].CT理论与应用研究,2001,10：27-29.
[5] 白静.球形肺炎的CT诊断价值与鉴别诊断分析[J].中国医疗器械信息,2019,25(20)：1-2,188.
[6] 邹茹欣,肖富刚.CT联合炎性因子检测对单发局灶球形肺炎的诊断价值[J].中国医学前沿杂志(电子版),2017,9(4)：125-129.
[7] 樊庆胜,李继亮,崔国强,等.球形肺炎的CT诊断与鉴别诊断[J].临床放射学杂志,2007,26(2)：144-147.
[8] 刘昌杰,周松.球形肺炎的CT诊断(20例分析)[J].CT理论与应用研究,2001,10(2)：27-29.
[9] 万传毅,曹林,阮丽婷.球形肺炎、肺结核球与周围型肺癌的CT诊断及鉴别[J].河南医学研究,2021,30(27)：5137-5140.
[10] 郑业锟,张世科.X线平片和CT对球形肺炎的诊断研究[J].影像研究与医学应用,2019,3(23)：129-130.
[11] 陆军.球形肺炎、肺癌的CT检查及鉴别诊断分析[J].影像研究与医学应用,2018,2(22)：164-165.
[12] 胡善朋.球形肺炎的CT诊断价值与鉴别诊断分析[J].中国卫生标准管理,2018,9(10)：130-132.
[13] 郝敬明,孙连棣,杨玉娥,等.球形肺炎的CT诊断[J].实用放射学杂志,1999,15：47-48.
[14] 李正杰.周围型肺癌的CT诊断[J].中国社区医师,2010,12(8)：124.
[15] 柳丽.周围型肺癌病理分型及影像诊断分析[J].吉林医学,2010,31(13)：1895.
[16] 尹荣军.球形肺炎的CT诊断与鉴别诊断[J].中外医疗,2011,30(17)：172,174.
[17] 孙光翠.多层螺旋CT对球形肺炎与周围型肺癌诊断与鉴别诊断价值分析[J].中国卫生产业,2013,10(7)：112.
[18] 刘伟.肺孤立性炎性结节的CT诊断[J].实用放射学杂志,2003,19：702.
[19] 叶世培.肺炎性结节CT征象分析[J].实用放射学杂志,1998,14：662.
[20] 林吉征,路晓东,赵克强,等.CT上肺结节内透亮影对病变定性诊断的意义[J].实用放射学杂志,2004,20：892.
[21] Swensen S J, Viggiano R W, Midthun D E, et al. Lung nodule enhancement at CT: multicenter study[J]. Radiology, 2000, 214: 73.
[22] Takashima S, MaruyamaY, Hasegawa M, et al. CT findings and progression of small peripheral lung neoplasms having a replacement growth pattern[J]. AJR, 2003, 180: 817.
[23] 李慎江,肖湘生,李惠民,等.多层螺旋CT动态增强对孤立性肺结节血流模式的评价[J].临床放射学杂志,2003,22：748.
[24] 谢汝明,马大庆,李铁一,等.肺内球形结核CT增强特征及其临床意义[J].中华放射学杂志,2001,35：651.
[25] 储成风,徐秋员,杨明,等.肺孤立结节的动态CT增强研究[J].放射学实践,2003,18：179.
[26] 张敏鸣,周华,邹煜.动态增强CT对孤立性肺结节的定量研究[J].中华放射学杂志,2004,38：263.
[27] Shah A A, Davis S D, Gamsu G, et al. Parenchymal and pleural findings in patients with acute pulmonary embolism detected at spiral CT[J]. Radiology, 1999, 211: 147.
[28] 黄佐良,何望春,周继平,等.血管集中征对周围型肺癌的诊断价值[J].中华放射学杂志,1999,33：48.
[29] 任德印,田军.球形肺炎的X线诊断(附18例分析)[J].临床放射学杂志,1985,4：301.
[30] 蔡超达.急性球形肺炎的X线诊断(附25例临床与X线分析)[J].临床放射学杂志,1992,11：542.
[31] 游江林,孔昭佩,王绪,等.球形肺炎的X线诊断与鉴别[J].临床放射学杂志,1990,9：122.
[32] 赵善生,杨茂金,张谦,等.肺炎性肿块的X线诊断[J].实用放射学杂志,1992,8：524.
[33] 张奎阳,施汉龙,王定咸,等.26例球形肺炎的影像诊断[J].实用放射学杂志,1998,14：296-298.

第三节　肺结核结节和肿块

　　肺结核以结节、空洞和钙化灶为其影像学基本表现特征,双肺上叶尖段(尖后段)和双肺下叶背段为其好发部位[1],如病灶表现及部位不典型,则很难与其他疾病进行鉴别诊断。不典型肺结核的影像学表现包括发病部位不典型和病变形态不典型,后者包括: ① 结节或肿块影; ② 气管支气管型结核; ③ 弥漫粟粒性结节影; ④ 肺叶肺段实变; ⑤ 磨玻璃密度病变。不典型肺结核与常见肺结核的临床表现、影像学特征、实验室检查结果等不同,难以通过影像学检查手段对病变进行定性诊断[2,3],尤其是中老年患者,病变在影像上表现为孤立性结节或肿块(solitary tuberculoma, STM)时,如果部位不典型(如位于中下肺野),短期治疗无效者,很难与周围型肺癌相鉴别[5]。

　　根据CT表现,所谓的不典型肺结核可分为多种,其中以结节和肿块型占最大比例[4]。当结核病灶在影像上表现为孤立性结节或肿块时,诊断困难,不易与肺癌相鉴别[6]。

　　【临床表现】典型浸润型肺结核患者,有咳嗽、咳痰、痰中带血、低热、盗汗等症状,通常影像学表现也典型,不易漏诊和误诊。但有些患者,如糖尿病患者或免疫缺陷患者,容易感染肺结核,而且临床症状和影像学表现不典型,常导致误诊和漏诊[7,8]。

　　【影像学表现】STM的分布也是以两肺上叶尖段(尖后段)和下叶背段为主,但个别可分布在上叶前段、中叶,甚至下叶[9](图9-3-1),形态上,多平面重建常可显示结节或肿块的形态欠规则,甚至可为"方形"或"旗形";周围型肺癌出现分叶征的概率明显高于肺内良性病变,前者约为后者的3倍。且恶性结节往往具有深分叶,而结核球较少出现深分叶[10]。卫星病灶的出现,则是肺结核的典型征象[11,12],对于结节或肿块型不典型肺结核而言,此征象诊断价值较高。边界多清楚,且较光整。部分边缘可见毛刺征[13],常为长毛刺,表现为粗细不均的类似纤维索条样,与周围型肺癌病灶周边放射状的、短毛刺不同。内部密度多不均匀,CT值高低取决于结核肿块内部的机化程度,CT薄层扫描多有肉眼可见或非肉眼可见的密度偏高的钙化,也可见内部小的空洞,内壁多较光整,尤以纵隔窗显示较为清楚。空泡征、支气管充气征,在肺结核中出现率低[14-24]。

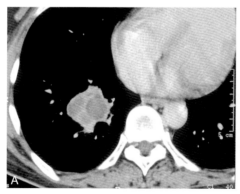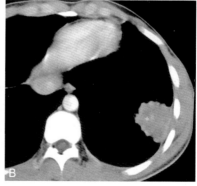

图9-3-1　A:女性,53岁。乳腺癌术后,常规检查发现右肺下叶肺门下方肿块,增强后延迟扫描呈花环状强化,支管镜活检证实为结核。B:男性,37岁。鼻咽癌患者,常规随访发现左肺下叶胸膜下肿块,增强后呈不均匀低密度,经皮穿刺肺活检证实为结核

CT增强扫描可为病变的诊断提供更多的线索和依据,对明确结节或包块型不典型肺结核的诊断起着至关重要的作用。病灶内血管数量越多,血供越丰富,病灶的强化程度就越高。与肺癌相比,结核球或结核性肉芽肿的血供不丰富,其特征性的病理学特点是病灶内部发生干酪样坏死,周边为肉芽组织或纤维环。因此,在注入对比剂后,结核球的强化不显著(图9-3-2),且多为完全或不完全包膜状强化,此征象可作为结核的诊断依据,对于鉴别肺结核与肺内恶性结节及其他良性结节具有重要价值[2,9,20,25]。强化程度上,一般认为动态增强扫描结核球的强化程度明显低于小肺癌[25-27]。对于结核球和肺癌的鉴别有一定的意义,但也取决于结核性病灶的活性程度[26,27]。王便等[28]将病灶的强化程度分为无、轻度、中度、显著强化,和均匀、不均匀、无强化,两组间轻度强化和显著强化差异有显著性,认为轻度强化多见于肺结核,肺癌更多表现为显著强化。傅刚泽等[29]按病灶大小分为3类:① 纤维干酪结节(最大径 < 2 cm),近半数增强扫描为无强化或轻微强化;② 结核瘤(最大径2~5 cm),强化方式多种多样,可有不强化、周边强化、包膜样强化、轻中度广泛强化和不均匀蜂窝状强化;③ 巨大干酪块(最大径 > 5 cm)者,多数为不均匀蜂窝状强化。强化程度与结核肉芽组织的多少及分布有关,结核性肉芽肿也可呈显著强化,仅凭强化程度诊断困难[29]。

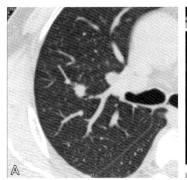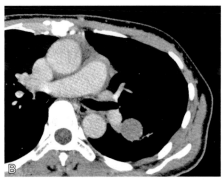

图9-3-2　A:男性,62岁。常规检查发现右肺上叶后段肺门旁小结节,类圆形,有浅分叶,呈实质性密度,周围可见少许卫星病灶。手术病理:慢性肉芽肿性伴坏死,倾向结核。B:女性,50岁。CT示左肺上叶尖后段肺门旁结节,呈类圆形,长径约2.5 cm,边界较光整,内部密度均匀,增强后延迟扫描示内部呈明显低密度,无强化。手术病理:结核性肉芽肿

另外,强化模式上,MR增强技术对少数纤维包膜形成的结核球也有鉴别诊断价值,因纤维包膜含少许血供,而内部干酪样坏死物质无血供,而呈现环形薄层包膜强化(thin-rim,图9-3-3),尤以CT和MR增强后的延迟扫描,显示更清晰的环形薄层包膜强化,此征象在恶性结节和其他良性结节中罕见,对于部分有包膜形成的结核球的鉴别有特征性价值[30,31]。

胸膜凹陷征在肺癌中多见,结核球和慢性机化性肺炎等也可出现类似表现,但肺癌的凹陷的胸膜从胸膜凹陷切迹处进入结节内部,此征对肺癌特异度为96.5%。MPR对肺癌胸膜凹陷切迹的检出率为80%,高于常规横断面的检出率。有学者认为结核球和慢性机化性肺炎对胸膜的牵拉仅到达结节表面,局部不形成切迹[32]。此外,病灶周围卫星灶的出现对于诊断表现为结节或肿块状的结核性病灶有重要意义,被认为是肺结核的典型征象[33,34]。

PET/CT或PET/MRI对成熟结核球也有鉴别意义,但还需大宗病例的进一步研究。刘晓飞等[35]报道一组23例孤立性肺结核球,行[18]F-脱氧葡萄糖(FDG)PET/CT检查,CT平扫示孤立性PTM最大径为1.11~5.10 cm,平均最大径2.48 cm,发现17例有[18]F-FDG摄取,其中11例表

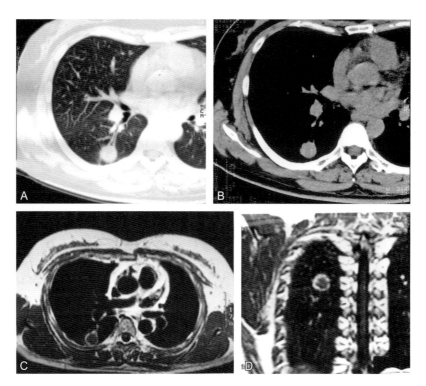

图9-3-3 女性，42岁。右肺下叶背段结节，呈类圆形，边界清楚而不光整，有短毛刺（A），平扫CT内部无明显钙化（B），GD-DTPA增强后MR扫描，轴位（C）和冠状位（D）示薄层环形强化。手术切除后病理：结核球

现为肺内结节局限性 ^{18}F-FDG浓聚，平均SUV$_{max}$为4.01±1.89；12例 ^{18}F-FDG摄取阳性的患者，经抗结核治疗后病灶缩小；6例未见 ^{18}F-FDG摄取的患者，经CT随访12个月病灶无明显变化。作为无创性方法，^{18}F-FDG PET/CT对STM的鉴别有非常重要的意义，并可评估活动性和疗效[36]，对活动性结核肉芽肿或空洞（图9-3-4），虽存在假阳性，但若没有FDG摄取，则很有可能是成熟的结核灶（图9-3-5），可资与周围型肺癌鉴别。

【鉴别诊断】大多数STM形态不规则，宜多平面重建，多平面显示，可能会发现"方形征""旗形征"等征象。同时，孤立性结核灶可能有卫星病灶，仔细观察，鉴别不难。对不典型

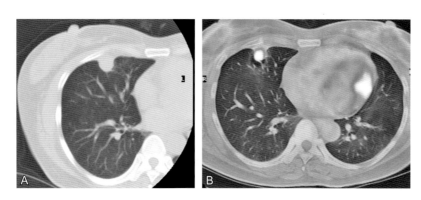

图9-3-4 女性，48岁。CT示右肺中叶前胸膜下结节，呈类圆形，边界较光整，内部可见明显钙化灶（A），PET/CT示FDG代谢明显增高（B），经皮穿刺肺活检证实为肺结核

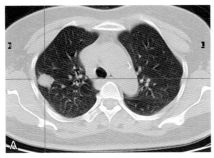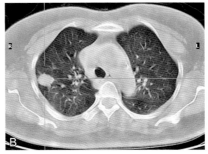

图 9-3-5　右肺上叶尖段类圆形结节，边界清楚，可见长尖角，大小约 1.8 cm×2.2 cm，内部密度欠均匀，可见液化坏死和小钙化灶（A），周围无明显卫星灶。FDG 代谢未见异常增高（B）。手术病理：结核性肉芽肿

结节或肿块型肺结核，应联合多种影像学表现，综合评价，以提高与肺癌的鉴别准确率，确实可疑者，可行经皮穿刺肺活检，排除肺癌[1,6,18]。

1. 周围型肺癌　许多征象在结节或包块型不典型肺结核与周围型肺癌中均可发生，尤其是活动性结核性肉芽肿，鉴别诊断有一定难度。小肺癌常孤立性存在，周围无卫星病灶，结节边界清楚而不光整，有分叶，并可见细短毛刺，内部有空泡。空洞的内壁凹凸不平，多为厚壁，厚薄不均，无液平，增强后壁有明显强化。浅分叶、无分叶、长毛刺、无毛刺、卫星灶及轻度强化，则更多见于肺结核性肉芽肿。

2. 真菌性炎症或肉芽肿　多数病例也无免疫缺陷史，肺部结节多属偶然发现。分布中下肺野，胸膜下为主，形态圆或不规则，周围常有晕征，内部可有支气管充气，尽管单发病灶不少见，但多数有卫星病灶，注意仔细探查。部分病例实验室真菌抗原检测阳性，是重要诊断依据。经皮穿刺肺活检，可确诊。

3. 黏膜相关淋巴样组织结外边缘区淋巴瘤　影像学表现多种多样，可表现为结节和（或）肿块、斑片或实变、混合性病变、空洞等，少数可表现为单发磨玻璃样密度灶。无明显肺叶分布倾向，可有支气管充气征和卫星病灶，但钙化少见。结核性肉芽肿有较明显肺叶分布倾向，常位于两肺上叶和下叶背段，常伴干酪性坏死、钙化，而支气管充气征少见，周围伴卫星灶。结核球则增强后可呈环形包膜强化或不强化，18F-FDG 代谢可呈环形轻微摄取增高或不摄取。此外，近支气管内膜可呈不规则增厚。

4. 淋巴瘤样肉芽肿病　实变少见，多以结节或肿块为主，病变常累及肺基底部，无支气管充气征，常迅速进展，形成空洞。不典型者与结核性肉芽肿鉴别不易。

◆ 参考文献 ◆

［1］ Nachiappan A C, Rahbar K, Shi X, et al. Pulmonary tuberculosis: role of radiology in diagnosis and management[J]. Radio Graphics, 2017, 37(1): 52–72.
［2］ 凌平,郑静,严冰,等. 102 例不典型肺结核的临床及 CT 影像表现分析 [J]. 临床放射学杂志,2014,33(7): 1004–1007.
［3］ 于程程,柴秀芳,刘东宇,等. 23 例成人不典型肺结核的影像学表现分析 [J]. 影像研究与医学应用,2020,4(13): 19–20.
［4］ 李琦,黄兴涛,柳彬,等. 118 例肺结核的不典型 CT 表现 [J]. 重庆医学,2014,43(19): 2478–2480.
［5］ 李铁一,冀景玲,葛立. 35 例肺结核的 CT 误诊分析 [J]. 中华放射学杂志,2000,34(9): 588–590.
［6］ Koyama S, Sakaguchi N, Hotta J, et al. The diagnosis of pulmonary tuberculosis[J]. Rinsho Byori, 2012, 60(8): 796–803.
［7］ 董航,杜映荣. 糖尿病与肺结核共病的临床研究进展 [J/OL]. 结核与肺部疾病杂志,2022,3(1): 65–69.
［8］ 刘显伟,纪青,麦洪珍. 糖尿病合并肺结核患者的临床及影像特点研究 [J]. 当代医学,2021,27(25): 149–150.
［9］ 田扬,赵卫,胡继红,等. 结节或肿块型不典型肺结核的 CT 表现及误诊原因分析 [J]. 实用放射学杂志,2014,30(8): 1298–1301.
［10］ Tozkoparan E, Deniz O, Ciftci F, et al. The roles of HRCT and clinical parameters in assessing activity of suspected smear negative

pulmonary tuberculosis[J]. Arch Med Res, 2005, 36(2): 166–170.

[11] 刘勇,杨超,仲建全.非典型肺结核瘤影像分析[J].实用放射学杂志,2010,8(9):125–127.

[12] 李惠民,于红,刘士远,等.不典型肺结核CT诊断[J].中国医学计算机成像杂志,2004,10(2):96–100.

[13] Koyama S, Sakaguchi N, Hotta J. The diagnosis of pulmonary tuberculosis[J]. Rinsho Byori, 2012, 60(8): 796–803.

[14] 洪班怡,熊海荣.继发性肺结核不典型CT影像表现[J].影像研究与医学应用,2019,3(5):131–132.

[15] 韩建东,宋海霞.不典型肺结核的CT表现[J].实用医技杂志,2018,25(6):595–596.

[16] 谢翠华.CT诊断结节或包块型不典型肺结核的影像表现[J].影像研究与医学应用,2018,2(9):79–80.

[17] 宋敏,刘文,方伟军,等.肺结核患者的不典型CT表现[J].中国防痨杂志,2013,35(3):168–172.

[18] Ohtsuka T, Nomori H, Horio H, et al. Radiological examination for peripheral lung cancers and benignnodules less than 10 mm[J]. Lung Cancer(Amsterdam, Netherlands), 2003, 42(3): 291–296.

[19] Tozkoparan E, Deniz O, Ciftci F, et al. The roles of HRCT and clinical parameters in assessing activity of suspected smear negative pulmonary tuberculosis[J]. Archives of Medical Research, 2005, 36(2): 166–170.

[20] Eisenh Uber E, Mostbeck G, Bankier A, et al. Radiologic diagnosis of lung tuberculosis[J]. Der Radiologe, 2007, 47(5): 393–400.

[21] 陈爱萍.CT诊断结节/肿块型肺结核[J].中国介入影像与治疗学,2016,13(8):486–489.

[22] 李广明,陈辉.结节或包块型不典型肺结核CT影像特征及意义[J].齐鲁医学杂志,2015,(6):692–694.

[23] 李军,龚辉.CT诊断结节或包块型不典型肺结核的影像表现[J].中国实用医药,2018,13(10):52–54.

[24] 徐洪兵.结节或包块型不典型肺结核CT影像特征及意义[J].影像视觉,2016,17(Z2):31–32.

[25] Tan I, Li Y B, Lis X, et al. Quantitative study on hemodynamics of peripheral type carcinomas of lung that had a diameter ≤ 3 cm using dynamic and enhanced spiral CT[J]. Chinese Journal of CT and MRI, 2006, 4(1): 17–19.

[26] 林吉征,孙德宝,李颖端,等.CT动态增强扫描对肺内孤立性小结节的鉴别诊断价值[J].青岛大学医学院学报,2006,42(4):312–314.

[27] 邹南安,王奕,王爱华,等.螺旋CT动脉期增强扫描在60例肺癌诊断中的应用研究[J].重庆医学,2013,12(36):4453–4455.

[28] 王便,韩乐乐,王相,等.结节或包块型不典型肺结核与肺癌的CT鉴别诊断[J].青岛大学医学院学报,2016,52(6):72–74.

[29] 傅钢泽,吴恩福,王芳,等.孤立性球形肺结核的CT表现[J].实用医学杂志,2010,26(18):3397–3399.

[30] 李成州,肖湘生,刘士远.Gd–DTPA增强MRI胸部组织序列信号变化的临床研究[J].实用放射学杂志,1997,13(6):336.

[31] 李成洲,肖湘生,刘士远,等.MRI增强薄层环状强化模式对结核瘤的诊断价值[J].放射学实践,2005,20(6):471–473.

[32] 陈广,马大庆.CT多平面重建对胸膜凹陷相关结节切迹检出的诊断价值[J].中华放射学杂志,2004,38(3):259–262.

[33] Rossi S E, Franguet T, Volpacchio M, et al. Tree in bud pattern at thin section CT of the lungs: radiologic-pathologic overview[J]. Radiographics, 2005, 25(3): 789–801.

[34] 孙鹏飞,肖湘生,李惠民,等.周围型肺孤立性病灶支气管形态改变的影像特征与病理对照研究[J].癌症,2008,27(12):1293–1296.

[35] 刘斌飞,欧阳晓辉,苏家贵,等.[18]F–FDG PET/CT在孤立性肺癌与肺结核瘤中的诊断价值[J].中国医药导报,2016,13(4):60–63.

[36] 高玉杰,周妮娜,李雨奇,等.[18]F–FDG PET/CT纹理分析在肺癌与肺结核的高代谢孤立性肺结节鉴别诊断中的增益价值[J].国际放射医学核医学杂志,2022,46(2):73–79.

第四节　局灶性机化性肺炎

机化性肺炎（organizing pneumonia, OP）由Davison等[1]首先提出,是较少见的肺内良性病变,目前认为该病不属于独立的疾病,是一种非特异性的病理反应,系因肺部组织发生炎症损伤后,由于各种原因,病灶未完全吸收,局部慢性纤维化而引发,其本质为慢性炎症性疾病[2]。比较常见的原因有感染、放射性损伤、药物、吸入有害气体、过敏、自身免疫性疾病等[3,4]。

OP主要有3种影像学表现[5],包括:① 双肺多发斑片状渗出影;② 双肺弥漫间质性改变影;③ 孤立性病灶。表现为局灶性结节或实变影时,称为局灶性机化性肺炎（focal organizing pneumonia, FOP）,临床较少见,占所有OP的10%～15%[6,7],易误诊为周围型肺癌,导致不必要的手术切除。因此,有必要提高对该病的认识,才能有效减少误诊。

【病理特征】FOP主要的病理表现为肺泡壁和肺间质成纤维细胞增生及不成熟的肉芽组织沉积在末梢气道及肺泡腔形成纤维栓,可合并有不同程度的慢性炎性细胞浸润,如淋巴细胞、浆细胞等[8]。逐渐累及肺泡腔、肺泡管等肺实质其他部位,可伴有肉芽组织增生,肺实质或间质纤维化等[6]。光学显微镜下病变区可见炎症细胞浸润,支气管壁增厚和扩张,可伴管腔闭塞;肺实质、肺间质不同程度纤维化及肉芽组织增生等[5]。

【临床表现】中老年人是FOP的高发人群,发病年龄以50～60岁居多[9],男性约占2/3以上。患者主要临床表现为咳嗽、咳痰等,2/5的FOP患者临床表现类似流感,症状多为咳嗽、咳痰、发热[9]，也可出现咳嗽、咳痰、痰中带血丝、胸痛等临床表现，且具有抗感染后吸收不明显，白细胞数量不高等特点。亦有少数患者无明显症状，体检时偶然发现。部分患者合并糖尿病、高血压、慢性支气管炎等基础病变，原发感染灶吸收不彻底，可能与部分FOP形成有关[10]。

【影像学表现】从分布上看，FOP病灶多位于肺外周带[11]，呈胸膜下分布的片状渗出实变影（图9-4-1）[4]。但有人认为这种分布与周围型肺癌间也无显著差异[12]。文献报道，部分FOP病灶边缘变直，并出现向心性"弓形凹陷征"[10]（图9-4-2），认为此征象为FOP特异性表现[13]。然而，其特异性有待进一步研究，部分混杂密度的浸润性腺癌也可出现类似表现。与周围型肺癌较多为深分叶出现率不同，FOP少见深分叶[10]，提示深分叶征有助于两者的鉴别。

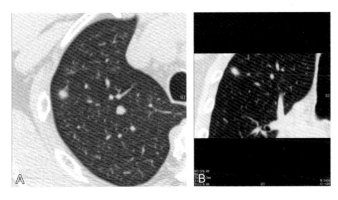

图9-4-1　男性，55岁。CT示右肺上叶侧胸膜下结节（A），呈类圆形，边界清楚，周围可见晕征，内部呈实性密度，冠状位重建示病灶略呈长条形（B）。手术病理：机化性肺炎

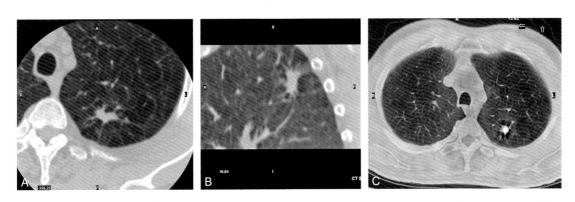

图9-4-2　男性，65岁。CT示两肺全小叶型肺气肿背景，左肺上叶尖后段小结节，形态稍不规则（A），矢状位MPR重建（B）示沿支气管走行，内部可见支气管充气征，边界清楚，有长尖角，边缘有深切迹，PET/CT（C）示FDG代谢明显增高，是为假阳性。手术病理：机化性肺炎

国外文献[1,14]报道，"反晕征"常见于机化性肺炎、结核、真菌等感染性病变，目前尚未在肺癌中发现，并认为其具有较高的特异性。

FOP长毛刺居多[10]，由病灶周围纤维化所致，周围型肺癌短毛刺为主，体现了肿瘤向周围正常组织的侵犯。FOP病灶还可见棘状突起，突出部分多为纤维收缩所致。FOP可有支气管充气和扩张，处于炎症渗出未完全吸收期，中央液化区的存在比例高于周围型肺癌病灶中央坏死区的比例。朱刚明等[10]和Zhao等[11]认为FOP液化、坏死仅发生于体积较大的FOP。但也有研究[15,16]认为FOP与肺癌空洞发生率无明显差异，刘澜涛等[15]发现小的FOP及肺癌病灶

也可出现液化、坏死,且其空洞发生率存在差异,病灶体积较大时发生空洞的概率会增加;坏死灶位置、形态和边缘可能更有鉴别价值,FOP病灶的坏死、液化多集中于中央区域,且边缘较清楚。原因在于中央炎症液化成分吸收不彻底,周围纤维、肉芽组织增生将其包裹,促使炎症液化成分较长时间残留,少数病灶最终可形成空洞将其排出。FOP钙化少见。另外,FOP较周围型肺癌更易出现胸膜增厚、凹陷征象,这与FOP分布多靠近肺边缘有密切的关系[17],且多为线状胸膜凹陷,而周围型肺癌多为幕状胸膜凹陷。

在增强扫描检查中,多数FOP病灶呈明显强化。刘澜涛等[15]对FOP和肺癌两组病灶进行了动脉期和静脉期增强扫描,发现两组病灶均为渐进性强化,FOP组动脉期净增CT值和总增加CT值均显著高于肺癌组,两组静脉期CT净增值差异不大,提示动脉期明显强化病灶,肺癌的可能性低于FOP,表明双期增强扫描对于两种病变的鉴别价值要高于单期增强扫描。

FOP的CT征象具有一定的特点,出现频数最高的征象为长毛刺征(图9-4-3),其次为胸膜增厚、粘连,再次为棘状突起、支气管充气征等,这些征象体现了病灶在炎症转归的过程中,周围渗出吸收、纤维组织增生、瘢痕收缩牵拉的特点,但均缺少特异性,与周围型肺癌的鉴别诊断具有一定难度[18-32]。

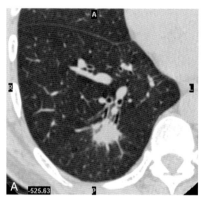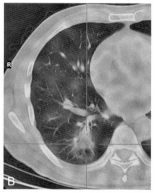

图9-4-3 男性,58岁。CT(A)示右肺下叶后基底段结节,呈类圆形,边界部分模糊,周围可见长条状伪足,内部可见支气管充气,大部呈实性密度。其邻近层面可见伴随病灶,是诊断的重要参考征象。PET/CT扫描,病灶FDG轻微摄取增高(B)。手术病理:机化性肺炎

Hou等[33]提出具有定量参数的能谱CT可能是区分肺癌与炎性肿块的新方法。然而,FOP与肺癌之间CT值在低能量时(40~70 keV)和较高能量时(80~100 keV)的差异,并未取得一致结论,尚有待更深入的研究[34-36]。

FOP的PET/CT研究也有报道。葛艳等[6]的研究显示,FOP的糖代谢水平可有不同程度增高,占72.73%。Erdogan等[12]研究了49例FOP患者的PET/CT,大多为阳性结果,平均最大SUV为6.5[37]。周俊等[37]报道一组平均最大径为1.8 cm的FOP的PET/CT情况,FOP病灶的SUV_{max}范围为1.7~4.9,平均值为3.1,FOP的SUV_{max}与其最大径呈正相关。初步结果显示,PET/CT的SUV单个指标对FOP的诊断价值有限,宜结合病史和其他影像学特征,方可提高诊断准确性[12,38,39]。

【鉴别诊断】机化性肺炎术前确诊率较低,有报道约57.1%的病灶误诊为肺癌。主要原因是FOP的临床表现、CT征象没有明显的特异性,需与周围型肺癌和MLAT淋巴瘤等鉴别。

1. 周围型肺癌 局灶性机化性肺炎病灶的结构疏松,支气管充气显示率更高,且出现长毛

刺的比例较高。局灶性机化性肺炎与周围型肺癌结节均存在病灶液化、坏死现象,前者坏死多位于中央区,且增强和延迟扫描边界清晰,是其重要特点;后者多为弥漫性灶性坏死,范围相比于前者更为广泛。FOP的空洞形态多呈圆形或类圆形,规则,内壁光滑,无壁结节,与肺癌的不规则空洞、壁结节不同。

2. MALT淋巴瘤 常表现为不规则形或肿块样,边界清楚而不光整,少有长毛刺,但边界可能较机化性肺炎清楚,又较混杂密度的浸润性腺癌模糊。内部可有支气管充气,但常呈"枯树枝"样改变,是其特点,生长速度慢。少有邻近胸膜的增厚和粘连。PET/CT两者FDG摄取值均不明显升高,对可疑病例,尚需穿刺活检。

• 参考文献 •

［1］ Davison A G, Heard B E, McCallister W A, et al. Cryptogenic organizing pneumonitis[J]. Q J Med, 1983, 52(207): 382–394.

［2］ Kim S J, Lee K S, Ryu Y H, et al. Reversed halo sign on high-resolution CT of cryptogenic organizing pneumonia: diagnostic implications[J]. AJR, 2003, 180(5): 1251.

［3］ Huo Z, Feng R, Tian X, et al. Clinicopathological findings of focal organizing pneumonia: a retrospective study of 37 cases[J]. Int J Clin Exp Pathol, 2015, 8(1): 511–516.

［4］ Epler G R. Bronchiolitis obliterans organizing pneumonia, 25 years: a variety of causes, but what are the treatment options[J]. Expert Rev Respir Med, 2011, 5(3): 353–361.

［5］ Cottin V, Cordier J F. Cryptogenic organizing pneumonia[J]. Semin Respir Crit Care Med, 2012, 33(5): 462–475.

［6］ 葛艳, 李南, 朱岩, 等. 局灶性机化性肺炎73例临床分析[J]. 临床肺科杂志, 2019, 24(10): 1780–1784.

［7］ Akyil F T, Agca M, Misilioglu A, et al. Organizing pneumonia as a histopathological term[J]. Turk Thorac J, 2017, 18(3): 82–87.

［8］ 张文静, 廖晨, 王彦, 等. 隐源性机化性肺炎的诊断治疗[J/OL]. 中华肺部疾病杂志(电子版), 2015, 8(6): 73–74.

［9］ Cordier J F. Update on cryptogenic organising pneumonia (idiopathic bronchiolitis obliterans organising pneumonia)[J]. Swiss Med Wkly, 2002, 132: 588.

［10］ 朱刚明, 李兆勇, 李扬彬, 等. 局灶性机化性肺炎的多层螺旋CT诊断及与周围型肺癌鉴别[J]. 临床放射学杂志, 2014, 33(11): 1675–1679.

［11］ Kohno N, Ikezoe J, Johkoh T, et al. Focal organizing pneumonia: CT appearance[J]. Radiology, 1993, 189(1): 119–123.

［12］ Zhao F, Yan S X, Wang G F, et al. CT features of focal organizing pneumonia: An analysis of consecutive histopathologically confirmed 45 cases[J]. Eur J Radiol, 2014, 83(1): 73–78.

［13］ 崔允峰, 刘庆伟, 王伟, 等. 局限性机化性肺炎影像学诊断的探讨(附29例分析)[J]. 中国医学影像技术, 2002, l89: 1006.

［14］ Marchiori E, Zanetti G, Irion K L, et al. Reversed halo sign in active pulmonary tuberculosis: criteria for differentiation from cryptogenic organizing pneumonia[J]. AJR, 2011, 197(6): 1324–1327.

［15］ 刘澜涛, 代光政, 田翠丽, 等. 多层螺旋CT在周围型肺癌和局灶性机化性肺炎鉴别诊断中的价值[J]. 临床与病理杂志, 2017, 37(7): 1438–1444.

［16］ 武建民. 局灶性机化性肺炎临床诊断中螺旋CT的应用价值及与周围型肺癌的鉴别[J]. 中国CT与MRI杂志, 2015, 13(6): 25–28.

［17］ 江森, 朱晓华, 孙分文, 等. 结节型局灶性机化性肺炎的CT表现[J]. 中国医学计算机成像杂志, 2006, 12: 240.

［18］ 韩文广, 王红梅, 周永, 等. 多层螺旋CT对局灶性机化性肺炎与周围型肺癌的鉴别诊断[J]. 中国医学影像学杂志, 2016, 24(2): 32–36.

［19］ 刘学银, 龚方, 邹勇飞, 等. 多层螺旋CT诊断局灶性机化性肺炎及与周围型肺癌鉴别的价值[J]. 上海医药, 2019, 40(16): 31–33.

［20］ 王道安. 局灶性机化性肺炎的多层螺旋CT诊断及与周围型肺癌鉴别[J]. 影像技术, 2017, 29(2): 27–28.

［21］ 谭于飞, 李玲. 周围型肺癌与局灶性机化性肺炎的CT影像特点及鉴别价值分析[J]. 中国CT和MRI杂志, 2018, 16(4): 64–66, 80.

［22］ 武建民. 局灶性机化性肺炎临床诊断中螺旋CT的应用价值及与周围型肺癌的鉴别[J]. 中国CT和MRI杂志, 2015, 13(6): 25–28.

［23］ 黄文磊, 沈枫, 姚选军, 等. 多层螺旋CT对周围型肺癌及局灶性机化性肺炎的鉴别诊断价值[J]. CT理论与应用研究, 2018, 27(4): 112–119.

［24］ 赵益俊, 薛绍权, 吴先杰, 等. 肺部炎症与肺癌的CT诊断与鉴别诊断[J]. 现代中西医结合杂志, 2000, 9(21): 57–58.

［25］ 孙旭怡. 局限性机化性肺炎与周围性肺癌的CT鉴别诊断[J]. 医学理论与实践, 2012, 25(9): 1091–1092.

［26］ 聂晓, 李海军, 聂思, 等. 局灶性机化性肺炎CT表现[J]. 实用放射学杂志, 2015, 31(10): 1620–1623.

［27］ 孙伟, 田玉策, 郭大可, 等. 肺炎性假瘤与周围型肺癌的CT征象鉴别诊断[J]. 解剖科学进展, 2015, 20(1): 30–32.

［28］ 管恒星, 杨帆, 文智. 肺结核球与周围型肺癌多层螺旋CT征象分析及其诊断价值[J]. 广西医学, 2015, 37(2): 201–204.

［29］ 葛艳, 李南, 朱岩, 等. 局灶性机化性肺炎40例误诊分析[J]. 国际呼吸杂志, 2020, 40(3): 178–182.

［30］ 侯敏捷. MSCT对局灶性机化性肺炎与周围型肺癌的鉴别诊断价值[J]. 中国医师杂志, 2021, 23(9): 1419–1421.

［31］ 周洁. 多层螺旋CT对局灶性机化性肺炎与周围型肺癌的鉴别诊断分析[J]. 影像研究与医学应用, 2019, 3(16): 154–155.

［32］ Yang P S, Lee K S, Han J, et al. Focal organizing pneumonia: CT and pathologic findings[J]. J Korean Med Sci, 2001, 16(5): 573–578.

［33］ Hou W S, Wu H W, Yin Y, et al. Differentiation of lung cancers from inflammatory masses with dual-energy spectral CT imaging[J]. Acad Radiol, 2015, 22(3): 337–344.

[34] 张国晋,曹云太,张婧,等.局灶性机化性肺炎及周围型肺癌能谱CT表现[J].中国医学影像技术,2020,36(9):1330–1334.

[35] 邓靓娜,张国晋,林晓强,等.能谱及灌注CT成像鉴别诊断周围型肺癌和局灶性机化性肺炎的对比研究[J].中国医学影像学杂志,2021,29(12):1206–1211.

[36] Erdogan Y, ŏzyürek BA, ŏzmen ŏ, et al. The Evaluation of FDG PET /CT Scan Findings in Patients with Organizing Pneumonia Mimicking Lung Cancer[J]. Mol Imaging Radionucl Ther, 2015, 24(2): 60–65.

[37] 周俊,毛武剑,顾宇参,等.¹⁸F–FDG PET/CT在局灶性机化性肺炎诊断中的应用[J].中华核医学与分子影像杂志,2020,40(8):464–469.

[38] 吴建伟,卢海波,艾书跃,等.PET/CT在诊断局灶性机化性肺炎中的作用[J].临床放射学杂志,2014,33(10):1506–1509.

[39] Tateishi U, Hasegawa T, Seki K, et al. Disease activity and ¹⁸F–FDG uptake in organising pneumonia: semi-quantitative evaluation using computed tomography and positron emission tomography[J]. European Journal of Nuclear Medicine and Molecular Imaging, 2006, 33(8): 906–912.

第五节　肺曲霉病

肺曲霉病(pulmonary aspergillosis)是临床少见的真菌感染。曲霉菌在自然界广泛分布,主要寄生于人类上呼吸道,由于正常人具备免疫防御功能,通常少量曲霉菌不引发疾病,当人体免疫力下降或大量病原体入侵人体时,可致感染、发病[1]。由于广谱抗生素,细胞毒药物,免疫抑制剂及肾上腺皮质激素的应用增多,肺曲霉病有逐年增多趋势,临床常见为腐生烟曲霉菌感染。目前较为权威的分型将本病分成三型:变态反应性支气管肺曲霉病(allergic bronchopulmonary aspergillosis, ABPA)、侵袭性肺曲霉病(invasive pulmonary aspergillosis, IPA)和肺曲霉球[1-4],肺曲霉菌感染形成肺部孤立或多发的球形病灶,典型影像学表现为球形病灶与腔壁间有新月样透亮区,即"新月征",称之为肺曲霉球,临床上最为多见,需要与周围型肺癌的癌性空洞相鉴别。

【发病机制】曲霉菌易在肺部慢性疾病所伴有的空腔内寄生和繁殖,临床病例多见于继发于肺部基础病变(如肺结核空洞、支气管扩张、肺囊肿)患者[5]。基础疾患中,支气管扩张症占37%,肺囊肿占34%,结核空洞占24%,癌性空洞占4%,肺脓肿占1%[6],甚至还有寄生于肾细胞癌的肺转移癌射频消融治疗后的残腔内[7]。范以虎等[8]报道的230例中,以支气管扩张所占比例最高。曲霉菌多局限于囊腔内,一般不侵及空洞以外的肺组织,但随着病程的进展,其球体逐渐增大,周围可形成丰富血管网,甚至形成血管瘤,其自身产生的活性酶类毒素具侵蚀血管的特性,以及菌球在腔内滚动、摩擦等原因,易造成组织及血管的坏死与出血[9,10]。

少数病例可无既往肺疾病史,形成所谓肺内原发性曲霉球,也有报道[8,11],诊断上应引起重视。

【病理特征】曲霉球内容物大体呈较特殊的土黄色或灰褐色、泥巴样物,但质脆易碎,黏附性差。曲霉球周围为反应性的纤维组织形成包膜样结构,邻近肺组织受压实变,内壁由于曲菌丝的机械摩擦而光滑。球是由曲菌丝、孢子、变性的白细胞和上皮细胞形成的包块,腔内球状物呈灰黄色或棕褐色,较松脆,无菌丝侵入血管、肉芽组织及管壁,可见少许钙化,洞壁周围的肺组织部分纤维化。曲霉球常常在已有肺内空腔性病变的基础上形成。

曲霉球的密度与基础病变的时间有关,基础病变的时间短者,曲霉球密度相对较低,而时间长者,曲霉球密度较致密、均匀,这可能与曲霉球在腔内机械滚动频率有关[8]。

镜检,HE染色呈紫蓝色,PAS染色更清晰,AgNOR染色呈棕黑色,菌丝间可见淋巴细胞、单核细胞浸润,间杂有巨噬细胞;病灶周围肺组织有不同程度肺不张和炎性细胞浸润[12]。

【临床表现】肺曲霉球可发生在任何年龄,而我国以壮年居多。患者年龄为16～72岁,平均39岁,男女比例大致相似[8]。患者一般无明显全身症状,临床症状以咯血最为常见,91%表现为反复痰血或咯血,其中大咯血(>300 mL/d)占25%,中量咯血(100~200 mL/d)占20%,小量咯血(<100 mL/d)占39%,一次咯血量>1 000 mL者,占12%[8]。出血病因主要有以下几种:① 炎性损伤的刺激引起空洞壁发生变化,导致出血;② 曲霉球在空洞内活动"磨擦"具有丰富血管网的洞壁;③ 伴发气管和(或)支气管炎症所致。多数患者虽经对症处理可控制,但在范以虎等[8]报道的230例中,有4例因大咯血死亡。另外咳嗽80%,胸痛80%,发热30%[8]。病程1个月至19年,平均15个月[13]。

【影像学表现】曲霉球好发于肺上叶,两肺上叶占78%,这与肺尖的通气/血流相对不平衡有关,因此,给入侵的曲霉提供了一个多氧环境,有利于曲霉的生长。两肺下叶占22%,右肺占66%,左肺占34%[8]。

肺曲霉感染形成肺部孤立或多发的球形病灶,影像学典型表现为球形病灶与腔壁间有新月样透亮区,即"空气新月征"(图9-5-1),称为肺曲霉球,临床上最为多见。

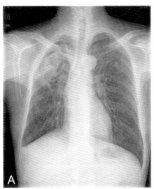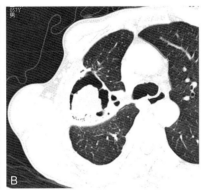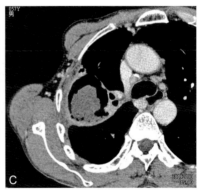

图9-5-1 男性,58岁。胸部X线正位片(A)示右肺上叶阴影,周边可见环形透亮影;CT示右肺上叶后段胸膜下巨大空腔(B),边界清楚,其内可见异常阴影,似游离于空腔内壁,周围可见环形透亮气体影,增强后延迟扫描(C)空腔壁有强化,而内容物无强化,是为寄生性曲霉感染的典型征象

X线及CT检查是本病的主要诊断方法。典型的肺曲霉球在X线片上表现为上叶肺空洞内球形阴影,球上方新月形透亮区,称"空气新月征"。X线表现具备"新月征"者,占51%,其中的球体能随体位改变而移动者32%[8]。

曲霉球的典型CT表现为新月状的空气所包绕的一团致密阴影,部分病例的空洞内致密影可随体位的改变而移动。CT扫描显示新月征者略多于X线胸片,占76%,其中的致密阴影在空洞内随体位的改变而移动者,约占13%(图9-5-2)。空腔最大径1.5~9 cm,平均3.55 cm,空腔壁厚0.2~0.9 cm,球体直径1~8 cm,平均3.2 cm[8,13]。为了保证曲霉的氧供,且曲霉球很轻,可在空洞内呈游离状态,故曲霉球可随体位的改变而移动。

胸片上不典型者,X线表现多种多样,是临床误诊的关键所在,而病灶断层和CT薄层扫描,能明显提高特征性气带影的发现。非典型者为曲霉的早期阶段改变,当菌块在腔内逐渐增大,并有新生成的侧支引流支气管,腔内供气通畅时,则呈现典型的影像学表现[14]。

对胸片上表现不典型者,CT可显示空洞和被填塞的空腔所形成的海绵状结构,即使不成熟的或正在形成的曲霉球,也能在CT上显示出来,故CT检查除了能很好地确定曲霉球的数量和位置,累及周围肺实质时,还可出现典型的"晕征"[15,16],提示曲霉球形成过程中的早期阶

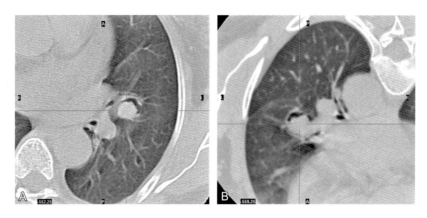

图 9-5-2　女性，60岁。CT示左肺门圆形阴影（A），外缘边界清楚，其内部外上方可见低密度新月形气体影，俯卧位扫描（B）示空腔内容物位置改变，PET/CT示实质性成分FDG代谢无增高，气体位于其上方，是寄生性曲霉菌感染的典型征象

段，对早期诊断和治疗，具有很高参考价值[17]。

　　增强CT扫描，内容物多无强化。PET/CT扫描，寄生性曲霉球糖代谢也无异常摄取增高（图9-5-3），是其特点。累及周边肺实质时，或原发性肺曲霉球，FDG代谢可增高[18,19]。

　　值得注意的是，"空气新月征"不一定都是曲霉球[17]，结核空洞内的坏死组织或血块，也可随体位的改变而移动，从而造成酷似曲霉球的假象[20,21]。其他如硬化性肺细胞瘤，甚至癌性空洞和转移性肿瘤都有可能被误诊为曲霉球[22]。

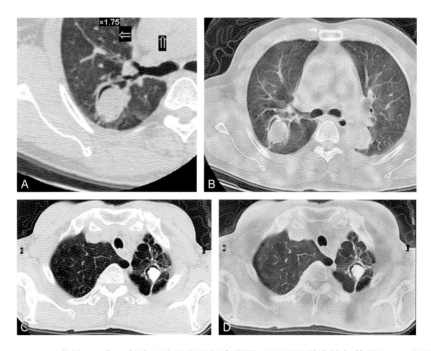

图 9-5-3　A、B：女性，58岁。右肺上叶后段肺门旁阴影，CT可见裂隙状气体影（A），密度较低。PET/CT扫描（B）示局部FDG代谢无增高，且似有缺失，符合寄生性肺曲霉菌感染。C、D：男性，67岁。左肺上叶肺尖部阴影，周围可见新月形气体影（C），内容物呈软组织密度，PET/CT示FDG代谢无异常摄取（D），诊断寄生性曲霉菌感染

【诊断要点】影像学是重要的诊断方法，尽量将各种征象显示清楚是关键。可能因相应的支气管堵塞或寄生的曲霉球未与支气管交通，痰霉菌培养平均阳性率为21%，误诊率平均为65%，漏诊率平均约21%。最常见的误诊疾病为肺结核，占35%，其次为支气管扩张，占20%。纤维支气管镜检查，支气管黏膜炎性改变占54%，见大量曲霉菌丝者，仅为25%。

诊断上，可做痰曲霉涂片和培养、经纤维支气管镜冲洗活检等，皮肤试验、补体结合试验、血清沉淀试验均有一定辅助诊断价值[23,24]。国内曾报道纤维支气管镜灌洗曲霉菌丝检出率可达47%。有15%～30%的病例术前血嗜酸性粒细胞增高，病灶切除后恢复正常[8]。

（1,3）-β-D-葡聚糖抗原检测（G试验）、半乳甘露聚糖抗原检测（GM试验）对肺曲霉感染的诊断有重要辅助价值。所谓G试验，是因为（1,3）-β-D葡聚糖可特异性激活鲎变形细胞裂解物中的G因子，引起裂解物凝固，因此得名[25]。G试验是用于检测真菌细胞壁主要成分之一的（1,3）-β-D葡聚糖，因其他微生物、动物及人的细胞成分和细胞外液均不含有此成分，且人体发生侵袭性深部真菌感染过程中，（1,3）-β-D葡聚糖可持续释放入血及其他体液中，使其含量增高（浅部真菌感染无类似现象）。在临床表现、微生物学证据及胸部高分辨率CT出现征象前，血清中（1,3）-β-D葡聚糖水平已经高于正常值（比发热或其他临床症状平均早4～5天，比胸部高分辨率CT平均早9.3天），且不受机体免疫状态影响[25]。因此，血液中检测到（1,3）-β-D葡聚糖是诊断深部真菌感染的有效依据，对除了隐球菌和接合菌（毛霉菌、根霉菌等）之外的所有侵袭性深部真菌感染的早期诊断具有重大意义，可用于念珠菌属、曲霉属、镰刀菌属、青霉/拟青霉、毛孢子菌等真菌所致侵袭性感染的诊断。

G试验的缺点是仅可判定是否存在真菌感染，但不能确定真菌的具体菌种，且隐球菌或接合菌感染时，G试验为阴性。G试验也有假阳性和假阴性[25]。

GM试验检测的是半乳甘露聚糖抗原（GM）。半乳甘露聚糖是广泛存在于曲霉和青霉细胞壁中的一类多糖成分，菌丝生长时，半乳甘露聚糖从薄弱的菌丝顶端释放，是最早释放的抗原，可通过酶联免疫吸附试验法（ELISA）进行检测。GM释放量与菌量成正比，因此，GM试验不仅可反映感染程度，还可以连续检测其值的动态变化，评估和监测疗效。GM试验也有假阳性和假阴性。鉴别曲霉在肺部是寄生性还是侵袭性生长，关键在于其是否合成GM，如果痰液或肺泡灌洗液标本培养到曲霉，且GM试验检测结果为阳性，即可诊断为曲霉侵袭性感染[26]。因此，GM试验主要用于侵袭性曲霉感染的早期诊断，对于深部曲霉感染患者，血清GM试验增高可比影像学诊断早7天左右，比临床症状出现早5～8天，并可对血清、脑脊液、肺泡或支气管灌洗液进行检测[26]。

目前，国内外对血清GM试验阳性阈值的标准意见仍未统一。欧洲普遍使用的判断标准为0.7～1.0 μg/L，美国FAD推荐敏感阈值为0.5 μg/L，国内也多以0.5 μg/L作为标准[23,24]。

【鉴别诊断】肺曲霉球临床表现多种多样，缺乏特异性，而且本病与肺结核、支气管扩张等疾病的病变好发部位相同，X线表现相仿，加之某些患者又在肺结核等基础上继发，导致临床上只考虑原发疾病进展与复发；还有某些患者X线表现极不典型，与原发疾病又近似；也有CT未行薄层扫描，以致将病变漏掉，以及临床医师对肺曲霉病认识不足等原因，造成临床病例容易出现漏诊、误诊。当影像表现为肿块影时，须与结核球、肺癌、慢性肺脓疡、机化性肺炎等鉴别，此时较为有效的方法是纤维支气管镜深部支气管分泌物培养曲霉，而口腔中找到的曲霉一般不能作为诊断依据[27]。

1. 结核空洞　肺曲霉球最容易误诊为肺结核，占误诊的35%[8]，而且肺曲霉球易发生于原有肺结核病变基础之上，伴发率为11%～17%[27]。结核空洞内的坏死组织或血块，甚至也可随体位的改变而移动,从而造成酷似曲霉球的假象。对于既往有肺结核病史,甚至空洞形成者,即使曾经痰菌阳性,如出现反复咯血,不能一味考虑为结核病灶恶化或耐药,必须警惕曲霉病的可能,因为结核病变在有效的抗结核化疗下空洞可缩小,病变可逐渐吸收,而曲霉球却可逐渐增大[8]。

干酪样空洞形成或结核球溶解,可形成类似曲霉球的形态,但结核球溶解多位于肺门侧,呈细小的新月形,而曲霉球的气带多位于上方。

2. 癌性空洞　可形成半岛征、内呈结节状等。常为厚壁空洞,无内容物,也不会随体位改变,增强扫描常有明显强化。PET/CT上,空洞壁和实质性部分均FDG代谢明显升高。值得注意的是,文献有报道肺癌合并曲霉菌寄生者[8],在肺鳞癌、肺腺癌形成的空洞内,均可继发曲霉球,且肺癌患者因免疫力降低,而易患曲霉球[28,29]。

3. 肺包虫囊肿　肺包虫囊肿的内囊与纤维外膜脱开,部分内容物咳出,可在胸片上显示"新月形"空隙或"水浮莲"状,也可误诊为本病。但肺包虫囊肿有地区性,其囊肿一般较大,原虫抗原皮肤试验有特异性。

❖ 参考文献 ❖

[1] Gotway M B, Dawn S K, Caoili E M, et al. The radiologic spectrum of pulmonary aspergillus infections[J]. JCAT, 2002, 26(2): 159–173.

[2] Park C K, Jheon S. Results of surgical treatment for pulmonary aspergilloma[J]. Eur J Cardiothorac Surg, 2002, 21(5): 918–923.

[3] Chen Qiu, Pu Xuan Lu, Shi Ping Wu. Pulmonary Aspergillosis[M]. Singapore: Springer, 2019.

[4] 鞠进,于戈,秦春新,等. 变态反应性肺曲霉球病1例[J]. 罕少疾病杂志,2005,12(3): 49.

[5] 韩其正,桑江勇,木沙江,等. 肺曲霉球病的诊断和治疗[J]. 实用医技杂志,2005,12(1a): 100–101.

[6] Passera E, Rizzi A, Robustellini M, et al. Pulmonary aspergilloma[J]. Thoracic Surgery Clinics, 2012, 22(3): 345–361.

[7] Daste A, Gross-Goupil M, Ravaud A. Pulmonary aspergilloma: an unexpected complication of radiofrequency ablation in the management of targeted therapy for a patient with metastatic renal cell carcinoma[J]. Clinical Genitourinary Cancer, 2014, 12(3): e115–e116.

[8] 范以虎,陈怡文. 国内肺曲菌球230例综合分析[J]. 赣南医学院学报,2000,(3): 81–84.

[9] 蒋良双,李枺川,陈晖,等. 肺曲霉病的诊断与外科治疗[J]. 中国胸心血管外科临床杂志,2007,14(3): 232–234.

[10] 成向阳,何建行,杨运有,等. 肺曲霉菌病的外科治疗[J]. 中华结核和呼吸杂志,2004,27(1): 68–69.

[11] Suyama H, Burioka N, Fukutani K, et al. Primary pulmonary aspergilloma presenting as an isolated nodular shadow[J]. Nihon Kyobu Shikkan Gakkai Zassai, 1997, 35(2): 179–183.

[12] 陈从德. 肺曲霉菌球病21例临床病理分析[J]. 河南肿瘤学杂志,2003,16(6): 450.

[13] 彭均伟,张本固. 肺曲菌球的诊断与治疗[J]. 罕少疾病杂志,2008,15(1): 46–48.

[14] 朱天德,徐建华,杨爱民,等. 22例继发菌球型肺曲霉病病理与X线对照研究[J]. 中华结核和呼吸杂志,1994,17(2): 88–89.

[15] Secrest S, Sakamoto K. Halo and reverse halo signs in canine pulmonary computed tomography[J]. Vet Radiol Ultrasound, 2014, 55(3): 272–277.

[16] Pereira G H, Almeida L Y, Okubo R S, et al. Pulmonary histoplasmosis presenting with a halo sign on CT in an immunocompetent patient[J]. J Bras Pneumol, 2013, 39(4): 523–524.

[17] Thompson B H, Stanford W, Galvin J R, et al. Varied radiologic appearances of pulmonary aspergillosis[J]. Radiographics, 1995, 15(6): 1273–1284.

[18] Kostakis I D, Tomos P, Cholidou K G, et al. Pulmonary aspergilloma: a potential cause of positive fluorodeoxyglucose positron emission tomography scan[J]. General thoracic and cardiovascular surgery, 2012, 60(8): 528–530.

[19] 周锦,孔艳艳,鲍伟奇,等. 肺曲霉病病[18]F–FDG PET/CT显像特征分析[J]. 中华核医学与分子影像杂志,2018,38(2): 113–115.

[20] 谢秉煊,李溢煊. 酷似曲菌球肺结核1例报告[J]. 新医学,1986,17(4): 191.

[21] 徐志强,王茂筠,梁宗安. 肺结核疑诊肺曲霉病1例报告[J]. 四川大学学报(医学版),2013,44(3): 501.

[22] 李志明,章士正. 肺转移性肉瘤误诊为肺菌球一例[J]. 中华放射学杂志,2009,43(9): 934.

[23] 中华医学会呼吸病学分会感染学组. 肺真菌病诊断和治疗专家共识[J]. 中华结核和呼吸杂志,2007,30(11): 821–834.

[24] 中国侵袭性肺部真菌感染工作组. 侵袭性肺部真菌感染的诊断标准与治疗原则(草案)[J]. 中国实用内科杂志,2006,26(21): 1748–1751.

[25] 于书娴,崔学范,马婷,等. G试验和GM试验对侵袭性真菌病诊断价值的Meta分析[J]. 中华肺部疾病杂志,2016,9(2): 164–170.

[26] 任丽娜,周悦昌,王旭辉,等. 血清半乳甘露聚糖抗原检测在侵袭性肺曲霉菌病诊断及治疗监测中的应用[J]. 临床医药文献杂志(电子版),2015,2(22): 4534–4535.

[27] 陈谋正,钱铭辉. 肺曲霉病的临床和X线诊断[J]. 临床放射学杂志,1984,3(1): 41–45.

[28] Nalepa P. A case of aspergilloma in a adenocarcinoma cavity in a patient with a nary tuberculosis[J]. Pneumonol Alergol Pol, 1995, 63(9–10): 553–555.

[29] Ueda H, Motohiro A, Iwanaga T. Bronchogenic carcinoma following pulmonary aspergilloma[J]. Thorac Cardiovas Surg, 1997, 45(5): 261–262.

第六节　肺孤立结节型隐球菌病

肺隐球菌病（pulmonary cryptococcosis, PC）是一种由新型隐球菌感染引起的一种亚急性或慢性肺部真菌病，是免疫抑制人群中常见的肺部真菌病[1,2]，也是免疫功能正常人群中常见的肺部真菌病[3,4]。有很高的致死率，其在人类免疫缺陷病毒（HIV）感染患者中，死亡率为20%～70%[5]，在糖尿病伴隐球菌感染的患者中，死亡率为33%[6]。随着广谱抗生素、免疫抑制剂、糖皮质激素、化疗药物的广泛应用和微创技术（如经皮穿刺肺活检术、胸腔镜微创手术）的广泛开展，肺隐球菌病发病率近年有上升趋势，尤其在无免疫功能缺陷或基础疾病的人群中，使得误诊率居高不下[7]，患者可以表现为无临床症状，也可以为致死性感染[8]。

肺隐球菌病的影像形态表现多样，最常见为结节或肿块型[7,9]，故其在孤立性肺结节中的占比也不低[10]。但由于其临床表现无特异性，肺部CT表现呈多样性，难以与周围型肺癌鉴别，误诊率可高达85.37%[11]。

【病理特征】肺隐球菌病早期病理学特征表现为胶样病变，大量隐球菌悬浮于黏液荚膜物质中，后期则为纤维结缔组织增生、肉芽肿形成。病理组织学检查及六胺银染色肉眼观察：病变主要分布于周围，形成实性均质、亮黄色、色泽光亮、无包膜结节，伴黏液样或胶样，可单发或多发。组织学改变常表现为肉芽肿性炎或伴坏死；肉芽肿由大量的泡沫样组织细胞、上皮样组织细胞、多核巨细胞聚集形成，以慢性炎症为背景。HE常规染色切片中，隐球菌菌体圆形，呈淡蓝或灰红色，菌体直径有差异（2～15 μm），菌体周围的空隙为荚膜收缩所致；六胺银染色阳性率高，可以使隐球菌孢子染成棕黑色，能更加清晰地显示其轮廓，便于观察[7,12]。

主要病变类型与患者的免疫功能状态有关，免疫功能正常的患者，以孤立性肉芽肿多见，初期病灶内可见聚集成堆的大量隐球菌菌体，晚期可见巨噬细胞质内含有被吞噬的隐球菌。免疫功能低下的患者，粟粒性肉芽肿型及肺炎型多见，肺泡腔内充满隐球菌孢子，缺乏炎细胞浸润，不易见肉芽肿，易在肺内播散，表现为弥漫性、多发结节或斑片转移，甚至多种形态病灶同时存在[7]。

常规HE染色有时易忽视隐球菌菌体或孢子，极易漏诊，因此病理科医师对于肉芽肿性炎、坏死、多核巨细胞等病理特征，需结合病史了解是否有相关接触史、基础疾病、糖皮质激素使用、免疫力低下等，将隐球菌病列入鉴别诊断中，反复、细致地寻找可疑孢子，并进行特殊染色以确认隐球菌病原体[13-15]。

淀粉酶消化后过碘酸希夫、黏液卡红和六胺银等特殊染色，均能清楚地显示隐球菌菌体，分别呈紫红色、鲜红色和棕褐色，有助于提高隐球菌病诊断率[16]。

【临床表现】肺隐球菌病多发于青壮年，发病年龄30～60岁，儿童少见。绝大多数免疫功能正常患者仅发生肺隐球菌病，其中约1/3无症状，而在体检时偶然发现；在有症状的患者中，1/2患者表现为咳嗽或胸痛，1/3患者表现为咳痰，1/4患者表现为体重下降和发热[17-19]。在免疫功能缺陷的患者，更有可能出现致死性感染[20,21]。

孤立结节型肺隐球菌病多见于免疫功能正常者，无特异性，多数于体检时偶然发现，少数可有咳嗽、咳痰、低热、个别有痰中带血、胸部隐痛等[17-19]。乳胶凝集试验检测阳性率高[22-24]，而G试验通常阴性。痰涂片HE染色检测不易发现隐球菌。

【影像学表现】肺隐球菌病病变多集中于下肺，常表现为结节、肿块或片状阴影，有时伴空洞形成,无特征性表现。

CT影像上,依据病灶的位置、肿块边缘(晕征)、形态(类圆形、方形)、瘤-肺界面(毛刺征、索条)、内部结构(支气管充气征)、卫星病灶等,对于其诊断和鉴别诊断有一定的意义[25,26]。CT表现为孤立结节者,结节直径0.5~5.0 cm(图9-6-1),约2/3分布于胸膜下区[27-29]。超过2/3者位于右肺,可能由于肺隐球菌病的致病菌隐球菌主要经呼吸道吸入人体引起感染[30],这与右主支气管较左支气管直、粗、短的解剖特点有关,故易吸入右肺而引起感染。

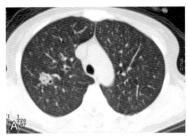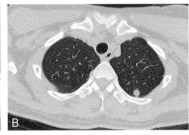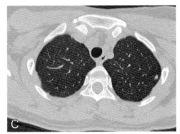

图9-6-1　A:女性,53岁。表现为右肺上叶囊腔样病灶,边界清楚,内部见多发空泡和囊腔,有分隔,手术病理证实为隐球菌病。B、C:女性,50岁。左肺上叶尖后段小空泡,外缘边界清楚,无分叶和毛刺,内壁光滑(B),周围不远处可见数枚卫星小结节(C),手术病理证实为结节伴隐球菌病。与肺结核卫星病灶相比,数目较少,分布较散

形态上,肺隐球菌可呈圆形或类圆形,部分病灶也可显示形态不规则,呈"方形"征、"冰山"样尖角征等[31-33],应充分应用CT的多平面重建功能,多平面显示病灶的形态和边缘(图9-6-2),可资与周围型肺癌鉴别。

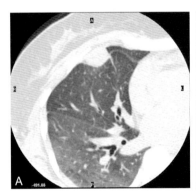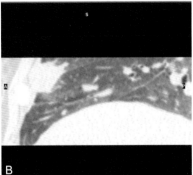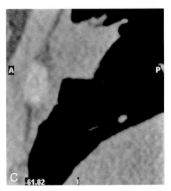

图9-6-2　女性,48岁。体检发现右肺上叶前段近水平裂胸膜下结节,大小约1.9 cm×1.7 cm,边界较光整(A),矢状位重建肺窗(B)和纵隔窗(C)示结节形态不规则,内缘部分边缘整齐,部分呈棘状突起,类似"冰山"样改变。经皮穿刺肺活检,病理证实为隐球菌病

晕征是肺结节周围的磨玻璃影,由多种因素造成,多为出血引起的非特异性症状,可见于肺部感染性疾病、炎性疾病及肿瘤[34]。不同的基础疾病,病理机制不同,包括血管炎、新生血管性脆性、出血性肺梗死或坏死、支气管动脉瘘等[35]。晕征多出现在早期的侵袭性曲霉病周围,亦可见于隐球菌等其他的侵袭性真菌病[36](图9-6-3)。毛海霞等[28]的研究发现,孤立结节型肺隐球菌病中晕征的发生率明显高于周围型肺癌。

毛刺征表现为病灶周边或部分边缘的放射状的索条或线状影,近瘤体端略粗,远端无分支,不与胸膜相连。毛刺征多见于恶性肿瘤,亦可见于纤维化和肉芽肿性病变,但其对于肺小

结节的良恶性的鉴别亦有一定的作用[37]。周围型肺癌多为短细毛刺，而孤立结节型肺真菌病中的多为稀疏长毛刺，近病灶边缘无明显棘状突起[38,39]（图9-6-4）。

支气管充气征多见于肺实质的病变，也有近端支气管阻塞，导致远端肺实质炎症与肺不张，其内支气管仍残留空气，形成支气管充气征，由于胸腔负压增加，可导致局部支气管扩张[40]。孤立性肺隐球菌病结节的支气管充气征明显多于肺癌，支气管多走行自然，未见明显管腔狭窄、扩张、中断等[41]。

因肺隐球菌结节属于活动性感染性病变，CT增强扫描也表现为明显强化，强化程度不易与周围型肺癌鉴别[41,42]。

肺隐球菌结节是PET/CT显像假阳性的常见病因，该结节也同样表现为FDG高代谢（图9-6-5），而且，SUV范围大，周锦等[45]报道的一组SUVmax为1.00～12.67，以

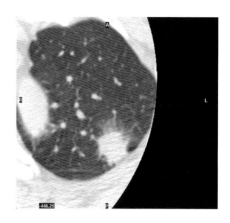

图9-6-3 男性，62岁。CT示左肺上叶尖后段结节，类圆形，边界清楚，边缘可见稍低密度磨玻璃成分，其外缘轮廓欠清晰，内部呈软组织密度，该结节PET/CT扫描，FDG摄取也明显增高，最大SUV=4.5。经手术病理证实为隐球菌病

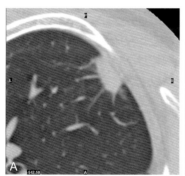
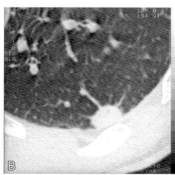
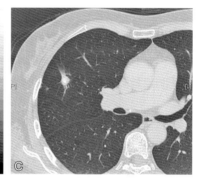

图9-6-4 A：男性，47岁。体检发现右肺下叶后基底段结节，形态稍不规则，边缘可见稀疏长毛刺，轮廓光整（A）。手术切除后病理证实为隐球菌性肉芽肿。B：男性，48岁。间歇性头痛、恶心、呕吐伴发热1个月余。胸部CT示左肺下叶后基底段膜下结节，边界清楚，有长毛刺（B），疑诊左下肺癌伴转移，肺结节在CT引导下经皮穿刺肺活检，病理诊断为隐球菌病。C：女性，56岁。体检发现右肺上叶结节，形态稍不规则，伴长毛刺，内部密度较高，有钙化（C）。手术切除后病理诊断为隐球菌性肉芽肿

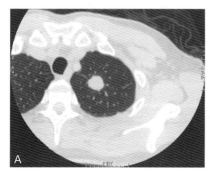
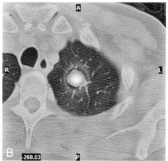

图9-6-5 男性，60岁。体检CT发现左肺上叶尖后段结节，大小约1.9 cm×1.7 cm，类圆形，边界清楚，且较光滑，有浅分叶（A），呈软组织密度，密度尚均匀，PET/CT扫描（B）示，结节FDG摄取明显增高，平均SUV=7.6，最大SUV=9.5。经手术病理证实为隐球菌病

高代谢型为主,孤立单发结节很容易误诊为周围型肺癌,因此,PET/CT对鉴别周围型肺癌与肺真菌病亦无明显优势[14,43-45],应仔细观察CT的形态学特征,如有无晕征、多平面重建的形态及有无卫星病灶等,必要时结合实验室检查,可疑病例,及时行经皮穿刺肺活检,尽量避免不必要的手术切除。

我们认为,发现肺部结节后,病程较长,进展相对缓慢,形态学上晕征、卫星灶、方形征、支气管充气征等,是孤立性肺隐球菌病的最重要的征象。充分利用CT薄层扫描,多平面重建技术,有助于典型征象的显示,可提高诊断准确率。

痰、血、支气管肺泡灌注液等隐球菌培养阳性率较低[32];痰常规HE染色不易发现隐球菌。GM试验主要用于包括隐球菌在内的霉菌感染的早期诊断,GM试验检测的是半乳甘露聚糖抗原(GM)。半乳甘露聚糖是广泛存在于曲霉和青霉细胞壁中的一类多糖成分,菌丝生长时,半乳甘露聚糖从薄弱的菌丝顶端释放,是最早释放的抗原,可通过酶联免疫吸附试验法(ELISA)进行检测。GM释放量与菌量成正比,因此,GM试验不仅可反映感染程度,还可通过其值的动态变化,作为疗效的监测。乳胶凝集试验检测新型隐球菌荚膜多糖抗原,其敏感度和特异性强,简便快捷;检测标本范围广,包括痰液、血液、胸腔积液、脑脊液等标本[22],文献报道阳性率可达93%以上[23,24]。隐球菌细胞壁有荚膜包裹,致使D-葡聚糖释放不出,所以,G试验呈假阴性[46]。

组织病理学检查及特殊染色是确诊该病的主要手段。近年广泛开展的CT引导下经皮穿刺肺活检术、纤维支气管镜EBUS-TBNA肺活检、胸腔镜等非开胸手段,损伤较小,患者易于接受,明显提升了该病的诊断率。

【鉴别诊断】肺隐球菌病临床表现及肺部影像学表现缺乏特异性,临床易将其误诊为普通型肺炎、肺结核和周围型肺癌,因此,影像科医师要重视肺部影像之外的线索,结合患者的职业或相关接触史、可能的感染途径、临床表现及基础免疫情况等,对可疑病例应尽早行组织病理学检查或微生物学检查。

1. 周围型肺癌　孤立结节型肺隐球菌病与周围型肺癌难以鉴别,尤其是少数两者并存者[47],但发病部位、分叶、毛刺、支气管充气征或穿过征、晕征对于其鉴别诊断可提供一定的参考意义,在临床工作中,应结合患者的临床表现及其他资料综合分析,配合支气管镜、穿刺活检等其他的检查方法,以做出正确诊断,减少误诊的发生。

2. 肺结核　结节型隐球菌病很容易与肺结核混淆。继发性肺结核好发于两肺上叶和下叶背段,常常斑片、结节、空洞、钙化、索条等多种性质的病变并存,病变迁延时间较长,卫星病灶的分布离空洞较近,且好发于近肺门侧。有文献报道糖尿病患者肺结核的发生率较高,痰细胞学检测抗酸杆菌阳性可确诊。

3. 球形肺炎　病程短,多有发热、咳嗽、咳痰等急性感染症状,部分可有畏寒、高热、脓痰等,血象升高,对抗生素治疗有效。CT复查,短期内病灶形态会改变或吸收。

·参考文献·

[1] Molloy S F, Kanyama C, Heyderman R S, et al. Antifungal combinations for treatment of cryptococcal meningitis in Africa[J]. N Engl J Med, 2018, 378(11): 1004–1017.

[2] Zavala S, Baddley J W. Cryptococcosis[J]. Semin Respir Crit Care Med, 2020, 41(1): 69–79.

[3] Chang C C, Sorrell T C, Chen S C. Pulmonary cryptococcosis[J]. Semin Respir Crit Care Med, 2015, 36(5): 681–691.

[4] Setianingrum F, Rautemaa-Richardson R, Denning D W. Pulmonary cryptococcosis: a review of pathobiology and clinical aspects[J]. Med Mycol, 2019, 57(2): 133–150.

［5］ Brown G D, Denning D W, Gow N A, et al. Hidden killers: human fungal infections[J]. Sci Transl Med, 2012, 4(165): 165rv13.

［6］ Li Y, Fang W, Jiang W, et al. Cryptococcosis in patients with diabetes mellitus II in mainland China: 1993–2015[J]. Mycoses, 2017, 60(11): 706–713.

［7］ 卢韶华, 侯英勇, 谭云山, 等. 原发性肺隐球菌病52例临床及影像学表现和病理特征[J]. 中华结核和呼吸杂志, 2009, 32(6): 430–433.

［8］ 张立辉, 周建勤, 邝平定. 结节肿块型肺隐球菌病的CT表现分析[J]. 医学影像学杂志, 2013, 23(11): 1809–1811.

［9］ 闫宇, 李江鸿, 吴雨潇, 等. 结节型与团块渗出型肺隐球菌病的临床特征分析[J]. 中国临床医学, 2021, 28(6): 969–973.

［10］ Murrmann G B, van Vollenhoven F H, Moodley L. Approach to a solid solitary pulmonary nodule in two different settings-"Common is common, rare is rare"[J]. J Thorac Dis, 2014, 6(3): 237–248.

［11］ Xie X, Xu B, Yu C, et al. Clinical analysis of pulmonary cryptococcosis in non-HIV patients in south China[J]. Int J Clin Exp Med, 2015, 8(3): 3114–3119.

［12］ 王松松, 陈秀梅, 马勇, 等. 肺隐球菌病65例影像表现和病理分析[J]. 航空航天医学杂志, 2021, 32(9): 1034–1035.

［13］ 于洪志. 国内肺隐球菌病临床资料汇总分析[J]. 西南军医, 2009, 11(4): 606–608.

［14］ 王江涛, 邓永健, 唐娜, 等. 易误诊为周围型肺癌的肺真菌病影像学分析[J]. 临床与实验病理学杂志, 2012, 28(8): 848–853.

［15］ 林瑜, 戴琳. 超声支气管镜引导下经针吸活检术对肺部隐球菌病的诊断价值[J]. 中国基层医药, 2015, 22(2): 247–249.

［16］ 梁丽玲, 梁志欣, 陈良安. 肺隐球菌病临床治疗进展[J]. 中华医院感染学杂志, 2017, 27(6): 1437–1440.

［17］ Zhang P H, Hu B J, He L X, et al. The characteristics of CT imaging and diagnosis of pulmonary cryptococcosis in 42 cases with non-acquired immune deficiency syndrome[J]. Zhonghua Nei Ke Za Zhi, 2009, 48(5): 362–366.

［18］ Smith J A, Kauffman C A. Pulmonary fungal infections[J]. Respirology, 2012, 17(6): 913–926.

［19］ Chen S C, Meyer M, Sorrell T C. Cryptococcus gattii infections[J]. Clin Microbiol Rev, 2014, 27(4): 980–1024.

［20］ Jain N, Li L, McFadden D C, et al. Phenotypic switching in a Cryptococcus neoformans variety gattii strain is associated with changes in virulence and promotes dissemination to the central nervous system[J]. Infect Immun, 2006, 74(2): 896–903.

［21］ Goldman J D, Vollmer M E, Luks A M. Cryptococcosis in the immunocompetent patient[J]. Respir Care, 2010, 55(11): 1499–1503.

［22］ 徐路妍, 王可, 孔晋亮, 等. 血清乳胶凝集试验对肺隐球菌病诊断的荟萃分析[J]. 中华医院感染学杂志, 2016, 26(15): 3364–3367.

［23］ 吕群. 乳胶凝结试验对肺隐球菌病诊断价值的Meta分析[J]. 中华全科医学, 2017, 15(3): 521–523.

［24］ 王露霞, 石凌波, 陈万山, 等. 乳胶凝集法检测隐球菌荚膜多糖抗原在隐球菌性脑膜炎和隐球菌肺炎中的早期诊断价值[J]. 检验医学, 2008, 23(1): 55–57.

［25］ 刘杨波, 尚发展. CT在肺部真菌感染诊断与鉴别中的应用效果[J]. 临床医学研究与实践, 2019, 4(16): 147–149.

［26］ 石锋, 杨维佑, 金威. 结节型肺隐球菌病CT影像学特征及鉴别价值[J]. 中国CT和MRI杂志, 2021, 19(9): 54–56, 74.

［27］ 刘冰, 赵树万, 杨晓锋, 等. 肺隐球菌病肿块结节型CT表现及与肺癌的鉴别诊断[J]. 河北医药, 2011, 33(1): 54–55.

［28］ 毛海霞, 韩砆石, 杨洋, 等. 孤立结节型肺隐球菌病与肺癌的CT鉴别诊断[J]. 中华临床医师杂志(电子版), 2014, 8(17): 3083–3088.

［29］ 王宏, 周宁, 李捷, 等. 多发结节/肿块型肺隐球菌病CT误诊为肺癌临床报告并文献复习[J]. 中国中西医结合影像学杂志, 2015, 13(2): 231–232.

［30］ 谢丽璇, 陈友三, 刘士远, 等. 孤立性结节/肿块型肺隐球菌病的CT特征[J]. 医学影像学杂志, 2013, 23(11): 1703–1706.

［31］ 兰长青, 黄进宝, 黄梅萍, 等. 结节肿块型肺隐球菌病CT特征分析[J]. 中华放射学杂志, 2015, 49(10): 741–744.

［32］ 张立辉, 周建勤, 邝平定. 结节肿块型肺隐球菌病的CT表现分析[J]. 医学影像学杂志, 2013, 23(11): 1809–1811.

［33］ 漆婉玲, 夏青, 李志, 等. 结节肿块型肺隐球菌病的CT诊断及鉴别诊断[J]. 新发传染病电子杂志, 2017, 2(1): 35–39.

［34］ Kaneria S S, Tarkin J, Williams G, et al. Case report: the CT halo sign: a rare manifestation of squamous cell carcinoma of the lung[J]. Clin Radiol, 2012, 67(6): 613–615.

［35］ Secrest S, Sakamoto K. Halo and reverse halo signs in canine pulmonary computed tomography[J]. Vet Radiol Ultrasound, 2014, 55(3): 272–277.

［36］ Pereira G H, Almeida L Y, Okubo R S, et al. Pulmonary histoplasmosis presenting with a halo sign on CT in an immunocompetent patient[J]. J Bras Pneumol, 2013, 39(4): 523–524.

［37］ Henschke C I, Yankelevitz D F, Reeves A P, et al. Image analysis of small pulmonary nodules identified by computed tomography[J]. Mt Sinai J Med, 2011, 78(6): 882–893.

［38］ 邢维明, 左玉强, 贾丽萍, 等. 孤立结节型肺隐球菌病与周围型肺癌的CT比较[J]. 齐鲁医学杂志, 2016, 31(2): 34–36, 40.

［39］ 赵泽钢, 周新华, 吕岩, 等. 表现为孤立结节的原发性肺隐球菌病CT诊断及鉴别[J]. 中国防痨杂志, 2016, (5): 358–363.

［40］ Shinohara S, Hanagiri T, Takenaka M, et al. Evaluation of undiagnosed solitary lung nodules according to the probability of malignancy in the American College of Chest Physicians (ACCP)evidence-based clinical practice guidelines[J]. Radiol Oncol, 2014, 48(1): 50–55.

［41］ 陈磊, 杨婧, 胡丽庆, 等. 误诊为肺癌的孤立结节型肺隐球菌病与肺癌的CT影像特征对比研究[J]. 浙江医学, 2020, 42(22): 2467–2469.

［42］ 刘佳, 吴泰华, 翟文爽, 等. 22例误诊为周围型肺癌的肺隐球菌病患者临床分析[J]. 大连医科大学学报, 2017, 39(4): 349–353.

［43］ 李生栩, 唐明灯, 林端瑜, 等. 22例结节型肺隐球菌病¹⁸F–FDG PET/CT显像的回顾性分析[J]. 国际放射医学核医学杂志, 2020, 44(1): 37–44.

［44］ 陈冬河, 赵葵, 陈峰, 等. 肺隐球菌病¹⁸F–FDG PET/CT表现及应用价值探讨[J]. 临床放射学杂志, 2019, 38(1): 84–89.

［45］ 周锦, 姜东朗, 谢芳, 等. 肺隐球菌病¹⁸F–FDG PET/CT显像特征分析[J]. 国际放射医学核医学杂志, 2018, 42(6): 481–485.

［46］ 于书娴, 崔学范, 等. G试验和GM试验对侵袭性真菌病诊断价值的Meta分析[J]. 中华肺部疾病杂志, 2016, 9(2): 164–170.

［47］ 李红艳, 兰长青, 翁恒, 等. 结节型肺隐球菌病合并肺癌九例临床特征及影像学分析[J]. 中华结核和呼吸杂志, 2017, 40(11): 850–854.

第七节　肺组织胞浆菌病

1905年，巴拿马病理学家Samnel Durling首先发现荚膜组织胞浆菌（ *Histoplasma capsulatum* ），1934年它被正式命名[1]。组织胞浆菌通常生活在蝙蝠或鸟类粪便污染的土壤里。组织胞浆菌病（ histoplasmosis, HP）是荚膜组织胞浆菌所引起的深部真菌感染，患者主要是通过吸入孢子感染[2]。是一种系统性疾病，可侵犯肺、肝、脾、淋巴结等单核巨噬细胞系统[3]。主要流行于中、北美洲、非洲和亚洲等地区[4]，但全球均有发病，我国也时有报道[5,6]。近年来，有研究发现艾滋病患者易患本病，说明该病的发生与人体的免疫状态密切相关[7]。

原发性肺组织胞浆菌病（ primary pulmonary histoplasmosis, PPHP）是由荚膜组织胞浆菌所致的肺部真菌病，由于本病在临床上少见，胸部X线片和CT又缺乏特征性，易与肺癌、肺结核等混淆[8]，尤其是本病中一种特殊类型，孤立性结节型组织胞浆菌病的临床表现酷似周围型肺癌，极易误诊[9]。

【发病机制】组织胞浆菌在有丰富的鸟粪或蝙蝠生活的洞穴中含量较多，往往最初感染于肺，当人吸入本菌的孢子后，首先引起原发性肺部感染。部分病例有家禽接触史或养鸽、养鸟史。文献报道，77%的HP患者接触过鸟类、蝙蝠或其粪便[10]。症状主要取决于感染的程度和患者的免疫状态，免疫功能低下者，容易发病[11]。

【病理特征】组织胞浆菌孢子或菌丝体经呼吸道感染人体肺组织后，被人体白细胞和肺泡巨噬细胞吞噬，转化为酵母型，产生特异性细胞介导的免疫反应，即迟发型超敏反应，病理学上，以肉芽肿形成最具特征。肉眼可见肺叶有蚕豆或核桃大小多个结节，无包膜，剖面为灰白色。镜下可见病灶内组织细胞、巨噬细胞显著增生，并形成结核样肉芽肿，伴有干酪样坏死，在巨噬细胞的胞质内、外可见到成群或散在的组织胞浆菌。此菌呈酵母样，为圆形或椭圆形，直径为2～5 μm[12]，其外周有空晕，PAS染色为阳性。免疫组织化学检测，抗荚膜组织胞浆菌抗体阳性。在以往的病理学检查中，组织胞浆菌常与黑热杜利小体、马尔尼菲青霉菌混淆[13]，应用苏木素-伊红（HE）染色结合PAS染色，能提高肺组织胞浆菌病的诊断率[14]。

【临床表现】首先引起原发性肺部感染，症状主要取决于感染的程度和患者的免疫状态。大部分人无症状，占90%～95%，但组织胞浆菌素皮肤试验呈阳性，影像显示肺部出现多发性钙化灶[15]。而免疫功能低下者，容易发病[11]，症状有低热、干咳，少量痰，可有痰中带血。少数可为急性肺型，有畏寒、发热、咳嗽、胸痛、肌肉痛及体重减轻等症状，影像显示两肺弥漫性结节状致密影，边缘模糊[16]。其次为播散型，大多数由急性肺型恶化引起。

有10%～50%的人发生由急性到慢性的肺组织胞浆菌病。个别病例有欧美旅行史，接触过广场鸽。由于荚膜组织胞浆菌性肺结节很少侵及重要结构，故罕有临床症状，通常是在胸部影像检查时，意外发现。按照肺组织胞浆菌病的临床表现，可分为以下3种类型[17]。① 原发型：常可自愈或显示良好的治疗反应，少数可出现有关并发症，如纵隔淋巴结炎、纵隔肉芽肿、纵隔纤维化。② 空洞型：患者反复感染本菌，持久不愈，呈慢性病变，形成空洞。③ 播散型：系较危重的一种类型，组织胞浆菌由淋巴管带入淋巴结，进入血液循环。此型通常发生于幼儿、儿童或严重免疫功能低下者。临床症状包括畏寒、发热、乏力、厌食，体重下降，甚至出现呼吸困难[4]。淋巴结及肝脾均可肿大，甚至可播散到卵巢，预后不佳[18]。

【影像学表现】肺组织胞浆菌病在影像上可表现为结节型、肿块型、肺炎型和混合型[19,20]。

①结节型:单发多见,多位于两肺的中上叶,结节大小不等,部分结节可呈分叶状(图9-7-1),有毛刺,边缘见渗出影,并可见晕征[21],病灶内有钙化。邻近胸膜有增厚,远端可有胸膜凹陷症。多数单发,何忠等[5]报道一组18例,13例为结节团块型,其中12例为单发,仅1例为多发,结节大小不等,最大径4～49 mm,平均20～36 mm,大部分结节边缘清晰,其中2例团块影。4例病灶内见钙化,其中1例钙化明显,呈层状包裹,1例伴有胸膜增厚。2例可见空洞,均位于右肺下叶,空洞内壁光整,外壁不光整,有渗出。②肿块型:病史长者,除了呈现边缘较清晰的结节状病灶,还可为团块状,且两者可同时存在;部分可见分叶,边缘光滑,或可见粗细不等的毛刺,类似原发性肺癌表现。③肺炎型:表现为大片状边缘模糊影,呈大叶性肺炎改变,病灶周围均见渗出影,内见"支气管充气征"。也可表现为两肺多发性散在渗出性病灶,大小不一,呈边缘模糊的肺炎改变,多见于病史短者。④混合型:部分呈炎性浸润、厚壁空洞和钙化灶并存(图9-7-2),实变内见支气管充气征。可伴有纵隔淋巴结肿大,单侧胸膜增厚[22-34]。

　　CT增强扫描的研究较少,PPHP表现为轻度强化或不强化,强化值在0～20 Hu之间[17]。

　　有限的研究表明,PET/CT有助于PPHP病灶检出和定性诊断[35],可帮助流行区PPHP与结节病的鉴别。

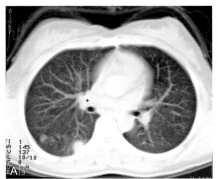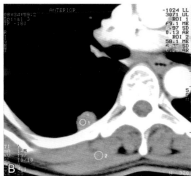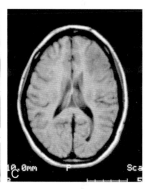

图9-7-1　女性,34岁。咳嗽伴头痛近半年。CT检查(A)发现两肺多发结节,散在分布,以右肺下叶背段结节为大,呈类圆形,边界清楚,内部无空洞,增强动脉期呈轻微强化(B),延迟有明显强化。另左侧大脑额叶MR扫描有一占位,T1WI呈片状低信号(C),边界欠清楚,周围有少许水肿。左额叶病变手术后病理证实为组织胞浆菌病

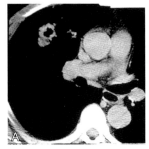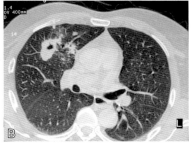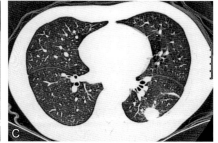

图9-7-2　A、B:男性,59岁。体检发现右肺阴影20天,无发热、咳嗽和咳痰等症状。CT检查发现右肺中叶空洞和右下叶多发结节,前者纵隔窗(A)大小约2.0 cm×1.0 cm,外缘清楚,有分叶,内壁欠光整,肺窗(B)周围可见斑片状卫星病灶。纤维支气管镜检查示"右肺中叶"少量肉芽组织中见数个微小泡状物,提示组织胞浆菌病。C:男性,35岁。咳嗽3周,CT检查发现左肺下叶后基底段结节,呈类圆形,边界清楚,内部密度均匀(C),其远端可见实变,其内伴有空洞。手术病理证实为组织胞浆菌病

本病病程缓慢。当肺部炎性改变痊愈后,最后发展为圆形钙化结节,大小不等[20]。

组织胞浆菌病国内发病率低,临床症状、影像学表现不典型,实验室检查特异性差,纤维支气管镜检查阳性率低,临床上有以下情况时,需考虑本病的可能[36]:① 临床症状和影像学表现酷似结核,但未找到结核分枝杆菌,且抗结核治疗无效者;② 不明原因的肺部阴影,或伴有非特征性症状,抗生素治疗无效者;③ 空洞型病灶,病灶生长速度较慢,或壁上有钙化,痰找脱落细胞等病理细胞学检查阴性者;④ 有频繁的鸟禽类或污染土壤接触史;⑤ 有长期广谱抗生素、激素、免疫抑制剂应用史,或年老体弱、营养不良及慢性消耗性疾病等基础病者;确诊靠组织病理学检查找到组织胞浆菌,对疑似病例,应行经皮穿刺肺活检、气管镜等组织学方法[37],查找病原菌,并同时PAS染色[38]。对孤立性结节或空洞,术前很难与肺癌鉴别[39],故可手术切除。

【鉴别诊断】主要需与表现为孤立性结节,且主要以空洞为主的病变鉴别。

1. **肺结核**　肺组织胞浆菌病病理可表现为干酪样坏死灶的肉芽肿性炎,很容易与肺结核混淆。结核好发于上叶的尖段、后段和下叶背段,继发性结核常有多发空洞,周围有卫星病灶,痰细胞学或经纤维支气镜,找抗酸杆菌可确诊。

2. **原发性肺癌**　空洞型者需与周围型肺癌鉴别,后者多孤立性,老年男性多见,常有刺激性咳嗽,痰中带血等症状。空洞肿块较大,边界清楚而不光整,多为厚壁,内壁凹凸不平,少有钙化,增强后有强化,周围无明显卫星病灶。常有肺门和纵隔淋巴结转移,纤维支气管镜常有阳性发现[36]。

3. **肺部转移瘤**　有原发肿瘤病史,分布以中下肺野胸膜下为主,多发结节,边界光整,动态随访进行性快速增大。

4. **肺隐球菌感染**　结节型、肿块型和肺炎型PPHP均需与其他肺部真菌感染鉴别,尤其是隐球菌性肺炎,后者下肺胸膜下分布为主,也可出现晕征,起病隐匿,诊断还需经皮穿刺肺活检,并结合特殊染色。

· 参考文献 ·

[1] Collins R D. Description of his contributions to our understanding of histoplasmosis and analysis of the significance of his work[J]. Human Pathology, 2005, 36: 453.

[2] Bourgeois N, Douard-Enault C, Reynes J, et al. Seven imported histoplasmosis cases due to Histoplasma capsulatum var. capsulatum: From few weeks to more than three decades asymptomatic period[J]. Journal De Mycologie Medicale, 2011, 21(1): 19–23.

[3] 谢志斌,钟敏华,彭清臻. 组织胞浆菌病一例[J]. 临床内科杂志,2008,25(10):702–703.

[4] Fischer G B, Moceline H, Severo C B, et al. Histoplasmosis in children[J]. Paediatric Respiratory Reviews, 2009, 10: 172.

[5] 何忠,谭明旗. 肺组织胞浆菌病18例误诊分析[J]. 临床内科杂志,2013,30(5):346–347.

[6] 赵蓓蕾,印洁,夏锡荣,等. 南京地区组织胞浆菌感染的流行病学调查[J]. 中华流行病学杂志,1998,19(4):215–217.

[7] Wheat L J. Histoplasmosis: a review for clinicians from non-endemic areas[J]. Mycoses, 2006, 49: 274.

[8] Wheat L J, Conces D, Allen S D, et al. Pulmonary histoplasmosis syndromes: recognition, diagnosis, and management[J]. Semin Respir Crit Care Med, 2004, 25(2): 129–144.

[9] Wheat L J, Freifeld A G, Kleiman M B, et al. Clinical practice guidelines for the management of patients with histoplasmosis: 2007 update by the Infectious Diseases Society of America[J]. Clin Infect Dis, 2007, 45(7): 807–825.

[10] Benedict K, Mody R K. Epidemiology of histoplasmosis outbreaks, United States, 1938–2013[J]. Emerg Infect Dis, 2016, 22(3): 370–378.

[11] Manuel G M, Jose M G G, Mercedes P C, et al. Chronic pulmonary histoplasmosis diagnosed in a nonimmunosuppressed patient 10 years after returning from an endemic area[J]. Arch Bronconeumol, 2008, 44: 567.

[12] Gauthier G M. Dimorphism in fungal pathogens of mammals, plants, and insects[J]. PLoS Pathog, 2015, 11(2): e1004608.

[13] Retallack D M, Woods J P. Molecular epidemiology, pathogenesis, and genetics of the dimorphic fungus Histoplasma capsulatum[J]. Microbes In feet, 1999, 1: 817–825.

[14] 谢光友,吴红艳,刘昌杰,等. 肺组织胞浆菌病CT表现及骨髓病理特征[J]. 中国医学影像技术,2021,37(5):702–706.

[15] 吴颖,李国红,吴政光. 肺组织胞浆菌病的影像表现特征与鉴别[J]. 罕少疾病杂志,2018,25(3):21–22,25.

[16] 刘雪艳,李春华,舒伟强,等. 急性肺组织胞浆菌病CT表现[J]. 中国医学影像技术,2020,36(11):1643–1647.

[17] 汪立峰,郭亮,朱默,等.原发性肺组织胞浆菌病的CT表现分析[J].临床放射学杂志,2012,31(12):47-49.
[18] Iostalo P A, McCarthy A E, Eidus L. Ovarian histoplasmosis in systemic Iupus erythematosus[J]. Pathology, 2000, 32(2): 139-141.
[19] Gumey J W, Conces D J. Pulmonary histoplasmosis[J]. Radiology, 1996, 199: 297-306.
[20] Chong S, Lee K S, Yi C A, et al. Pulmonary fungal infection: Imaging findings in immunocompetent and immunocompromised patient[J]. European Journal of Radiology, 2006, 59(3): 371-383.
[21] Pereira G H, Almeida L Y, Okubo R S, et al. Pulmonary histoplasmosis presenting with a halo sign on CT in an immunocompetent patient[J]. J Bras Pneumol, 2013, 39(4): 523-524.
[22] 金莉莉,杨光钊.原发性肺组织胞浆菌病的CT表现[J].中华放射学杂志,2009,43(1):23-26.
[23] 王辉勇.原发性肺组织胞浆菌病的临床X线诊断与鉴别[J].中国热带医学,2006,6:820-823.
[24] 谢志斌,钟敏华,彭清臻.组织胞浆菌病一例[J].临床内科杂志,2008,25:702-703.
[25] 傅艳玲,郭西梅,张裕芳,等.播散型组织胞浆菌病一例[J].临床内科杂志,2012,29:852.
[26] 苏晓丽,陈琼,伊本义,等.组织胞浆菌病一例[J].中华结核和呼吸杂志,2002,25:235.
[27] 郭明,郑敏,徐烨,等.肺组织胞浆菌病疑似肺癌1例报告[J].求医问药,2011,9:402-403.
[28] 郑金旭,贾友明.隐匿性肺组织胞浆菌病4例临床分析[J].镇江医学院学报,1995,5:303-304.
[29] 徐春,马海涛,赵军,等.肺组织胞浆菌病外科治疗22例分析[J].中国误诊学杂志,2010,10(24):215-216.
[30] 陈蕾.肺组织胞浆菌病15例报道及102例回顾性分析[C]//中华医学会呼吸病学年会——2013第十四次全国呼吸病学学术会议论文汇编.[出版者不详],2013:72.
[31] 郭明,郑敏,徐烨,等.肺组织胞浆菌病疑似肺癌1例报告[J].当代医药论丛,2011,9(10):402-403.
[32] 王江涛,邓永键,唐娜,等.易误诊为周围型肺癌的肺真菌病影像和病理学分析[J].临床与实验病理学杂志,2012,28(8):22-27.
[33] 王星.肺真菌病所致影像学肿块样改变与周围型肺癌鉴别的探讨[J].医疗装备,2016,29(14):6-7.
[34] 蔡仁中,李高,蔡用清.肺组织胞浆菌病误诊1例并文献复习[J].临床荟萃,2012,27(21):1912-1913.
[35] Kadaria D, Freire A X, Sultanali I, et al. Dual time point positron emission tomography/computed tomography scan in evaluation of intrathoracic lesions in an area endemic for histoplasmosis and with high prevalence of sarcoidosis[J]. Am J Med Sci, 2013, 346(5): 358-362.
[36] 阮美娟,祝璞珠,王岫南,等.酷似肺癌的肺组织胞浆菌病的临床分析[J].中国临床医学,2002,9(6):706-707.
[37] Preehter G C, Prakash U B. Bronchoscopy in the diagnosis of pulmonary histoplasmosis[J]. Chest, 1989, 95: 1033-1036.
[38] Adderson E E. Histoplasmosis in a pediatric oncology center[J]. J Pediatr, 2004, 144: 100.
[39] Galetta D, Pelosi G, Nebuloni M, et al. Challenging diagnosis of an unusual solitary pulmonary nodule[J]. Thorac Cardiovasc Surg, 2007, 55: 123-125.

第八节　肺包虫病

包虫病是指棘球绦虫(犬绦虫)的囊状幼虫(棘球蚴)寄生在人体所致的寄生虫病,是全球范围内牧区常见的地方病[1-3]。

【发病机制】肺包虫病又称肺棘球蚴病,是由犬绦虫卵沾染在食物上,经口入消化道,在胃肠内孵化出幼虫后穿过小肠黏膜进入门静脉,大部分随血流进入肝脏,其中小部分幼虫通过肝脏,随血流进入血循环,在肺内发展成为包虫囊肿,肺是仅次于肝脏最常见的发病器官,肺发病率为10%~40%[4]。部分可表现为囊实性肿块,故需要与其他肺部病变鉴别[4]。

【病理特征】肺包虫囊肿分外囊和内囊。内囊壁为囊肿本身的囊壁,外囊壁是机体组织反应物。病理上,可显示包囊、头节,囊壁破裂时,可有子囊出现,部分可伴炎细胞浸润[5]。

【临床表现】肺包虫病患者一般都有流行地区居住史,有羊、马等接触史。发病年龄各年龄段均有。从感染至出现症状可间隔3~4年[1]。症状因囊肿大小、数目、部位及有无并发症而不同。早期囊肿小,一般无明显症状,常于体检或因其他疾病做胸部X线片检查时发现。囊肿增大引起压迫或并发炎症时,有咳嗽、咳痰、胸痛、咯血等症状。如囊肿巨大或位于肺门附近时,患者可能会出现呼吸困难症状;如食管受压,患者会出现吞咽困难;如囊肿破入支气管、囊液量大,患者会有窒息危险;如子囊及头节外溢,患者可咳出多层的白色或乳白色"粉皮样"物质;合并肺部感染时,患者可出现发热、咳黄痰及肺脓肿等症状[6,7]。其临床表现无特征性,易与其他呼吸系统疾病相混淆。

【影像学表现】影像学检查在肺包虫病的诊断中仍具有决定性的意义,怀疑患肺包虫病者,首先应拍摄胸部正侧位X片[8]。胸部X线片,一般病变表现为患侧呈圆形或类圆形,边缘光滑整齐且阴影密度增高,大小不定。大者表现呈分叶状,阴影周围肺纹理变形,病变巨大或靠近纵隔时,使纵隔可移向健侧。根据内外囊不同的状态,还可表现出一些特殊X线征象,如"水上浮莲征""双弓征""镰刀征""空腔"和"水落石出征"等[9-11]。

CT检查能更精准地确定包虫囊肿的位置、大小和其他特征。CT扫描对包虫囊肿的定位、大小和计数最为可靠。肺包虫囊肿是细粒棘球蚴虫通过血行到达肺的末梢血管寄生引起的病变,多分布于肺的边缘区,右肺者多于左肺,下叶较上叶为多,因为下肺的血运较丰富,根据感染的不同阶段,以及内部含液体和气体的量,及囊壁是否完整,可分为囊性、含气囊肿、实性及炎症等型[12-15]。一侧单发的囊肿占绝大多数,多发较少。影像学上可有以下表现。

(1)囊实性肿块最常见,是肺包虫囊肿典型征象。肺包虫囊肿为单发或多发的圆形或类圆形阴影,大小1～10 cm,病变边缘光滑,密度均匀,CT值为液体密度,可有环形钙化(图9-8-1)。增强后壁呈环形强化,内部液体不强化。当囊肿合并感染时,失去典型征象,成分叶或不规则形,边缘模糊,密度增高,类似肺脓肿表现[12,14]。

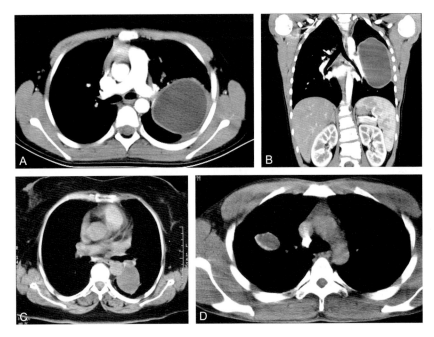

图9-8-1 A、B:女性,23岁。左肺包虫病。CT示左肺上叶巨大肿块,边界光整,无分叶,内部呈液体密度,增强后轴位(A)和冠状位重建(B)囊壁有强化,而内容物无强化。C:女性,39岁。咳嗽、咳痰4年,伴间歇性右上腹痛1年。CT检查发现左肺门肿块,类圆形,大小约4.4 cm×3.7 cm,边界光整,无分叶和毛刺,内部密度均匀,呈液性,平扫平均CT值15.5 Hu。近端左下叶背段支气管截断。病理证实为肺包虫病。D:男性,22岁。CT示右肺上叶尖段肿块,呈椭圆形,大小约3.7 cm×2.3 cm,边界光整,无分叶和毛刺,边缘可见环形钙化,内部呈均匀软组织密度,平均CT值37.5 Hu。系包虫病治疗后机化表现(感谢中国人民解放军陆军第九五一医院医学影像科李富青医生提供病例)

MRI对包虫囊肿结构判断敏感。囊液表现为长T1、长T2信号,信号均匀一致,为水样密度,即使囊腔残留极少量的液体也可以检出。内外囊尚未破裂前,X线有时误认为软组织肿块,MRI对内外囊的显示较X线片和CT清晰,MRI包虫囊肿的外囊是宿主组织对包虫囊肿的反应,逐渐形成的一层纤维结缔组织包膜,MRI始终表现为低信号,T2WI尤为明显,因此,包虫囊肿在MRI上呈连续、均匀、光滑的环状低信号边缘,有别于其他囊性占位[16,17]。对囊肿内外壁的分辨、对囊液性质的推断、囊内间隔的显示、对子母囊的显示以及感染后的改变等,都显示出其优势[18]。MRI还可多方位、多平面成像,定位十分准确,误诊率最低。

（2）含气囊肿破裂,可形成支气管瘘,咳出部分囊液,空气进入囊内后,出现气液面。若外囊有细小裂口而内囊未破,可有少量气体进入内外囊之间,呈现"新月形"或"镰刀状"气体影;空气进入外囊内,而内囊塌陷并漂浮于液面上,为"水上浮莲征"（图9-8-2）。

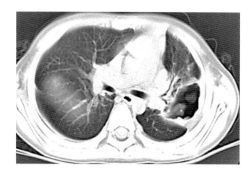

图9-8-2　男性,4岁。左肺上叶包虫病。左肺上叶可见巨大空洞,边缘模糊,有渗出,内壁凹凸不平,内部可见2枚结节,游离状,无明显液平（感谢中国人民解放军陆军第九五一医院医学影像科李富青医生提供病例）

（3）实性结节或肿块常形态不规则、分叶状或浅波浪状肿块影,失去锐利的边缘,可见粗大索条影和分叶,囊液消失,内囊塌陷,外囊增厚,加之常伴发感染,致囊壁边缘粗糙。可伴有空洞,密度均匀或不均匀,甚至脓疡形成,此时诊断困难[8]。

（4）肺炎样改变表现多样,有不规则条状影、片状影、肺段实变等,密度及信号大致均匀,边缘模糊或部分整齐。早期包虫囊肿,其最大径＜1 cm时,X线和CT多表现为边缘模糊的片状影;而最大径＞2 cm时,则为轮廓清楚的类圆形囊性影,少数为分叶状。

（5）肺表面的囊肿破裂后,可出现气胸或液气胸。

CT检查是诊断肺包虫病的主要方法,可确定病变为囊性,有助于与实性肿块的鉴别。囊肿破裂后,有典型的CT表现,可避免由于穿刺造成的囊液外漏、头节扩散,以及由此造成的严重过敏反应或复发的危险[19-22]。MRI具有定位、定性准确,结构观察清晰,解剖关系明确,误诊率最低的优点。疫区生活史、牲畜接触史、棘球蚴皮肤试验及补体结合试验阳性,有助于本病的诊断[23-25]。

【鉴别诊断】肺包虫囊肿有时需要与结核球、肺脓肿、曲霉病及周围性肺癌等鉴别[26,27]。

1. 周围型肺癌　周围型肺癌一般发生于中年以上,呈孤立性结节或肿块,类圆形,边界清楚而不光整,边缘可见分叶征、毛刺征、胸膜下者,远端可有胸膜凹陷征。若伴有肺门、纵隔淋巴结增大及胸腔积液则有助于诊断[26];实性、单发包虫囊肿易误诊为肺癌,尤其是密度不均,或气液囊肿,出现类似偏心性空洞时,诊断不易。

2. 肺曲霉球　曲霉病的空洞内球形内容物边缘光滑,密度均匀,可随体位变化而移动。包虫囊肿内外囊分离时,表现为大囊内软组织影,此时易误诊为肺曲霉球。

3. 畸胎瘤　包虫囊肿囊壁钙化后,易误诊为畸胎瘤,但内部无脂肪和钙化,而畸胎瘤内部常有多种成分。

4. 肺结核瘤　多位于上叶尖段、后段和下叶背段,常有卫星病灶,内部钙化常见。包虫单发结节,周围伴少许索条影时,易误诊为结核瘤。

5. 肺脓肿　肺脓肿起病急、多有高热、畏寒、胸痛,咳脓痰等症状,急性空洞壁厚,边缘模糊,内有液平。慢性脓肿内外壁较清楚,并有液平。抗炎治疗有效,鉴别不难。包虫囊肿合并感染,囊腔内出现液平面时,容易误诊为肺脓肿[27]。

6. 肺囊肿　包虫囊肿边缘光滑,密度均匀时,易误诊为肺囊肿,需密切结合疫区生活史和临床症状。

· 参考文献 ·

［1］ 马金山,金澄宇,梁路广,等.肺包虫病的诊断及治疗现状[J].中华胸部外科电子杂志,2016,3(2):117–121.

［2］ Karaoglanoglu N, Kurkcuoglu I C, Gorguner M, et al. Giant hydatid lung cysts[J]. Eur J Cardiothorac Surg, 2001, 19(6): 914–917.

［3］ Morar R, Feldman C. Pulmonary hydatid cyst[J]. Eur Respir J, 2003, 21(6): 1069–1077.

［4］ Burgos R, Varela A, Castedo E, et al. Pulmonary hydatidosis: surgical treatment and follow up of 240 cases[J]. Eur J Cardiothorac Surg, 1999, 16(6): 628–635.

［5］ Mohsen S, Massaud S, Babak S. Structure of the pulmonary hydatid cyst[J]. J Med Ultrasonics, 2014, 41(2): 251–252.

［6］ 孙戈新,王建光,王淑梅,等.肺包虫病的影像学诊断及误诊分析[J].中国误诊学杂志,2005,5(13):2425–2426.

［7］ 伊斯拉因,童苏祥,孟贺巴特,等.2003年新疆包虫病流行病学调查报告[J].地方病通报,2009,24(1):65–67.

［8］ 温浩,徐明谦.实用包虫病学[M].北京:科学出版社,2007:233–243.

［9］ 宋燕.肺包虫病X线征象分析[J].中外健康文摘,2013,6(10):23.

［10］ 杨青,张克云,陈芳玲.肺包虫病X线平片诊断价值[J].现代医用影像学,2002,11(3):124–125.

［11］ 张文,杨朝群,张国玲.肺包虫病的X线分析[J].放射学实践,2002,17(5):453–454.

［12］ Parvaiz A, Aja Z N, Wahid A, et al. CT in Pulmonary hydatid disease[J]. Chest, 2000, 118(6): 1645–1647.

［13］ 蒋黛蒂,塔西普拉提,方昆豪.肺包虫囊肿的CT诊断[J].影像诊断与介入放射学,1998,7(1):10–12.

［14］ 吴钢.肺包虫病的CT诊断[J].放射学实践,2002,17(1):23–24.

［15］ 张伟.肺包虫CT诊断[J].中国医药导报,2010,10(7):141–142.

［16］ 张铸,吴明拜,库尔班,等.复杂性胸部包虫病的诊断与外科治疗[J].中华胸心外科杂志,2005,21(4),256.

［17］ 刘建军,秦弋,臧建华.肺包虫病的X线及MRI的诊断与对照分析[J].临床放射学杂志,2000,19(4):225–227.

［18］ 孙戈新,孙寒,苏晓明,等.老年人肺包虫病的X线,CT及MRI诊断及对照分析[J].中国老年学杂志,2005,25:782–783.

［19］ Darwish B. Clinical and radiological manifestations of 206 patients with pulmonary hydatidosis over a ten-year period[J]. Prim Care Respir J, 2006, 15(4): 246–251.

［20］ Rami-Porta R, Aisconde J G, Bravo-Bravo J L, et al. Treatment of synchronous pulmonary and hepatic hydatid cysts[J]. J Thorac Cardiovasc Surg, 1986, 92(2): 314–315.

［21］ Kurul I C, Topcu S, Altinok T, et al. One-stage operation for hydatid disease of lung and liver: principles of treatment[J]. J Thorac and Cardiovasc Surg, 2002, 124(6): 1214–1215.

［22］ 古兰拜尔·玉素甫,陈忠元龙,叶晓军.肺包虫病64例X线影像学诊断及临床分析[J].地方病通报,2010,25(3):100.

［23］ 黄炳成,贾凤菊,傅婷霞,等.检测包虫病患者血清特异IgG4诊断价值的研究[J].中国寄生虫病防治杂志,2001,14(4):283–284.

［24］ Sbihi Y. Comparative sensitivity of six serological tests and diagnostic value of ELISA using purified antigenin hydatidosis[J]. J Clin Lav Anal, 2001, 15(l): 14–18.

［25］ 陈新华,温浩,张朝霞,等.全血快速诊断包虫病试剂盒的初步研究[J].地方病通报,2001,16(3):11–13.

［26］ 陈刚,吴明拜,库尔班,等.胸部球形病灶误诊肺包虫病43例分析[J].心肺血管病杂志,2000,19(2):89–91.

［27］ 孙嘉珍,章万如,孙岚.肝肺包虫病一例误诊[J].临床误诊误治,2000,13(3):230–231.

第九节　肺吸虫病

　　肺吸虫病（pulmonary distomiasis）又称并殖吸虫病（paragonimiasis），主要由卫氏并殖吸虫或斯氏并殖吸虫寄生于肺部,而引起的急性或慢性寄生虫病,种类很多,在我国已报道约23种[1,2]。其中8种具有致病性,主要分为两类,一类是以卫氏并殖吸虫为代表的,肺部为主要寄生部位；另一类是以四川并殖吸虫或斯氏并殖吸虫为代表的,主要由幼虫和童虫在人体内移行,产生一系列过敏反应和游走性皮下包块,而肺部症状轻微[3-5]。

　　【发病机制】肺吸虫卵从宿主粪便排出到水中,第一中间宿主为淡水螺。第二中间宿主为华溪蟹或喇蛄等,终宿主为病兽或患者。进入终宿主体内后,尾蚴穿过肠壁进入腹腔各脏器。2周后穿过膈肌达胸腔,侵入肺。因它的发育需要从肺穿入胸腔,然后再进入肺寄生[1-5]。所以,虫体在宿主体内移行,尤其在胸腔与肺之间多次穿行,是它发育成熟必不可少的条件。

　　随着旅游、移民及货运的增加,其发病范围扩展到全球,绝对患病数相当可观[6-9]。在我国,很多地区均有肺吸虫病的流行。老疫区（东北、浙江）,主要以卫氏并殖吸虫感染引起的肺型并殖吸虫病为主,而新疫区（四川、贵州、湖北、湖南、广东、广西等地区）,则以斯氏狸殖吸虫引起的皮下型及肝型并殖吸虫病为主[10]。

肺吸虫感染方式以生食或食用未煮熟的淡水蟹或喇蛄为主,感染途径为吞食生的或半生的含肺吸虫囊蚴的虾、蛄、溪蟹或沼虾等,饮用带有囊蚴的生水亦可感染。主要侵犯肺部,引起咳嗽、咳痰和咯血或痰中带血等症状,也可侵犯皮下组织、胸腹膜、肝、肠、肾及中枢神经系统等引起相应的症状,故临床表现复杂而多变,常随受累脏器不同而有所不同,早期诊断较困难。加之近年来我国流动人口增加,生食或烤食水产品的不良习惯有所蔓延,非疫区肺吸虫病常有所见,且多为散发病例,误诊率极高[11]。

肺吸虫病的流行必须具备3个条件[2,4,11]:① 要有保存成虫的终宿主;② 要有大量的适合幼虫发育的第一、第二中间宿主;③ 要有生吃、腌吃、醉吃淡水蟹或喇蛄习惯的人。

【病理特征】肺吸虫的基本病理变化为虫体在人体肺内移行所引起的组织损伤和体内产生的变态反应。其病理过程分为3期。

1. 组织破坏期(脓肿期或浸润期) 虫体在人体肺组织中移行引起线状出血灶或隧道状机械损伤。虫体在组织中停留破坏组织,造成组织损伤和炎性反应。CT表现为边缘模糊的斑片状阴影,密度不均,而且因虫体的移行,病灶部位随之改变,并可在斑片影之间出现"隧道"征表现[3,4,10]。

2. 组织反应期(囊肿期) 虫体分泌和代谢产物导致组织炎性反应,变态反应性炎症,以中性粒细胞、嗜酸性粒细胞浸润为主。局部组织坏死,周边肉芽组织增生,并逐渐纤维化,形成囊壁,即所谓"并殖性囊肿"[4,10,12]。CT表现为结节肿块影为主,合并单囊或成簇窟穴状的多房囊状改变。边缘较清,偶见索条影相连。

3. 纤维瘢痕期 并殖性囊肿内的虫体死亡或移往别处,被囊肿内及周边的肉芽组织和纤维取代,形成瘢痕[12,13]。CT表现为变态反应逐渐停止,囊肿会逐渐吸收,被周围紊乱的纤维索条或结节影取代,随访可无明显变化。偶可在其内见钙化。

另外,由于虫体必须经胸膜腔才能进入肺组织,而且在它的发育过程中,还要返回胸膜腔,所以胸膜侵犯很常见,常呈斑状局限性胸膜增厚[14]。胸腔积液甚至早于肺内改变。特征性表现为双侧胸腔交替性积液,即一侧胸腔积液减少或吸收后,对侧出现胸腔积液,少数病例有多次交替或同时出现胸腔积液。肺吸虫卵所形成的表现,仅表现为虫卵死亡后形成的钙化[14]。

【临床表现】临床症状主要有以下表现。① 肺部症状:最常见症状为咳嗽、畏寒发热、咳痰、痰中带血等,痰可呈铁锈色、棕褐色,或咳特征性果酱色样黏痰,其次为胸痛、胸闷、皮下包块、腹痛、腹泻和皮肤荨麻疹[4,5]。② 全身反应性症状:感染后,主诉有腹痛、腹泻6例,多在吃蟹后4~6周后出现,持续时间达15天或更长,其中可反复达半年,呈钝痛或发作性疼痛。大便每日3~4次,稀,常伴低热、消瘦、乏力和食欲减退等[10]。③ 变态反应性症状:可出现支气管哮喘样发作,1周数次或数周1~2次,常伴气促、咳血、咳嗽后加剧,多出现于食蟹后2~4个月,继后发作次数减少。少数1年后仍有哮喘发作。荨麻疹样过敏反应,多数于食蟹后2~3个月开始,至4~5个月发作次数增加,而后逐渐减少[10]。④ 未经治疗时,几乎所有患者血嗜酸性粒细胞均增高,直接计数在(4.7~11.2)×10⁹/L之间,分类计数在7.2%~63.4%之间。胸腔积液内嗜酸性粒细胞也可明显增高。全部病例肺吸虫皮试阳性,部分病例痰检肺吸虫卵可呈阳性[5,10]。

【影像学表现】肺吸虫病的胸部影像学表现可分为炎性浸润影、支气管周围炎样影、囊状阴影、空腔灶、结节影及硬结钙化影和胸腔积液等。根据出现的时间先后,炎性浸润影和支气管周围炎样影属感染早期的表现,囊状阴影为亚早期或"囊肿"期,附壁结节空洞腔则为消退期的改变,胸腔积液可单独存在或伴随肺部病变出现[15-25]。CT能早期清晰显示支气管周围炎样影及少量胸腔积液影,为肺吸虫病早期诊断提供依据。

病灶分布可单发或多发,以多发、多种性质同期混杂出现为主。有报道认为发病后2周内,除钙化外的其他征象均可出现。病灶最常分布于两下肺野的边缘。

1. 浸润性病灶　占31.3%~80.8%,主要见于早期的病例,为肺吸虫在肺组织中穿凿迁移而引起的出血病灶和局部过敏反应性渗出混合影,为边界不清的大片或小斑片融合成的云絮状影,形态不定,大小不一,境界不清,炎性病灶中隐约可见小泡囊[26](图9-9-1)。

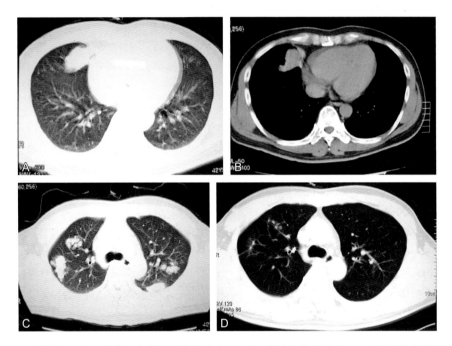

图9-9-1　男性,47岁。发热、咳嗽伴间歇性咯血近1年,确诊为肺吸虫病。CT示两肺多发肿块、结节、斑片和渗出影,两上肺分布明显,肿块位于右肺中叶近心膈角(A),略呈不规则形,边界清楚,内部无明显钙化(B)。两肺病变,以隆突水平为例(C),经治疗,发病近6年后,基本吸收,仅留少许纤维索条(D)

2. 支气管周围炎样改变　占25%~54.4%。系幼虫或童虫沿肝脏和腹壁之间穿行横膈侵入胸腔和肺部,在支气管周围附近发育成为成虫有关,CT上见沿肺纹理分布之小斑片、斑点阴影,边界不清,与支气管肺炎表现类似[27]。

3. 囊状阴影　出现率为18.8%~36.8%,为浸润性病灶发展,病灶中部分液化坏死的改变,表现为大片浸润影内囊状、蜂窝状透亮区,可单发或多发,最大径0.2~2.5 cm,内为液体密度,囊状影周围常见有多发索条影[26-28]。

4. 附壁结节空洞　是肺吸虫囊肿与支气管相通排空后的表现,表现为孤立性含气空洞,壁较薄,周围炎性病灶基本消退,但可见境界清晰的索条状阴影,特征是可见腔内附壁结节影,系肺吸虫或卵团或肉芽增生组织所致,形状像"瓜子",贴附于空腔内侧壁上,与肺空腔内的寄生性霉菌团相似,但往往附壁结节较小。附壁结节空腔单发或多发,最大径0.3~3.2 cm,所有空洞腔内可见附壁的结节影[28,29]。这种附壁结节的空腔对诊断有一定的特异性。

5. 结节影　占29.4%。表现为单发或多发结节影,最大径0.3~3 cm,边界较清晰,密度欠均匀,部分结节内可见小空泡征[26-29],周围常有多发索条。

6. 硬结钙化影　约占8.8%。表现为边缘清晰结节状、斑片状致密影（图9-9-2）。

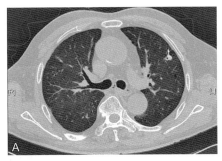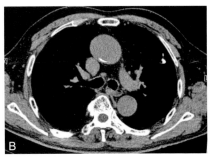

图9-9-2　男性，78岁。常规检查发现左肺上叶前段小结节，CT示左肺上叶前段胸膜下小结节，类圆形，边界清楚且较光整（A），内部大部分钙化（B），并可见空泡。手术切除病理证实为"左上肺血吸虫沉积钙化"

7. 胸膜征象　约2/3至全部的病例在其病程中会出现胸膜/胸腔病变，尤其在感染早期胸膜反应更加显著，据此认为胸膜病变可能先于肺实质病变出现，胸腔积液可能也是本病的早期X线征象[30]。由于肺吸虫虫体穿过横膈进入胸膜腔，在胸腔内往往易引起胸膜病变，多数靠近胸膜面，以在膈面及纵隔尤为多见，部分伴有少量胸腔积液，亦可引起胸膜与心包膜粘连，极少数伴有多量胸腔积液或出现脓胸者[31]。胸腔积液常局限于肺底部，CT表现为沿胸腔侧后壁分布的"新月状"水样密度影或呈包裹性积液[30]。有报道高达11%的患者可并发自发性气胸，气胸后可产生胸腔积液[30]。胸膜增厚常发生于两侧下部胸膜[32]。病程较长者可出现胸膜包壳样钙化，脏层与壁层之间尚见空气带，呈外缘锐利，境界分明。

8. 心脏及心包征象　心包积液发生率约5%，心包腔内尚可见肿块形成，或与心包积液并存。心包膜粘连，表现心脏边缘的不规则，有成角现象或呈幕状，有时失去其正常的弧形而成直线。

9. 横膈征象　横膈局限性隆起，常见于右侧横膈，可同时有左膈的局限性隆起。

早中期肺吸虫病变不经治疗变化较慢，一般约10年可自愈。恢复后的X线表现有病变的完全吸收、少量纤维化和在原来发生囊肿的部位出现钙化。早期病变在吸收的同时，有2.2%～4.3%可出现新浸润灶，随后可逐渐吸收，似有"游走"现象[13]，且嗜酸性粒细胞明显增多。早期病变3～6个月就转变为以虫体为中心，周围由肉芽组织或纤维组织包绕，即为中期。其壁由薄逐渐变厚，这是特征性X线征象[14]。治疗后，壁薄者药物易奏效，可杀灭虫体，病变缩小显著，1年可变成硬结。囊壁的厚薄与肺吸虫感染时间有关，时间越长，壁就越厚。

临床表现是诊断的重要线索，影像学发现肺部炎性阴影、嗜酸性粒细胞增高、相应的免疫学试验阳性是肺吸虫病主要的阳性检查发现。确诊还需靠病理，痰或胸腔积液细胞学涂片、肿块细针穿刺、皮下包块的活检以及手术切除肿块进行组织病理学检查，可确诊。发现肺吸虫虫体或虫卵，即可直接确诊，但这种情况并不多见。镜下发现虫体穿行留下的不规则腔穴或隧道，中心坏死物周围较多嗜酸性粒细胞浸润，见到Charcot-Leyden结晶等[13]。

诊断依据主要有以下几点[2-5]：① 均有流行病学史；② 肺吸虫病患者痰或粪虫卵阳性者，约36%；③ 临床症状符合肺吸虫病常见表现；④ 肺吸虫抗原皮内试验阳性，约占95%；⑤ 对流免疫电泳试验阳性，约占93%；⑥ 肺吸虫后尾蚴膜反应阳性，约占50%；⑦ 血嗜酸性粒细胞增高，80%的病例 $> 0.3 \times 10^9/L$。

【鉴别诊断】如果流行病学史不确切,临床表现不典型,加上没有免疫学化验结果和影像学检查,常致误诊[33-40]。

1. 肺结核   临床上肺吸虫最易误诊为肺结核,文献报道高达66%的肺吸虫病例首诊为肺结核[41]。因两者均同时存在多种病理改变,有时很难鉴别。肺结核好发于两肺上部,肺吸虫大多在肺中下部。肺结核有全身中毒症状、痰内有结核分枝杆菌,后者咳铁锈色痰,痰内可找虫卵[42]。肺结核中央密度较深,外缘逐渐变淡阴影,且有主灶与子灶之分;后者所致炎症浸润影,多为密度较均匀,中心反而较淡薄,其中隐约可见多个小囊泡样改变。结核空洞较肺吸虫的囊肿大,灶周无星形放射线影;肺吸虫的囊肿含有多个空泡,周围有星形放射线影[43]。病理组织学上鉴别不难,结核可见干酪样坏死和上皮样肉芽肿,抗酸染色可见结核分枝杆菌。肺吸虫可找到虫体、虫卵。肺吸虫病尚可有皮下游走性包块,可移动,无红肿、压痛[44,45]。

2. 支气管肺癌   由于肺吸虫病可有咳嗽、咳痰、咳血或痰中带血等,容易误诊为肺部肿瘤。肺吸虫囊肿较小,边缘欠清晰,且密度较淡,而肿瘤则进行性增大。可疑病例,尽量做CT引导下的细针穿刺或肿块切除组织学检查。对极个别肺吸虫病合并发生肿瘤的情况,应仔细辨别[46,47]。

3. 支气管肺炎   支气管肺炎多为幼儿、年老或体弱者,肺吸虫不受年龄影响,且在近期有感染史[48]。前者多为不规则小片状及斑点状,边缘模糊致密阴影,沿肺纹分布,常有局限性气肿;后者大部分为较淡薄磨玻璃样密度,且临床多伴支气管哮喘样发作或皮疹样过敏反应、嗜酸性粒细胞增高。肺吸虫皮试阳性可作鉴别[49]。

4. 支气管扩张症   肺吸虫患者下肺野所显示之浸润,其中常发现蜂窝状透光区,与支气管扩张难鉴别,但肺吸虫病在其他部位亦有浸润或结节阴影存在,支气管镜检查可帮助诊断[50]。

· **参考文献** ·

[1] 马亦林. 并殖吸虫感染[M]//陈敏章. 中华内科学. 上册. 北京:人民卫生出版社,1999,1348–1353.
[2] 陈桂光. 中国并殖吸虫病研究概述[J]. 实用寄生虫病杂志,1995,3(1):29–34.
[3] 沈一平. 实用肺吸虫病学[M]. 北京:人民卫生出版社,2000,157–161.
[4] 沈一平. 实用肺吸虫病学[M]. 北京:人民卫生出版社,2000,145.
[5] 朱元环,陈文彬. 呼吸病学[M]. 北京:人民卫生出版社,2003,798–800.
[6] Cho S Y, Kong Y, Kang S Y. Epidemiology of paragonimiasis in Korea[J]. Southeast Asian J Trop Med Public Health, 1997, 28(Suppl1): 32–36.
[7] Waree P, Polseela P, Pannarunothai S, et al. The present situation of paragonimiasis in endemic area in Phitsanulok Province[J]. Southeast Asian J Trop Med Public Health, 2001, 32(suppl2): 51–54.
[8] Nakamura-Uchiyama F, Mukae H, Nawa Y. Paragonimiasis, a Japanese perspective[J]. Clin Chest Med, 2002, 23: 409–420.
[9] Cui J, Wang Z Q, Wu F, et al. An outbreak of paragonimiasis in Zhengzhou city[J]. China Acta Trop, 1999, 70: 211–216.
[10] 胡杨红. 儿童肺吸虫病1174例临床分析[D]. 重庆:重庆医科大学,2017.
[11] 胡杨红,詹学. 肺吸虫病的诊治进展[J]. 中华临床医师杂志(电子版),2017,11(5):849–854.
[12] 之同,朱金昌,郑水光. 犬肺吸虫病胸X线与病理变化的观察[J]. 中华放射学杂志,1980,14(3):185.
[13] 王文泽,刘鸿瑞. 肺吸虫病临床病理分析[J]. 中华病理学杂志,2004,33(2):117–119.
[14] 孟宇宏,李维华,张曙光. 八例内脏肺吸虫病的病理观察[J]. 中华病理学杂志,1995,24:180–181.
[15] 朱德球. 肺吸虫病90例X线所见的分析[J]. 中华放射学杂志,1955,4:278.
[16] 赵拴来. 儿童肺吸虫病临床及X线分析[J]. 现代医用影像学,2005,14(1):40–41.
[17] 沈忻,冯壳,乌卜学俊,等. 胸部肺吸虫出病之X线诊断[J]. 中华放射学杂志,1955,4:285–287.
[18] 袁辛照,李书勤,张光裕. 肺吸虫病37例X线征象分析[J]. 中华放射学杂志,1955,12:1195–1199.
[19] 中华医学会重庆分会肺蛭虫专家研究委员会. 42例肺吸虫病X线像初步观察[J]. 中华放射学杂志,1955,12:1195–1199.
[20] 肖勤选,胡荷珍,蒋永安,等. 卫氏肺吸虫感染102例X影像[J]. 中国实用内科杂志,1994,14:210–211.
[21] 邓芝邮. 皖南旌德宁国地区卫氏肺吸虫152例X线[J]. 中华放射学杂志,1979,13:72–74.
[22] 陈绍佐. 44例卫氏肺吸虫病早期临床表现特点及X线征象分析[J]. 中华结核和呼吸系统病杂志,1985,8(4):211–214.
[23] 陈绍佐. 8例肺吸虫病胸部典型钙化灶X线征象分析[J]. 中华放射学杂志,1984,8(11):128–130.
[24] 文德福,董载星. 乐山地区小儿吸虫病的几种少见X线表现[J]. 临床放射学杂志,1992,11:130–131.

[25] 袁允邦,吴俊秀.120例卫氏肺吸虫病的X线动态观察[J].中华结核和呼吸杂志,1996,19(5):320.
[26] 王文林,陈伟建.32例卫氏肺吸虫病的胸部CT分析[J].中国人兽共患病杂志,2004,20(2):162.
[27] 苏金亮,徐兆龙,吕桂堂,等.胸部肺吸虫病的CT诊断(附68例分析)[J].临床医学影像杂志,1997,8(2):128-129.
[28] 朱晓华,邵江,葛晓俊.肺吸虫病的临床与CT表现[J].上海医学影像杂志,2001,9(3):163-164.
[29] 孙海辉,常正山.胸部肺吸虫病影像学诊断[J].上海医学影像杂志,2001,10(l):66-67.
[30] 李建,陈强,刘建梅,等.多浆膜腔积液为表现的肺吸虫病的临床特点[C]//中华医学会第十三届全国儿科呼吸学术会议论文汇编,2012:276-277.
[31] 董西林,王雅娟.肺吸虫性胸腔积液误诊为结核性胸膜炎的教训[J].中国综合临床,2001,16:876.
[32] 杨福荫,刘法勇,曲晓华,等.肺吸虫性胸腔积液1例误诊分析[J].北京医学,1998,20(1):61.
[33] 杨朝阳,韩瑜.肺吸虫病22例误诊分析[J].中华实用诊断与治疗杂志,2011,25(4):406-407.
[34] 唐凌,钟利,任小华.肺吸虫病误诊43例分析[J].中国误诊学杂志,2005,5(17):3332-3333.
[35] 胡亚平.肺吸虫病误诊35例分析[J].中国误诊学杂志,2003,3(5):741.
[36] 藤峰.小儿肺吸虫病误诊68例分析[J].黔南民族医专学报,2001,14(2):78.
[37] 曹洪波,张建初.肺吸虫病误诊8例分析[J].中国误诊学杂志,2004,4(1):107-108.
[38] 胡亚平,饶丽琴.肺吸虫病误诊35例分析[J].中国误诊学杂志,2003,3(5):741.
[39] 蒋朝东,段明,李黎,等.肺吸虫病86例误诊原因分析[J].寄生虫病与感染性疾病,2004,2(4):186-187.
[40] 张兵,雷发国.34例肺吸虫病误诊临床分析[J].中华传染病杂志,1998,16(2):54-55.
[41] 高蓓兰,王丽,方勇,等.肺吸虫误诊为肺结核24例分析[J].中国误诊学杂志,2001,1(1):118.
[42] 魏亮,张建明,张书琼,等.脑肺吸虫病误诊为结核1例[J].中国误诊学杂志,2001,1(12):1890.
[43] 陈先龙,王忠强,沈行平,等.肺吸虫病21例X线误诊分析[J].临床误诊误治,1998,11(2):118.
[44] 曹应海,李姗,雷旭,等.肺型肺吸虫病误诊后又发生皮肤型肺吸虫病一例[J].中华实验和临床感染病杂志(电子版),2020,14(2):172-175.
[45] 唐应成,温晓伟.皮下型与其他少见部位肺吸虫病临床病理特征的比较研究[J].中国医师进修杂志,2011,34(6):66-68.
[46] Belizario V, Guan M, Borja L, et al. Pulmonaryparagonimiasis and tuberculosis in Sorsogon[J]. Philippines. Southeast Asian J Trop Med Public Health, 1997, 28(Supp1)1: 37-45.
[47] Hanagiri T, Tsuda L, sukamoto T, et al. Primary lung cancer occurring concomitantly with the cicatrized and calcified ova of a parasite: report of a case[J]. Surg Today, 2001, 31: 443-445.
[48] Maleewong W. Recent advances in diagnosis of paragonimiasis[J]. Southeast Asian J Trop Med Public Health, 1997, 28(Suppl1): 134-138.
[49] 许隆棋,薛纯良.重要寄生虫病诊治指南[M].北京:北京科学技术出版社,2002,67-69.
[50] 李伯埙.肺吸虫病的临床和有关问题[J].实用肺科杂志,1998,5(2):30-31.

第十节 肺梅毒性树胶样肿

梅毒(syphilis)是梅毒螺旋体引起的,以性传播途径为主的传染性疾病,梅毒可分为先天性及后天性两类,后天性梅毒又分为一期、二期、三期,三期梅毒主要累及皮肤黏膜、心血管和神经系统[1-4]。梅毒性树胶样肿可发生于任何器官,最常见于皮肤、黏膜、肝、骨和睾丸,仅见于第三期梅毒[1]。以肺梅毒性树胶样肿为表现的三期梅毒临床罕见,近几十年,国内外只有不到20例的个案报道[5-21]。

肺梅毒性树胶样肿(syphilitic gumma)又称梅毒瘤,是晚期梅毒患者免疫力低下时发生的罕见并发症,其形成原因为梅毒螺旋体感染肺部后,某种抗原诱导的迟发型超敏反应,与细胞免疫反应密切相关,其病理实质是梅毒性肉芽肿。其临床表现及影像学不具备诊断特异性,极易误诊。

1983年,Coleman等[7]基于临床表现、血清学检测、抗梅毒治疗疗效等因素,提出肺梅毒的诊断标准:① 典型的病史和体征;② 血清学检测阳性;③ 伴或不伴肺部症状及影像学异常;④ 血清学、痰涂片、培养及痰液细胞学等相关检查,除外其他肺部疾病。随着对肺梅毒的病理认识逐步加深,目前血清学检测联合肺部病理检测,已经成为诊断肺梅毒的关键。迄今为止,血清学检查仍是梅毒诊断的主要方法[15],包括非螺旋体抗原(心磷脂抗原)和梅毒螺旋体特异性抗原,前者有RPR、甲苯胺红不加热血清学试验(TRUST)等,报告结果迅速,但假阳性率较高,用于定量判断疗效、病情活动程度;后者有梅毒螺旋体血凝试验(TPHA)、梅毒螺旋体酶联免疫吸附试验（TP-ELISA）等，特异性强，用于梅毒感染的确诊。肺活检是肺梅毒性树胶样肿诊断的金标准。

【病理特征】后天性三期梅毒肺部损害主要表现为单发或多发树胶肿、非特异性肺纤维化、慢性间质性肺纤维化、器官或支气管的树胶肿样溃疡[13]。肺梅毒性树胶样肿是以细胞免疫为主的肉芽肿性改变，为三期梅毒的表现。大体上，病灶外观呈灰白色，有纤维性包膜，质韧而有弹性，因似树胶状而得名[19]。镜下，典型树胶样肿见肉芽肿性炎，结构类似结核结节，中央为干酪样凝固性坏死，但坏死不彻底，周围组织有大量淋巴细胞和浆细胞浸润，上皮样细胞和朗格汉斯细胞较少，并伴有闭塞性小动脉内膜炎和动脉周围炎。但特殊染色病灶内不一定能找到梅毒螺旋体（镀银染色）[22]。后期树胶肿可吸收或纤维化，最后瘢痕收缩导致器官变形。

免疫组织化学标志物CD4、CD8和CD68可呈阳性[21]，抗酸染色、过碘酸希夫反应、六氨银染色和人血管紧张素转化酶均阴性。

【临床表现】自1968年起，国外先后报道十余例肺梅毒性树胶样肿[5-21]，年龄34～68岁，平均52岁，男性居多[21]。肺梅毒性树胶样肿临床表现无特异性，呼吸道症状可表现为咳嗽、畏寒、低热、痰中带血、咯血、胸痛、背痛及呼吸困难等，也可没有呼吸道相关症状。病程1周至3个月。

【影像学表现】肺部影像学主要表现为孤立性肺结节/肿块或多个边界不清的结节、有渗出、肺门和纵隔淋巴结肿大、胸腔积液[16-21]。前者可单发或多发（图9-10-1），可为空洞[22,23]。也可呈胸膜下半圆形或楔形实变影，边界较清晰、锐利、不均匀软组织密度，内部无支气管充气；增强扫描动脉期病灶呈明显不均匀强化，可见不规则低密度液化坏死灶，延迟扫描或多平面显示更清楚。

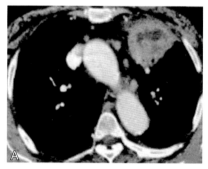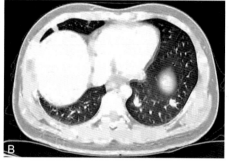

图9-10-1　A：女性，68岁。间断发热、咳嗽、咳痰伴痰中带血1个月。午后发热，体温达38.0℃。CT示左肺上叶前段阴影，密度不均匀，增强后内部有液化坏死。梅毒螺旋体血凝试验（TPHA）阳性，梅毒快速血浆反应素（RPR）阳性。肺组织病理学检查显示肺实质内肉芽肿性炎症改变，肉芽肿内可见轻度坏死，大量炎性细胞浸润，部分肺泡结构破坏，肺泡细胞上皮增生显著，间质淋巴细胞、浆细胞浸润，并见多核巨细胞构成的肉芽肿结构形成。肺小动脉内膜增生，管腔闭塞，小动脉周围淋巴细胞和浆细胞浸润。结合临床和实验室检查，诊断为肺梅毒性树胶样肿（感谢山东省青岛市第八人民医院呼吸内科贾兆广医生提供病例）　B：男性，37岁。因皮疹和发热数月，结合临床和实验室检查，确诊为梅毒。左肺下叶和右肺中叶可见数枚小结节，形态稍不规则，实质性密度（B），对症治疗后吸收，诊断为肺梅毒性肉芽肿

肺梅毒性树胶样肿的PET/CT表现有零星报道[17,20,21]，主要表现为两肺多发结节或斑片影，FDG代谢不均匀增高。王兆浑等[20]报道1例，PET/CT提示左肺上叶纵隔旁片状软组织密度影伴空洞，FDG代谢不均匀增高，SUV最大值为4.3，SUV平均值为2.0。韩静音等[21]报道的1例，^{18}F-FDG PET/CT示两肺野和两侧胸膜散在多发异常放射性浓聚灶，SUV最大值为

8.28，两肺门淋巴结也有异常放射性浓聚。值得注意的是，表现为孤立性肺结节时，需要排除周围型肺癌。潘建虎等[17]报道1例右肺下叶背段结节，大小约14 mm×15 mm，[18]F-FDG PET/CT检查，结节呈高代谢，SUV最大值为5.4，延迟扫描浓聚升高，SUV最大值为5.97（图9-10-2），同时，纵隔内、颈部、腹膜后、盆腔及两侧腹股沟区也可见多发高代谢淋巴结，SUV_{max}为3.9～8.82，肺部结节手术证实为肺泡细胞癌。

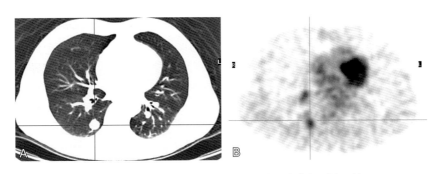

图9-10-2　男性，57岁。体格检查发现右肺结节，CT示右肺下叶背段可见一约14 mm×15 mm结节，类圆形，边界清楚，内部呈软组织密度（A），[18]F-FDG PET/CT检查，结节呈高代谢，SUV_{max}为5.4，延迟扫描浓聚增高，SUV_{max}为5.97（B）。另纵隔、颈部、腹膜后、盆腔及两侧腹股沟区均可见多发高代谢淋巴结，SUV_{max}为3.9～8.82。梅毒快速血浆反应素试验阳性（滴度1∶64），梅毒确诊试验（梅毒螺旋体血凝试验）阳性。锁骨上和腹股沟淋巴结穿刺活检，均提示慢性炎性反应，诊为梅毒性淋巴结肉芽肿。右肺下叶切除术并右肺门和纵隔淋巴结清扫，右肺下叶结节病理为"肺泡细胞癌"，肺门纵隔淋巴结均未见转移（感谢中国人民解放军联勤保障部队第九〇三医院PET/CT中心潘建虎医生提供病例）

有作者[24]较为系统地回顾了肺梅毒性树胶样肿的PET/CT检查表现，总的来说，与其他感染性病变类似，病灶局部FDG代谢不均匀增高，提示PET/CT可能对梅毒的诊断、疗效评价等具有一定作用，但特异性还有待进一步研究。

综上所述，肺梅毒性树胶肿为梅毒螺旋体感染肺部引起的肉芽肿性改变，临床少见。如有梅毒相关病史或血清学检查异常的患者，同时合并有肺部病变，需考虑到本病可能。可疑病例及时行经皮穿刺肺活检，以获得病理确诊。

【鉴别诊断】因肺梅毒性树胶样肿的临床表现不典型，诊断靠病理，而病理又表现为肉芽肿性炎，需与相似病理的疾病做鉴别。

1. 肺结核　是最常见的病理表现为干酪样肉芽肿的疾病，且影像学表现多样，既往曾有梅毒肺误诊为肺结核的病例[25]。肺结核好发于中青年，有密切结核病接触史，起病可急可缓，症状多为低热、盗汗、乏力、食欲不振、消瘦、女性月经失调等；呼吸道症状有咳嗽、咳痰、咯血、胸痛、不同程度胸闷或呼吸困难。在细胞免疫的基础上，上皮样细胞、朗格汉斯细胞、外周局部聚集的淋巴细胞和少量反应性增生的成纤维细胞构成典型结核结节，中央有干酪样坏死。影像学检查常见增殖、浸润影、干酪样病变、空洞多形态并存[26]。痰结核培养及涂片抗酸杆菌阳性，可资鉴别。

2. 真菌感染　肺部真菌感染以条件致病菌为主，临床表现无特异性，可通过组织学或无菌体液检测确定的微生物学证据（涂片和培养）确诊。免疫学检测血清中细胞壁成分（1,3）-β-D-葡聚糖抗原检测（G试验）、半乳甘露聚糖抗原检测（GM试验）阳性有重要辅助诊断价值[21]。

3. 肺脓肿　需与树胶样肿空洞者鉴别，肺脓肿起病急，症状明显，多有畏寒、发热、咳嗽、咳脓痰等症状,血象明显升高,抗生素治疗短期内即有效。

4.周围型肺癌 好发于中老年,多有吸烟史,临床表现为咳嗽、咳痰、咯血。影像学检查肿块常有分叶征、毛刺征等,癌性空洞多为偏心性厚壁空洞,内缘凹凸不平,可见壁结节,仔细辨别,区分不难。痰脱落细胞检查及经皮穿刺肺活检可见肿瘤细胞。

5.肉芽肿性多血管炎 表现为肉芽肿性炎伴小血管炎,为系统性疾病,主要侵犯上、下呼吸道和肾,可有血尿等肾脏及全身其他系统受累表现,实验室检查可发现ANCA呈阳性,其中以胞质型(C-ANCA)多见,但仍有患者ANCA阳性,激素治疗无效,开胸肺活检确诊为肺梅毒的报道[27]。

· 参考文献 ·

[1] Cherniak W, Silverman M. Images in clinical medicine: syphilitic gumma[J]. N Engl J Med, 2014, 371(7): 667.

[2] 刘洛同,霍坤良,彭里磊,等.梅毒性脑树胶肿2例并文献复习[J].中国神经精神疾病杂志,2014,40(3): 183–185.

[3] Tewari S, Moorthy N. Cardiovascular syphilis with coronary stenosis and aneurysm[J]. Indian Heart J, 2014, 66(6): 735–736.

[4] 杨楠,李威.神经梅毒性肉芽肿1例并文献复习[J].国际医学放射学杂志,2018,41(2): 208–212.

[5] Biro L, Hill A C, Kuflik E G. Secondary syphilis with unusual clinical and laboratory findings[J]. JAMA, 1968, 206(4): 889–891.

[6] Schibli H, Harms M. Tumour-like pulmonary lesion in secondary syphilis: a case report[J]. Br J Vener Dis, 1982, 57(6): 367–371.

[7] Coleman D L, McPhee S J, Ross T F, et al. Secondary syphilis with pulmonary involvement[J]. West J Med, 1983, 138(6): 875–878.

[8] Geer L L, Warshauer D M, Delany D J. Pulmonary nodule in secondary syphilis[J]. Australas Radiol, 1985, 29(3): 240–242.

[9] Kurumaji Y, Katoh T, Ohtaki N, et al. A case of secondary syphilis with a solitary pulmonary lesion[J]. Dermatologica, 1987, 174(1): 23–27.

[10] Cholankeril J V, Greenberg A L, Matari H M, et al. Solitary pulmonary nodule in secondary syphilis[J]. Clin Imaging, 1992, 16(12): 125–128.

[11] Dooley D P, Tomski S. Syphilitic pneumonitis in an HIV-infected patient[J]. Chest, 1994, 105(2): 629 –631.

[12] Zaharopoulos P, Wong J. Cytologic diagnosis of syphilitic pleuritis: a case report[J]. Diagn Cytopathol, 1997, 16(1): 35–38.

[13] Olson A L, Gutman J A, Welsh C H. A 50-year-old man with skin lesions and multiple pulmonary nodules[J]. Chest, 2004, 125(6): 2322–2327.

[14] Alrajab S, Payne K, Areno J, et al. A 40-year-old man with a nodular lung disease and skin rash[J]. Chest, 2012, 141(6): 1611–1617.

[15] Kim S J, Lee J H, Lee E S, et al. A case of secondary syphilis presenting as multiple pulmonary nodules[J]. Korean J Intern Med, 2013, 28(2): 231–235.

[16] 李晓平,胡振华,王旭,等.成人肺梅毒树胶肿误诊为肺脓肿1例分析[J].中国误诊学杂志,2008,8(30): 7436.

[17] 潘建虎,欧小波,陈志勇.梅毒性淋巴结肉芽肿¹⁸F–FDG PET/CT显像阳性二例[J].中华核医学与分子影像杂志,2011,31(4): 277–278.

[18] 贾兆广,林琳,刘同赏,等.肺梅毒树胶肿一例[J].中华结核和呼吸杂志,2013,36(9): 696–697.

[19] 李辉坚.肺梅毒性肉芽肿一例[J].放射学实践,2013,28(11): 1168.

[20] 王兆峰,董丽,苏欣,等.肺梅毒树胶样肿一例及文献复习[J].中华肺部疾病杂志(电子版),2017,10(6): 749–751.

[21] 韩静茵,王淑娟,贾仰民.肺梅毒性树胶肿的诊断及鉴别[J].中国全科医学,2015,18(32): 3988–3990.

[22] David G, Perpoint T, Boibieux A, et al. Secondary pulmonary syphilis: report of a likely case and literature review[J]. Clin Infect Dis, 2006, 42(3): e11–e15.

[23] Malov V A, Fadeeva O A, Gorbachenko A N, et al. A focal infiltration in the upper lobe of the right lung as a manifestation of the initial stage of secondary syphilis[J]. Klin Med (Mosk), 2007, 85(1): 69–72.

[24] Chen J H, Zheng X, Liu X Q. Usefulness of positron emission tomography in patients with syphilis: a systematic review of observational studies[J]. Chin Med J (Engl), 2017, 130(9): 1100–1112.

[25] Guseinov G K, Guseinov A G. A case of tertiary syphilis of the lungs and spine masking as tuberculosis[J]. Probl Tuberk, 2001, (2): 52–53.

[26] Ufimtseva E. Mycobacterium-host cell relationships in granulomatous lesions in a mouse model of latent tuberculous infection[J]. Biomed Res Int, 2015, 2015: 948131.

[27] Wockel W, Haussinger K, Weis R, et al. Anticytoplasmic antibodies (cANCA) in syphilitic nodules of the lung[J]. Dtsch Med Wochenschr, 1996, 121(19): 617–621.

第十章

肺炎性（非感染性）结节

第一节　肺肉芽肿性多血管炎

肺肉芽肿性多血管炎（granulomatosis with polyangitis, GPA）即以前所称的肺韦格纳肉芽肿（Wegener's granulomatosis, WG），是一种原因不明的肉芽肿性血管炎疾病，1936年德国病理学家Friederich Wegener首先报道WG的"三联症"，即上呼吸道、肺和肾小球损害[1]。2011年初，美国风湿病学会、美国肾脏病学会及欧洲风湿病学会联合提议将"韦格纳肉芽肿"更名为"肉芽肿性多血管炎"[2]，体现了现代医学从病理层面对疾病的进一步认识。

【组织起源】GPA的病因至今尚不明确，目前认为其发病可能与以下因素有关。① 遗传因素：GPA患者的人类白细胞抗原（HLA）-B50、HLA-B55及HLA-DR1、HLA-DR2、HLA-DR4、HLA-DR8、HLA-DR9和HLA-DQ7的表达频率明显增加，而HLA-DR3、HLA-DR6、HLA-DR13和HLA-DRB1*13的表达频率减少，提示遗传因素与GPA有一定关系。② 感染因素：63%的GPA患者鼻腔内长期携带金黄色葡萄球菌，而且携带金黄色葡萄球菌的患者GPA的复发率明显高于鼻腔内金黄色葡萄球菌阴性的患者，因此，感染可能是GPA的触发因素[7]。③ 免疫因素：多数GPA患者的血清自身免疫抗体-抗中性粒细胞胞质抗体（ANCA）呈阳性，且糖皮质激素和环磷酰胺等免疫抑制剂治疗GPA有效，因此，该病的发生可能与免疫功能紊乱有关。目前认为GPA的发病机制可能为感染等因素激活淋巴细胞，释放淋巴因子如肿瘤坏死因子（TNF）、白细胞介素（IL）-1、IL-2、IL-8、干扰素（IFN）等刺激中性粒细胞，使中性粒细胞内的蛋白酶3和髓过氧化物酶（MPO）等转移到细胞表面，刺激机体产生抗体（即ANCA）[8]。

【病理特征】典型GPA的基本病理改变包括以下3种。① 小管径动、静脉坏死性血管炎：常出现血管壁损伤和纤维素样坏死；② 坏死性肉芽肿：其肉芽肿性炎症中巨噬细胞聚集很稀疏，这一点与结核性肉芽肿不同；③ 炎症细胞浸润：以中性粒细胞、淋巴细胞、单核细胞为主，嗜酸性粒细胞较少[4,8]。

【临床表现】任何年龄均可发病，范围为15~71岁，平均为38~49岁[9]。主要侵犯上、下呼吸道和肾脏[10]，肺部受累较常见，临床上主要为咳嗽、血痰或咯血、发热、胸痛等症状[11]，局限性者，相对较轻，实验室检查血沉增快。累及大气道的患者，可表现为呼吸困难、声音嘶哑、喘鸣等。部分患者会形成气管黏膜溃疡，引起咯血[10,11]。患者化验血可有红细胞沉降率加快，CRP升高[12-15]。

GPA主要临床特点：① 上呼吸道坏死性肉芽肿性血管炎；② 全身性局灶性坏死性血管炎；③ 坏死性肾小球肾炎。肺部受累者达75%~95%[3-5]。临床上，可分多系统型（全身型）和局限型[6]，肺局限性韦格纳肉芽肿（localized Wegener's granulomatosis, LWG）由Carrington和Liebow于1966年首先报道。前者具三联症，而后者仅限于呼吸道，无肾的症状

（15%～30%），预后较好，但早期诊断困难，易误诊。其基本病理改变与广泛性韦格纳肉芽肿（generalized Wegener's granulomatosis，GWG）相同，但不侵犯肾脏和鼻咽部，预后明显好于GWG[2,6]。

有以下情况时，要考虑该病存在的可能：① 早期上呼吸道症状，是发现该病的一个线索；② 肺内单发或多发球形病灶并有空洞者，同时伴有副鼻窦炎、鼻咽部溃疡、中耳炎及肾炎时，应想到该病可能。③ 经免疫制剂及激素治疗，病灶在短期内缩小或吸收，动态变化快，出现一时性和反复性的特点。④ 慢性溃疡，除外特殊感染和肿瘤，经抗生素治疗而经久不愈时。

【影像学表现】影像学是早期诊断GPA的重要依据。CT表现"三多一洞"，即多样性（可为结节、肿块、浸润影，可伴发空洞及支气管充气）、多发性、多变性（病灶的易变化性和反复性）、空洞形成，是GPA的主要影像学表现[16,17]。

肺部CT扫描对发现肺部病灶及显示病变的细节有帮助，可发现X线片不可见的小空洞，以及结节内典型的坏死区，能发现更多的肺浸润性病变和间质纤维化。对支气管的显示最佳，近年来对GPA支气管病变有了更多的认识，支气管侵犯要较以前通常认为的要严重得多[16]。

肺结节或肿块是其主要表现形式，几乎见于所有患者。可多发或单发，多发较常见，也有报道以单个孤立性肺结节为主。也可不同时出现，多发时，数目常少于10个；特点是散在分布，主要分布在肺的周边或胸膜下，大小不等，最大径范围0.6～13.2 cm，边界清楚（图10-1-1）。因肉芽肿液化坏死，常有空洞形成，50%的结节有空洞，大部分为厚壁空洞。有的空洞像肿瘤，呈分叶状，可见壁结节，也有小部分呈薄壁空洞[18-24]（图10-1-2）。少数可见钙化。

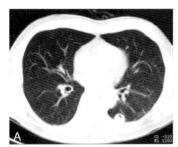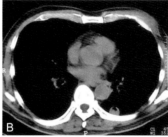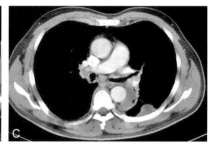

图10-1-1　男性，47岁。不明原因发热1年余，伴左侧大腿根部皮下结节1个月。胸部CT示两肺下叶多发结节，大小不等，其中，左下叶背段结节，呈类圆形，边界光整（A），无明显分叶和毛刺，内部密度不均匀，可见到空洞（B）。增强CT示结节内部明显坏死，强化不明显；另左主支气管和左下叶支气管壁明显增厚，伴软组织密度影（C）。活组织检查病理证实为韦格纳肉芽肿/GPA

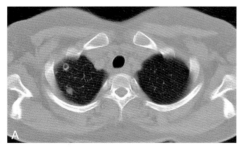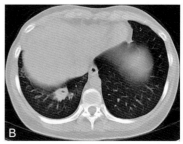

图10-1-2　女性，22岁。确诊局灶性韦格纳肉芽肿/GPA。胸部CT示右肺上叶尖段（A）和右肺下叶后基底段多发空洞和结节（B），空洞壁厚薄不均，右肺下叶病灶形态欠规则

除了形态、密度特征之外，结节的变化规律也具有重要鉴别诊断意义。LWG结节出现后一般不再增大，在逐渐缩小过程中，边缘由模糊、部分有晕征[6,25]，渐变清楚，较大结节边缘出现放射状针刺样线形瘢痕突起，能与急性肺梗死、脓毒性栓子和血行转移癌鉴别，最后变为"星芒"状纤维灶。结节性空洞的洞腔由小变大，洞壁由厚变薄，常出现液平；继而，洞腔随结节缩小而逐渐缩小，以至闭塞，变为"星芒"状纤维灶。结节愈合后，其他部位又可出现与原结节相似的新结节，此即所谓"游走性"[26]。

CT增强扫描，呈边缘强化。可见结节的供养血管，有报道称88%的病例，可见通向肺部的一支清楚的血管，即所谓"供养血管征"[6,27-29]。

楔形实变是GPA另一较常见的CT征象，病理基础为出血性肺梗死。宽基底位于胸膜面，尖端圆突指向肺门，边界清楚，中央部密度较低。CT增强扫描时，亦显示边缘强化、中央液化坏死与"供养血管征"。后者在其他原因的肺梗死中，也较常见，如果与多发性肺结节同时出现，则有助于GPA的诊断。

片状浸润影较少见，见于50%～60%的患者，仅根据CT改变不能区分是肺炎、肺水肿还是肺出血。但旧病变短期内可缩小或消失，新病变出现，临床上常有咯血，而白细胞计数正常，可提示为肺出血，病理研究证实为肺泡毛细血管炎性出血[25]，肺部病灶多变性，也是GPA的一个特征。据此可与转移瘤和感染性肉芽肿相鉴别。

气道受累见于15%～25%[30-32]的GPA患者，声门下区是最常累及的区域，发生率为16%～23%[30,33-36]。支气管束呈袖口状弥漫增厚，病变沿着支气管浸润，常累及气管、主支气管和叶支气管，呈弥漫性均匀增厚或局限性结节状增厚，也可多节段跳跃性分布，腔内可见软组织密度影，严重时可导致气道狭窄，甚至闭塞。气管及主支气管改变，对于GPA的诊断较有意义。

【鉴别诊断】肺部LWG的基本CT特征为多发性肺结节、结节内空洞形成及楔形实变，增强扫描显示边缘性强化和"供养血管征"。这些征象同时或先后相继出现，而无肾脏和鼻咽部病变，高度提示GPA的可能性。结节的特殊变化规律，对本病的诊断，也具有相对特异性，最终确诊仍有赖于病理活检。

1. 变应性血管炎性肉芽肿　GPA组织中常有多少不等的嗜酸性粒细胞浸润，当伴有明显嗜酸性粒细胞浸润时，应和变应性血管炎性肉芽肿，即Churg-Strauss综合征（CSS）鉴别[37]。后者特征性改变还有哮喘病史、外周血嗜酸性粒细胞增多，而GPA这些症状不常见，外周血嗜酸细胞一般＜5%。另外，CSS较少发生破坏性上呼吸道病变、气管狭窄、炎症性肾病，也很少形成肺空洞，血清学检查核周型抗中性粒细胞胞质抗体（pANCA）升高，而GPA则为胞质型（cANCA）升高[4]。

2. 转移瘤　通常有肺外恶性肿瘤病史，边缘光整，形成空洞者少。而GPA结节边缘模糊，常有空洞形成。转移瘤结节通常进行性增大，GPA结节的变化过程与转移瘤完全不同，与结核球和霉菌病亦有差异[38]。

3. 肺结核　好发于两肺上叶尖段、后段和下叶背段，结核球的密度较高，球内常有钙化，周围多有卫星病灶，动态随访病灶常稳定无变化。而GPA密度较低，结节内钙化极为少见。陈晓红等[39]分析文献，共纳入相关误诊文献56篇，误诊病例167例，误诊疾病达50多种，肺结核占第一位。

4. 肺隐球菌病　CT表现亦多样，可表现为多发结节肿块，病灶周围可见毛刺和晕征，GPA与之很难鉴别。但肺隐球菌患者多见于青中年男性，多无症状，于体检时偶然发现，或有轻微的咳嗽、发热、胸痛等，起病隐匿；而GPA多伴有鼻、肾等多系统受累，可出现相应气道受累表现。

5. 侵袭性曲霉菌病　有时亦表现为多发空洞，边缘渗出，有“晕征”，内部可见支气管充气是其特征，急性期内部空洞相对少见。进展期可增大，病情控制后一般不再出现新病灶，即无“游走性”。实验室检查，血清半乳甘露聚糖抗原（GM）试验阳性，可资鉴别。

6. 肺淋巴瘤样肉芽肿病　肺淋巴瘤样肉芽肿病是一种少见的淋巴增生性疾病，其病理特征为以淋巴细胞浸润为主的血管中心性和血管破坏性肉芽肿性病变，多见于器官移植、HIV感染及原发免疫缺陷患者。其CT表现常为双肺下叶周边多发的斑片、结节及肿块，酷似GPA，但通常没有上呼吸道病变及病灶周围晕征，可与GPA鉴别，其病灶的易变性也不及GPA[40]。

参考文献

[1] Lie J T. Wegener's granulomatosis: histological documentation of common and uncommon manifestations in 216 patients[J]. Vasa, 1997, 26(4): 261–270.
[2] Falk R J, Gross W L, Guillevin L, et al. Granulomatosis, with polyangiitis(Wegener): an alternative name for Wegener granulomatosis[J]. Arthritis Rheum, 2011, 63(4): 863–864.
[3] Katzenstein A L A, Locke W K. Solitary lung lesions in Wagener's granulomatosis. Pathologic findings and clinical significance in 25 cases[J]. Am J Surg Pathol, 1995, 19(5): 545–552.
[4] 孟凡青，孙琦，张德平，等．肺Wegener肉芽肿病/肺肉芽肿病伴多血管炎的病理诊断[J]. 诊断病理学杂志，2013，20：434.
[5] 张国华，吴庆军，张立民，等．韦格纳肉芽肿病100例临床分析[J]. 中华风湿病学杂志，2010，14：677.
[6] 李登维，何晓鹏，黄新文，等．肺肉芽肿性多血管炎的MSCT特征及其动态分析[J]. 临床放射学杂志，2014，33(12)：1855–1858.
[7] 施焕中，林江涛．肺脏免疫学及免疫相关性疾病[M]. 北京：人民卫生出版社，2006，805–815.
[8] 何权瀛．韦格纳肉芽肿病的诊断与治疗[J]. 临床内科杂志，2020，37(10)：693–695.
[9] Allen S D, Harvey C J. Imaging of Wegener's granulomatosis[J]. Br J Radiol, 2007, 80(957): 757–765.
[10] Zycinska K, Wardyn K A, Zycinski Z, et al. Association between clinical activity and high –resolution tomography findings in pulmonary Wegener's granulomacytosis[J]. J Physiol Pharmacol, 2008, 59(6): 833–838.
[11] 张孔，曾辉，梁国庆，等．韦格纳肉芽肿病肺损害的临床分析[J]. 中华结核与呼吸杂志，2003，26(10)：623–625.
[12] Takwoingi Y M, Dempster J H. Wegener's granulomatosis: an analysis of 33 patients seen over a 10–year period[J]. Clin Otolaryngol Allied Sci, 2003, 28(3): 187–194.
[13] Ferri E, Armato E, Capuzzo P, et al. Early diagnosis of Wegener's granulomatosis presenting with bilateral facial paralysis and bilateral serous otitis media[J]. Auris Nasus Larynx, 2007, 34(3): 379–382.
[14] 李传海，邹志强，卢兆桐，等．肺韦格纳肉芽肿临床诊断学特点及文献复习[J]. 中华诊断学电子杂志，2014，2(4)：294–297.
[15] 刘国保，黎蕾，方心华，等．不同类型的韦格纳肉芽肿病的影像学对比[J]. 中国实验诊断学，2012，16(6)：1044–1046.
[16] Semenkova E N, Krivosheev O G, Novikov P I, et al. Pulmonary lesionsin Wegener's granulomacytosis[J]. Klin Med(Mosk), 2011, 89(1): 10–13
[17] 王香莲，谈瑞生，刘霞．肺韦格纳肉芽肿病的CT影像分析并文献复习[J]. 实用医学影像杂志，2015，16(6)：494–497.
[18] Koldingsnes W, Jacobsen E A, Sildnes T, et al. Pulmonary function and high-resolution CT findings five years after disease onset in patients with Wegener's granulomatosis[J]. Scand J Rheumatol, 2005, 34(3): 220–228.
[19] Levine D, Akikusa J, Manson D, et al. Chest CT findings in pediatric Wegener's granulomatosis[J]. Pediatr Radiol, 2007, 37(1): 57–62.
[20] 黄刚，马娅琼．肺部韦格纳肉芽肿MSCT征象与ANCA的相关性及诊断价值的研究[J]. 中国临床医学影像杂志，2013，24：393.
[21] Fervenza F C. Rituximab in ANCA-associated vasculitis: fad or fact[J]. Nephron Clin Pract, 2011, 118: 182.
[22] Pagnoux C. Wagener's granulomatosis and microscopic polyangicitis[J]. Rev Prat, 2008, 58: 5222.
[23] Ananthakrishnan L, Sharma N, Kanne J P. Wegener's granulomatosisin the chest: high resolution CT findings[J]. AJR, 2009, 192: 6762.
[24] Zycinska K, Wardyn K A, Zycinski Z, et al. Association between clinical activity and high-resolution tomography findings in pulmonary Wegener's granulomacytosis[J]. J Physiol Pharmacol, 2008, 59: 833.
[25] 梁康福，冯仕庭，孟悛非，等．肺Wegener's肉芽肿病的CT诊断与鉴别[J]. 影像诊断与介入放射学，2008，17：251.
[26] Pretorius E S, Stone J H, Hellmann D B, et al. Wegener's granulomatosis: spectrum of CT findings in diagnosis, disease progression, and response to therapy[J]. Crit Rev Diagn Imaging, 2000, 41(4): 279–313.
[27] 官新立，梁恩海，陈秉刚，等．韦格纳肉芽肿病的临床及肺部影像学表现[J]. 放射学实践，2009，24：1207.
[28] 王沣，高圣堂，夏大庆，等．以肺部多发结节影就诊的Wegener肉芽肿临床分析[J]. 临床肺科杂志，2012，17：754.
[29] 康春燕，刘长庭，王雅娟，等．韦格纳肉芽肿肺损害的临床及影像学分析[J]. 南方医科大学学报，2010，30：786.
[30] Lohrmann C, Unl M, Kotter E, et al. pulmonary manifestations of Wegener granulomatosis: CT findings in 57 patients and a review of the literature[J]. Eur J Radiol, 2005, 53(3): 471–477.
[31] Lee K, Kim T, Fujimoto K, et al. Thoracic manifestation of Wegener's granulomatosis: CT findings in 30patients[J]. European Radiology, 2003, 13(1): 43–51.
[32] Ananthakrishnan L, Sharma N, Kanne J P. Wegener's granulomatosis in the chest: high-resolution CT findings[J]. AJR, 2009, 192(3): 676–682.
[33] 万齐，赵康艳，李新春，等．肺韦格纳肉芽肿病CT征象分析[J]. 放射学实践，2013，28(11)：1128–1131.
[34] 殷泽富，赵永碧．肺部局限性韦格纳肉芽肿的CT诊断[J]. 中华放射学杂志，2001，35(6)：442–444.

［35］ Martinez F, Chung J H, Digumarthy S R, et al. Common and uncommon manifestations of Wegener granulomatosis at chest CT: radiologic-pathologic correlation[J]. Radio Graphics, 2012, 32(1): 51–69.

［36］ Hansell D M. Small-vessel diseases of the lung: CT-pathologic correlates[J]. Radiology, 2002, 225(3): 639–653.

［37］ Specks U, DeRemee R A. Granulomatous vasculitis. Wegener's granulomatosis and Churg-Strauss syndrome[J]. Rheum Dis Clin North Am, 1990, 16(2): 377–397.

［38］ 钟南山. 临床病例会诊与点评–呼吸分册[M]. 北京：人民军医出版社, 2007, 279–282.

［39］ 陈晓红. 中国误诊大数据分析(上册)[M]. 南京：东南大学出版社, 2018, 583–587.

［40］ 庞涛, 王新怡, 柳澄, 等. 肺淋巴瘤样肉芽肿的CT特征[J]. 医学影像学杂志, 2010, 2: 1300.

第二节　肺类风湿结节

类风湿关节炎（rheumatoid arthritis, RA）是一种以侵蚀性关节炎为主要表现的全身性自身免疫病，除关节外，尚可累及皮肤、肺、心脏、神经系统等[1]。类风湿结节是常见的关节外病变之一，多见于经常受压或摩擦部位的皮下、肌腱或骨膜上，也可见于肺、胸膜、心包、心肌或硬脑膜等内脏深层。出现于内脏的心、肺、脑膜等处的类风湿结节，常引起相应系统性症状，类风湿活动期过后，结节可以消退。如类风湿关节炎长期未得到有效治疗，结节可慢性纤维化，治疗后不能消失。

肺部结节为RA关节外肺部病变表现之一。肺结节可经数年逐渐增大，或与胸腔积液相关，或形成支气管胸膜瘘、气胸或液气胸。尚有研究发现，部分患者肺部类风湿结节周围可发生腺癌[2]。在临床工作中，RA患者合并肺部类风湿结节也并不少见，但各文献中RA患者合并肺部类风湿结节的患病率不详，其相关危险因素也鲜有报道。

类风湿关节炎诊断需符合1987年美国风湿病学会修订的RA分类标准或2010年美国风湿病学会/欧洲抗风湿病联盟RA分类标准。

【病理特征】血管炎是RA患者关节外病变的主要病理基础。肺部结节是RA较特异的肺部表现，文献报道肺部结节也以血管炎为基本病理表现，可有中央坏死，可有栅栏样排列的上皮样细胞及单核细胞浸润[3]。类风湿肺的主要病理改变为间质性肺炎和纤维化，类风湿结节形成和胸膜炎。弹力纤维染色阳性。

【临床表现】多见于中年女性，有类风湿关节炎的表现。胸部症状多不明显，可有咳嗽、气急、胸痛等，多为非特异性症状，肺部继发感染率较一般人高。活动期患者可有咯血伴发热症状。

出现类风湿结节提示RA病情活动，RA患者年龄较大、高滴度RF值可能是RA合并肺部结节的危险因素。类风湿关节炎经过有效治疗，肺部结节可缓解，表现为结节体积变小、数量减少[4]。如类风湿关节炎长期未得到有效治疗，结节可慢性纤维化，并发胸腔积液、支气管胸膜瘘、气胸或液气胸等情况，甚至有发生腺癌的风险。

【影像学表现】类风湿关节炎肺部结节的发生率为0.4%～33%[5,6]。肺部结节为类风湿关节炎患者肺部病变的常见表现，大小从数毫米到数厘米不等，单发或多发[4]。

类风湿结节在CT上表现为形态多样性，可呈边缘光滑、空洞形成、卫星结节、胸膜接触、胸膜下层状软组织等[7,8]。相关诊断要素包括：4个以上结节、外周分布、空洞形成、卫星结节、边缘光滑和胸膜下层状影，满足上述3种以上CT特征时，诊断类风湿结节具有较好的敏感性和特异性。具体影像学表现包括以下内容。

1. 类风湿结节　较广泛的粟粒样小结节，与急性粟粒性肺结核相似；大小不一的单发或多发结节，最大径以2～3 cm为多，大者可达6 cm左右，边缘较光整（图10-2-1）；结节呈渐进性坏死，较大者可形成空洞，壁厚，但内缘多较光整（图10-2-2），常与肺间质纤维化合并存在。

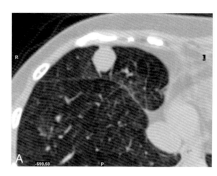
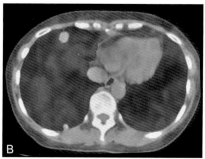

图10-2-1 女性,65岁。发热2周余。既往有类风湿关节炎病史多年,双手关节变形,发现肺部结节6年。CT示(A)右肺中叶结节,类圆形,边界清楚且较光整,内部密度大致均匀,PET/CT扫描示该结节FDG代谢无明显增高(B)。两肺其余结节内部可见钙化

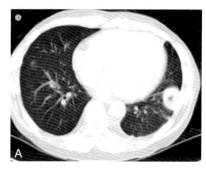
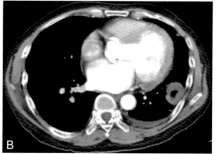

图10-2-2 男性,48岁。确诊类风湿关节炎15年。CT轴位示(A)左肺下叶内前基底段结节,类圆形,边界清楚,且较光整,内部有空洞,内壁欠光整,增强后厚壁组织无明显强化(B)

类风湿结节的^{18}F–FDG PET/CT代谢水平低[6,9],平均SUV$_{max}$为2.7±2,明显低于对照组恶性肺结节的7.2±4.8,且没有发现引流淋巴结^{18}F–FDG代谢增高[6]。

2.弥漫性肺间质纤维化 肺纹理增强及广泛网格状阴影伴小结节,以下肺明显;网状阴影发展为蜂窝状,并可有肺气肿或肺大疱表现,可发生自发性气胸。CT表现为两肺广泛磨玻璃样变和蜂窝样变,以两中下肺为明显,伴间质纤维化,肺泡间隔增厚[10,11]。

3.Caplan综合征 部分病例的Caplan征群,即类风湿关节炎、肺类风湿结节、煤肺或其他尘肺同时存在。结节最大径为0.5~5 cm,结节多出现于关节症状之前。

4.急性肺炎 表现为片状或云絮状模糊阴影;若为类风湿本身引起者,抗炎治疗无效,激素治疗有效;继发感染所致者,抗炎治疗有效。

5.胸膜炎 常为单侧少量积液,也可为双侧;实验室检查含糖量较低是其特点;可单独存在或与其他肺部病变并存,常数月或数年不变,可在关节炎出现之前发生,积液量可因关节炎加重而增多。

【鉴别诊断】肺部单发结节须与肺部恶性肿瘤和结核等相鉴别,实验室检查、胸部增强CT或PET/CT一定程度上有助于鉴别[12],如鉴别困难,最终可考虑肺部活检以明确诊断。

1.周围型肺癌 与恶性肿瘤性结节相比,肺类风湿结节具有特征性的CT和PET/CT表现,肺类风湿结节发生在更年轻的患者,形成空洞,壁厚,但内缘多较光整,常与肺间质纤维化合并存在[6,13]。并且容易发生皮下类风湿结节[6,13,14],血清检查阳性率高。Rodriguez等[2]研究发现部分患者肺部类风湿结节周围可发生腺癌,因此,诊断肺类风湿结节须排除肺癌,不断增大

或最大径＞8～10 mm的结节需要进行活检，以免误诊[15]。

2. 结核性空洞　类风湿结节两下肺多见，有类风湿病史，常合并肺间质纤维化，空洞壁较厚，内缘多较光整，结合病史和临床实验室检查，鉴别诊断不难。根据关节肿痛、晨僵等症状，且抗"O"、类风湿因子和其他化验指标等均对诊断有帮助。

3. 肺曲霉病（曲霉球）　曲霉球是一种易于识别的最常见的非侵入性真菌球，多与职业环境、机体抵抗力下降、原有肺部疾患等因素有关。RA患者长期口服免疫抑制剂，临床易合并霉菌感染，症状也以咯血为主，曲霉抗原可阳性。影像学检查可呈空洞，酷似寄生性曲霉球[16]。曲霉球在空洞内呈游离状态，其位置随检查体位的改变而变动，一般紧靠在空腔的低垂部位。曲霉球与空洞壁之间有空气新月征。影像学表现不典型者，特别是原发性曲霉感染后，造成肺组织梗死、坏死而致空洞，曲霉在空洞内繁殖生长，演变成曲霉球，需与RA肺结节鉴别。

参考文献

［1］ Carmona L, Gonzalez-Alvaro I, Balsa A, et al. Rheumatoid arthritis in Spain: occurrence of extra-articular mainifestations and estimates of disease severity[J]. Ann Rheum Dis, 2003, 62: 897–900.

［2］ Rodriguez P, Romero T. Bronchogenic carcinoma associated with rheumatoid arthritis: role of FDG–PET scans[J]. Rheumatology(Oxford), 2006, 45(3): 359–361.

［3］ Yousems A, Colby T V, Carringtonc B, et al. Lung biopsy in rheumatoid arthritis[J]. Am Rev Respir Dis, 1985, 131: 770–772.

［4］ Glace B, Gottenberg J E, Mariette X, et al. Efficacy of rituximab in the treatment of pulmonary rheumatoid nodules: findings in 10 patients from the French AutoImmunity and Rituximab/Rheumatoid Arthritis registry (AIR/PR registry)[J]. Ann Rheum Dis, 2012, 71: 1429–1431.

［5］ 何善智，丁菱，王敏，等. 类风湿关节炎合并肺部类风湿结节的危险因素分析[J]. 实用医学杂志, 2017, 33(10): 1665–1668.

［6］ Koslow M, Young J R, Yi E S, et al. Rheumatoid pulmonary nodules: clinical and imaging features compared with malignancy[J]. Eur Radiol, 2019, 29(4): 1684–1692.

［7］ 吴晨敏，高飞，林禾，等. 肺内类风湿结节1例[J]. 福建医药杂志, 2016, 38(S1): 79–81.

［8］ 董绍臣，姜尧，张向宁，等. 双肺多发结节空洞影[J]. 中华结核和呼吸杂志, 2014, 37(2): 152–153.

［9］ Gupta P, Ponzo F, Kramer E L, et al. Fluorodeoxyglucose(FDG) uptake in pulmonary rheumatoid nodules[J]. Clin Rheumatol, 2005, 24: 402–404.

［10］ Zrour S H, Touzi M, Bejia I, et al. Correlations between high-resolution computed tomography of the chest and clinical function in patients with rheumatoid arthritis. Prospective study in 75 patients[J]. Joint Bone Spine, 2005, 72: 41–44.

［11］ 赵颖，李菁，吴庆军，等. 类风湿关节炎相关肺间质病变的危险因素、临床和影像学特点[J]. 中华临床免疫和变态反应杂志, 2012, 6(3): 198–203.

［12］ Giles J T, Danff S K, Sokolove J, et al. Association of fine specificity and repertoire expansion of anticitrullinated peptide antibodies with rheumatoid arthritis associated interstitial lung disease[J]. Ann Rheum Dis, 2014, 73: 1487–1494.

［13］ 罗嗣频，Koslow M, Young J R, et al. 类风湿性肺结节与肺恶性肿瘤相比的临床及影像特点[J]. 国际医学放射学杂志, 2019, 42(3): 123.

［14］ 吕英志. 皮下多发性巨大类风湿结节1例[J]. 诊断病理学杂志, 2000, 7(4): 15, 91.

［15］ 黄澍，刘惠英. 肺内类风湿结节误诊为肺癌一例报告[J]. 海南医学, 2005, 16(9): 180.

［16］ 孙永华，尉世同. 肺类风湿结节误诊为曲霉菌肺炎1例报道并文献复习[J]. 中国医药指南, 2013, 11(24): 652–653.

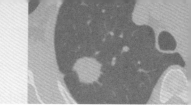

第十一章

气道和吸入性病变

第一节 硅肺进行性块状纤维化

尘肺病是劳动者在职业活动中，长期吸入生产性矿物质粉尘并在肺内潴留而引起的以肺组织弥漫性纤维化为主的疾病[1]。1997年至2019年间，我国累计报道新发职业性尘肺病358 917例，以硅肺（曾称"矽肺"）和煤工尘肺（coal work's pneumoconiosis，CWP）为主[2]。按照影像学特征，硅肺可分为单纯硅肺和复杂型硅肺[3]，后者常表现为进行性大块纤维化（progressive massive fibrosis，PMF），影像学可见融合的大阴影形成[4]，是硅肺的晚期表现之一。硅肺合并PMF患者的肺通气功能受损较单纯硅肺更为明显[5-7]。PMF作为硅肺的一种类型，亦可见于煤工尘肺等其他尘肺[8]。进行性大块纤维化（PMF）也是煤工尘肺（CWP）患者的常见肺部征象，PMF指煤矿工人肺内出现长径至少为2 cm，短径至少为1cm的尘性纤维化病变，文献报道这种大阴影的CT检出率高达54.5%[9,10]。

肺癌是硅肺和CWP严重合并症之一，与PMF一样，均表现为肺内肿块，是硅肺和CWP患者肺内最多见的表现为肿块的两种病变[10]。临床工作中对于两者的诊断与鉴别诊断有很大的局限性。基础疾病的存在，使得临床表现常不典型，且复杂多样，肺纤维化、其他团块病变的干扰或位置较隐秘，易疏漏病变形态变化和并发症的显示，造成硅肺合并肺癌的漏诊。

【组织起源】PMF的发病机制还不完全了解，主要认为与吸入游离二氧化硅量有密切关系，结核菌的感染，也是促进PMF形成和发展的另一重要因素[3,6]，不论结核和（或）其他非特异性感染，粉尘病灶之间的炎性机化物都有助于PMF的形成[8]。

【病理特征】大体上，PMF病灶形状不规则，与周围组织粘连，分解不清，表面呈灰褐色或者灰白色，甚至看不到任何正常组织结构，坚实如橡胶，其内有的可以看到空洞，最大空洞长径可达9 cm，多数位于肺门或者上肺，胸膜有增厚和粘连[11]。

光学显微镜下，PMF的病理改变分结节融合型和PMF型两类[11]，① 结节融合型：由硅结节、煤硅结节、煤硅结核结节、尘灶等密集靠拢，聚合而成。融合块的结节多由同心圆或漩涡状排列的胶原纤维构成，结节内均见尘性坏死、胆固醇结晶析出，并可见干酪样坏死。融合块内结节间或全为纤维组织。纤维排列较结节略疏松，或可见少许残留萎陷的肺泡。肺泡隔尘性纤维化、扭曲、变形、软骨钙化和管腔闭塞的小支气管壁，以及管壁增厚，管腔狭窄的小动脉，伴尘性胶原纤维浸润肌层。② PMF型：由粗大胶原纤维取代肺泡间连接，形成无明显结节的团块，由方向不定呈束状、漩涡状走行的胶原纤维所构成。在胶原纤维束间可见灶状分布的淋巴细胞、尘细胞及游离粉尘，中央伴坏死、钙化，其内见不到血管、肺组织等结构。

【影像学表现】PMF病变大部分位于两肺上叶（约80%），两侧大致对称，多位于肺后上部、两肺上外带，但中肺和下肺亦为大阴影分布的常见部位[12]，位于中、下叶肺组织者仅占

1/5，有时可占据整个肺叶乃至双肺。多数病灶形态不规则，约2/3病灶的上下径大于左右径和前后径，在X线胸片上表现为上下纵行条状影，呈不规则肿块、翼状垂直于肋骨。约70%的PMF周围常伴有大小不等的硅结节，轮廓模糊、放射状或者星芒状[13]，易并发不同程度的小叶中心型肺气肿，并形成灶周肺气肿，煤硅肺尤为明显[13]。

硅结节可见棘状凸起和分叶，但发生率低于周围型肺癌，多无明显脐凹样深分叶改变，不伴支气管截断，可见其间有扩张、扭曲的充气支气管通过，或见支气管扭曲、牵拉移位；硅结节密度不均匀，钙化多见，为散在点状钙化、整体或局部密度明显增高，CT值常＞60 Hu。粗长索条影、毛刺多见，灶周肺气肿、肺大疱，硅结节远比肺癌多见，且范围大、远离肺门侧明显[14-16]。袁磊磊等[13]报道82%的PMF肿块周边有长短不一的索条影，近端呈棘状凸起，远端则形成纤维索条，54%的肿块周围有肺气肿改变，形成了典型的"伪足征"表现。PMF增强后强化不明显（图11-1-1），动态随访，病灶无明显增大。而硅肺患者并发的周围型肺癌，常进行性增大，结节内部少有明显钙化（图11-1-2），这与融合硅结节不同。靠近胸膜的灶周索条，常与邻近增厚和粘连的胸膜相牵拉，牵拉部位胸膜增厚明显，无胸膜凹陷[17-20]。

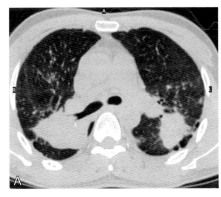
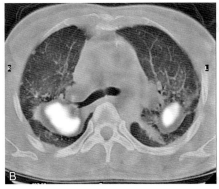

图11-1-1　男性，46岁。职业粉尘接触史8年，胸闷、活动后气促2年。CT（A）检查发现两肺多发结节和肿块，以右上肺门肿块为大，最大径达5 cm，内部密度大致均匀，仅边缘少许钙化，FDG代谢明显增高（B），近端右上叶后段支气管截断。纤维支气管镜检查和经支气管镜肺门和纵隔淋巴结活检均阴性，未见癌细胞，系硅肺进行性肿块状纤维化

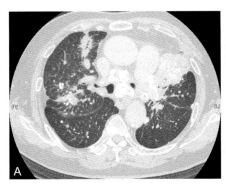
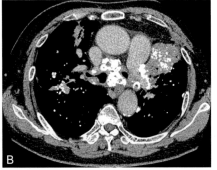

图11-1-2　男性，67岁。职业粉尘接触史25年，间歇性痰中带血1年余。CT检查发现两肺上叶多发硅结节和肿块，左肺呈巨大融合肿块，内部见弥漫钙化。右肺上叶前段纵隔旁见一结节，大小约2.3 cm×1.5 cm，边界清楚而不光整，有分叶（A），内部呈软组织密度，并可见支气管充气，无明显钙化（B），纤维支气管镜活检，病理证实系肺腺癌

煤工尘肺PMF病灶是基于以SiO_2为核心的硅结节,外周不断有纤维组织包绕,理论上其病灶含水量应该比人体软组织相对较少。煤工尘肺的PMF病灶在MRI的T1WI像上表现为与邻近胸壁肌肉组织相似的等信号,周围境界相对清晰;T2WI像则是以低信号为主的等低混杂信号,提示病灶内的纤维化组织及钙化是T2WI呈等低信号的主要原因[21,22]。而反转恢复脂肪抑制序列(SPIR)像病灶信号未见明显增高,表明纤维化肿块病灶实质含水量相对较低[23]。

有关PET/CT对PMF的诊断还未见报道。实际工作中,我们注意到PMF的FDG常有代谢(图11-1-3),且SUV通常较高,因此,PET/CT上,常将融合硅结节误诊为周围型肺癌,或认为硅肺合并有肺癌,属假阳性,精准诊断还需结合CT形态学。

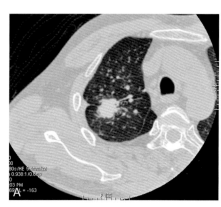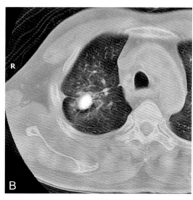

图11-1-3 男性,65岁。职业粉尘接触史多年,体检发现右肺上叶肿块(A)。右肺上叶可见一类圆形肿块,边界清楚,有浅分叶,外上缘较平直,大小约2.6 cm×1.8 cm×3.2 cm,边缘可见长纤维索条影并牵拉相邻胸膜,病灶下缘模糊,FDG摄取明显增高,平均SUV=5.8,最大SUV=7.0(B)。另两肺野内可见散在小结节,以两肺野外带分布较明显,密度较高。双肺门淋巴结肿大,两侧大致对称,FDG摄取增高,平均SUV=4.6,最大SUV=6.0。右肺上叶肿块经皮穿刺肺活检,病理证实为尘肺融合结节

【鉴别诊断】典型PMF,因有明确职业接触史和肺部影像学特点,诊断不难。难点在于,容易并发周围型肺癌和肺结核,后两者的影像,与原有的硅肺影像重叠,而导致漏诊和误诊。

1. 周围型肺癌 常常单发,呈类圆形结节或肿块,边界清楚而不光整,可有典型分叶征,早期边缘可有细短毛刺,与长索条不同,癌肿周围少见肺气肿。病灶周围通常无明显卫星灶。内部可见空泡或细支气管充气,无明显钙化,CT增强扫描多有较明显强化;动态随访,结节进行性增大;中晚期可伴有肺门和纵隔淋巴结肿大,累及胸膜可出现结节,并伴有同侧胸腔积液。部分病例还可发生远处转移,如肾上腺、脑、骨骼等部位。硅肺并发肺癌时,临床表现和影像学表现不典型,纤维化、伴随的硅结节和融合肿块的干扰,易造成肺癌的漏诊和误诊[24-34]。原PMF的基础上或周边生长出癌肿,诊断更难。若肿块短期内增大明显,尘肺融合块部分边缘毛糙,且该部分实质密度较低;增强动脉期,肿块轻中度或明显强化,且不均匀,延迟扫描强化程度减低,以上这些提示并发肺癌的可能[35];宜经皮穿刺肺活检或纤维支气管镜检查,以明确诊断。

2. 结核性肉芽肿或结核球 煤工尘肺患者易并发肺结核,全身有低热、乏力、食欲不振;急性活动期有咳嗽、咳痰,痰中带血,影像上两上肺,尤其肺尖部可见渗出或斑片影,边缘模糊,较重时可出现实变,伴多发空洞,病灶新旧不一[36-38]。痰培养或经支气管镜溧检可找到抗酸杆菌。增殖期和慢性时,可呈多发结节,较大者机化并纤维包膜形成后,成为结核球,多呈类圆形,可资鉴别。结核感染T细胞检测(TB-IGRA),可用于硅肺患者结核早期筛查、早期诊断[39]。

· 参考文献 ·

［ 1 ］ 中华人民共和国国家卫生和计划生育委员会.职业性尘肺病的诊断:GBZ 70-2015［S］.北京:中国标准出版社,2015.

［ 2 ］ 张敏,王丹,郑迎东,等.中国1997年至2009年报告尘肺病发病特征和变化趋势[J].中华劳动卫生职业病杂志,2013,31(5):321-334.

［ 3 ］ Mossman B T, Churg A. Mechanisms in the pathogenesis of asbestosis and silicosis[J]. Am J Respir Crit Care Med, 1998, 157(5 Pt 1): 1666-1680.

［ 4 ］ Leung C C, Yu I T, Chen W. Silicosis[J]. Lancet, 2012, 379(9830): 2008-2018.

［ 5 ］ Bégin R, Ostiguy G, Cantin A, et al. Lung function in silica-exposed workers. A relationship to disease severity assessed by CT scan[J]. Chest, 1988, 94(3): 539-545.

［ 6 ］ 曹香府,赵倩,崔玉芳,等.煤工尘肺进行性大块纤维化与肺功能关系的研究[J].职业与健康,2016,32(11):1473-1475,1479.

［ 7 ］ Blackley D J, Reynolds L E, Short C, et al. Progressive massive fibrosis in coal miners from 3 clinics in Virginia[J]. JAMA, 2018, 319(5): 500-501.

［ 8 ］ 余诗雯,李安,宋玉果.矽肺合并进行性大块纤维化患者肺功能特征及其相关因素分析[J].中华劳动卫生职业病杂志,2021,39(11):831-835.

［ 9 ］ Yang S C, Yang S P. Ventilatory function of progressive massive fibrosis among bituminous coal miners in Taiwan[J]. Arch Environ Health, 2003, 58(5): 290-297.

［10］ Halldin C N, Blackley D J, Markle T, et al. Patterns of progressive massive fibrosis on modern coal miner chest radiographs[J]. Arch Environ Occup Health, 2020, 75(3): 152-158.

［11］ 江瑞康,王玉玲,刘培成.尸检煤尘肺进行性大块纤维化的病理学观察[J].中华劳动卫生职业病杂志,2014,32(9):701-703.

［12］ Halldin C N, Blackley D J, Markle T, et al. Patterns of progressive massive fibrosis on modern coal miner chest radiographs[J]. Arch Environ Occup Health, 2020, 75(3): 152-158.

［13］ 袁磊磊,马大庆,关砚生,等.分叶征和伪足征对煤工尘肺合并肿块CT诊断的价值[J].中华临床医师杂志(电子版),2011,5(13):3821-3827.

［14］ 武粟,唐洪渠,孔亮.煤工尘肺大阴影的CT表现及临床意义[J].中国煤炭工业医学杂志,2016,19(4):555-557.

［15］ 毛效武,肖永霞,贾宏,等.煤工尘肺Ⅲ期大阴影的CT观察与分析[J].甘肃医药,2014,33(10):757-759.

［16］ 杜鹏,徐凯.煤工尘肺的影像学诊断研究进展[J].中国CT和MRI杂志,2015,13(8):115-120.

［17］ 刘培成,苏汉新,帕提古丽,等.CT及高分辨率CT对煤工尘肺大阴影的诊断价值及临床应用[J].中华劳动卫生职业病杂志,2007,25(6):350-353.

［18］ 赵培民.矽肺结节的CT诊断与鉴别诊断[J].现代医用影像学,2008,17(4):196-198.

［19］ 朱怡,刘荣荣,刘静,等.能谱CT成像在肺结核与矽肺结节鉴别诊断中的价值[J].中国防痨杂志,2020,42(3):240-244.

［20］ 陈宏平,张启禄.螺旋CT三维重组在尘肺并发肺癌中的诊断价值[J].华北煤炭医学院学报,2011,13(3):317-318.

［21］ 张涛,金光暐,王权,等.煤工尘肺块状纤维化CT及MR成像对比分析[J].临床放射学杂志,2015,34(11):46-49.

［22］ 武粟,唐洪渠,孔亮.煤工尘肺大阴影的CT表现及临床意义[J].中国煤炭工业医学杂志,2016,19(4):555-557.

［23］ 张涛,金光暐,王权,等.煤工尘肺进行性块状纤维化的MRI表现[J].中国医学影像学杂志,2015,23(3):213-215.

［24］ 余德新,谢立亚,梁子超,等.矽肺对肺癌及总死亡影响的回顾性队列研究[J].中华劳动卫生职业病杂志,2008,26(1):29-33.

［25］ 李忠贵,钱永红.螺旋CT在矽肺与肺癌鉴别诊断中的应用价值[J].北方药学,2011,8(3):66.

［26］ 李俊祥,金晓萍.矽肺融合灶合并肺癌的诊断分析[J].健康必读(中旬刊),2012,11(12):137.

［27］ 印玉兰,黄登花.矽肺合并肺癌9例临床分析[J].工业卫生与职业病,1995,4(6):373-374.

［28］ 杨阳,刘畅.矽肺合并肺癌20例临床分析[J].中国保健营养(下旬刊),2013,23(6):1189-1190.

［29］ 王丹.矽肺并发肺癌12例临床分析[J].中国实用医药,2008,3(10):154-155.

［30］ 杨大里.矽肺并发肺癌10例临床分析[J].金华医学,1995,2(2):14-15.

［31］ 王青兰,李秀安.矽肺并发肺癌6例临床分析[J].青海医药杂志,2005,35(9):37.

［32］ 骆建明.矽肺并发肺癌14例的临床分析[J].中国职业医学,2000,27(2):37.

［33］ 王瑛,张映铭.矽肺并发肺癌13例临床分析[J].临床肿瘤学杂志,2000,5(3):217-218.

［34］ 章永涛,唐鸿渠.矽肺并发肺癌的影像学诊断分析[J].现代养生(B),2014,2(2):129.

［35］ 王朝军,赵元生,马霞,等.煤工尘肺合并肺癌CT动态观察的征象分析[J].山西医药杂志,2018,47(5):511-513.

［36］ 侯代伦,谢汝明,袁小东,等.肺结核病影像学诊断新进展[J].中国医疗设备,2014,29(7):1-6.

［37］ 劳长娣,钟远芹,范书艳,等.HRCT对矽肺合并肺结核的诊断价值分析[J].中国医药科学,2017,7(21):170-173.

［38］ 袁丽波.大同矿区23例矽肺合并肺不张患者病因分析[J].世界最新医学信息文摘,2018,18(27):121,123.

［39］ 丁兴龙,张晓彤,韩卫.TB-IGRA在矽肺患者结核早期诊断中的应用[J].工业卫生与职业病,2019,45(6):474-475,478.

第二节　支气管黏液栓塞

支气管黏液栓塞(bronchial mucoidimpaction)是由多种疾病引起的一种继发性改变,大多由于近端支气管堵塞,造成远端的支气管黏液栓塞,而表现为周围孤立性结节,部分形态表现

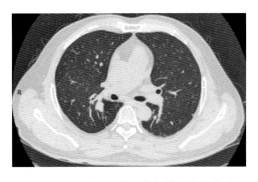

图11-2-1 男性，49岁。常规检查发现右肺门圆形阴影，右上叶后段支气管显示不清，右肺上叶体积缩小，纤维支气管镜局部右上叶后段开口未显示，提示支气管闭锁，考虑闭锁致局部黏液栓形成

不典型，此时，需与周围型肺癌鉴别，诊断的要点在于鉴别导致黏液栓塞的原因[1]。

支气管黏液栓塞可见于先天性和后天性疾病，先天性疾病主要包括支气管闭锁（图11-2-1）、肺隔离症、囊性纤维化等[2-4]；后天性疾病又分为肿瘤性和非肿瘤性，前者包括肺癌、涎腺型肿瘤、腺瘤、错构瘤、脂肪瘤等；后者包括支气管炎、支气管内膜结核、支气管扩张、变应性支气管肺曲霉病（allergic bronchopulmonary aspergillosis, ABPA）、支气管异物、结石等[1]。更重要的是，还有少数肿瘤表现为类似黏液栓塞的管状或分支状结构，需要鉴别，如沿支气管壁或内生长的支气管肺癌、支气管内转移、血管内转移等。

【发病机制】支气管黏液栓塞形成的原因，主要有近端支气管管腔狭窄或闭塞，以及支气管功能障碍，导致黏液聚集不能排出所致，这种黏液物可以是黏液、脓液或其他炎性物质[1,5-9]。大致有以下几种：① 肿瘤新生物堵塞管腔；② 变应性支气管肺曲霉病（ABPA）；③ 支气管炎：主要累及细支气管（直径＜2mm的气道，通常缺乏软骨壁），常见类型有闭塞性细支气管炎（bronchiolitis obliterans, BO）、弥漫性泛细支气管炎（diffuse panbronchiolitis, DPB）、滤泡性细支气管炎（follicular bronchiolitis, FB）等，病理学上，主要是细支气管黏膜炎症、渗出，致分泌物增加，并聚集于细支气管管腔内；④ 支气管扩张并感染：局部分泌物聚焦并致管腔膨胀；⑤ 支气管内膜结核（endobronchial tuberculosis, EBTB）[10]；⑥ 支气管结石：慢性炎症致钙盐沉着，形成结石，导致管腔堵塞；⑦ 异物：异物导致支气管阻塞，加上炎症持续刺激，分泌物排除受阻而形成管状或分支状黏液栓塞[11]。

【临床表现】急性者，多有咳嗽、咳痰，痰中带血等症状，如合并支气管扩张、结核或ABPA，还可有全身中毒症状。但也有病例可无任何症状，于体检时偶然发现。两肺上叶好发，可能与上叶通气量较小，支气管较细有关；右侧多于左侧，可能与右上叶支气管与右主支气管几乎呈90°角相垂直等因素有关。均发生于亚段以下支气管。

【影像学表现】发生于较大支气管时，典型表现为从肺门朝向肺外周的分支状阴影，在X线平片上，描述为指套征（finger-in-glove）[12,13]；多层螺旋CT扫描，是支气管黏液栓塞理想的检查方法，能清晰地反映黏液栓的部位，病变的密度、形态以及与周边的关系。发生于小气道时，CT上可表现为小叶中央结节和"树芽征"（tree-in-bud）[14]。CT上，黏液栓呈边缘光滑的结节、葡萄状、管状或树枝状密度增高影（图11-2-2），取决于支气管走向与CT扫描平面的关系；通常支气管近乎上下走向，与CT扫描横轴位相垂直，表现为类圆形结节。特别是多平面成像（MPR）和曲面重建（CPR），不仅能反映与支气管腔的关系，而且能显示管壁情况[15,16]。黏液过于黏稠、钙盐和金属离子的沉

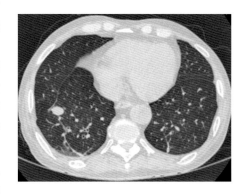

图11-2-2 男性，63岁。体检发现右肺下叶前基底段结节，类圆形，边界光整，内部密度均匀，近端右下叶前基底段支气管有狭窄，考虑支气管黏液栓塞所致

积，以及出血等，使黏液栓的CT值较高，最高可达100 Hu左右。内含液体，可混有气体，增强扫描无强化。

肿瘤新生物堵塞管腔，较为常见，良性或恶性均可呈息肉状生长，或管壁浸润，导致管腔狭窄[17-20]，局部浸润性生长时，可出现类似黏液栓样改变。ABPA常以双肺上叶分布为主的中央型支气管呈囊状、柱状扩张，远端支气管可正常，多累及双侧；黏液栓塞为肺门向外周延伸的管状或分支状密度增高影，可形成"牙膏征""指套征"等[21-23]。闭塞性细支气管炎（bronchiolitis obliterans, BO）、弥漫性泛细支气管炎（diffuse panbronchiolitis, DPB）、滤泡性细支气管炎（follicular bronchiolitis, FB）等，支气管黏膜分泌物聚集于细支气管管腔内，可形成局限性指套状阴影，常多发，较分散。局限性支气管扩张时，影像上表现可形成典型的"印戒征"，多呈分叉状，可吸收，如合并真菌感染等，可逐渐机化[24,25]。EBTB致支气管管壁不规则增厚、管腔狭窄、阻塞，累及范围较广，呈长条状，或狭窄与扩张并存，串珠样改变是其特点。支气管外壁常光滑，部分患者可见钙化[26,27]。肺内可见支气管播散灶，表现为"树芽征"、小叶中央型结节、"烟花征"等。支气管结石，系由慢性炎症致钙盐沉着，形成结石，导致管腔堵塞。异物导致支气管阻塞，加上炎症持续刺激，分泌物排除受阻而形成管状或分支状黏液栓塞[11]。支气管异物可为高密度，如金属、骨头等，也可能为软组织密度，如花生、瓜子壳等，后者与支气管肿瘤不易鉴别，需支气管镜检查明确。

支气管黏液栓塞的影像学表现，取决于病因。肿瘤阻塞时，近端腔内有软组织肿块，CT增强扫描有利于将肿瘤与黏液栓塞区分开，近端肿瘤可见均匀或不均匀强化，远端黏液栓塞无强化。

黏液栓MRI多为稍短T1、长T2信号，信号特点与黏液栓中蛋白质成分较高有关，黏液栓的信号通常较均匀[28]。增强MRI能显示异常强化的肿瘤病灶，MR多序列成像，结合DWI，可从信号上区分近端病变与远端液体信号的黏液栓。

CT、MRI均能显示黏液栓的特殊形态，但CT平扫黏液栓的密度类似于软组织密度，需增强确定有无支气管内占位病变继发黏液栓塞，而MRI平扫即能明确黏液栓性质，并能明确支气管内有无软组织影[28]。

PET/CT可了解病灶整体的代谢情况，特别是支气管近端的情况，帮助鉴别肿瘤导致的远端阻塞性病变。通常肿瘤引起的黏液栓塞，其近端支气管腔内局部FDG代谢可增高，但存在假阳性和假阴性。

【鉴别诊断】与肺不张一样，支气管黏液栓塞是一个征象，影像检查的目的在于明确是否是黏液栓塞，以及导致黏液栓塞的病因。

1. 支气管肺癌　多数情况系近端腔内息肉状肺癌，阻塞支气管管腔而形成黏液栓塞，其中以鳞状细胞癌、小细胞神经内分泌癌最多见，部分类癌也可引起支气管远端黏液栓塞形成；而周围型肺癌以腺癌最多见，但较少形成黏液栓塞[20,29]。

少数情况下，支气管肺癌可沿管壁或管腔浸润生长，管腔狭窄，可形成长条状或管状影，多平面重建示长条形，似黏液栓，实则为肿瘤浸润生长，在CT上表现为结节状软组织密度影，边界清楚，远端多较局限，增强后，肿瘤可呈不同程度强化，而黏液栓塞不强化，有助于鉴别。浸润生长以腺癌多见，但也见于小细胞神经内分泌癌，术前诊断较为困难，极易误诊（图11-2-3）。见于中老年人，需结合增强扫描、PET/CT检查，后者可较好显示肿瘤范围，FDG代谢均匀增高，或近端增高明显，而黏液栓不增高或仅轻度代谢增高。任何可疑病例，均应建议纤维支气管镜检查，帮助确诊[20,30]。

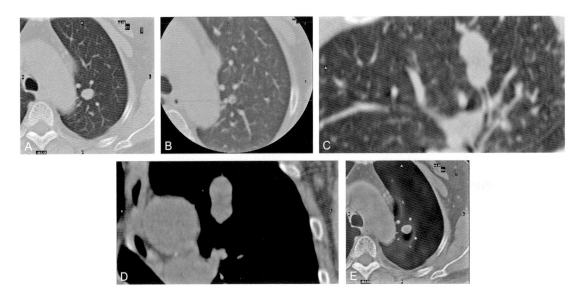

图11-2-3 女性，62岁。CT横轴位（A）示左肺上叶尖后段纵隔旁实性小结节，最大横径1.4 cm，边界清楚且较光整，近端可见左上叶尖后段尖亚段支气管环壁浸润，管腔狭窄，纵隔主动脉弓旁6区淋巴结肿大（B）；矢状位（C）和冠状位（D）重建示软组织密度的病灶沿支气管生长，呈"花生"样，近端支气管狭窄；PET/CT扫描示结节FDG代谢轻微摄取增高，SUV_{max}为3.5，纵隔肿大淋巴结FDG代谢增高（E）。手术病理：左肺上叶尖后段小细胞肺癌伴纵隔淋巴结转移

2. **涎腺型肿瘤、腺瘤或乳头状瘤** 前者主要有腺样囊性癌和黏液表皮样癌（图11-2-4），后者主要有硬化性肺细胞瘤、乳头状瘤，表现为近端支气管管腔内息肉状或不规则形密度增高影，管腔内可见黏液充填，增强扫描显示近端支气管内结节状强化，远端管腔内条状或分支状无强化区[17-19]。

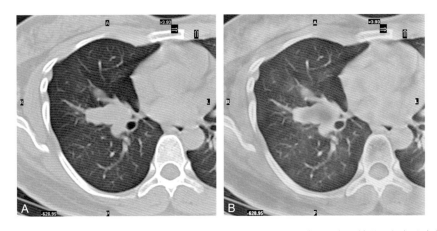

图11-2-4 女性，37岁。右肺门不规则阴影，右中叶支气管开口狭窄，腔内见结节，右中叶支气管轮廓明显扩张、增粗，呈"指套样"，边界较光整，内部见少许钙化灶，FDG轻度摄取增高，平均SUV为3.0，最大SUV为3.5。远端见斑片和渗出影。手术病理：右中叶支气管黏液表皮样癌

3. **间叶源性肿瘤** 以肺错构瘤最多见，其次为炎性肌纤维母细胞瘤、脂肪瘤等。形态不规则时，有时需要与黏液栓塞鉴别。不同肿瘤其内组成成分不一，错构瘤密度混杂，内可见钙化、脂肪及软组织成分。脂肪瘤内多为脂肪成分，CT值为-130～-40 Hu，钙化少见[19,20,30]。

4.支气管腔内转移瘤 肺内转移的一种少见形式，极易误诊为支气管原发肿瘤。乳腺癌、结肠癌、肾癌是支气管腔内转移的较常见原发肿瘤。影像学表现与原发支气管肿瘤较难鉴别，如有原发肿瘤病史，应想到支气管腔内转移可能[1,11,31,32]。PET/CT有一定的鉴别价值，腔内转移常常FDG代谢明显增高（图11-2-5），确诊还需依赖支气管镜活检，并结合免疫组织化学分析。

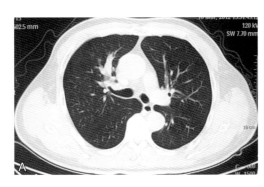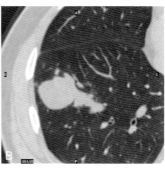

图11-2-5 A：男性，37岁。"结肠腺癌"根治术后5年，发现右肺上叶阴影14个月，渐增大伴痰中带血1个月，CT示右肺上叶前段支气管杯口样截断，远端支气管增粗，呈指套样改变。纤维支气管镜活检病理，结合免疫组织化学分析，诊断为结肠癌支气管腔内转移。B：男性，43岁。肝细胞肝癌手术切除术3年，定期复查发现AFP升高，CT示右肺下叶前基底段结节，类圆形，边界光整，近端支气管增粗，呈"柄"状，右下叶S8段支气管远端有截断，纤维支气管镜活检病理提示肝细胞肝癌转移

5.血管内转移瘤 少见。血供丰富的原发性肿瘤，如肾细胞癌、绒癌、间叶组织肉瘤等易发生血管内转移，多发于中小血管分支，在肺窗上可表现为"树芽征"或分支状阴影，仔细观察病灶位于血管内，而并非支气管管腔内，另可见血管边缘垂直分支结构，增强扫描和PET/CT也有助于鉴别血管腔内转移瘤与黏液栓塞[1]。

6.先天性囊性病变 发生于肺内的支气管囊肿和先天性囊性腺瘤样畸形常呈圆形或类圆形，多囊为主，形态较为规则、张力较大，液性囊可呈水样密度，增强扫描无强化。囊性腺瘤样畸形可见实性部分强化，但病灶不沿支气管走行，形态较规则等特征，仔细观察，可与黏液栓塞鉴别[33-35]。

参考文献

［1］方瑞,陶雪敏,赵绍宏.支气管黏液栓塞的影像诊断与鉴别[J].中华放射学杂志,2019,53(5)：435-440.

［2］赵绍宏,赵红,蔡祖龙,等.先天性支气管闭锁的多层螺旋CT和X线表现[J].中华放射学杂志,2006,40(1)：68-71.

［3］李惠民,欧阳强,于红,等.先天性支气管闭锁的MDCT诊断[J].中国医学计算机成像杂志,2009,15(3)：248-251.

［4］Paranjape S M, Mogayzel P J Jr. Cystic fibrosis[J]. Pediatr Rev, 2014, 35(5): 194-205.

［5］Beigelman C, Howarth N R, Chartrand-Lefebvre C, et al. Congenital anomalies of tracheobronchial branching pattern: spiral CT aspects in adults[J]. Eur Radiol, 1998, 8(1): 79-85.

［6］Wang Y, Dai W, Sun Y, et al. Congenital bronchial atresia: diagnosis and treatment[J]. Int J Med Sci, 2012, 9(3): 207-212.

［7］金鑫,赵绍宏,蔡祖龙,等.肺叶内型肺隔离症的CT表现[J].中国医学影像技术,2013,29(5)：744-747.

［8］Clements B S, Warner J O. Pulmonary sequestration and related congenital bronchopulmonary-vascular malformations: nomenclature and classification based on anatomical and embryological considerations[J]. Thorax, 1987, 42(6): 401-408.

［9］Yucel O, Gurkok S, Gozubuyuk A, et al. Diagnosis and surgical treatment of pulmonary sequestration[J]. Thorac Cardiovasc Surg, 2008, 56(3): 154-157.

［10］Dodd J D, Lavelle L P, Fabre A, et al. Imaging in cystic fibrosis and non-cystic fibrosis bronchiectasis[J]. Semin Respir Crit Care Med, 2015, 36(2): 194-206.

［11］Krishnan S, Kniese C M, Mankins M, et al. Management of broncholithiasis[J]. Journal of Thoracic Disease, 2018, 10(S28): S3419-S3427.

［12］Martinez S, Heyneman L E, McAdams H P, et al. Mucoid impactions: finger-in-glove and other CT and radiographic features[J]. Radiographics, 2008, 28(50): 1369-1382.

［13］Mintzer R A, Neiman H L, Reeder M M. Mucoid impaction of a bronchus[J]. JAMA, 1978, 240(13): 1397-1398.

［14］Tack D, Nollevaux M C, Gevenois P A. Tree-in-bud pattern in neoplastic pulmonary emboli[J]. Ajr Am J Roentgenol, 2001, 176(6): 1421-1422.

［15］李成州, 李富青, 于红. 多层螺旋CT对中央气道病变的评价[J]. 中华医学实践杂志, 2004, 3(11): 968-970.

［16］李成州, 金莉卿. 螺旋CT曲面重建技术对气管支气管异常的评价[J]. 中国医学影像技术, 2002, 18(增刊): 59-60.

［17］潘晶晶, 方浩徽. 支气管腔内型错构瘤3例报告及文献复习[J/OL]. 中华肺部疾病杂志(电子版), 2013, 6(2): 81, 83.

［18］Muraoka M, Oka T, Akamine S, et al. Endobronchiallipoma: review of 64 cases reported in Japan[J]. Chest, 2003, 123(1): 293-296.

［19］Mendelsohn S L, Fagelman D, Zwanger-Mendelsohn S. Endobronchial lipoma demonstrated by CT[J]. Radiology, 1983, 148(3): 790.

［20］Jeung M Y, Gasser B, Gangi A, et al. Bronchial carcinoid tumors of the thorax: spectrum of radiologic findings[J]. Radiographics, 2002, 22(2): 351-365.

［21］周菲, 赵绍宏, 聂永康, 等. 变应性支气管肺曲霉菌病的影像诊断[J]. 军医进修学院学报, 2010, 31(8): 760-764.

［22］Panchal N, Bhagat R, Pant C, et al. Allergic bronchopulmonary aspergillosis: the spectrum of computed tomography appearances[J]. Respir Med, 1997, 91(4): 213-219.

［23］Agarwal R. High attenuation mucoid impaction in allergic bronchopulmonary aspergillosis[J]. World J Radiol, 2010, 2(1): 41-43.

［24］Tanaka H. Correlation between radiological and pathological findings in patients with mycoplasma pneumoniae Pneumonia[J]. Frontiers in Microbiology, 2016, 7: 695.

［25］Hwang J H, Kim T S, Lee K S, et al. Bronchiolitis in adults: pathology and imaging[J]. J Comput Assist Tomogr, 1997, 21(6): 913-919.

［26］贺蕾萱, 赵顺英. 儿童支气管结核102例临床特点和诊断分析[J]. 中华儿科杂志, 2012, 50(10): 737-739.

［27］Lee J H, Chung H S. Bronchoscopic, radiologic and pulmonary function evaluation of endobronchial tuberculosis[J]. Respirology, 2000, 5(4): 411-417.

［28］周俊杰, 龚洪翰, 曾献军, 等. 先天性支气管闭锁的CT与MRI诊断[J]. 江西医学院学报, 2009, 49(6): 59-61, 64.

［29］李智勇, 刘伟, 韩晓雨, 等. 肺原发性类癌的影像分析[J]. 医学影像学杂志, 2011, 21(3): 328-330.

［30］Glazer H S, Anderson D J, Sagel S S. Bronchial impaction in lobar collapse: CT demonstration and pathologic correlation[J]. AJR Am J Roentgenol, 1989, 153(3): 485-488.

［31］Park C M, Goo J M, Choi H J, et al. Endobronchial metastasis from renal cell carcinoma: CT findings in four patients[J]. Eur J Radiol, 2004, 51(2): 155-159.

［32］姜蕾, 王征, 潘纪戊. 支气管内转移瘤(一例报告及文献复习)[J]. 临床放射学杂志, 2010, 29(9): 1278-1280.

［33］杜倩妮, 隋昕, 宋伟, 等. 囊性纤维化的胸部影像特征[J]. 罕少疾病杂志, 2018, 25(5): 27-29.

［34］Gorospe L, Muñoz-Molina G M, Ayala-Carbonero A M, et al. Cystic adenomatoid malformation of the lung in adult patients: clinicoradiological features and management[J]. Clin Imaging, 2016, 40(3): 517-522.

［35］常娜, 郭启勇. 成人先天性肺囊性腺瘤样畸形CT诊断[J]. 中国临床医学影像杂志, 2016, 27(5): 341-344.

第十二章

肺血管畸形和血管性病变

第一节　肺血管畸形

根据临床和生物学行为的差异，Mulliken和Glowacki等[1]将脉管性疾病分为血管瘤和脉管畸形两大类。严格意义上，"血管瘤"是具有血管内皮细胞异常增殖的真性肿瘤，如血管肉瘤、血管黏液瘤、纤维瘤、平滑肌瘤等；"脉管畸形"是无内皮细胞异常增殖的非肿瘤性病变，不是真性肿瘤[1]。

【组织起源】肺血管畸形多为先天性血管发育异常所致，先天性肺血管畸形主要病理改变是肺血管环的发育异常，产生异常的血管团或肺动、静脉之间产生分流；某些后天疾病，如肝硬化等疾病，以及外科手术等因素，也可导致后天性肺血管畸形的发生[2]。

【病理特征】按病理分，肺血管畸形有4种类型[3]：① 海绵状血管瘤（pulmonary cavernous hemangioma, PCH）：血管腔充满血液，且不规则扩大，内衬单层扁平内皮；其特征性改变是管腔机化，形成血栓伴钙化或静脉石形成。② 静脉型血管瘤：肿瘤管壁厚，许多静脉腔隙聚集而形成。③ 毛细血管瘤：主要由毛细血管组织构成，有时可见外皮细胞和纤维细胞填充于毛细血管间（图12-1-1）。④ 混合性血管瘤：海绵状血管瘤中含有较多毛细血管成分，称为混合性血管瘤。肺血管畸形是较少见的病变，占肺部良性肿瘤的3.9%～10%。其中，以海绵状血管瘤最多见[3]。

肺海绵状血管瘤是一种先天性肺血管畸形。多发生于皮肤、皮下、肌肉，还可发生于肝、肾、骨骼、膀胱等处。原发于肺的海绵状血管瘤罕见[1,2,4]，肺海绵状血管瘤实际上多为静脉畸

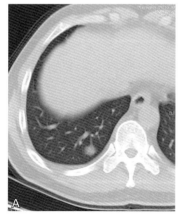
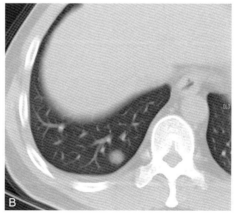

图12-1-1　男性，45岁。偶然发现右肺下叶后基底段类圆形结节，边缘光滑，内部密度较淡，无明显分叶和毛刺，近端似见血管影（A），邻近胸膜无凹陷（B）。手术病理证实为毛细血管瘤

形,有部分患者可能伴有遗传性出血性毛细血管扩张症。可发生于肺的表浅部和深部,其特征与其他部位发生的血管瘤相似。大体标本为单发或多发的局限性肿物,呈海绵状,色暗红、紫褐色或棕红色,一般无包膜。瘤内见薄壁的输入动脉和扩张的输出静脉,其间为曲张的血管窦。

镜下,海绵状血管瘤表现为扩张的血管窦所组成的瘤体,窦被覆血管内皮细胞,窦周围有少量纤维组织间隔,偶见管壁周围有平滑肌纤维。腔内有红细胞和含铁血黄素颗粒的吞噬细胞。管壁间纤维细胞增生可形成假包膜,间隔的纤维组织可玻璃样变性和钙盐沉着,此种静脉石的形成虽较少见,但确可见于海绵状血管瘤中[5]。

免疫组织化学染色,血管内皮细胞CD34、CD31等可呈阳性,TTF-1等不表达[6]。

【临床表现】本病肺部少见,梅波等[7]检索并总结国内1981年1月至2010年10月近30年间文献报道,43例患者中女性32例,男性11例,一般女性发生率明显高于男性[7,8]。多发生于青壮年,发病年龄为13~72岁,平均(44.3±15.9)岁。肿瘤生长较慢,瘤体小者,一般无临床症状,故不易发现,多数就诊者为体检时发现。随着瘤体逐渐增大,可有咳嗽、咳痰、痰中带血、咯血、胸闷等症状;咯血量多少不等,多时可达150 mL[9]。

肺海绵状血管瘤可自行破裂,且与周围肺组织血管间相互交通,易导致大咯血或胸腔大出血,此时,可突发呼吸困难和休克等[10],危险性高,因此,一经诊断,宜及早行介入或手术治疗[9,10]。

【影像学表现】病变以下叶和中叶多见,上叶稍少。多位于周边胸膜下,大多为球形病灶,直径在2~12 cm,多数为4~7 cm[10]。

胸部X线片上,病灶呈类圆形或椭圆形,轮廓清晰,边界光整,无明显分叶和毛刺,密度均匀,无空洞。若有出血,肿块边缘可见云雾状片影。瘤体巨大的患者,胸部X线透视可见瘤块内及周围见血管搏动,做Valsalva试验或Muller试验,病灶可有缩小和扩大[11],可有肺门血管搏动增强。胸片上发现瘤体钙化点(静脉石)对诊断肺血管瘤有重要意义[12-14],可呈圆点状钙化[13]、弯眉状或环形[1,14],有时呈哑铃状或串珠状(系连续节段性扩张的血管阴影,故酷似念珠)。静脉石为静脉内血栓形成,伴有钙盐沉积所致,是肺海绵状血管瘤的特征性表现。有时肿块内侧可见较粗大的索条状阴影,系肺动脉和肺静脉影,与肺门相连,体层片更清晰。多发性小血管瘤,平片呈网状纹理,或血管影的走向异常。杨根东等[15]报道1例,CT表现为左肺上叶尖后段薄壁气囊,大小为4.6 cm×4.3 cm,囊壁散在钙化,囊内见细分隔,并见一2.2 cm×1.8 cm附壁结节,结节轮廓欠规整,呈浅分叶状,边缘境界清晰,平均CT值平扫38 Hu,增强扫描延迟强化,动脉期44 Hu,静脉期56 Hu,内见细小血管影,与肺静脉分支关系密切。此种肺囊腔样海绵状血管瘤表现,实属罕见。

CT增强扫描示轻、中度强化,CT值多为30~60 Hu,也可呈明显的血管样强化,是为特征性表现,延迟扫描后为等密度或稍高密度[16](图12-1-2)。

肺血管造影是诊断本病最为准确的影像学检查方法[18]。CTA是一种可达到血管造影样效果的最理想的无创性检查,可获得清晰的多平面重建及三维血管重建图像[17],可以立体地、精确地显示动脉囊瘤与供血肺动脉及引流肺静脉的关系,还可行多期相CT血管造影。当注入造影剂后,病灶与肺动脉同步强化,引流静脉及左房提早显影,可明确病变部位、形态、累及范围和程度,能显示供血动脉、回流静脉及粗大扭曲的血管与血管团(图12-1-3),能够提供病灶细微的解剖结构及血管外肺组织解剖结构信息[19-27]。

MRI检查示病灶内不均匀信号,T1、T2高信号或混杂信号,以高信号为主,如果是钙化明显的结节状海绵状血管瘤,也可以呈低信号。

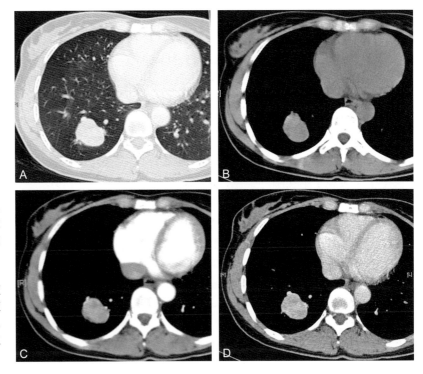

图12-1-2 女性,40岁。右肺下叶类圆形结节,边缘光滑(A),有浅分叶,内部密度均匀,无明显钙化,平扫(B)CT值47.9 Hu,增强后动脉期(C)CT值85.3 Hu,静脉期(D)CT值为107.3 Hu,有明显强化。手术病理证实为海绵状血管瘤

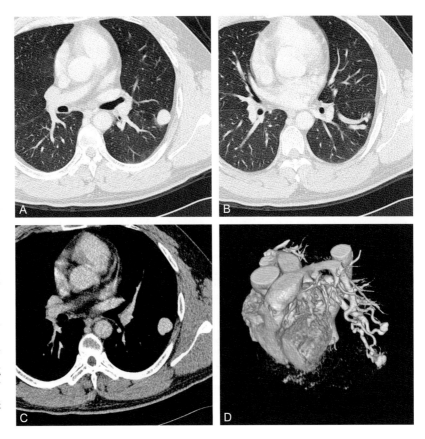

图12-1-3 男性,35岁。左肺下叶动静脉血管畸形。体检发现左肺下叶胸膜下圆形阴影(A),边界光整,邻近可见2支粗大血管,系供血动脉和引流静脉(B),增强后明显强化,静脉期与肺静脉密度相等(C)。此类AVM增强后三维重建可清晰显示结节与血管的关系,有助于确诊(D)

PET/CT诊断肺血管畸形的报道尚少[28-30]。PET/CT扫描,海绵状血管瘤无明显代谢增高[28-30],王朋等[30]报道1例PCH患者分别行^{18}F-FDG及^{11}C-胆碱PET/CT显像,均未见明显异常放射性摄取,符合良性肿瘤的代谢特征。

数字减影肺动脉血管造影(DSA)能显示血管瘤本身,以及扩张、增粗和迂曲的供血动脉和回流静脉,可见左心室的早期显影,并能发现平片中未显影的血管瘤[15]。典型表现为连续注射造影剂后,即出现强化,清除缓慢,至静脉期仍持续存在,减弱缓慢。DSA可清晰地显示病变血管网,其间可见曲张的血管窦。明确相应的供血血管,为介入治疗或手术切除提供直接而可靠的证据,DSA是临床诊断肺海绵状血管瘤敏感而可靠的方法[15]。但因DSA属有创检查,逐渐被CT血管造影代替。

【鉴别诊断】结合CT血管造影等,典型肺血管畸形诊断不难,检查不全面时,也会误诊[31],及时确诊,对正确处理有帮助。肺海绵状血管瘤主要需要与以下疾病相鉴别。

1. 硬化性肺细胞瘤 硬化性肺细胞瘤相对多见,中年女性好发,部分病例内部可见空气新月征,增强后也可明显强化,但不及血管瘤,周围没有供血动脉和回流静脉[32]。病理上,由乳头状结构、实性结构、海绵状血管瘤样结构和硬化区4种结构组成,瘤细胞一种是被覆乳头表面、实性区裂隙和血管瘤样腔面的立方细胞,一种是实性区及乳头轴心大小形态一致的圆形或多角形细胞。免疫组织化学染色显示,立方细胞表达PCK、CK7、EMA和TTF-1,圆形或多角形细胞表达EMA、TTF-1、ER、PR、vimentin、Ki-67等[33]。

2. 肺错构瘤 有明显钙化的海绵状血管瘤需要与错构瘤鉴别,后者边缘光整,可有浅分叶,内部常有钙化,典型者呈爆米花样,内部可见脂肪成分,CT增强后多无强化,或仅轻度强化。不典型者,术前鉴别不易。

3. 先天性肺囊肿 大的混合型血管瘤或囊腔样者,需要与先天性肺囊肿等鉴别[15,34]。肺囊肿多发生于儿童,囊壁内衬纤毛柱状上皮或假复层纤毛柱状上皮,囊壁为纤维结缔组织,囊壁内可见较多淋巴细胞浸润[35]。

· 参考文献 ·

[1] Lovrenski A, Panjovic M, Eri Z, et al. Cavernous hemangioma of the lung[J]. Med Pregl, 2011, 64(5-6): 327-330.

[2] 周兴惠,戴书华,文利. 肺血管瘤的影像学征象及诊断[J]. 中华肺部疾病杂志(电子版),2013,6(6): 46-48.

[3] 何泽锋,潘永成,王建军. 肺血管瘤的诊断与外科治疗现状[J]. 华中医学杂志,2004,28(3): 199-200.

[4] Basile U, Cavallotti C, Burza A, et al. Cavernous haemangioma of the lung: a case report and review of the literature[J]. Chir Ital, 2009, 61(2): 213-216.

[5] 左建新,赵倩,刘吉福,等. 肺海绵状血管瘤1例报告[J]. 北京医学,2012,34(2): 127-130.

[6] 肖海,叶晓星. 左肺海绵状血管瘤1例并文献复习[J]. 赣南医学院学报,2017,37(4): 573-574.

[7] 梅波,赖应龙,贾维坤,等. 肺海绵状血管瘤二例并文献复习[J]. 中华肺部疾病杂志(电子版),2010,3(6): 40-43.

[8] 常正伟,冯永恒,牛灵芝,等. 肺动静脉瘘8例CT影像诊断分析[J]. 中国误诊学杂志,2008,8(4): 971-972.

[9] Sirmali M, Demira F, Aydin E, et al. A pulmonary cavernous hemangioma causing massive hemoptysis[J]. Ann Thorac Surg, 2003, 76(4): 1275-1276.

[10] 谷兰海. 巨大肺血管瘤12例临床分析[J]. 肿瘤防治研究,2009,36(9): 768-771.

[11] 谷兰海,杜庆霞,曹光辉,等. 胸部常见恶性肿瘤的诊断与鉴别诊断[M]. 内蒙古: 内蒙古科学技术出版社,2008.

[12] 原和平,范爱勤,胡成广. 双肺血管瘤1例[J]. 肿瘤研究与临床,2003,15(1): 18.

[13] 刘永,张群,王晓红,等. 肺血管瘤9例报告[J]. 中华结核与呼吸杂志,2004,27(8): 572-574.

[14] 何泽锋,潘永成. 肺血管瘤的诊断与外科治疗现状[J]. 华中医学杂志,2004,28(3): 199-200.

[15] 杨根东,夏照华,乐晓华. 肺海绵状血管瘤临床CT表现并文献复习(附1例报告)[J]. 罕少疾病杂志,2020,27(6): 6-7,18.

[16] 贾春炜,王启文,张晓凯,等. 肺海绵状血管瘤手术切除1例分析[J]. 中国癌症杂志,2014,24(1): 77-78.

[17] 陈炽贤. 实用放射学[M]. 2版. 北京: 人民卫生出版社,2005.

[18] Vernhet H, Senac J P. Imaging of the pulmonary arteries: when how and when[J]. Radiol, 2004, 85(6): 901-909.

[19] 赵宇飞,陈月,吴红红,等. 肺功能正常的肺异常体循环动脉供血的影像诊断及鉴别[J]. 东南大学学报(医学版),2020,39(4): 424-429.

［20］曾小飞,尚观胜,周平,等.左肺上叶舌段血管瘤1例[J].临床肺科杂志,2018,23(6):1157-1158.
［21］周兴惠,戴书华,文利.肺血管瘤的影像学征象及诊断[J].中华肺部疾病杂志(电子版),2013,6(6):46-48.
［22］胡波,朱建国,凌宝存,等.肺血管瘤7例临床分析[J].临床军医杂志,2005,33(3):330-331.
［23］刘永,张群,王晓虹,等.肺血管瘤九例报告[J].中华结核和呼吸杂志,2004,27(8):572-574.
［24］李应周.肺海绵状血管瘤自发性破裂引起胸腔大出血1例报告[J].中华结核和呼吸疾病杂志,1985,8:50.
［25］程宗敏,孟小平.左肺巨大海绵状血管瘤一例[J].中华病理学杂志,1996,25(3):154.
［26］李兆泰,朱维娜,宋勤仁.肺海绵状血管瘤三例[J].中华放射学杂志,1995,29(10):731-732.
［27］王洪玉.右肺中叶毛细血管瘤1例[J].中华肿瘤杂志,1983,5:482.
［28］Miyamoto U, Tominaga M, Tomimitsu S, et al. A case of multiple pulmonary cavernous hemangioma[J]. Respirol Case Rep, 2015, 3(1): 29-32.
［29］叶黛西,陈绍亮.双肺多发海绵状血管瘤[18]F-FDG PET/CT显像一例[J].中华核医学与分子影像杂志,2019,39(7):425-426.
［30］王朋,崔邦平,代文莉,等.肺海绵状血管瘤PET/CT显像一例[J].临床放射学杂志,2017,36(8):1109-1110.
［31］王时晓,马燕.肺血管瘤误诊1例报告[J].中华结核和呼吸系统疾病杂志,1983,6:28.
［32］史景云,易祥华,刘士远,等.肺硬化性血管瘤增强CT表现及其与微血管密度的关系[J].临床放射学杂志,2004,23(1):53-56.
［33］巩书磊,张曙光,李培文,等.硬化性肺细胞瘤34例临床特点分析[J].山东医药,2015,55(42):65-66.
［34］常娜,郭启勇.成人先天性肺囊性腺瘤样畸形CT诊断[J].中国临床医学影像杂志,2016,27(5):341-344.
［35］周峥珍,姜楠,陈卫坚,等.68例儿童先天性肺囊性疾病临床病理分析[J].临床与实验病理学杂志,2015,31(1):85-87.

第二节　肺血肿

　　肺组织撕裂伤后,导致肺泡、小支气管和小血管破裂,引起肺出血和漏气,如没有通畅地引流至胸膜腔或支气管,而聚集在撕裂破损的肺组织内,由于肺组织的弹性回缩,聚集的血液和气体被封闭,形成类圆形的血肿(pulmonary hematoma)或肺气囊腔,分别称为肺内血肿和肺内气囊肿(假囊肿)[1-3]。同时合并小血管的破裂时,血液进入气囊腔,形成气液囊或肺血肿,也有学者称之为外伤性肺囊肿[4],可在伤后数小时或数天内出现[2,3]。当两者混合存在时,则形成气液囊腔及气液平面,表现不典型时,需要与空洞型肺癌或囊腔样腺癌相鉴别。

　　【发病机制】暴力的直接撞击、挤压作用,以及人体从高处坠落等引起肺组织破裂,称为肺撕裂伤,目前认为肺撕裂伤的形成机制可能有以下几点[2-6]:①气浪通过固定的不同肺组织界面产生的剪切伤;②肋骨骨折断端刺破胸膜引起;③在肺实质与胸膜紧密连接处的胸壁猛烈运动导致的肺撕裂伤;④支气管受压,管腔内高压致远端肺泡破裂;⑤后背部肺实质受压或推挤,碰撞脊柱所致。肺撕裂伤常与肺挫伤同时存在。

　　【影像学表现】肺外伤的影像学表现多种多样,可单独或混合存在。可分为创伤性肺大疱型、创伤性肺血肿型、肺出血型(图12-2-1)、肺不张型、肺水肿型和支气管断裂型[7-9]。以大片肺出血、大片湿肺内单发或多发低密度气囊为最常见,其次是多发性液气囊腔,一开始表现为单纯肺血肿者,并不多见[3,5]。

　　CT在发现、诊断及动态观察肺撕裂伤方面,均优于胸部X线片。急性期CT表现:1～3天复查可见液气囊腔内液体增多;单纯肺气囊腔内出现液平,形成液气囊腔;大片磨玻璃密度肺出血逐渐吸收,范围缩小,形成边界清晰的肺血肿。4天至3周复查:病灶周围磨玻璃样渗出基本吸收,多数变为类圆形血肿形态,边界清楚,血肿由肺出血内多发小气泡消失,或液气囊腔液体增多,液气囊腔缩小,气腔消失转变而

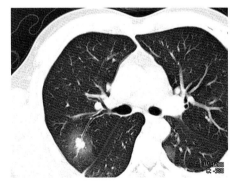

图12-2-1　男性,29岁。外伤后左胸部疼痛伴少量咯血3小时。CT检查发现左侧多发肋骨骨折,左胸皮下气肿,左侧胸腔少量气胸。右肺上叶后段见混杂磨玻璃密度结节,边缘磨玻璃密度呈晕征,内部为实性成分,并与右上叶后段支气管相通,考虑急性右肺上叶挫伤

来；少数液气囊腔体积缩小，液平消失，呈厚壁囊腔。3周后复查：气囊、液气囊缩小，消失；大片肺出血内多发气囊及液气囊完全消失[10-14]；肺血肿缩小，边界清晰，小血肿开始吸收消散，残留索条状影。但也有少数病例，肺血肿半年后复查仍未吸收，表现为肺内肿块[8]。

肺血肿常发生于胸膜下区，呈类圆形或卵圆形，大小依出血量而异，文献报道可为单个或多发，一般不超过3个[8,15]，边缘较清楚，高密度肿块，且较均匀。张光辉等[16]报道，21个病灶CT表现为类圆形肿块或团片状高密度影，边缘光滑或稍模糊，最大径为0.5～8 cm。少数呈较均匀的稍高密度血肿，CT值为30～70 Hu，CT增强后无强化（图12-2-2），PET/CT示FDG代谢缺失（图12-2-3）。部分血肿内部含有低密度气囊，有气液平面，囊壁厚薄不均，但内壁光滑[17]。

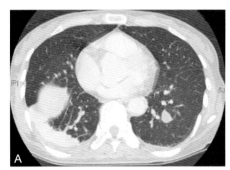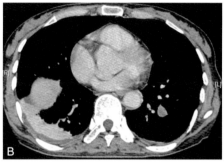

图12-2-2 女性，50岁。外伤后胸部CT检查发现左肺下叶基底段类圆形结节，边缘光整（A），内部密度均匀，呈液体密度，增强后延迟扫描结节无强化（B），考虑外伤后肺血肿

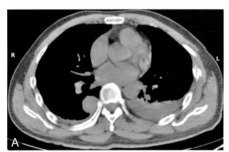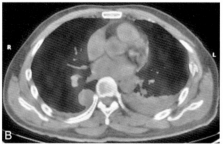

图12-2-3 男性，29岁。车祸外伤后致左侧多发肋骨、右侧耻骨等多发骨折4天。CT检查发现右肺下叶背段脊柱旁类圆形致密影，边缘光整，内部密度稍高于水（A），多平面重建示病灶呈"豆荚"状或"葫芦"形，PET/CT检查（B），病灶局部FDG代谢无增高，内部稍高密度系出血

肺出血在伤后1～5小时初诊时，常并不是最大的，多数在伤后2～3天复诊时达最大，随后血肿逐渐吸收、缩小，吸收速度明显慢于气囊[18]。

肺气囊腔（假囊肿），较少见，系支气管破裂后漏气，积在肺实质内所形成，或为肺血肿经小支气管引流后遗留的空腔，无上皮覆盖，气囊在伤后1～5小时初诊时最大，2～3天复诊时，大多已有减小，少数无变化，一般可在2周至5个月内自行消失[4,19]。

【鉴别诊断】肺血肿通常合并气胸、血气胸、肋骨骨折、肱骨骨折、锁骨骨折、肩胛骨骨折等，严重者可能还合并脊柱、颅脑和腹部脏器损伤，严重的胸部创伤史是诊断的重要依据，诊治过程中，应重点关注危及生命的全身其他复合伤[1,8,9]。肺撕裂伤的诊断应密切结合临床和外

伤病史,诊断一般不难。病史隐匿或时间较长时,需与以下肿块或空洞鉴别。

1. 周围型肺癌 肺撕裂伤慢性血肿或延迟吸收时,需与肺肿瘤鉴别,肺血肿常为圆形或卵圆形,密度较高且均匀,增强后无明显强化,吸收快,2～3个月逐渐吸收、缩小,以至消失[8]。而肺癌动态随访不会缩小,呈进行性增大。值得关注的是,少数胸部外伤患者合并有肺癌,这时需要对比前片,并密切随访,视伤情,必要时尽快活检。

2. 肺脓肿 单独存在的肺挫伤,临床症状不典型,轻于肺裂伤,可表现中心密度增高的片状实变影,如内部伴气囊时,需与肺脓肿鉴别,但肺挫伤通常有明显外伤史,无明显发热症状,吸收速度稍慢。

3. 肺囊肿、肺结核、空洞性肺癌 气液囊腔需与单纯囊肿、结核空洞和囊腔样肺癌相鉴别。气液囊常为囊壁密度较均匀、边缘较光滑的类圆形或团块状软组织密度影,内见含液囊腔及气液平面,囊壁虽可厚薄不均,但内壁光滑规整,结合外伤史、吸收快的临床特点,不难鉴别。

· 参考文献 ·

[1] 陈寿康. 创伤诊断学[M]. 北京:人民军医出版社,1991.
[2] Athanassiadi K, Gerazounis M, Kalantzi N, et al. Primary traumatic pulmonary pseudocyst: a rare entity[J]. Eur J Cardiothorac Surg, 2003, 23(1): 43–45.
[3] 周建勤,汪秀能,章学胜,等. 肺外伤性血肿的影像学诊断[J]. 放射学实践,2008,23(5): 408–410.
[4] 赵琦峰,胡型锑,杜杰. 外伤性肺假性囊肿的临床诊治[J]. 中华创伤杂志,2008,24(4): 305–306.
[5] 李桂萍,安永胜,董汇秋. 创伤后肺血肿影像表现及病理机制探讨[J]. 实用医学影像杂志,2004,5(1): 23–24,26.
[6] 罗凤荣,李雁平. 35例肺部损伤的病理生理与影像诊断[J]. 华夏医学,2006,19(2): 299–300.
[7] 唐军,李明,张毅军. 多排螺旋CT在肺挫伤和肺撕裂伤诊断中的应用价值[J]. 创伤外科杂志,2014,16(5): 477–478.
[8] 王之平,许永明. 肺撕裂伤的螺旋CT诊断[J]. 实用放射学杂志,2011,27(4): 522–525.
[9] 杨峰. 螺旋CT对肺撕裂伤的诊断及动态观察应用价值[J]. CT理论与应用研究,2018,27(2): 263–268.
[10] 项荣伟,杨运俊,王土地,等. 肺撕裂伤的多层螺旋CT表现[J]. 医学影像学杂志,2013,23(2): 210–212.
[11] 刘成磊,孙志先,刘婕,等. 肺撕裂伤的CT诊断及分型[J]. 临床放射学杂志,2015,34(5): 725–728.
[12] 彭梦明,唐肇善,钱新初,等. 肺撕裂伤的CT分型及临床意义[J]. 中华创伤杂志,2009,25(6): 493–495.
[13] 黄趲渠,李均洪,梁振华,等. 肺撕裂伤的CT表现和动态观察[J]. CT理论与应用研究,2013,22(2): 303–308.
[14] 侯民羊,苟杰. 急性肺撕裂伤的CT表现及其诊断价值[J]. 现代医学影像学,2010,19(2): 82–84.
[15] 胡晓峰,吕维富,潘志立,等. 肺撕裂伤的CT诊断[J]. 放射学实践,2010,25(5): 509–511.
[16] 张光辉,刘旭林,唐小锋,等. 肺撕裂伤的影像诊断[J]. 中华放射学杂志,2007,41(1): 37–39.
[17] 黄升刚,曹存友,牟高建,等. 外伤性肺血肿的CT动态观察[J]. 临床放射学杂志,2012,31(1): 47–50.
[18] 于武江. 闭合性肺实质损伤的影像学表现[J]. 中国中西医结合影像学杂志,2014,12(2): 172–174.
[19] 殷亮,周永生,徐茂盛,等. 创伤性肺假性囊肿CT影像转归的分析[J]. 实用放射学杂志,2013,29(12): 1945–1947.

第三节 肺梗死

肺梗死(pulmonary infarction)是由于外源性或内源性栓子堵塞肺动脉或其分支后,引起肺循环障碍,在肺内已存有血液淤滞的基础上,因血管壁坏死,而引发肺组织出血或坏死,并有血性渗出产生,故又称为出血性梗死[1],严重者甚至危及生命。

肺梗死在临床的主要症状有:突发性胸痛,之后出现胸闷、气短,2～3天后开始咯血。但因其上述的临床表现不具有特征性,故漏诊率与误诊率均较高[2]。症状不明显者,可仅表现为肺部梗死灶阴影,大多数有特征性影像表现,个别临床表现不典型,影像上也表现为圆形或类圆形,此时,需要与周围型肺癌等孤立性肺结节或肿块相鉴别[3,4]。

【病理特征】肺梗死的组织学特征为肺泡内出血和肺泡壁坏死,很少发现炎症。如果原来无肺部感染,或栓子为非感染性时,极少产生空洞[5]。大体上,标本呈暗红色或紫红色,肺泡结构不清,肺泡腔内和组织间隙充满红细胞,间质内有纤维组织增生。Tsac等[6]行45例肺栓塞尸检,发现1例发生在直径3 mm的肺动脉分支,较小血管的堵死,同时并发心血管病更易形成梗死。而发生在较大肺动脉的栓塞,可能由于栓子可以延伸扩展进入较小的远端分支,常不引起梗死[7]。

【临床表现】突发胸闷、心慌、呼吸急促是本病的主要症状,表现为端坐呼吸,难以入睡,第3天达到极限,然后逐渐好转。这是由于部分肺组织梗死后,肺换气不足、低氧血症及胸痛不能深呼吸等因素所致。胸痛为另一突出的临床特征,突发胸部剧烈疼痛,患者不敢深呼吸,不能向患侧侧卧,重者难以入睡。这是由于脏层胸膜由肺内供血,梗死后脏层胸膜水肿坏死所致[1,8]。

肺梗死患者临床上还有一些后续的症状,包括发热和咯血等。起病时体温正常,通常1~2天后开始出现低热;后逐渐升高,至第3天上升到极限,多在38~38.5℃,10天左右降至正常,为肺组织缺血坏死所致。突出的临床特征是快速的呼吸和脉搏,而仅表现为低热,呈不一致性,有别于一般感染性疾病[8]。

咯血时间长是本病的另一特点[8]。多数患者于发病后2~3天开始咯血,从痰中带血丝到咳暗红色血痰,少数患者自述有烂肉样痰,持续1~4周,以10~15天居多[9]。

【影像学表现】胸片及CT扫描示病灶好发于双肺下叶,底边位于胸膜面[10],邻近胸膜不规则增厚。病灶形态表现为斑片影、三角形、楔形或呈紧贴心缘的带状实变阴影,也可表现为胸膜下类圆形肿块,边缘较规整,尖端指向肺门(图12-3-1),可见支气管血管束向肺门方向牵拉,内部密度低,甚至可出现空洞样改变。多数为两肺多发病灶,数目最多可有8个病灶,个别可仅有一个病灶,最大径1.0~5 cm[4,8,11]。急性期CT增强要慎重,部分临床症状较轻者,增强后内部可见边界清楚的明显液化坏死(图12-3-2)。急性期,肺梗死灶PET/CT可代谢增高(图12-3-3),主要目的是为了排除恶性病变。病灶吸收非常缓慢,多在2个月以上,多数病灶最后形成纤维索条影,长期存在[8,9]。

肺梗死时,肺组织体积减小,剧烈的胸痛及呼吸受限等因素,可引起盘状肺不张和膈肌升高,病情好转后,可恢复正常。

可出现肺门截断征,表现为一侧肺门血管影明显扩张,而外周血管影显示纤细,呈"残根样"改变。由于栓子近端的血管扩张,远端血管因血流减少而变细所形成。严重者可出现急性肺心病,影像表现为肺动脉段突出,心尖圆隆上翘,肺门血管影增粗。

急性肺梗死患者发病急,病情变化快,死亡率高,如果出现不明原因的持续性胸痛患者,应警惕肺梗死的发生,应立即查心电图、心脏彩超、血气分析、心肌酶谱、D-二聚体。如条件允

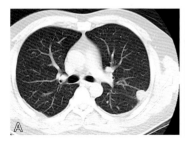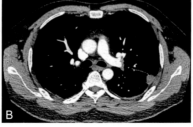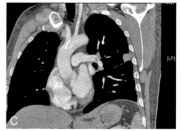

图12-3-1   男性,39岁。外伤后住院期突发胸痛7天。CT检查发现左肺上叶尖后段胸膜下类圆形致密影,边缘光整(A:肺窗),内部密度大致均匀,增强后无强化。CT扫描动脉期(B:横断面;C:冠状位)示左肺动脉远端腔内和附壁低密度血栓,属左肺动脉栓塞致肺梗死。PET/CT检查,病灶局部FDG代谢无增高,内部稍高密度系出血

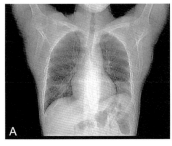
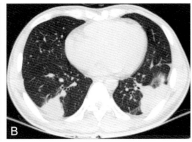
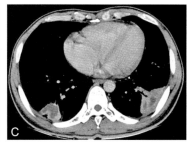

图12-3-2　男性，34岁。平片（A）示两下肺基底段分别见三角形实变影，边缘较清楚，尖端指向肺门。CT（B）示边缘清楚的三角形实变，增强后（C）内部可见大片坏死

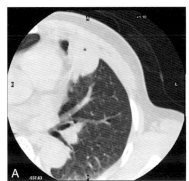
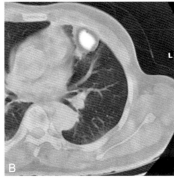
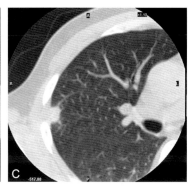

图12-3-3　男性，57岁。剧烈胸痛7天，左侧为剧。CT平扫（A）示左肺上叶舌段胸膜下大致三角形实变，边界清楚，无明显渗出，内部软组织密度伴小空泡。PET/CT示病灶中央FDG代谢异常增高（B），SUV_{max}为9.4。另右肺上叶后段胸膜下也见小斑片影（C）

许，应及时行肺部增强CT和肺动脉CT血管造影（CTPA）检查[12]，必要时肺动脉造影，以明确诊断并尽早行溶栓治疗，但肺组织梗死后，局部吸收缓慢或最后机化。

【鉴别诊断】有典型临床病史和症状，分布典型者，诊断不难。症状隐匿、分布不典型，尤其是单发者，需与其他孤立性肿块相鉴别。

1. 急性肺炎　肺炎起病先有感冒症状，咳嗽、咳痰、发热，然后才出现肺部实变阴影，经抗炎治疗，病灶吸收快。而本病是先有胸闷、心慌、气促，而后出现胸痛、发热。肺部病灶出现的早，最快者24小时内。提高对肺梗死的临床和影像学认识，是避免误诊的最好手段[5]。肺梗死好发于下叶基底段，右侧多于左侧，早期表现为肺周边实变影，边界模糊，易误诊为肺炎的实变[13]。但两者是有区别的，肺梗死呈楔形，尖端指向肺门，纵隔窗显示病灶为致密阴影，无支气管气象，或呈"丝瓜瓢样"改变，而急性肺炎呈片状，含有支气管气象，前者吸收时呈溶化征，自周边逐渐吸收，而后者的吸收是遍地开花式，因此肺梗死的影像学变化慢于肺炎[12]。即使通过充分抗凝或溶栓等治疗后，仍不能完全吸收，这是肺梗死区别于出血性肺不张的特征标志[14]。

2. 霉菌性肺炎　起病隐匿，临床症状轻微，病灶边缘常有"晕征"，内部有支气管充气，可伴"卫星"病灶[15]，部分可有"反晕征"[16]，CT血管造影肺动脉或其分支无栓塞，实验室检查（1,3）-β-D-葡聚糖抗原检测（G试验）、半乳甘露聚糖抗原检测（GM试验）阳性，有重要辅助诊断价值[17]。

◆ 参考文献 ◆

[1] 荣独山. X线诊断学 [M]. 2版. 上海：上海科学技术出版社, 1993.

[2] 林坚, 赖芸. 肺梗死的临床及影像学表现特征27例 [J]. 中国社区医师 (医学专业), 2012, 14(30)：221–222.

[3] 侯印西. 肺梗塞的诊断与鉴别再研究 [J]. 实用放射学杂志, 2002, 18(10)：857–859.

[4] 马大庆. 肺栓塞和肺梗死的影像诊断 [J]. 中华全科医师杂志, 2011, 10(8)：605–606.

[5] 王希明, 王帅. 肺梗死致空洞、咯血1例 [J]. 中国现代医学杂志, 2017, 27(26)：125–126.

[6] Tsao M S, Schraufnagel D, Wang N S. Pathogenesis of pulmonary infarction[J]. Am J Med, 1982, 72(4): 599–606.

[7] 魏守礼, 王立群, 尤红煜, 等. 肺栓塞及肺梗死18例尸检临床病理观察 [J]. 诊断病理学杂志, 2005, 12(3)：217–218, 254.

[8] 陈刚, 夏清放. 肺梗塞的临床及影像学表现特征 [J]. 现代医用影像学, 2009, 18(2)：104–106.

[9] 陈章强. 16例肺梗塞患者临床特点和预后分析 [C]// 中华医学会, 中华医学会心血管病学分会, 中华医学会心电生理和起搏分会. 中华医学会第十五次全国心血管病学大会论文汇编. [出版者不详], 2013：389–390.

[10] Katsumura Y, Ohtsubo K I. Correlation between clinical and pathological features of pulmonary thromboemboli and the development of infarcts[J]. Respirology, 1998, 3(3): 203–206.

[11] 杨国玉, 薄永利. 肺梗塞的CT诊断 (附10例报告)[J]. 实用放射学杂志, 2000, 16(11)：683–685.

[12] 陈泽洪. 多层螺旋CT扫描在肺梗死中的诊断价值 [J]. 中国当代医药, 2012, 19(25)：116.

[13] 张艳. 肺梗死的误诊分析与体会 [J]. 中外医学研究, 2013, 11(7)：62.

[14] 周旭辉, 李菁, 李子平, 等. 肺动脉栓塞中发生肺梗死的CT表现及相关因素分析 [J]. 中华放射学杂志, 2006, 40(5)：502–506.

[15] 路明, 陈亚红, 姚中强, 等. 发热、胸痛、咯血、双肺多发实变影 [J]. 中华结核和呼吸杂志, 2016, 39(12)：992–994.

[16] 路明, 陈亚红, 韩翔, 等. 胸部CT表现为反晕征五例并文献复习 [J]. 中华结核和呼吸杂志, 2016, 39(10)：757–762.

[17] 孙小丽, 柳澄. 侵袭性肺曲霉病的CT鉴别诊断 (一)[J]. 中国中西医结合影像学杂志, 2016, 14(6)：749–751.

第十三章

特发性及其他原因所致病变

第一节 肺大疱合并感染

肺大疱定义为肺实质内大的含气囊腔,由肺泡高度膨胀,肺泡壁破裂并相互融合而形成,一般是由小支气管的活瓣性阻塞所引起。

肺大疱继发感染十分少见,肺大疱合并感染时,肺大疱周围肺组织实变,表现为片状影或肺实变影内有圆形透亮区,或合并液平,类似肺脓肿或空洞型肺癌,此时,需要与肺癌相鉴别[1]。文献还有肺大疱腔内合并结核感染的报道,极少情况下,肺大疱内可因出血,完全填塞成块状实变影达2周时间[2]。也可见合并寄生性曲霉感染,则持续时间更长。

【病理特征】肺大疱是由于各种原因,如支气管扩张、反复感染、肺脓肿、肺结核及严重的肺气肿等,导致肺泡破裂融合而形成的囊状扩张。可为单腔或多腔,内部组织结构为正常肺泡组织,因与支气管相通,肺大疱壁薄成线状、饱满、规则。因为分泌物黏稠及支气管痉挛,致使小支气管发生狭窄或呈活瓣性阻塞,吸气时,空气可进入肺内,而呼气时,不能将气体全部排出[3]。肺泡内空气越来越多,压力逐渐增大,造成肺泡过度膨胀以致破裂,形成泡性气肿,互相融合成肺大疱[1]。

【临床表现】肺大疱合并感染时,临床可表现为突发畏寒、发热、气急、胸痛等症状。少数可有咳嗽、咳痰,甚至痰中带血,文献有肺大疱合并结核感染,而致高热的报道[4]。

【影像学表现】X线胸片和CT主要表现为原肺大疱增大,壁增厚,轮廓欠光整,并可见液平[5](图13-1-1)。边缘可模糊,但也可以是薄壁空腔,内缘光滑,仅见液平面。经抗生素抗感染治疗后,症状逐渐好转,体温下降。周围渗出吸收,壁变薄,仅遗留空腔(图13-1-2),大小同前,但液平面消失[1]。

肺大疱合并霉菌感染并不少见。通常周围可有斑片状渗出灶,也可外壁光整,仅限于腔内,是为寄生性曲霉感染,典型者可有空气新月征或环形透亮气体影,改变体位时,内容物可移动是其特点。CT增强,内容物无强化,PET/CT扫描示内容物FDG代谢无增高,甚至有缺失(图13-1-3),借此可与肺癌或孤立性纤维瘤等鉴别。合并寄生性曲霉感染,则持续时间更长。

文献有肺大疱继发结核分枝杆菌感染的报道,非常少见[2]。常为反复咳嗽、气促多年

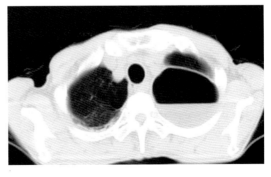

图13-1-1 男性,78岁。肺大疱合并感染。左肺上叶肺尖部见一巨大囊腔,外缘光整,壁菲薄均匀,腔内可见液平。另两肺弥漫肺气肿伴多发肺大疱形成

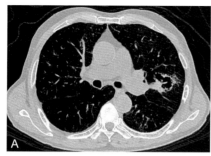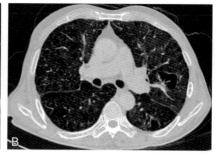

图13-1-2 男性，78岁。初次CT（2007年2月28日）示左肺上叶尖后段空腔影，外壁不规则，厚薄不均，内壁凹凸不平（A），纤维支气管镜未见癌细胞，考虑肺大疱感染，对症治疗6个半月后CT复查（2007年9月13日），示壁明显变薄，周围实变吸收，仅存薄而均匀的肺大疱，内仍可见残余血管梁（B）

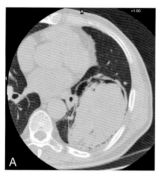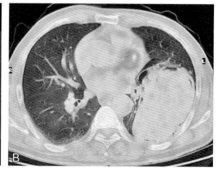

图13-1-3 男性，69岁。A：左肺下叶见巨大类圆形阴影，外缘光整，无分叶，内部可见实质性成分，有支气管充气，并伴小结节状钙化，于壁间可见环形透亮气体影，B：PET/CT示腔内容物FDG代谢无增高，临床诊断为肺大疱腔内寄生性曲霉菌感染

的基础上，咳嗽、咳白黏痰等症状加重伴发热等全身症状；如有慢性支气管炎等COPD病史，则可有气促。影像学表现为肺大疱腔内有积液，壁增厚，周围肺组织内有多发斑片状渗出。抗感染和抗真菌治疗无效，既往如有肺结核或结核性胸膜炎病史，则对本病诊断有价值。如怀疑本病，CT定位下，经皮穿刺向脓腔内置入猪尾导管，可及时引流[6]，涂片抗酸染色找到抗酸杆菌，可确诊为结核感染。脓液引流后，体温可快速下降，正规抗结核治疗后，脓液可逐渐减少（图13-1-4），一般情况改善[2]。

肺大疱还可合并出血。主要表现为痰中带血，痰中带血呈暗红色，患者咯血量可与体位有关。拍胸部X线片、CT检查，可发现圆形透亮气腔，边界清楚，因内部出血，腔内可呈致密影，周围结构紊乱模糊，短期抗感染治疗，常无明显形态和密度变化。数周后，有时咯血量会明显增加，由晨起咯血变为全天咯血，呈咖啡色伴血块，意味着腔内积血经支气管排出，此时复查胸片或CT，可见肿块顶部出现气液面新月样改变，纤维支气管镜检查，可能发现相应支气管腔内陈旧性血性分泌物。胸透、胸片复查，吸收后，原肿块影可完全消失，仅见薄壁大疱影[4]。

影像学上肺大疱的壁上出现结节影，则需要警惕和怀疑其恶性可能[7,8]，结节影大部分位于肺大疱内，则恶性的可能性相对较小，多可能是真菌感染或者畸胎瘤。

此外，肺大疱的体积变化，对病变的性质的判断有一定的价值，对照组的体积均是缓慢增大的，肿瘤组中小部分体积增大而多数是缩小的，这可能与肿瘤中大量间质成分对肺大疱壁的牵拉有关。肺大疱体积的变化是气流通道的阻塞造成的，短时间的增大可能是肿瘤生长导致

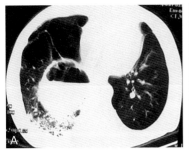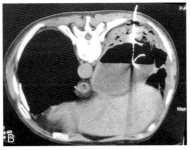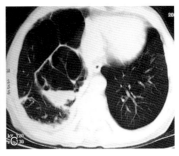

图13-1-4 男性,67岁。反复咳嗽、气促20余年,加重伴发热1个月。体温高至39.5℃,曾行PPD试验(1:2 000)为(+)。抗感染和抗真菌治疗无效。发病以来食欲差,体重下降约5 kg,无盗汗。20多岁时曾患结核性胸膜炎,给予链霉素肌内注射1个月,口服异烟肼6个月。尿粪找真菌(-),厚涂片找抗酸杆菌6次均为阴性,痰真菌培养(-),痰细菌培养(-),痰找恶性细胞(-);多次血培养(-)。CT轴位(A)示右肺下叶空腔,内部可见液平;在CT定位下,通过经皮脓肿穿刺,向脓腔内置入猪尾导管,当日引流出脓液1 000 mL(B)。涂片抗酸染色找到大量抗酸杆菌。脓液引流后的第2天,体温高峰下降到38℃,以异烟肼、利福平、链霉素、吡嗪酰胺四联抗结核治疗,复查肺CT示引流脓液逐渐减少(C),全身情况显著改善,3周后体温恢复正常(感谢复旦大学附属中山医院全科医学科王健医生提供病例)

单向活瓣效应增强,体积减小可能是气体被逐渐吸收。这种短时间的肺大疱体积的改变提示恶性的可能性增大。

当患者有肺气肿性的肺大疱和巨大肺大疱时,需定期进行胸部CT检查,同以往的影像资料比较,有助于肿瘤的早期发现,尤其在出现体积改变、壁增厚或出现壁结节3种特征性的影像学表现[10]时。

【鉴别诊断】主要需与表现为空腔或空洞的病变,且壁有增厚或腔内有内容物的病变相鉴别,并正确区分肺大疱合并肺癌。

1. 空洞型肺癌 多见于中老年男性,通常呈分叶状,边界清楚而不光整,空洞壁凹凸不平,往往为厚壁,多数内部没有液平,增强后壁有强化,邻近肺门或纵隔常有淋巴结肿大,一般无发热等症状,短期内空洞形态变化不明显是其特点。

2. 肺大疱相关性肺癌 影像学表现上,肿瘤可生长在肺大疱内、肺大疱壁上或肿瘤紧邻肺大疱壁[7-10]。有结节出现时,无论在肺大疱壁,还是邻近肺大疱均容易被发现;而当肿瘤沿着肺泡壁生长或出现继发性改变,这会增加诊断难度,需要更加仔细地观察比较才能早期发现,尤其是沿肺大疱壁生长的,该种类型的病理多是伏壁型或腺泡型浸润性腺癌,预后较好。

3. 囊腔样肺癌 典型薄壁囊腔样肺癌具有周围型肺癌的一些特征性的CT表现[3],多单发,形态多较规则,多数病灶边界清楚而不光整,有分叶征,无渗出,囊壁多数呈磨玻璃密度,通常无液平。动态CT随访,囊腔进展缓慢或无明显变化。

4. 肺囊肿合并感染 多见于儿童。肺囊肿壁增厚,有液平,周围有片状影像。炎症吸收后,可恢复光滑囊肿内外壁形态,可证实肺囊肿的诊断。鉴别诊断时,应注意部位。肺大疱易发生在肺尖、肺底及肺外带。常在病变周围及对侧,有肺大疱和肺气肿影像。

5. 肺囊肿恶变 极少见。表现为肺囊肿的薄壁上出现局限增厚及结节,进行性增大,勿误诊为肺大疱感染或肺囊肿感染。

6. 肺隔离症 通常位于两肺下叶的后基底段,叶内型可合并感染,此时,易见到囊腔内的液平,也具有反复发作的特点。CT增强扫描或血管造影检查,约80%病例可显示来自体循环的供血动脉而确诊[11],据此可与肺大疱鉴别。

· 参考文献 ·

[1] 吴继红.肺大疱误诊为肺结核空洞[J].临床误诊误治,2005,18(2):79.

[2] 王健,张新,何礼贤.肺大疱继发结核分枝杆菌感染1例[J].微生物与感染,2007,2(3):161–163.

[3] 吴世荣,火焰山,梁文珍.先天性多发性肺大疱并感染1例报告[J].中国临床医学,2005,12(4):746–747.

[4] 王光辉.1例肺大疱出血填塞误诊为肺癌临床报告分析[J].首都医药,2006,13(24):26.

[5] 王路昌,赵德明,吴春根.肺大疱的CT表现[J].中国中西医结合影像学杂志,2014,12(6):663–664.

[6] 孔明,孔冰,刘路光,等.CT引导下经皮肺穿刺介入治疗肺大疱合并感染患者的疗效分析[J].中华医院感染学杂志,2016,26(11):2507–2509.

[7] 王金,于丽艳,孙哲,等.肺大疱合并肺癌患者的临床诊治分析[J].医学与哲学,2016,37(14):47–49.

[8] Hanaoka N, Tanaka F, Otake Y, et al. Primary lung carcinoma arising from emphysematous bullae[J]. Lung Cancer, 2002, 38(2): 185–191.

[9] Hirai S, Hamanaka Y, Mitsui N, et al. Primary lung cancer arising from the wall of a giant bulla[J]. Ann Thorac Cardiovasc Surg, 2005, 11(2): 109–113.

[10] Ema T. Large cell carcinoma on the bullous wall detected in a specimen from a patient with spontaneous pneumothorax: report of a case[J]. Journal of Thoracic Disease, 2014, 6(10): E234–E236.

[11] 魏勇,李凡.肺隔离症2 625例文献复习[J].中华全科医师杂志,2010,9(10):714–715.

第二节　肺大疱相关性肺癌

肺大疱相关性肺癌（primary lung cancer associated with pulmonary bulla）的名词最早由Tsutsui等[1]于1988年提出,它是指发生于肺大疱内、肺大疱壁上或邻近肺大疱的原发性肺癌。肺大疱相关性肺癌的发病率为3.5%~4.2%[2-4]。

目前,临床对于肺大疱和肺癌之间的相关性研究有限,且对其认识也并不充分。Stoloff等[5]的研究结果显示,肺大疱患者罹患肺癌的风险较无肺大疱者高32倍左右。肺大疱相关性肺癌患者的预后也差于非肺大疱相关性肺癌患者。庞瑶等[6]的研究结果显示,肺大疱相关性肺癌患者的1、3、5年生存率分别为40.0%、18.0%、10.0%,差于同期非肺大疱相关性肺癌患者,后者1、3、5年生存率分别为65.0%、57.0%、40.0%。

【发病机制】有关肺大疱是如何导致肺癌发生、发展的机制,仍不明确。肺大疱相关性肺癌患者均为男性,多数有长期吸烟史[7],而女性肺大疱患者比较罕见。可能与肺大疱好发于吸烟者有关,而吸烟是肺癌和肺大疱的共同高危因素;其次,对非吸烟者而言,肺大疱壁由压缩的肺组织与结缔组织组成,肺大疱与周围气道的气流相对受限,病原菌及环境中的有害物质易沉积于肺大疱壁,导致肺大疱壁的反复慢性炎症和纤维瘢痕组织形成,这个过程可导致肺大疱周围致癌物质的积累,并最终导致瘢痕癌的形成[4]。肺大疱相关性肺癌起源于肺大疱壁、肺大疱近端细支气管或肺大疱邻近肺组织。在肺癌的发生过程中,致癌物可抑制抗弹性蛋白酶的活性,从而导致肺泡间隔和肺大疱的形成。同时,癌组织可造成近端支气管的狭窄和闭塞,致活瓣样改变而形成肺大疱[4]。

【病理特征】研究显示,肺大疱相关肺癌患者中,鳞状细胞癌和小细胞癌的发病率较高,分别高达47.4%和21.1%,可能与男性吸烟患者占比较高有关[6]。也有腺鳞癌、大细胞癌等其他类型的报道。低分化和未分化癌占一半以上[8]。

【临床表现】多数肺大疱相关性肺癌患者就诊前的首发症状为呼吸道症状,仅少数患者于体检时发现。研究结果显示,肺大疱相关性肺癌患者较同期收治的非肺大疱相关性肺癌患者的预后差,这可能是由于肺大疱相关性肺癌患者的肿瘤组织分化较差造成,也与患者的年龄、肺功能等相关。必须对肺大疱壁欠光整或有壁结节的患者保持高度警惕,此类患者因合并慢性支气管炎等COPD疾病,临床上常易漏诊和误诊,病程相对缓慢[9-11]。

【影像学表现】肺大疱相关性肺癌是原发性肺癌的一种特殊形式,Tsutsui等[1]总结了肺大疱相关性肺癌患者的影像学表现:① 肺大疱壁局限性或弥漫性增厚(图13-2-1);② 肺大疱壁结节或邻近肺大疱结节(图13-2-2);③ 肺大疱出现继发性改变,如体积进行性增大、液体潴留等。因肺大疱张力的关系,结节的形态常不典型,缺少正常周围型肺癌结节的形态。肿瘤开始沿肺大疱壁生长,最后可填满整个肺大疱腔。

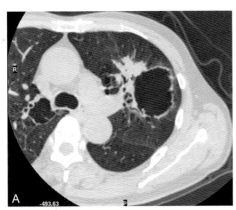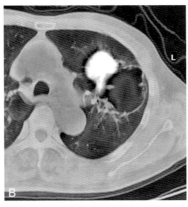

图13-2-1 男性,66岁。左肺上叶肺门旁见巨大类圆形空腔阴影,外缘清楚而不光整,大部分壁较薄,但不均匀,内侧肺门部明显增厚,内前方见软组织密度结节,有分叶和毛刺,与壁紧密相连(A)。PET/CT示内前方软组织结节与肺门侧壁FDG代谢明显增高(B),左肺门和纵隔可见肿大并FDG代谢增高的淋巴结。手术病理证实为鳞状细胞癌,并有10L、4L、5组淋巴结转移

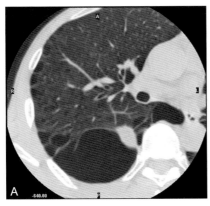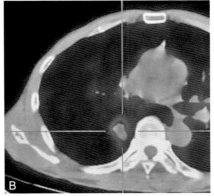

图13-2-2 男性,59岁。CT轴位(A)右肺上叶尖段后胸膜下见一巨大肺大疱影,其内侧壁上可见一结节,与肺泡壁关系密切,结节呈类圆形,边界清楚而不光整,有细短毛刺,内部密度均匀,呈软组织密度,并可见沿肺大疱壁生长,PET/CT(B)显示结节FDG代谢轻度增高。手术病理证实为肺鳞状细胞癌

肺大疱患者是肺癌的高危人群,因肺大疱张力的作用,其邻近的病灶,容易变形,此时,应密切进行影像随访,建议薄层扫描,并行多平面重建(MPR),以多方位显示病灶和形态,以及肺大疱近端的细支气管情况[12-15]。当邻近肺大疱出现异常软组织密度影,或泡壁进行性增厚等,高度疑似肺癌时,应进一步行PET/CT等检查(图13-2-3),以尽早明确诊断,积极手术治疗[16,17]。

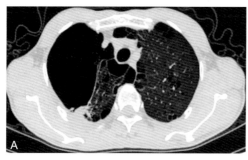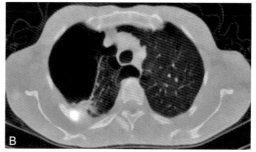

图13-2-3　男性，74岁。CT轴位（A）示两肺肺气肿，右肺上叶肺尖部肺大疱，后壁局部不均匀增厚，邻近胸壁可见软组织密度，界限不清，PET/CT扫描（B）示局部FDG代谢异常摄取增高，疑肺癌，经皮穿刺肺活检证实为鳞状细胞癌

　　肺大疱相关性肺癌缺少特异性影像表现，临床表现隐匿，易被基础疾病，如慢性支气管炎、肺气肿等掩盖，早期较难确诊，易漏诊、误诊。多数患者是在常规胸部影像学检查时偶然发现的，近60%的肺大疱相关性肺癌患者首诊时并未发现肺癌，而在随访中明确诊断[18]，甚至有的患者在诊断肺大疱10年之后被诊断为肺癌[19]。由此可见，肺大疱患者定期进行胸部影像学随访，对于及早发现肺大疱相关性肺癌非常重要[20]。

　　【鉴别诊断】患者多为吸烟男性，鳞状细胞癌为主，表现为实性结节，易与结核增殖灶或机化性肺炎等混淆。主要是肺大疱壁增厚，或腔内出现异常阴影时，需要与肺大疱合并感染或囊腔样腺癌相鉴别。而肺大疱邻近出现肿块或壁局部结节状增厚等，诊断肺癌多不难。

　　1. 肺大疱合并感染　常呈圆形阴影，边界清楚，多较光整，腔内可见液平，部分患者可伴有肺部感染和咯血病史。影像上可有气管充气征，如周围有渗出或多发病灶，伴周围炎症时，可帮助排除肺癌。肺大疱腔内为水样密度，如伴出血时，CT密度可增高，且短期抗炎治疗，不会明显吸收，也会误诊为肺癌[21]。

　　2. 囊腔样腺癌　恶性结节的影像学表现具有较多相似之处，这就可能导致临床医师误诊而影响进一步的有效诊治。肺大疱相关性肺癌患者的预后较差，这可能与肺大疱相关性肺癌患者的肿瘤组织整体分化较差有关，因此，对肺大疱相关性肺癌患者的早诊早治尤为重要。当其进行性增大时，应及时行探查术明确诊断[22]。

· 参考文献 ·

[1] Tsutsui M, Araki Y, Shirakusa T, et al. Characteristic radiographic features of pulmonary carcinoma associated with large bulla[J]. Annals of Thoracic Surgery, 1988, 46(6): 679–683.

[2] Goldstein M J, Snider G L, Liberson M, et al. Bronchogenic carcinoma and giant bullous disease[J]. Am Rev Respir Dis, 1968, 97(6): 1062–1070.

[3] Venuta F, Rendina E A, Pescarmona E O, et al. Occult lung cancer in patients with bullous emphysema[J]. Thorax, 1997, 52(3): 289–290.

[4] Kaneda M, Tarukawa T, Watanabe F, et al. Clinical features of primary lung cancer adjoining pulmonary bulla[J]. Interact Cardiovasc Thorac Surg, 2010, 10(6): 940–944.

[5] Stoloff I L, Kanofsky P, Magilner L. The risk of lung cancer in males with bullous disease of the lung[J]. Arch Environ Health, 1971, 22(1): 163–167.

[6] 庞瑶，朱自江，王文昊，等. 肺大疱相关性肺癌的临床特征[J]. 中华肿瘤杂志，2017,39(9)：681–682.

[7] Hirai S, Hamanaka Y, Mitsui N, et al. Primary lung cancer arising from the wall of a giant bulla[J]. Annals of thoracic and cardiovascular surgery: official journal of the Association of Thoracic and Cardiovascular Surgeons of Asia, 2005, 11(2): 109–113.

[8] 虞亦鸣，是敏，陈琳，等. 肺大疱相关性肺癌2例并文献复习[J]. 中国肺癌杂志，2011,14(9)：763–766.

[9] Kaneda M, Watanabe F, Tarukawa T, et al. Clinical features of primary lung cancer adjoining pulmonary bulla[J]. Chest, 2006, 130(4): 273.

[10] 李胜水，许华，张凤梅，等. 肺大泡合并鳞状细胞癌1例[J]. 临床与实验病理学杂志，2018,34(9)：1059–1060.

［11］ 王金,于丽艳,孙哲,等.肺大疱合并肺癌患者的临床诊治分析[J].医学与哲学(B),2016,37(7):47–49.

［12］ Matsuoka S, Kurihara Y, Yagihashi K, et al. Peripheral solitary pulmonary nodule: CT findings in patients with pulmonary emphysema[J]. Radiology, 2005, 235(1): 266–273.

［13］ Venuta F, Rendina E A, Pescarmona E O, et al. Occult lung cancer in patients with bullous emphysema[J]. Thorax, 1997, 52(3): 289–290.

［14］ Mitsui S, Shimizu N, Tanaka Y, et al. Mediastinal shift due to the rapidly expanded giant bulla probably caused by the lung cancer[J]. Kyobu Geka. The Japanese Journal of Thoracic Surgery, 2019, 72(13): 1068–1071.

［15］ Kaneda M, Tarukawa T, Tokui T, et al. Primary lung cancer closely associated with pulmonary bulla[J]. Lung Cancer, 2003, 41: S293.

［16］ Sato S, Asakura J, Suzuki H, et al. Study on surgical treatment for lung cancer associated with giant bullous disease[J]. Jpn J Thorac Cardiovasc Surg, 1998, 46(3): 260–266.

［17］ 谢博雄,丁嘉安,唐明娟,等.肺大疱合并肺癌32例外科疗效[J].中国肺癌杂志,2002,5(4):298–299.

［18］ 程海艳,赵俊英,徐薇.大疱性类天疱疮合并肺癌2例及文献复习[J].临床与病理杂志,2015,35(3):511–515.

［19］ Pereiro Alonso M, Sala Felix J. Giant bulla and lung cancer[J]. Arch Bronconeumol, 2001, 37(5): 262–264.

［20］ 史文松,胡玉缀,常国涛,等.特殊原因气胸分析(附2例报道)[J].河南医学高等专科学校学报,2020,32(1):7–9.

［21］ 王光辉.1例肺大疱出血填塞误诊为肺癌临床报告分析[J].首都医药,2006,13(24):26.

［22］ Kaneda M, Adachi K, Tarukawa T, et al. Clinical features of primary lung cancer adjoining pulmonary bulla[J]. J Thorac Oncol, 2009, 4(9): 833.

第三节　圆形肺不张

圆形肺不张(rounded atelectasis, RA)是肺不张的一种特殊表现类型,系局限性肺不张,临床较少见[1]。1971年,Hanke等[2]正式报道并命名为RA。容易误诊为其他肿块,特别是有胸腔积液时,易误诊为肺癌伴胸膜转移。

【发病机制】多认为RA是在胸腔积液基础上发生的[2,3],各种原因所致的胸腔积液,是产生RA的必备条件,很少例外。也有作者认为RA与接触石棉有关[4]。球形肺不张的发生机制,认为与以下几点有关:① 胸腔积液使肺叶产生压迫性肺不张,肺的萎缩部分可使肺表面形成一处裂隙,飘浮着的肺,沿裂隙上翘,并有旋转、折叠和小支气管扭转。② 胸腔积液内纤维素沉着于裂隙处,包绕凹陷的脏层胸膜,胸膜纤维蛋白沉积在其周围,形成粘连,使不张的肺叶逐渐变得固定。③ 胸腔积液吸收时,大部分受压的肺组织膨胀,局限性的脏层壁层胸膜发生粘连,而扭转的部分肺被增厚的胸膜固定在翻转的位置上,不能随之膨胀,又被重新膨胀的肺卷入包裹,使受限的肺组织呈螺旋状结构,由于受肺弹力的影响,使肺不张趋向圆形[1]。胸膜粘连的同时,支气管管腔的闭塞,也是形成圆形肺不张的一个重要原因。

【病理特征】通常有广泛性胸膜粘连,甚至手术时可见胸腔闭塞,受累肺叶体积明显缩小,局部色素沉着减少,弹性很差,局部可摸及肿块,质地较软,表面脏层胸膜呈玻璃样变。病理示胸膜增厚,胸膜下肺组织局限性萎缩,肺泡萎陷,纤维组织增生伴淋巴细胞浸润,间质血管扩张充血,支气管环状增生,部分支气管上皮有慢性炎性细胞浸润[1,2]。

【临床表现】RA可发生于任何年龄,但以老年人较多见[2]。男性多于女性[2,5,6]。RA患者症状取决于引起积液的病因,有时可能有胸痛、咳嗽、发热、胸闷、气短等相关疾病的症状,常与胸膜炎、肺炎相关[7]。

【影像学表现】X线平片上,酷似肺肿瘤,多为圆形或椭圆形肿块,最大径常为2.5～7.0 cm,密度均匀,边缘多光滑、清晰。常为单发,一侧性,常位于肺外围胸膜下,多见于下叶的后、外基底段肺表面,但不呈节段分布。侧位片,常可见到从肺门伸向病变的血管和支气管,聚拢呈弧形进入病变一端,形成特征性的"彗星尾征"(线图13-3-1),是RA的特征性X线表现[1-6]。

切线位时,肿块多与增厚的胸膜呈锐角相交。此外,肿块邻近肺野透亮度增强,以及肺门下移,叶间裂向病变移位,肋膈角变钝等,这些表现对RA的诊断非常有价值。虽然X线平片可

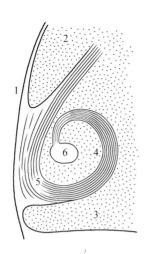

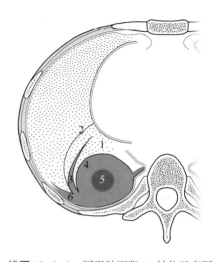

线图13-3-1　圆形肺不张立位X线片冠状位示意图
1. 肋胸膜内侧面；2. 左肺上叶；3. 左肺下叶；4. 不张
肺组织；5. 增厚的胸膜；6. 液体

线图13-3-2　圆形肺不张CT轴位示意图
1. 右肺下叶；2. 向内后移位的斜裂；3. 彗星尾征；
4. 不张肺组织；5. 液体；6. 胸腔积液

显示出RA特征性的"彗星尾征"，但并非每例X线平片都能显示出该特征性征象，同时，胸片对显示病变的部位、密度、内部结构，以及与周围胸膜增厚的关系，有一定困难[8-10]。

　　CT的密度分辨率高，能更清楚地显示病灶的形态、结构，以及与胸膜增厚的关系，相邻组织的改变，对RA的诊断极有帮助。CT上RA表现为圆形或椭圆形肿块，直径2.5～7.0 cm，位于肺下叶外周胸膜下（线图13-3-2），多与胸膜呈锐角，软组织密度，CT值＜100 Hu，由于RA的边缘部分不张程度严重，以致CT显示肿块周边密度较高[6,11,12]。肿块大部分边缘光整锐利，近端可见弯曲的支气管血管束进入肿块，致肿块肺门侧边缘模糊，而外缘相对锐利；远端伴有钙化或无钙化的局限性胸膜增厚[13-15]，肿块与胸膜呈锐角，实变组织内可见支气管充气征，肿块邻近肺野透亮度增强，过度充气。增强扫描病灶可有强化，但无特征性[14,15]。密切随访复查，病灶形态会发生改变，最后可完全复张（图13-3-1）。

　　有明确的胸腔积液病史，密切结合临床，并有动态影像资料前后比较，本症的诊断并不困难[16,17]。O'Donovan等[18]的研究显示，"彗星尾征"诊断圆形肺不张的敏感性为83%，特异性为92%，是最有价值的征象，其次为病变内侧缘模糊；邻近胸膜增厚、肺容量的减少和明显强化等征象是圆形肺不张的敏感但非特异的表现[18,19]。但应注意RA与支气管肺癌偶有并存的可能[15]。

　　当CT诊断困难时，超声、MRI及PET检查对鉴别诊断有一定帮助[20-22]。MRI显示圆形肺不张的T1WI信号强度比肌肉信号高、比脂肪信号低，T2WI上，与脂肪信号类似或稍低，病灶均匀强化，边缘征象和周围征象也能较清晰显示[21]。FDG-PET图像提示圆形肺不张为阴性肿块，FDG代谢无异常增高[19]。

　　经皮肺穿刺肺活检是圆形肺不张确诊方法之一，目的是为了排除肿瘤[11]。如无恶性证据，且出现以下组织细胞学特征，则结合形态学支持圆形肺不张的诊断：① 检材含丰富的肺泡组织和纤维结缔组织，肺泡壁增厚伴巨噬细胞浸润[12]。② 胸膜纤维化及间皮细胞增生。

　　【鉴别诊断】由于RA影像检查表现不典型，且可呈肿块改变，诊断时应与以下情况相鉴别。

　　1. 包裹性胸腔积液　因胸膜增厚或粘连造成，偶可呈圆形，内部系液体密度，或均匀稍高密度，无气体。平片和CT检查对RA的诊断及鉴别诊断有重要作用，包裹性积液胸膜下通常无

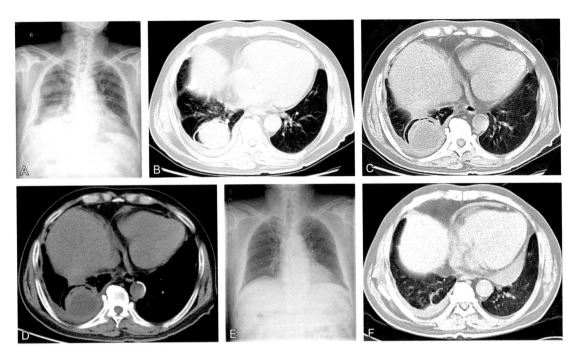

图13-3-1　男性，56岁。右肺下叶圆形肺不张。胸部正位后前位片（A）示右肺下叶类圆形阴影，叶间胸膜见梭形积液。CT轴位（B、C）示右肺下叶后胸膜下圆形阴影，呈同心圆状排列，外缘可见"彗星尾征"，纵隔窗（D）示内部实变、空气、积液相间排列，与邻近胸膜关系密切。同侧胸腔有积液。治疗后75天复查，示病灶完全吸收，右肺下叶圆形阴影基本复张（E、F）

实质性密度，增强后无强化。还须动态观察，避免误诊。

2. 周围型肺癌　圆形肺不张主要需与周围型肺癌鉴别。周围型肺癌多数为分叶或有脐样切迹的肿块，形态多较规则，边界清楚而不光整，可有分叶和毛刺，内部可有空洞、支气管充气征及空泡征；深入肺癌的支气管血管束较圆形肺不张的"彗星尾"更平直；邻近胸膜者，可有典型胸膜凹陷，而无明显胸膜增厚粘连；如贴近胸膜，可有胸壁和骨骼侵犯[11]，此时，如合并胸腔积液，会干扰诊断，必要时可改变体位后，行CT扫描，或者抽液后扫描，方能清楚显示病灶。圆形肺不张多呈外侧缘光滑的圆形或椭圆形肿块，其周围的胸膜增厚范围也比肺癌的胸膜凹陷大得多。

3. 胸膜间皮瘤　多为广泛结节和肿块状胸膜增厚，而RA多为较均匀增厚。当对诊断有疑问时，需行经皮穿刺肺活检。RA病理常见肺组织纤维增生或纤维化等非特异性改变。

·参考文献·

［1］白友贤,汤俊凡.肺部疾病X线病理基础[M].北京:金盾出版社,1988.

［2］Hanke R, Kretzschmar R. Rounded atelectasis[J]. Semin Roentgenol, 1980, 15(2): 174–178.

［3］Schneider H J. Rounded atelectasis[J]. AJR, 1980, 134(1): 225–229.

［4］Koslowsky T C, Monig S P, Krger I, et al. Rounded atelectasis in a patient with history of asbestos exposure[J]. J Cardiovasc Surg, 2000, 41: 151.

［5］刘继汉,郭佑民.圆形肺不张X线诊断[J].实用放射学杂志,1988,4(3):123–125.

［6］李镇中.圆形肺不张2例报告并文献复习[J].现代医用影像学,1998,7(4):182–183.

［7］付朝军,温雨飞,滕学芳.结核性胸膜炎致球形肺不张影像诊断(附5例报告)[J].齐齐哈尔医学院学报,2008,29(16):1962.

［8］Blesovsky A. The folded lung[J]. Brit J Dis Chest, 1966, 60(1): 19–23.

［9］张志勇.圆形肺不张[J].实用放射学杂志,1992,8(7):431–433.

[10] 赵锡立,冯健,周青,等.圆形肺不张的影像学诊断[J].实用放射学杂志,2004,20(2):128-129,132.

[11] 赵新,叶宁,温荣强,等.圆形肺不张的CT诊断(附4例报告)[J].天津医科大学学报,2002,8(4):472-474.

[12] 姜星友.圆形肺不张的影像学诊断[J].吉林医学,2007,28(1):75-76.

[13] 李为民,李顺,程玉宝.圆形肺不张的影像学分析[J].牡丹江医学院学报,2005,26(1):36-37.

[14] Doyle T C, Lawler G A. CT features of rounded atelectasis of the lung[J]. AJR, 1984, 143(1): 225-230.

[15] Mchugh K, Blaquiere R M. CT features of rounded atelectasis[J]. AJR, 1989, 153(2): 257-259.

[16] Munden R F, Libshitz H I. Rounded atelectasis and mesothelioma[J]. AJR Am J Roentgenol, 1998, 170(6): 1519.

[17] Kuno R, Bower D J, Aguayo S M. Round atelectasis as a complication of Legionella pneumonia[J]. Chest, 1994, 106(2): 607.

[18] O'Donovan P B, Schenk M, Lim K, et al. Evaluation of the reliability of computed tomographic criteria used in the diagnosis of round atelectasis[J]. J Thorac Imaging, 1997, 12(1): 54.

[19] McAdams H P, Erasums J J, Patz E F, et al. Evaluation of patients with round atelectasis using 2-[^{18}F] fluoro-2-deoxy-D-glucose PET[J]. J Comput Assist Tomogr, 1998, 22(4): 601.

[20] Marchbank N D, Wilson A G, Joseph A E. Ultrasound features of folded lung[J]. Clin Radiol, 1996, 51(6): 433.

[21] Yamaguchi T, Hayashi K, Ashizawa K, et al. Magnetic resonance imaging of rounded atelectasis[J]. J Thorac Imaging, 1997, 12(3): 188.

[22] Miller W T, JrGupta P K, Grippi M A, et al. Rounded atelectasis: diagnosis by fine-needle aspiration cytology[J]. Diagn Cytopathol, 1992, 8(6): 617.

第四节 肺 Castleman 病

Castleman病是一种少见的淋巴组织增殖性疾病,1956年,Castleman等[1]在纵隔内发现类似胸腺肿瘤的淋巴结增生,而取名为Castleman病。该病可发生于任何有淋巴组织存在的部位,主要位于腹膜后、纵隔、颈部、腋下等部位[2,3]。

国外文献报道Castleman病的发病率约为1/100 000,而肺脏Castleman病(pulmonary Castleman disease, PCD)罕见。国外PCD多为个案报道,迄今为止,报道病例不足百例。陈吉添等[4]以中文检索式"主题:(Castleman)*主题:(肺)"检索1971年1月1日至2013年4月30日的万方、知网及维普数据,筛选其中的中文文献,累及肺部的Castleman病例共130例,包括多中心型Castleman病累及肺部9例,肺部局限型121例。国内PCD罕见,占全身Castleman病的2.22%~6.25%[3,5,6]。误诊率极高,极少直接诊断为肺部Castleman病,常常误诊为肺癌等其他疾病,而行肺叶切除术[7,8]。

按患者病灶的累及范围,临床上分为局灶型(localized Castleman disease, LCD)和多中心型(multicentric Castleman disease, MCD)[9]。

【组织起源】Castleman病的病因和发病机制现在仍未明确,可能与人疱疹病毒-8型(HHV-8)、人类免疫缺陷病毒(HIV)感染、免疫缺陷和(或)调节功能紊乱和慢性炎症等有关[10]。细胞因子(如IL-6)的过度产生,可能也是发病的原因。

【病理特征】根据其临床组织病理特征,Castleman病分为透明血管型、浆细胞型与混合型3个亚型,以透明血管型为主,约占90%,浆细胞型占10%,混合型罕见[11]。陈吉添等[4]统计国内的130个病例中,透明血管型占85.3%,浆细胞型占11.0%,混合型占3.7%,与国外文献[11]报道大致相仿。局限性Castleman病的病理类型主要为透明血管型,约占全部病例的91%[5]。

病理特点是淋巴结结构基本完整,多个增生的淋巴滤泡样结构散在分布在病变部位,无淋巴窦结构。部分生发中心发生萎缩,部分发生退行性改变;有少量淋巴滤泡,无生发中心形成。病灶中央部可见多个管壁增厚的小血管穿入滤泡,形成"棒棒糖"状结构;增生的小血管内皮细胞明显肿胀,部分血管壁呈玻璃样变。增生的淋巴滤泡周围有较多淋巴细胞呈多层环状排列,形成"洋葱皮"样结构。该病无特异性免疫组织化学标记,但可用于与其他淋巴瘤鉴别诊断[6]。在资料统计中,CD3、CD20大部分为阳性,CD21、CD79a、Ki-67部分表现为阳性,CD5、CD10、CD23、CD34、CD35、CD38、CD43、CD45RO、CD138、κ、λ、Bcl-2、Bcl-6少部分表现为阳性[4]。

【临床表现】该病临床表现复杂多样，可涉及呼吸、泌尿、血液、皮肤等各个系统[12,13]，以胸部Castleman病最为常见[14]。临床无特异性表现，大多为体检时发现，主要为淋巴结无痛性肿大，少部分可有咳嗽、咳痰、胸痛、胸闷、头晕、低热等。所有病例平均随访时间45.6个月。

肺弥漫型PCD为多中心型，临床症状表现多样化，低热、咳嗽、咳痰、面部皮疹、外阴溃疡等。患者常有乏力、头晕、发热、贫血、水肿等全身症状。病变后期常常合并有肺部细菌性或霉菌性炎症、肺大疱、空洞、纤维化改变[15]。周学鲁等[16]报道3例弥漫型PCD患者，在治疗后24个月内死亡。

【影像学表现】可分为单发结节或肿块型，以及弥漫型。周学鲁等[16]检索国内文献，分析符合影像学特征、研究标准的有79例。按影像学表现分为周围型（31例，39.2%）、肺门型（40例，50.6%）和肺弥漫型（8例，10.1%）3个类型，前两者通常表现为局灶性病变，而后者则为多中心性病变。影像学分型与病理组织学分型间的关系：周围型均为临床局灶型表现，其中透明血管型20例（64.5%）、浆细胞型3例（9.7%）、混合型2例（6.5%）。肺门型中，临床局灶型有36例，包括透明血管型33例（82.5%）、浆细胞型2例（5.0%）和混合型1例（2.5%）。肺弥漫型者，临床均为多中心型，其中透明血管型6例（75.0%），浆细胞型和混合型各1例（12.5%）。

单发结节或肿块型，X线胸片和CT表现为孤立性结节或肿块，最大径3~6cm，呈类圆形，位于肺叶或肺叶间裂中，肿块多有完整的包膜，呈膨胀性生长，边缘光滑[17,18]。对周围支气管只是推压移位，不会直接侵犯支气管。平扫呈等密度或稍低密度，内部常可见钙化灶，有文献报道认为树枝状钙化是其重要特征。McAdams等[19]报道钙化的发生率为5%~10%，王仁贵等[20]报道钙化率高达38.2%。分支状、斑点状钙化呈散在或簇状分布于病变中央区，为Castleman病钙化的特征性表现[17]（图13-4-1）。肿块较少发生囊变、坏死，部分病例可见小点状囊变。

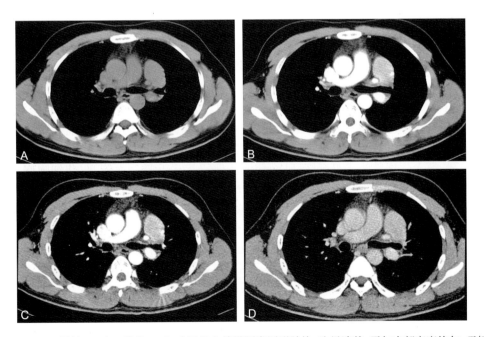

图13-4-1　男性，40岁。轴位CT（A）显示左前纵隔类圆形肿块，边界清楚，平扫内部密度均匀，无钙化，增强后结节明显强化（B~D），呈均匀性，程度接近大血管，邻近左上叶支气管和左上叶前段支气管受推挤移位。手术病理：巨大淋巴增生症

CT增强扫描示病变早期强化明显,强化程度几乎与胸、腹主动脉同步[6]。

有报道局限性患者,病灶平扫CT值平均为43.6 Hu,增强CT值平均为140 Hu（128～157 Hu),CT值平均上升96.7 Hu。强化表现与病理滤泡内和滤泡间有丰富的毛细血管、小血管增生有关。增强后,内部见小灶性坏死或囊肿形成时,更应考虑PCD。丁征平等[21]认为Castleman病肿瘤的血供直接来源于膈动脉或支气管动脉,血供极丰富,故可根据增强检查,与胸腺瘤或其他纵隔肿瘤鉴别。

磁共振T1WI表现为略低信号或等信号,T2WI抑脂相呈明显高信号,增强后病灶呈中度强化。瘤灶内均可见中央索条状及小片状低信号区[22,23]。

弥漫型PCD影像学表现为肺门区肿块外,双肺可有间质性肺炎或纤维化,呈弥漫网格状改变,合并双肺多发肺大疱或空洞[24-26]。多中心型还可表现为两肺多发结节,类似于血行转移瘤[8]。

纵隔、腋窝、腹股沟区可有多发淋巴结肿大[12,15]。氟代脱氧葡萄糖PET/CT检查能显示全身多发淋巴结肿大,FDG轻度代谢增高,或不同的淋巴结代谢呈不同程度增高,但也有FDG代谢明显增高的报道[27]。多中心型除淋巴结肿大外,还可伴有肝脾肿大、肾病综合征、POEMS综合征等多系统受累表现[27,28]。

【鉴别诊断】PCD患者的临床症状无特异性,多为体检时发现肺内肿块,尽管影像学有一些较为特征的表现,但PCD误诊率仍可高达96.2%。对于局灶型PCD患者,不论是透明血管型还是浆细胞型,其治愈率几乎是100%。MCD患者手术治疗效果差,临床上需药物治疗[28-30]。PCD需要与富血供的病变相鉴别。

1. 周围型肺癌　低分化或未分化肺癌可表现为边界光滑结节或肿块,无明显分叶和毛刺,钙化少见,内部往往有较明显坏死,增强后可明显强化。肺门和纵隔淋巴结常有转移。也容易发生远处转移,PET/CT检查对远处转移的评估有很大价值,据此,可与PCD鉴别。

2. 淋巴瘤　刘宁等[31]总结1984年1月至2008年5月间的国内文献报道的737例Castleman病例,其中34例误诊为淋巴瘤。氟代脱氧葡萄糖PET/CT检查,淋巴瘤同样显示全身多发淋巴结肿大,脾脏肿大,但淋巴瘤FDG代谢常常明显增高,是特征性表现[27]。

3. 结节病　是一种非干酪样坏死的上皮肉芽肿病变,是全身性疾病,最常累及肺部,尤其是双侧肺门和纵隔淋巴结。但临床症状轻微,病期常反复发作,有自愈的可能。一般不咯血,除肺内病变外,可能有全身多处浅表淋巴结肿大,皮肤和关节周围出现结节状突起和红斑,病变累及肝、眼等器官时,表现相应的症状。随病情的发展,肺内出现纤维化,此时肺门淋巴结反而停止发展,甚至逐渐缩小[28]。早期FDG代谢摄取值常常较高。两肺门和纵隔出现对称性淋巴结肿大,是结节病特征性表现,宜尽早淋巴结活检,明确诊断。

4. 硬化性肺细胞瘤　中青年女性好发,典型者内部可有空气新月征或环形空气征,内部可有明显钙化,增强后多数强化不明显,少数也可呈明显强化,此时,与PCD鉴别困难。

◆ 参考文献 ◆

[1] Castleman B, Lverson L, Menendex V. Localized mediastinal lymphnode hyperplasia resembling thymoma[J]. Cancer, 1956, 9(4): 822–830.

[2] Wang S, Chen S, Xu J, et al. Clinicopathological characteristics of unicentric retroperitoneal Castleman's disease: a study of 14 cases[J]. World J Surg Oncol, 2016, 14(1): 3.

[3] 徐傲,陈柯,王琦,等. Castleman病45例临床病理学分析[J]. 安徽医药,2017,21(9): 1632–1635.

[4] 陈吉添,史珂,陈瑜,等. 肺部Castleman病130例临床病理分析[J]. 实用医技杂志,2017,24(3): 332–334.

［ 5 ］ 刘晓红,印建国,宋锦文,等. Castleman病的影像学表现与手术、病理对照分析[J]. 临床军医杂志,2011,39(5): 909-911.

［ 6 ］ 张彤,曲渊,黄凯丹. 17例单发和多发血管滤泡性淋巴组织增生的临床病理特点[J]. 诊断病理学杂志,2000,7(4): 266-269.

［ 7 ］ 张洋,王国锦,瞿文. 肺内Castleman病1例并文献复习[J]. 临床检验杂志(电子版),2017,6(2): 429-431.

［ 8 ］ Testori A, Voulaz E, Alloisio M, et al. Multicentric Castleman's disease resembling metastatic lung carcinoma. A case report[J]. Clin Case Rep, 2018, 6(3): 473-475.

［ 9 ］ 刘芳,李红华,金斗,等. 4例Castleman病临床观察及文献分析[J]. 中国临床医学,2007,14(2): 270-272.

［10］ 符刚,田小波,陈洁平,等. 9例Castleman病临床观察及文献分析[J]. 第三军医大学学报,2013,35(15): 1636-1638.

［11］ Micheal B, Gotway, Brett M, et al. Leung enhancing thoracic lmphadenopathy uncommon ctiologies but limited diagnostic considerations[J]. Images Pulmonary Medicine, 2005, 12(3): 200-203.

［12］ 唐旭华,黄尾全,凌宏忠,等. Castleman病引起副肿瘤性天疱疮的系统性损害[J]. 中华实用诊断与治疗杂志,2010,24(4): 362-363.

［13］ Cervantes C E, Correa R. Castleman disease: a rare condition with endocrine manifestations[J]. Cureus, 2015, 17, 7(11): e380.

［14］ 王仁贵,宾怀有,那佳,等. 胸部Castleman病的 X线和CT表现与病例对照[J]. 临床放射学杂志,2002,21(8): 605-608.

［15］ 赵银英,周宇麒,冯定云,等. Castleman病一例并文献复习[J]. 新医学,2015,46(6): 403-409.

［16］ 周学鲁,胡灏,周上军,等. 肺脏Castleman病2例并文献复习[J]. 国际呼吸杂志,2018,38(15): 1144-1148.

［17］ 陆志锋,李玉香,王博,等. 胸部巨淋巴结增生症的CT与MRI诊断[J]. 上海医学影像,2010,19(4): 281-282.

［18］ 沈佩婷,王炯,肖文艳,等. 肺叶间裂Castleman病1例[J]. 临床肺科杂志,2014,19(10): 1930-1931.

［19］ McAdams H P, Rosado-de-Christenson M, Fishback N F, et al. Castleman disease of the thorax: radiologic features with clinical and histopathologic correlation[J]. Radiology, 1998, 209(1): 221-228.

［20］ 王仁贵,霍萌,王丹丹,等. 胸腹部局灶性Castleman病的CT特征分析[J]. 中华放射学杂志,2010,44(11): 1161-1166.

［21］ 丁征平,申屠阳,周允中. 胸内巨淋巴结增生症的诊断及外科治疗[J]. 中国胸心血管外科临床杂志,2003,10(1): 69-70.

［22］ 袁建军,沈剑敏,夏贤武. 肺门局灶型Castleman病的CT诊断[J]. 医学影像学杂志,2014,24(3): 389-391.

［23］ 朱艳琳,王成坤,鲁力. 胸腹部Castleman病的CT征象及病理对照分析[J]. 医学影像学杂志,2017,27(8): 1605-1608.

［24］ 李惠民,戴险峰,肖湘生,等. 多中心型Castleman病CT表现(附1例报告与文献复习)[J]. 实用放射学杂志,2003,19(7): 654-656.

［25］ 赵惠民,高茹,揭俊卿,等. 肺Castleman病2例并文献复习[J]. 中华胸心血管外科杂志,2011,27(4): 243-244.

［26］ 张洋,王国锦,瞿文. 肺内Castleman病1例并文献复习[J]. 临床检验杂志(电子版),2017,6(2): 429-431.

［27］ 康磊,范岩,王荣福,等. PET/CT诊断多中心型Castleman病累及双肺组织1例[J]. 肿瘤学杂志,2015,21(1): 78-79.

［28］ 刘佳慧,李殿明. 肺Castleman病临床研究新进展[J]. 国际呼吸杂志,2019,39(23): 1836-1840.

［29］ Barquero N. Siltuximab: a new option for the management of Castleman's disease[J]. Drugs Today (Barc), 2015, 51(1): 21-28.

［30］ Lin Q, Fang B, Huang H, et al. Efficacy of bortezomib and thalidomide in the recrudescent form of multicentric mixed-type Castleman's disease[J]. Blood Cancer J, 2015, 5: e298.

［31］ 刘宁,邱法波,李奉达. Castleman's病流行病学及临床特征[J]. 世界华人消化杂志,2008,16(30): 3469-3473.

第五节　结节性肺淀粉样变

淀粉样变性病是一种以蛋白质异常折叠,形成β折叠片的纤维样结构异常沉积于组织及器官的细胞外基质中的异质性疾病,该病理生理改变会造成组织及器官结构和功能的改变[1]。它可以表现为全身性疾病,也可以局限于某些器官,最常见的是肾脏、心脏和肝脏,其次累及呼吸系统[2]。当淀粉样物质局限性的沉积于肺实质、肺间质以及气管支气管黏膜下,而不累及其他组织器官时,称为原发性气管支气管肺淀粉样变性(primary tracheobronchial amyloidosis, PTBA)[3,4]。该病罕见,临床表现缺乏特异性,极易误诊,迄今为止,国内外文献报道仅百余例[5-17]。肺淀粉样变(pulmonary amyloidosis, PA)更为罕见,约占淀粉样变性的4.4%[18]。

【组织起源】淀粉样变性的特征是异常蛋白质在细胞外的沉积,该蛋白质具有β折叠的能力。常见可引起PA的前体蛋白有免疫球蛋白轻链淀粉样蛋白前体(AL)、血清淀粉样蛋白相关蛋白(AA)、甲状腺运载蛋白等。其中AL引起的淀粉样变性,称为原发性淀粉样变性(AL型),可能与淋巴细胞的单克隆增生有关;由AA引起的淀粉样变性,称为继发性淀粉样变性(AA型),它多见于慢性炎症之后及遗传性淀粉样变性[19]。

【病理特征】根据有无肿瘤、感染等相关疾病基础,将其分为原发性和继发性,一般以原发性的为多。根据淀粉样沉积物质所在部位,又可分为气管支气管型、肺实质型和弥漫间质型[13],三型间的比例,文献报道不一致,一般认为气管支气管型最多,其次为肺实质型,弥漫间质型最少。吕昕等[6]报道的一组11例原发性气管支气管肺淀粉样变性患者,5例为结节肿块。

人体上，质硬，分叶状[16]，病理特点是细胞外淀粉样物质沉积，为一种多糖蛋白（AL型蛋白）组成的淀粉样物质，显微镜下可见淀粉样物质取代肺实质。淀粉样物质呈无结构嗜酸性，包绕血管。电镜下为单纯蛋白或多糖体复合物形成纤丝结构的聚合体。

组织病理学检查为诊断本病的金标准。显微镜观察下淀粉样物质苏木精-伊红染色呈嗜伊红性、糖原染色呈浅红色、刚果红染色呈玫瑰红色，在偏光显微镜下，则呈典型的黄色双折光[5,20]。

【临床表现】 主要见于中老年男性[18,21]。肺淀粉样变性患者的临床症状与沉积的部位有关，多为气急、咳嗽、咳痰、咯血、胸痛等，无特异性。支气管淀粉样瘤起病隐匿，发展缓慢，随着病程进展，逐渐出现症状，多以反复咳嗽、痰中带血、胸痛或呼吸困难、喘息而就诊，最长达15年。吕昕等[6]报道的一组11例原发性气管支气管肺淀粉样变性患者，主要临床症状为咳嗽和咳痰，其次为气促和咯血。部分患者在健康体检时偶然发现。肺实质型者症状较少。

【影像学表现】 肺淀粉样变可发生于气管、支气管和双肺，不同部位病变可共同存在，亦可单独发生，可以原发，亦可以是继发。根据病变部位的不同，其影像学表现可分为以下3种。

1. 气管支气管型　CT表现为气管和（或）支气管内形成单发或多发的结节或肿块，宽基底，突出于管腔内，可出现特征性条形钙化影，管腔狭窄，常合并阻塞性肺炎、肺气肿或肺不张[22]。多数无强化或为轻度强化[23]。CT薄层容积扫描，以电影或各种后处理技术，清晰连续显示气道横断面和多平面情况。利用多平面重建（MPR）、曲面重建（CPR），可更直观地显示气道壁有无局灶性或弥漫性增厚。气管隆突上下区域长段条状及"轨道样"钙化最具特异性，钙化可同时累及大气道的前壁、侧壁及后壁[24,25]。

2. 肺内结节型　肺实质型者有一定的特异性，好发于肺外周部，表现为肺的单发或多发结节/肿块，以右下肺多见，大小不一，最大径多为1～4 cm，可融合呈较大肿块，类圆形，边界清楚（图13-5-1），可有分叶和毛刺[26-29]，生长缓慢，故又称为局灶性淀粉样瘤[16]。可有骨化、钙化[30]，50%患者结节内有钙化或骨化[31]，有时结节内可见不规则空洞[30]，也可表现为双肺弥漫性粟粒状小结节[30]。弥漫间质型者，多表现为小叶间隔增厚，呈弥漫性网状阴影伴多发微小结节，结节可相互融合，其内可有斑点状钙化。多排螺旋CT利用薄层扫描和小结节分析软件，能更进一步明确肺内微结节的存在与否，及其在小叶间隔周围的分布特征。

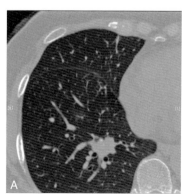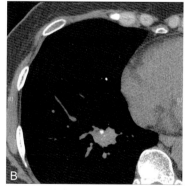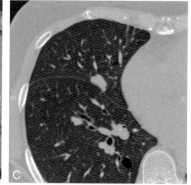

图13-5-1　女性，62岁。右肺门下方层面右下叶基底段支气管分叉部见一类圆形肿块，分叶状（A），边界清楚，内部密度不均匀，可见多结节颗粒状钙化灶（B），局部支气管可见受压移位。邻近右肺中叶斜裂旁和右肺下叶前基底段支气管旁可见多发散在不规则小结节和钙化（C）。手术病理证实为淀粉样变

　　CT动态随访,钙化结节会增大,需与陈旧性病灶和其他钙化灶相鉴别。PET/CT上,结节性肺淀粉样变FDG呈低代谢(图13-5-2)。文献报道的病例,肺部分结节周围环绕小囊状极低密度区,病理显示肺内结节凸入邻近细支气管腔,造成管腔狭窄,邻近肺组织产生阻塞性肺气肿征象。肺门和纵隔淋巴结可肿大。

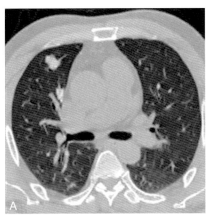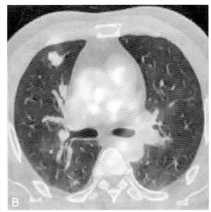

图13-5-2　男性,55岁。因臀部和左后背部疼痛3个月,确诊为多发性骨髓瘤。两肺多发结节,CT示右上叶前段实性结节(A),内可见钙化,^{18}F-FDG PET/CT扫描,结节代谢无明显增高(B),疑诊恶性,手术切除病理证实为淀粉样变性

　　3. 纵隔型　表现为肺门、纵隔结节状致密影和(或)融合成分叶状团块,内可有蛋壳样或不规则状钙化。肺部结节和肺门肿块,内部均可发生钙化,但发生大面积钙化者,罕见,与常见的线样或结节样钙化不同,容易被误诊为结核,特别是老年人,当出现纵隔或肺门淋巴结肿大时,更易误诊为肺癌[16],此时,支气管镜检查及组织病理学检查,可确诊本病。

　　需根据临床症状、体检及肝肾等全身检查,排除其他部位或系统性异常病变,方可诊断为原发性。CT能提供肺淀粉样变性更多更准确的诊断与鉴别诊断信息,但其征象并无特异性。肺部肿块或结节发生大块钙化时,应考虑到支气管肺淀粉样瘤的可能,需前后影像动态对比,必要时进一步行支气管镜或穿刺活检组织病理学检查确诊,以防误诊误治。支气管镜检查是气管支气管淀粉样变最佳的检测手段。不仅能直接观察到气管支气管壁的结节、管腔狭窄、阻塞的部位、范围、程度,而且还可直接进行病理学检查。气管支气管型者,纤维支气管镜下可见气管支气管黏膜水肿、肥厚、软骨环消失,管腔狭窄。病理示黏膜呈慢性炎症,有大片粉染均质样物,刚果红染色阳性。

　　【鉴别诊断】肺淀粉样变术前诊断较困难,容易误诊为肺结核、肿瘤、肺嗜酸性肉芽肿、弥漫性肺纤维化、支气管扩张、肺水肿等,需及时行纤维支气管镜或胸腔镜活检。

　　1. 肺结核　结核球常有钙化,但两肺上叶和下叶背段好发,有卫星病灶,既往有明确结核病史,靠近肺门者少见。动态随访常无明显变化。当肺门钙化肿块影,动态随访有增大时,要想到淀粉样瘤的可能性,应建议及时行纤维支气管镜检查。

　　2. 周围型肺癌　中老年患者好发,单发、钙化少见,常为斑点状钙化,斑块状很少见,动态随访进行性增大。中晚期者,常有肺门和纵隔淋巴结肿大,甚至远处转移。仔细辨别,两者鉴别不难。

　　3. 淋巴瘤伴淀粉样变　淋巴瘤相关的淀粉样变少见,可以出现在2%～4%的非霍奇金淋

巴瘤背景中,常为LPL,罕见于MALT淋巴瘤。贺文等[32]报道1例MALT淋巴瘤相关的淀粉样物质仅在病变局部沉积,无其他器官受累。Ryan等[33]报道了20例MALT淋巴瘤伴淀粉样变,是目前报道较多者。Satani等[34]和其他学者推测,肿瘤内的淀粉样物质是肿瘤性浆样分化细胞产生的过多异常免疫球蛋白淀粉样物质沉积。PET/CT对此类病变的鉴别可能有价值,单纯淀粉样变结节FDG常无异常摄取,而淋巴瘤糖代谢常显著增高。

❖ 参考文献 ❖

［1］ Hazenberg B P. Amyloidosis: a clinical overview[J]. Rheum Dis Clin North Am, 2013, 39(2): 323–345.

［2］ Dogan A. Amyloidosis: insights from proteomics[J]. Annu Rev Pathol, 2017, 12: 277–304.

［3］ 张楠,高永平,周云芝,等.支气管镜介入治疗原发性气管支气管淀粉样变性12例分析[J].国际呼吸杂志,2019,39(14):1086–1089.

［4］ Khoor A, Colby T V. Amyloidosis of the lung[J]. Archives of Pathology & Laboratory Medicine, 2017, 141(2): 247–254.

［5］ 陈中波,严进华,谷月.原发性气管支气管肺淀粉样变性1例报道并文献复习[J].临床肺科杂志,2020,25(12):1930–1932.

［6］ 吕昕,罗婷,刘莉,等.原发性气管支气管肺淀粉样变性的临床特点分析[J].中华医学杂志,2019,99(12):918–922.

［7］ 冯利波,胡智斌,史河水,等.肺淀粉样变性的临床和CT表现[J].临床放射学杂志,2018,37(6):945–948.

［8］ 陈星,林钟轩,陈玉华,等.原发性支气管肺淀粉样变性10例临床分析[J].临床外科杂志,2015,23(5):364–365.

［9］ 孟婕.原发性气管支气管肺淀粉样变性14例分析[C]//全国第十届呼吸系统感染专题学术会议暨第四届中日非典型肺炎学术研讨会会议资料汇编.[出版者不详],2014:155.

［10］ 王祖飞,纪建松,周利民.原发性气管肺淀粉样变性的CT诊断[J].医学影像学杂志,2011,21(11):1678–1680.

［11］ 范小红,车向宏.原发性支气管肺淀粉样变性1例报告[J].山东医药,2011,51(2):103.

［12］ 江锐松.支气管肺淀粉样变性一例报告[J].影像诊断与介入放射学,1992,1(1):48,87.

［13］ 姚先华,张承惠.肺淀粉样变的影像诊断[J].影像诊断与放射介入学,1994,3(4):220.

［14］ 杨斌,杨光钊.胸部多层螺旋CT诊断肺淀粉样变性1例[J].中国医学影像技术,2002,18(7):728.

［15］ 张祎捷,李四红,杨天德.支气管肺淀粉样变性1例[J].中国误诊学杂志,2002,2(6):817.

［16］ 药晋成,陈智豫,黄冬.肺淀粉样瘤1例[J].云南医药,2003,24(5):432–433.

［17］ 周贤梅,侯杰.原发性支气管肺淀粉样瘤1例[J].实用老年医学,2006,20(1):73.

［18］ 牟向东,熊焰,陈建,等.呼吸系统淀粉样变性11例临床分析[J].中华结核和呼吸杂志,2013,36:88–93.

［19］ Picken M M. New insights into systemic amyloidosis: the importanceof diagnosis of specific type[J]. Curropin Nephrol Hypertens, 2007, 16: 196–203.

［20］ Roden A C, Aubry M C, Zhang K, et al. Nodular senile pulmonary amyloidosis: a unique case confirmed by immunohistochemistry, mass spectrometry, and genetic study[J]. Human Pathol, 2010, 41: 1040–1045.

［21］ 蔡祖龙,高元桂.胸部CT与MRI诊断学[M].北京:人民军医出版社,2005.

［22］ Piazza C, Cavaliere S, Foccoli P, et al. Endoscopic management of larynx-go-tracheobronchial amyloidosis: a series of 32 patients[J]. Eur Arch Otorhinolaryngol, 2003, 260(7): 349.

［23］ Lee A Y, Godwin J D, Pipavath S N. Case 182: pulmonary amyloidosis[J]. Radiology, 2012, 263: 929–932.

［24］ Jivraj K, Elliot T, Maceachern PR. Tracheobronchial amyloidosis[J]. Can Respir J, 2014, 21(5): 272.

［25］ 李丹,王蕾,Asmit T,等.CT多平面重建联合支气管镜诊断原发性气管–支气管淀粉样变[J].中南大学学报(医学版),2015,40(10):1076–1082.

［26］ 潘纪成,陈起航,刘甫庚.肺部高分辨率CT[M].北京:中国纺织出版社,1994.

［27］ [法]M. Rémy-Jardin,[法]J. Rémy.胸部螺旋CT[M].刘士远,李惠民,董伟华译.北京:中国医药科技出版社,2000,147–153.

［28］ Thompson D J, Citron K M. Amyloid and the lower respiratory tract[J]. Thorax, 1983, 38(2): 84–87.

［29］ Aguso M C, Gilabert R, Bombi J A. CT appearance of localized pulmonary amyloidosis[J]. J Comput Assist Tomogr, 1987, 11(1): 197–199.

［30］ Renapurkar R D, Kanne J P. Metabolic and storage lung diseases: spectrum of imaging appearances[J]. Insights into Imaging, 2013, 4: 773–785.

［31］ Matsumoto K, Ueno M, Matsuo Y, et al. Primary solitary amyloidoma of the lung: findings on CT and MRI[J]. Eur Radiol, 1997, 7(4): 586.

［32］ 贺文,谢建兰,周小鸽.肺内结节性病变[J].中华病理学杂志,2017,46(8):567–568.

［33］ Ryan R J, Sloan J M, Collins A B, et al. Extranodal marginal zone lymphoma of mucosa-associated lymphloid tissue with amyloid deposition: a clinicopathologic case series[J]. Am J Clin Pathol, 2012, 137(1): 51–64.

［34］ Satani T, Yokose T, Kaburagi T, et al. Amyloid deposition in primary pulmonary marginal zone B-cell lymphoma of mucosa-associated lymphoid tissue[J]. Pathol Int, 2007, 57(11): 746–750.